NORMALE UND ABNORME ENTWICKLUNG DES MENSCHEN

NORMALE UND ABNORME ENTWICKLUNG DES MENSCHEN

EIN HAND= UND LEHRBUCH DER
ONTOGENIE und TERATOLOGIE

SPEZIELL FÜR PRAKTISCHE ÄRZTE
UND STUDIERENDE DER MEDIZIN

BEARBEITET VON

DR. MED. IVAR BROMAN
O. Ö. PROFESSOR DER ANATOMIE AN DER UNIVERSITÄT LUND

MIT 642 ABBILDUNGEN IM TEXT UND AUF 8 TAFELN

Springer-Verlag Berlin Heidelberg GmbH

Additional material to this book can be downloaded from http://extras.springer.com

ISBN 978-3-642-51221-6   ISBN 978-3-642-51340-4 (eBook)
DOI 10.1007/978-3-642-51340-4

Softcover reprint of the hardcover 1st edition 1911

KÖNIGL. UNIVERSITÄTSDRUCKEREI H. STÜRTZ A. G., WÜRZBURG

VORWORT.

Dieses Buch ist in erster Linie für praktische Ärzte geschrieben.

Mein Entschluss, dasselbe zu schreiben, entstammt einer Zeit, in der ich selbst — neben meiner Beschäftigung als Anatom — noch ärztliche Praxis ausübte. Zu dieser Zeit wurde es mir klar, dass ein den Bedürfnissen des Praktikers angepasstes Handbuch der menschlichen Entwicklungsgeschichte noch nicht existierte.

Die Entwicklungsgeschichte wird ja vor allem dann in den Interessekreis des Arztes gezogen, wenn derselbe nicht ausgewachsene oder missgebildete Patienten bekommt oder wenn er an unentwickelten oder abnorm entwickelten Individuen Sektionen anzustellen hat.

Für die Entwicklung der Tiere darf man (wenn sie nicht die menschliche Entwicklung direkt beleuchtet) von dem vielbeschäftigten Praktiker im allgemeinen kein Interesse beanspruchen. Das menschliche Objekt bietet ihm schon genügend Probleme.

Ich glaube daher, dass ein kurz gefasstes und gut illustriertes Handbuch, das sowohl die normale wie die abnorme Entwicklung des Menschen nicht nur v o r, sondern a u c h n a c h d e r G e b u r t behandelt, für den Praktiker ein Bedürfnis erfüllen kann, und zwar um so mehr, je ausschliesslicher dasselbe sich tatsächlich mit menschlichem Material beschäftigt.

In dieser Überzeugung habe ich vor etwa sechs Jahren angefangen die vorliegende Arbeit zu schreiben.

Während mehr als zehn Jahre vorher hatte ich aber mein Hauptinteresse der menschlichen Entwicklungsgeschichte gewidmet und in den embryologischen Sammlungen in Lund, Stockholm und Upsala Gelegenheit gehabt, zahlreiche Schnittserien menschlicher Embryonen verschiedener Entwicklungsstadien persönlich zu untersuchen.

So darf ich wohl sagen, dass ich nicht ohne eigene Erfahrung an diese Arbeit gegangen bin. Und diese Erfahrung habe ich selbstverständlich während der letzten sechs Jahre stetig durch neue Untersuchungen an dem mir zur Verfügung stehenden normalen und abnormen Embryonalmaterial zu vertiefen gesucht.

Speziell um meine an den hiesigen teratologischen Sammlungen gewonnenen Kennt=
nisse zu vervollständigen, habe ich im Sommer 1906 eine Studienreise nach London
unternommen, wo ich in dem „Museum of the royal College of Surgeons of England"
Gelegenheit hatte, eine der vollständigsten teratologischen Sammlungen der Welt zu
studieren.

Die teratologische Abteilung dieses Handbuches enthält, meiner Ansicht
nach, nicht mehr, als was man heutzutage wohl von jedem werdenden Arzte für das
Examen verlangen kann. Auf diesem Gebiete lässt sich also das Buch direkt auch als
Lehrbuch verwenden.

Dagegen enthält der die normale Entwicklung behandelnde Abschnitt mehrere
Details, Gewicht=, Mass= und Zeitangaben etc., welche zu wissen, vom Arzte und
Studierenden nicht unbedingt zu verlangen, sondern nurmehr zum Durchlesen bezw.
zum Nachschlagen bei Sektionen, Spezialuntersuchungen etc. vorgesehen sind.

Mehrere solche Details habe ich aber mit kleiner Schrift drucken lassen, um auch
diese Abschnitte als Lehrbuch verwendbar zu machen.

Ausserdem hat ja jeder Lehrer, der das Buch als Lehrbuch der normalen Ent=
wicklungsgeschichte verwenden will, im embryologischen Kolleg Gelegenheit, genauer zu
präzisieren, was zu lernen ist bezw. was weggelassen werden kann.

Da die normale Entwicklungsgeschichte wohl gewöhnlich der Anatomie, die abnorme
Entwicklungsgeschichte dagegen der Pathologie zugerechnet wird, und da also die Mediziner
in diesen beiden Abschnitten der Entwicklungsgeschichte zu verschiedenen Zeiten geprüft
werden, so habe ich die abnorme Entwicklung jedes Organs in einem besonderen
Kapitel nach demjenigen behandelt, das die normale Entwicklung desselben Organs schildert.

Dadurch wird es möglich sein, das Buch sowohl ausschliesslich als teratologisches,
wie ausschliesslich als normalentwicklungsgeschichtliches Lehrbuch zu verwenden. In beiden
Fällen ist es aber, meiner Ansicht nach, am besten, wenn der Studierende in einem
Zusammenhang sowohl die normale wie die abnorme Entwicklungsgeschichte jedes
Organs durchliest, denn diese beiden Abschnitte werfen auf einander gegenseitig Licht.

*   *   *

Meine oben erwähnten normalembryologischen Untersuchungen wurden in erster
Linie von meinem Kollegen, Prof. ERIK MÜLLER in Stockholm gefördert, der mir mehrere
Schnittserien jüngerer menschlicher Embryonen zur Verfügung stellte und mir ausserdem
gut konservierte Embryonen des vierten Embryonalmonats schickte. Für die leihweise
Überlassung von Schnittserien menschlicher Embryonen habe ich ausserdem den Herren
Kollegen, Prof. C. M. FÜRST in Lund und Prof. O. VAN DER STRICHT in Gent zu danken.
— Herr Prof. FÜRST stellte auch die teratologischen Sammlungen des hiesigen anato=
mischen Instituts zu meiner Verfügung.

Mehreren praktischen Ärzten bin ich für Untersuchungsmaterial zu Dank verpflichtet. Aus der hiesigen Frauenklinik (Prof. Essen=Möller) ebensowie aus den Gebäranstalten in Gotenburg (Prof. Walter) und in Malmö (Dr. Groné) habe ich zahlreiche sowohl normale wie abnorme Embryonen und Feten zur Untersuchung bekommen. Einzelne solche verdanke ich den Herren Doktoren Bauer, Beronius, Bring, Cavallin, Fjellander, Hansson, Hedlund, Hjort, Hultgren, af Klercker, Löfgren, Mattisson, Isak Nilsson, Nordman, Olow, Pallin, Rietz, Ryberg, Sjöberg, Sjöbring und K. Wahlstedt.

Herr Prof. G. Retzius stellte mir eine grosse Zahl seiner schönen Originalzeich= nungen über die normale Formentwicklung des Menschen, und Herr Prof. Fibiger mehrere Photographien von Missbildungen zur Verfügung.

Die Mehrzahl der Originalabbildungen stellen Photographien (einschliesslich Mikro= photographien) dar, welche von unserem Präparator, Herrn O. Mattsson, hergestellt sind. Von ihm stammen auch mehrere Embryonalzeichnungen.

Die von den teratologischen Sammlungen des Royal College of Surgeons in London stammenden Abbildungen sind von Herrn George, diejenigen von dem pathologisch= anatomischen Institut zu Kopenhagen von Herrn Professor Hansen photographiert.

Die meisten hier zum erstenmal reproduzierten Zeichnungen sind von meiner Schwester Frl. Anna Broman ausgeführt. Einzelne Figuren sind von Frl. Louise Bergklint, von meiner Schwester Frl. Manda Broman, von den Herren Präparatoren F. Lundberg und A. Halvardson und von mir selbst gezeichnet. Die schematischen Figuren habe ich alle selbst gezeichnet.

Meinem Verleger möchte ich für die schöne, liberale Ausstattung meines Buches auch an dieser Stelle meinen herzlichen Dank aussprechen.

Lund, den 1. September 1911.

Ivar Broman.

INHALTS=VERZEICHNIS.

Seite

Einleitung 1
   Einteilung der Entwicklungsgeschichte in
     I. Phylogenie 1
     II. Ontogenie. 2
       Normale Ontogenie 2
       Abnorme Ontogenie oder Teratologie 3
       Die Ursachen der Missbildungen 4
         I. Innere Missbildungsursachen 4
         II. Äussere Missbildungsursachen 4
       Einteilung der Missbildungen 5

I. Progenie oder Vorentwicklung.

Die Geschlechtszellen 7
   Phylogenie derselben 7
   Ontogenie der menschlichen Geschlechtszellen 8
     Spermiogenese 9
       I. Spermiocytogenese 9
       II. Spermiohistogenese 11
   Bau der normalen menschlichen Spermien 14
   Physiologische Bemerkungen 17
   Abnorme Spermien 18
   Über die Bedeutung der atypischen Spermien 24
   Sperma 26
     Azoospermie 27
     Oogenese 29
       I. Vermehrungsperiode 29
       II. Wachstumsperiode 30
       III. Reifungsperiode 31
   Über den Bau des menschlichen Reifeies 34
   Abnorme Eier 36
   Physiologische Bemerkungen 36
   Abnorme Frühreife 39

Die Befruchtung 40
   Bastardierungshindernis 42
   Di= und Polyspermie 42
   Die eigentliche, intracellulare Befruchtung 43

Seite

Normale Parthenogenesis („Jungfernzeugung") 47

Zweck der Befruchtung 48

Über die Lokalisation der Erbsubstanz in den Geschlechtszellen 49

Über das Verhalten der Chromosomen der befruchteten Eizelle zu den Chromosomen der

aus ihr entstehenden Embryonalzellen 53

Individualitäts= und Kontinuitätshypothese 53

Manöverierhypothese 53

Abnorme Befruchtung 54

Über Vererbung 54

Individuelle Variation 56

Über die Vererbung von abnormen Eigenschaften und Krankheiten 59

Erbliche Krankheitsanlagen 60

II. Blastogenie oder primitive Embryonalentwicklung.

Eifurchung 65

Entstehung der Keimblätter 67

Entstehung der Eihäute 69

Abnorme Fruchtwassermengen 72

Entstehung des Nabels und des Nabelstranges 74

Amnion 75

Normale Ausbildung des Chorion 75

Die Blasenmole 78

Bau der Uterusschleimhaut vor, bei und nach der Ei=Implantation 80

I. Intermenstruelle Periode 80

II. Prämenstruelle Periode 80

III. Die eigentliche Menstruation 81

IV. Postmenstruelle Periode 81

Die Implantation 82

Decidua 82

Entstehung des intervillösen Raumes 85

Entstehung der Placenta materna 86

Bau und Sitz der Placenta 88

Abnormer Sitz der Placenta 89

Abnorme Eiimplantation 89

Extraute ingravidität 90

Histologische Veränderungen der Decidua und der Placenta während der Gravidität . . 91

Entstehung des Randsinus der Placenta 95

Kreislauf im intervillösen Raum 95

Ausbildung des Nabelstranges 96

Die Insertion des Nabelstranges 100

Partus 102

Die Nachgeburt 103

Vergleichende Übersicht über die Eihüllen und die Placentation bei den Wirbeltieren im allgemeinen 105

Die Placentation 106

Die Veränderungen der Uterusschleimhaut post partum 107

Veränderungen des ganzen Uterus während und nach der Gravidität 108

Entwicklung des primitiven Embryonalkörpers 111

Entstehung des Medullarrohres 114

Entstehung des intraembryonalen Mesoderms 120

Seite

Entwicklung der Chorda dorsalis 120
Weitere Ausbildung des intraembryonalen Mesoderms 122
Überblick über die aus den verschiedenen Keimblättern des Embryos entstehenden Organe und
Organteile 127
Die Umbildung der Area embryonalis in den eigentlichen Embryo 128

III. Organogenie oder Organentwicklung.

Weitere Entwicklung der äusseren Körperform des menschlichen Embryos . . 133
Formentwicklung des menschlichen Embryos in der zweiten Hälfte der 3. Woche . . . 134
Formentwicklung des menschlichen Embryos während der 4. Woche 135
Formentwicklung des Menschen während des 2. Embryonalmonats 136
Ausbildung der Extremitäten 138
Ausbildung des Kopfes 139
Bildung des Gesichts 139
Formentwicklung des Menschen während des 3.—10. Embryonalmonats . . . 144
Postembryonale Formentwicklung des Menschen 153
Formentwicklung des menschlichen Körpers im neutralen Kindesalter . . . 159
Formentwicklung des menschlichen Körpers in der bisexuellen Entwicklungszeit . . 163
Entstehung der sekundären Geschlechtscharaktere 164
Missbildungen der äusseren Körperform des Menschen 167
Missbildungen der gesamten äusseren Form des Individuums.
A. In früher Embryonalzeit entstehende Missbildungen.
1. Sogenannte abortive Formen (His) 167
2. Doppel= und Mehrfachbildungen 169
I. Freie Doppelbildungen (Gemini, Zwillinge) 169
Die symmetrischen Zwillinge 169
Asymmetrische Zwillinge (Gemini inaequales oder Acardii) 172
II. Zusammenhängende Doppelbildungen (Duplicitates, Doppelmonstra) . . . 173
A. Mit gleichmässig ausgebildeten Individualteilen (symmetrische Doppelmonstra)
1. Untere Vereinigung (Conjunctio inferior) 175
a) Dorsale Vereinigung 175
b) Ventrale Vereinigung 177
c) Laterale Vereinigung 179
2. Mittlere Vereinigung (Conjunctio media) 181
3. Obere Vereinigung (Conjunctio superior) 184
B. Ungleichmässig ausgebildete Individualteile (= Asymmetrische Doppelmonstra) 191
I. Befestigung des Parasiten am Kopf des Autositen 192
II. Befestigung des Parasiten an der ventralen Rumpffläche (an Brust oder
Bauch) des Autositen 193
III. Befestigung des Parasiten an der dorsalen Rumpffläche des Autositen . . 195
IV. Befestigung des Parasiten am kaudalen Ende des Autositen . . . 196
3. Drillings= und Mehrfachbildungen 197
I. Freie Drillinge oder Vierlinge 197
II. Zusammenhängende Dreifach= und Vierfachbildungen 197
A. Symmetrische Drillingsmonstra 197
B. Asymmetrische Drillingsmonstra 197
Allgemeine Bemerkungen über die menschlichen Doppelbildungen 198
Über die Entstehungsursachen der Doppelbildungen 200
B. In späteren Entwicklungsperioden entstehende Missbildungen der ge=
samten äusseren Körperform 202

Seite

Der echte Zwergwuchs 202
Riesenwuchs 204
Partieller Riesenwuchs 206

Missbildungen der äusseren Form einzelner Körperteile.

Aussere Missbildungen des Kopfes 206
   Abnorme Schädelform 206
   Defektbildungen im Schädeldach 207
   Missbildungen des Gesichts 212
Aussere Missbildungen des Halses 219
Aussere Missbildungen des Rumpfes 221
   Brustbeinspalte 221
   Angeborene Nabel= und Bauchbrüche 222
   Schwanzbildung 225
Aussere Missbildungen der Extremitäten 225
   Defektbildungen der Extremitäten 228
   Verschmelzungen von Extremitäten und Extremitätteilen 231
   Überzahl von Extremitäten und Extremitätteilen 233
   Riesenwuchs der Extremitäten 236
   Angeborene Luxationen 237

Schicksal des primitiven Embryonaldarmes, der Mundbucht und der Kloakenbucht   238
   Entstehung des intraembryonalen Cöloms und der Mesenterien 241
   Über die ursprüngliche und die jetzige Bedeutung des menschlichen Cöloms . . . 243

Ausbildung der Nase und der Nasenhöhlen 246
   Trennung der Mund= und Nasenhöhlen 247
   Entstehung des Gaumens 247
   Hemmungsmissbildungen des Gaumens 249
   Entstehung der Nasenscheidewand 251
     Organon Jacobsoni 251
     Plicae septi 253
   Entwicklung der Nasendrüsen 253
   Nasenmuscheln 253
   Nebenhöhlen der Nase 255
   Die knorpeligen Nasenwände 256
   Entwicklung der knöchernen Nasenwände 257
   Fehlen einzelner Teile der Nase 259
   Riechepithel und Riechnerven 259
   Regressive Veränderungen des Riechorgans 259
   Zu welcher Zeit entstehen die ersten Geruchsempfindungen? 260
   Postembryonale Entwicklung der Nasenhöhle 260
     Formvariationen der Nasenhöhlen 260
     Difformitäten der Nasenscheidewand 261
     Quere Verschlüsse (Synechien) der Nasenhöhlen 262

Ausbildung der Mundhöhle und deren Organe 262
   Entstehung der Lippen und der Alveolarfortsätze der Kiefer 262
   Entwicklung der Zähne 263
     Zahnpulpa und Zahnbein 264
     Zahnsack 266
   Normaler Zahndurchbruch 267
   Abnormer Zahndurchbruch 270
   Überzahl der Zähne 272

Seite

Unterzahl der Zähne 273
Retention der Zähne 273
Stellungsanomalien einzelner Zähne 274
Formanomalien der Zähne 274
  Doppelzähne 275
Anomalien der Zahngrösse 275
Anomalien der Zahnstruktur 275
Entwicklung der Mundhöhlendrüsen 276
  Anomalien der Mundhöhlendrüsen 277
Normale Entwicklung der Zunge 279
  Entwicklung der Zungendrüsen 279
  Entwicklung der Zungenpapillen 280
  Entwicklung des eigentlichen Geschmacksorgans 281
  Wann treten die ersten Geschmacksempfindungen auf? . . . 282
  Anomalien und Missbildungen der Zunge 282

Entstehung und Schicksal der Schlundtaschen 283
Entwicklung der Tonsillen 285
  Entwicklung der Tonsilla pharyngea 286
  Anomalien und Missbildungen der Tonsillen 286
Entwicklung der Schilddrüse 286
  Abnorme Entwicklung der Schilddrüse 288
Entwicklung der Thymusdrüse 290
  Abnorme Thymusentwicklung 291
Entwicklung der Parathyroideadrüsen 292

Entwicklung der Atmungsorgane 294
Entwicklung des Kehlkopfes 296
  Entwicklung der Larynxknorpel 298
  Entwicklung der Kehlkopfmuskulatur 301
  Entwicklung der Larynxschleimhaut 301
  Wachstum und Lage des Kehlkopfes während verschiedener Entwicklungsperioden . . 301
  Missbildungen des Kehlkopfes 302
Entwicklung der Luftröhre 303
  Missbildungen der Luftröhre 304
Entwicklung der Lungen 304
  Entwicklung der entodermalen Lungenanlage 305
  Entwicklung der mesodermalen Lungenanlage 308
  Aussere Formentwicklung der Lungen 308
  Innere Ausbildung der mesodermalen Lungenanlagen 311
  Entwicklung der Lungengefässe 314
  Bau und Lage der Lungen zur Zeit der Geburt 315
  Extrauterine Entwicklung der Lungen 316
Missbildungen der Lungen und Bronchien 316
  Abnorme Lappung der Lungen 316
  Missbildungen der Bronchien 317
  Angeborene Lungenerkrankungen 318

Entwicklung der Verdauungsorgane 318
Entwicklung der Speiseröhre 318
  Missbildungen der Speiseröhre 321
Entwicklung des Magens 324
  Histologische Ausbildung der Magenwand 330
  Missbildungen und Anomalien des Magens 332

Seite

Entwicklung des Darmes 334
   Entstehung der Leber= und Pankreasanlagen 334
   Entstehung und Rückbildung des Schwanzdarmes 336
   Abschnürung des Dotterblasenstiels vom Darme 336
   Entstehung der ersten Darmschlinge und des physiologischen Nabelbruches . . . 337
   Abgrenzung der Dickdarm= und Dünndarmanlagen. Entstehung der Blinddarmanlage . . 339
   Weitere Formentwicklung des Darmes 340
   Zusammensetzung und forensische Bedeutung des Meconiums 344
   Gesetzmässige Lagerung der Dünndarmschlingen 345
   Histologische Entwicklung der Darmwände 346
   Entwicklung der Valvula ilio coecalis 350
   Entwicklung der Taeniae und Haustra coli 352
   Entwicklung des Rektum 353

Anomalien und Missbildungen des Darmes 353
   Darmstenosen und Darmatresien 353
   Entstehung abnormer Darmöffnungen 357
   Grössere Darmdefekte 358
   Angeborene Darmerweiterungen 358
   Partielle Duplizität des Darmes 359
   Abnorme Länge bezw. Kürze des Darmes 359
   Persistenz des Schwanzdarmes 359
   Persistenz des Dotterblasenstieles 359
   Persistenz des Nabelschnurbruches bezw. des Nabelschnurbruchsackes 361
   Entstehung des Nabelbruches im engeren Sinne 362
   Andere angeborene Hernien 362

Komplikationen der Mesenterien durch die Bildung der Bursa omentalis und des Omen=
   tum majus sowie durch sekundäre Verwachsungen 362
   Entstehung der gemeinsamen Anlage der Bursa omentalis und der Bursa infracardiaca . 362
   Entwicklung der Bursa infracardiaca 367
   Entwicklung der Bursa omentalis und der Netze 369
   Sekundäre Verwachsungen in der Bauchhöhle 373
   Über die Ursachen der physiologischen Verwachsungen in der Bauchhöhle . . . 379
   Anomalien und Missbildungen der Mesenterien 380

Entwicklung der Leber 381
   Entwicklung der Leberligamente 385
   Entwicklung der definitiven Leberlappen 387
   Die Grösse der Leber zu verschiedenen Entwicklungsperioden 389
   Über die Entwicklung der Lebergefässe 390
   Veränderungen der grossen Lebergefässe nach der Geburt 393
   Histogenese der Leber 394
   Entwicklung der extrahepatischen Gallengänge (einschliesslich der Gallenblase) . . . 397
   Anomalien und Missbildungen der Leber 397
   Abnorme Leberlappung 398
   Abnorme Entwicklung der Gallengänge 399
   Kongenitale Lebersyphilis 399
   Angeborene Lebergeschwülste 399
   Leberruptur und subperitoneale Leberblutungen während der Geburt 399

Entwicklung der Bauchspeicheldrüse 399
   Histogenese des Pankreas 401
   Anomalien und Missbildungen der Bauchspeicheldrüse 401

Seite

Kongenitale Pankreassyphilis 402
Angeborene Pankreasblutungen 402

Entwicklung der Milz 402
   Histogenese der Milz 404
   Entwicklung der Milzligamente 405
  Anomalien und Missbildungen der Milz 405
  Kongenitale Syphilis der Milz 406
  Angeborene Milzrupturen 406
Entwicklung der Nebennieren 406
  Entstehung der Rindenanlage (= der Zwischenniere) 407
  Entstehung und histologische Entwicklung der Markanlage 407
  Weitere Ausbildung der Rindenanlage 408
  Entwicklung der Nebennierengefässe 409
  Beziehungen der Nebennieren während der Entwicklung 410
  Über die Grösse der Nebennieren in verschiedenen Entwicklungsperioden . . . 411
  Anomalien und Missbildungen der Nebennieren 412

Entwicklung des Urogenitalsystems 414
  Überblick über die Phylogenese des Urogenitalsystems 414
  Entwicklung des Harnapparates 415
  Entwicklung der Vorniere (Pronephros) 416
  Entwicklung der Urniere (Mesonephros) 416
  Rückbildung der Urniere 419
  Über die verschiedene Ausbildung der Urniere bei verschiedenen Säugetieren . . . 421
  Sondern die Urnieren des menschlichen Embryos Harn ab? 421

  Entwicklung der Nachniere (Metanephros) 421
  Entstehung des Ausführungsgangsystems 422
  Entstehung der Harnkanälchen aus dem nephrogenen Gewebestrang 423
  Über die peripherwärts gerichtete Wanderung der Harnkanälchenmündungen 428
  Entwicklung des definitiven Nierenbeckens 430
  Entwicklung der Nierenlappen (Renculi) und der Columnae renales BERTINI . . . 430
  Entwicklung von Mark und Rinde der Niere 432
  Weitere Ausbildung der Harnkanälchen 433
  Lageveränderungen der Nieren während der Entwicklung 434
  Entwicklung der Nierengefässe 434
  Wann fangen die Nieren an, Harn abzusondern? 436
  Anomalien und Missbildungen der Nieren 437

  Entwicklung der Geschlechtsorgane 441
  Entwicklung der Geschlechtsdrüsen 441
  Phylogenese 441
  Ontogenese 441
  Entwicklung der Testes 443
  Entwicklung der Ovarien 445
  Entwicklung der primären Eileiter (= der MÜLLER'schen Gänge) 448
  Weitere Ausbildung der MÜLLER'schen Gänge beim weiblichen Embryo. Entwicklung des
    Uterus und der Vagina 452
  Entwicklung des definitiven Eileiters 456
  Entwicklung der Ligamente des Uterus und der Ovarien 456
  Entwicklung der Fossa recto=uterina und der Fossa vesico=uterina 457
  Das Schicksal der MÜLLER'schen Gänge beim männlichen Embryo 458
  Das weitere Schicksal der Urniere 459

Seite

Das Schicksal der Urnieren und der WOLFF'schen Gänge beim männlichen Embryo. Ent=
wicklung des Epididymis, des Paradidymis und des Ductus deferens   459
Entwicklung der Vesiculae seminales   461
Das Schicksal der Urnieren und der WOLFF'schen Gänge beim weiblichen Embryo. Ent=
wicklung des Epoophoron und des Paroophoron   462
Entwicklung der Kloake   463
Trennung der Kloake in Urogenitalrohr und Enddarm   464
Weitere Ausbildung des Urogenitalrohres   466
Entwicklung der Blase   467
Entwicklung der weiblichen Urethra   469
Entwicklung des Sinus urogenitalis   470
Entwicklung der Glandulae vestibulares majores (BARTHOLINI)   470
Entwicklung der Glandulae bulbo=urethrales (COOPERI)   471
Entwicklung der Prostata   473
Differenzierung der äusseren Geschlechtsteile   474
Ausbildung der männlichen Genitalia externa   476
Descensus testiculorem et ovariorum   480
Entwicklung der Processus vaginales peritonei   482
Descensus testiculorum   482
Descensus ovariorum   486
Phylogenese des Descensus testiculorum   486

Anomalien und Missbildungen der Blase und der Geschlechtsorgane   488
Bauchblasenspalte (einschliesslich Epispadie) und andere Blasenmissbildungen . . .   488
Die Folgen der Kastration   490
Hermaphroditismus   490
I. Hermaphroditismus verus s. glandularis   490
II. Hermaphroditismus falsus s. Pseudohermaphroditismus   491
Anomalien und Missbildungen der weiblichen Geschlechtsorgane   496
Abnorme Entwicklung der Ovarien   496
Abnorme Entwicklung der Tuben, des Uterus und der Vagina   497
Entwicklungsfehler der äusseren weiblichen Genitalien   502
Anomalien und Missbildungen der männlichen Geschlechtsorgane   503
Abnorme Entwicklung und Lagerung der Hoden   503
Abnorme Entwicklung und Lagerung der Nebenhoden, der Ductus deferentes und der
Vesiculae seminales   504
Abnorme Persistenz der MÜLLER'schen Gänge beim Manne   504
Abnorme Entwicklung der Prostata   505
Entwicklungsfehler der äusseren männlichen Geschlechtsteile   505

Entwicklung des Gefässsystems   509
Der primitive Blutkreislauf   509
Entstehung der Schwanzarterien   510
Entstehung der Kiemenbogenarterien   510
Entstehung der Arteriae carotides primitivae   510
Entstehung der intersegmentalen Aortenzweige   512
Entstehung der Venae omphalo=mesentericae und des vitellinen Blutkreislaufes   . .   512
Entstehung der Leibeswandvenen   513
Histogenese der ersten Blutgefässe   513

Entwicklung des Blutes   514
Über die Bildung von Erythrocyten in der Leber und in den übrigen blutbildenden Organen   516
Entstehung der Leukocyten   518

Seite

Entwicklung des Herzens 519
  Entstehung der definitiven Vorhöfe 522
  Weitere Ausbildung der Vorhöfe 526
  Ausbildung der beiden Herzkammern 528
  Entwicklung der definitiven Ventrikelscheidewand 528
  Entwicklung des Septum aortico=pulmonale in dem Truncus arteriosus 530
  Entwicklung der Semilunarklappen der Aorta und der Arteria pulmonalis 530
  Entwicklung der Atrioventricularklappen 531
  Grössenzunahme des Herzens 533
  Geschlechtsverschiedenheiten 534
  Entwicklung des Subperikardialfettes 534
  Lageveränderungen des Herzens während der Entwicklung 534
  Phylogenese des Herzens 535
  Anomalien und Missbildungen des Herzens 537
  Abnorme Entwicklung der Vorhofsscheidewand 537
  Abnorme Entwicklung der Kammerscheidewand 537
  Abnorme Entwicklung des Septum aortico=pulmonale 538
  Abnorme Entwicklung der Herzklappen 539

Sekundäre Veränderungen der Gefässe des primitiven Blutkreislaufs. Ent=
stehung der definitiven Blutgefässe 539

Ausbildung der definitiven Arterien 540
  Verschmelzung der primitiven Aorten 540
  Das Schicksal der Kiemenbogenarterien 540
  Schicksal der paarig bleibenden Aortae descendentes 543
  Entstehung der definitiven Aorta 546
  Entstehung und Schicksal der Lateralzweige der Aorta 547
  Schicksal der Ventralzweige der Aortae descendentes primitivae 548
  Schicksal der Dorsalzweige der Aortae descendentes primitivae 553
  Entwicklung der Hals= und Kopfarterien 554
  Entwicklung der Extremitätarterien 557
    Die Arterien der oberen Extremität 557
    Die Arterien der unteren Extremität 560
Ausbildung der definitiven Venen 561
  Schicksal der primitiven Leibeswandvenen 561
  Weitere Ausbildung der Hals= und Kopfvenen 565
  Entwicklung der Extremitätvenen 566
Entwicklung des Lymphgefässsystems 567
  Die Lymphgefässe 567
  Die Lymphdrüsen 570
  Abnorme Entwicklung der Gefässe 571
    Anomalien der grösseren Arterien 572
    Anomalien der grösseren Venen 576

Definitive Trennung der Körperhöhlen. — Entwicklung des Pericar=
diums und des Zwerchfells 577
  Abnorme Entwicklung des Pericardiums und des Zwerchfells 586

Entwicklung des Stützgewebes 587
  Histogenese des Stützgewebes 588
    A. Bindegewebe 588
    B. Knorpelgewebe 590
    C. Knochengewebe 592

Seite

Entwicklung der knorpelpräformierten Knochen 592
Entwicklung der Bindegewebsknochen 596
Allgemeine Entwicklung der Knochenverbindungen und speziell der
  Gelenke 597
Entwicklung der verschiedenen Teile des menschlichen Skeletts . . . 599
  A. Wirbelsäule und Brustkorb 599
  B. Kopfskelett 615
    Entstehung des Blastemcraniums 615
    Entstehung des knorpligen Primordialcraniums 616
    Entwicklung des Knorpelskeletts der Kiemenbogen. Entstehung der knorpligen Anlagen
      der Gehörknöchelchen und des Zungenbeins 619
    Entstehung des knöchernen Craniums 623
    Entstehung und Schicksal der Fontanellen 630
    Verknöcherung des knorpligen Zungenbeins 631
  C. Gliedmassenskelett 631
    Entwicklung des Skeletts der oberen Extremität 632
    Die Verknöcherung des Armskeletts 634
    Entwicklung des Skeletts der unteren Extremität 638
    Verknöcherung des Skeletts der unteren Extremität 642
  Abnorme Skelettentwicklung 645
    Allgemeines 645
    Anomalien und Missbildungen der Wirbelsäule und des Brustkorbes 647
    Anomalien und Missbildungen des Kopfskeletts 649
    Anomalien und Missbildungen des Extremitätenskeletts 650
Entwicklung des Muskelsystems 653
  Histogenese der quergestreiften Muskulatur 654
  Histogenese der glatten Muskulatur 655
  Morphogenese der Rumpfmuskeln 656
  Morphogenese der Hals= und Kopfmuskeln 659
  Morphogenese der Extremitätmuskeln 664
  Abnorme Muskelentwicklung 664
Entwicklung des Nervensystems 665
  A. Zentralnervensystem 665
    Überblick über die wichtigsten in der Gehirnentwicklung auftretenden Komplikationen . 667
    Die Entwicklung der Gehirnventrikel und des Rückenmarkkanals 668
    Entwicklung des Rückenmarks 672
    Entwicklung der Spinalganglien und der sensiblen Wurzeln der Spinalnerven . . 673
    Weitere Entwicklung des Rückenmarks 675
    Entwicklung des Gehirns 680
    Rhombencephalon 680
      Gehirnsegmentierung 680
    Myelencephalon oder Medulla oblongata 681
    Metencephalon 685
      Pons 686
      Cerebellum 686
    Mesencephalon 688
    Diencephalon 691
      Epiphyse 691
      Parietalorgan und Parietalauge 692
      Paraphyse 692

Seite

Thalamencephalon 692
Pars mamillaris hypothalami 692
Telencephalon 693
  A. Pars optica hypothalami 693
    Hypophyse 694
  B. Grosshirnhemisphären 695
    Rhinencephalon 695
    Stammlappen 696
    Pallium 696
      Fissuren oder Totalfurchen 699
      Umwandlungen der embryonalen Gyrus dentatus. Entstehung der Grosshirnkommis=
      suren und des Fornix 700
      Plexus chorioidei der Seitenventrikel 702
      Graue und weisse Substanz 703
      Sulci 704
Abnorme Entwicklung des Zentralnervensystems 706
Entwicklung des sympathischen Nervensystems 712
  ZUCKERKANDL's Organe 714
  Steissdrüse 715
  Paraganglia intercarotica 716
  Kopfganglien 716
B. Peripheres Nervensystem 717
  Histogenese des peripheren Nervensystems 717
  Entwicklung der Rumpfnerven 719
    Die motorischen Nervenwurzeln 719
    Die sensiblen Nervenwurzeln 719
    Entstehung der gemischten Spinalnervenstämme 719
    Verzweigung der segmentalen Spinalnervenstämme 720
    Entwicklung des Brachial= und Lumbo=sacralplexus 720
  Entwicklung der Gehirnnerven 722
Entwicklung der Sinnesorgane 726
  Entwicklung des Sehorgans 726
  A. Phylogenese des Auges 726
  B. Ontogenese des Auges 728
    Entwicklung der Augenblasen 728
    Entwicklung des Augenbechers 728
  Entwicklung des Retinalblattes 732
  Entwicklung des Corpus ciliare 733
  Entwicklung der Iris 735
  Entwicklung der Binnenmuskeln des Auges 735
  Entwicklung des Nervus opticus 735
  Entwicklung der Linse 738
  Entwicklung der Linsenkapsel 740
  Regeneration der Linse bei niederen Wirbeltieren 740
  Entwicklung des Glaskörpers 740
  Entwicklung der äusseren Augenhäute 742
  Entstehung der Augenkammer 742
  Entwicklung der Chorioidea 742
  Entwicklung der Sklera 743
  Entwicklung der Cornea 743
  Entstehung der Augenlider, der Conjunctiva und der Nickhaut 743

Seite

Entwicklung der Tränenableitungswege 744
Entwicklung der Lidrandhaare und =Drüsen 747
Entwicklung der Caruncula lacrimalis 749
Entwicklung der Conjunctivaldrüsen 750
Phylogenese 750
Ontogenese 752
Entwicklung des Gesichtsinns 753
Anomalien und Missbildungen des Auges 753
Anomalien und Missbildungen der Augenlider 756
Anomalien und Missbildungen der Tränendrüse und der Tränenableitungswege . . . 757
Entwicklung des Ohres 758
Phylogenese des Ohres 758
Ontogenese des Ohres 758
Entwicklung des inneren Ohres 758
Entwicklung des perilymphatischen Raumes 762
Entwicklung der Schnecke 763
Ausbildung des knöchernen Labyrinthes 765
Entwicklung des Mittelohrraums und der Tube 766
    I. Die Anlegungsperiode 766
    II. Die Abtrennungsperiode 767
    III. Die Umformungsperiode 767
Entwicklung der Muskeln und Ligamente des Mittelohrs 769
Entwicklung des äusseren Ohres 770
Entwicklung des Trommelfells 771
Entwicklung des knöchernen Gehörganges 771
Entwicklung der Ohrmuschel 772
Entwicklung des Ohrknorpels 773
Entwicklung des Gehörsinns 773
Anomalien und Missbildungen des Ohres 774
Die Entwicklung der Haut und ihrer Anhangsgebilde (Drüsen, Haare und
    Nägel) 775
Entwicklung der Oberhaut (Epidermis) 775
Entwicklung der Lederhaut (Corium) 777
Gemeinsame Formentwicklung der aneinander grenzenden Schichten von Epidermis und
    Corium. — Entstehung von Hautleisten und Hautfalten 779
Entwicklung der Haare 780
Entwicklung der Nägel 783
Entwicklung der Schweissdrüsen 784
Entwicklung der Milchdrüsen 785
Abnorme Milchdrüsenentwicklung 789
Entwicklung des Gefühlsinns 790
Anomalien und Missbildungen der äusseren Körperbedeckungen 791
Literatur 795

EINLEITUNG.

Die **Entwicklungsgeschichte** des Menschen zerfällt in zwei grosse Hauptabteilungen, **Phylogenie** und **Ontogenie.**

I. Die **Phylogenie** oder Stammesgeschichte sucht den Stammbaum der ersten Menschen zu zeichnen. Sie stellt — mit anderen Worten — die Schöpfungsgeschichte des Menschengeschlechts dar.

Wir nehmen heutzutage allgemein an, dass die ersten Menschen nicht plötzlich, sondern allmählich entstanden sind und zwar als höhere Entwicklungsformen von Säugetieren, welche wiederum selbst von einer langen Reihe immer einfacher organisierter Tiere stammten.

Die Tatsache, dass man im Pflanzenreich die Entstehung von neuen (in gewissen Beziehungen höher organisierten) Arten aus schon vorhandenen hat direkt beobachten können, legt ja die Vermutung nahe, dass auch im Tierreich ähnliche Vorgänge stattfinden können und auch stattgefunden haben.

Hierfür sprechen auch die Befunde der vergleichenden Anatomie und der Anthropologie[1]), welche darlegen, dass die noch lebenden Tiere — von den einzelligen Geschöpfen (Protozoen) ab bis zu den höchststehenden Menschen hinauf — wie eine Serie von immer höher organisierten Entwicklungsstadien gebaut sind. Wo diese Serie lange unterbrochen erschien und grössere Lücken zeigte, sind dieselben von der Paläontologie (der Wissenschaft von den ausgestorbenen Organismen) schon zum grossen Teil ausgefüllt worden.

Wir haben also mehrere Gründe, anzunehmen, dass die jetzt lebenden Tiere alle von gemeinsamen, einfach organisierten Vorfahren stammen und dass einige auf diesem primitiven Anfangsstadium stehen geblieben sind, während andere sich höher entwickelt haben. Von den letztgenannten haben sich einige nur relativ sehr langsam weiterentwickelt, und zwar verschieden langsam, so dass sie sich jetzt noch auf verschiedenen niederen Entwicklungsstufen befinden. Andere dagegen haben sich relativ schnell weiterentwickelt und (den verschiedenen Lebensbedingungen gemäss) nach verschiedenen Richtungen hin spezialisiert. Sie stellen die höher organisierten Formen der jetzt lebenden Tiere dar.

---

[1]) Menschenkunde.

II. Die **Ontogenie** oder individuelle Entwicklungsgeschichte des Menschen beschreibt die Entwicklung eines menschlichen Individuums von den beiden dasselbe bildenden Geschlechtszellen ab bis zum erwachsenen Menschen hinauf.

Je nachdem diese Entwicklung vor oder nach der Geburt stattfindet, kann man die Ontogenie in

1. eine **embryonale Ontogenie** oder **Embryologie** und

2. eine **postembryonale Ontogenie** sondern.

Von anderem Gesichtspunkte aus kann man die Ontogenie in den folgenden drei Abteilungen sondern:

A. **Progenie** oder Vorentwicklung. Sie beschreibt die Entwicklung und den Bau der reifen Geschlechtszellen samt dem Prozess der Befruchtung.

B. **Blastogenie** oder primitive Embryonalentwicklung. Sie beschreibt die Furchung des befruchteten Eies, die Ausbildung der Keimblätter, der Eihüllen und des primitiven Embryonalkörpers.

C. **Organogenie** oder Organentwicklung. — Diese schildert sowohl

1. die Formentwicklung (Morphogenese) wie

2. die histologische Entwicklung (Histogenese) der verschiedenen Organe des Körpers.

Vergleicht man die Embryonalentwicklung des Menschen mit derjenigen eines anderen Wirbeltieres, so findet man, dass die jüngeren Entwicklungsstadien der beiden Spezies einander mehr oder weniger gleich sind, während die älteren Entwicklungsstadien derselben von einander immer mehr abweichen.

Die vergleichende Embryologie zeigt also, dass die Entwicklung verschiedener Tiere in denselben Hauptbahnen fortschreiten. Die Natur scheint — mit anderen Worten — eine bestimmte Arbeitsmethode zu haben, um von einem einfachen Anfangsstadium zu einem komplizierten Endstadium zu kommen.

Es liegt nun nahe, anzunehmen, dass die Natur sich in der Phylogenie des Menschen hauptsächlich derselben Arbeitsmethode bedient hat, wie sie in der Ontogenie noch benutzt.

Diese Annahme wird besonders dadurch gestützt, dass die menschliche Organogenie mehrere Entwicklungsstadien zeigt, auf welchen niedere Tiere stehen geblieben sind, weiter, dass beim menschlichen Embryo mehrere Organe auftreten, welche nie funktionsfähig werden und später wieder mehr oder weniger vollständig verschwinden ("Rudimentäre Organe"), während sie bei niederen Tieren noch wichtige Dauerorgane darstellen.

Es ist dies — sagen wir — die Vererbung, welche den höheren Organismus dazu zwingt, bei der Ausbildung seiner Organe eine Reihe von Entwicklungsformen zu wiederholen, welche die Organe seiner Vorfahren durchlaufen haben.

Man pflegt diese Annahme nach HAECKEL auch folgendermassen kurz auszudrücken: "Die Ontogenie ist eine Rekapitulation der Phylogenie".

Dieser Satz ist aber nicht so aufzufassen, als sollten in der Ontogenie z. B. des Menschen, nur solche Entwicklungsformen auftreten können, welche in der Phylogenie desselben einmal existierten. Denn die Anpassung an das intrauterine Embryonalleben modifiziert natürlich in hohem Grade die Entwicklung, sie bildet die Veranlassung einerseits zu einer Abkürzung des langen Entwicklungsweges und andererseits zu dem Auftreten von verschiedenen neuen Organen, z. B. Eihüllen, Placenta etc., welche in der Phylogenie wohl nie vorhanden waren.

Auf diese Weise erklären wir die Tatsache, dass unter den niederen Tieren keine ausgebildeten Individuen existieren, welche den menschlichen Embryonen vollständig ähnlich sind.

Die Ontogenie ist also eine in vielen Beziehungen abgekürzte und modifizierte Rekapitulation der Phylogenie.

Einige der phylogenetisch ältesten Organe behalten während der ganzen Phylogenie ihre ursprüngliche Funktion und Bedeutung bei. Andere werden in höheren Entwicklungs= stadien durch neue, bessere Organe ersetzt. Andere wiederum werden durch Anpas= sungen an neue, äussere Verhältnisse funktionslos.

Solche Organe, welche in dieser oder jener Weise funktionell überflüssig geworden sind, können sekundär entweder wieder verschwinden oder auch zu neuen Zwecken ver= wendet werden.

Im ersteren Falle findet man sie beim menschlichen Embryo entweder gar nicht, oder nur als rudimentäre Organe wieder, von welchen einige schon während des Embryonallebens vollständig rückgebildet werden, andere dagegen als rudimentäre Dauerorgane zeitlebens persistieren. Obwohl — wie erwähnt — physiologisch ohne Bedeutung, können solche Organe unter Umständen bedeutungsvoll werden, indem sie für Geschwulstbildungen und anderen krankhaften Veränderungen Ausgangspunkt bilden können.

In vielen Fällen werden nun, wie erwähnt, die überflüssig gewordenen Organe für ganz neue Funktionen adaptiert. Sie unterliegen also einem Funktionswechsel, der ihnen wieder Existenzberechtigung gibt und so vom Untergange rettet.

Nicht immer verläuft die Entwicklung eines Individuums in allen Beziehungen normal. Von der normalen Ontogenie können wir also eine abnorme Ontogenie abtrennen.

Die abnorme Ontogenie führt zu mehr oder weniger ausgesprochenen Ano= malien und Missbildungen des betreffenden Individuums. Sie wird daher auch Missbildungslehre, **Teratologie** genannt. — Dieselbe lässt sich in denselben Unter= abteilungen wie die normale Ontogenie sondern. Abnormitäten können, mit anderen Worten, sowohl in der Progenie und Blastogenie, wie in der Organogenie eines Indivi= duums auftreten.

Diejenigen Störungen, welche die Entwicklung eines Individuums dazu zwingen, die Bahnen der normalen Ontogenie zu verlassen, um zu denjenigen der abnormen über= zugehen, können nämlich nicht nur während des Embryonallebens und während der post= embryonalen Entwicklungszeit, sondern auch schon vor der betreffenden Befruchtung auftreten.

Je früher eine solche Störung auftritt, desto schwerer wird im all= gemeinen — bei im übrigen gleichen Verhältnissen — die dadurch her= vorgerufene Missbildung.

Dieselbe Störung kann also sehr verschiedene Missbildungen hervorrufen. Umgekehrt können aber auch verschiedene Störungen eine und dieselbe Missbildung veranlassen.

1*

Die Ursachen der Missbildungen können in innere und äussere Ursachen geteilt werden.

I. Innere Missbildungsursachen sind solche, „die in den Geschlechtszellen schon enthalten sind, welche also dem befruchteten Ei eine anormale Entwicklungsrichtung geben" (E. SCHWALBE, 1906).

Eine solche Missbildungsursache kann entweder darin bestehen, dass

A. die erblichkeitstragende Substanz der einen Geschlechtszelle (oder beider) schon seit früheren Generationen abnorm verändert ist, oder darin, dass

B. die Geschlechtszelle erst bei ihrer Entstehung durch Einwirkung zufälliger abnormer (mechanischer, termischer oder chemischer) Faktoren selbst abnorm wird.

II. Äussere Missbildungsursachen sind solche, die erst nach der Befruchtung auftreten. Sie können A. physikalische, B. chemische oder C. psychische Ursachen sein.

A. Unter den physikalischen Ursachen spielen wohl beim Menschen a) die mechanischen Ursachen die Hauptrolle. Als solche Ursachen sind zu nennen: 1. einmalige, plötzliche Traumata, wie Stoss und Schlag, oder 2. dauernde Traumata, wie lange andauernder Druck z. B. bei abnormer Enge des Amnion oder des Uterus. b) Dass plötzliche Temperaturschwankungen, z. B. akute, fieberhafte Krankheiten der Mutter unter Umständen die Entstehung von Missbildungen begünstigen oder sogar verursachen können, ist nicht von der Hand zu weisen, wenn auch noch kein Beweis dafür beim Menschen hervorgebracht worden ist.

c) Dass Röntgenbestrahlung des graviden Muttertieres zu der Entstehung von Missbildungen der noch jungen Embryonen führen kann, ist durch experimentelle Untersuchungen bewiesen.

Auch lässt sich denken, dass d) Sauerstoffmangel und e) Veränderung der normalen osmotischen Verhältnisse des Embryos speziell im Anfang der Gravitität Missbildungsursachen darstellen können. — Der Sauerstoffmangel könnte z. B. durch schwere Cyanose der Mutter, die abnormen osmotischen Verhältnisse durch krankhafte Veränderungen der Uterusschleimhaut oder des Blutes entstehen.

B. Dass chemische Einflüsse (z. B. Alkoholismus, Morphinismus der Mutter oder der Gebrauch von gewissen Arzneimitteln) unter Umständen zu Missbildungen Anlass geben können, ist ebenfalls sehr wohl denkbar, wenn auch noch nicht bewiesen.

C. Von den Laien wird mit grosser Vorliebe der Schreck, das sogenannte „Versehen" der Schwangeren, als Ursache von Missbildungen angenommen. Man glaubt sogar, dass durch eine bestimmt geartete Erregung eine bestimmte Missbildung (z. B. Hasenscharte, wenn die Mutter sich über einen Hasen erschreckt hatte) hervorgebracht werden könne. Dass aber solche Geschichten nur als Aberglaube zu bezeichnen sind, wurde schon von SOEMMERING (1791) wahrscheinlich gemacht, indem er unter anderem darauf hinwies, dass auch bei Schweinen (und anderen Tieren) Hasenscharte vorkommt, ohne dass man doch hier an ein „Versehen" der Ferkelmutter denken kann!

In den meisten Fällen von angeblichem „Versehen" findet man auch, dass der Zeitpunkt des Versehens (falls dieser genau angegeben werden kann) in ein so spätes Entwicklungsstadium fällt, dass die betreffende Missbildung schon längere Zeit im voraus entstanden sein musste.

Wenn z. B. als Ursache einer Hasenscharte ein „Versehen" angegeben wird, das während des 5. Graviditätsmonats stattgefunden hatte, so ist diese Entstehungsursache natürlich sofort als undenkbar zu erklären, da die physiologische Hasenscharte, durch deren Persistenz die betreffende Missbildung entsteht, sich schon Ende des 2. Embryonal= monats definitiv schliesst.

Sollte dagegen der Zeitpunkt eines psychischen Traumas mit der annehmbaren Ent= stehungszeit einer Missbildung zusammenfallen, so ist die Möglichkeit natürlich nicht ganz zu leugnen, dass die betreffende psychische Erregung die Missbildung hervorgerufen haben könnte. Denn erfahrungsgemäss können heftige gemütliche Erregungen zum Abort führen, d. h. Uteruskontraktionen hervorrufen, und es wäre sehr wohl denkbar, dass ähnliche, aber weniger energische Uteruskontraktionen die mechanische Entstehungsursache einer Missbildung darstellen könnten.

Es gilt nämlich beinahe als allgemeine Regel, dass dieselben äusseren Störungen, welche Missbildungen hervorrufen, wenn sie nur etwas stärker sind, auch zu Aborten führen können, und umgekehrt.

Relativ oft findet man daher auch, dass die aus jungen Abortiveiern stammenden Embryonen missgebildet sind.

Mehrere Missbildungen kommen nicht selten bei einem und demselben Indi= viduum kombiniert vor.

Die primäre Ursache einer bestimmten menschlichen Missbildung anzugeben, d. h. die wahre kausale Genese der betreffenden Missbildung zu schildern, ist meistens unmöglich. Gewöhnlich muss man sich damit begnügen, die formale Genese der Missbildung zu ermitteln, d. h. die nächste Ursache derselben zu finden.

Wenn man z. B. beweisen kann, dass die Ursache eines Koloboms darin besteht, dass das normalerweise in den Augenbecherspalt eindringende Mesenchym sich abnorm stark entwickelt, und deshalb ein mechanisches Hindernis für den Verschluss des Spaltes gebildet hat, so hat man hiermit nur die formale Genese des betreffenden Koloboms ermittelt. Die kausale Genese desselben zu schildern, wäre die primäre Ursache anzugeben, warum das betreffende Mesenchym sich gerade so stark entwickelte.

Betreffs der Entstehungszeit einer gewissen menschlichen Missbildung kann man (mit Hilfe der normalen Ontogenie) immer nur den spätesten möglichen Termin (die sogenannte teratogenetische Terminationsperiode von E. Schwalbe) für die Einwirkung des ursächlichen Momentes mit Sicherheit angeben. Die primäre Ursache kann zu jeder beliebigen Zeit vorher auf den Embryo oder auf die denselben bildenden Geschlechtszellen eingewirkt haben, obgleich die Folge davon erst mehr oder weniger später bemerkbar wird.

Einteilung der Missbildungen.

Schon oben wurde hervorgehoben, dass die Teratologie oder abnorme Onto= genie sich in denselben zeitlichen Unterabteilungen wie die normale Ontogenie sondern lässt. Wir unterscheiden also

I. eine abnorme Progenie,
II.   „   „   Blastogenie und
III.   „   „   Organogenie.

Je nach den verschiedenen Wirkungen der Missbildungsursachen können wir die Missbildungen in

A. Hemmungsmissbildungen,

B. Progressive Missbildungen und

C. Regressive Missbildungen teilen.

A. Hemmungsmissbildungen entstehen, wenn die Entwicklung nur gehemmt wird und an einem normalen Übergangsstadium zeitlebens stehen bleibt.

B. Progressive Missbildungen entstehen, wenn die Entwicklung aus den normalen Bahnen abgelenkt wird und sich in abnormen Bahnen weiter fortsetzt.

C. Regressive Missbildungen entstehen, wenn einmal angelegte Organe oder Organteile sekundär eine abnorme Rückbildung erfahren.

I.

Progenie oder Vorentwicklung.

Die Geschlechtszellen.

Phylogenie der menschlichen Geschlechtszellen.

Die in der menschlichen Phylogenie z u e r s t auftretenden Geschlechtszellen waren einander wahrscheinlich a l l e v o l l s t ä n d i g g l e i c h.   Anzunehmen ist, dass sie alle bewegungsfähig und mit einer mässigen Menge Reservenahrung („Dotter") versehen waren.   Sie konnten sich also gegenseitig aufsuchen und beide zu der ersten Ernährung des werdenden Individuums beitragen.

In höheren Entwicklungsstadien wurde indessen eine A r b e i t s v e r t e i l u n g der Geschlechtszellen durchgeführt und zwar dadurch, dass einige Geschlechtszellen ihre Bewegungsfähigkeit speziell ausbildeten, während andere an Dotter besonders reich wurden.

Es liegt auf der Hand, dass bei dieser Arbeitsverteilung die dotterreichen Geschlechtszellen, um die grossen Dottermengen beherbergen zu können, ihren Protoplasmaleib stark vergrössern und hierbei ihre Bewegungsfähigkeit einbüssen mussten. — Umgekehrt wurde die Vergrösserung der Bewegungsfähigkeit der anderen Geschlechtszellen zum Teil dadurch gewonnen, dass diese Zellen sich sowohl durch Abwerfung der Reservenahrung wie durch Konzentrierung ihrer wichtigeren Bestandteile verkleinerten. Indem sie ausserdem einen besonderen Bewegungsapparat, S c h w a n z, ausbildeten, bekamen sie ein tierähnliches [1]), von der gewöhnlichen Zellform stark abweichendes Aussehen.

Die auf diese Weise umgebildeten Geschlechtszellen benennen wir m ä n n l i c h e G e s c h l e c h t s = z e l l e n oder S p e r m i e n.

Diejenigen Geschlechtszellen, welche dagegen das gewöhnliche Aussehen einer Zelle (von der Vergrösserung abgesehen) beibehielten, benennen wir w e i b l i c h e G e s c h l e c h t s z e l l e n oder E i e r.

Aller Wahrscheinlichkeit nach wurden Spermien und Eier ursprünglich nicht von verschiedenen Individuen, sondern beide von jedem Individuum produziert.   Die menschlichen Vorfahren waren also — nehmen wir an — ursprünglich z w e i g e s c h l e c h t l i c h (H e r m a p h r o d i t e n), erst in höheren Entwicklungsstadien wurden sie durch Unterdrückung des einen oder des anderen Geschlechtes eingeschlechtlich.

Solange die B e f r u c h t u n g a u s s e r h a l b d e s w e i b l i c h e n T i e r e s und zwar i m W a s s e r vor sich ging, wo die Gefahren der Geschlechtszellen und der aus ihnen hervorgehenden jungen Individuen sehr gross waren, mussten natürlich bei einer Befruchtung sowohl Eier wie Spermien sehr zahlreich sein, um die betreffenden Gefahren kompensieren zu können.

In höheren Entwicklungsstadien, wenn die B e f r u c h t u n g i n n e r h a l b d e s w e i b l i c h e n T i e r e s stattfand und noch mehr, wenn die Mutter eine Zeitlang Fürsorge für ihre Jungen trug, brauchten nicht mehr so viele Eier produziert zu werden. Die Zahl der Eier wurden auch in den höheren phylogenetischen Entwicklungsstadien stark reduziert (bis zu einem Ei bei jeder Befruchtung).

---

[1]) Sie wurden eine Zeitlang auch als tierische Parasiten aufgefasst.   Von dieser Zeit stammt der Name „Spermatozoën" (Spermatiere).

Eine ähnliche Reduktion fand dagegen nicht mit der Zahl der Spermien statt. (Vgl. unten!)

Bei den meisten Tieren findet man die Geschlechtszellen, sobald die Keimblätter angelegt sind, im Mesoderm. Nach Befunden an niederen Tieren ist es aber wahrscheinlich, dass die Geschlechtszellen (einschliesslich ihrer Vorstufen) sich in noch frühzeitigeren Entwicklungsstadien, ja bereits in den ersten Stadien der Eifurchung, von den übrigen Zellen des Körpers (den somatischen Zellen) sondern.

Es entstehen, mit anderen Worten, schon bei den ersten Teilungen des befruchteten Eies zwei un= gleichwertige und bald auch ungleichgrosse Gruppen von Zellen:

1. die somatischen Zellen, welche sich in verschiedenen Richtungen hin spezialisieren, um die verschiedenen Körperteile des neuen Individuums zu bilden, und

2. die Geschlechtszellen, welche mehr unspezialisiert bleiben und die Spermien oder Eier des betreffenden Individuums produzieren.

Die Geschlechtszellen des neuen Individuums stammen also direkt von den Geschlechtszellen der Eltern ab.

Bei mehreren von einem Stammvater (bezw. Stammutter) stammenden Generationen bilden die Ge= schlechtszellen durch alle Generationen eine kontinuierliche Bahn, (HAECKER's Keimbahn), von welcher sich die Körper (Somata) der Individuen als Seitenwege abzweigen.

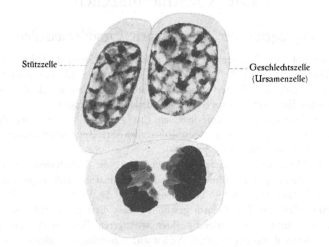

Stützzelle
Geschlechtszelle (Ursamenzelle)

Fig. 1.
Geschlechtsepithelzellen von einem 16 mm langen männlichen Embryo.
(Die unterste Zelle in mitotischer Teilung begriffen.) $\frac{3000}{1}$.

Ontogenie der menschlichen Geschlechtszellen.

Auch in der Ontogenie des Menschen sind die zuerst erkennbaren Geschlechts= zellen einander alle gleich.

Sie treten (bei etwa 12 mm langen Embryonen) als grössere, rundliche, hellere Zellen zwischen den kleineren, zylindrischen Epithelzellen im Keimepithelwulst (Genitalleiste) auf.

Sobald sich dieser Keimepithelwulst zu einem Hoden oder zu einem Eierstock umzubilden beginnt (nach NAGEL und WALDEYER schon bei etwa 13 mm langen Em= bryonen), kann man die betreffenden Geschlechtszellen Ursamenzellen (vgl. Fig. 1) bezw. Ureier benennen. Hervorzuheben ist aber, dass sie einander beide noch zur Verwechslung ähnlich sind. Die Ursamenzellen können also nur dadurch von den Ur= eiern unterschieden werden, dass man sie in einer typischen Hodenanlage (vgl. unten) findet.

Spermiogenese.

Die Entwicklung der Ursamenzellen zu befruchtungsfähigen Spermien kann in zwei Hauptabschnitte gesondert werden, nämlich in

1. die Entwicklung der Ursamenzellen zu den zelligen Vorformen der Spermien, zu den Spermiden (Spermiocytogenese), und

2. die Umwandlung der wie gewöhnliche Zellen aussehenden Spermiden in die fadenförmigen Spermien (Spermiohistogenese).

1. Spermiocytogenese.

Die Keimstränge der jungen Hodenanlage, welche von den zahlreichen kleineren indifferenten Keimepithelzellen (Stützzellen, Follikelzellen oder vegetativen Zellen, Fig. 2b) und von den grösseren Ursamenzellen (Fig. 2a) zusammengesetzt sind, bilden sich schon während der Embryonalzeit zu den Tubuli seminiferi con= torti des Hodens aus. Hierbei vermehren sich (durch Teilungen) die beiden oben er= wähnten Zellarten stark, ohne jedoch im übrigen nennenswerte Veränderungen zu erleiden.

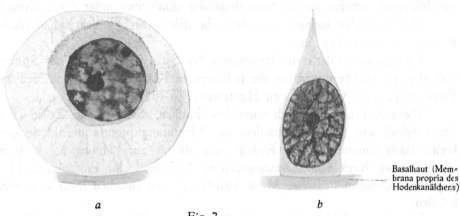

Basalhaut (Mem=
brana propria des
Hodenkanälchens)

a   b

Fig. 2.

Geschlechtsepithelzellen von einem 36 cm langen männlichen Embryo. $\frac{3000}{1}$.

a Ursamenzelle. b Stützzelle.

Beim Neugeborenen findet man die Samenkanälchen grösstenteils von den kleinen indifferenten Epithel= zellen gebildet, welche in 2—3 unregelmässigen Schichten liegen und die Kanälchen vollständig oder fast vollständig ausfüllen. Ein Lumen der Samenkanälchen ist also nur stellenweise vorhanden. Peripherwärts zwischen diesen Zellen liegen spärlich (1—2 auf jedem Kanälchen=Querschnitt) die Ursamenzellen. — Die Ursamenzellen sind grosse Zellen (bis 20 μ im Durchmesser) mit grossem, kugelförmigem Kern, in welchem gewöhnlich 1—3 Kernkörperchen zu sehen sind.

Ihr Protoplasma ist relativ hell und mit zahlreichen Körnchen, Mitochondrien (BENDA) versehen. Ausserdem findet man im Protoplasma der Ursamenzellen während der Teilungsruhe zwei eigenartige Körnchen, Centriolen (MEVES), welche von einer gemeinsamen sphärischen Hülle, Idiozom (MEVES), umgeben sind.

Während jeder Mitose verschwindet das Idiozom. Dasselbe wird vielleicht als Baumaterial bei der Bildung des achromatischen Spindels verwendet. Die beiden Pole dieses Spindels werden von je einem Centriol aufgenommen, welches sich in dem Endstadium der Mitose in zwei teilt. Auf diese Weise bekommt jede Tochterzelle zwei Centriolen, um welchen herum sich ein neues Idiozom rekonstruiert. Auch die Mitochondrien vermehren sich durch Teilung und werden auf beide Tochterzellen verteilt.

Erst kurz vor der Pubertät entstehen aus den Ursamenzellen auch Spermio=
gonien.

Die Spermiogonien sind etwas kleinere Zellen als die Ursamenzellen[1]),
von welchen sie ausserdem durch ihr noch helleres Protoplasma gekennzeichnet sind.
(Vgl. Fig. 2a und Fig. 3a.) Durch wiederholte Teilungen gehen aus den zuerst gebildeten
Spermiogonien solche erster, zweiter, dritter etc. Ordnung hervor.

Die Spermiogonien letzter Ordnung wachsen zu und stellen nach beendigtem Wachstum
die sogenannten Spermiocyten erster Ordnung (Fig. 3b) dar.

Dieselben sind in einem gewissen Stadium ausser durch ihre Grösse auch dadurch charakterisiert,
dass der grösste Teil des Chromatins an demjenigen Kernpol gehäuft wird, an welchem das Idiozom liegt.
Nach Moore (1894) wird diese Erscheinung mit dem Namen „Synapsis" bezeichnet.

Jeder Spermiocyt 1. Ordnung teilt sich nun in zwei Spermiocyten 2. Ord=
nung (Fig. 3c) oder Präspermiden (Waldeyer) und diese teilen sich alsbald unter
Halbierung der Chromosomenzahl in je zwei Spermiden (Fig. 3d).

Die Spermiden sind dadurch charakterisiert, 1. dass ihre Kerne gewöhnlich nur
12 Chromosomen besitzen (Duesberg, 1906), während die menschlichen Zellen im allge=
meinen 24 Chromosomen haben (Flemming), und 2. dass ihre Centriolen nicht innerhalb
des Idiozoms, sondern an der Seite desselben unmittelbar unter der Zellwand liegen.

Die Spermiden können sich nicht mehr teilen. Sie wandeln sich durch komplizierte
Prozesse in Spermien um.

Gleichzeitig mit der ersten Entstehung der Spermiogonien, der Spermiocyten
und der Spermiden wachsen die indifferenten Keimepithelzellen zu den zylindrischen
Fusszellen oder vegetativen Hodenzellen (Benda) heran[2]).

Diese Zellen, welche auch unter dem Namen „Sertoli'sche Zellen" bekannt sind,
sitzen (gleich wie die Ursamenzellen) der Membrana propria der Hodenkanälchen mit
breiter Basis unmittelbar auf. Radiär ragen sie bis zur Lichtung vor. Sie enthalten je
einen grossen Kern von charakteristischem Aussehen. Ihr Protoplasma ist von Fett=
tröpfchen, Körnchen (teilweise Mitochondrien) und Bläschen mehr oder weniger stark
beladen.

Einmal ausgebildet, scheinen die Sertoli'schen Zellen dauernd erhalten zu bleiben
(Benda). Mitosen wurden in ihnen bisher nicht beobachtet, weshalb es anzunehmen ist,
dass sie sich beim Erwachsenen nicht vermehren können. Daraus und durch die rasche
Vermehrung der germinativen Hodenzellen erklärt sich die Tatsache, dass sie beim Er=
wachsenen relativ spärlich erscheinen, während die indifferenten Keimepithelzellen bei
jüngeren Individuen relativ zahlreich waren.

In den freien Enden der Sertoli'schen Zellen tauchen die jungen Spermiden
regelmässig ein und bleiben hier während des grössten Teils der Spermiohistogenese
sitzen. Es liegt daher nahe anzunehmen, dass die Sertoli'schen Zellen während dieser
Zeit (wenn die germinativen Hodenzellen von den Blut= und Lymphgefässen möglichst
weit entfernt liegen) die Nahrungszufuhr zu den Spermiden vermitteln, und dass es das

---

[1]) Von einigen Autoren (Eberth, 1904 u. a.) werden auch die Ursamenzellen Spermiogonien
benannt.

[2]) Benda betrachtet diese Metamorphose der indifferenten Keimepithelzellen als eines der sichersten
Zeichen der beginnenden Geschlechtsreife.

Nahrungsbedürfnis ist, welches die Spermiden veranlasst, in die erwähnte intime Ver=
bindung mit den SERTOLI'schen Zellen zu treten (Trophotaxis=Phänomen). Diese
Zellen werden daher auch allgemein „Nährzellen" (PETER) genannt.

Eine Stütze hat diese Annahme dadurch bekommen, dass in den Spermiden charakteristische
Bläschenbildungen (von mir „Korbbläschen" benannt) gefunden sind[1]), welche sonst nur in den SERTOLI=
schen Zellen (also nicht in Spermiogonien und Spermiocyten) vorkommen. Wahrscheinlich stellen diese
Korbbläschen (Fig. 3 d u. k) Sekretionsprodukte (der SERTOLI'schen Zellen) dar, welche in die Spermiden
übergehen.

Ausserdem sollen die SERTOLI'schen Zellen eine phagocytische Tätigkeit
besitzen, indem sie abgestossene Protoplasmaballen der älteren Spermiden (MEVES) und
gelegentlich auch ganze Spermien (besonders abgestorbene und missgebildete) verzehren
(REGAUD).

2. Spermiohistogenese.

Bei den jungen menschlichen Spermiden findet man die Centriolen unter der
Zelloberfläche als zwei etwa gleichgrosse, mit einander eng verbundene, kugelförmige Körn=
chen. Ihre Verbindungslinie liegt senkrecht zur Zellwand, an die also nur das eine
„distale") Centriol anstösst (Fig. 3 d).

Von diesem distalen Centriol wächst sehr früh ein feines, bewegliches (MERKEL,
1874 u. a.) Fädchen aus der Zelle heraus, welches die erste Anlage des Sper=
mienschwanzes darstellt und bald eine beträchtliche Länge erreicht.

Der kugelförmige Kern nimmt etwa die Zellmitte ein. Zwischen den Chromatin=
brocken desselben sieht man noch grosse, helle, mit Kernsaft gefüllte Lücken.

In der Nähe der Centriolen liegt im Protoplasma ein grauer, rundlicher Ballen, das
Idiozom. Ausserdem finden sich im Protoplasma zerstreut zahlreiche Körnchen, sog.
Mitochondrien.

Bald nach dem Auswachsen des Schwanzfädchens beginnen die Centriolen auf den
Kern zu verlagert zu werden. Gleichzeitig hiermit wächst das proximale (dem Kern
zunächst liegende) Centriol nach einer Seite hin zu einem Stäbchen aus. (Fig. 3 e—h.)

Wenn dieses Centriolstäbchen die Kernwand erreicht, verwächst es mit derselben
durch die in der Verlängerung des Schwanzfädchens liegende Hälfte. Die andere Hälfte
des Stäbchens, welche sich eine Zeitlang frei in die Zellsubstanz erstreckt, wird in den
folgenden Stadien allmählich dünner und verschwindet zuletzt vollständig. (Fig. 3 i—k.)

Etwas später als das proximale beginnt auch das distale Centriol seine Form
zu verändern. Dasselbe gestaltet sich zuerst zu einem stumpf kegelförmigen Gebilde um
(Fig. 3 g), welches bald in ein vorderes Knöpfchen und einen hinteren Ring zerfällt.
(Fig. 3 h.) Durch das Lumen des Ringes steht das Schwanzfädchen mit dem abgesprengten
Knöpfchen in Verbindung.

Das Schicksal des Idiozoms ist bei den menschlichen Spermiden noch nicht genauer
verfolgt worden. So viel können wir aber als sicher betrachten, dass das Idiozom
zu dem der (werdenden?) Centriolbefestigung entgegengesetzten (also vorderen) Kernpol
wandert, um sich hier zu fixieren; dass seine Hauptpartie später den vorderen Kernteil

---

[1]) REGAUD (1900) hat diese Bläschen bei Ratte, Hund, Katze und Schwein, ich (BROMAN, 1901)
beim Menschen gefunden.

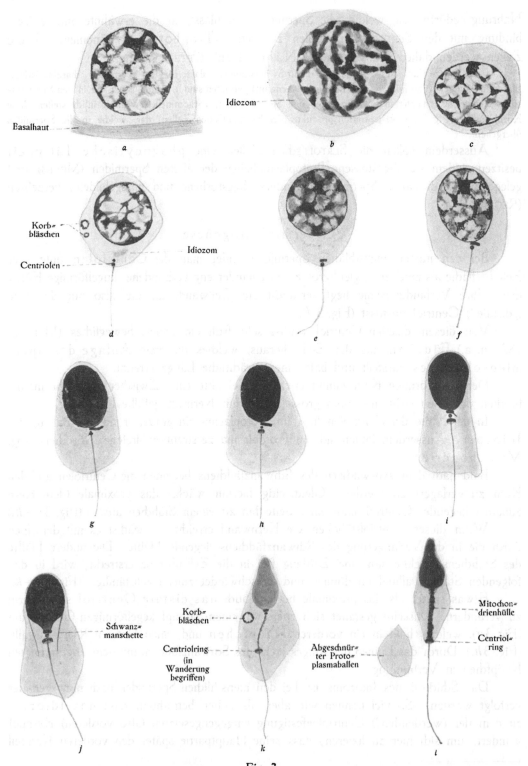

Fig. 3.

Verschiedene Entwicklungsstadien männlicher Geschlechtszellen. $\frac{3000}{1}$. *a* Spermiogonie letzter Ordnung. *b* Spermiocyt erster Ordnung. *c* Spermiocyt zweiter Ordnung. *d—l* Spermiden, sich in Spermien umwandelnd.

mützenähnlich umhüllt und sich zu der sogenannten Kopfkappe („Perforatorium")
des fertigen Spermiums ausbildet.

Nach der Befestigung des Schwanzfadens am hinteren Kernpol (durch Vermittlung
von den Centriolen) wird der Kern exzentrisch verlagert und zwar derart, dass die idiozom=
bekleidete Partie am meisten peripher im Zellkörper zu liegen kommt.

In den folgenden Stadien wird das Chromatingerüst und der Kernsaft im Kern=
innern immer dichter, bis der Kern schliesslich ein ganz homogenes Aussehen gewinnt.
Hand in Hand hiermit findet eine Verkleinerung des Kernvolumens, sowie eine
Abplattung und Umformung des ganzen Kernes statt. Auf diese Weise bildet sich der
Spermidenkern in den Spermiumkopf um. (Fig. 3 d—l.)

Bald nachdem das proximale Centriol sich am Kern befestigt hat, entsteht im Zelleib ein System
von Fäden, welche sich seitlich, ihrer Länge nach, mit einander verbinden und so ein kurzes, membranöses
Rohr, die sog. Schwanzmanschette (Fig. 3j) bilden.

Die Schwanzmanschette umhüllt die hintere Partie der Kopfanlage und die vordere Partie der Schwanz=
anlage (einschliesslich der Centriolen). Nach kurzem Dasein verschwindet sie regelmässig wieder. Betreffs
ihrer Bedeutung wissen wir nichts Bestimmtes. Vielleicht stellt sie nur einen Schutzapparat dar, welcher,
bei den feineren Umbildungsprozessen der Centriolen, diese vor dem Druck der Nachbarzellen zu
schützen hat.

Unmittelbar nachdem die Schwanzmanschette verschwunden ist, beginnt der aus einem
Teil des distalen Centriols hervorgegangene Ring am Schwanzfaden kaudalwärts ent=
lang zu wandern (Fig. 3 k). Nachdem er eine Strecke von etwa 4 μ zurückgelegt hat,
bleibt er liegen. (Fig. 3 l.)

Der Schwanzfaden verdickt sich nun und zwar dadurch, dass er durch eine
besondere Hülle[1]) umgeben wird, die kopfwärts vom Centriolring nur sehr dünn ist,
kaudalwärts von dieser Stelle aber (plötzlich) an Dicke stark zunimmt.

Nur die kaudalste Partie (etwa 2 μ lang) des ursprünglichen Schwanzfadens be=
kommt keine Hülle. Sie bleibt daher dünner als die übrige Schwanzpartie und stellt
das sog. „Retzius'sche Endstück" des fertigen Spermiums dar.

Kopfwärts von derjenigen Stelle, wo der Centriolring liegen geblieben ist, sammeln
sich nun die Mitochondrien um den Schwanzfaden herum. Sie verschmelzen hier
mit einander zu einem Spiralfaden, dessen Windungen durch eine spärliche Zwischen=
substanz mit einander zu einer Spiralhülle verbunden werden.

Die Zellsubstanz zieht sich weiter nach hinten zurück, sodass der Spermienkopf
— wie es scheint — ganz ausserhalb des Protoplasmas zu liegen kommt. Wahrscheinlich
behält aber der Kopf eine sehr dünne (und daher unsichtbare) Protoplasmahülle.

Zuletzt wird eine beträchtliche Menge des Protoplasmas in Gestalt eines Ballens
(oder mehrerer) von dem jungen Spermium abgeschnürt (Fig. 3 l). Die übrige Proto=
plasmapartie bildet eine äussere Hülle um die Centriolderivate und die zwischen den=
selben liegende Spiralhülle herum.

Das weitere Schicksal dieser abgeschnürten Protoplasmaballen ist beim Menschen noch nicht genauer
untersucht worden. — Beim Meerschweinchen fand Meves (1899), dass sie von den Sertoli'schen Zellen
aufgenommen wurden, um dann rasch der Resorption zu verfallen.

Ich finde es wahrscheinlich, dass sie beim Menschen grösstenteils ein ähnliches Schicksal

---

[1]) Diese Hülle scheint ein Ausscheidungsprodukt des Schwanzfadens selbst zu sein.

haben, teilweise aber auch gleichzeitig mit den fertigen Spermien (aber mehr oder weniger zerfallen) nach aussen befördert werden (vgl. unten).

In den letzten Stadien der Spermiogenese wird die persistierende Partie des proxi= malen Centriols in zwei K ö r n c h e n zerlegt, welche durch je einen feinen Faden mit dem aus dem distalen Centriol stammenden Knöpfchen in Verbindung treten (BROMAN, 1902).

Ob auch dieses Knöpfchen in Körnchen zerlegt wird oder nicht, konnte ich nicht feststellen, da dasselbe sich in meinen Präparaten von der ähnlich gefärbten Spiralhülle nicht sicher unterscheiden liess. Aus demselben Grunde habe ich auch das weitere Schicksal des Centriolrings bei den älteren Entwicklungs= stadien nicht verfolgen können.

Wie viel Zeit eine neu entstandene menschliche Spermatide braucht, um sich in ein reifes Spermium umzuwandeln, wissen wir noch nicht. Es lässt sich aber vermuten, dass es M o n a t e dauert.

Bei gewissen Amphibien, bei welchen die Begattung erst im Frühjahr (April oder Mai) stattfindet, fängt die Spermiohistogenese im Juli oder August an und ist gewöhnlich im Oktober beendigt. Nach dieser Zeit werden die Spermien anscheinend unverändert (vielleicht r e i f e n sie jedoch während des Winters) bis zum Frühjahr nächsten Jahres aufbewahrt.

Die Zeit der männlichen P u b e r t ä t wird vor allem dadurch gekennzeichnet, dass die Bildung befruchtungsfähiger Spermien jetzt zum ersten Male beginnt. Die Pubertät trifft im mittleren und nördlichen Europa gewöhnlich während des 14. oder 15. Jahres ein. Der früheste Pubertäts=Termin ist sowohl für P a r i s wie für B e r l i n 13½ Jahr. Fälle von noch früherer Geschlechtsreife sind zwar beobachtet worden, aber als abnorm zu betrachten.

Von der Pubertätszeit ab kann die S p e r m i o g e n e s e b i s z u m h ö c h s t e n L e b e n s= a l t e r e i n e s M a n n e s fortdauern, vorausgesetzt nur, dass er gesund bleibt und keine eigentliche Altersschwäche bekommt. So hat CORDES (1898) z. B. noch bei einem 92 jäh= rigen Greise zahlreiche normale Spermien gefunden. „Eine Abnahme der Massenpro= duktion der Spermien tritt aber auch bei gesunden, lebenskräftigen Greisen wohl immer ein" (WALDEYER).

Eine totale Behinderung der Entleerung der Spermien (wie durch Unterbindung des Ductus deferens oder Obliteration der Nebenhodenkanäle nach Epididymitis) führt all= mählich (oft jedoch erst nach Monaten oder Jahren) zu einem völligen V e r s i e g e n d e r S p e r m i e n p r o d u k t i o n.

„Eine regelmässige, ohne Überreizung ausgeübte Geschlechtstätigkeit wirkt günstig, während ein Übermass, sonstige Überanstrengung, schlechte Ernährung und ungünstige Lebensverhältnisse im allgemeinen, sowie Geschlechtskrankheiten die Spermienproduktion schnell herabsetzen, ja gänzlich aufheben" (WALDEYER).

Das Vorhandensein reichlicher, reifer Spermien in den männlichen Geschlechtsorganen regt reflektorisch die L i b i d o s e x u a l i s an.

Bau der normalen menschlichen Spermien.

Die Spermien des Menschen (Fig. 4) gehören zu den kleineren Spermien der Wirbeltiere. Sie haben eine T o t a l l ä n g e von nur 51—52 μ.

Sie bestehen aus einem kurzen, breiten K o p f und einem langen, dünnen S c h w a n z, welcher unter Vermittlung von einem sehr kurzen H a l s s t ü c k an dem Kopfhinterende befestigt ist.

Der Kopf ist abgeplattet und zwar vorne besonders stark. Von der Fläche gesehen hat er die Gestalt eines Ovals, von der Kante gesehen hat er Birnform. Das dickere Ende ist gewöhnlich quer abgestutzt und nach hinten gerichtet.

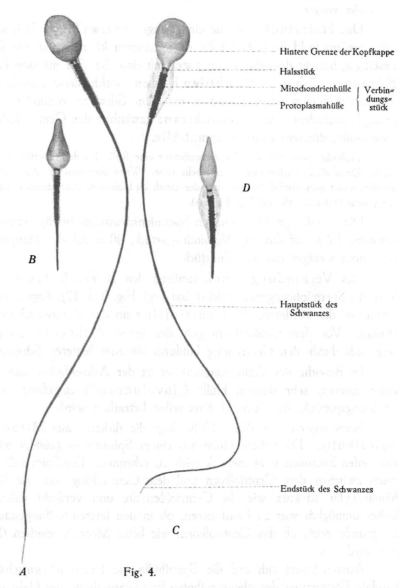

Fig. 4.

Normale menschliche Spermien. *A* und *C* von der Fläche, *B* und *D* (Kopfenden) von der Kante gesehen. (Nach BROMAN, 1902.) $\frac{3000}{1}$.

Etwa die vorderen zwei Drittel des aus dem Spermidenkern gebildeten Kopfes sind von einer dünnen, aber resistenten Kopfkappe umgeben. Diese stammt vom Spermiden=Idiozom und stellt das schneidende Perforatorium des Spermiums dar.

Die Kopfkappe ist nur nach gelungener Färbung von dem eigentlichen Kopf zu unterscheiden, ihre hintere Grenze markiert sich dann als eine Querlinie. — Im allgemeinen wird die Kopfkappe mit zum Kopfe gerechnet. Dasselbe ist auch mit der unsichtbar dünnen Protoplasmahülle des Kopfes der Fall.

In dem Innern des Kopfes findet man oft einzelne, kleine Vakuolen. (Fig. 4 *A* u. *C*.) Im übrigen erscheint aber die aus Kernsubstanz gebildete Kopfpartie ganz homogen.

Die Dimensionen des normalen reifen Spermiumkopfes sind folgende: Grösste Länge: 4,2 µ; grösste Breite 3,1 µ; grösste Dicke 2 µ. Die vordere dünnere Kopfpartie hat nur eine Dicke von etwa 0,4 µ oder weniger.

Das Halsstück hat nur eine Länge von etwa 0,4 µ. Wie ich bei der Anatomen-versammlung in Halle (1902) habe demonstrieren können und wie Retzius bald nachher bestätigte, besteht dasselbe 1. aus zwei mit einander und mit dem Kern eng verbundenen Körnchen; 2. aus zwei subtilen Fäden, welche diese (aus dem proximalen Spermidencentriol stammenden) Körnchen mit dem Schwanz verbinden; 3. aus einer hellen protoplasmatischen Zwischensubstanz (zwischen den Centriolfäden) und 4. aus einer (gewöhnlich dünnen) Protoplasmahülle.

Vielleicht spielt auch die Zwischensubstanz eine Rolle bei der Befestigung des Schwanzes am Hals-stück. Denn diese Verbindung ist eine sehr feste. Wenn Spermien (in Ausstrichpräparaten) abgebrochen werden, findet man nämlich fast nie, dass der Bruch im Halsstück stattgefunden hat. Gewöhnlich bricht der Kopf vom Halsstück ab (vgl. Fig. 5 rechts).

Die Totallänge des normalen Spermienschwanzes beträgt etwa 46,6 µ. Von diesen kommen 4,2 µ auf das sog. Verbindungsstück, 40 µ auf das Hauptstück und etwa 2,4 µ oder noch weniger auf das Endstück [1]).

Das Verbindungsstück umfasst den Bereich des hinteren Centriols. Wie die Spermiohistogenese gelehrt hat (vgl. Fig. 3 S. 12), liegt nämlich das Centriol-korn an der vorderen, der Centriolring an der hinteren Grenze des Verbindungs-stückes. Von dem Centriolkorn geht der dünne Achsenfaden nach hinten aus und setzt sich durch den Centriolring hindurch bis zum hinteren Schwanzende fort.

Im Bereiche des Verbindungsstückes ist der Achsenfaden nach Meves zunächst von einer inneren, sehr dünnen Hülle („Involucrum") eingefasst, welche als ein Aus-scheidungsprodukt des Achsenfadens selbst betrachtet wird.

Nach aussen von dieser Hülle liegt die dickere, aus Mitochondrien gebildete Spiralhülle. Dass diese Hülle aus einem Spiralfaden gebildet wird, ist allerdings bei den reifen Spermien nicht mehr deutlich zu erkennen. Die Spiralhülle füllt den Zwischen-raum zwischen dem Centriolkorn und dem Centriolring aus; sie färbt sich mit Eisen-hämatoxylin schwarz wie die Centriolderivate und verdeckt daher diese, so dass es bisher unmöglich war zu konstatieren, ob in den letzten Reifungsstadien der Centriolring zu grunde geht; ob das Centriolkorn, wie beim Meerschweinchen (Meves), weiter zer-legt wird usw.

Aussen lagert sich auf die Spiralhülle die Protoplasmahülle. Sie stellt die kaudale Fortsetzung der obenerwähnten Protoplasmahülle des Halsstückes dar und endigt konstant am kaudalen Ende des Verbindungsstückes. Diese Hülle ist bei ejakulierten Spermien gewöhnlich nur sehr dünn (Fig. 4 *A* u. *B*) — Nicht gerade selten findet man aber auch im ejakulierten Sperma Samenfäden, welche mit einer sehr dicken Protoplasma-

---

[1]) Das Endstück wird im allgemeinen abnorm lang abgebildet und beschrieben, was wohl davon abhängt, dass man zum Abbilden die allerlängsten Endstücke ausgewählt hat, und dass man es als Resultat schlechter Präparationskunst betrachtet hat, wenn man die Endstücke nicht so lang wie möglich abbilden und beschreiben konnte.

hülle versehen sind (Fig. 4 C u. D). Ob diese, wie man es gewöhnlich tut, schlechtweg als „unreife Spermien" zu bezeichnen sind, finde ich fraglich.

Das Hauptstück des Schwanzes (Fig. 4) besteht nur aus dem Achsenfaden und einer einzigen, homogen aussehenden Hülle desselben. Diese Hülle des Hauptstückes, welche als ein Ausscheidungsprodukt des Achsenfadens gebildet worden ist, ist vorne am dicksten und nimmt nach hinten allmählich an Dicke ab. Nach vorn setzt sie sich unter plötzlicher Verdünnung in die innere Hülle des Verbindungsstückes fort. Hinten endigt sie wie quer abgeschnitten an der hinteren Grenze des Hauptstückes.

Die hinten von dieser Grenze gelegene „nackte" Achsenfadenpartie stellt das Endstück des Spermienschwanzes dar.

Der Achsenfaden des Schwanzes erscheint homogen, lässt sich aber wahrscheinlich nach gelungener Mazeration in feinere Fibrillen zerlegen.

Physiologische Bemerkungen.

Nachdem sich die jungen Spermien aus dem Verbande mit den Sertoli'schen Zellen gelöst haben, können sie monatelang in Hoden, Nebenhoden und Samenleiter verweilen, ohne ihre Befruchtungsfähigkeit zu verlieren.

In männlichen Leichen hat man noch am dritten Tage nach dem Tode sich bewegende Spermien gefunden (F. Strassmann, 1895). Im Brutschranke können ejakulierte Spermien bei Körpertemperatur über 8 Tage lebend erhalten werden (Ahlfeld, 1880). Anzunehmen ist auch, dass die in den Uterus und die Tuben hineingelangten Spermien sich hier wenigstens 8—10 Tage lebend und befruchtungsfähig erhalten können.

Sogar in der weiblichen Scheide, deren sauer reagierendes Sekret für die Spermien schädlich ist, können die Spermien tagelang ihre Bewegungsfähigkeit bewahren[1].

Im allgemeinen nimmt man an, „dass die Befruchtungsfähigkeit so lange besteht, als die Bewegungsfähigkeit ungeschwächt erhalten bleibt" (Waldeyer. 1901—1903).

Durch peitschende, wellenförmige Bewegungen des Schwanzes schwimmen die menschlichen Spermien vorwärts etwa wie Froschlarven. Die Geschwindigkeit der Spermienbewegung hat Henle zu etwa 3,6 mm in der Minute taxiert. Die Kraft dieser Bewegung ist beträchtlich. Nach demselben Autor können die Spermien Körper zur Seite schieben, welche das zehnfache ihrer Grösse haben.

Vor der Ejakulation liegen die Spermien — soviel wir wissen — immer unbeweglich. Wichtig ist die Tatsache, dass sie unter Umständen auch nach der Ejakulation eine Zeitlang unbeweglich liegen können, obgleich sie noch bewegungsfähig sind.

Hervorzuheben ist, dass nicht alle menschliche Spermien das oben beschriebene Aussehen haben. So findet man z. B. im normalen Sperma zahlreiche (etwa 10%) Samenfäden, deren hinterer Kopfpol nicht quer abgestutzt, sondern wie ein kurzer Stiel ausgezogen ist. Im übrigen stimmen sie mit den gewöhnlichen Spermien vollkommen überein. Ihrer Häufigkeit wegen haben Meves und ich diese Spermienform (Fig. 4 C u. D) als eine normale Spermienvarietät aufgestellt.

---

[1] Der Befund bewegungsfähiger Spermien in der Scheide eines frischen weiblichen Leichnams kann demnach nicht als absoluter Beweis dafür betrachtet werden, dass unmittelbar vor dem Tode eine Kohabitation stattgefunden hat.

Aber auch stärker von der Norm abweichende Spermien sind im menschlichen Sperma zu finden, und zwar treten sie hier, wie ich habe zeigen können, physio= logisch auf (BROMAN, 1902).

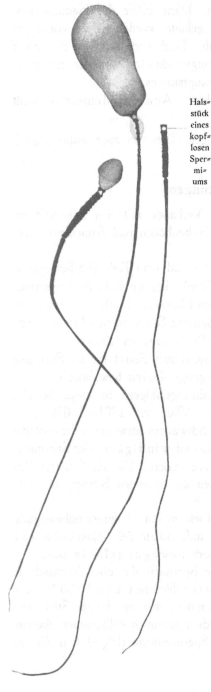

Hals=
stück
eines
kopf=
losen
Sper=
mi=
ums

Abnorme Spermien.

Die beim Menschen vorkommenden abnormen oder atypischen[1]) Spermien habe ich folgender= massen klassifiziert[2]):

„A. Spermien, welche nur durch die Kopfgrösse von den normalen differieren (Riesen= und Zwerg= spermien);

B. Spermien, welche einen einfachen Kopf, aber zwei oder mehrere Schwänze haben;

C. Spermien, mit zwei oder mehreren Köpfen. Diese Spermien können entweder ein= oder mehr= schwänzig sein; und

D. Spermien, welche zwar normalgross und ein= fach sind, aber durch eine abnorme Form von den normalen Spermien abweichen".

Betreffs der Entstehung der Riesen= und Zwergspermien wäre es a priori leicht zu denken, dass solche Formen nur dadurch entstehen, dass das Chromatin normalgrosser Spermidenkerne sich in diesem Falle mehr, in jenem Falle weniger als ge= wöhnlich konzentrierte. Solche Spermien würden natürlich dann ganz dieselbe Chromatinmenge wie

---

[1]) Ich habe sie alle „atypisch" benannt, weil sie alle — wenn auch mehr oder weniger spärlich — physiologisch vor= kommen. Man würde aber auch die von der Norm weniger abweichenden Formen atypisch und die stärker abweichenden abnorm benennen können.

[2]) Diese Klassifikation ist speziell mit Rücksicht auf die Entwicklungsgeschichte der atypischen Spermien vorgenommen. Sonst würde man sie vielleicht rationeller folgendermassen ein= teilen können:

A. Einfache, atypische Spermien.
  1. Spermien, welche nur durch eine abnorme Grösse einzelner Teile von den normalen Spermien differieren.
  2. Spermien, welche durch eine abnorme Form ein= zelner Teile von den normalen Spermien differieren.
B. Doppelspermien (einschliesslich andere Mehrfach= bildungen).
  1. Zwei= oder mehrschwänzige, einköpfige Spermien.
  2. Zwei= oder mehrköpfige Spermien.

Fig. 5.
Menschliche Riesen= und Zwergspermien.
(Rechts: ein kopfloser Schwanz.) $\frac{3000}{1}$.

die normalgrossen Spermien enthalten. Wenn man aber die Entwicklung solcher Spermien an Schnittpräparaten studiert, zeigt es sich, dass sie aus Präspermiden (Spermiocyten zweiter Ordnung) entstehen, deren Chromosomen nach den beiden Spindelpolen ungleich verteilt werden. In den Schnitten sind daher die Vorstadien der Riesenspermien immer in unmittelbarer Nähe von den Vorstadien der Zwergspermien zu finden (BROMAN, 1902). Ich bin darum überzeugt, dass Riesen= und Zwergspermien im all= gemeinen in dieser Weise entstehen, mög= lich ist aber, dass ausserdem die erstge= nannte Entstehungsweise existiert.

Die Kopflänge kann bei den Riesen= spermien bis zu 10 μ betragen, bei den Zwergspermien dagegen bis zu 2,4 μ sinken. Wie v. BARDELEBEN (1891) bei Riesen= spermien gefunden hat und ich (BROMAN, 1902) ausserdem bei Zwergspermien beob= achtet habe, haben die Schwänze dieser Spermien die normale Grösse. (Nur das Verbindungsstück der Riesenspermien habe ich bisweilen etwas dicker als gewöhn= lich gefunden.)

Die zwei= bis vierschwänzigen, einköpfigen Sper= mien entstehen ge= wöhnlich aus zwei=, resp. drei= oder vierpoligen Mitosen von Präspermiden, deren Protoplasma sich nicht teilt.

Nach RETZIUS u. a. soll ein zweischwän= ziges Spermium unter Umständen auch durch Spaltung eines ur= sprünglich einfachen Spermatidenschwanzes entstehen können.

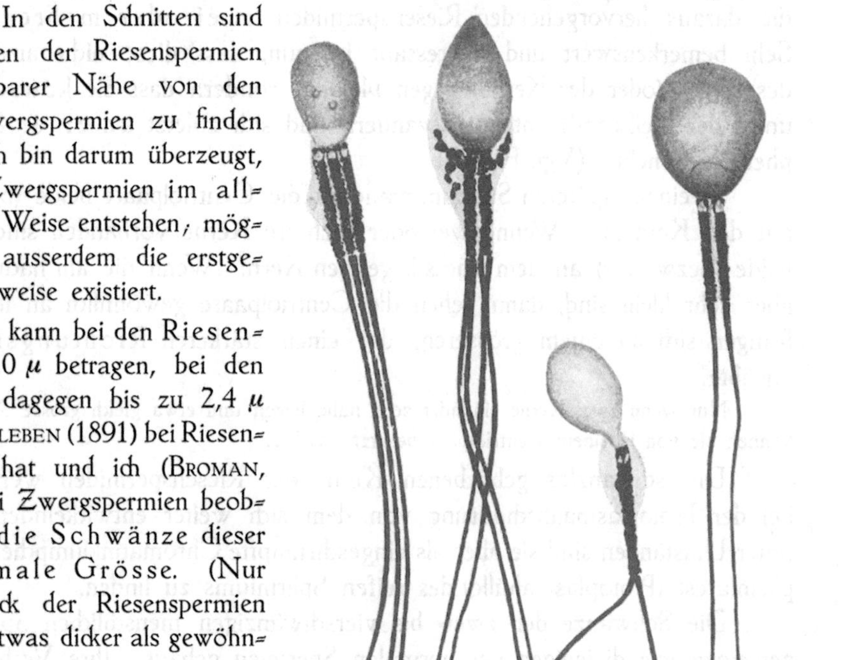

Fig. 6.
2—4schwänzige menschliche Spermien. $\frac{3000}{1}$.

Wenn nun alle Chromosomen der betreffenden Mitose zusammen bleiben und von einer einzigen Kern= membran umschlossen werden, wird der Kopf der werdenden Spermie am grössten. Wenn aber 2 oder mehr Kerne gebildet werden, von denen nur der eine mit den Schwanz=

2*

anlagen in Verbindung kommt, können zwei= oder mehrschwänzige Spermien entstehen, deren Köpfe nur normal gross (oder sogar noch kleiner) sind.

Je nachdem die betreffende Mitose zwei= oder mehrpolig war, bekommen natürlich die daraus hervorgehenden Riesenspermiden zwei oder mehrere Centriolpaare. Sehr bemerkenswert und interessant ist nun, dass diese nicht an verschiedenen Seiten des Kerns (oder der Kerne) liegen bleiben, sondern dass sie konstant einander (dicht unter der Zellwand) entgegen wandern und sich zuletzt an einer Stelle der Zellperi= pherie sammeln. (Vgl. Fig. 7.)

In einem späteren Stadium wandern die Centriolpaare beide (bezw. alle) zusammen auf den Kern zu. Wenn zwei oder mehrere Kerne vorhanden sind, befestigen sie sich beide (bezw. alle) an dem nächstliegenden Kern. Wenn die am nächsten liegenden Kerne aber sehr klein sind, dann gehen die Centriolpaare gewöhnlich an ihnen vorbei und be= festigen sich an einem grösseren, der einen stärkeren Richtungsreiz (Karyotaxis) ausübte.

Nur wenn zwei Kerne einander sehr nahe liegen und etwa gleich grosse Attraktionskraft besitzen, können sie von je einem Centriolpaar besetzt werden.

Die schwanzlos gebliebenen Kerne der Riesenspermiden werden im allgemeinen bei der Protoplasmaabschnürung von dem sich weiter entwickelnden Spermium isoliert, unter Umständen sind sie aber als eingeschrumpfte Chromatinklümpchen noch in dem Proto= plasmarest (Protoplasmahülle) des reifen Spermiums zu finden.

Die Schwänze der zwei= bis vierschwänzigen menschlichen Spermien sind im all= gemeinen wie diejenigen der normalen Spermien gebaut. Ihre Verbindungsstücke haben aber bei jedem Spermium eine gemeinsame Protoplasmahülle. Nicht selten können auch zwei Schwänze eines Spermiums eine gemeinsame Spiralhülle haben. (Fig. 6.)

Dagegen sind die Haupt= und Endstücke der verschiedenen Schwänze eines Sper= miums fast immer von einander frei.

Die zweischwänzigen, einköpfigen Spermien gehören zu den gewöhn= lichsten der stärker atypischen, menschlichen Spermien (1—2 auf 1000 normale). Die dreischwänzigen Spermien sind etwa 10 mal seltener, und die vierschwänzigen nur ausserordentlich selten zu sehen.

Wegen der oben erwähnten Karyotaxis=Phenomene gehört es zu den Seltenheiten, dass die Centriolpaare (und hiermit die Schwanzanlagen) der mehrkernigen Riesensper= miden sich an 2 oder 3 Kernen befestigen. Wenn aber dies der Fall ist, entstehen Bildungen, welche — wenn sie bei der Protoplasmaabschnürung von einander nicht frei werden — zu zwei= oder dreiköpfigen Spermien werden können. (Fig. 8.)

Solche Spermien sind leicht mit verklebten, normalen Spermien zu verwechseln, wenn man nicht feststellen kann, dass ihre Schwänze eine gemeinsame Spiralhülle haben.

Die nächsten Ursachen zu der Entstehung der normal grossen und einfachen atypi= schen Spermien entziehen sich zum grossen Teil unserer Beobachtung. In vielen Fällen beruht die atypische Entwicklung wahrscheinlich darauf, dass bei der letzten Reifungs= teilung eine ungleiche Verteilung der Idiozomsubstanz oder der Mito= chondrien stattfindet. In anderen Fällen entsteht die Abnormität wohl dadurch, dass schädliche Einwirkungen die Geschlechtszellen erst in späteren Stadien treffen.

Fast alle Spermienteile können sich abnorm entwickeln.

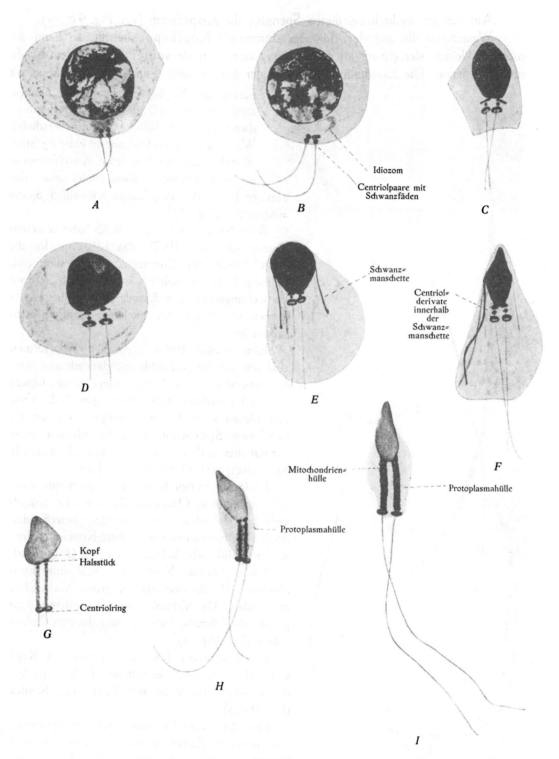

Fig. 7.
Entstehung von zweischwänzigen, einköpfigen Spermien aus einkernigen Riesenspermiden.
Nach Broman (1902). $\frac{3000}{1}$.

Am meisten wechselt bei diesen Spermien die Kopfform (vgl. Fig. 9 *a—x*).

Was zuerst die aus dem Idiozom stammende Kopfkappe betrifft, so kann sie entweder kleiner oder grösser als normal sein, auch kann sie schief sein und dem Kopfe schief aufsitzen. Die Einschnürung, welche der hintere freie Rand der Kopfkappe oft normal am Kopfe veranlasst, kann abnorm stark vertieft werden, so dass der Kopf an dieser Stelle als halb abgeschnürt erscheint. Wenn diese Einschnürungen einseitig sind, entstehen asymmetrische Kopfformen. In sehr seltenen Fällen findet man das vordere Ende der Kopfkappe wie einen Spiess ausgezogen (Fig. 9 *f*).

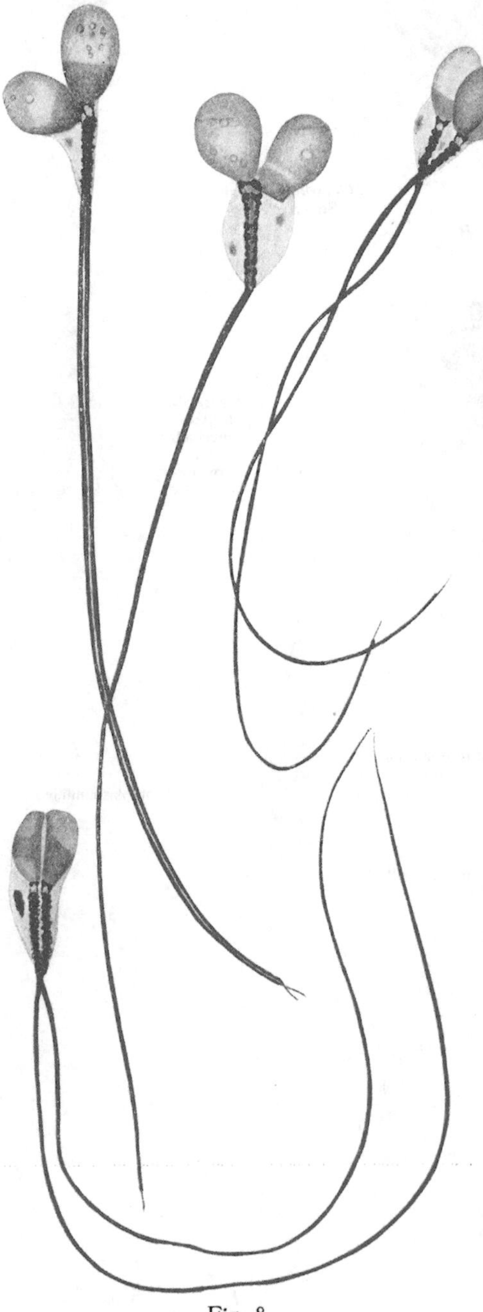

Beim Salamander ist, wie ich habe beweisen können (BROMAN, 1902), das Idiozom für die Formbildung des Spermienkopfes bestimmend. Unmöglich ist es daher nicht, dass die nächste Entstehungsursache auch anderer atypischer Kopf=formen in der sich entwickelnden Kopfkappe zu suchen ist.

Eine grosse Reihe atypischer Kopfformen zeichnen sich hauptsächlich nur dadurch aus, dass sie entweder in die Länge oder in die Quere mehr oder weniger stark ausgezogen sind. Viele von diesen sowohl langköpfigen wie breit=köpfigen Spermien sehen im übrigen ganz normal aus und sind vielleicht nur als normale Spermienvarietäten zu betrachten.

Einige Spermien haben am Hinterkopfe zwei oder drei dunkle Querbänder, welche dadurch veranlasst werden, dass an den betreffenden Stellen die Kopfmembran (äussere Kopfhülle) ent=weder verdickt oder in Falten gelegt ist (Fig. 9 *t, u*).

Viele abnorme Kopfformen sind nur durch abnorm zahlreiche oder abnorm grosse Vakuolen entstanden. Die Vakuolen können bersten und zu phantastisch tierähnlichen Spermienformen Anlass geben (Fig. 9 *q—s*).

Die Insertion des Schwanzes am Kopf kann abnorm sein. In seltenen Fällen inseriert der Schwanz sogar an der Seite des Kopfes (Fig. 9 *h, s*).

Die Spiralhülle des Verbindungsstückes zeigt bisweilen Abnormitäten. Sie kann entweder besonders stark oder ungewöhnlich schwach ent=

Fig. 8.
2—3 köpfige menschliche Spermien. $\frac{3000}{1}$.

wickelt sein. Im ersteren Falle wird oft auch das Kopfhinterende und das Halsstück von diesei Hülle umgeben. Bisweilen beobachtet man, dass die Spiralhülle nur die halbe (oder noch weniger) normale Länge hat. In selteneren Fällen scheinen die Mitochondrien sich

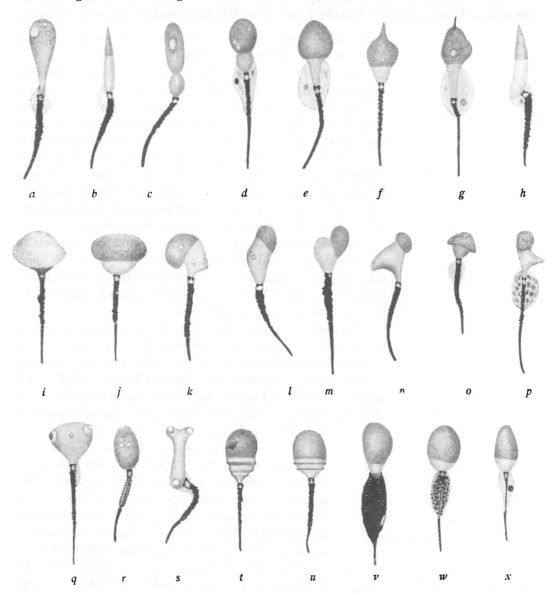

Fig. 9.
Menschliche Spermien mit abnorm geformtem Kopf oder Verbindungsstück. $\frac{3000}{1}$.
Die hinteren Schwanzpartien sind nicht gezeichnet. In *g* simuliert ein adhärenter Bazill einen Spiess.

zu keiner Spiralhülle vereinigt zu haben oder sogar ganz zu fehlen[1]). Kleinere Unebenheiten und Verdickungen an der Spiralhülle sind oft zu beobachten (vgl. Fig. 9 *g*, *m*, *v*−*x*.

----

[1]) Solche Spermien mit primärem Mangel der Spiralhülle dürfen nicht mit gewöhnlichen Spermien verwechselt werden, deren Spiralhülle sekundär abgefallen oder wegmazeriert ist.

Von der Protoplasmahülle ist nur zu bemerken, dass sie bisweilen besonders abundant ist und bei den atypischen Spermien oft Chromatinreste enthält.

Die Hülle des Schwanzhauptstückes kann entweder allzu stark ausgebildet sein oder mehr oder weniger vollständig fehlen. (Fig. 10.) Im ersten Falle scheint der Schwanz

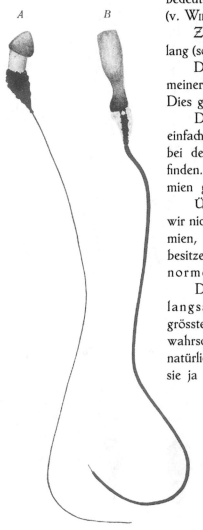

A   *B*

bedeutend biegsamer als diejenigen normaler Spermien zu werden (v. WIEDERSPERG, 1885), im zweiten Falle wohl umgekehrt.

Zuletzt ist zu erwähnen, dass das Endstück sowohl abnorm lang (so wird es gewöhnlich abgebildet!) oder abnorm kurz sein kann.

Die Länge des ganzen Spermienschwanzes variiert, meiner Erfahrung nach, nur binnen sehr engen Grenzen (45—50 μ). Dies gilt sowohl für die normalen wie für die atypischen Spermien.

Dieselben Abnormitäten, welche die einzelnen Teile eines einfachen, normal grossen Spermiums zeigen können, sind auch bei den atypischen Spermien der ersten drei Hauptgruppen zu finden. Zwischen allen vier Hauptgruppen von atypischen Spermien gibt es also allmähliche Übergangsformen.

Über die **Bedeutung der atypischen Spermien** wissen wir nichts Sicheres. So viel lässt sich aber behaupten, dass Spermien, welche die nötigen Eigenschaften, um ein Ei zu befruchten, besitzen, aber deren Vererbungsträger abnorm sind, ein abnormes Produkt erzeugen müssen.

Diejenigen atypischen Spermien, welche ihres Baues wegen, langsamer als normal schwimmen (z. B. Spermien mit den grössten Riesenköpfen oder mit zwei divergierenden Köpfen, wahrscheinlich auch Spermien mit abnormer Hauptstückhülle), sind natürlich beim Menschen im allgemeinen bedeutungslos, weil sie ja zusammen mit normalen Spermien nie Aussicht haben ein unbefruchtetes Ei als die ersten zu erreichen.

Es gibt aber atypische Spermien, deren Schwimmfähigkeit gleich so gut, ja unter Umständen vielleicht sogar besser ist als diejenige der normalen Spermien. Hierher gehören die sogen. Zwergspermien (d. h. Spermien mit abnorm kleinem Kopfe), viele zweischwänzige, einköpfige Spermien und wahrscheinlich viele einfache Spermien mit abnormer Kopfform oder mit abnormem Verbindungsstück.

Wenn diese Spermien auch eine normale taktische Reizbarkeit[1], eine normale Perforationsfähigkeit[2] und normale Centriolderivate besitzen, so liegt die Möglichkeit vor, dass sie auch befruchtungsfähig sind.

Fig. 10.
Menschliche Spermien mit fehlender oder abnorm starker Hauptstückhülle.
$\frac{3000}{1}$.

---

[1] Die taktische Reizbarkeit ist bei gewissen Spermien, z. B. Ranaspermien (BROMAN, 1907) im Perforatorium lokalisiert. Ob dies auch bei den menschlichen Spermien der Fall ist, wissen wir noch nicht.

[2] Die normale Perforationsfähigkeit hängt wohl von der normalen Form und Härte des Perforatoriums ab.

Die Vererbungsträger eines Spermiums sind nach modernen Ansichten einesteils im Kopfe und andernteils in der Spiralhülle des Schwanzes lokalisiert.

Wenn nun ein befruchtendes Spermium eine abnorm grosse Zahl von Vererbungs= trägern besitzt, so würde wohl dies zu einer gesteigerten Vererbung väterlicher Eigen= schaften ja, unter Umständen vielleicht zu einer Vergrösserung bezw. Verdoppelung ge= wisser Körperteile (bezw. des ganzen Körpers) des werdenden Individuums führen müssen.

Andererseits kann man annehmen, dass Spermien mit einer abnorm kleinen Zahl von Vererbungsträgern väterliche Eigenschaften in kleinerem Masse als normal dem wer= denden Individuum zuführen, und dass sie unter Umständen zu Verkleinerung einzelner Körperteile (oder des ganzen Körpers) bezw. zu Defektbildung derselben Anlass geben können.

Vielleicht können aber solche Spermien nur dann Defektbildungen veranlassen, wenn sie Eier befruchten, denen zufälligerweise auch die entsprechenden Vererbungs= träger fehlen.

In Übereinstimmung hiermit könnte man sich auch denken, dass Doppel= und Mehr= fachbildungen nur dann von abnorm grossen Spermien hervorgerufen werden, wenn diese Rieseneier befruchten. Vielleicht spielt aber auch hierbei die Zahl der Centriol= derivate des befruchtenden Spermiums eine wichtige Rolle.

Wir nehmen nämlich mit BOVERI an, dass es die Centriolderivate des be= fruchtenden Spermiums sind, welche dem reifen Ei den Entwicklungs= impuls geben und die erste Furchung des Spermoviums leiten. Es kann wohl dann nicht gleichgültig sein, ob ein Spermium z. B. eine doppelte Zahl von Centriol= derivaten in das Ei bringt, und es liegt nahe, anzunehmen, dass solche Spermien (zwei= schwänzige Spermien) zur Entstehung von Doppelbildungen (von eineiigen Zwillingen und Doppelmissbildungen) Anstoss geben können (BROMAN, 1902).

Wie ich gezeigt habe, sind fast alle in höherem Grade abnormen Spermien von abnorm verlaufenden Präspermidenmitosen herzuleiten.

Solche kommen in kleinerer Zahl ganz physiologisch vor. Gewisse experimentelle Untersuchungen an anderen Zellen lassen aber vermuten, dass solche abnorme Mitosen in gewissen pathologischen Fällen stark vermehrt werden können. So wäre es, meiner Meinung nach, zu denken, dass gewisse Fieberkrankheiten ebenso wie solche Krankheiten und Intoxikationen (z. B. Alkohol= und Morphinvergiftungen), welche die Flüssigkeiten des Körpers chemisch stark verändern, zu einer Vermehrung der abnormen Spermien Anlass geben könnten.

So viel wissen wir sicher, dass die Spermiogenese von den akuten Krank= heiten (HANSEMANN, 1895, CORDES, 1898 u. a.) und von gewissen chronischen Intoxikationen (Alkohol= und Morphinvergiftungen) im allgemeinen ungünstig (oft bis zu gänzlichem Ruhestand der Spermiogenese) beeinflusst wird. Dagegen scheinen chronische Leiden (wenn sie nicht zu Kachexie führen) im allgemeinen die Spermio= genese nicht viel zu stören (CORDES u. a.). Bei kachektischen Männern kehren die Hoden= kanälchen in den von BENDA sogenannten „primären Pubertätszustand" zurück, in welchem nur Ursamenzellen und zur ursprünglichen Form zurückgebildete Fuss= zellen anzutreffen sind. Dasselbe ist in den Vorstadien seniler Rückbildung der Fall.

Eine allgemein verbreitete Ansicht ist die, dass ein Kind, dessen Zeugung „mit einer unheilvollen Stunde des Rausches" des Vaters zusammenfiel, „in hohem Grad zu Geistesstörung, überhaupt zu Nervenkrankheiten disponiert" ist (v. KRAFFT–EBING, 1879). Ohne eine solche Möglichkeit bestreiten zu wollen, finde ich es aber noch wahrscheinlicher, dass der Alkohol diese Wirkung auf den weniger resistenten Spermiden haben könne, also wenn der Vater den fatalen Rausch einige Wochen oder vielleicht Monate vor dem betreffenden Zeugungsakt geholt hätte.

Wenn die Zeit eines Rausches zufälligerweise mit den anfangenden Mitosen einer grossen Zahl Präspermiden zusammenfiel, würde man als Folge desselben eine vermehrte Menge stark abnormer Spermien annehmen können und hiermit auch eine grössere Gefahr des betreffenden Mannes, Missbildungen zu erzeugen.

Sperma.

Die ejakulierte Samenflüssigkeit besteht bekanntlich nicht nur aus dem Sekret der Hoden (d. h. Spermien und einer geringen Menge zäher, eiweisshaltiger Flüssigkeit), sondern enthält ausserdem ein Gemisch der Drüsenprodukte der Nebenhoden, der Samenleiterampullen, der Samenblasen, der Prostata, der Glandulae bulbourethrales (Cowperi) und der Urethraldrüsen.

Sie stellt unmittelbar nach der Ejakulation eine weisslich=trübe, gelatinöse Masse von schwach alkalischer Reaktion und eigentümlichem Geruch (aus dem Prostatasekret stammend) dar. Nach kurzer Zeit wird der Samen mehr dünnflüssig[1]), aber klebrig.

Die Samenflüssigkeit besteht aus 90 Proz. Wasser und 10 Proz. fester Bestandteile. Von diesen sind 6 organisch und 4 anorganisch. Der Hauptbestandteil der Anorganischen wird von phosphorsaurem Kalk, der Hauptbestandteil der Organischen von Nukleoalbumin gebildet.

Das menschliche Sperma=Ejakulat beträgt im Mittel etwa 3 ^{1}/$_{3}$ Kubikzentimeter und enthält etwa 200 Millionen Spermien (ca. 61000 auf 1 Kubikmillimeter Ejakulat). (LODE, 1895.)

Ausser den Spermien findet man in der Samenflüssigkeit konstant auch andere morphologische Bestandteile, nämlich:

1. runde, grosse sog. „Hodenzellen" mit Kernen und kleineren rundlichen Einschlüssen;
2. kernlose „Hodenzellen" (wahrscheinlich aus den Spermiden abgeschnürte Protoplasmaballen);
3. Lymphocyten;
4. hyaline, kugelige Körper, zahlreiche Fettkügelchen, Eiweiss=granula und Pigmentkörnchen, wahrscheinlich aus degenerierten Zellen stammend;
5. zahlreiche kleine Lezithinkörnchen und unter Umständen auch relativ grosse Amyloidkörper aus der Prostata;

---

[1]) In der Scheide soll sich die gallertige Gerinnung der Samenflüssigkeit länger erhalten und die im Inneren des Ejakulates befindlichen Spermien vor der direkten Einwirkung des saueren Vaginalsekretes schützen.

6. **Sympexionkörper** (Niederschlagbildungen wachsartiger Konsistenz) aus den Samenblasen;

7. **Zylinderzellen** (vom Epithel der Samenblasen und des Ductus deferens) mit oder ohne Pigmentkörnchen, — und bei beginnender Abkühlung und Eintrocknung des Samens;

8. **Spermakristalle** verschiedener Form und Grösse.

Betreffs der Abkunft der sog. „Hodenzellen" sind Zweifel erhoben worden, ob dieser Name berechtigt ist. So betrachtet sie P. Fürbringer (1895) lieber als veränderte Nebenhodenzellen, und Waldeyer neigt dazu, sie als veränderte Harnröhrenepithelien oder degenerierte Lymphocyten anzusehen. Meiner Erfahrung nach sind sie wohl aber grösstenteils von degenerierenden Spermiden bezw. Spermidenteilen herzuleiten.

Denn in solchem Sperma, wo die Zahl der atypischen Spermien pathologisch gesteigert war, fand ich auch ein- und mehrkernige, degenerierende Zellen in entsprechender Masse vermehrt. Einige von diesen besassen noch deutliche Centriolderivate und Schwanzreste; andere nicht. Die erstgenannten, welche am seltensten waren, stellten ganze, in frühen Entwicklungsstadien abgestorbene Spermiden dar; die letztgenannten habe ich grösstenteils als abgeschnürte Protoplasmaballen solcher zwei- oder mehrkerniger Riesenspermiden gedeutet, bei welchen nur der eine Kern sich zum Spermiumkopf entwickelt hatte.

Azoospermie. Häufiger als man früher geglaubt hat, scheint es vorzukommen, dass in den Ejakulaten eines Mannes die Spermien vollständig fehlen. Dieser Zustand, die sog. Azoospermie, kann auf Nichtbildung der Spermien — bei normalen Ausführungsgängen der Hoden — beruhen und vorübergehend sein. Andererseits kann aber die Azoospermie auch auf Abschluss der samenbereitenden Kanäle von den übrigen ausführenden Wegen (z. B. nach doppelseitiger Epididymitis) beruhen. Wenn dieser Abschluss unheilbar ist, persistiert natürlich auch die Azoospermie. Trotzdem „können alle sonstigen Empfindungen und Funktionen des männlichen Geschlechtslebens vollständig bestehen" (Waldeyer). Die Sterilität der Ehe eines solchen Mannes wird daher auch oft mit Unrecht auf das Konto der Frau geschrieben.

Die Diagnose Azoospermie sollte nie ohne gründliche Untersuchung **mehrerer** Präparate gestellt werden, denn besonders in frischen Ejakulaten (in welchen die Mischung des Hodensekretes mit den übrigen Drüsensekreten des Samens nicht immer gleichmässig stattgefunden hat) liegt die Möglichkeit vor, dass man im ersten Präparat keine Spermien findet, obgleich in dem betreffenden Ejakulat Millionen davon vorhanden sind.

Wenn das Sperma auf weisser Leinwand schnell eintrocknet, bildet es farblose Flecke, die wie mit Stärke gesteift aussehen. Wenn es aber — wie gewöhnlich — langsamer eintrocknet, bildet es weniger gesteifte, schwach graue oder gelbliche Flecke, deren unregelmässige Begrenzungslinien etwas dunkler gefärbt sind. Beim Reiben der Flecken mit befeuchtetem Finger ist oft der eigentümliche Spermageruch („nach Kastanienblüte", Toulmouche) noch zu erkennen.

Schwieriger sind die Spermaflecken auf farbigen Stoffen und Wollzeug zu erkennen.

Der Nachweis, dass es sich bei verdächtig aussehenden Flecken eben um Samenflecken handelt, kann mit Sicherheit nur durch den Nachweis von Spermien oder unzweideutigen Spermienpartien geführt werden. Ein solcher Beweis kann aber auch nach längerer Zeit gebracht werden, denn wenn das Sperma einmal an Wäschestücken und dergl. angetrocknet ist, so können die Spermien hier ihre charakteristische Form jahrelang erhalten.

Wenn man in forensischem Interesse samenverdächtige Flecken untersuchen will, empfiehlt es sich die fleckigen Wandstücke zuerst zu zerschneiden und dann in physio= logischer Kochsalzlösung (oder Wasser) aufzuweichen. Einzelne Wandstücke werden dann in toto (sowohl ungefärbt, wie gefärbt) untersucht. Von anderen aufgeweichten Wandstücken zieht man vorsichtig (unter Vermeidung von zerzupfenden Bewegungen[1])

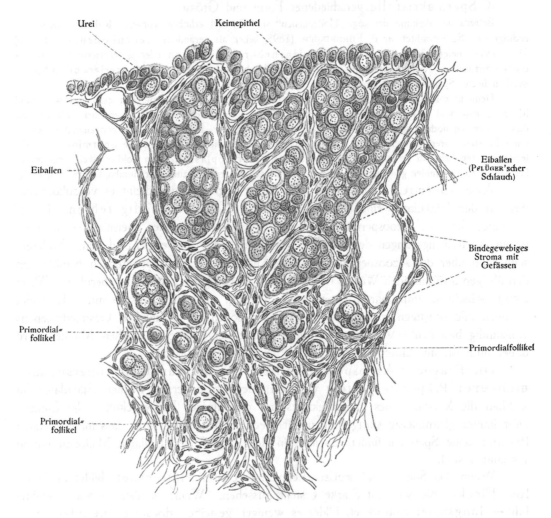

Fig. 11.
Schnitt aus dem Eierstock eines 5monatlichen Fetus. Aus Bumm, Grundriss. Siebente Auflage.

die Fäden heraus und mazeriert dann diese zwei Stunden lang in schwach alkali= schem Wasser. Die Mazerationsflüssigkeit wird dann zentrifugiert und das Sediment auf einen Objektträger dünn ausgebreitet. Nach Färbung, (am besten mit Methylgrün oder Methylenblau) des Präparates ist dasselbe zur mikroskopischen Untersuchung fertig.

Hervorzuheben ist nochmals, dass nur intakte oder wenigstens mit Bruchstücken

---

[1] Die Spermien können sonst leicht zerbrochen werden.

der Schwänze versehene Spermien als beweisend für Sperma gelten dürfen. Nach=
weis von „Spermienköpfen" ohne Schwänze, auch wenn sie die normalen Spermienkopf=
massen besitzen, könnte zu Trugschlüssen führen.

Oogenese.

Die ersten weiblichen Geschlechtszellen, die sog. Ureier oder Oogonien erster
Ordnung, sind schon bei 13—20 mm langen Embryonen zu erkennen. Wie schon
oben hervorgehoben wurde, sind sie aber den Ursamenzellen so ähnlich, dass sie
nur dadurch von diesen unterschieden werden können, wenn man sie in einer typischen
Eierstockanlage findet.

In dieser liegen die Ureier relativ spärlich unter den zahlreichen, kleineren Follikel=
epithelzellen eingebettet.

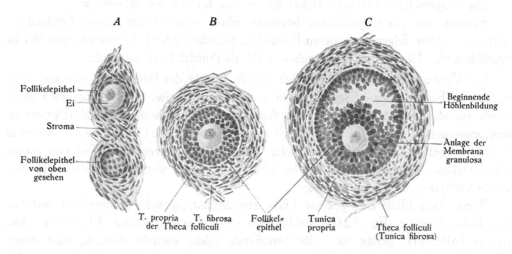

Fig. 12.
Umwandlung der Primordialfollikel (A) in Sekundärfollikel (C). Aus Bumm, Grundriss. Siebente Auflage.

Die Ureier (Fig. 11) stellen relativ grosse (10—16 μ) helle, membranlose Zellen von
kugliger Gestalt dar. Etwa in der Zellmitte liegt ein grosser, bläschenförmiger
Kern, dessen Gerüst weitmaschig ist und von einem reichlichen, farblosen Kernsaft aus=
gefüllt wird. Wahre Nukleolen fehlen. — Im Zelleib jedes Ureies liegen wahrscheinlich
ein Centriolenpaar und zahlreiche Mitochondrien eingebettet.

Je nach dem zu verschiedener Zeit verschiedenen Verhalten der sich entwickelnden
Eizellen kann die Oogenese in drei Perioden, eine Vermehrungsperiode, eine
Wachstumsperiode und eine Reifungsperiode geteilt werden (vgl. Fig. 15).

1. Vermehrungsperiode.

Solange die Ureier und die Follikelepithelzellen grosse zusammenhängende Keim=
epithelmassen bilden, vermehren sich die Ureier durch wiederholte Teilungen. Auf diese
Weise entstehen aus denselben mehrere Generationen von Oogonien.

Gleichzeitig hiermit werden die grossen Keimepithelmassen durch Bindegewebe in immer
kleinere Zellengruppen zerlegt. (Fig. 11.) Zuletzt besteht jede Keimepithelgruppe nur

aus einer einzigen Oogonie und einer einfachen Schicht Follikelepithelzellen umher. Diese Keimepithelgruppe wird Primärfollikel, die im Zentrum derselben liegende Oogonie, Primordialei genannt.

Die Entstehung der Primärfollikel beginnt während der letzten Embryonal‑ monate und soll schon im 3. Lebensjahre beendigt sein. Nach dieser Zeit ent‑ stehen auch keine Oogonien mehr.

Das ist aber auch nicht vonnöten. Denn die Eianlagen sind schon zu dieser Zeit so zahlreich, dass wenn sie alle reif würden und befruchtet werden könnten, so würde eine einzige Frau fast genügen, um eine Millionstadt zu bevölkern.

2. Wachstumsperiode.

Die neugebildeten Primärfollikel haben eine Grösse von 42—45 μ.

Einzelne der zuerst gebildeten beginnen schon während der letzten Fetalzeit zu wachsen, andere folgen in späteren Entwicklungsstadien oder beim erwachsenen Weibe allmählich nach. Eine grosse Zahl gehen wohl als Primärfollikel zugrunde.

Die Vergrösserung der Primärfollikel betrifft sowohl das Primordialei wie die diese umgebenden Follikelzellen. Dies jedoch in verschiedener Weise. Das Primordialei bleibt nämlich einfach und wächst durch reiche Aufnahme von Nahrungsmaterial (Dotter) zu einem sogenannten Vorei (WALDEYER) oder einer Oocyte I. Ordnung an, während die Follikelzellen sich durch wiederholte Mitosen stark vermehren. Die von diesen Zellen gebildete, ursprünglich einschichtige Hülle (Fig. 12 A) wandelt sich hierbei in eine mehrschichtige, dicke Hülle um.

Wenn diese Hülle eine gewisse Dicke erreicht hat, entsteht in derselben eine an‑ fangs kleine Lücke (Fig. 12 C), welche von einer dünnen, serösen Flüssigkeit, dem Liquor folliculi, gefüllt ist. Die betreffende Lücke entsteht dadurch, dass einige Follikelzellen aufgelöst werden. Später vergrössert sie sich stark, indem die angrenzenden Follikelzellen immer mehr Follikelflüssigkeit absondern.

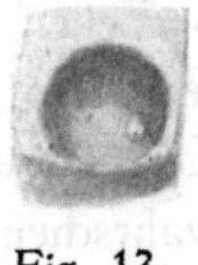

Fig. 13.
Geöffneter Sekundär‑
follikel mit Cumulus
ovigerus. — Natür‑
liche Grösse. — Nach
STRASSMANN (1903)
aus v. WINCKELS
Handbuch.

Durch die Sekretion der Follikelflüssigkeit wird der Druck im Follikellumen immer höher. Die ursprünglich spaltförmige Lücke bestrebt sich darum Sphärenform anzunehmen, und der ganze Follikel sieht bald wie eine Blase aus (Fig. 13). Von diesem Stadium ab benennen wir die Follikel Sekundärfollikel oder GRAAF'sche Follikel.

Die von den Follikelepithelzellen gebildete Blasenwand buchtet an einer Stelle, wo das Vorei eingeschlossen liegt, in das Lumen hügel‑ förmig ein. Diese einbuchtende Wandpartie heisst Cumulus ovi‑ gerus (Fig. 14).

In diesem wächst das Vorei zu seiner ansehnlichen, definitiven Grösse (220—250 μ) an. Das Eiprotoplasma nimmt hierbei mässige Mengen von Nahrungsmaterial (Dotter) in sich auf, die in demselben gleichmässig verteilt werden. Der bläschenförmige Kern vergrössert sich ebenfalls und in demselben tritt ein grosser Nucleolus auf. Um den Kern herum liegen im Protoplasma zahlreiche Körnchen, von welchen einige Dotterkörnchen, andere Mitochondrien sind. Ausser‑ dem findet sich hier ein Idiozom mit zwei Centriolen (GURWITSCH).

Die das Vorei zunächst umgebenden Follikelepithelzellen verlängern sich zylindrisch und ordnen sich zu einer radiären Hülle, die sog. Corona radiata (vgl. Fig. 14).

Das Auftreten dieser Bildung kann als ein Zeichen der nahenden Reifungsperiode betrachtet werden.

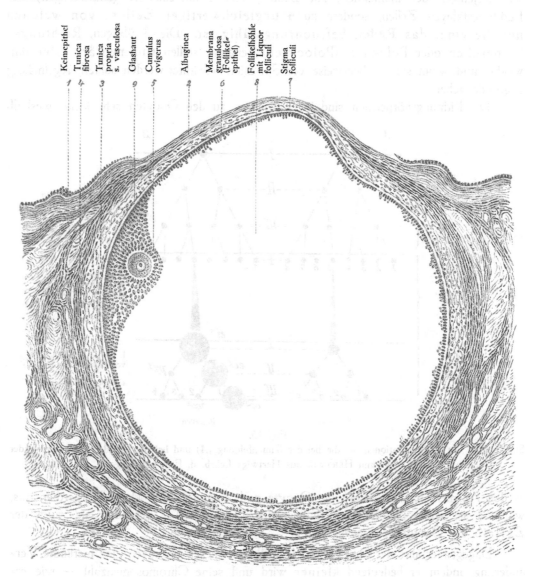

Fig. 14.
Beinahe springfertiger Sekundärfollikel. Aus Bumm. Grundriss, Siebente Auflage.

3. Reifungsperiode.

Diese Periode ist besonders durch zwei kurz nach einander folgende, eigenartige Mitosen, die sogenannten Reifungsteilungen, charakterisiert.

Diese Reifungsteilungen der weiblichen Geschlechtszellen stimmen gewissermassen mit denjenigen der männlichen Geschlechtszellen überein. Durch dieselben (und speziell durch die letzte Reifungsteilung) wird nämlich die Chromosomzahl des Eikerns auf die Hälfte reduziert.

Die beiden Reifungsteilungen der weiblichen Geschlechtszellen führen dagegen nicht, wie diejenigen der männlichen, zur Bildung von 4 mit einander gleichwertigen, befruchtungsfähigen Zellen, sondern zu 4 ungleichwertigen Zellen, von welchen nur die eine, das **Reifei**, befruchtungsfähig ist. Die 3 übrigen, Richtungskörperchen oder Polzellen (Polocyten) benannt, stellen rudimentäre Eier dar, welche, auch wenn sie zufälligerweise von Spermien befruchtet werden sollten, regelmässig zugrunde gehen.

Die Richtungskörperchen sind im Verhältnis zu den Oocyten sehr klein, weshalb

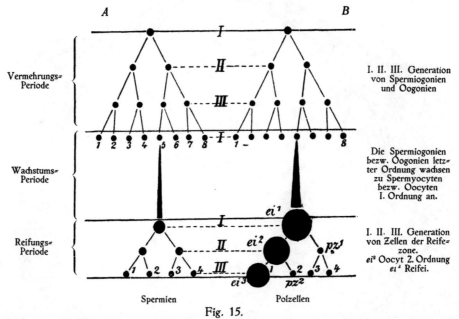

Fig. 15.

Stammbaum der Zellgenerationen, welche bei der Samenbildung (*A*) und bei der Eibildung (*B*) aneinander folgen. Nach Boveri und Hertwig aus Hertwigs Lehrb. d. Entwicklungsgesch. 8. Aufl.

es den Anschein hat, als stosse die Oocyte nach einander zwei kleine Körperchen aus, während sie selbst unverändert erhalten bliebe. In der Tat verändert sich auch der Zelleib der Oocyte sehr wenig.

Dagegen erfährt der Oocytenkern während dieser Teilungen eine merkliche Veränderung, indem er bedeutend kleiner wird und seine Chromosomenzahl — wie erwähnt — halbiert.

Die erste Reifungsteilung des menschlichen Eies findet wahrscheinlich im Eierstock statt, und zwar, wenn dasselbe noch im Cumulus ovigerus eingebettet liegt. Wenigstens ist dies bei anderen Säugetieren, z. B. bei der Maus (Sobotta) der Fall.

Der grosse, bläschenähnliche Kern der Oocyte I. Ordnung rückt bei der Maus von der Zellmitte ab dicht unter die Zellmembran. Hier wandelt sich das Kernchromatin in Chromosomen um, die um einer achromatischen Spindel herum gruppiert werden.

Die Spindel stellt sich radial unter der Zelloberfläche ein. An der Stelle, wo die Spindel mit ihrer peripheren Spitze anstösst, wölbt sich das Protoplasma hügelartig empor (Fig. 16 B). In den kleinen Hügel rückt die (sich jetzt im Dyasterstadium befindliche) Kernteilungs=

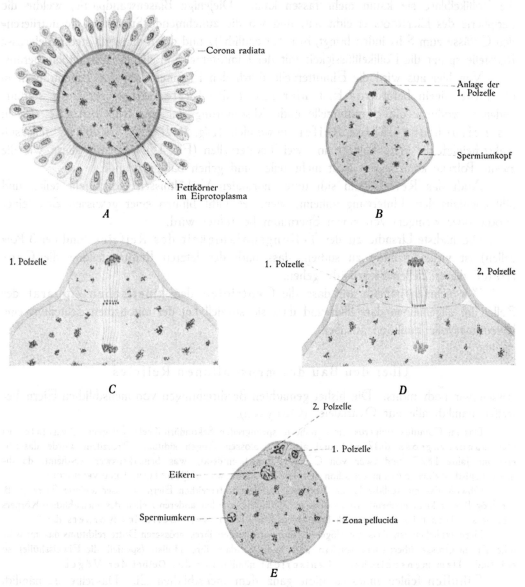

Fig. 16.

Ei=Reifungsteilungen bei der Maus. Nach Sobotta (1895). *A* Schnitt durch ein Follikelei mit Corona radiata. Rechts oben im Ei der erste Richtungsspindel. *B—E* Schnitte durch Tubareier in verschiedenen Stadien der Reifungsteilungen. Vergrösserung: *A, B* und *E* $\frac{500}{1}$; *C* und *D* $\frac{1500}{1}$.

figur zur Hälfte hinein. Der Hügel schnürt sich dann zusammen mit der erwähnten Hälfte der Kernteilungsfigur von der Oocyte ab (Fig. 16 C).

Die Oocyte I. Ordnung hat sich auf diese Weise in eine grosse (Eimutterzelle oder) Oocyte 2. Ordnung und eine kleine Polzelle (I. Ordnung) geteilt.

Gleichzeitig hiermit verliert der diese beiden Zellen umschliessende Cumulus ovigerus seine zelluläre Verbindung mit der Follikelwand und schwimmt jetzt in der Follikelflüssigkeit frei umher. Diese Flüssigkeit hat sich jetzt so stark vermehrt, dass die Follikelblase sie kaum mehr fassen kann. Diejenige Blasenwandpartie, welche die Peripherie des Eierstocks erreicht hat, und wo die zunehmende Spannung die nutriierenden Gefässe zum Schwinden bringt, berstet endlich[1], und durch die etwa stecknadelgrosse Rissstelle spritzt die Follikelflüssigkeit mit der Eimutterzelle in die Peritonealhöhle heraus.

Von hier aus wird die Eimutterzelle durch den Flimmerstrom der Tubenfransen in die Tube hinein befördert. Erst hier scheint die letzte Reifungsteilung stattzufinden[2], wodurch die Eimutterzelle nach Abschnürung der zweiten Polzelle sich in das befruchtungsfähige Reifei umwandelt (Fig. 16 D, E). Gleichzeitig teilt sich wahrscheinlich die erste Polzelle in zwei Tochterzellen (Fig. 15). Sowohl diese wie die zweite Polzelle können sich nicht mehr teilen und gehen bald zugrunde.

Auch das Reifei kann sich unter normalen Verhältnissen nicht mehr teilen und fällt ebenfalls dem Untergang anheim, wenn es nicht binnen einer gewissen Zeit (einer Woche oder weniger) von einem Spermium befruchtet wird.

Die nächste Ursache zu der Teilungsunfähigkeit des Reifeies (und der 3 Polzellen) ist vielleicht darin zu suchen, dass nach der letzten Reifungsteilung die Centriolen dieser Zellen zugrunde gehen.

Wir nehmen nämlich an, dass die Centriolen den kinetischen Apparat der Zellen im allgemeinen darstellen und dass sie speziell bei der mitotischen Zellteilung eine bedeutungsvolle Funktion ausüben.

Über den Bau des menschlichen Reifeies

wissen wir noch nichts. Die bisher gemachten Beschreibungen von menschlichen Eiern betreffen nämlich alle nur Ovarialeier (Oocyten).

Das im Cumulus ovigerus eines nahezu sprungreifen Sekundärfollikels gelegene Ovarialei ist etwa sandkorngross (0,17 mm) und also mit blossen Augen sichtbar. Trotzdem wurde dasselbe erst im Jahre 1827 (und zwar von C. E. v. Baer) entdeckt, was bemerkenswert erscheint, da die mikroskopisch kleinen Spermien schon seit 1677 bekannt waren (Joh. Ham, Leeuwenhoeck).

Obwohl das menschliche Ei im Vergleich mit den dotterreichen Eiern gewisser anderer Tiere (z. B. der Vögel) sehr klein erscheint, ist es doch im Verhältnis zu den anderen Zellen des menschlichen Körpers sehr gross. Das Ei stellt also auch beim Menschen die grösste Zelle des Körpers dar.

Hervorzuheben ist, dass die Vögeleier nicht nur wegen ihres grösseren Dotterreichtums das menschliche Ei an Grösse übertreffen, sondern auch dadurch, dass ihre Hüllen (speziell die Eiweisshülle) so dick sind. Dem menschlichen Ei entspricht nämlich nur das **Gelbei** der Vögel.

Eihüllen fehlen indessen nicht ganz dem menschlichen Ei. Dasselbe ist nämlich von einer elastischen, hellen Hülle, der sog. Zona pellucida umgeben, welche nach Waldeyer u. a. eine primäre Eihülle darstellt, d. h. von dem Ei selbst gebildet worden ist (Fig. 16).

Nach anderen Autoren (Hertwig u. a.) soll dagegen die Zona pellucida von den das Ei um-

---

[1] Die Grösse der Follikelblase beträgt unmittelbar vor der Berstung 9—14 mm.
[2] Beim Menschen sind die Reifungsteilungen noch nicht beobachtet worden. Bei der obenstehenden Beschreibung bin ich von den Befunden Sobotta's bei der Maus ausgegangen.

gebenden Follikelzellen gebildet sein und also eine sekundäre Eihülle darstellen. Andere (G. Retzius u. a.) wiederum sind der Ansicht, dass die Zona pellucida ein Doppelprodukt ist, teilweise aus dem Follikel= epithel, teilweise dem Ei selbst stammend.

Die Zona pellucida tritt bei etwa 60—80 μ grossen Oocyten auf (v. Ebner) und erhält sich nach der Befruchtung des Eies mindestens bis zum Ablaufe der Furchung (Fig. 19, S. 45 A—O). Sie ist recht dick und radiär gestreift und wird daher auch Zona radiata benannt. Die Streifung wird von feinen Porenkanälen veranlasst, durch welche Fortsätze die Follikelzellen bis zum Ei vordringen (Retzius).

Diese Porenkanälchen der Zona pellucida haben wahrscheinlich für die Ernährung des Eies Be= deutung. Dagegen ist es nicht anzunehmen, dass die Spermien diese Kanälchen zum Eintritte wählen sollten, „da die Spermienköpfe ungleich grössere Ausmasse haben" (Waldeyer) und allzu hart sind, um sich beim Eindringen umformen zu können. Weichere, amöboid bewegliche Zellen können dagegen dünne Fortsätze in diese Kanälchen einsenden und nachher allmählich durch die Zona hindurchkriechen (Lindgren).

Die Zona pellucida ist (wenigstens bei älteren Oocyten) vom Ooplasma (= Eiproto= plasma) durch einen kleinen Spaltraum (den perivitellinen Spaltraum) getrennt (Fig. 18), der es dem Ooplasma möglich macht, sich innerhalb der Zona zu drehen.

Wie schon oben erwähnt, gehört das menschliche Ei zu denjenigen, deren Dotter relativ spärlich und im Ooplasma fast gleichmässig verteilt ist.

Wir benennen solche Eier mit Waldeyer isolecithale Eier und stellen sie anisoleci= thalen Eiern gegenüber, deren Dotter reichlich und im Ooplasma ungleichmässig verteilt ist.

Bei den anisolecithalen Eiern kann der Dotter entweder

a) zentral angehäuft sein (centrolecithale Eier oder — was gewöhnlicher ist —
b) an dem einen Eipol gesammelt sein (telolecithale Eier).

Zu den telolecithalen Eiern gehören die meisten dotterreichen Eier (z. B. Amphibien=, Reptilien= und Vogeleier). Bei diesen letztgenannten bildet das reine Ooplasma (der sog. Bildungs= dotter oder Idioplasma), in welchem der Eikern liegt, an der Oberfläche nur eine kleine (stets nach oben gerichtete) Scheibe, die sog. Keimscheibe. Im übrigen ist das Ooplasma so stark mit Dotter= körnchen beladen, dass der Bildungsdotter selbst vom Nahrungsdotter ganz verdeckt und unsichtbar wird.

Die Dotterkörnchen bestehen grösstenteils aus Eiweissstoffen ver= schiedener Konsistenz (vom Zähflüssigen bis zum Festen) und aus fettartigen Substanzen (darunter echte Fetttropfen). Bei den Vögeln sind die Dotterkörnchen kugelig, mehr oder weniger stark gelb und teilweise recht gross. Bei den Säugetieren stellen sie kleine, teils stark lichtbrechende, teils mattglänzende Körnchen dar, die bei durchfallendem Licht mehr oder weniger dunkel erscheinen (Fig. 16).

Hervorzuheben ist nun, dass, obwohl wir das menschliche Ei zu den isolecithalen Eiern rechnen, sein Ooplasma doch im Eizentrum mehr Nahrungsdotter als in der Eiperipherie enthält.

Dass das menschliche Ei mit so wenig Dotter auskommen kann, hängt natürlich davon ab, dass die Embryonalentwicklung im Uterus verläuft, von wo der Embryo die für seine Entwicklung nötige Nahrung bekommt.

Diejenigen Tiere, welche wie der Mensch lebendige Junge gebären, die bei der Geburt die ursprüng= lichen Eihüllen nicht mehr besitzen, benennen wir vivipare Tiere.

Diejenigen, welche unbefruchtete Eier legen, die erst nachher oder während des Legens befruchtet werden, benennen wir ovipare und diejenigen, welche intrauterin befruchtete Eier mit teilweise entwickelten Embryonen legen, ovovivipare Tiere.

Abnorme Eier.

Gleich wie es abnorme Spermien gibt, existieren auch abnorme Eier, wenn diese auch weniger studiert sind.

So hat man menschliche Eier mit **Riesenkernen** (STOECKEL, und v. SCHUMACHER, 1900) und mit **doppelten Kernen** (STOECKEL, H. RABL, v. SCHUMACHER u. a.) gesehen (Fig. 17).

Über die Entstehung solcher Eier liegen noch keine sicheren Beobachtungen vor. Anzunehmen ist aber, dass sie in ähnlicher Weise wie die entsprechenden Spermienformen aus abnorm verlaufenden Mitosen hervorgehen [1].

Wenn Eier mit Riesenkernen befruchtet werden, können sie vielleicht zu Riesenwuchs (allgemeiner oder partieller) Anlass geben.

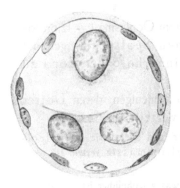

Fig. 17.
Zweieiiger Follikel aus dem Eierstock einer 42jährigen Frau. Das untere Ei mit 2 Kernen.
Nach v. SCHUMACHER und SCHWARZ (1900) aus v. WINCKELS Handb.

Die zweikernigen Eier werden von vielen Autoren als „wahre Zwillingseier" bezeichnet. Dieselben nehmen nämlich an, dass solche Eier zu eineiigen Zwillingen Anlass geben.

Dies braucht indessen nicht — wenigstens nicht immer — der Fall zu sein. Denn wenn O. ZUR STRASSEN (1898) ein zweikerniges Ascarisei mit einem einfachen Ascarissspermium befruchtete, entstand hieraus ein einfacher Riesenembryo anstatt Zwillinge.

Über die Bedeutung der bisher beobachteten abnormen Eier wissen wir also nichts Sicheres. Sehr wahrscheinlich ist es aber, sowohl dass es eine grosse Zahl noch nicht entdeckter Abnormitäten bei menschlichen Eiern gibt, wie auch dass abnorme Eier, wenn sie befruchtet werden zu verschiedenen abnormen Produkten Anlass geben können.

Physiologische Bemerkungen.

Früher nahm man fast allgemein an, dass die Ausbildung der Sekundärfollikel erst zur Zeit der allgemeinen Geschlechtsreife anfing. Schon VALLISNERUS (1739) hatte aber reife Sekundärfollikel sowohl bei Neugeborenen wie bei Embryonen gesehen. Und neuere Untersuchungen haben gezeigt, dass diese in Vergessenheit geratene Beobachtung richtig war. So fand z. B. E. RUNGE (1906) bei reifen Embryonen regelmässig Sekundärfollikel entwickelt. Und in den Kinderjahren fährt diese Bildung von Sekundärfollikel normalerweise fort. RUNGE findet es auch nicht unwahrscheinlich, dass die in den Kinderjahren abgegebenen Eier sogar reif sind und befruchtet werden könnten, wenn auch die übrigen Bedingungen einer Befruchtung (Zutritt von Spermien, genügende Ausbildung des Uterus etc.) gegeben wären. Andere Autoren sind indessen der bestimmten Ansicht, dass die menschlichen Eier normalerweise erst zur Zeit der Pubertät (also im 14.—17. Jahre) konzeptionsfähig werden.

Nach der Entleerung des Follikels wird die Höhle desselben zunächst von einem

---

[1] Unter Umständen können vielleicht zwei= und mehrkernige Eier auch durch Verschmelzung von einkernigen Oocyten entstehen (H. RABL u. a.).

Blutkoagel (aus bei der Follikelberstung zerrissenen Gefässen stammend) wenigstens teilweise gefüllt. Auf diese Weise entsteht an der Stelle des Follikels der sog. Corpus rubrum. Bald vergrössern bezw. vermehren sich aber die Wandzellen des Follikels und füllen so allmählich die frühere Follikelhöhle aus, Hand in Hand damit, dass das Blutkoagel resorbiert wird. Die eigentlichen, d. h. die epithelialen Follikelzellen bilden sich hierbei zu sogenannten Luteinzellen aus, indem in ihrem Protoplasma Fett und gelbes Pigment (Lutein) erscheinen. Das Corpus rubrum wird in einen Corpus luteum umgewandelt. Zwischen den Luteinzellen wachsen aus der binde= gewebigen Kapsel (der sog. Theca folliculi) des Follikels Bindegewebszüge hinein, welche das Gerüst des Corpus luteum bildet und denselben Blutgefässe zuführt.

Wenn nun keine Befruchtung des ausgestossenen Eies erfolgt, so wird das Corpus luteum nicht gross ("Corpus luteum spurium s. menstruationis") und ver= schwindet in wenigen Wochen fast spurlos, indem es durch Bindegewebe ersetzt wird. Wenn dagegen Schwangerschaft eintritt, so wächst das Corpus luteum zu einem Umfange an, welcher denjenigen des reifen Sekundärfollikels bedeutend übertrifft[1]). Ein solches "Corpus luteum verum" erhält sich partiell sehr lange und kann noch nach Jahren durch eine deutliche Narbe an der Oberfläche des Ovariums seine frühere Lage markieren.

Wenn die Corpora lutea als solche zugrunde gehen, werden sie verkleinert und durch gefässarmes Bindegewebe ersetzt. Sie erscheinen dann auf dem Querschnitte als weissglänzende Körper und werden daher nun "Corpora albicantia" genannt.

Das Gewebe des Corpus luteum hat[2]) grosse Ähnlichkeit mit demjenigen gewisser endokrinen Drüsen, d. h. Drüsen mit innerer Sekretion (z. B. der Nebennieren, des vorderen Hypophysenlappens etc.). Man hat daher auch dem Corpus luteum eine innere Sekretion zuschreiben wollen und zwar von Stoffen, welche die Uterus= schleimhaut beeinflussen und die Insertion des Eies in die Uteruswand ermöglichen (BORN).

Für die Richtigkeit dieser Annahme spricht die Tatsache, dass die Corpora lutea nur bei solchen Tieren vorkommen, welche eine feste Eiinsertion im Uterus besitzen. Bei den eierlegenden Tieren kommen keine Corpora lutea zur Ausbildung.

Dass beim Kaninchen die Corpora lutea vera für die Eiinsertion im Uterus tatsächlich bestimmend sind, haben FRÄNKEL und COHN (1902) experimentell festgestellt.

Nach denselben Autoren ist es wahrscheinlich, dass die Corpora lutea spuria die menstruellen Veränderungen der Uterusschleimhaut auslösen.

Ausser den epithelialen Luteinzellen besitzen die Ovarien auch endokrine Zellen binde= gewebigen Ursprungs, welche den interstitiellen Hodenzellen entsprechen. Die betreffenden inter= stitiellen Ovarialzellen treten indessen bedeutend später (postfetal) und spärlicher als die ent= sprechenden Hodenzellen auf und scheinen an die Bildung der inneren Bindegewebshüllen der Sekundärfollikel gebunden zu sein (LIMON, 1903). In senilen Ovarien sind sie nicht mehr zu finden (BÜHLER, 1906).

Die beiden Ovarien eines 3 jährigen Mädchens sollen nach SAPPEY (1876) zusammen mehr als 800 000 Eizellen enthalten. Bei einem 18 jährigen Mädchen findet man nach

---

[1]) Sein Durchmesser kann 1,5 - 3 cm erreichen.
[2]) Nach DUVAL, LEBRETON u. a.

HENLE in beiden Ovarien höchstens etwa 70000. Und bei einer etwa 50 jährigen Frau sind keine Eier mehr zu finden (WALDEYER).

Wenn wir nun in Betracht ziehen, dass bei jeder Frau aller Wahrscheinlichkeit nach höchstens etwa 300—500 Eizellen jemals reif werden und als solche die Ovarien verlassen, so versteht sich von selbst, dass die oben angedeutete starke Reduktion der Eierzahl durch intraovariale Zerstörung der Eier stattfinden muss.

Eine solche Zerstörung der Eier in den Ovarien ist auch leicht histologisch zu konstatieren. Die unreifen Eier mit den sie umgebenden Follikelepithelzellen, also die unter dem Namen Primärfollikel bekannten Zellengruppen, sterben ab, degenerieren und werden — nach stattgefundener Resorption der Zellenreste — durch Bindegewebe ersetzt.

Nach HELLIN (1895) soll die Ursache der Primärfollikelatresie in der mit dem Alter immer stärkeren Bindegewebsbildung des Ovariums zu suchen sein. Nach diesem Autor existiert im Ovarium ein heftiger Kampf ums Dasein zwischen dem Bindegewebe und dem Epithel, ein Kampf, in welchem schliesslich das Bindegewebe den bleibenden Sieg davonträgt.

Sei es nun, dass die zugrunde gehenden Eier von dem Bindegewebe tatsächlich getötet werden, sei es (was ich bis auf weiteres als wahrscheinlicher betrachte), dass sie durch innere Ursachen primär absterben und dass dem sie ersetzenden Bindegewebe nur die Bedeutung einer Grabenfüllung zukommt, jedenfalls ist die Follikelatresie ein sehr bedeutungsvoller Prozess im menschlichen Ovarium, welcher besser als Kriege und Epidemien eine Übervölkerung der Erde verhindert.

Hervorzuheben ist, dass nach HELLIN diese Follikelatresie beim Menschen und den uniparen Säugetieren viel mehr ausgesprochen ist, als bei den multiparen Säugetieren. Die stark ausgesprochene Follikelatresie soll also als die nächste Ursache der verminderten Fruchtbarkeit zu betrachten sein.

Bei einigen Frauen führt nun diese physiologische Follikelatresie schneller, bei anderen langsamer zu vollständiger Vernichtung aller Eier. Wenn das letzte Ei zugrunde gegangen ist, tritt die **Menopause** oder das **Klimakterium** der Frau ein, d. h. ihre Menstruationen hören auf. Dieses tritt gewöhnlich in einem Alter von 45 Jahren ein. Schon einige Jahre vorher wird aber im allgemeinen die Fruchtbarkeit mehr oder weniger herabgesetzt, eine Tatsache, welche vielleicht darin ihre Erklärung findet, dass die Albuginea des Ovariums wohl jetzt allzu dick geworden ist, um das Bersten jedes reifen Sekundärfollikels zu gestatten.

Die Pubertät des Weibes tritt gewöhnlich in der heissen Zone der Erde zwischen dem 11. und 14. Jahre, in der gemässigten Zone zwischen dem 13. und 16. Jahre und in der kalten Zone zwischen dem 15. und 18. Jahre ein.

Ausser durch das Klima wird indessen das Auftreten der Pubertät auch durch verschiedene andere Faktoren (Rasse, Stand, Lebensweise) beeinflusst.

Die Pubertätszeichen treten nach PLOSS=BARTHELS (1899) gewöhnlich in folgender Ordnung auf:

„Es tritt zuerst die halbkugelige Hervorwölbung der Brustwarzengegend auf, dann folgt das erste Hervorsprossen der Schamhaare" (in der Mittellinie des Schamberges), „darauf beginnen sich die Hügel der Brust zu wölben, nächstdem breiten sich die Schamhaare seitwärts aus, und nun erst pflegt zum ersten Male die Menstruation sich einzustellen. Ganz zuletzt kleidet sich dann auch die Achselhöhle mit Haaren aus".

Als das wichtigste äussere Pubertätszeichen ist die aus dem Uterus stammende, monatlich wiederkehrende Blutung, die **Menstruation** zu betrachten. Sie ist nämlich in der Regel mit dem Austreten eines befruchtungsfähigen Eies aus dem einen Ovarium, mit der sog. **Ovulation, verbunden.**

Sicher ist es nach WALDEYER, „dass die Menstruation durch die Ovulation bedingt wird. Frauen, deren Ovarien nicht zur vollen Entwicklung kamen, oder angeboren gänzlich fehlten, oder denen sie operativ vollständig entfernt wurden, menstruieren nicht. Das Aufhören der Katamenien[1]) gegen Ende der vierziger Jahre bei den Frauen beruht auf dem Ausfallen der Ovulation".

Die Menstruation stellt das Analogon der tierischen **Brunst** dar, die stets mit der Ovulation des betreffenden Tieres zeitlich zusammenfallen soll.

Abnorme Frühreife.

Die weiblichen Pubertätszeichen können sich in seltenen Fällen sowohl einzeln wie alle zusammen abnorm frühzeitig einstellen. So bildet PLOSS-BARTHELS zwei etwa 5 Jahre alte Mädchen ab, von welchen die eine ausgebildete Brüste, die andere lange, wohlentwickelte Schamhaare zeigt. Die erstgenannte hatte schon mit 16 Monaten menstruiert, die andere noch nicht.

In der Literatur sind mehrere Fälle beschrieben, in welchen Mädchen schon während des ersten Lebensjahres menstruierten. „Ausgebildete" Brüste und Schamhaare sind sogar bei Neugeborenen beschrieben.

Bei vielen solchen frühreifen Mädchen sind die Ovarien pathologisch verändert (von Sarkomen u. dgl.).

In anderen Fällen scheinen die Ovarien aber normal zu sein und imstande, befruchtungsfähige Eier abzugeben. So kennt man Fälle, in welchen schon im 9. Lebensjahr „Schwangerschaft eingetreten und das Kind sogar ausgetragen worden war" (PLOSS-BARTHELS).

P. STRASSMANN (1903) hat nicht weniger als 6 Fälle von Schwängerung im ersten Lebensjahrzehnt zusammengestellt. In allen diesen Fällen war der Eintritt der Menstruation vorausgegangen.

Fälle sind aber auch beobachtet worden, in welchen Schwängerung stattgefunden hatte, ohne dass die Menstruation jemals eingetreten war; was sich daraus erklärt, dass das der zuerst ausbleibenden Menstruation entsprechende Ei befruchtet werden kann.

Das Klimakterium oder die Menopause,

d. h. die Zeit, in welcher die Menstruationen aufhören, fällt, wie erwähnt, in der Regel mit dem Aufhören der Ovulationen zusammen.

Gewöhnlich bezeichnet also die Menopause die obere Grenze der Konzeptionsfähigkeit der Frau. Schon einige Jahre vorher pflegt indessen -- wie erwähnt -- die Konzeptionsfähigkeit der Frau stark herabgesetzt zu sein.

Andererseits kann aber auch -- obwohl selten -- sogar mehrere Jahre nach dem Aufhören der

---

[1]) Menstruationen.

Menstruationen die Konzeptionsfähigkeit bestehen bleiben. So beobachtete z. B. DEPASSE eine Geburt mit 59 Jahren nach neunjähriger Menopause.

Es gibt also kein absolut sicheres Zeichen der eingetretenen Fortpflanzungsunmöglichkeit beim Weibe (CERF und RODRIGUEZ).

Bei gewissen niederen Rassen, deren Frauen sehr früh heiraten und auch sehr früh altern, soll die Menopause schon mit einigen 20 Jahren eintreten.

Die Türkinnen verlieren nach OPPENHEIM schon mit 30 Jahren ihre Menstruationen. Bei den europäischen Frauen scheint die Menopause im allgemeinen in dem 46.—50. Lebensjahre einzutreffen.

Nur in seltenen Fällen verschiebt sich die Menopause längere Zeit über diese Altersgrenze hinaus. Fälle sind jedoch beobachtet worden, in welchen die von Ovulation begleitete Menstruation, wenn auch unregelmässig, noch in den siebziger Jahren vorhanden war (PRIOU).

Die Befruchtung.

Die intrazellulären Befruchtungsphenomene, so wie sie sich speziell beim Menschen abspielen, sind noch nicht bekannt.

Aller Wahrscheinlichkeit nach finden sie aber hauptsächlich in derselben Weise statt wie bei den Tieren.

Bei den Tieren unterscheiden wir bekanntlich eine äussere und eine innere Befruchtung.

Die äussere Befruchtung, welche ausserhalb des weiblichen Tieres stattfindet, setzt voraus, dass die Geschlechtszellen im Wasser abgegeben werden, worin die Spermien ohne Eintrocknungsgefahr die Eier aufsuchen können.

Solche Geschlechtszellen können leicht zu künstlicher Befruchtung verwendet werden, wovon nicht nur die wissenschaftlichen Experimentatoren, sondern auch die Fischzüchter Nutzen ziehen.

Bei der inneren Befruchtung werden die Spermien in den Genitalapparat des weiblichen Tieres eingeführt, wo sie gewöhnlich einen mehr oder weniger weiten Weg zurückzulegen haben, ehe sie die Eier (bezw. das Ei) erreichen.

Beim Menschen wird durch den Beischlaf die Spermaflüssigkeit in der oberen Vaginalpartie (darunter besonders reichlich im hinteren Scheidengewölbe) abgelagert. Die eigentliche d. h. intrazellulare Befruchtung findet dagegen wahrscheinlich erst auf dem Eierstock oder im Apullarteil des Eileiters statt.

Der Weg, den ein Spermium also zurückzulegen hat, um von der Ejakulationsstelle zu der Befruchtungsstelle zu kommen, ist etwa 4000 mal länger als das Spermium selbst. Diese Strecke (welche bei einem erwachsenen Menschen etwa 6½ Kilometer entsprechen würde) würde ein Spermium in etwa 1—1½ Stunden zurücklegen können, vorausgesetzt, dass es schnurgrade zum Ziel und, ohne jemals gehemmt zu werden, schwimmen könnte.

Sowohl der nach aussen gerichtete Flimmerstrom des Uterus und der Tuben, sowie die zahlreichen Schleimhautfalten derselben stellen aber bedeutende Hindernisse für das schnelle Vordringen der Spermien dar. Anzunehmen ist daher, dass beim Menschen, auch im günstigsten Falle, mehrere Stunden zwischen der Kopulation und der eigentlichen Befruchtung vergehen.

Bei der Maus dringen die Spermien im günstigsten Falle, d. h. wenn die Eier bei der Begattung schon aus den Follikeln ausgetreten waren, erst 6 Stunden nach der Begattung in die Eier ein (SOBOTTA).

Selbstverständlich wird die zwischen Begattung und Befruchtung verlaufende Zeit mehr oder weniger verlängert, wenn die Ovulation mehr oder weniger spät nach der Begattung stattfindet.

Anzunehmen ist also, dass die menschlichen Spermien wenigstens eine Woche lang (unter Umständen vielleicht bis zu 3 Wochen) das Ei im Eileiter abwarten können, ehe die Befruchtung stattfindet.

Warum schwimmen nun die Spermien nicht alle nach abwärts durch die äussere Vaginalöffnung heraus, anstatt den mühsameren Weg nach aufwärts zum Ei zu betreten? Diese Frage lässt sich befriedigend beantworten, nur wenn wir annehmen, dass die menschlichen Spermien gleich wie z. B. die Froschspermien taktisch reizbar sind.

So ist es meiner Meinung nach glaubhaft, dass die menschlichen Spermien in grösserer Menge in die Uterushöhle hineinkommen, weil sie von dem saueren Vaginal=schleim repelliert (negative Chemotaxis), aber von dem alkalischen Uterusschleim attrahiert (positive Chemotaxis) werden (BROMAN, 1904).

In den Uterus hineingekommen, werden sie wahrscheinlich durch den nach aus=wärts gerichteten Flimmerstrom auf den richtigen Weg geführt. Nach VERWORN (1895) sind die menschlichen Spermien nämlich aller Wahrscheinlichkeit nach positiv rheotak=tisch, d. h. sie haben die Neigung, immer gegen den Strom zu schwimmen.

Nur die schlechter schwimmenden Spermien oder diejenigen, deren taktische Reizbarkeit abnorm ist, werden wahrscheinlich vom intermenstruellen Flimmerstrom fortgeschwemmt.

Wenn die Spermien zuletzt in die Nähe des Eies gelangt sind, wird ihre Bewegungs=richtung wahrscheinlich wieder von chemischen Reizen beeinflusst, indem sie von den Stoff=wechselprodukten des unbefruchteten Eies attrahiert werden (VERWORN, 1895).

Eine ähnliche attrahierende Wirkung scheint im allgemeinen auch das erstkom=mende Spermium auf das Ei auszuüben, obwohl sich dies in anderer Weise kundgibt. Wie zuerst FOL (1879) bei der Befruchtung der Seesterneier beobachtete, streckt nämlich das Eiprotoplasma dem ersten tief in die Ei=hülle eingedrungenen Spermium einen hügel=förmigen Fortsatz, den Empfängnishügel („cone d'attraction"), entgegen, der nach der Befruchtung wieder zurückgezogen wird.

Mit diesem Empfängnishügel verbin=det sich der Spermiumkopf und dringt bald in denselben ein. Halsstück, Verbindungsstück und, mehr oder weniger vollständig, auch die übrigen Schwanzpartien folgen nach, und wenn der Empfängnishügel zurückgezogen wird, findet man das ganze Spermium in dem Eiprotoplasma liegen. (Fig. 18.) Die sog. Imprägnation hat stattgefunden.

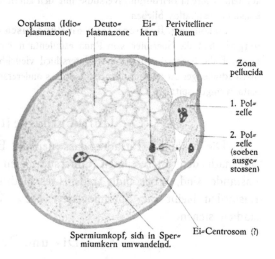

Fig. 18.
Fledermaus=Ei mit eingedrungenem Spermium.
Nach VAN DER STRICHT (1909).

Bei einigen Objekten scheinen die kaudalen Schwanzpartien (Haupt= und Endstück), welche wohl keine Vererbungsträger besitzen, abgeworfen zu werden, ehe sie in das Ei hineingekommen sind.

Seitdem nun eines [1]) der unter Millionen, was Schwimmfähigkeit und taktische Reiz=

---

[1]) Das in diesen Beziehungen allerbeste Spermium braucht es ja nicht zu sein. Dasselbe kann ja in den anderen Eileiter, wo es zufälligerweise kein Ei gibt, hineingekommen sein. Oder die ersten Sper=mien können in die Peritonealhöhle hineingekommen sein, wenn die Ovulation stattfindet.

barkeit anbetrifft, allerbesten Spermien in das Eiprotoplasma eingedrungen ist, wird
bei den kleinen, dotterarmen Eiern das Eindringen von ferneren Spermien verhindert.

Dieses soll nach vielen Autoren dadurch geschehen, dass eine für die Spermien
undurchdringliche Dotterhaut (die sog. „Befruchtungsmembran") sehr schnell um das ganze
Ei herum gebildet wird[1]).

Im allgemeinen erreicht wohl aber die Natur diese Wirkung ganz einfach dadurch,
dass das Ei nach dem Eindringen des ersten Spermiums taktisch so umgestimmt wird,
dass es auf die nächstkommenden Spermien abstossend wirkt (BROMAN, 1901).

Bastardierungshindernis.

In ähnlicher Weise abstossend wirkt wahrscheinlich schon das unbefruchtete Ei
auf die meisten artungleichen Spermien. Nur durch diese Annahme lässt sich
wohl die Tatsache erklären, dass in der Natur eine Bastardbefruchtung so selten vorkommt,
obgleich z. B. im Meere an manchen Stellen unzählige Scharen von Spermien und Eiern
der verschiedensten Tiere um einander gemengt sind. Nur wenn zwei Tierarten mit
einander sehr nahe verwandt sind (wie z. B. Pferd und Esel), können unter Um=
ständen zwei Individuen derselben sich fruchtbar begatten.

Nicht selten kommt es vor, dass Spermien einer Tierart die Eier einer verwandten Tierart befruchten
können, während Befruchtungsversuche mit den Eiern der ersten und mit den Spermien der zweiten Tierart
konstant resultatlos blieben.

So können z. B. Spermien von **Rana fusca** die Eier von **Rana esculenta** befruchten, während
umgekehrt die Spermien von Rana esculenta nicht die Eier von Rana fusca befruchten können. In
diesem Falle hängt der betreffende Unterschied vielleicht nur davon ab, dass einerseits die Eihülle bei Rana
fusca schwieriger zu durchdringen ist und dass andererseits das Perforatorium des Spermiums der Rana escu=
lenta weniger spitz ist.

Unfruchtbarkeit der Bastarden.

Die bekannte Tatsache, dass tierische Bastarden immer unfruchtbar sind, erklärt
sich nach den interessanten Untersuchungen von POLL (1910) dadurch, dass sie nicht
imstande sind, vollständig reife Geschlechtszellen hervorzubringen. Bei verschiedenen
Bastarden bleibt die Spermiogenese bezw. Ovogenese auf verschiedenen Entwicklungs=
stadien stehen.

Di= und Polyspermie.

Nur wenn ein Ei narkotisiert (O. und R. HERTWIG) oder krankhaft ver=
ändert ist, gestattet es im allgemeinen das Eindringen von noch einem (Dispermie)
oder mehr Spermien (Polyspermie); und das Resultat einer solchen Befruchtung wird
gewöhnlich nur ein mehr oder weniger unregelmässiges Zellhäufchen, das bald abstirbt.

---

[1]) Nach SCHÜCKING (1903) u. a. ist aber diese allgemeine Ansicht über die Bildung und Bedeutung
der Befruchtungsmembran unrichtig. SCHÜCKING ist der Meinung, dass die „Befruchtungsmembran" schon
vor der Befruchtung, wenn auch nicht sichtbar, vorhanden ist. Nach RETZIUS (1909) existiert weder vor
noch nach der Befruchtung eine besondere Befruchtungsmembran.

Anmerkung beim Korrekturlesen: Neulich hat indessen RETZIUS (1910) diese Meinung
geändert. Er glaubt nunmehr an die Existenz einer Befruchtungsmembran, die nach der Befruchtung
(bezw. nach Behandlung des Eies mit gewissen chemischen Agentien) gebildet wird.

Physiologische Polyspermie.

Anders verhalten sich die grossen, dotterreichen Eier (z. B. der Haifische, Reptilien und Vögel). Hier ist nämlich, wie RÜCKERT (1899) u. a. gezeigt haben, das Eindringen von mehreren 50 oder mehr) Spermien in jedes Ei die Regel.

Eine vermittelnde Stellung zwischen den dotterarmen und den sehr dotterreichen Eiern nehmen gewisse mässig dotterreiche Eier (z. B. gewisser urodelen Amphibien) ein. Bei diesen kommt auch Polyspermie oft vor; sie scheint hier aber weder nützlich, wie bei den mehr dotterreichen Eiern, noch schädlich, wie bei den dotterarmen Eiern, zu sein.

Höchst bemerkenswert ist es nun, dass auch bei den Eiern der letztgenannten beiden Eigruppen (welche eine polysperme Befruchtung entweder verlangen oder wenigstens vertragen) die eigentliche, intrazellulare Befruchtung doch regelmässig nur von einem einzigen Spermium ausgeführt wird.

Die übrigen, eingedrungenen Spermien scheinen nur eine untergeordnete Rolle (vielleicht als Bearbeiter des voluminösen Dotters) zu spielen.

Von grossem Interesse sind die neulich von BOVERI (1907) veröffentlichten experimentellen Untersuchungen über disperme Seeigel-Eier.

Dieser Autor fand, dass man durch Verwendung von konzentriertem Sperma auch normale Eier di- oder polysperm befruchten kann. BOVERI erklärt dieses durch die Annahme, „dass beim Andringen sehr vieler Spermien nicht selten zwei (oder mehrere) so völlig gleichzeitig an die Eioberfläche herankommen, dass der Abwehrmechanismus, der auf ein, wenn auch nur so kurzes Intervall zwischen der Annäherung der einzelnen Spermien berechnet ist, nicht in Tätigkeit zu treten vermag, bevor sich zwei (oder mehrere) mit dem Ei vereinigt haben".

Auch das gleichzeitige Eindringen zweier normalen Spermien in ein normales Ei führte in den meisten Fällen zu pathologischer Entwicklung.

Mit Recht hebt BOVERI hervor, „dass wir selten, vielleicht nirgends den wirklichen inneren Ausgangspunkt eines pathologischen Prozesses so klar übersehen" können wie hier: „es ist eine uns genau bekannte quantitative Veränderung von lauter normalen Dingen, wodurch etwas Pathologisches entsteht".

Die erste Entwicklung (bis zum jungen Blastulastadium) der disperm befruchteten, normalen Eier verläuft nach BOVERI in weitaus den meisten Fällen völlig normal. „Der Umschlag ins Pathologische setzt gewöhnlich in den völlig aufgeblähten Blastulae ein, vor, während oder nach der Bildung des primären Mesenchyms". Die Erkrankung kann aber auch bedeutend später (z. B. im Gastrula- oder Pluteusstadium) erfolgen.

Die allermeisten der disperm befruchteten Eier gehen schon im Gastrula- oder Pluteusstadium zugrunde.

Unter Umständen kann aber die betreffende Erkrankung so unbedeutend sein, dass BOVERI es für sehr möglich hält, sowohl, dass die künstliche Aufzucht dispermer Pluteí zu Seeigeln gelingen könnte, wie auch, dass es in der Natur einzelne Seeigel gibt, die von solchen disperm befruchteten Eiern stammen. Wahrscheinlich ist es allerdings nicht, dass solche Seeigel ganz normal sind, sondern eher, dass sie Symmetriestörungen oder Störungen in den Geschlechtsorganen etc. zeigen.

Da es also nun möglich erscheint, dass unter Umständen zwei Spermien sich an der Entwicklung eines erwachsenen Individuums beteiligen können, so ist es auch nicht unmöglich, dass es bei den Seeigeln Kinder gibt, die je zwei Väter haben, ja sogar solche Kinder, die in ihrer einen Körperhälfte einen anderen Vater als in der anderen besitzen (BOVERI).

Die eigentliche intrazellulare Befruchtung

ist die von einem eingedrungenen Spermium ausgelöste Anregung eines Eies, sich durch wiederholte Teilungen zu einem neuen Individuum zu entwickeln.

Man kann aber auch den Begriff „Befruchtung" in etwas anderer Weise fassen. So schlägt neulich
BOVERI folgende Definition vor:

Die Befruchtung stellt die Gesamtheit derjenigen Vorgänge dar, durch welche die auf einander an-
gewiesenen Geschlechtszellen (Spermium und Reifei) in Beziehung zu einander treten und sich zu einer
neuen Einheit vereinigen.

Die intrazellularen Befruchtungsphenomene spielen sich nach dem Eindringen des befruchtenden Spermiums ab und endigen mit dem Abschluss
der ersten Furchung (Fig. 19 K).

Um diese Phenomene recht zu verstehen, müssen wir uns zuerst erinnern, dass
die reifen Geschlechtszellen (sowohl Ei wie Spermium) beide gewissermassen defekte
Zellen darstellen. Was die Zahl der Chromosomen anbetrifft, sind sie beide als Halb-
zellen zu betrachten. Weiter fehlen dem Eie die für eine Mitose nötigen Centriolen,
und das Spermium besitzt nicht genügend Protoplasma, worin seine Centriolen eine
Mitose leiten könnten.

Unter diesen Defekten stellen speziell der Centriolmangel des Eies und der
Protoplasmamangel des Spermiums Hemmungseinrichtungen dar, welche die
beiden Geschlechtszellen für weitere Entwicklung gegenseitig auf einander anweisen. Je
für sich sind ja nämlich sowohl Reifei wie Spermium zu baldigem Untergang verurteilt.

Über das Schicksal des Schwanzes des im Ei eingedrungenen Spermiums wissen
wir noch nichts Genaueres. Gewisse Partien desselben werden wohl im Eiprotoplasma
aufgelöst. Andere (z. B. die Spiralhülle) werden wahrscheinlich in Körner zerlegt und
im Eiprotoplasma zerstreut.

Am besten verfolgt ist das Schicksal des Spermiumkopfes und des (die Centriolkörner enthaltenden) Halsstückes. Diese beiden Spermiumpartien erfahren eine
gemeinsame Drehung um 180°, so dass die zuerst peripheriewärts liegenden Centriolkörner
des Spermiums zentralwärts, also gegen das Eizentrum zu, rotiert werden.

Der Spermiumkopf nimmt Zellsaft auf und quillt stark zu. Hierbei nimmt er
allmählich das Aussehen eines gewöhnlichen Zellkerns an. Von nun ab wird er auch
Spermiumkern (Fig. 19 A) genannt.

Der Spermiumkern ist eine Zeitlang infolge seiner geringeren Grösse von dem Eikern zu unterscheiden. Bald gleicht sich aber dieser Unterschied aus, und der Spermiumkern wird früher oder später dem Eikern zur Verwechslung ähnlich (Fig. 19 B).

Sowohl Spermiumkern wie Eikern haben die Fähigkeit, sich amöboid zu bewegen
und wandern auf diese Weise gegen einander und gegen das Eizentrum hin.

Hier verschmelzen sie bei einigen Objekten sofort mit einander zu einem einzigen
grösseren Kern.

Bei anderen Objekten, z. B. bei der Maus (SOBOTTA), bleiben sie dagegen noch eine
Zeitlang von einander getrennt und verschmelzen erst im Monasterstadium (Fig. 19 G)
der ersten Mitose.

Die letztgenannten Objekte sind speziell interessant, denn sie ermöglichen Untersuchungen über das
weitere Schicksal der väterlichen Chromosomen.

Wenn die beiden Geschlechtskerne sich einander genähert haben, entsteht zwischen
den beiden Centriolen des Spermiums eine spindelförmige Bildung (Fig. 19 E) von, wie
es scheint, relativ steifen Fasern. Indem diese Fasern an Länge zunehmen, zwingen sie

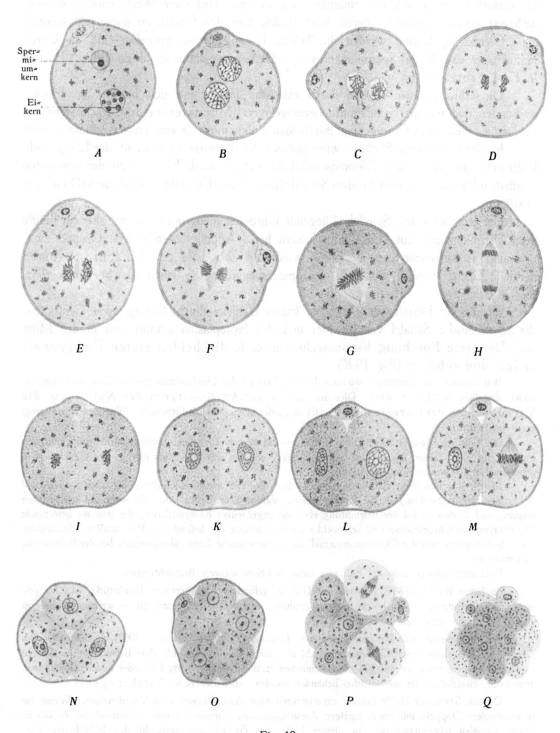

Fig. 19.
Intrazellulare Befruchtungs= und Furchungsphenomene bei der Maus. Schnitte durch befruchtete Tubareier
in verschiedenen Entwicklungsstadien. $\frac{500}{1}$. K = Endstadium der Befruchtung. L—Q Verschiedene
Furchungsstadien. Nach SOBOTTA (1895).

die Centriolen dazu, sich von einander zu entfernen. Auf diese Weise entsteht die sog. achromatische Spindel, deren beide Polen von den Centriolen dargestellt werden.

Gleichzeitig hiermit werden die beiden Kernmembrane aufgelöst und die Chromatinkörner sowohl des Spermiumkerns wie des Eikerns sammeln sich zu (beim Menschen je 12) Chromosomen.

Die Chromosomen werden durch elastische Fasern mit den beiden Spindelpolen verbunden und um die Spindelmitte herumgelagert (Monasterstadium). Zu bemerken ist hierbei, dass jedes Chromosom mit beiden Polen durch je eine Faser verbunden wird.

In einem nächsten Stadium wird jedes Chromosom (gewöhnlich der Länge nach) halbiert, und die beiden Chromosomhälften werden durch Kontraktion der erwähnten elastischen Fasern nach den beiden Spindelpolen hin (Fig. 19 H) verschoben (Dyasterstadium).

Die jetzt an jedem Spindelpol liegende Chromosomengruppe stammt also zur Hälfte vom Spermiumkern, zur Hälfte vom Eikern her. Anfangs besteht jede Gruppe zwar nur aus Halbchromosomen. Diese wachsen aber bald zu Ganzchromosomen heran. Zuletzt wandelt sich jede Chromosomengruppe in einen Tochterkern (Fig. 19 I, K) um.

Gleichzeitig hiermit entstehen aus jedem Centriol durch Teilung zwei Centriolen, die achromatische Spindel verschwindet und das Protoplasma schnürt sich in der Mitte ab. Die erste **Furchung** hat stattgefunden, d. h. die beiden ersten Embryonalzellen sind gebildet (Fig. 19 K).

Wir können jetzt verstehen, warum bei der Reifung der Geschlechtszellen die Chromosomenzahl derselben halbiert wird. Dies ist nur ein einfacher Kunstgriff der Natur, um die Verdoppelung der Chromosomenzahl (bei jeder zu einer neuen Generation führenden Befruchtung) zu verhindern.

Die Chromosomenzahl hätte sich ja — mit anderen Worten — sonst nicht (wie jetzt der Fall ist) für jede Tierart konstant halten können, sondern würde sich bei jeder neuen Generation in geometrischer Progression vermehrt haben.

Man würde nun leicht glauben können, 1. dass die oben erwähnte Reduktion der Chromosomenzahl der reifen Geschlechtszellen eben die Ursache bildet, warum diese Zellen sich nicht mehr je für sich teilen können, und 2. dass es bei der Befruchtung eben die gegenseitige Komplettierung der (für die betreffende Tierart) typischen Chromosomenzahl sei, welche die erste Mitose des befruchteten Eies auslöst. Solchenfalls wäre die Komplettierung der Chromosomenzahl als der wesentliche Entwicklungsimpuls bei der Befruchtung zu betrachten.

Dass dies indessen nicht der Fall sein kann, beweisen mehrere Beobachtungen.

So haben Boveri (1889), Rawitz (1901) u. a. gefunden, dass kernlose Bruchstücke von Seeigeleiern, nach Befruchtung durch je ein Seeigelspermium, sich regulär teilen und zu — wenn auch abnorm kleinen — Larven entwickeln können.

Andere experimentelle Untersuchungen von Loeb (1900, 1901), Wilson (1901) u. a. zeigen, dass die reifen Seeigeleier (deren Chromosomenzahl also schon halbiert ist) sich ohne Befruchtung zu Larven entwickeln können, wenn sie mit gewissen chemischen (z. B. Lösung von $MgCl_2$) oder anderen Reizmitteln (thermische, elektrische oder mechanische) behandelt werden. (Künstliche Parthenogenese.)

O. zur Strassen (1898) brachte experimentell zwei Ascariseier zum Verschmelzen. Wenn das so entstandene Doppelei mit einem einzigen Ascarisspermium befruchtet wurde, so entwickelte es sich zu einem normalen Riesenembryo. In diesem Falle war die Chromosomenzahl des befruchteten Eies $1\frac{1}{2}$ Mal von dem Normalen, was jedoch der Befruchtung nicht hinderlich war.

Dass es nicht die in der letzten Reifungsteilung der männlichen Geschlechtszellen stattfindende Chromatinreduktion sein kann, welche die Teilungsunfähigkeit der Spermiden veranlasst, beweisen meine

Befunde an solchen menschlichen Riesenspermiden, deren Kerne doppelt mehr Chromatin als die der normalen Spermiden enthalten. Obgleich in diesen Riesenspermiden keine Chromatinreduktion stattge= funden hat, können sie sich jedoch ebensowenig wie die normalen Spermiden weiter teilen (BROMAN, 1902).

Diese Beispiele beweisen, dass die Chromosomenzahl für das Auslösen der Zellteilung im allgemeinen keine wesentliche Bedeutung haben kann, und dass also die Anregung zur Teilung und weiterer Entwicklung, welche das Spermium dem Ei gibt, nicht darin liegen kann, dass das Spermium die Chromosomenzahl des Eies zu der für die Tierart typischen Zahl vermehrt.

Was enthält aber dann das Spermium, womit dasselbe die Embryonalentwicklung anregen kann?

Ist es vielleicht eine chemische Substanz, die — in derselben Weise wie z. B. eine Magnesiumsalzlösung bei der künstlichen Parthenogenese — die Furchung des Eies veranlasst?

Wir können diese Fragen noch nicht definitiv beantworten. Mehrere Beobachtungen deuten darauf hin, dass das eingedrungene Spermium wirklich das Ei sowohl physi= kalisch wie chemisch beeinflusst.

Das Wesentliche in der entwicklungserregenden Wirkung des Spermiums scheint indessen — nach den Ausführungen von BOVERI — nicht hierin zu liegen, sondern darin, dass das Spermium **lebenskräftige Centriolen** in das Ei mitbringt, die sich zu den beiden ersten Furchungspolen ausbilden und also wahrscheinlich das „eigent= liche Triebwerk" für die Embryonalentwicklung repräsentieren.

Da die Centriolen sich — wie erwähnt — durch Teilung vermehren, so ist es anzunehmen, dass alle Centriolen, welche die folgenden Zell=Teilungen des neuen Individuums leiten, Nachkommen der väterlichen Spermiumcentriolen sind.

Normale Parthenogenesis („Jungfernzeugung").

Bei gewissen wirbellosen Tieren (Würmern und Arthropoden) kommt eine (wahrscheinlich sekundäre) Rückbildung der zweigeschlechtlichen Zeugung vor derart, dass die Eizelle befähigt wird, sich auch ohne Verbindung mit einem Spermium (also unbefruchtet) zu einem neuen Individuum zu entwickeln.

Dieser Vorgang, die sog. Parthenogenesis, welcher den betreffenden Tieren zur Erhaltung ihrer Art gewisse Vorteile bringt, scheint indessen immer nur mit sexueller Fortpflanzung gemischt vorzukommen.

Man unterscheidet

1. eine Parthenogenesis facultativa, zufolge welcher dasselbe Ei sich entweder befruchtet oder unbefruchtet zu einem neuen Individuum entwickeln kann, so z. B. bei den Bienen. Die unbe= fruchteten Eier dieser Tiere entwickeln sich alle zu Männchen (Drohnen), während aus den befruchteten Eiern Weibchen (Königin und Arbeiter) hervorgehen und

2. eine Parthenogenesis necessaria, bei der das Ei gar nicht befruchtet werden kann („gewöhnlich weil in gewissen Generationen der betreffenden Arten gar keine Männchen auftreten", R. S. BERG, 1895).

Diese gezwungen=parthenogenetischen Eier stossen nur je ein Richtungskörperchen aus, und die Chromosomenzahl ihrer Kerne wird also nicht halbiert.

Bei der normalen Parthenogenese behalten aller Wahrscheinlichkeit nach die **Eicentriolen** ihre Lebenskraft und Teilungsfähigkeit. Eine Befruchtung ist daher hier nicht unumgänglich nötig.

Bei der künstlichen Parthenogenese werden entweder die alten inaktiven Eicentriolen durch das betreffende Reizmittel wieder belebt und zu erneuter Wirksamkeit gebracht, oder es entstehen durch die Wirkung des Reizmittels im Eiprotoplasma ganz neue Centriolen (MORGAN, LOEB, WILSON). Mit BOVERI nehme ich aber als wahrscheinlich an, dass es in denjenigen Fällen, in denen die Entwicklung nach künstlicher Parthenogenese n o r m a l verläuft, die alten Eicentriolen sind, welche die Furchungen veranlassen und leiten.

Hervorzuheben ist, dass es bisher nicht gelungen ist, durch künstliche Parthenogenese ein e r w a c h = s e n e s Tier zu erzeugen. Seeigeleier konnte LOEB (1899) nach dieser künstlichen Entwicklungserregung nur bis zum P l u t e u s stadium züchten [1]).

Bei den Wirbeltieren (mit Einschluss des Menschen) sind nach BONNET (1900) bisher keine wahren parthenogenetischen Vorgänge beobachtet worden:

„Die als Furchungen gedeuteten Teilungsvorgänge an Ovarialeiern oder ihren unreifen Vorstufen sind, soweit sie nicht etwa zu einer Vermehrung von Ovogonien führen, degenerative (mitotische [?] oder direkte) Teilungen" (BONNET).

Embryome. Die unter Umständen in den menschlichen O v a r i e n auftretenden Geschwülste, sog. Embryome, welche abortive oder rudimentäre Organanlagen, aus allen Keimblättern stammend (z. B. Lungen= und Thyroidealrudimente, Zähne etc.), ent= halten können, sind zwar von einigen Autoren als stark defekte Embryonen betrachtet worden, die sich „parthenogenetisch" aus Ovarialeiern entwickelt haben sollten.

Eine solche Annahme erklärt indessen nicht die Tatsache, dass Embryome a u c h in den **Hoden** vorkommen können.

Nach BONNET ist es am wahrscheinlichsten, dass die Embryome „der Entwicklung einer gesonderten oder sich verspätet weilenden Blastomere ihr Dasein verdanken".

Als eine zweite Möglichkeit nimmt aber derselbe Autor an, dass die Embryome sich vielleicht aus zufälligerweise befruchteten Polzellen entwickeln könnten.

In diesen beiden Fällen wäre es zu denken, dass die betreffenden Bildungen Derivate aller drei Keimblätter enthalten und sowohl im Ovarium wie im Hoden eingeschlossen werden könnten.

Unter Umständen können ähnliche und in ähnlicher Weise entstandene Bildungen auch in a n d e r e n Körperregionen auftreten. Sie werden hier „f e t a l e I n k l u s i o n e n" benannt. Zwischen diesen und den parasitären Doppelbildungen gibt es alle Übergänge.

Zweck der Befruchtung.

Obgleich wir als wahrscheinlich annehmen, dass es die Spermiumcentriolen sind, welche dem Eie den Antrieb zur Embryonalentwicklung geben, meinen wir jedoch nicht, dass das Einführen lebenskräftiger Centriolen in das Ei das wesentliche Ziel der Be= fruchtung sein sollte.

Im Gegenteil betrachten wir diese C e n t r i o l e n z u f u h r nur als ein wichtiges **Mittel** zur Befruchtung. Das eigentliche Ziel der Befruchtung sehen wir in der M i s c h u n g (Amphimixis) der in den beiden Geschlechtszellen eingeschlossenen Vererbungsträger.

Dieses setzt voraus, dass die Mischung der Eigenschaften zweier verschiedener Individuen für die Nachkommen in irgend welcher Weise n ü t z l i c h ist.

Dass dieses wirklich auch der Fall sein muss, daraufhin deutet unter anderem die Tatsache, dass bei vielen hermaphroditischen Tieren Schutzeinrichtungen [2]) existieren, welche Selbstbefruchtung verhindern und also zu einer Kreuzung zwischen ver= schiedenen Individuen zwingen.

---

[1]) Später soll indessen Y. DELAGE (1910) auch weiter entwickelte Individuen gezüchtet haben.
[2]) z. B. dass Spermien und Eier bei demselben Individuum zu verschiedenen Zeiten reif werden.

Dass die Mischung der Eigenschaften zweier verschiedenen Individuen zu neuen Eigenschaftskombinationen führen kann, ist leicht zu verstehen.

Schwieriger ist es wohl einzusehen, in welcher Weise das stetige Entstehen neuer Eigenschafts= kombinationen nützlich sein kann. Über diesen Punkt gehen auch die Meinungen verschiedener Autoren stark auseinander.

Einige meinen, dass die Natur durch eine Kreuzung allzu weitgehende Variationen hat hindern wollen. Durch die Kreuzung werden die grösseren individuellen Variationen ausgeglichen und dadurch können die Artcharaktere beibehalten werden.

Andere sind umgekehrt der Ansicht, dass die Kreuzung eben die Aufgabe hat, individuelle Variationen zu veranlassen. Dank der Kreuzung entstehen neue Individuen, deren Eigenschaften weder mit denjenigen des Vaters noch mit denjenigen der Mutter vollständig übereinstimmen. Einige von diesen Individuen können in ge= wissen Beziehungen besser als die Eltern ausgerüstet werden, andere gleich so gut oder schlechter. Die letztgenannten gehen wohl allmählich im Kampfe ums Dasein zugrunde und nur die besseren Individuen können im allgemeinen fortleben und sich fortpflanzen. Die lebende Welt befindet sich im stetigen Fortschreiten, und einer der wichtigsten Faktoren für ihre Vervollkommnung ist die durch die Befruchtung herbeigeführte Qualitätsmischung (BOVERI).

Solange die Lebewesen noch einzellig sind, kann eine solche Qualitätsmischung einfach dadurch erreicht werden, dass ein Individuum ganz und gar mit einem anderen verschmilzt (Konjugation der Protozoen).

Bei den vielzelligen, höheren Tieren (Metazoen) ist eine so intime Mischung denkbar nur unter Vermittelung von speziellen Zellen, die je für sich alle wichtigeren Qualitäten des betreffenden Metazoenindividuums repräsentieren.

Bei der Entstehung der Metazoen bildeten sich daher besondere, sog. Geschlechts= zellen aus, welche die Fähigkeit bekamen, sich von denjenigen Individuen, in welchen sie gebildet waren, loszumachen, um sich zum Anfangsstadium eines neuen Individuums zu vereinigen.

Da es nun für die Variationsbreite bedeutungsvoll war, dass nicht zwei allzu nahe verwandte Geschlechtszellen (z. B. zwei in einem und demselben Individuum entstandene Geschlechtszellen) Gelegenheit hatten, ihre Eigenschaften mit einander zu mischen, so wurden die Geschlechtszellen in zwei verschiedenen Richtungen hin differenziert: einige bildeten sich zu Eiern, andere zu Spermien aus. Zuletzt wurden diese beiden Geschlechtszellarten zu verschiedenen Individuen verlegt, wodurch ein Verschmelzen allzu nahe verwandter Geschlechtszellen unmöglich gemacht wurde.

Die Entstehung verschiedenartiger Geschlechtszellen (Spermien und Eier) und die Entstehung verschiedener Geschlechter sind also — nehmen wir an — sekundäre Er= scheinungen, die im Interesse der Qualitätsmischung und um die Variationsmöglichkeiten zu vermehren zustande gekommen sind.

Über die Lokalisation der Erbsubstanz in den Geschlechtszellen.

Diejenigen Eigenschaften, welche ein Kind von seinem Vater erbt, müssen natürlich im **Spermium** enthalten sein.

Nach NÄGELI (1884) soll es unmöglich sein, dass sie durch einen chemischen Vorgang übertragen werden können, denn nur geformtes Plasma „mit seiner unverrückbaren Molekularanordnung kann eine so ganz bestimmte Kombination von Kräften bedingen, wie sie der Vererbung und Entfaltung der kleinsten individuellen Merkmale entsprechen" (BOVERI, 1892).

Man kann also nicht bezweifeln, dass das Spermium (oder ein Teil davon) ein „vollständiges, gleichsam in die Sprache der Moleküle übersetztes Abbild von dem ganzen Wesen des Vaters (soweit dieses auf das Kind übergehen soll) enthalten" muss.

Da nun das Ei dem Spermium an Masse hundert= bis millionenfach überlegen ist, aber trotzdem der Einfluss der Mutter auf die Konstitution des Kindes im allgemeinen nicht grösser ist als derjenige des Vaters, so wird es wenig wahrscheinlich, dass das Ei ganz und gar Träger der mütterlichen erblichen Anlagen sein sollte.

Dagegen wäre es von diesem Gesichtspunkt aus nicht undenkbar, dass das ganze Spermium, wenn dasselbe vollständig in das Ei eindringt, von väterlichen Vererbungs= trägern zusammengesetzt sein könnte.

Bei vielen Tieren scheint indessen die hintere Partie des Spermiumschwanzes nie in das Ei einzu= dringen. Es ist daher möglich, dass z. B. Haupt= und Endstück der menschlichen Spermien nur die Be= deutung eines Lokomotionsapparates besitzen und also keine Erbmasse enthalten.

Ob das Perforatorium des befruchtenden Spermiums im Ei irgend welche spezi= fische Verwendung findet oder hier ganz zugrunde geht, wissen wir nicht. Am wahr= scheinlichsten ist es wohl aber, dass auch dieser Spermiumteil keine Erbmasse enthält, sondern nur als Bohr= oder Schneideapparat beim Eindringen dient.

Sehr unwahrscheinlich ist es, dass den Spermiumcentriolen eine vererbende Kraft zukommen sollte (MEVES). Denn die Eicentriolen gehen ja zugrunde, und von einer Erbsubstanz verlangen wir vor allem, dass sie sowohl im Spermium wie im reifen Ei vorhanden ist.

Es erübrigt also nur anzunehmen, dass die väterliche Erbmasse in dem vom Spermatidenkern stammenden Spermiumkopf oder im Verbindungsstück, speziell in der aus Mitochondrien stammenden Spiralhülle des Spermiumschwanzes oder in beiden lokalisiert ist. Diese Spermiumteile sind nämlich im reifen Ei durch entsprechende Partien, Eikern und Eimitochondrien, repräsentiert, binnen welchen letzteren wir wohl also die mütterliche Erbmasse zu suchen haben.

Bis vor kurzem war man fast allgemein der bestimmten Ansicht, dass nur der Eikern und der Spermiumkopf (Spermiumkern) als Träger erblicher Eigenschaften betrachtet werden könnten. Diese Anschauung „ist zunächst hauptsächlich dadurch entstanden, dass bei Befruchtung und Teilung des Eies der Kern allein verfolgbar blieb, während das durch den Samenfaden eingeführte Protoplasma als differentes Element zu verschwinden schien. — Bei dem berechtigten Einfluss, den die Sichtbarkeit der Dinge auf Deutung und Spekulation ausübt, kann es daher nicht wundernehmen, dass zahlreiche Autoren auch heute noch an dem „Vererbungsmonopol" des Kerns festhalten" (MEVES 1908).

Hiezu kommt, dass die Chromosomen sich in Ei= und Samenzelle äquivalent gegenüberstehen, dass sie vor der Befruchtung eine Reduktion erfahren und dass sie auf die aus dem befruchteten Ei hervor= gehenden Zellen in gleicher Weise verteilt werden.

Die Chromosomen entsprechen, mit anderen Worten, durchaus den For= derungen, welche wir an eine vererbungstragende Substanz („Erbsubstanz" oder „Erbmasse") zu stellen gewohnt sind. Diese Forderungen sind nämlich:

1. dass väterliche und mütterliche Erbmasse sich äquivalent gegenübersteht,
2. dass eine Summierung der Erbmasse verhütet wird und
3. dass die Erbmasse auf die aus dem befruchteten Ei hervorgehenden Zellen gleichwertig verteilt wird.

Dadurch, dass die Kernsubstanz diese Forderungen erfüllt, wird es in der Tat im höchsten Grade wahrscheinlich, dass die Chromosomen Erbmasse darstellen. Aber es wird dadurch nicht bewiesen, dass die Kernsubstanz die einzig existierende Erbmasse ist.

Im Gegenteil scheinen mehrere in den letzten Jahren ausgeführte experimentelle Untersuchungen dafür zu sprechen, dass die Vererbung auch mehr oder weniger voll= ständig auf protoplasmatischer Basis beruhen kann.

So z. B. konnte Fischel (1903) feststellen, dass, wenn man am befruchteten, aber noch ungefurchten Ctenophorenei einen bestimmten Teil des Protoplasmas entfernte, bei den sich entwickelnden Larven eine oder mehrere Rippen ausfielen, und dass bei Ausschaltung anderer bestimmter Protoplasmateile andere bestimmte Körperteile der Larven unentwickelt blieben.

Diese und andere ähnliche Untersuchungen, z. B. von Wilson (1904) an Molluskeneiern, führten zu dem Schluss, dass in den Eiern der betreffenden Tiere **mehrere Protoplasmaarten** vorhanden sind, welche zur Bildung bestimmter Organe bestimmte Beziehungen haben.

Loeb (1903) ist auch der Ansicht, „dass, was an Präformation des Embryo im Ei vorhanden ist, nicht im Kern, sondern im Protoplasma des Eies zu suchen ist".

Sehr annehmbar finde ich die zuerst von Benda (1903) ausgesprochene und neulich von Meves (1907, 1908) näher begründete Hypothese, dass es die Mitochondrien sind, welche die protoplasmatische Vererbungssubstanz repräsentieren.

Diese Bildungen scheinen nämlich nicht nur im reifen Ei und Spermium (Benda), sondern auch in allen anderen Zellen des werdenden Körpers vorhanden zu sein (Meves), und zwar scheinen sie und ihre Differenzierungsprodukte (Stäbe oder Fäden) hier das materielle Substrat der verschiedenartigen Funktionen darzustellen, die die zuerst gleichartigen Embryonalzellen bei der Sonderung des Embryonalleibes in ver= schiedene Organe und Gewebe übernehmen (Meves, 1908).

Zwar scheint die Menge der im reifen Ei vorhandenen Mitochondrien viel grösser zu sein als diejenige, welche mit dem Spermium eingeführt wird. Aber nichts hindert, dass die Eimitochondrien nach dem Eindringen des Spermiums eine Reduktion erfahren können. Tatsächlich wird nach Van der Stricht u. a. ein Teil der Eimitochondrien zu Dotterkörnern (Nahrungsplasma) umgewandelt. Es ist also sehr wohl möglich, dass die Spermium=Mitochondrien unmittelbar vor der ersten Eifurchung den persistierenden Eimitochondrien an Zahl annähernd äquivalent sind.

Die Spermiummitochondrien wurden schon durch die beiden unmittelbar auf= einander folgenden Spermatocytenteilungen an Zahl stark reduziert (Duesberg, 1907).

Eine Summierung der Erbmasse kann also, auch wenn die Mitochondrien Ver= erbungsträger sind, verhütet werden.

Bei der ersten Eifurchung werden zwar die Ei= und Spermiummitochondrien nicht so „peinlich genau" gleichwertig auf die beiden Furchungszellen verteilt wie die Chromo= somen. Aber „immerhin werden sie wohl stets wenigstens annähernd gleich auf die Tochterzellen verteilt" (Meves, 1908). Anzunehmen ist nämlich, dass die Spermium= mitochondrien nach dem Zerfallen der Spiralhülle überall im Eiprotoplasma annähernd gleichmässig verteilt werden.

Wir sehen also, dass auch die Mitochondrien den Forderungen entsprechen, welche wir an eine Erbsubstanz stellen, wenn auch in etwas anderer Weise und nicht so deutlich wie die Kernsubstanz.

Nicht der ganze Kern, sondern nur die stark färbbare Substanz desselben, das Chromatin, wird im allgemeinen als die Erbmasse des Kerns betrachtet.

Nach R. Fick (1907) ist es sogar nicht glaubhaft, dass alles Chromatin als Erb=

4*

substanz zu betrachten ist. Dieser Autor ist nämlich der Ansicht, dass das Chromatin auch vegetative Funktionen zu erfüllen hat, und dass die aus den Chromatinkörnern zusammengesetzten Chromosomen nur teilweise als Vererbungsträger zu betrachten sind.

In den menschlichen Geschlechtszellen sind die Chromosomen alle von gleicher oder nahezu gleicher Grösse.

Einige Autoren (z. B. H. E. ZIEGLER, 1906) nehmen auch an, dass sie alle unter sich gleichwertig, d. h. qualitativ gleich sind. Solchenfalls würde jedes Chromosom alle Haupteigenschaften tragen, welche durch den Kern erblich sind. Ein einzelnes Chromosom beeinflusst also den ganzen Organismus, und nicht nur ein einzelnes Organ desselben.

Andere Autoren (z. B. BOVERI) sind dagegen der Ansicht, dass die verschiedenen Chromosomen einer reifen Geschlechtszelle für die Vererbung von verschiedener Bedeutung sind, so dass verschiedene Chromosomen der Geschlechtszelle verschiedenen Organen des daraus entstehenden Individuums entsprechen. Demnach wäre z. B. die Neigung zu einer Geisteskrankheit auf ein einziges Chromosom, welches die Beschaffenheit der Gehirnzellen bedingt, zurückzuführen. Defekte Chromosomen würden zu Defektbildungen bestimmter Organe führen etc.

Die letztgenannte Ansicht wird dadurch gestützt, dass bei vielen Insekten die Chromosomen einer reifen Geschlechtszelle gesetzmässig unter sich von ungleicher Grösse und wahrscheinlich auch von ungleicher Bedeutung für die Vererbung sind. In der befruchteten Eizelle dieser Tiere findet man „immer ein doppeltes Sortiment" von Chromosomen, „nämlich ein Sortiment von Chromosomen verschiedener Grösse, welches aus der Samenzelle stammt, und ein entsprechendes Sortiment mit denselben Grössenunterschieden, welches aus der Eizelle stammt" (H. E. ZIEGLER).

Aber auch bei solchen Tieren, deren Chromosomen nur geringe oder fast keine Grössenunterschiede zeigen, wäre es natürlich denkbar, dass die Chromosomen einer reifen Geschlechtszelle unter einander verschiedene Bedeutung für die Vererbung haben könnten und zwar so, dass zur normalen Entwicklung das richtige „Sortiment" von Chromosomen (also weder mehr noch weniger) vorhanden sein müsste.

Dass dieses wohl wenigstens bei den Echinodermen der Fall ist, hat BOVERI (1902) durch experimentelle Untersuchungen an disperm befruchteten Seeigeleiern glaubhaft gemacht.

Ob indessen die Chromosomen der reifen **menschlichen** Geschlechtszellen unter sich gleichwertig oder ungleichwertig sind, darf noch als eine offene Frage betrachtet werden.

Um die Tatsache erklären zu können, dass mehrere Kinder aus derselben Ehe fast nie unter sich ganz gleich sind, nehmen diejenigen Autoren, welche die Gleichwertigkeit der Chromosomen verteidigen, jedoch an, dass die Chromosomen insofern unter einander verschieden sind, „als sie von verschiedenen Vorfahren stammen und folglich verschiedene Vererbungstendenzen mitbringen" (H. E. ZIEGLER). Ausserdem setzen sie voraus, dass während der Reifungsteilungen die Chromosomen der unreifen Geschlechtszellen nicht nur eine Halbierung an Zahl, sondern auch eine Umgruppierung erfahren, so dass aus den unter sich gleichwertigen unreifen Geschlechtszellen ungleichwertige reife Geschlechtszellen entstehen.

Je zahlreicher die Chromosomen der reifen Geschlechtszellen bei einer Tierart sind, desto zahlreicher sind die verschiedenen Kombinationsmöglichkeiten bei der Befruchtung.

Besitzen, wie z. B. beim Menschen (DUESBERG), die reifen Geschlechtszellen je 12 Chromosomen, so sind nach H. E. ZIEGLER nicht weniger als 169 verschiedene Kombinationen der von den Grosseltern stammenden Chromosomen möglich, und also von einem Elternpaar ebensoviele verschiedene Kinder denkbar, wenn eine so grosse Zahl der Nachkommen überhaupt möglich ist. „Dabei sind die Chromosomen unter einander als gleichwertig gedacht; geht man von der Ansicht aus, dass die Chromosomen unter

einander ungleichwertig seien, so wird die Zahl der möglichen Kombina=
tionen noch viel grösser."

Viel einfacher als durch die eben erwähnten Hypothesen (speziell die Umgruppierungshypothese)
würde man — meiner Ansicht nach — die Ungleichheit verschiedener Kinder desselben Elternpaares erklären
können, wenn man annehmen könnte, dass in den Geschlechtszellen die Chromosomen Träger der Art=
und Rasseneigenschaften, die Mitochondrien dagegen Träger der individuellen Eigen=
schaften seien.

Wenn diese Hypothese richtig wäre, so würden sich diejenigen Verschiedenheiten, welche die Chromo=
somen einerseits und die Mitochondrien andererseits darbieten sowohl bei ihrer Reduktion wie bei ihrer
Verteilung auf die Tochterzellen einfach erklären. (Vgl. oben S. 42.)

Die genauere Halbierung der Chromosomenzahl bei den Reifungsteilungen der Geschlechtszellen,
ebenso wie die streng gleichmässige Verteilung der Chromosomen des befruchteten Eies auf die Embryonal=
zellen sind, glaube ich, Schutzmassregeln, um die Art= und Rasseneigenschaften konstant zu erhalten.

Die weniger genaue Zahlenreduktion der Mitochondrien der Geschlechtszellen,
ebenso wie die weniger gleichmässige Verteilung der Mitochondrien bei den Mitosen
der befruchteten Eizelle und der Embryonalzellen betrachte ich dagegen als Mittel zur individuellen
Variation. (Vgl. unten!)

Über das Verhalten der Chromosomen der befruchteten Eizelle zu
den Chromosomen der aus ihr entstehenden Embryonalzellen, gehen die
Meinungen verschiedener Autoren stark auseinander.

Individualitäts= und Kontinuitätshypothese.

Van Beneden, C. Rabl u. a. haben eine Hypothese ausgebildet, nach welcher die
Chromosomen eine Art selbständiger, individueller Organismen dar=
stellen sollen (Boveri), welche während der Endstadien einer Mitose nur scheinbar
verschwinden, in Wahrheit sich aber (im sogenannten „Ruhekern") erhalten (C. Rabl)
und in den Anfangsstadien der folgenden Mitose wieder als ganz dieselben Chromo=
somen=Individuen sichtbar werden.

Nach dieser Hypothese bilden die Chromosomen der zuletzt gebildeten Zelle eines
Körpers mit den Chromosomen der ersten Embryonalzellen desselben Körpers ein Con=
tinuum, indem sie aus diesen Chromosomen nur durch mehrfache Längsspaltungen (mit
dazwischen liegenden Wachstumsperioden) entstanden sind, und zwar sollen in allen
Zellen des erwachsenen Körpers die eine Hälfte der Chromosomenzahl von den ursprünglich
väterlichen, die andere Hälfte von den ursprünglich mütterlichen Chromosomen der befruch=
teten Eizelle abstammen.

Manöverierhypothese.

Eine ganz andere Auffassung wurde neulich von R. Fick (1907) ausgesprochen.
Dieser Autor betrachtet die Chromosomen nicht als „sich dauernd erhaltende Indi=
viduen", sondern umgekehrt nur als „taktische Einheiten für die Chromatin=
teilungsmanöver der Zelle". Nach dieser Hypothese werden die Chromosomen „auf Zeit"
gebildet, sie entstehen und vergehen als solche tatsächlich, da sie aber in Zahl und Form
der betreffenden Organismenart genau angepasst sind, so kehren sie bei jeder Teilung in
der alten Zahl und Form wieder.

Die Chromatinteilchen eines Chromosoms sollen also während des sog. Ruhe=

stadiums des Kerns mit den Chromatinteilchen der anderen Chromosomen derart ge=
mischt werden, dass sie nicht wieder in ein identisches Chromosom zusammengeführt
werden können. Durch noch unbekannte Kräfte (vielleicht nur Polaritätserscheinungen,
Roux, O. Hertwig) werden aber in der nächsten Mitose sämtliche Chromatinkörnchen
des Kerns wieder, obwohl nicht in derselben Ordnung wie in der vorigen Mitose, zu faden=
förmigen Chromosomen gesammelt.

Abnorme Befruchtung.

Die Befruchtung kann abnorm verlaufen und zwar auf Veranlassung von sowohl
inneren wie äusseren Ursachen.

Zu den inneren Ursachen rechne ich abnormen Bau (vgl. S. 18 u. 36) oder
abnorme Zahl (vgl. S. 43) der sich vereinigenden Geschlechtszellen.

Als äussere Ursachen wären anzunehmen Einflüsse mechanischer, che=
mischer oder thermischer Art, welche die inneren Befruchtungsvor=
gänge stören könnten.

Es lässt sich denken, dass solche Störungen den Ablauf der inneren Befruchtungs=
vorgänge entweder ganz verhindern oder in abnorme Bahnen einleiten könnten und dass
sie also entweder zu einer Vernichtung des Keimes oder zur Entstehung von
Missbildungen führen könnten. Sicheres hierüber wissen wir aber nicht.

Über Vererbung.

Die Tatsache, dass die Kinder stets mit ihren Eltern in allen wesentlichen Punkten
übereinstimmen, ist eine Folge der Vererbung. Dank der Vererbung werden z. B.
die Nachkommen des Menschen wiederum Menschen.

Die Art= und Rasseneigenschaften werden nämlich mit grosser Sicherheit und
Konstanz auf die Nachkommen vererbt.

Aber auch individuelle Eigenschaften pflegen auf die Nachkommen vererbt
zu werden, wenn auch nicht so konstant und sicher.

Bisweilen kommen beim Kinde etwa gleich so viele väterliche wie mütterliche
Eigenschaften zum Ausdruck. In anderen Fällen lassen sich beim Kinde entweder aus=
schliesslich väterliche oder ausschliesslich mütterliche individuelle Eigenschaften beobachten.
Und in wiederum anderen Fällen sind beim Kinde weder väterliche noch mütterliche
individuelle Eigenschaften deutlich zu erkennen. Manchmal ergibt sich aber dann, dass
gewisse anscheinend neu aufgetretene Eigenschaften des Kindes sich bei einem der Gross=
eltern oder bei noch entfernteren Vorfahren desselben fanden, manchmal bleibt dagegen
deren Auftreten rätselhaft.

Besonders drei Hauptfragen stellen sich in der Vererbungslehre zur Beant=
wortung auf, nämlich:

1. In welcher Weise werden die Art= und Rasseneigenschaften auf die
   Nachkommen vererbt?
2. In welcher Weise werden individuelle Eigenschaften auf die Nach=
   kommen vererbt? Und
3. in welcher Weise können ganz neue individuelle Eigenschaften bei
   den Nachkommen entstehen?

Wenn wir nur die ungeschlechtliche Fortpflanzung, die bei den niedersten einzelligen Lebewesen (Protozoen) und bei einigen mehrzelligen Tieren (Metazoen) vorkommt, ins Auge fassen, so erscheint es sehr einfach, die beiden ersten Fragen zu beantworten. Die ungeschlechtlich entstandenen Jungen der Protozoen sind ja nur halbierte Muttertiere und also mit diesen identisch, wir finden es daher selbstverständlich, dass sie, nachdem sie zur ursprünglichen Grösse angewachsen sind, den Muttertieren sehr ähnlich sind.

Wenn ein mehrzelliges Tier sich durch Knospung vermehrt, so wird es meistens als selbstverständlich betrachtet, dass das aus der Seiten=Knospe entstandene Tier dem Muttertier sehr ähnlich werden muss.

Zwar ist dieses in der Tat gar nicht selbstverständlich, aber wir sind nun an die Tatsache, dass die Nebenzweige der Pflanzen ganz ähnliche Blätter und Blüten hervor= bringen wie der Hauptzweig, so gewöhnt, dass eine analoge Erscheinung bei einem Tier nicht Wunder nimmt.

In Übereinstimmung hiermit hat man es seit längerer Zeit im allgemeinen auch nicht merkwürdig gefunden, dass beim Menschen sowohl die **Art= und Rasseneigen- schaften** wie die individuellen **mütterlichen Eigenschaften** von der Mutter auf das Kind übergehen konnten. War doch das Kind als ein innerer Zweig des mütter= lichen Körpers zu betrachten!

Die Tatsache, dass auch **väterliche Eigenschaften** auf das Kind vererbt werden können, hat dagegen erst durch die moderne Befruchtungslehre eine gewisse Erklärung gefunden. Denn erst nachdem man beobachtet hatte, dass bei der Befruchtung ein Sper= mium in das Ei hineindringt, um dann, mit dem Eie unlöslich verbunden, das neue Individuum zu bilden, erst dann konnte man die Vererbung vom Vater befriedigend erklären.

Da es nun auf der Hand lag, dass der Vater **nur** durch das Spermium auf die Gestaltung des werdenden Individuums einwirken konnte, so wurde die alte Vorstellung, dass die Mutter durch den placentaren Nahrungsstrom auf die Eigenschaften des Embryos einwirkte, hinfällig, und es erübrigte nur anzunehmen, dass die Vererbung mütterlicher Eigenschaften ausschliesslich vom Eie vermittelt wird.

Es ist dies um so glaubhafter, als bei den weitaus meisten Tieren die Embryonal= entwicklung ausserhalb des weiblichen Körpers vor sich geht, so dass hier eine fortlaufende mütterliche Beeinflussung auf die Eigenschaften des sich entwickelten Individuums ausgeschlossen ist, und trotzdem können auch bei solchen Tieren mütter= liche Eigenschaften vererbt werden.

Schon oben wurde hervorgehoben, dass sowohl im Ei wie im Spermium geformte Bestandteile gefunden worden sind, welche wir als mütterliche bezw. väterliche Vererbungsträger betrachten. (Es sind dies, wie erwähnt, nach der modernsten Auffassung sowohl die Chromatinkörner wie die Mitochondrien des Eies bezw. des Spermiums, nach der älteren Auffassung dagegen nur die Chromatinkörner derselben.)

Dass ein Kind sowohl seinem Vater wie seiner Mutter ähnlich sein kann, erklären wir also dadurch, dass die Ursprungszelle des Kindes (das Spermovium) sowohl väterliche wie mütterliche Vererbungsträger bekommen hat.

Dass Geschwister einander ähnlich sind, erklärt sich dadurch, dass ihre Ur= sprungszellen Vererbungsträger gleicher Herkunft besitzen.

Viel schwieriger erscheint es aber zu erklären, dass verschiedene Kinder desselben Elternpaares stets etwas und oft sehr stark, sowohl unter sich wie von den Eltern differieren.

Für einige dieser Differenzen kann man zwar verschiedene äussere Umstände (z. B. Nahrung, hygienische Verhältnisse etc.) während der Entwicklung verantwortlich machen. Für die meisten Differenzen sind aber **innere Ursachen** anzunehmen, aller Wahrscheinlichkeit nach hängen sie nämlich davon ab, dass schon die Vererbungsträger der betreffenden Ursprungszellen untereinander in gewissen Beziehungen mehr oder weniger different waren.

Wahrscheinlich besitzt sowohl das Reifei wie das Spermium je für sich einen ausreichenden Komplex von Vererbungsträgern, um ein normales Individuum zur Ausbildung zu bringen.

Daraufhin deuten die oben (S. 46) erwähnten experimentellen Untersuchungen und zwar besonders die künstliche Parthogenese der befruchtungsreifen Seeigeleier.

Bei der Befruchtung werden diese beiden Komplexe zusammengeführt.

Das befruchtete Ei, das sog. **Spermovium,** besitzt mithin den für die normale Entwicklung nötigen Komplex der Vererbungsträger zweimal: einmal vom Vater und einmal von der Mutter.

Diese Anordnung bildet eine Garantie gegen Wegfall von wichtigeren Eigenschaften. Denn wenn ein wichtiger Vererbungsträger zufälligerweise im Reifei fehlen sollte, wird er von dem entsprechenden Vererbungsträger des Spermiums ersetzt, und umgekehrt. Nur wenn der seltene Zufall eintreffen sollte, dass die Anlagen einer gewissen Eigenschaft sowohl im Eie wie im Spermium fehlen, würde bei dem betreffenden Individuum ein entsprechender Defekt entstehen.

Wie schon oben (S. 53) erwähnt, finde ich es nicht unwahrscheinlich, einerseits dass die wichtigeren Vererbungsträger, d. h. die Träger der konstanten Art= und Rasseneigenschaften in den Chromosomen lokalisiert sind, und andererseits, dass die Träger der bei verschiedenen Generationen inkonstanten Eigenschaften, der sog. individuellen Eigenschaften, wenigstens grösstenteils in den Mitochondrien zu finden sind.

Durch diese Hypothese wird sowohl das konstante Auftreten der Art= und Rasseneigenschaften wie das inkonstante Auftreten der individuellen Eigenschaften gewissermassen erklärt.

Individuelle Variation.

Wie schon erwähnt, erfahren die Mitochondrien sowohl der männlichen wie der weiblichen Geschlechtszellen eine Reduktion. Bei jenen tritt aber die Reduktion in einem frühzeitigeren Entwicklungsstadium und in anderer Weise als bei diesen auf. (Vgl. oben, S. 51.)

Es lässt sich nun sehr wohl denken, dass die Eimitochondrien in einem Falle gleich so viel, in einem anderen Falle aber weniger und in wiederum einem anderen Falle mehr als die betreffenden Spermiummitochondrien an Zahl reduziert werden. Daraus würde natürlich, wenn die oben erwähnte Hypothese richtig ist, die Folge werden, dass im ersten Falle das Kind eine Mischung von etwa gleich so vielen mütterlichen wie väterlichen Eigenschaften darbieten sollte, während im zweiten Falle die mütter= lichen und im dritten Falle die väterlichen Eigenschaften prädominieren sollten.

Nehmen wir an, dass in einem gewissen Falle das befruchtete Ei gleich so viele väterliche wie mütterliche Mitochondrien bekommen hat, so ist es doch bei der wahr= scheinlich oft ungenauen Verteilung derselben im Protoplasma denkbar, dass nach mehreren Mitosen gewisse Embryonalzellen, aus welchen bestimmte Organe hervor= gehen, hauptsächlich väterliche Mitochondrien besitzen, während angrenzende Embryo= nalzellen, die zu anderen Organen ausgebildet werden, überwiegend mütterliche Mitochondrien bekommen haben. Daraus würde sich, wenn meine obenerwähnte Hypo= these richtig ist, die Tatsache leicht erklären, dass unter Umständen ein Kind z. B. „die Augen des Vaters und die Nase der Mutter" bekommen kann.

Wenn gleichartige väterliche und mütterliche Vererbungsträger zusammentreffen, findet wahrscheinlich eine Verstärkung der betreffenden Eigenschaft statt. Wenn dagegen Träger solcher Eigenschaften, die einander gleichsam entgegengesetzt sind, zusammentreffen, so können sie sich entweder gegenseitig schwächen, so dass weder die eine noch die andere Eigenschaft bei dem betreffenden Individuum zum Aus= druck kommt, oder aber die Träger der einen Eigenschaft können diejenigen der anderen mehr oder weniger vollständig beherrschen. Die eine Eigenschaft dominiert dann, während die andere rezessiv wird.

Wenn Träger zweier verschiedener, aber nicht entgegengesetzter Eigenschaften zu= sammengeführt werden, so können sie entweder ein Mischprodukt der beiden Eigen= schaften veranlassen, oder aber es kann die eine Eigenschaft von der anderen — wie es scheint — ganz unterdrückt werden.

Solche bei einem Individuum unterdrückte Eigenschaften bleiben indessen, obwohl latent, bestehen und können in einer folgenden Generation (wenn die Ver= erbungsträger in anderer Weise kombiniert werden) wieder zum Vorschein kommen.

Die bei der Befruchtung und Embryonalentwicklung stattfindenden verschiedenen Kombinationen von väterlichen und mütterlichen Vererbungsträgern, welche Kombinationen bald zu einem Mischprodukt, bald zu einer Verstärkung, bald zu einer Schwächung, bald zum Latentwerden und bald zum Wiederauftreten verschiedener Eigenschaften führen, bilden die Grundlage der individuellen Variation.

Die bei einem neuen Individuum entstehenden anscheinend „neuen" Eigen= schaften sind wohl zum grossen Teil gar nicht neu, indem sie schon bei den Vorfahren vorhanden waren.

Bei den zahlreichen Kombinationsmöglichkeiten der Vererbungsträger lässt es sich jedoch auch denken, dass nicht gerade selten ganz neue Kombinationen vorkommen, und dass also tatsächlich neue Eigenschaften bei einem Individuum entstehen können.

Die dank der individuellen Variation entstandenen neuen Eigenschaften können **labil** sein, so dass sie in einer folgenden Generation (auch bei Inzucht) leicht wieder verschwinden, in seltenen Fällen können sie aber **stabil** sein, so dass sie in den folgenden Generationen (besonders bei Inzucht) mehr oder weniger konstant wieder auftreten.

Auf diese letztgenannte Weise entstehen neue Tier= und Pflanzenformen, die wir — je nachdem sie mehr oder weniger stark von ihren Ursprungsformen abweichen — als neue Arten, Rassen oder Varietäten bezeichnen.

Um die Tatsache zu erklären, dass unter Umständen durch die individuelle Variation neue Eigen=
schaften entstehen können, die in den folgenden Generationen als Art= oder Rasseneigenschaften konstant
wiederkehren, nehme ich an, dass gewisse Mitochondrienkomplexe in den Kernen der Geschlechtszellen auf=
genommen werden können, oder mit anderen Worten, dass die Mitochondrien sich, wenn auch selten, in
Chromatinkörner umwandeln können. In denjenigen Teilungsstadien, wenn die Kernmembran aufgelöst ist,
wäre es, glaube ich, denkbar, dass solche Mitochondrienderivate in den Chromosomen aufgenommen
werden könnten.

*   *   *

Um die Entstehung von neuen Arten zu erklären, haben mehrere Autoren seit
DARWIN [1]) gern mit der Möglichkeit rechnen wollen, dass im individuellen Leben er=
worbene Eigenschaften auf die Nachkommen vererbt werden können.

Wenn Pflanzen oder Tiere unter den Einfluss veränderter Lebensbedingungen (Klima, Nahrung etc.)
kommen, so erfahren sie mehr oder weniger weitgehende Veränderungen, welche im allgemeinen als zweck=
mässige Anpassungen betrachtet werden können. Gewisse Organe werden z. B. durch vermehrten
Gebrauch verstärkt und verbessert, während andere durch Nichtgebrauch der Atrophie
anheimfallen. Diejenigen Individuen, welche sich am meisten und am zweckmässigsten verändern können,
bestehen im Kampfe ums Dasein, während die weniger akkommodierbaren Individuen zu=
grunde gehen.

Nimmt man nun an, dass solche durch äussere Einflüsse entstandene zweckmässige Eigenschaften
auf die Nachkommen vererbt werden, so erklärt sich leicht, dass in jeder Generation die Veränderungen
immer weitergehen können, so dass wir zuletzt vor neuen Arten stehen.

Eine solche Vererbung erworbener Eigenschaften kann aber nur mög=
lich sein, wenn die sich verändernden Organe imstande sind, in den
entsprechenden Vererbungsträgern der Geschlechtszellen entsprechende
Veränderungen hervorzurufen.

Eine solche Beeinflussung der Geschlechtszellen durch die Körperbeschaffenheit lässt
sich zwar denken (z. B. unter Vermittlung von einer inneren Sekretion, HATSCHEK), aber
noch nicht beweisen.

Unter Umständen kann eine Vererbung erworbener Eigenschaften dadurch vor=
getäuscht werden, dass die den Körper verändernden äusseren Einwirkungen gleich=
zeitig auch die Vererbungsträger der Geschlechtszellen entsprechend verändern.

Auf diese Weise erklärt WEISSMANN z. B. die Tatsache, dass Samen des deutschen „hunderttägigen
Sommerweizens" sich nach dreijähriger Akklimatisation in Norwegen unter dem Einfluss der dortigen längeren
Sommertage schon nach 75—80 Tagen zu reifen Pflanzen entwickeln, und zwar dass sie einige Generationen
hindurch diese Eigenschaft, frühzeitig zu reifen, behalten, auch wenn sie wieder in Deutschland ausgesät werden.

Sicher ist, dass Verstümmelungen und Vernarbungen, die während des
individuellen Lebens erworben wurden, auf die Nachkommen nicht vererbt werden
können.

Man darf sich also nicht vorstellen, dass z. B. die Appendix vermiformis des menschlichen Blind=
darmes nach einigen Generationen nie mehr bei solchen Individuen gebildet werden sollte, bei deren Vor=
fahren sie operativ entfernt wurde. Eher würde die Appendix verschwinden, wenn gar keine
Appendixoperationen gemacht wurden und wenn alle mit Appendix versehenen Menschen
an Appendicitis starben, so dass nur solche Individuen, denen die Appendix vom Embryonalleben
an fehlt, sich fortpflanzen dürften.

---

[1]) DARWIN selbst betrachtete die Vererbung erworbener Eigenschaften als die Regel, Nichtvererbung
als die Ausnahme.

Über die Vererbung von abnormen Eigenschaften und von Krankheiten[1]).

Nicht selten werden die Ausdrücke vererbte Krankheiten und angeborene Krankheiten als gleichbedeutend gebraucht und beide dem Ausdruck erworbene Krankheiten gegenüber gestellt. Dies aber mit Unrecht! Denn obwohl alle vererbte Krankheiten selbstverständlich auch angeboren sein müssen, ist das Umgekehrte gar nicht der Fall. Es gibt nämlich auch intrauterin erworbene Krankheiten.

Nach ORTH (1904) sind alle Eigenschaften, welche ein Nachkomme post conceptionem von seinen Eltern erhält, **erworben,** nicht ererbt.

Vererbte Abnormitäten haben ihre Ursache in einem abnormen (morphologischen oder chemischen) Bau des Keimplasmas der beiden — das neue Individuum bildenden — Geschlechtszellen (bezw. der einen von diesen).

Erworbene Abnormitäten haben ihre Ursache in schädlichen Momenten (Ernährungsstörungen, mechanische und chemische Schädlichkeiten und Infektionen), welche das neue Individuum nach der Konzeption treffen.

Wir unterscheiden also:

1. Vererbte Abnormitäten

und 2. Erworbene Abnormitäten { a) Intrauterin erworbene } Angeborene Abnormitäten
{ b) Extrauterin „

Unter Abnormitäten verstehe ich hier abnorme körperliche oder seelische Eigenschaften, einschliesslich Krankheitsanlagen.

Dagegen habe ich mit Absicht nicht den Ausdruck „vererbte Krankheiten" gebraucht. Denn wenn wir die Vererbung im engeren Sinne des Wortes fassen, gibt es vielleicht überhaupt keine vererbte Krankheiten. Nur die Krankheitsanlagen können unter Umständen erblich sein, die Krankheiten selbst sind es aber im allgemeinen nicht.

Nur in denjenigen Fällen, wenn z. B. Syphilis- oder Tuberkelbakterien, im Spermium oder Ei eingeschlossen (oder an demselben adhärent), von Vater oder Mutter auf das neue Individuum übergehen (sogenannte germinale Infektion), würde man von wahren hereditären Krankheiten sprechen können.

Nach ORTH (1904) handelt es sich aber hier nur um eine Pseudoheredität.

Wichtig ist — bei der Beurteilung dieser Fragen — die drei Begriffe Krankheit, Krankheitsursache (= Erreger) und Krankheitsanlage (= Disposition) streng auseinander zu halten.

Wenn einem Individuum die Disposition für eine Krankheit fehlt, kann es die Krankheitsursache haben ohne dafür die Krankheit zu bekommen. So z. B. kann bekanntlich ein Mensch virulente Diphtheriebazillen in seiner Mundhöhle tragen, ohne die Krankheit Diphtherie zu haben.

Worin besteht aber die Krankheitsdisposition?

Um diese Frage zu beantworten, müssen wir zuerst auf die Tatsache hinweisen, dass jeder Mensch und wohl auch jedes Tier in seinem Körper mehrere regulatorische Einrichtungen besitzt, welche als Schutzmittel gegen die Krankheitserreger wirken.

Bei verschiedenen Tierarten sind diese Schutzeinrichtungen gegen eine gewisse Krankheit oft sehr verschieden stark ausgebildet. So z. B. haben Hunde und Ziegen so starke Schutz-

---

[1]) Dieses Kapitel stellt grösstenteils ein Referat dar aus SENATOR und KAMINER: Krankheiten und Ehe. München, 1904.

vorrichtungen gegen Tuberkulose, dass sie von dieser Krankheit nie betroffen werden. Sie sind, wie wir sagen, gegen Tuberkulose immun. Dagegen sind die Schutzvorrichtungen gegen dieselbe Krankheit bei anderen Tieren z. B. beim Meerschweinchen normalerweise so schwach ausgebildet, dass diese Tiere sofort tuberkulös werden, auch wenn sie nur mit kleinen Mengen Tuberkelbazillen infiziert werden.

In ähnlicher Weise sind verschiedene Menschenrassen und verschiedene Individuen derselben Rasse mit verschieden starken Schutzvorrichtungen gegen Krankheitserreger aus= gerüstet. Es versteht sich daraus leicht, dass gewisse Individuen gegen eine ge= wisse Krankheit, auch bei starken Infektionen, sehr widerstandsfähig sind, während andere für dieselbe Krankheit Disposition haben, d. h. sie be= kommen leicht diese Krankheit, wenn sie nur mit den betreffenden Bakterien infiziert werden.

Die Disposition für eine Krankheit besteht also in einer mangelhaften Aus= bildung der Schutzvorrichtungen gegen die Erreger dieser Krankheit.

Die schwache bezw. starke Ausbildung dieser Schutzvorrichtungen hängt aber von dem feineren Bau des betreffenden Individuums ab. Da nun wiederum der Körperbau eines Individuums von dem Bau der dasselbe bildenden Geschlechtszellen zum grossen Teil abhängig ist, so versteht sich leicht, dass eine Krankheitsdisposition vererbt sein kann.

Andererseits kann aber eine Krankheitsdisposition **auch erworben** sein. So z. B. kann ein ursprünglich gegen Tuberkulose widerstandsfähiger Mensch durch ungeeignete Lebensweise (z. B. Stein= hauer=Arbeit) oder durch gewisse Krankheiten (z. B. Diabetes) Disposition für Tuberkulose bekommen.

Von Interesse ist, dass die Disposition für eine gewisse Krankheit nicht nur bei verschiedenen Individuen, sondern auch bei einem und demselben Indivi= duum zu verschiedenen Zeiten verschieden stark sein kann. Daraus erklärt sich die Tatsache, dass tuberkulös veranlagte Individuen, wenn sie die Kinder= und Jugend= jahre passieren können, ohne der betreffenden Krankheit zu unterliegen, später keine Dis= position mehr dafür zeigen.

Erbliche Krankheitsanlagen.

Die Disposition für Stoffwechselkrankheiten und Blutkrankheiten ist unserer Erfahrung nach mehr oder weniger erblich.

So hat man bei Gichtkranken in 43—60% und bei Diabeteskranken in ca. 25% erbliche Anlagen konstatieren können (vgl. SENATOR, 1904). In Zusammenhang mit diesen Krankheitsanlagen tritt auch die Disposition für Nierenstein (RICHTER, 1904) und Blasenstein erblich auf. Auch für Fettsucht (Adipositas) ist die Disposition erb= lich. (Übermässige Fettleibigkeit führt aber oft zu Sterilität.)

Für Myxödem und Akromegalie scheint ebenfalls erbliche Disposition vor= kommen zu können.

Nicht selten konstatiert man erbliche Disposition für konstitutionelle An= ämie und hämorrhagische Diathese.

Für die Bluterkrankheit (Hämophilie) hat man eine interessante Form der Vererbung gefunden: Die Vererbung der Krankheitsanlage wird fast ausschliess= lich durch Frauen vermittelt, und dieses, obwohl die Frauen nur selten selbst von der Krankheit befallen werden. In Bluterfamilien sind also im allgemeinen nur die Männer Bluter, die Frauen haben nicht Hämophilie, übertragen aber leicht die Disposition dazu auf ihre Kinder. Männliche Bluter scheinen dagegen im allgemeinen nicht die Krankheitsanlage auf ihre Nachkommen zu übertragen.

In der oben erwähnten Form ist die Disposition für Hämophilie stark erblich.

Auch für Leukämie soll man erbliche Disposition beobachtet haben (vgl. Rosin, 1904).

Nach v. Leyden und Wolff (1904) lehrt die Erfahrung, dass es eine erbliche Dis= position sowohl zum Gelenkrheumatismus wie zur Arteriosklerose gibt. Da nun diese Krankheiten wohl die häufigsten Ursachen für Endocarditis darstellen, so erklärt sich daraus das gehäufte Auftreten von (nicht kongenitalen) Herzfehlern in gewissen Familien.

Die meisten kongenitalen Herzfehler sind, wie Missbildungen überhaupt, wahr= scheinlich direkt erblich. Dass sie trotzdem nur selten direkt vererbt werden, hängt wohl nur davon ab, dass von den kongenital Herzkranken nur eine verschwindend kleine Anzahl das fortpflanzungsfähige Alter erreichen.

Dass verschiedene Individuen eine verschieden starke Disposition für sowohl akute wie chronische Infektionskrankheiten zeigen, ist allbekannt. In gewissen Fällen hat man auch die Erblichkeit dieser Disposition nachweisen können. So z. B. nimmt man nunmehr allgemein an, dass die vererbte Disposition für Lungen=Tuberkulose auf die Nachkommen weiter vererbt wird. Dagegen sind die Ansichten darüber streitig, ob auch eine **erworbene** Disposition für Tuberkulose vererbt werden kann.

Bekanntlich kommt die Tuberkulose häufig kontinuierlich in mehreren Generationen derselben Familie vor. Diese Tatsache ist aber nicht nur durch eine erbliche Disposition für diese Krankheit zu erklären, sondern auch dadurch, dass in tuberkulösen Familien die Möglichkeit der Infektion besonders gross ist.

Die Infektion der Kinder tuberkulöser Eltern findet meistens postembryonal statt. Nur in seltenen Fällen scheint eine placentare Infektion[2]) (vgl. Kaminer, 1904) und wohl noch seltener eine germinale Infektion[1]) vorzukommen.

In ähnlicher Weise kann auch die Übertragung der Syphilis=Spirillen entweder
    1. durch germinale[1]) Infektion,
    2. durch placentare[2]) Infektion, oder
    3. durch postembryonale Infektion stattfinden.

Von grossem Interesse ist, dass die Kinder hereditär syphilitischer Eltern von diesen wahrscheinlich nicht Syphilis bekommen. Noch sicherer ist, dass sie von diesen keine Disposition für Syphilis erben. Ganz umgekehrt erben sie eine mehr oder weniger stark ausgesprochene Immunität gegen Syphilis. Dasselbe ist der Fall mit Kindern, deren Eltern erworbene, aber (zur Zeit der betreffenden Zeugung) geheilte Syphilis hatten, oder mit Kindern, welche der Syphilisinfektion entgehen, obgleich die Mutter schon während der betreffenden Gravidität syphilitisch war.

Diese relative Syphilis=Immunität scheint in den nächstfolgenden Generationen erblich zu sein. So erklärt man die Tatsache, dass Syphilis in Ländern, in denen sie endemisch ist, wesentlich milder verläuft als in bisher syphilisfreien Ländern (vgl. Leder= mann, 1904).

---

[1]) Entweder durch das Spermium (spermatische Infektion) oder durch das Ei (ovuläre Infektion).
[2]) Scheint nur dann vorzukommen, wenn die Placenta krankhaft verändert ist.

Für gewisse Hautkrankheiten (Ichthyosis, Psoriasis, vielleicht Lepra und Lupus) scheint eine erbliche Disposition vorzukommen. Sehr ausgesprochen ist die Erblichkeit von **Ichthyosis,** obgleich sie oft in mehreren Generationen latent bleibt.

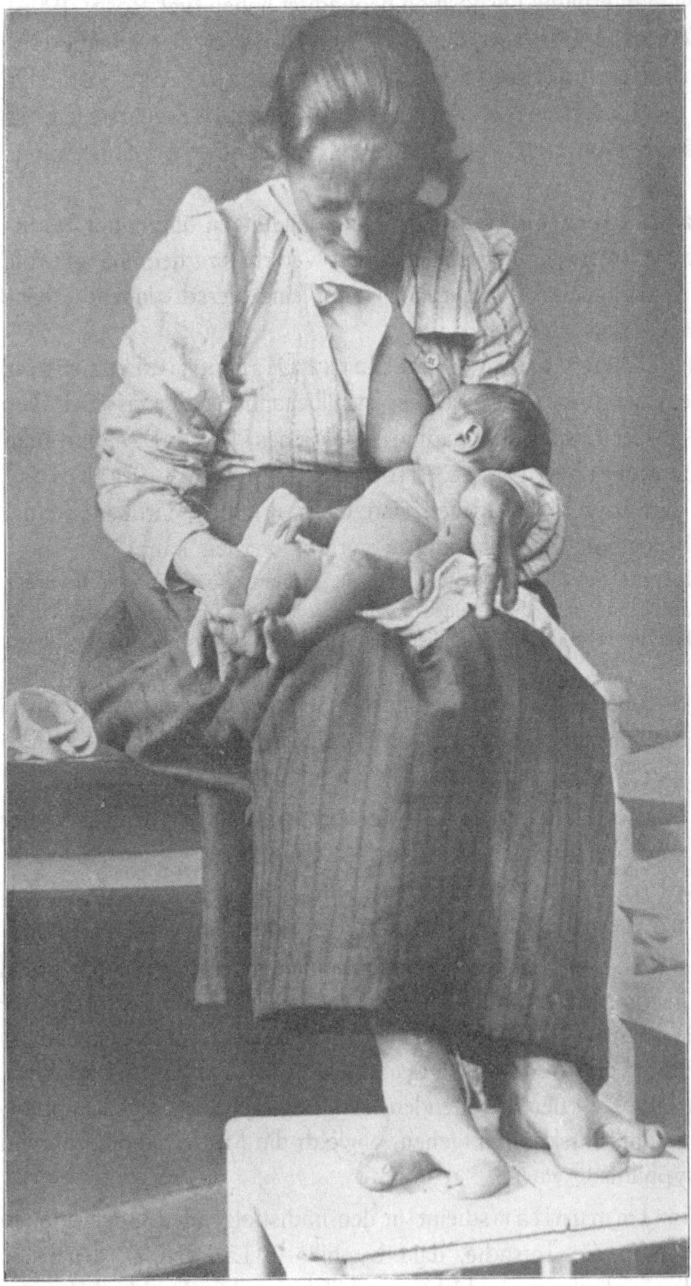

Auch für gewisse Geschwulstbildungen hat man eine erbliche Disposition gefunden. Dies scheint der Fall mit dem Karzinom und noch mehr mit dem Uterusmyom zu sein. — Dagegen findet man relativ selten eine hereditäre Veranlagung zu Eierstocks-Geschwülsten (vgl. BLUMREICH, 1904).

Viele, ja vielleicht die meisten angeborenen Missbildungen und Anomalien sind ausgesprochen erblich, (vgl. Fig. 20) und zwar sowohl Hemmungs-Missbildungen wie andere. Sehr erblich sind z. B. Hypospadie, Poly- und Syndactylie und die angeborene Hüftgelenksluxation (HOFFA, 1904).

Auch für Skoliose hat man nicht selten (in etwa 25% der untersuchten Fälle) eine ererbte Disposition[1] konstatieren können (HOFFA, 1904).

Viele Missbildungen und Anomalien der Augen sind mehr oder weniger stark erblich: so

Fig. 20.
Erbliche Extremitätmissbildungen. Mutter und Kind mit Spaltfüssen und 2fingerigen Händen. — Unter den 6 Kindern dieser Frau waren nur 2 normal. 4 zeigten ähnliche Missbildungen entweder an den Händen oder an den Füssen oder beides. Der Vater der Kinder war normal.

[1] Schlaffe Wirbelligamente und schwach entwickelte Rückenmuskeln.

totaler Irismangel, partieller Irismangel (Kolobom), Ectopia lentis, Mikrophthalmus, An=
ophthalmus, Albinismus, Ptosis, Epicanthus, angeborene Nachtblindheit, totale und partielle
Farbenblindheit, Nystagmus congenitus, Hydrophthalmus congenitus, Glaukom und Katarakt.

Für Myopie hat man in 48—65% und für Retinitis pigmentosa in etwa
50% der untersuchten Fälle eine ererbte Disposition feststellen können. Auch für pro=
gressive Sehnervenatrophie, Netzhautgliom und amaurotische familiäre Idiotie hat man
erbliche Disposition beobachtet (vgl. Abelsdorff, 1904).

Von Interesse ist, dass die totale Farbenblindheit etwa doppelt und die
partielle Farbenblindheit etwa zehnmal so häufig bei Männern als bei Weibern
beobachtet worden ist. Die Vererbung dieser Anomalien findet nämlich meistens nach dem
„Vererbungsgesetz der Hämophilie" (vgl. oben, S. 60) statt.

Gewisse Formen der Taubstummheit, welche ihre Ursachen in angeborenen
Missbildungen des inneren Ohres haben, sind offenbar stark erblich.

Für viele sogenannte „Nervenkrankheiten" (Neurasthenie, Hysterie, Hemi=
kranie, Morbus Basedowi) und für einige Konstitutionskrankheiten, welche in
gewisser Beziehung zu Krankheiten des Nervensystems stehen (wie Diabetes und
Arthritis nodosa, Myxödem und Morbus Addisoni), hat man eine mehr oder weniger
ausgesprochene Erblichkeit feststellen können.

Stark erblich ist die Disposition für Idiotie, Epilepsie und gewisse Geistes=
krankheiten.

Die Vererbung der Geisteskrankheiten kann entweder gleichartig, wenn eine
Disposition zu derselben Form geistiger Störung vererbt wird, oder ungleichartig
(polymorph), wenn bei den Kindern andere Formen von Geisteskrankheiten als
bei den Eltern auftreten.

Der väterliche Einfluss auf die Übertragung der erblichen Disposition für
Geisteskrankheiten soll geringer als der mütterliche sein (Esquirol, E. Mendel u. a.),
und zwar soll die Tochter einer geisteskranken Mutter „die grösste Anwartschaft auf
eine Geisteskrankheit" haben (E. Mendel, 1904).

Transformierte Erblichkeit. Die Kinder geisteskranker Eltern
zeigen nicht selten Disposition zu Neurosen oder zu solchen Allgemeinerkran=
kungen, welche mit einer Erkrankung des Nervensystems in Zusammenhang stehen. Um=
gekehrt können solche Krankheiten (Hysterie, Hemikranie, Epilepsie, Diabetes, Arthritis
nodosa etc.) der Eltern zu einer Disposition der Kinder für Geisteskrankheiten führen.

Solche Krankheiten müssen also nebst Geisteskrankheiten und Idiotie (und vielleicht
Alkoholismus) der Vorfahren in Betracht gezogen werden, wenn man nach der erb=
lichen Belastung eines Geisteskranken sucht.

Wenn beide Eltern geisteskrank sind oder eines derselben geisteskrank, das
andere aber an einer solchen erblichen Krankheit des Nervensystems leidend ist, so kommt
es oft zu einer kumulativen Vererbung, welche schwere Formen angeborener oder
sich in der Pubertätszeit entwickelnder Psychosen erzeugt (Mendel, 1904).

Eine solche kumulative Vererbung findet besonders leicht bei **Verwandtenehen** statt.

Zwar scheint die Blutsverwandtschaft der Eltern an sich keine eigen=
artige oder schädliche Folgen für die Kinder zu haben, sondern „die Eigen=
schaften und Krankheiten der Nachkommen blutsverwandter Eltern erklären sich nur aus

den auch sonst gültigen Tatsachen der Vererbung" (FEER, 1907). So wissen wir, dass auch fortgesetzte enge Inzucht beim Menschen ohne Schaden für die Nachkommen bleiben kann, wenn die betreffenden Individuen keine erbliche Krankheitsanlagen haben, und wenn ihre Lebensbedingungen [1] gut und natürlich sind.

Da aber heutzutage wohl die meisten zivilisierten Menschen mehr oder weniger zahlreiche Krankheitsanlagen besitzen, auch wenn diese oft latent bleiben, so ist b e i j e d e r   V e r w a n d t e n e h e   z u   b e f ü r c h t e n ,   d a s s   e i n e   S u m m i e r u n g   u n d   P o t e n = z i e r u n g   ä h n l i c h e r   e r b l i c h e n   K r a n k h e i t s a n l a g e n   s t a t t f i n d e n   k a n n , welche dann bei den Nachkommen stark hervortretend werden.

Gewisse erbliche Degenerationskrankheiten (Retinitis pigmentosa, angeborene Taub= stummheit und wohl auch Idiotie) treten besonders häufig bei den Kindern konsanguiner Eltern auf [2]).

„M o r a l i s c h e   K r a n k h e i t ."   Die Anlage zu Handlungen, die wir s c h l e c h t nennen, wohnt mehr oder weniger a l l e n Menschen inne (RIBBERT, 1902). Bis zu einem gewissen Grade sind also solche schlechte Anlagen als normal zu betrachten. Durch g u t e   E r z i e h u n g   und g u t e   B e i s p i e l e können diese normalen schlechten An= lagen unterdrückt werden.

Bei gewissen Individuen ist aber die Neigung zu schlechten Handlungen so gross, dass sie fast jeder Versuchung dazu nachgeben. Es sind dies v e r b r e c h e r i s c h e N a t u r e n , Menschen mit ausgeprägter moralischer Krankheit.

Solche abnorm starke Anlagen zu schlechten Handlungen können erblich sein.

Man darf nun aber nicht glauben, dass a l l e Kinder verbrecherischer Eltern selbst Verbrecher werden, wenn dies auch öfters (infolge sowohl von der Erblichkeit wie von dem schlechten Beispiel) der Fall ist.

Denn gleich wie die ererbte Anlage zu einer körperlichen Krankheit, wenn der betreffende Krankheitserreger nicht vorhanden war, zu keiner Krankheit Anlass geben konnte, so kann eine verbrecherische Natur, w e n n   a u s l ö s e n d e   M o m e n t e   f e h l e n , l a t e n t   b l e i b e n .

Ausserdem liegt natürlich die Möglichkeit vor, dass die schlechten Anlagen der Eltern auf das betreffende Kind gar nicht vererbt werden.

Die Handlungen eines Menschen hängen also ab:
1. v o n   e r e r b t e n   A n l a g e n   und
2. v o n   a u s l ö s e n d e n   M o m e n t e n .

Von den ererbten Anlagen eines Kindes können die guten durch gutes Beispiel und vor allem durch beständige Übung erheblich gekräftigt werden, in ähnlicher Weise wie ein Muskel durch Übung stärker wird.

Die schlechten Anlagen eines Normalkindes können dagegen durch Fernhaltung schlechter Beispiele und durch konsequente, individuell angepasste Bestrafung der Fehltritte unterdrückt werden.

---

[1]) Als schlechte Lebensbedingungen, welche für die werdenden Nachkommen nachteilig sein können, sind allgemein d e g e n e r i e r e n d e   E i n f l ü s s e hervorzuheben, „schlechte ökonomische, unhygienische Lage, einseitige geistige Tätigkeit, welche die Harmonie zwischen Körper und Seele stören" etc. (FEER, 1907).

[2]) FEER (1907) erklärt diese Tatsache durch die Annahme, dass die betreffenden Krankheitsanlagen sich nur dann bei den Nachkommen geltend machen können, wenn sie bei b e i d e n Eltern vorhanden waren, was natürlich leichter bei verwandten als bei nicht verwandten Eltern eintrifft.

II.

Blastogenie oder primitive Embryonalentwicklung.

Eifurchung.

Unter diesem Namen bezeichnet man die unmittelbar nach der Befruchtung folgenden Mitosen des Spermoviums, durch welche dieses in ein Klümpchen kleinerer Zellen zerlegt wird.

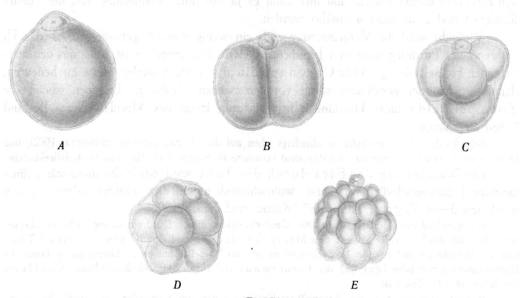

Fig. 21.

Rekonstruktion der Furchungszellen der Maus. $\frac{500}{1}$. Nach SOBOTTA (1895). Die doppelte Kontur bedeutet die Zona pellucida, die mit ✕ bezeichneten Zellen die Polzellen. *A* befruchtetes Tubar=Ei zur Zeit der Vorkerne (Spermiumkern und Eikern), *B* die beiden ersten Furchungszellen; *C* 4 Furchungszellen; *D* Stadium der 8 Furchungszellen; *E* Morula=Stadium. (Die Zona pellucida ist jetzt zugrunde gegangen.)

Der Name „Furchung" stammt von der Zeit her, wo man noch nichts von Zellen und Zell= teilungen wusste und nur die an der Ei=Oberfläche auftretenden, bei gewissen grösseren Eiern makro= skopisch sichtbaren Furchen (zwischen den Zellen) beobachtet hatte.

Über den Verlauf des Furchungsprozesses, speziell beim Menschen, wissen wir noch gar nichts. Aller Wahrscheinlichkeit nach findet er aber in hauptsächlich derselben Weise statt, wie bei den anderen höheren Säugetieren.

Die inneren Befruchtungsphaenomene finden, wie schon (S. 44) erwähnt, in der ersten Zellteilung oder Furchung ihren Abschluss.

Die durch diese Teilung aus dem Spermovium entstandenen beiden **Furchungszellen** oder Blastomeren (Fig. 21 *B*) wachsen nicht, wie gewöhnliche Tochterzellen, ehe sie sich weiter teilen, zu der Grösse der Mutterzelle an, sondern teilen sich nach unbedeutender Vergrösserung mitotisch in je zwei Tochterzellen. Aus den so gebildeten 4 Furchungszellen entstehen durch wiederholte Mitosen (ebenfalls ohne dazwischenliegende ausgeprägte Wachstumsperioden) 8, 16, 32 etc. immer kleinere Furchungszellen, die ein kompaktes, maulbeerähnliches ZellKlümpchen, die sogenannte Morula, (Fig. 21 *E*) bilden.

Durch diese Furchungen wird also die Zellengrösse allmählich von der Riesengrösse des Spermoviums etwa zu der Normalgrösse der menschlichen Zellen im allgemeinen heruntergebracht.

Die nächste Ursache dazu, dass zwischen den Eifurchungen keine bedeutenderen Wachstumsperioden auftreten, ist wohl darin zu suchen, dass das Ei während dieser Periode von aussen her nur sehr wenig Nahrung bekommt.

Seine Furchung macht nämlich das Ei ganz oder teilweise durch, während es den Eileiter durchwandert, und hier kann es ja nur unter Vermittlung von der Tubarflüssigkeit und zwar spärlich ernährt werden.

Vielleicht wird die Vergrösserung auch ein wenig dadurch gehindert, dass das Ei während der Furchung noch von hemmenden Eihüllen umgeben ist. Die aus den festsitzenden Follikelzellen gebildete Corona radiata hat wohl hierbei nichts zu bedeuten, denn sie schwindet gewöhnlich schon vor der zweiten Furchung. Dagegen scheint die Zona pellucida unter Umständen fast bis zum Ende des Morulastadiums Bestand haben zu können.

Beim Ei der Maus schwindet sie allerdings schon auf dem 8Zellenstadium (SOBOTTA, 1902), und beim Ei des Macacus (eines niederen Primaten) vermisste sie SELENKA (1903) schon im 4Zellenstadium.

Die Wanderung des Eies durch die Tube wird durch die uterinwärts flimmernden Tubarepithelzellen veranlasst, wahrscheinlich nimmt diese Durchwanderung „zum mindesten 3—4 Tage in Anspruch" (KEIBEL und ELZE, 1908).

Bei verschiedenen Tierarten kann die Geschwindigkeit dieser Durchwanderung recht verschieden sein. So langt das Ei bei der Maus, dem Meerschweinchen und dem Kaninchen etwa 3 Tage nach der Befruchtung und zwar im 16Zellenstadium oder im 32Zellenstadium im Uterus an, während die Durchwanderungszeit beim Igel und der Fledermaus viel kürzer (im 2Zellenstadium), beim Hund viel länger (8—10 Tage) ist.

Wahrscheinlich ist, dass die obenerwähnte Ernährung des sich furchenden Eies durch die Tubarflüssigkeit nicht immer gleichmässig vor sich geht, denn man findet oft, dass einige Furchungszellen sich schneller vergrössern und teilen, während andere gleichzeitig gebildete Furchungszellen in ihrer Entwicklung nachkommen. Daraus erklärt sich die Tatsache, dass man im Lauf der Furchung nicht immer die regelmässigen Zahlen 2, 4, 8 etc., sondern unter Umständen 3, 6, 12, manchmal auch 7, 9, 10 etc. finden kann.

Die beschriebene Ernährung des sich furchenden Eies in der Tube kann nicht beträchtlich sein, denn die in den Uterus hineingelangte Morula ist nur unbedeutend grösser als das unbefruchtete Reifei (etwa 0,2—0,3 mm).

In die Uterushöhle hineingelangt, frisst sich das menschliche Ei, wahrscheinlich in derselben Weise wie Graf SPEE es beim Meerschweinchen beschrieben hat (Fig. 22), in die Uterusschleimhaut ein (Fig. 24).

Entstehung der Keimblätter.

Sobald die Morula sich in der Uterusschleimhaut eingenistet hat, bekommt sie reichlichere Nahrung und fängt dann an, schneller zu wachsen.

Die peripheren Zellen der Morula bilden sich zu sogenannten Tropho=blastzellen aus, welche die Fähigkeit besitzen, das nächstliegende mütterliche Gewebe zu zerstören und zu resorbieren. Auf Kosten dieses Gewebes vergrössert sich nun die Morula und zwar besonders die Trophoblastzellenschicht.

Gleichzeitig wird nach Strahl und Beneke (1910) an mehreren Stellen innerhalb der Morula Flüssigkeit ausgeschieden, so dass die Zellen auseinander weichen müssen, und die Morula mehrere kleine Höhlungen, sogenannte Furchungshöhlen (Fig. 23 B) bekommt.

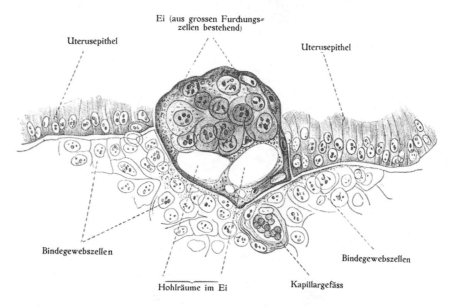

Fig. 22.
Implantation des Meerschweincheneies in die Uterusschleimhaut.
Nach Graf Spee, aus Bumm, Grundriss d. Geburtshülfe.

An einer Seite bleibt die Morula kompakt, den sogenannten Embryonalknoten bildend.

Der Embryonalknoten differenziert sich bald in zwei Zellenkomplexe, einen Ekto=blastknoten (Fig. 23 C, grau), der die Verbindung mit der Trophoblastschicht noch eine Zeitlang behält, und einen Entoblastknoten (Fig. 23 C, grün), der zentral vom Ektoblastknoten liegt.

In dem Inneren dieser beiden Knoten entstehen bald durch Dehiszenz je eine Höhlung. Die beiden Knoten wandeln sich also in Bläschen um (Fig. 23 D).

Die Höhlung des Ektoblastbläschens wird Markamnionhöhle (oder Amnionhöhle), diejenige des Entoblastbläschens Urdarmhöhle (oder Dotterhöhle) genannt.

Die zwischen diesen beiden Höhlungen liegende Zellmasse, welche aus sowohl Ekto= wie Entoblast besteht, stellt die primitive Embryonalanlage dar.

5*

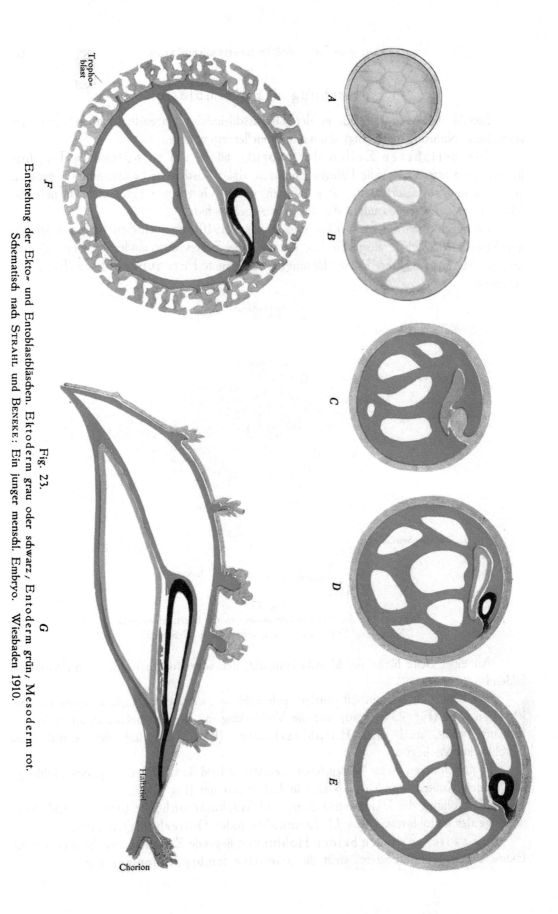

Fig. 23.

Entstehung der Ekto= und Entoblastbläschen. Ektoderm grau oder schwarz; Entoderm grün; Mesoderm rot.
Schematisch nach STRAHL und BENEKE: Ein junger menschl. Embryo. Wiesbaden 1910.

Etwa gleichzeitig mit der Entstehung von Ekto= und Entoblastknoten differenziert sich die übrige innere (die Furchungshöhlen umschliessende) Zellmasse in lockeres Gewebe, das sogenannte primäre Mesoblast (Fig. 23 C—G, rot).

Indem die im Mesoblast liegenden Furchungshöhlen immer grösser werden, gehen ihre Zwischenwände allmählich zugrunde. Aus den zahlreichen kleinen Furchungshöhlen wird hierbei zuletzt eine einheitliche, relativ grosse Höhle, die wir ausserembryo=nales Cölom oder Exocölom nennen. Die Morula hat sich in eine Blase, die Blastula, umgewandelt.

Bei der Entstehung des Exocöloms wird das Entoblastbläschen mit dem dasselbe bekleidende Mesoblast von der Blastulawand frei. Mit dieser bleibt dagegen das Ekto=blastbläschen in Verbindung, und zwar anfangs sowohl durch einen Ektoblaststiel (Fig. 23, schwarz), den sogenannten Amniongang, wie durch das diesen umgebende Mesoblast.

Zu dem Ektoblast im weiteren Sinne ist auch das Trophoblast zu rechnen.

Ektoblast, Entoblast und Mesoblast werden auch und zwar gewöhnlicher Ektoderm, Entoderm und Mesoderm benannt. Sie stellen die 3 sog. Keim=blätter des sich entwickelnden Eies dar.

Das Mesoderm füllt die Zwischenräume zwischen den übrigen Keimblättern aus. Man findet es sogar zwischen dem Trophoblast und dem Ektoblastbläschen, sobald diese sich von jenem durch Zugrundegehen des (beim Menschen) soliden Ammionganges los=gemacht hat (vgl. Fig. 25 A).

Bei der Ausbildung des Exocöloms wird das Mesoderm gesondert, 1. in ein peripheres Blatt, das die Innenseite des Trophoblasts auskleidet, und 2. in eine zentrale Masse, die eine gemeinsame Hülle sowohl um Ektoblastbläschen wie Entoblastbläschen bildet.

Diese Sonderung tritt indessen, wie schon angedeutet, nicht ringsum auf, sondern die betreffende Hülle bleibt an einer Stelle mit dem peripheren Mesodermblatt in Verbindung.

Die betreffende Verbindung ist ursprünglich breit, wird aber bei fortgesetztem Vor=dringen des Exocöloms immer schmäler, so dass das Ektoblastbläschen vom Trophoblast grösstenteils frei wird. Zuletzt wird auf diese Weise die betreffende Mesodermver=bindung auf einen Haftstiel (Fig. 25, Bauchstiel) reduziert, der die Embryonalanlage und zwar das werdende hintere Embryonalende mit dem Trophoblast verbindet.

Entstehung der Eihäute.

Die Trophoblastschicht bildet zusammen mit dem ihre Innenseite austapezierenden Mesodermblatt die äussere Eihaut, das sog. Chorion oder Zottenhaut (weil sie später an ihrer Aussenseite Zotten bekommt) (Fig. 25).

Im Bereiche der Embryonalanlage wachsen die Ektodermzellen in die Höhe, während sie in den übrigen Wandpartien des Ektodermbläschens niedrig werden. Diese dünne Wandpartie des Ektodermbläschens stellt zusammen mit ihrer dünnen mesodermalen Be=kleidung die Anlage der inneren Eihaut, des sog. Amnion (oder Schafhaut) [1] dar. (Fig. 25 A).

---

[1] So benannt, weil sie im Altertum zuerst beim Opfern trächtiger Schafe erkannt wurde.

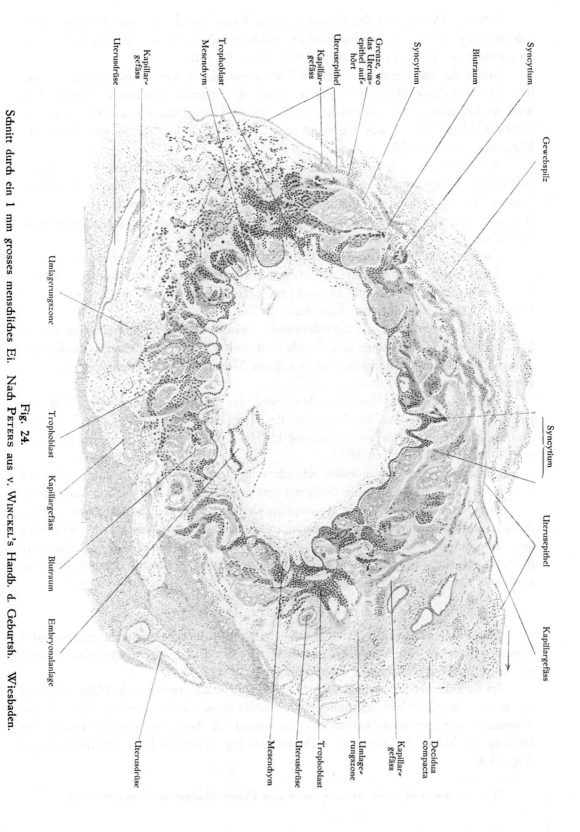

Fig. 24.

Schnitt durch ein 1 mm grosses menschliches Ei. Nach PETERS aus v. WINCKEL's Handb. d. Geburtsh. Wiesbaden.

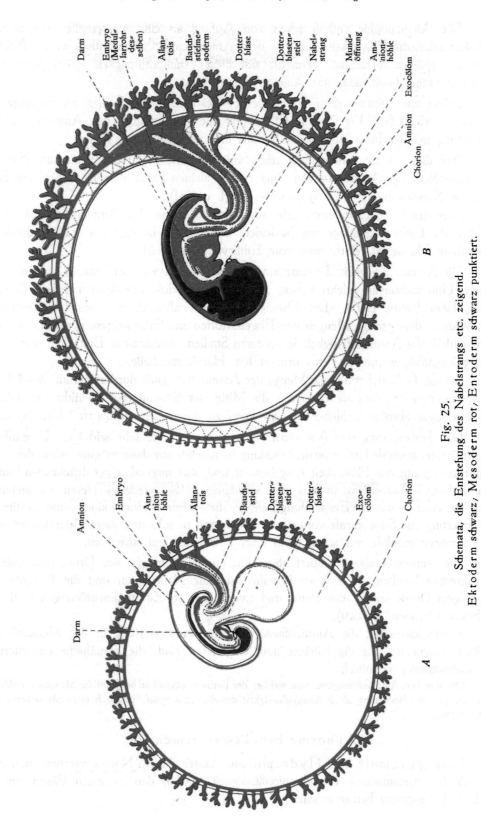

Fig. 25.
Schemata, die Entstehung des Nabelstrangs etc. zeigend.
Ektoderm schwarz, Mesoderm rot, Entoderm schwarz punktiert.

Die Amnionhöhle enthält schon von Anfang an eine wasserhelle oder schwach gelbliche alkalische Flüssigkeit, die von dem Amnionepithel abgesondert wird. Anfangs nur sehr spärlich vorhanden, vermehrt sich diese Amnionflüssigkeit später beträchtlich, Hand in Hand damit, dass das Amnion grösser wird.

Indem nun zunächst diese Vergrösserung des Amnions schneller als diejenige des Chorions erfolgt (vgl. Fig. 25 A u. B), kommt die Aussenfläche des Amnions bald in Berührung mit der Innenfläche des Chorions und verschmilzt mit dieser.

Auf diese Weise verschwindet schon am Ende des 2. Embryonalmonats (STRAHL) das Exocölom mit Ausnahme von einer relativ kleinen Partie desselben, die eine Zeit= lang im Nabelstrang (Fig. 26 B) persistiert (vgl. unten!).

Aus dem hier Erwähnten geht schon hervor, dass das Amnion in frühzeitigen Stadien die Embryonalanlage eng bekleidet, während es in späteren Stadien durch die reichlichere Flüssigkeit relativ weit vom Embryo getrennt ist.

Die Amnionflüssigkeit, Liquor amnii, auch Fruchtwasser benannt, entsteht, wie neuere Untersuchungen gelehrt haben, als Sekretionsprodukt des Amnionepithels (MANDL 1905, 1906, BONDI, 1905). Die Flüssigkeit reagiert alkalisch und besteht grösstenteils aus Wasser, dem geringe Mengen von Eiweissstoffen und Salze beigemengt sind. Ausser= dem enthält die Amnionflüssigkeit in späteren Stadien abgestossene Epithelien und Haare und gelegentlich, wenn der Fetus uriniert hat, Harnbestandteile.

Bei der Geburt beträgt die Menge der Amnionflüssigkeit durchschnittlich $\frac{1}{2}$—1 Liter. Bemerkenswert ist, dass sie etwa um die Mitte der Schwangerschaft nicht nur relativ, sondern sogar absolut reichlicher ist. Sie kann zu dieser Zeit oft bis zu 2 Liter betragen.

Die Bedeutung der Amnionflüssigkeit ist eine sehr wichtige. Eine allseits gleichmässige, normale Embryonalentwicklung ist nämlich nur dann möglich, wenn der junge Embryo ringsum von Flüssigkeit umgeben ist und also nirgends einer drückenden Unter= lage aufliegt. Ausserdem ist aus den Verhältnissen bei niederen Tieren anzunehmen, dass zu einer gewissen Entwicklungsperiode die normale Entwicklung eine bestimmte Orientierung zur Schwerkraft voraussetzt (SCHULTZE u. a.), und diese Orientierung wird dem Embryo möglich, nur wenn er in einer Flüssigkeit frei schwimmt.

Die Amnionflüssigkeit schützt aber nicht nur den Embryo vor Druck und anderen mechanischen Insulten, sondern sie bewahrt auch die Nabelschnur und die Placenta vor einseitigem Druck seitens des Fetus und „verhindert so Zirkulationsstörungen in diesen wichtigen Organen" (BUMM).

Ausserdem spielt die Amnionflüssigkeit eine wichtige Rolle in der Mechanik der Geburt, indem sie, ehe die Eihäute noch eingerissen sind, die allmähliche Erweiterung der Geburtswege vermittelt.

Ob aber der Amnionflüssigkeit, von welcher der Fetus zweifelsohne beträchtliche Mengen verschluckt, auch eine grössere Bedeutung als Nahrungsflüssigkeit desselben zukommt, ist noch nicht als sichergestellt zu betrachten.

Abnorme Fruchtwassermengen.

Polyhydramnie oder Hydramnion. Unter diesem Namen versteht man eine übermässige Ansammlung von Amnionflüssigkeit, die in den extremen Fällen bis zu 30 Liter (SCHNEIDER) betragen kann.

Die Ursache zu dieser Abnormität liegt am häufigsten in Kreislaufstörungen (venöse Stauungen). Diese können aber sowohl im Körper der Mutter wie im Eie selbst (im Embryo, im Nabelstrang oder in der Placenta) lokalisiert sein.

Das Hydramnion tritt meistens allmählich und zwar in der zweiten Hälfte der Schwangerschaft auf ("chronisches Hydramnion"). Dasselbe kann aber auch schnell (in wenigen Wochen) entstehen ("akutes Hydramnion"); es bildet sich dann gewöhnlich auch frühzeitiger (im 4.—6. Embryonalmonat) aus.

Dass eine allzu grosse Ansammlung von Amnionflüssigkeit die gravide Frau stark belästigen muss, ist leicht einzusehen. Sie führt auch oft zu Frühgeburten und leicht zu abnormen Geburtslagen und Nachblutungen.

Für die Entwicklung des Fetus hat wohl das Hydramnion an und für sich keine Bedeutung[1]. Da indessen die Ursachen des Hydramnion, wie erwähnt, manchmal in Abnormitäten des Eies selbst zu suchen sind, und andererseits, wenn sie an der mütter= lichen Seite liegen doch kaum den Fetus ganz unbeeinflusst lassen können, so erklärt sich leicht, dass die Prognose für die Kinder bei den stärkeren Graden von Hydramnion im allgemeinen schlecht ist.

Das "akute Hydramnion" kommt nicht selten bei eineiigen Zwillingen vor, und zwar gewöhnlich in der Weise, dass nur der eine Zwilling zu viel Amnionflüssigkeit bekommen hat, während der andere allzu wenig besitzt. Die Ursache hierzu liegt wohl in der Kommunikation der Nabelgefässe der beiden Zwillinge (vgl. unten!), welche Kom= munikation, wenn der eine Zwilling zu dem gemeinsamen Kreislaufgebiet einen be= quemeren arteriellen Zugang hat, die Folge haben muss, dass der erwähnte Zwilling seinem Bruder mehr Blut infundiert, als er zurückerhält, und also bald blut= und wasserarm wird.

Eine solche ungenügende Ansammlung von Amnionwasser, eine Oligohydramnie, kann indessen auch in einfachen Eiern und also aus anderen Gründen vorkommen.

Bei der Oligohydramnie bleibt das Amnion auch in späteren Entwicklungsstadien dem Embryo eng anliegend.

Selbstverständlich kann das Amnion unter diesen Verhältnissen den Embryo nicht mehr vor Druck schützen; ja, wenn der Embryo schneller als das Amnion wächst, übt sogar das Amnion selbst auf den Embryo Druck aus. Unter dem Einfluss dieses Druckes können mehr oder weniger ausgedehnte Verwachsungen zwischen Embryo und Amnion eintreten.

Es darf also nicht wundernehmen, dass Oligohydramnie und die damit kombi= nierte abnorme Enge des Amnions zu den wichtigsten Missbildungsursachen gehören.

Die Missbildungen, welche bei der allgemeinen Enge des Amnions zustande kommen, können die verschiedensten Körperteile betreffen. Sie sind im allgemeinen beträchtlicher, je früher die abnorme Amnionenge entstand. Unter Umständen kann diese sogar das Absterben der jungen Embryonalanlage (mit darauf folgenden Resorption derselben) veranlassen.

---

[1] Nur wenn die Polyhydramnie in frühester Embryonalzeit (z. B. in der 3. Embryonalwoche) ein= träte, wäre es zu denken, dass sie zu starken Missbildungen Anlass geben könnte, ja dass sie die ganze Embryonalanlage durch Druck vollständig vernichten könnte.

Um die weitere Ausbildung und die Relationen des Amnion begreiflich zu machen, müssen wir hier eine kurze Beschreibung über die

Entstehung des Nabels und des Nabelstranges

vorausschicken.

Schon oben (S. 67) wurde erwähnt, dass die zwischen der Markamnionhöhle und der Urdarmhöhle gelegene Gewebspartie die primitive Embryonalanlage darstellt. Dieselbe sieht zuerst wie eine längliche Platte aus, an deren peripheren Rändern das Amnion inseriert.

In der Folge erfährt aber die Embryonalplatte eine Umformung und zwar derart, dass sie nachher wie eine ventralwärts offene, längliche Blase aussieht.

Hand in Hand mit der Entstehung dieser Embryonalblase werden die Insertions=ränder des Amnions auf die Ventralseite der Embryonalanlage hin verschoben und einander (wenigstens relativ) näher gebracht (Fig. 25 A). Auf diese Weise entsteht aus dem

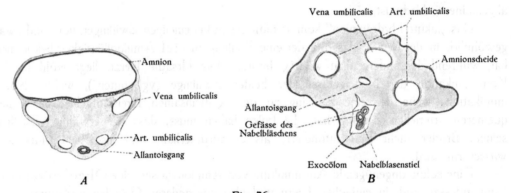

Fig. 26.

Querschnitte des Bauchstieles (A) und des neugebildeten Nabelstranges (B). $\frac{40}{1}$. Nach His bezw. Schultze aus v. Winckel's Handb. d. Geburtshülfe.

ursprünglich peripheren Rand der Embryonalplatte der Hautnabel. Unter diesem Namen verstehen wir also die Kommunikationsstelle der Embryonalblase mit dem Amnion.

Gleichzeitig mit der Ausbildung der Embryonalblase und des Hautnabels sondert sich die Entoblastblase in zwei Partien, nämlich:

1. eine intraembryonale Partie, die die entodermale Darmanlage darstellt, und
2. eine extraembryonale Partie, welche die Dotterblase bildet.

Darmanlage und Dotterblase bleiben indessen innerhalb des Hautnabels mit einander in Verbindung (Fig. 25 A).

Diese Verbindungsstelle, welche anfangs — besonders in der Längsrichtung der Embryonalanlage — relativ sehr weit ist, benennen wir Darmnabel.

Derselbe verkleinert sich bald, so dass er schon am Ende der 3. Embryonalwoche nur ein sehr kleines, kreisrundes Lumen besitzt.

Die anfangs sehr kurze Verbindung zwischen der Darmanlage und der Dotterblase beginnt schon Ende der 3. Embryonalwoche, stark in die Länge ausgezogen zu werden, sie bildet dann den sog. Dotterblasenstiel oder Dottergang (vgl. Fig. 25 A u. B).

Bei der Umbildung der Embryonalplatte in die Embryonalblase wird auch der

mesodermale Haftstiel, welcher das kaudale Ende der Embryonalplatte mit dem Chorion ver=
band (vgl. S. 69), auf die Bauchseite der Embryonalanlage verschoben (Fig. 25 A). Von
nun ab können wir also diesen Haftstiel mit dem von His sen. eingeführten Namen Bauch=
stiel bezeichnen.

In diesen Bauchstiel wächst nun sehr frühzeitig ein aus der hinteren Darmpartie
entstehendes Divertikel, die sog. Allantois[1]) oder der primitive Harnsack, hinein.
Die dieser Bildung folgenden Gefässe (Fig. 26 A) verzweigen sich in der mesodermalen
Partie des Chorion, mit welchem sie also die Embryonalgefässe in Verbindung setzen.

Die erwähnten, im Bauchstiel verlaufenden Allantoisgefässe oder, wie wir sie in
späteren Stadien benennen, Umbilikalgefässe, stellen die sehr bedeutungsvollen Ge=
fässe dar, welche den Placentarkreislauf vermitteln.

Andere Gefässe, welche dem Dotterblasenstiel folgen, verbinden die in der Dotter=
blasenwand verlaufenden Gefässe mit den Embryonalgefässen, sie vermitteln den bei
gewissen Tieren frühzeitiger entstehenden Dottersackkreislauf (Fig. 26 B).

Bauchstiel, Dotterblase und Dotterblasengang liegen ursprünglich frei in dem Exocölom.

Bei der starken Vergrösserung des Amnion verschwindet aber, wie schon erwähnt,
das Exocölom grösstenteils, und die oben erwähnten Bildungen werden entweder zwischen
verschiedenen Abteilungen des Amnion oder zwischen Amnion einerseits und Chorion
andererseits in lockerem Mesodermgewebe (Mesenchym) eingebettet (Fig. 25 B).

Hierbei entsteht aus dem Bauchstiel (mit seinem Inhalt) und dem Dotterblasengang,
welche beide von einer gemeinsamen Amnionscheide umgehüllt werden, der Nabel=
strang oder Nabelschnur (Funiculus umbilicalis).

Nur in der proximalen (d. h. dem Embryo nächstliegenden) Partie des Nabelstranges
bleibt eine Zeitlang ein Teil des Exocöloms bestehen (Fig. 26 B). Dieser Exocölomteil
bleibt mit dem intraembryonalen Cölom in Verbindung und stellt den Bruchsack des sog.
physiologischen Nabelbruches dar. In diesen Bruchsack dringt nämlich in der
4. Embryonalwoche eine Darmschlinge hinaus, um sich hier während einiger Wochen
weiter zu entwickeln.

Amnion.

Nach dem Verschwinden des Exocöloms tapeziert also das Amnion die ganze
Innenseite des Chorions aus und bildet ausserdem die äussere Hülle des Nabelstrangs.
Am Hautnabel geht das Amnion in die embryonale Körperhaut über (Fig. 25 B).

Die dünne Mesodermschicht des Amnion bleibt gefässlos und wandelt sich in
fibrilläres lockeres Bindegewebe um, das mit demjenigen des Chorions und des Nabel=
stranginhaltes verschmilzt.

Die Epithelschicht des Amnion besteht aus kubischen Epithelzellen, die an der Innenseite des Chorions
in einer einfachen Schicht liegen, an der Aussenseite des Nabelstranges dagegen mehrschichtig sind.

Ausbildung des Chorion.

Schon oben (S. 69) wurde erwähnt, dass wir unter dem Namen Chorion die äussere
Eihaut verstehen, welche von der Trophoblastschicht und dem dazu gehörenden Meso=
dermblatt gebildet wird.

---

[1]) Allantois = die wurstförmige Haut, von ihrer Form bei den Wiederkäuern.

Der Trophoblast ist ursprünglich an der Oberfläche glatt (Fig. 23 C—E) und besteht aus mehreren Schichten von Epithelzellen mit deutlichen Zellgrenzen.

Kurz nach dem Eindringen des Eies in die Uterusschleimhaut beginnt aber der

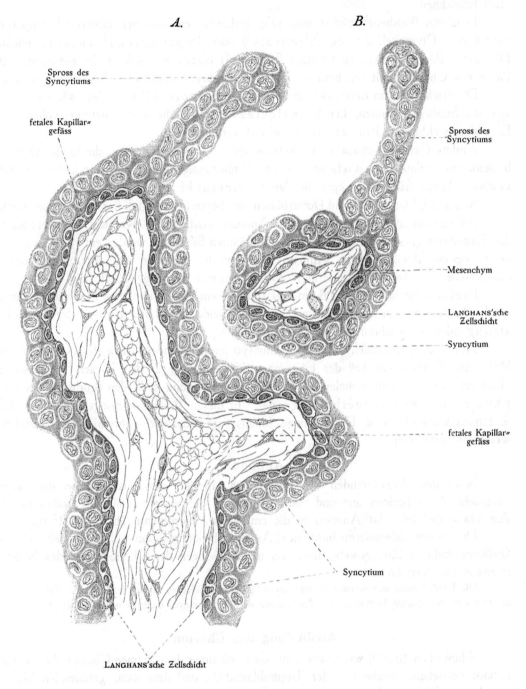

Fig. 27.
Chorionzotten eines 5 wöchentlichen menschlichen Eies. — A Längsschnitt, B Querschnitt.
Starke Vergrösserung. Nach Bumm: Grundriss d. Geburtsh.

Trophoblast balkenartige Sprossenbildungen, sog. Primärzotten oder Primärvilli, in das mütterliche Gewebe hineinzusenden (Fig. 23 F).

Die oberflächlichsten Trophoblastschichten verlieren gleichzeitig ihre Zellgrenzen, d. h. sie wandeln sich in Syncytien (mehrkernige Protoplasmamassen) um (Fig. 27).

Die Primärzotten sind ganz mesodermfrei. Das die Innenseite des Trophoblastes ausklei= dende Mesoderm dringt aber bald in die Zotten hinein (Fig. 23 F) und wandelt sie so in sog. Sekundärzotten oder eigentliche Cho= rionzotten (Fig. 25 A) um.

Gleichzeitig mit dem Eindringen der meso= dermalen Zottenachsen vergrössern und ver= zweigen sich die Chorionzotten in allen Rich= tungen.

Die Zottenachsen differenzieren sich zu embryonalem Bindegewebe und nehmen bald Verzweigungen von den Allantoisgefässen in sich auf (Fig. 27).

Die epitheliale, aus dem Trophoblast stammende Bekleidung jeder Zottenachse verändert ihr Aussehen im Laufe der Schwangerschaft. Während der ersten 5 Schwangerschaftsmonate besteht sie aus:

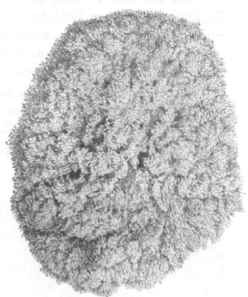

Fig. 28.
Abortivei aus dem Anfang des 2. Monats ($\frac{1.5}{1}$).
Nach GROSSER. Vergl. Anat. u. Entwicklungsgesch. d. Ei=
häute u der Placenta. Wien 1909.

1. einer tiefen, einfachen (mit Ausnahme an den Zottenspitzen, wo sie sich oft doppelt oder mehrschichtig erhält) Epithelschicht mit deutlichen Zellgrenzen (der sog. LANGHANS'schen Schicht), und 2. einer oberflächlichen Epithelschicht ohne Zellgrenzen (der Syncytialschicht) (Fig. 27).

In diesem Zottensyncytium kommen Mitosen gar nicht vor, und direkte Kernteilungen sind selten (VAN CAUWENBERGHE).

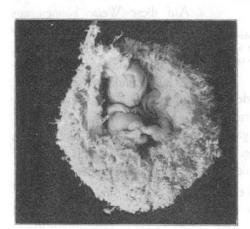

Fig. 29.
Abortivei aus dem Anfang des 3. Embryonalmonats,
geöffnet. Durch die Öffnung sieht man den 25 mm
langen Embryo von vorn und etwas von rechts.
Natürliche Grösse.

(Die knotenförmigen Erhebungen des Syncytiums, welche man eine Zeitlang als „Proliferationsknoten" be= zeichnete, sind wohl nur der Ausdruck der amöboiden Beweglichkeit des Syncytiums [1]).

Da nun aber die Zotten stetig stark an Grösse zunehmen, so erübrigt nur anzunehmen, dass die Syn= cytialschicht durch Aufnahme von Zellmaterial von der LANGHANS'schen Epithelschicht aus vermehrt wird.

Mit dieser Annahme stimmt auch die Tatsache gut überein, dass die Zellen der LANGHANS'schen Schicht in der zweiten Hälfte der Schwangerschaft allmählich ver= schwinden.

Die Chorionvilli treten zuerst auf der Ei= oberfläche allseitig auf (Fig. 28). Von Anfang an scheinen sie aber an derjenigen Eiseite etwas

[1] Diese Syncytialknoten können freigemacht wer= den und im mütterlichen Gefässystem weit verschleppt werden. Hier gehen sie aber wahrscheinlich bald zugrunde.

grösser zu sein, die am tiefsten in der Uterusschleimhaut eingebettet wurde. An dieser Stelle ist natürlich die Nutrition des Eies am reichlichsten. An dieser Seite entwickelt sich daher auch der Embryonalknoten.

Mit dem Embryo bleibt diese Partie der Eioberfläche unter Vermittlung von dem Bauchstiel in direktester Verbindung. Die Chorionvilli dieser Seite bekommen daher die ersten und die grössten Verzweigungen der Allantoisgefässe. Es darf also kein Wunder nehmen, dass diese Chorionzotten ihren Vorsprung vor den anderen stetig vergrössern können (Fig. 25 B), und dass gerade sie persistieren, wenn die anderen zugrunde gehen.

Die Atrophie der anderen Chorionzotten beginnt schon am Ende des 1. Embryonal= monats und wird in dem 3. Embryonalmonat so vollständig, dass nachher an der betref= fenden Partie der Eioberfläche keine Zotten mehr makroskopisch zu erkennen sind[1]).

Die auf diese Weise zottenfrei gewordene Chorionpartie benennen wir Chorion laeve (Fig. 30).

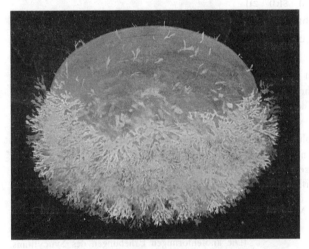

Fig. 30.
Abortivei aus dem 3. Monat. Natürliche Grösse. Die nach oben gerichtete, fast zottenfreie Partie der Eioberfläche stellt das Chorion laeve, die nach unten gerichtete, zottenreiche Partie, das Chorion frondosum (fetale Placentaanlage) dar. Nach BUMM.

Die mit Zotten besetzte Cho= rionpartie wird Chorion fron= dosum benannt, sie stellt den embryonalen Anteil des Mut= terkuchens, die sog. Placenta fetalis dar.

Die Blasenmole

(= Traubenmole) stellt eine Miss= bildung der Chorionzotten dar, welche in abnorm starker Wucherung der Zellen mit nach= folgender cystischer Entartung be= steht.

Auf diese Weise können aus jeder Chorionzotte mehrere linsen= bis kirschgrosse Blasen entstehen, welche durch meist sehr dünne Fäden miteinander verbunden sind.

Die in einem gewissen Stadium existierenden Chorionzotten können sich entweder alle oder nur teilweise in dieser Weise verändern.

Im ersten Falle wird das Aussehen der ganzen Eioberfläche (bezw. der ganzen Placentaroberfläche des Eies) traubenähnlich (Fig. 31). Der Embryo stirbt infolge dieser ausgedehnten Zottendegeneration ab, wenn er nicht schon vorher abgestorben war.

Im zweiten Falle entsteht nur eine partielle Blasenmole, die, wenn sie nur eine kleine Partie der Placenta betrifft, zu einem Absterben des Embryos nicht zu führen braucht.

---

[1]) Diese normale Zottenatrophie kann unter Umständen abnorm verlaufen, indem sie an grösseren oder kleineren Strecken unterbleibt. Auf diese Weise können grössere oder kleinere akzessorische Placenten (Nebenplacenten und Placentae succenturiatae) entstehen.

Die Entstehungszeit der totalen Blasenmolen fällt wahrscheinlich in die ersten 3 Monate der Gravidität. „Dafür spricht, dass man ausgebildete Blasenmolen aus dem 3. Monat kennt. Auch könnte ein Ei, das bis zum Ende des 3. Monats normal war, kaum noch so umgewandelt werden, dass eine völlige Blasenmole daraus wird" (E. SCHWALBE, 1909).

Betreffs der partiellen Blasenmolen wäre es dagegen möglich, auch eine spätere Ent= stehungszeit anzunehmen.

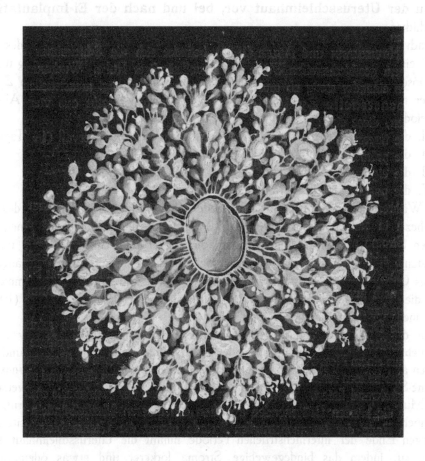

Fig. 31.
Blasenmole. Schematisch. Nach BUMM.

Betreffs der Entstehungsursache der Blasenmolen herrscht noch Meinungsver= schiedenheit. Einige Autoren wollen mit MARCHAND die Entstehungsursache der Blasen= molen am liebsten in primären Veränderungen des Eies sehen. Sie nehmen also an, dass die betreffende abnorme Wucherung der Zellen in inneren Ursachen begründet ist. Andere Autoren, und zwar besonders die gynäkologischen, wollen dagegen lieber eine ausserhalb des Eies liegende Ursache, eine primäre Veränderung der Decidua als Entstehungsursache annehmen.

Für diese letzte Annahme spricht die klinische Erfahrung, dass eine Blasenmole relativ oft bei Endometritis auftritt.

Die Blasenmole ist eine Bildung, welche an der Grenze zwischen Missbildung und Ge‑ schwulstbildung steht. Unter Umständen kann sie nämlich malign werden, indem ihre wuchernden Zellen destruierend bis zum Peritoneum vordringen können. In anderen Fällen schliesst sich „an eine Blasenmolenschwangerschaft das Auftreten eines malignen Chorionepithelioms" (E. Schwalbe, 1909).

Ehe wir zu der Beschreibung des mütterlichen Anteils des Mutterkuchens übergehen können, müssen wir eine Schilderung über den

Bau der Uterusschleimhaut vor, bei und nach der Ei‑Implantation

vorausschicken.

Nach Hitschmann und Adler (1908) befindet sich die Schleimhaut des Corpus uteri bei einem geschlechtsreifen Weibe nie in vollständiger Ruhe. Wucherung und Rück‑ bildung lösen einander stetig ab und bilden zusammen den sog. menstruellen Zyklus.

Der menstruelle Zyklus ist 28 Tage lang und besteht aus vier Abschnitten oder Perioden; diese sind:

I. die intermenstruelle Periode oder das Menstruations‑Intervall (14 Tage),

II. die prämenstruelle Periode (6—7 Tage),

III. die eigentliche Menstruation (3—5 Tage), und

IV. die postmenstruelle Periode (4—6 Tage).

I. Während der intermenstruellen Periode befindet sich die Schleimhaut des Corpus uteri nahezu in Ruhe. Sie ist nur etwa 2 mm dick und besteht aus einem binde‑ gewebigen Stroma mit einschichtigem Oberflächenepithel und einfachen (oder nur wenig verzweigten), schlauchförmigen Drüsen, die mehr oder weniger spiralig geschlängelt sind.

Das Oberflächenepithel ist kubisch oder zylindrisch und teilweise mit Flimmerhaaren besetzt, die nach aussen flimmern. Zum Teil besteht es aber nach Mandl (1908) aus nicht flimmerndem, sezernierendem Epithel.

Das die Drüsenschläuche umgebende Bindegewebsstroma enthält relativ zahlreiche Bindegewebszellen (spindelförmig, ästig oder rund), Blut‑ und Lymphgefässe und besteht im übrigen aus einem Netzwerk von feinen leimgebenden Fäserchen[1]. (Björkenheim, 1908).

Eine Submukosa fehlt. Die Mukosa ist mit anderen Worten direkt und unverschiebbar auf die Muskelwand fixiert. Wenn man die Mukosa von der Muskularis entfernt, bleiben wohl immer die blinden Drüsenenden zwischen den inneren Muskelbündeln sitzen.

Gegen Ende der intermenstruellen Periode nimmt die Uterusschleimhaut langsam an Dicke zu, indem das bindegewebige Stroma lockerer und etwas ödematös wird, und die Drüsenzellen sich schwach vergrössern.

II. Die prämenstruelle Periode ist durch intensive Wucherung und Schwellung der Schleimhaut charakterisiert.

Die Wucherung betrifft sämtliche histologische Elemente der Schleimhaut, aber ganz besonders die Drüsenzellen. Die Drüsen werden daher beträchtlich vergrössert, stärker geschlängelt und einander näher gebracht. Man bekommt daher leicht den Eindruck einer beträchtlichen Vermehrung der Drüsenzahl.

Die Schwellung wird vor allem durch stärkere Durchfeuchtung des Schleimhaut‑ stromas mit Blutplasma hervorgerufen. Auch die Stromazellen schwellen an, werden hell

---

[1] Gröbere leimgebende Bindegewebsfasern sollen nur im Zusammenhang mit Geburten, und elastische Fasern erst in klimakterischen Uteri auftreten.

und rundlich, und ihr Aussehen nähert sich hierbei demjenigen der sog. Deciduazellen (vgl. Fig. 45), die wir sonst als speziell für die Gravidität charakteristisch zu betrachten gewöhnt sind.

Die Uterusschleimhaut wird (während dieser Periode) durch die obenerwähnten Veränderungen in zwei Schichten gesondert:

1. eine tiefere spongiöse Schicht, welche dank der dichtliegenden, vergrösserten Drüsenlumina ein schwammartiges Gefüge zeigt, und

2. eine oberflächliche, kompakte Schicht, welche die mehr gerade verlaufenden Drüsenendstücke und die deciduazellähnlichen Stromazellen enthält.

Am Ende dieser Periode schwillt die Schleimhaut noch stärker an, indem ihre Blut= gefässe und zwar besonders die Kapillaren sich strotzend mit Blut füllen. Die Dicke der Schleimhaut kann jetzt bis auf 8 mm und mehr betragen.

Diese prämenstruelle Periode stellt „den physiologisch wichtigsten Teil des menstruellen Zyklus" dar. Sie bildet nämlich „eine Art Vorbereitung für die Aufnahme eines befruch= teten Eies" [1].

III. An dem Höhepunkt der Schleimhautschwellung tritt die eigentliche Menstruation, d. h. die Menstruationsblutung ein. Die strotzende Füllung der Gefässe führte nämlich zu zahlreichen, kleinen Blutaustritten, die sich bald vergrössern und konfluieren und zuletzt das Oberflächenepithel hier und da abheben und zerreisen.

Auf diese Weise kann das Menstruationsblut in das Uteruscavum abfliessen.

Hervorzuheben ist, dass das sog. Menstruationsblut nicht nur aus Blut, sondern auch aus Ödem und Drüseninhalt besteht. Ausserdem werden mit dem Menstruations= blut eine nicht geringe Zahl von Drüsenzellen und vergrösserten Stromazellen ebensowie grössere oder kleinere Partien des Oberflächenepithels und der kompakten Stromaschicht abgestossen. Die beiden letztgenannten werden indessen noch während der Menstruation wieder regeneriert (Grosser).

Mit dem Eintritt der Menstruationsblutung tritt rasch eine Abschwellung der ganzen Schleimhaut ein. Die Rückbildung der Implantations=Vorbereitungen beginnt also mit der eigentlichen Menstruation.

IV. Während der postmenstruellen Periode wird die Wiederherstellung der ver= letzten Schleimhaut vervollkommnet [2]. Die Drüsen werden wieder eng und mehr gerade und die geblähten Stromazellen kehren zu der Form gewöhnlicher Bindegewebszellen zurück.

Im Anfang der intermenstruellen Periode soll eine mehr oder weniger merkbare Steigerung der Libido beim menschlichen Weibe auftreten. Zu dieser Zeit hat wahr= scheinlich auch eine Kohabitation die grössten Aussichten, befruchtend zu werden.

Während der eigentlichen Menstruation ist nach Grosser eine Befruchtung fast aus= geschlossen. „Doch lehrt die Erfahrung, dass so ziemlich jede Kohabitation, ohne Rück= sicht auf den Zeitpunkt des menstruellen Zyklus, wenigstens gelegentlich, zur Gravidität führen kann" (Grosser).

Betreffs des zeitlichen Zusammenhanges zwischen Ovulation und Menstruation nehmen Ancel und Villemin (1907) an, dass die Ovulation durchschnittlich 12 Tage vor

---

[1] Mit dieser Periode ist die Brunst der Säugetiere am nächsten zu vergleichen.

[2] Nur die Flimmerhaare des Oberflächenepithels sollen am Ende dieser Periode noch fehlen.

der Menstruation erfolge. Man nimmt aber nunmehr an, dass der Follikelsprung gelegentlich „an jedem beliebigen Tage des menstruellen Zyklus erfolgen könne" (GROSSER, 1909).

Die Implantation des Eies in der Uterusschleimhaut erfolgt wahrscheinlich im allgemeinen kurz vor dem Eintritt einer Menstruation. Die betreffende Menstruations= blutung bleibt dann gewöhnlich aus.

Sollte dagegen die Implantation so spät zustande gekommen sein, dass sie das Auftreten der Menstruationsblutung nicht verhindern kann, so wird aller Wahrscheinlichkeit nach „das Ei bei der Menstruation mit ausgestossen". „Es ist dies wohl einer der zahlreichen Gründe, warum beim Menschen verhältnismässig so wenig Eier zur Entwicklung gelangen, während beim Tier eine Kopulation zur Brunstzeit fast mit mathematischer Sicher= heit von Gravidität gefolgt ist (GROSSER, 1909).

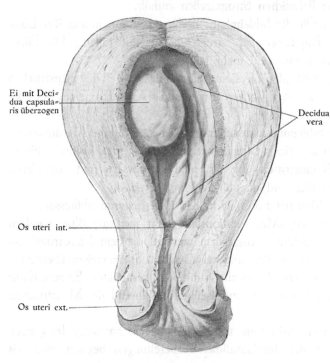

Ei mit Deci=
dua capsula=
ris überzogen

Decidua
vera

Os uteri int.

Os uteri ext.

Fig. 32.

Uterus mit Ei aus der 4. Woche der Schwangerschaft. Natürliche Grösse.
Die Abbildungen 32—35, 37—40, 42—44, 46—49, 51 u. 53 sind nach BUMM,
Grundr. d. Geburtshülfe. 7. Auflage.

Schon oben (S. 66) wurde erwähnt, dass die Implantation wahrscheinlich dadurch zustande kommt, dass das Ei sich in die Uterusschleimhaut aktiv einfrisst.

Die betreffende Fähigkeit ver= dankt das Ei seiner Tropho= blastschicht, welche die Eigen= schaft besitzt, mütterliches Ge= webe (wahrscheinlich durch eine Art Fermentwirkung) auf= zulösen und zu digerieren. Auf diese Weise vermittelt also die Trophoblastschicht eine Zeitlang auch die Ernährung des Eies.

Unmittelbar nach der Implan= tation, deren Dauer auf etwa einen Tag veranschlagt wird (PFANNENSTIEL), liegt das Ei inner= halb der kompakten Stromaschicht in einer kleinen Höhle, der sog. Eikammer, eingeschlossen.

Die Eingangsöffnung dieser Höhle wird wahrscheinlich sofort durch ein Blutcoagulum provisorisch und bald nachher durch Verwachsung der Öffnungsränder definitiv verschlossen.

Die Implantation geschieht zumeist irgendwo an der oberen Hälfte der hinteren oder vorderen Uteruswand (HOLZAPFEL). Wie schon oben (S. 78) angedeutet, bestimmt die Implantation die werdende Lage der Placenta.

Decidua.

Die Schleimhaut des graviden Uteruskörpers wird Membrana decidua (= die hinfällige Haut) oder schlechtweg Decidua benannt, weil sie bestimmt ist, bei der Geburt fast vollständig ausgestossen zu werden.

Je nach ihren verschiedenen Relationen zu dem implantierten Ei bekommen die ver=
schiedenen Deciduapartien verschiedene Namen.

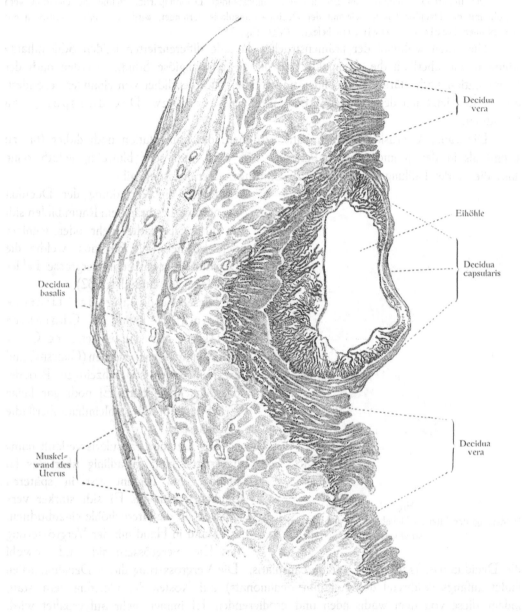

Fig. 33.
Durchschnitt desselben Präparates. Schwach vergrössert.

Die grössere Partie der Decidua, welche unmittelbar nach der Implantation keine
direkten Beziehungen zu dem Ei besitzt, wird Decidua vera[1]) benannt. Diejenige
Deciduapartie, welche unterhalb des Eies (d. h. peripher vom Eie) liegt, wird Decidua

---

[1]) = Decidua parietalis (BONNET).

basalis[1]), und diejenige, die oberhalb des Eies (d. h. zwischen dem Eie und der Uterus=
höhle) liegt, Decidua capsularis[2]) benannt.

Die unmittelbar seitlich vom Eie liegende, unbeständige Deciduapartie, welche die Decidua vera
sowohl mit der Decidua basalis wie mit der Decidua capsularis verbindet, wird von einigen Autoren mit
dem Namen Decidua marginalis belegt. (Vgl. Fig. 35.)

Die schon während der prämenstruellen Periode differenzierten beiden Schleimhaut=
schichten, die oberflächliche, kompakte und die tiefe, spongiöse Schicht, werden nach der
Imprägnation noch stärker ausgebildet und hierbei noch deutlicher von einander gesondert.
Sie werden jetzt mit dem Namen Decidua compacta bezw. Decidua spongiosa
bezeichnet.

Die ganze Uteruskörperschleimhaut wird nach der Implantation noch dicker (bis zu
1 cm) als in der prämenstruellen Periode. Sie wird auch sehr blutreich, jedoch ohne
dass die starke Füllung der Gefässe zu Blutungen Veranlassung gibt.

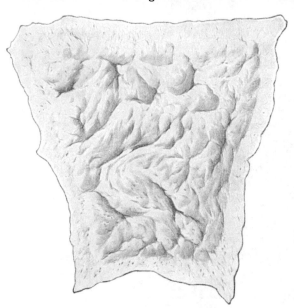

Fig. 34.
Felderung der Uterusschleimhaut in dem 1. Schwanger=
schaftsmonat.

Durch die Verdickung der Decidua
bei anfangs beschränktem Raum bilden sich
an ihrer Oberfläche mehr oder weniger
tiefe Furchen (Fig. 34) aus, welche die
Decidua in etwa zentimetergrosse Felder
einteilen (vgl. auch Fig. 32).

Diese Felderung der Uterus=
schleimhaut kann als Charakte=
ristikum für die eingetretene Gra=
vidität angesehen werden (GROSSER) und
zwar in einer so frühzeitigen Periode,
dass das implantierte Ei noch gar keine
Erhebung auf der Schleimhautoberfläche
veranlasst[3]).

Die Decidua capsularis verläuft näm=
lich zuerst ganz geradlinig über das Ei
hinüber und beginnt erst in späteren
Stadien, wenn das Ei sich stärker ver=
grössert, in die Uterushöhle einzubuchten.

Hand in Hand mit der Vergrösserung
des Eies vergrössern sich auch sowohl
die Decidua basalis wie die Decidua capsularis. Die Vergrösserung dieser Deciduapartien
findet anfangs (während des 1. Embryonalmonats) auf Kosten der Decidua vera statt,
indem diese von dem wachsenden und erodierenden Ei immer mehr aufgespalten wird.

Später vergrössert sich die Decidua capsularis interstitiell, und zwar haupt=
sächlich durch Dehnung. Ihr Oberflächenepithel wird hierbei bald endothelartig abgeplattet
und hier und da lückenhaft. Zuletzt (gegen Ende des 3. Embryonalmonats) geht das=

[1]) Dieselbe wurde früher mit dem ungeeigneten Namen „Decidua serotina" bezeichnet.
[2]) Früher „Decidua reflexa" benannt.
[3]) Das PETER'sche Ei (Fig. 24) erschien „nur wie eine stecknadelkopfgrosse, etwas lichtere Stelle der
Schleimhaut" (GROSSER).

selbe vollständig zugrunde. Gleichzeitig legt sich die Decidua capsularis überall an die Decidua vera innig an und verwächst mit dieser.

Auf diese Weise verschwindet das Lumen des Uteruskörpers (der sog. perionale Raum) vollständig (vgl. Fig. 35 u. Fig. 36).

Entstehung des intervillösen Raumes.

Wenn die aus Trophoblast bestehenden Primärvilli des Eies auswachsen, verzweigen sie sich reichlich in dem umgebenden Deciduagewebe, das unter dem histolytischen Einflusse des Trophoblastes in Degeneration (Koagulationsnekrose) begriffen ist (Fig. 37—39).

Die degenerierenden mütterlichen Gewebsmassen werden allmählich vom Trophoblast aufgelöst und als Embryotrophe (Embryonahrung) verwendet.

Von Interesse ist, dass der mütterliche Körper augenscheinlich das fressende Ei wie einen Fremdkörper oder einen Parasit zu behandeln versucht, indem er grosse Mengen von Leukocyten zu dem Ei schickt. Dieselben können aber als solche die Grenze des lebenden Eies nicht überschreiten, sondern gehen hier zugrunde und werden als Embryotrophe verwendet. — Wenn aber das Ei sterben sollte, werden die Rollen umgekehrt. Die Leukocyten dringen dann wahrscheinlich sofort in dasselbe hinein und vernichten es bald mehr oder weniger vollständig.

Einzelne Primärvilli verbinden sich mit mütterlichen Blutgefässen, die sie öffnen (Fig. 38).

Das mütterliche Blut strömt dann in die unregelmässigen, grösstenteils nur von Trophoblastsyncytium ausgekleideten Räume aus, die sich zwischen den Primärzotten befinden und (da sie alle mit einander zusammenhängen) unter dem Namen des intervillösen Raumes zusammengefasst werden können.

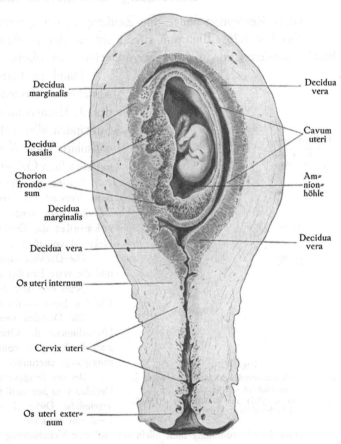

Fig. 35.

Uterus mit Ei vom Ende des 2. Schwangerschaftsmonats. Natürliche Grösse. Sagittalschnitt.

In diesem intervillösen Raum koaguliert nicht das Blut, denn das Syncytium hat ähnliche koagulationshemmende Fähigkeit wie das Gefässendothel. In dem intervillösen Raum kann also das mütterliche Blut zirkulieren, wenn auch natürlich die betreffende Zirkulation durch die Grösse und Unregelmässigkeit des Raumes sehr verlangsamt wird.

Nach der Umwandlung der Primärvilli zu Sekundärvilli (vgl. oben S. 77) und nachdem diese mit embryonalen Gefässzweigen (Zweigen der Allantoisgefässe) versehen worden sind, wird das Ei durch Resorption von Nährstoffen aus dem im intervillösen Raum zirkulierenden mütterlichen Blut ernährt.

Die primitive Ernährung des Eies durch zerfallendes mütterliches Gewebe (durch sog. „Embryotrophe") wird also jetzt durch die definitive Ernährung des Eies durch eine zwischen einem mütterlichen und einem embryonalen Kreislauf statt= findende Resorption ersetzt.

Entstehung der Placenta materna.

Diese Resorption findet eine Zeitlang an der ganzen Eioberfläche statt.

Der intervillöse Blutraum streckt sich nämlich zu dieser Zeit nicht nur in der Decidua basalis, sondern auch in der ganzen Decidua capsularis.

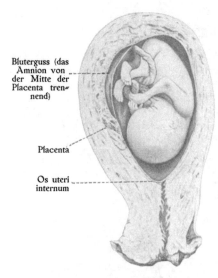

Bluterguss (das Amnion von der Mitte der Placenta tren= nend)

Placenta

Os uteri internum

Fig. 36.
Uterus mit Ei aus dem 4. Schwangerschaftsmonat. ½.
Der Embryo war 11 cm lang.
Nach LEOPOLD (1897) aus v. WINCKEL'S Handb.
d. Geburtshülfe. Wiesbaden.

Hand in Hand mit der oben (S. 78) be= schriebenen Zotten=Atrophie, die schon Anfang des 3. Embryonalmonats zu einem vollständigen Schwinden aller sich in dem Bereiche der Decidua capsularis findenden Chorionvilli führt, verschwindet in demselben Gebiete auch der intervillöse Blutraum.

Gleichzeitig oder bald nachher findet die oben beschrie= bene Verwachsung der Decidua capsularis mit der Decidua vera statt. In der nächstfolgenden Zeit ver= schwindet die Decidua capsularis (durch Dehnung und Nekrose) vollständig. Ihre Rolle ist ausgespielt.

Die Decidua capsularis ist also nur für die Implantation und die erste Ernährung des Eies von Bedeutung.

Nach der Atrophie der Decidua capsularis kommt das Chorion laeve unmittelbar an die Decidua vera zu liegen.

Die Decidua vera verliert nach der Obliteration des Uteruslumens ihr Oberflächenepithel. Bald nachher gehen auch die ihre Pars compacta durchsetzenden Drüsenausfüh= rungsgänge zugrunde.

Bei der fortgesetzten Vergrösserung des Eies wird die Decidua vera beträchtlich gedehnt und gedrückt. Ihre anfangs ansehnliche Dicke (1 cm) wird hierbei allmählich bis auf 1—2 mm reduziert.

Dass diese Verdünnung nicht allein nur auf eine Verschiebung der Gewebselemente bei der Dehnung zurückzuführen ist, zeigen ausgesprochene hyaline Degenerationen, die namentlich in der Pars compacta der Decidua vera auftreten.

Vom 3. Embryonalmonat an persistieren also der intervillöse Blutraum und die Chorionvilli nur in dem Bereiche der Decidua basalis.

Diese Decidua basalis besteht, wie die Decidua im allgemeinen, aus einer ober= flächlicheren (dem Eie nächstliegenden) Pars compacta und einer tieferen (der Uterus= muskulatur nächstliegenden) Pars spongiosa.

Die Decidua basalis compacta stellt die Anlage der Placenta materna, d. h. des mütterlichen Anteils der Placenta dar.

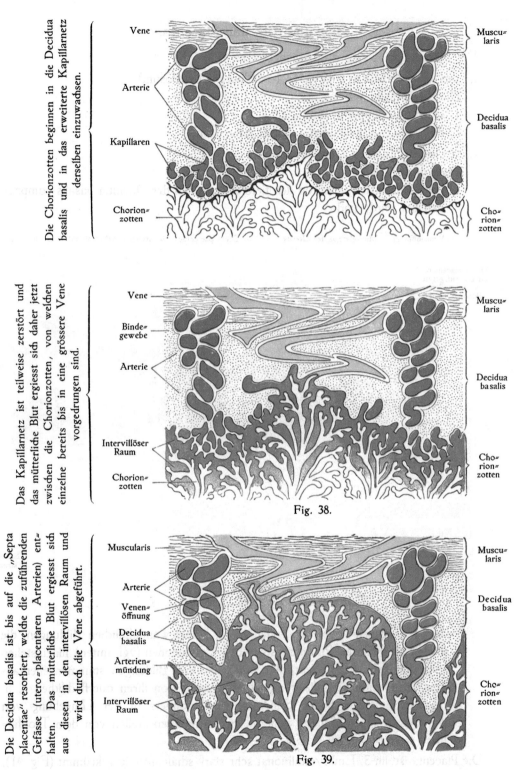

Die Chorionzotten beginnen in die Decidua basalis und in das erweiterte Kapillarnetz derselben einzuwachsen.

Vene

Arterie

Kapillaren

Chorion=
zotten

Muscu=
laris

Decidua
basalis

Cho=
rion=
zotten

Das Kapillarnetz ist teilweise zerstört und das mütterliche Blut ergiesst sich daher jetzt zwischen die Chorionzotten, von welchen einzelne bereits bis in eine grössere Vene vorgedrungen sind.

Vene

Binde=
gewebe

Arterie

Intervillöser
Raum

Chorion=
zotten

Muscu=
laris

Decidua
basalis

Cho=
rion=
zotten

Fig. 38.

Die Decidua basalis ist bis auf die „Septa placentae" resorbiert, welche die zuführenden Gefässe (utero=placentaren Arterien) ent= halten. Das mütterliche Blut ergiesst sich aus diesen in den intervillösen Raum und wird durch die Vene abgeführt.

Muscularis

Arterie

Venen=
öffnung

Decidua
basalis

Arterien=
mündung

Intervillöser
Raum

Muscu=
laris

Decidua
basalis

Cho=
rion=
zotten

Fig. 39.

Fig. 37—39.
Entwicklung der menschlichen Placenta. Schematisch.

Bau und Sitz der Placenta.

Die Placenta wird also zusammengesetzt:

I. aus einer Placenta fetalis (= Chorion frondosum).
    Dieselbe besteht aus:
    1. einer Chorionplatte und
    2. die davon ausgehenden Chorionzotten, und

II. aus einer Placenta materna.
    Diese besteht aus:
    1. einer Basalplatte, die von den tieferen Schichten der Decidua basalis compacta
       gebildet wird, und

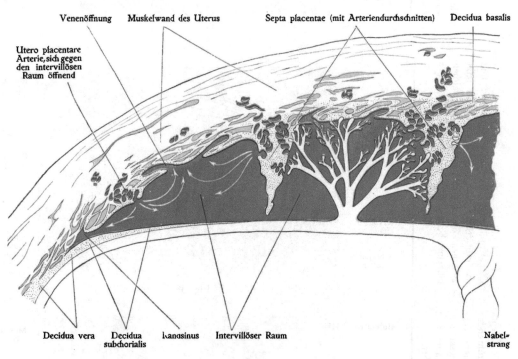

Fig. 40.
Schema der reifen Placenta.

2. davon ausgehenden pfeiler= oder später scheidewandähnlichen Bildungen, die
   in den intervillösen Raum zwischen den Cotyledonen (vgl. unten) hineinstehen
   (Deciduapfeiler bezw. Septa placentae). — Diese Bildungen stammen ebenfalls
   von der Decidua basalis compacta und zwar von ihren oberflächlichen d. h.
   dem Eie nächstliegenden Schichten, die besonders in der Umgebung von
   Arterien bestehen bleiben, während sie an anderen Stellen von dem Tropho=
   blast zerstört werden. (Fig. 37—40.)

Die Placenta ist im 3. Embryonalmonat sehr stark schalenförmig gekrümmt (Fig. 41),
entsprechend dem kleinen Radius des Eies zu dieser Zeit. Bei der folgenden Vergrösserung
des Eies wird natürlich die Vertiefung der Placentarinnenfläche allmählich weniger auffällig.

Relativ am grössten ist die Placenta in dem 4. Embryonalmonat, zu welcher Zeit sie nahezu die Hälfte der Innenseite des Uteruskörpers einnimmt. In späteren Entwick=lungsstadien wird sie relativ (im Verhältnis zu der Uterusgrösse) kleiner (ob durch Ver=schiebung oder durch Verödung des Placentarrandes ist noch nicht sicher festgestellt.

Der Sitz der Placenta wird, wie erwähnt, durch die Implantationsstelle bestimmt (vgl. oben S. 78 u. 82). Derselbe ist also im allgemeinen an der oberen Hälfte der hinteren oder vorderen Uteruswand zu suchen. Nicht selten greift die Placenta auf den Fundus uteri oder auf die laterale Uteruswand über.

Abnormer Sitz der Placenta.

Als eine recht seltene Anomalie ist es aber zu betrachten, wenn die Placenta die Mündung einer Tube verdeckt (Tubeneckenplacenta).

In abnormen, aber glücklicherweise seltenen Fällen [1]) ist der Sitz der Pla=centa so tief, dass sie den inneren Gebär=muttermund bedeckt (Placenta prae=via). Diese verhängnisvolle Abnormität kann hervorgehen:

1. aus einer abnorm tiefen Implan=tation des Eies nahe dem Ostium uteri internum;

2. aus einer abnorm tiefen Implan=tation des Eies, die zwar von dem Ostium internum recht weit entfernt war, aber zu der Entstehung einer partiellen Placenta capsularis (Placenta reflexa) führte, die bei der Obliteration der Uterus=höhlung über den inneren Gebärmutter=mund zu liegen kam (Fig. 42).

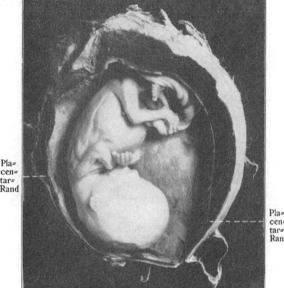

Pla=cen=tar=Rand

Pla=cen=tar=Rand

Fig. 41.

Ei aus der zweiten Hälfte des 3. Monats. Die vordere Eiwand=partie ist weggeschnitten, so dass die relativ sehr grosse Placenta (schwarz) vom Schnitte getroffen und der Embryo in situ zu sehen ist. Natürliche Grösse.

Abnorme Eiimplantation.

Wenn nämlich durch die allzu tiefe Ei=implantation ein Teil der Decidua capsu=laris abnorm dick wird, so kann unter Um=ständen derselbe mit den entsprechenden Chorion=villi von der normalen Rückbildung verschont bleiben. Auf diese Weise entsteht die sog. Placenta capsularis (Fig. 42). Diese Anomalie braucht indessen gar nicht immer zu der Ausbildung einer Placenta praevia Anlass zu geben.

Als eine andere Folge einer abnorm tiefen Eiimplantation ist die Entstehung der mit der Mus=cularis fest verwachsenen sog. Placenta accreta zu betrachten. Sie entsteht, wenn das Ei durch über=mässige phagocytäre Energie die ganze Decidua basalis vernichtet, und ihre Chorionzotten in die Mus=cularis hinein vordringen.

Schliesslich ist hier zu erwähnen, dass die abnorm tiefe Implantation unter Umständen auch zu der sog. „Insertio velamentosa" des Nabelstranges Anlass geben kann (vgl. unten!)

---

[1]) 1 Fall auf 1500 nach SCHAUTA.

Eine abnorm oberflächliche Eiimplantation führt entweder zu Abortus (frühzeitigem Abstossen des Eies) oder zu der Bildung einer Placenta marginata. Die Decidua basalis und die Decidua capsularis können sich nämlich bei der allzu oberflächlichen Implantation nicht durch Aufspaltung der Decidua vera vergrössern. Die Decidua capsularis wird dann leicht von dem sich vergrössernden Ei gesprengt, ehe das Uteruslumen obliteriert worden ist. Wenn es aber nicht zum Abort kommt, so muss sich die Placenta fetalis durch seitliches Ausladen ihrer Zotten in die Decidua vera hinein vergrössern, was die Folge hat, dass das Chorion laeve nicht am Rande der Placenta selbst, sondern etwas einwärts davon beginnt (Placenta marginata).

3. Vielleicht unter Umständen aus doppelter Implantation des Eies an einander gegenüberliegenden Uteruswänden, so wie dies im allgemeinen bei den niederen Affen der alten Welt (SELENKA, 1909) und in Ausnahmefällen beim Meerschweinchen beobachtet wird.

Extrauteringravidität.

Wenn die passive Wanderung des befruchteten Eies in die Uterushöhle in irgend welcher Weise verhindert wird, so kann das Ei sich in der Tubarschleimhaut (oder in seltenen Fällen am Ovarium) einnisten und sich hier eine Zeitlang weiterentwickeln (Fig. 43).

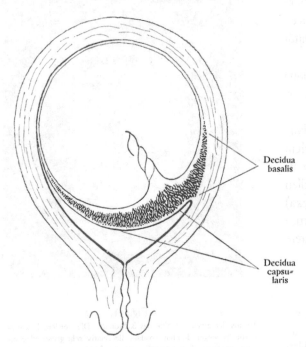

Decidua
basalis

Decidua
capsu=
laris

Fig. 42.
Bildung der Placenta praevia partialis. Nach HOFMEIER.
Wenn das Ei weiterwächst, legt sich die Placenta capsularis an die Uterus=
wand an und überdeckt den Gebärmuttermund.

Die Ursachen solcher Tubargraviditäten können verschieden sein. Abknickungen und Verengerungen des Tubenrohres, Verlust der Flimmerhaare des Tubenepithels (nach Katarrhen etc.), blind endigende Divertikel=bildungen der Tubenschleimhaut, zufällig verstopfende Blutgerinnsel etc. können für die Entstehung der Tubargravidität verant=wortlich gemacht werden. Ausserdem lässt es sich aber in vielen Fällen denken, dass die Ursache der Tubargravidität insofern in dem Eie selbst zu suchen ist, als dasselbe sich in die Tubenschleimhaut einnistet, ob=gleich keine der oben erwähnten Faktoren in der betreffenden Tube vorhanden sind.

Wenn z. B. das Ei relativ spät in die Tube hineinkommt (z. B. nach einer sog. äusseren Überwanderung vom Ovarium der anderen Seite), so kann die Trophoblast=schicht des Eies schon in der Tube zur Entwicklung und Funktion kommen.

Da die Tubarwände im allgemeinen nicht die Fähigkeit besitzen, genügend stark zu hypertrophieren, und mit der Eivergrösse=rung gleichen Schritt zu halten, so werden sie bald vom Eie gedehnt, immer stärker verdünnt und zuletzt zum Bersten gebracht (Fig. 44).

Nur in Ausnahmefällen tritt hierbei nicht Verblutung ein. Solchenfalls kann der Embryo bei noch an der Tube festsitzender Placenta sich in der Peritonealhöhle der Mutter weiter entwickeln und sogar geburtsreif werden.

Bei der „Geburt" eines solchen Kindes droht eine neue Verblutung. Sollte indessen nach der Lösung der Placenta die Blutung von selbst stehen bleiben, so wird das erstickte Kind allmählich mumifiziert und mit Kalksalzen inkrustiert. Auf diese Weise entsteht in der Peritonealhöhle das sog. „Steinkind". — Kleinere in die Peritonealhöhle „geborene" Embryonen werden in kurzer Zeit resorbiert.

Histologische Veränderungen der Decidua und der Placenta während der Gravidität.

Die Decidua compacta wird vor allem dadurch charakterisiert, dass die durch dieselbe gehenden Drüsenausführungsgänge relativ klein bleiben, und dass die Binde= gewebszellen sich hier in Deciduazellen (Fig. 45) umbilden.

Vorstadien der Deciduazellen werden, wie erwähnt (S. 81), schon während der prämenstruellen Periode gebildet. Vollständig ausgebildete Deciduazellen findet man aber in der Decidua compacta erst vom Ende der 2. Graviditätswoche ab (Grosser).

Die Deciduazellen sind grosse (bis zu 50 μ im Durchmesser), helle, bläschenförmige Bindegewebszellen, die entweder rundlich oder durch gegenseitige Abplattung polygonal sind und eine gewisse Ähnlichkeit mit Epithelzellen (namentlich Leber= zellen) zeigen (Fig. 45).

Die Deciduazellen sind in vielen Beziehungen rätselhafte Bil= dungen, deren physiologische Bedeutung uns noch unbekannt ist. Sie werden vom 4. Graviditätsmonat an insgesamt kleiner (Pfannenstiel) und mehr spindel= förmig. Die Deciduazellen können sich nicht durch Mitose weiter teilen und sind alle dem baldigen Unter= gang geweiht. Sie gehen nämlich entweder schon während der zweiten Hälfte der Gravidität oder bei (bezw. unmittelbar nach) der Geburt zu= grunde.

Die Decidua spongiosa wird durch die Anwesenheit der vergrös= serten Drüsenschläuche charakte= risiert, die nach der Obliteration des Uteruslumens selbstverständ= lich geschlossene Räume bilden (Fig. 46).

Diese Drüsenräume werden infolge der Dehnung der ganzen Decidua immer niedriger und breiter

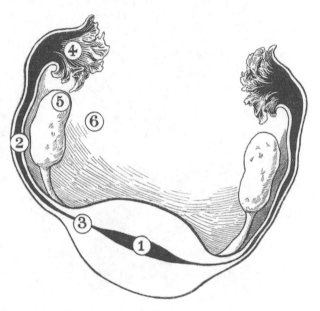

Fig. 43.

Horizontalschnitt durch die inneren Genitalien zur Veranschaulichung der verschiedenen Möglichkeiten der Eiinsertion. 1 Normale Eiinsertion. 2 Graviditas tubaria isthmica. 3 Graviditas tubaria interstitialis. 4 Gra= viditas tubaria ampullaris. 5 Graviditas ovarica. 6 Graviditas abdomi= nalis (noch nicht bewiesen).

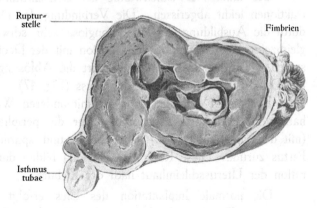

Fig. 44.

Ruptur der graviden Tube in der 5. Schwangerschaftswoche. Durchschnitt. 1. Inmitten der Blutgerinnsel liegt der Embryo (in diesem Falle noch frisch und gut erhalten).

und zuletzt zu parallel der Uteruswand verlaufenden Spalten mit sehr dünnen Zwischen=
wänden umgewandelt (Fig. 47).

Gleichzeitig wird das Drüsenepithel durch die Dehnung immer niedriger bis es
zuletzt fast überall endothelähnlich (hier und da sogar lückenhaft) wird. Nur in den
tiefsten, zwischen die Unebenheiten der Muscularisinnenseite hineinreichenden Drüsen=
abschnitten bleibt das kubische Epithel erhalten.

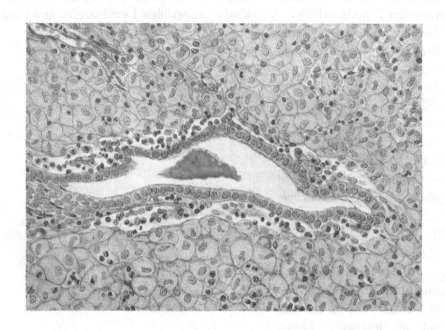

Fig. 45.

Schnitt durch die Decidua parietalis compacta im 2. Schwangerschaftsmonat (mit D e c i d u a z e l l e n). $\frac{350}{1}$.
Nach GROSSER, Vergl. Anat. u. Entwicklungsgesch. der Eihäute u. der Placenta. Wien 1909. In der
Mitte des Präparates ist ein Drüsenausführungsgang (fast der Länge nach) vom Messer getroffen.

Die dünnen Zwischenwände der Drüsenräume werden bei stärkeren Uteruskon=
traktionen leicht abgerissen. Die Verbindung der Decidua mit der Muscularis ist also
durch die Ausbildung der Pars spongiosa sehr schwach und locker geworden. Da nun
gleichzeitig die Verbindung des Chorion mit der Decidua sehr fest geworden ist, so ver=
stehen wir leicht, dass bei der Geburt die Ablösung des Eies vom Uterus im Bereiche
der Decidua spongiosa stattfinden muss (Fig. 47).

Zusammen mit dem Ei wird, mit anderen Worten, auch fast die ganze Schleim=
haut des Uteruskörpers geboren. Nur die peripherste Partie der Decidua spongiosa
(mit den unveränderten Drüsenepithelien und spärlichem Bindegewebe) bleibt nach dem
Partus zurück. Diese Reste der Decidua bilden dann den Ausgangspunkt für Regene=
ration der Uterusschleimhaut nach der Geburt.

Die normale Implantation des Eies erfolgt etwa in der Mitte der Decidua
compacta. Daraus geht hervor, einerseits dass die Decidua capsularis nur von der
Decidua compacta gebildet wird, und andererseits, dass in der Decidua basalis sowohl
die Decidua spongiosa wie die Decidua compacta als Komponente eingehen.

Schon oben (S. 85) wurde erwähnt, dass gewisse Primärvilli sich mit den mütter=
lichen Blutgefässen verbinden. Diese Verbindung ist indessen eine sehr lockere.

Nach der Umbildung der Primärvilli in Sekundärvilli (vgl. S. 77) und nachdem immer
zahlreichere Zotten mit ihren Spitzen an der Decidua verwachsen sind, wird die Fixie=
rung des Eies in der Uteruswand allmählich fester. Aber noch im 2. Graviditätsmonat
ist die Verbindung des Eies mit der Decidua so locker, dass die Eier bei Aborten ge=
wöhnlich leicht im ganzen abgehen und zwar ohne grössere Deciduapartien mitzu=
reissen.

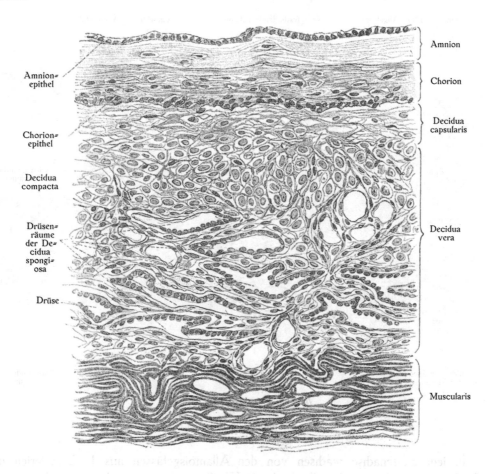

Fig. 46.
Senkrechter Schnitt durch Eihäute und Gebärmutterwand. 5. Schwangerschaftsmonat.

Eine innigere Befestigung der Chorionvilli an der Decidua kommt erst zustande,
nachdem die Trophoblastschicht an den betreffenden Zottenspitzen eine starke Reduktion
erfahren hat.

Nur die längsten Chorionvilli wachsen mit ihren Spitzen an der Decidua
fest. Sie stellen die sog. Haftzotten dar. Die zwischen diesen frei im intervillösen
Blutraum flottierenden Chorionvilli werden freie Zotten benannt. Die Zahl der Haft=
zotten vermehrt sich allmählich auf Kosten der Zahl der freien Zotten.

Die mit ihren Spitzen fixierten Haftzottenstämme verzweigen sich an ihren Seiten immer reichlicher. Ihre Zweige greifen vielfach in einander ein, jedoch ohne miteinander zu anastomosieren.

Jeder Haftzottenstamm nimmt hierbei stetig an Dicke zu, während seine seitlich ausgehenden Äste[1]), die fortwährend neu gebildet werden, immer schlanker werden.

Von jedem Haftzottenstamm entsteht auf diese Weise zuletzt ein dichter Zotten= strauch, den wir mit dem Namen Cotyledo bezeichnen (vgl. Fig. 37—40).

Die menschliche Placenta fetalis wird von 15—20 solcher Cotyledonen zusammen= gesetzt.

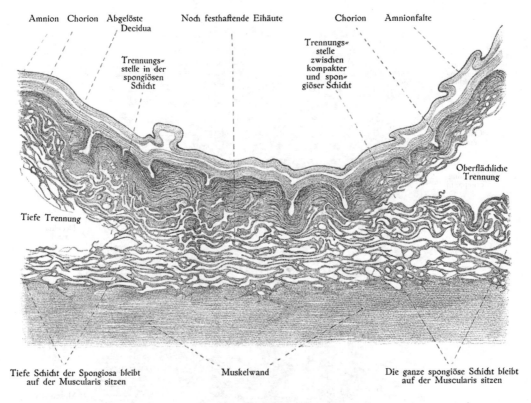

Fig. 47.
Ablösung der Eihäute.

In jede Zottenachse wachsen von den Allantoisgefässen aus 1—2 Arterien und 1—2 Venenzweige hinein, die alle durch ein Kapillarnetz mit einander verbunden werden.

Bei der Vergrösserung der jungen Placenta fetalis und der dazu gehörenden Chorionzotten werden die aus dem Trophoblast stammenden Epithelschichten mehr oder weniger stark gedehnt und teilweise zum Schwinden gebracht.

Zuerst verschwindet, wie schon erwähnt (S. 77), die LANGHANS'sche Zell= schicht zum Teil wohl durch Dehnung und Untergang, zum grössten Teil aber dadurch, dass ihre Zellen mit einander verschmelzen und in das Syncytium aufgehen. Im allge= meinen hat man angenommen, dass die LANGHANS'sche Zellschicht in der 2. Hälfte der

---

[1]) Diese bilden freie Zotten.

Gravidität vollständig verschwindet. Einzelne Reste derselben sollen doch noch in der reifen Placenta zu finden sein (VAN CAUWENBERGHE).

Nachdem die LANGHANS'sche Zellschicht zugrunde gegangen ist, schwindet allmählich an gewissen Stellen der Placenta fetalis auch das Syncytium:

1. zuerst an der Chorionplatte und

2. dann an den Spitzen der Haftzotten.

Wenn das Syncytium an der Chorionplatte zugrunde geht, entsteht an seiner Stelle ein Fibrinoidstreifen und zwar 1. zum Teil aus den zugrunde gehenden Epithel= massen, 2. zum Teil aus wirklichem Fibrin von dem mütterlichen Blut.

Diese Fibrinoidmassen der Placenta nehmen während der Gravidität fortwährend zu. Unter Umständen werden sie zuletzt hier und da als sog. „weisse Infarkte" makroskopisch sichtbar. Diese weissen Infarkte sind im allgemeinen harmlose Bildungen, die nur bei besonderer Grösse oder massenhaftem Vorkommen als pathologisch anzu= sehen sind.

Wenn das Syncytium an den Spitzen der Haftzotten zugrunde geht, wird die Ver= bindung der Placenta mit der Decidua bindegewebig und hierbei bedeutend fester als früher. Von dieser Zeit ab ist eine Grenze zwischen mütterlichen und fetalen Geweben nicht mehr genau feststellbar.

Sowohl an der gegen den intervillösen Blutraum gerichteten Oberfläche wie auch im Inneren der Decidua basalis bleiben Trophoblastreste mehr oder weniger lange sichtbar. Eine Zeitlang bilden diese Trophoblastreste charakteristische Riesenzellen, vielkernige Protoplasmamassen, die zum Untergang bestimmt sind. Solche Riesenzellen finden sich sogar in der Pars spongiosa der Decidua basalis, wo sie im 4. Embryonalmonat besonders zahlreich sind.

In dem Inneren der Pars compacta der Decidua basalis bilden isolierte Trophoblastreste bei ihrem Untergang wahrscheinlich den Ausgangspunkt für die Entstehung der Fibrinoidschichten. Die auf diese Weise entstandenen Fibrinoidmassen vergrössern sich später und zwar wahrscheinlich durch Apposition sowohl von degenerierendem Deciduagewebe wie von wahrem Fibrinniederschlag.

Ähnliche, zu der Ausbildung von Fibrinoidschichten führende Prozesse finden auch in der Pars com= pacta der Decidua vera statt.

Entstehung des Randsinus der Placenta.

Durch Anastomosen zwischen den am Placentarrand austretenden mütterlichen Venen entsteht schon vom 2. Embryonalmonat an der sog. Randsinus der Placenta (Fig. 40).

Dieser Randsinus geht niemals gleichmässig rings um die ganze Placenta herum, sondern nur um ¹/₄ bis ⁷/₈ ihres Umfanges (BUDDE).

An mehreren Stellen steht der Randsinus mit dem intervillösen Blutraum in weiter Verbindung.

Kreislauf im intervillösen Raum.

Das Blut des intervillösen Raumes (vgl. S. 85) fliesst also teilweise durch den Rand= sinus von der Placenta weg (Fig. 40, S. 88).

Zum grössten Teil verlässt aber das Blut den intervillösen Raum durch Venen, welche sich in der Basalplatte gegenüber der Mitte jedes Cotyledo in diesen Raum öffnen.

In den von der Basalplatte ausgehenden decidualen Scheidewänden (Septa placentae) zwischen den Cotyledonen öffnen sich dagegen die mütterlichen Arterien in den inter= villösen Raum (Fig. 40).

Der Kreislauf im intervillösen Blutraum ist, wie erwähnt, wahrscheinlich ein sehr langsamer.

Von grosser Bedeutung ist, dass zwischen dem im intervillösen Raum befindlichen mütterlichen Blut und dem in den Chorionzotten zirkulierenden embryonalen Blut keine direkte Kommunikation existiert.

Der Austausch der Stoffe zwischen dem mütterlichen und dem embryonalen Blut muss also durch diejenigen Gewebspartien stattfinden, die die Zottenkapillaren von dem intervillösen Blutraum trennen nämlich: Gefässendothel, Zottenbindegewebe und Zotten=epithel.

Von diesen, die beiden Kreisläufe trennenden Gewebsschichten ist vor allem dem Zottenepithel eine wichtige Rolle zuzuschreiben. Zum allergrössten Teil geschieht nämlich der Austausch der Stoffe zwischen dem mütterlichen und dem embryonalen Blut durch aktive, teils aufbauende, teils zerstörende Tätigkeit des Zottenepithels, und nur zum kleineren Teil ist derselbe als einfache Filtration oder Osmose zu betrachten.

Das Oberflächenepithel der Chorionvilli spielt also eine ähnliche Rolle wie dasjenige der Darm=zotten. Gleich wie dieses ist das Syncytium an seiner Oberfläche mit starren, dichtsitzenden Härchen be=setzt, die zusammen eine Cuticula bilden und wohl den histologischen Ausdruck einer resorbierenden Funktion darstellen. Blutkörperchen und andere grössere körperliche Elemente kann das Syncytium nicht resorbieren, wohl aber kleinere, wie basophile Körnchen, Mitochondrien u. dgl.

„Eine ganze Reihe von Stoffen, die im mütterlichen Blut gelöst sind, besonders hoch zusammenge=setzte Eiweisskörper, vermag die Scheidewand überhaupt nicht zu passieren, andere werden sofort weit=gehend verändert."

„Das Fett wird wahrscheinlich noch im mütterlichen Blut verseift, vielleicht wieder durch Ferment=wirkung, die vom Zottenepithel ausgeht, und erst in den basalen Teilen des Zottenepithels wieder aufgebaut."

„Fett, Glykogen und Eisen, letzteres als Hämoglobin oder als Derivate desselben, sind auf ihrem Wege durch das Chorionepithel bis in die fetale Blutbahn verfolgt worden. Das Eisen stammt aus zer=fallenden mütterlichen roten Blutkörperchen, die im Kontakt mit dem Zottenepithel, vielleicht infolge Ferment=wirkung, zugrunde gehen; der Sauerstoff wird wahrscheinlich gleichfalls durch ein eigenes Ferment aus dem Oxyhämoglobin der Mutter freigemacht und diffundiert dann bis an die kindlichen Blutkörperchen." (GROSSER, 1909.)

Für Bakterien ist die unbeschädigte Placenta ein undurchlässiges Filter, solange dieselben nicht durch eigene Wachstumsenergie die Scheidewand durchbrechen.

Ausbildung des Nabelstranges.

Die Entstehung des Nabelstranges wurde schon oben (S. 74) beschrieben. Es erübrigt also jetzt, die weitere Ausbildung des neugebildeten Nabelstranges und das Schicksal der in ihm enthaltenen Bildungen (Allantois, Dotterblasengang und ihre Ge=fässe) zu schildern.

Unmittelbar nach seiner Entstehung ist der Nabelstrang im Verhältnis zu dem Embryo relativ sehr kurz und dick. In der Folge wird er allmählich relativ länger und dünner. Absolut genommen nimmt dagegen der Nabelstrang nicht nur an Länge sondern auch an Dicke zu.

Der Nabelstrang eines etwa zentimeterlangen Embryos ist 4 mm lang und 3 mm dick (im Durch=messer), derjenige des geburtsreifen Embryos ist dagegen gewöhnlich von der Länge des Embryos [1] (50—55 cm) und besitzt im Durchmesser eine Dicke von 1,5 cm.

---

[1] Die Länge des Embryos erreicht der Nabelstrang gewöhnlich schon im 3. Embryonalmonat.

Etwa von der 7. bis zur 10. Embryonalwoche ist die proximale (d. h. dem Embryo nächstliegende) Partie des Nabelstranges, die den physiologischen Nabelbruch enthält, dicker als die periphere Nabelstrangspartie. Nachdem aber der Nabelbruch reponiert worden ist (was bei etwa 35—50 mm langen Embryonen stattfindet), wird der ganze Nabelstrang etwa gleich dick.

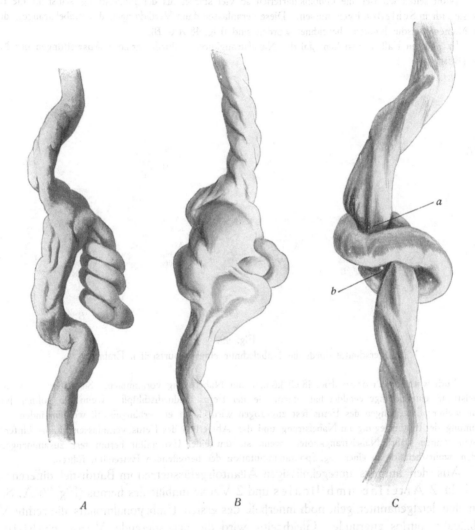

A   *B*   *C*

Fig. 48.

Falsche (*A* u. *B*) und wahre (*C*) Nabelschnurknoten. Fig. 48, 49, 51, 53 nach BUMM, Grundr. d. Geburtshülfe.

Schon Anfang des 3. Embryonalmonats beginnt gewöhnlich der Nabelstrang sich zu drehen und zwar öfters entgegen dem Sinne der Uhrzeigerachse (also links)[1].

Der Embryo, der zu dieser Zeit in dem Amnionwasser fast schwerlos und frei schwimmt, macht wie ein Uhrzeiger die Bewegung seiner Achse die Drehungen des Nabelstranges mit.

---

[1] Nur in ca. einem Viertel der Fälle ist die Drehung umgekehrt (NEUGEBAUER). Seltener ist, dass die Drehung in verschiedenen Abschnitten desselben Nabelstranges im entgegengesetzten Sinne erfolgt, oder dass die Drehung ganz ausbleibt.

In der Regel wird der Nabelstrang des menschlichen Embryos in dieser Weise allmählich etwa 5—10 Umgänge gedreht.

Die Ursache der Nabelschnurdrehung ist nach NEUGEBAUER wohl im ungleichen Wachstum der beiden im Nabelstrang verlaufenden Allantois= oder Umbilikalarterien zu suchen. Wenn diese in der ersten Anlage zufälligerweise genau gleich ausgebildet sind, unterbleibt offenbar die Drehung des Nabel= stranges (GROSSER).

Nicht selten wachsen die Umbilikalarterien so viel stärker als der Nabelstrang selbst in die Länge, dass sie sich in Schleifen legen müssen. Diese veranlassen dann Verdickungen des Nabelstranges, die mit dem Namen „falsche Knoten" bezeichnet worden sind (Fig. 48 *A* u. *B*).

In anderen Fällen entstehen „falsche Nabelstrangknoten" durch variköse Ausweitungen der Nabel= vene (BUMM).

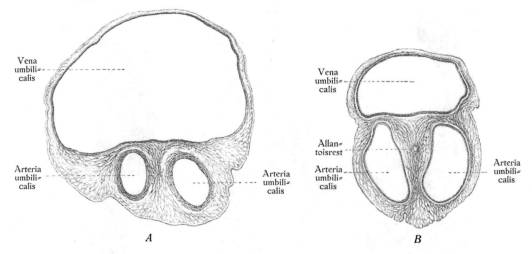

Fig. 49.
Querschnitte durch die Nabelschnur eines geburtsreifen Embryos.

Auch wahre Knoten (Fig. 48 C) können am Nabelstrang vorkommen. Sie entstehen, wenn der Nabelstrang eine Schlinge gebildet hat, durch die der Fetus hindurchschlüpft. Wenn ein solcher Knoten durch weitere Bewegungen des Fetus fest zugezogen wird, kann er verhängnisvoll werden, indem er eine Hemmung der Blutbewegung im Nabelstrang und das Absterben des Fetus veranlassen kann. Unter Um= ständen können wahre Nabelstrangknoten, wenn sie um einer Extremität herum fest zusammengezogen werden, wahrscheinlich zu einer sog. Spontanamputation der betreffenden Extremität führen.

Aus den anfangs unregelmässigen Allantoisgefässnetzen im Bauchstiel differenzieren sich bald 2 Arteriae umbilicales und 2 Venae umbilicales heraus (Fig. 26 A, S. 74). Von den letztgenannten geht noch innerhalb des ersten Embryonalmonats die rechte Vena umbilicalis spurlos zugrunde. Gleichzeitig wird die persistierende Vena umbilicalis sinistra entsprechend dicker (Fig. 49).

Die von bezw. zu der Dotterblase gehenden Vasa omphalomesenteria (Fig. 26 B) gehen gewöhnlich auch frühzeitig zugrunde. Teilstücke derselben sind aber noch im 2. Embryonalmonat auffindbar; ja unter Umständen können sie sich sogar bis zur Geburt erhalten.

In späteren Entwicklungsstadien stellen also die beiden Umbilikalarterien und die persistierende linke Umbilikalvene die einzigen Blutgefässe des Nabelstranges dar. Feinere Blutgefässzweige fehlen im Nabelstrang. Ebenso fehlen eigentliche Lymphgefässe voll= ständig sowohl im Nabelstrang wie in der Placenta (GROSSER).

Die Umbilikalgefässe, besonders die Arterien weisen innerhalb der gewöhnlichen Ringmuskelschicht dicke, längsverlaufende Muskelbündel auf, die für den Verschluss der nach der Geburt durchgetrennten Gefässe Bedeutung haben. „Die Längsbündel springen dann bei ihrer Kontraktion polsterartig in das Gefässlumen vor, verengern dasselbe und erleichtern der sich kontrahierenden Ringmuskelschicht den Verschluss" (GROSSER).

Zusammengehalten werden die drei Umbilikalgefässe durch gallertiges oder embryonales Bindegewebe, das von dem Mesoderm des Bauchstieles, des Dotterblasenganges und des Amnion stammt (vgl. Fig. 25, S. 71). Die vom Amnion stammende epitheliale Nabelstrangscheide wird von einem geschichteten, kubischen oder abgeplatteten Epithel gebildet.

Ausser den Umbilikalgefässen liegen in dem Nabelstrangstroma eine Zeitlang auch der extraembroynale Allantoisgang und der Dotterblasenstiel eingebettet (Fig. 26 B, S. 74).

Der betreffende Allantoisgang ist beim Menschen nur als Leitgebilde für die auswachsenden Allantoisgefässe von Bedeutung, und seine Rolle ist daher schon in sehr frühen Embryonalstadien ausgespielt (GROSSER). Anfang des 2. Embryonalmonats beginnt sein Lumen streckenweise zu verschwinden, und bei 14 mm langen Embryonen kommen schon Unterbrechungen der Kontinuität des Allantoisepithels vor. Nachher geht der Allantoisgang allmählich zu-

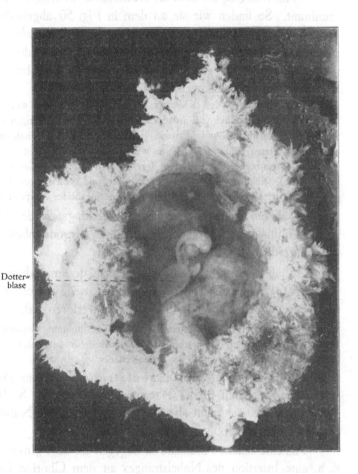

Fig. 50.

Menschliches Ei, etwa 3 Wochen alt (von der Uteruswand einer Selbstmörderin ausgeschnitten). $\frac{3 \cdot 1}{1}$. Geöffnet. Durch die grosse Öffnung sieht man den 3,5 mm langen Embryo (von dem enganliegenden — hier unsichtbaren — Amnion umschlossen) und die Dotterblase.

grunde. Unter Umständen können aber selbst im reifen Nabelstrang Allantoisreste in Form von dünnen Epithelsträngen oder Epithelperlen vorkommen (SUCHANNEK) (vgl. Fig. 49 B).

Der Dotterblasenstiel geht gewöhnlich noch viel früher als der Allantoisgang zugrunde. Bei der Geburt ist er wohl immer restlos verschwunden.

Dagegen persistiert die Dotterblase (Vesicula umbilicalis) und bildet einen konstanten Bestandteil der reifen Nachgeburt.

Die Dotterblase wird im allgemeinen irgendwo zwischen Chorion und Amnion und nur sehr selten in den Nabelstrang selbst aufgenommen. Am öftesten findet man sie im Bereich des Chorion laeve, etwa 4mal seltener liegt sie im Bereich der Placenta (INGOLF LÖNNBERG, 1901).

Die variable Lage der Dotterblase erklärt sich daraus, dass sie schon in frühzeitigen Entwicklungs= stadien (wenn das Exocölom noch gross ist und das Amnion vom Chorion trennt, und wenn der Dotter= blasenstiel verhältnismässig lang ist) an irgend einer Stelle des Chorions verwächst (Fig. 50).

Von Interesse ist, dass die Dotterblase im ersten Embryonalmonat stark an Grösse zunimmt. So finden wir sie an dem in Fig. 50 abgebildeten Ei fast gleich so gross wie den Embryo. Zu dieser Zeit (Ende der 3. Embryonalwoche) ist der grösste Durchmesser der Dotterblase schon etwa 3 mm. In späteren Entwicklungsstadien scheint die Dotterblase sich nur wenig oder gar nicht zu vergrössern, denn bei der Geburt wechselt ihr grösster Durchmesser gewöhnlich zwischen 1 und 5 mm.

Bei Embryonen des 1. Monats besitzt die Dotterblase einen dickflüssigen Inhalt (O. SCHULTZE), der wohl als ein Produkt von drüsenähnlichen Epithelausstülpungen (GRAF SPEE) zu betrachten ist.

In den nächstfolgenden Entwicklungsstadien wird der Inhalt der Dotterblase dünnflüssig und klar, um in den letzten Embryonalmonaten wieder eingedickt zu werden. Bei der Geburt stellt der Inhalt ge= wöhnlich eine schollige, zum Teil aus degenerierten Entodermzellen entstandene Detritusmasse dar, die aus fettähnlichen, feinkörnigen Stücken, Eiweissresten und kohlensaurem Kalk besteht (INGOLF LÖNNBERG). Zu dieser Zeit ist also die Dotterblase meistens in ein solides Körperchen umgewandelt.

Während ihrer progressiven Entwicklungsperiode stellt die Dotterblase wahrschein= lich ein blutbildendes Organ dar. In ihrer Mesodermbekleidung treten nämlich die ersten Blutkörperchen und Gefässe des Eies auf.

Im übrigen ist wohl die Dotterblase des menschlichen Embryo als ein rudimen= täres Organ zu betrachten, das vererbt wird, obwohl es seine ursprüngliche Bedeutung als Nahrungsbehälter in der Phylogenese verloren hat.

Dass die menschliche Dotterblase an Grösse zunimmt, obgleich es ihr an Nahrungsinhalt fehlt, wird von vielen Autoren als Wahrscheinlichkeitsbeweis dafür betrachtet, dass die Eier der menschlichen Vor= fahren einmal dotterreich (z. B. wie diejenigen der Vögel) waren.

Die Insertion des Nabelstranges an der Placenta findet gewöhnlich mehr oder weniger genau in der Placentarmitte (Fig. 52, S. 104) statt („Insertio centralis"). Nicht gerade selten kommt aber auch eine exzentrische Nabelstranginsertion vor. („Insertio lateralis" oder „marginalis") (Fig. 51 A).

Als eine seltene Anomalie ist dagegen die sog. „Insertio velamentosa"[1] zu betrachten, d. h. eine Insertion des Nabelstranges an dem Chorion laeve in grösserer oder kleinerer Entfernung von der Placenta. Die Umbilikalgefässe verlaufen dann eine Strecke lang in den Eihäuten, bis sie den Rand der Placenta erreichen (Fig. 51 B).

Die Ursache dieser Anomalie ist, wie schon oben (S. 89) erwähnt, wahrscheinlich in einer abnorm tiefen Eiimplantation zu suchen. Diese kann nämlich veranlassen, dass der Embryonalknoten nicht (wie normal) gegenüber der Decidua basalis zu liegen kommt, sondern an einer Stelle der Decidua capsularis, wo die Ernährung anfangs besonders gut ist (z. B. dank der zufälligen Nähe grösserer mütterlicher Gefässe). Der Haftstiel bildet sich dann an dieser Stelle aus und die in ihm auswachsenden Allantoisgefässe kommen also nicht direkt, sondern auf einem Umwege zu der Decidua basalis. Da nun die Insertion

---

[1] Dieselbe kann unter Umständen zu einer Verblutung des Kindes bei der Geburt führen.

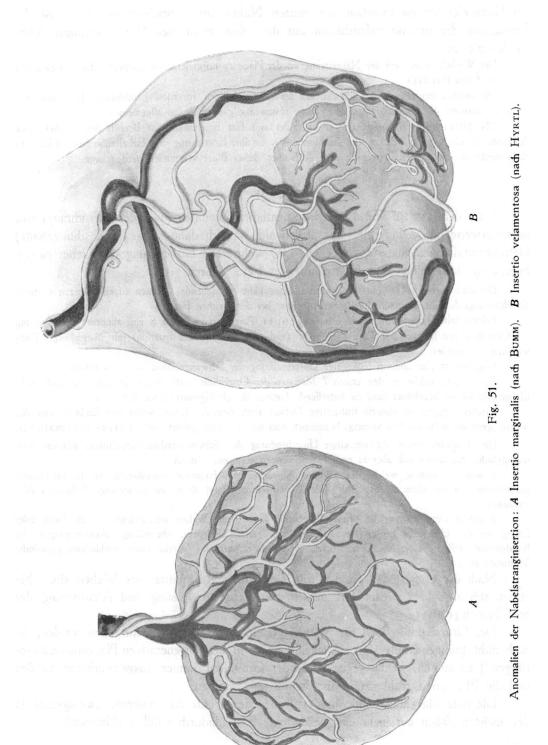

Fig. 51.

Anomalien der Nabelstranginsertion: *A* Insertio marginalis (nach BUMM). *B* Insertio velamentosa (nach HYRTL).

des Haftstieles für die Insertion des ganzen Nabelstranges bestimmend ist, so ist die Entstehung der Insertio velamentosa aus den oben erwähnten Voraussetzungen leicht zu deduzieren.

Der Winkel, unter dem der Nabelstrang an der Placenta normalerweise inseriert, schwankt zwischen 0 und 90 Grad (Hyrtl).

Die Insertio centralis ist am öftesten mit der rechtwinkeligen Insertion kombiniert. Je weiter von der Placentarmitte die Insertion liegt, desto mehr spitzwinkelig wird sie im allgemeinen.

Bei spitzwinkeliger Nabelstranginsertion findet sich fast regelmässig im Bereich des Winkels eine Amnionfalte (die sog. „Schultze'sche Amnionfalte"), die ihre Entstehung dem Erhaltenbleiben der Dotter=blase verdankt, und als ein Leitgebilde zum Aufsuchen dieser Blase verwendet werden kann.

Partus.

Nach dem Ablauf von 10 vier=wöchentlichen Monaten (nach der Befruchtung) tritt normalerweise die Geburt ein. Es stellen sich nämlich dann starke (und schmerzhafte) Uteruskontraktionen, die sog. „Wehen" ein, welche zur Erweiterung der Geburtswege, Sprengung der Eihäute und Austreibung des Fetus führen.

Die Zeitdauer der Gravidität ist indessen keine ganz feststehende. Binnen engen Grenzen wechselt sie physiologisch nicht nur individuell, sondern sogar bei der gleichen Frau.

Relativ selten kommt eine wahre Spätgeburt (Partus serotinus), d. h. eine abnorme Verlängerung der Graviditätszeit bis auf 300 Tage oder mehr (nach der letzten Menstruation) mit übermässiger Ent=wicklung des Kindes.

Dagegen ist eine abnorm frühzeitige Unterbrechung der Schwangerschaft gar nicht selten.

Findet eine solche in den ersten 7 Monaten der Gravidität statt, wenn der Embryo noch nicht lebensfähig ist, so bezeichnet man die betreffende Geburt als „Fehlgeburt" oder Abortus.

Erfolgt dagegen die abnorm frühzeitige Geburt nach dem 7. Monat, wenn der Embryo von der Mutter getrennt weiterzuleben vermag, bezeichnet man sie als „Frühgeburt" oder Partus praematurus.

Die Ursachen, welche die vorzeitige Unterbrechung der Schwangerschaft herbeiführen können, sind mannigfach. Sie lassen sich aber in zwei Hauptgruppen sondern, nämlich:

1. solche Ursachen, welche das primäre Absterben des Embryos veranlassen (z. B. Infektions=krankheiten und vor allem die Syphilis). Die Ausstossung erfolgt dann als notwendige Folge des Ab=sterbens;

2. solche Ursachen, welche primär Uterusblutungen und Wehen hervorrufen (z. B. Stoss oder Schlag auf den Unterleib, heftige Erschütterung des ganzen Körpers, übermässige Anstrengungen der Bauchpresse, örtliche Fehler der Gebärmutter, welche ihre normale Vergrösserung verhindern, psychische Traumata etc.).

Nach der Geburt des Kindes tritt eine kurze Ruhepause der Wehen ein. Sie setzen sich aber bald wieder fort und bewirken so die Lösung und Ausstossung der sog. Nachgeburt.

Der Grund dafür, dass die Wehen gerade in richtiger Zeit ausgelöst werden, ist noch nicht genügend aufgeklärt. Vielleicht ist er in den degenerativen Placentarverände=rungen [1]) zu suchen, welche gegen Ende der Gravidität immer ausgesprochener werden und die Placenta wohl „zur Ausstossung reif" machen.

Die reife Placenta könnte ihre Aufgabe, den Fetus zu ernähren, „wenigstens in den meisten Fällen nur mehr eine beschränkte Zeit hindurch erfüllen (Grosser).

---

[1]) Die betreffenden Veränderungen „bestehen hauptsächlich in der Degeneration des Zottenepithels und in der Einschränkung des intervillösen Raumes durch Fibrinbildung, Faktoren, welche die Zirkulation des mütterlichen Blutes und die Resorption der Nährstoffe mehr und mehr unterbinden" (Grosser).

Die **Nachgeburt** wird von der Placenta mit dem Nabelstrang, von den Eihäuten (Chorion laeve und Amnion) und von grossen Partien der Schleimhaut (der Decidua compacta und zum Teil auch der Decidua spongiosa) des Uteruskörpers gebildet.

Die Trennungsebene der Nachgeburt vom Uteruskörper liegt, wie erwähnt, mehr oder weniger tief im Bereiche der Decidua spongiosa (vgl. Fig. 47, S. 94), wo die dünnen Zwischen= wände zwischen den stark erweiterten Drüsenräumen leicht abgerissen werden, wenn

1. starke Kontraktionen der muskulösen Uteruswände stattfinden, und

2. beim Zerreissen mütterlicher Placentargefässe grosse retroplacentale Blutergüsse (Hämatome) auftreten.

Die reife P l a c e n t a hat ein Gewicht von etwas über 500 g, einen Durchmesser von im Mittel 20 cm und eine Dicke von etwa 3 cm.

Durchmesser und Dicke, welche im umgekehrten Verhältnis zu einander stehen, schwanken indessen normalerweise, der Durchmesser zwischen 15 und 25 cm, die Dicke zwischen 4 und 2 cm.

Die Innenfläche (fetale Seite) der Placenta ist vom Amnion überzogen und daher weisslich, glatt und glänzend. An ihr springen die grossen dunkel durchschimmernden fetalen Gefässe mehr oder weniger stark hervor (Fig. 52 A).

Zu den Cotyledonen der Placenta, welche übrigens an dieser Seite nicht erkennbar sind, zeigen die fetalen Gefässzweige makroskopisch keine Relation.

Die Aussenfläche (uterine Seite) der Placenta (Fig. 52 B) ist dunkelrotgrau, weniger glatt als die Innenfläche und stellenweise mit Gewebsfetzen (Stücken der Drüsenscheide= wände der Spongiosa) besetzt. Sie ist durch ziemlich tiefe Furchen gelappt, die den Septa placentae (in dem Inneren der Placenta) entsprechen, und also wie diese zwischen den Cotyledonen verlaufen. Durch diese Furchen werden also die Grenzen der Cotyledonen an der Aussenfläche der Placenta markiert.

Die betreffenden Placentarlappen sind durchschnittlich 15—20 an Zahl.

Mitten auf jedem Placentarlappen entdeckt man relativ leicht (besonders bei leichtem Druck auf die Placenta, wobei Blut hervorquillt) 2—3 abgerissene mütterliche Venen.

Schwerer und wohl nur dem geübten Auge sichtbar sind dagegen die abgerissenen mütterlichen Arterien, welche, 3—5 per Lappen, in die diese begrenzenden Furchen eindringen.

Der N a b e l s t r a n g des geburtsreifen Eies hat, wie oben (S. 96) erwähnt, gewöhnlich einen Durchmesser von 1,5 cm und eine Länge von etwa 50 cm.

Beträchtliche Längenvariationen (zwischen 1 und 150 cm) kommen aber vor [1].

Der reife Nabelstrang ist glatt, weisslich, mit den Umbilikalgefässen bläulich durch= schimmernd.

Über den Bau im übrigen und die Insertion des Nabelstranges vgl. oben (S. 96 u. ff.).

Die mit einander verwachsenen E i h ä u t e und die mit diesen verbundenen D e c i d u a = p a r t i e n stellen zusammen einen elastischen, membranösen Sack dar, der beim Partus gewöhnlich durch einen unregelmässigen oder dreistrahligen Riss, entsprechend dem unteren Eipol geöffnet worden ist.

Die mittlere Schicht der membranösen Wand des betreffenden Sackes wird vom Chorion laeve (auch schlechtweg C h o r i o n benannt) gebildet. Dasselbe stellt eine grau=

---

[1] Auch bei verschiedenen Säugetieren wechselt die Länge des Nabelstranges sehr. Bei einigen ist er gewöhnlich sehr kurz (z. B. bei Nagern und Raubtieren); bei anderen ist er dagegen relativ lang (z. B. beim Menschen, Haustieren etc.).

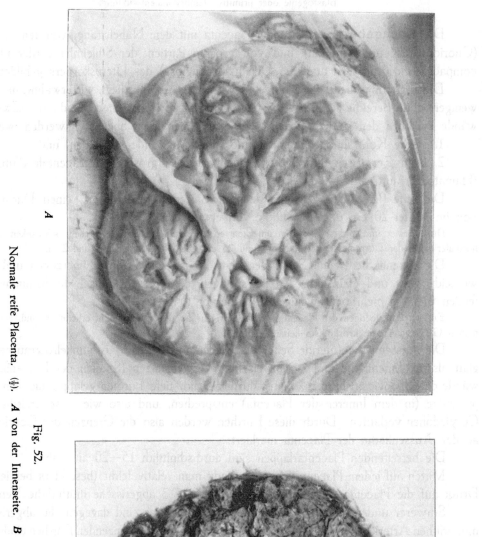

A

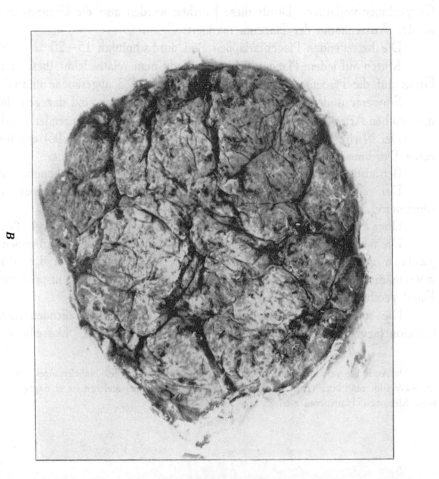

B

Fig. 52.

Normale reife Placenta. (½). *A* von der Innenseite. *B* von der Aussenseite.

oder gelbrötliche, dünne, leicht zerreissliche Membran dar, die sich ringsum an dem ver=
dünnten Rand der Placenta ansetzt.

Die Innenseite des Chorion laeve ist von dem glatten und glänzenden Amnion
austapeziert, während seine Aussenseite von rauhen Deciduaresten bedeckt ist.

Die betreffenden Deciduareste sind zum grossen Teil hyalin degeneriert. Sie stammen meistens
aus der Decidua vera compacta. Ausserdem findet man aber auch mehr oder minder grosse Fetzen aus
der Decidua vera spongiosa.

Das Amnion lässt sich leicht vom Chorion ablösen und zeigt sich dann als eine weissliche, durch=
sichtige und gefässlose Membran. Dieselbe wird von einer fibrillären Bindegewebs=Grundlage mit einer
einfachen Schicht von kubischem Epithel gebildet.

Die Amnionflüssigkeit (vgl. oben S. 72) fliesst zum Teil schon vor der Geburt des Kindes (als
sog. „Vorwasser") ab. Der Rest verlässt die Amnionhöhle bei und unmittelbar nach der Geburt des
Kindes. Von den meisten Autoren wird die Amnionflüssigkeit auch nicht zu der eigentlichen Nachgeburt
mitgerechnet.

Vergleichende Übersicht über die Eihüllen und die Placentation bei den Wirbeltieren im allgemeinen [1]).

Bei allen Wirbeltieren werden vom Muttertier Eihüllen zum Schutz des Embryos gebildet.

Diese mütterlichen Eihüllen werden gebildet:

I. vom Ovarium einschliesslich vom Eie selbst (z. B. die Zona pellucida des menschlichen Eies),
II. von Eileiterdrüsen (hieher gehören z. B. die Kalkschale und die darunter gelegene pergament=
    artige Schalenhaut der Reptilien= und Vogeleier, die Gallerthülle der Eier der Amphibien und
    gewisser Säugetiere und die Keratinschale der Eier der niedersten Säugetiere, der Monotremata).

Von Eileiterdrüsen wird auch die Eiweisshülle der Selachier=, Vogel= und Monotremeneier gebildet,
eine Eihülle, die allerdings nicht zum Schutz, sondern zur Ernährung des Embryos dient.

Bei Fischen und Amphibien kommen keine anderen Embryonalhüllen als die vom Muttertier ge=
bildeten Eihüllen vor.

Bei allen höheren Wirbeltieren (Reptilien, Vögeln und Säugetieren) kommen dagegen noch Hüllen
hinzu, die von dem sich entwickelnden Embryo selbst gebildet werden, und daher als Embryonalhüllen
im engeren Sinne bezeichnet werden.

Diese Embryonalhüllen im engeren Sinne sind: A. das Amnion und B. das Chorion.

A. Das Amnion mit der Amnionflüssigkeit umgibt am nächsten den Embryo und bildet einen Ersatz
dafür, dass bei diesen Tieren [2]) die Eier nicht mehr im Wasser gelegt werden.

Die Amnionhöhle kann in verschiedener Weise entstehen und zwar entweder:

1. durch Dehiszenz innerhalb einer soliden Anlage, so wie wir es oben (S. 67) für den Menschen
beschrieben haben. In derselben Weise entsteht die Amnionhöhle auch bei der Fledermaus und beim
Igel. Der betreffende Typus wird im allgemeinen „Igeltypus" benannt,

2. durch Faltung des Keimblasenektoblastes. Diese Entstehungsweise, die am weitesten verbreitet
zu sein scheint und früher auch für den Menschen angenommen wurde, wird unter dem Namen „Kaninchen=
typus" beschrieben.

B. Das Chorion vermittelt die Verbindung des Embryos mit der Eiperipherie bezw. mit dem Muttertier.

Bei den eierlegenden Amnioten (Reptilien, Vögeln und Monotremata) und bei den Marsupialiern
ist das Chorion nie mit Zotten versehen, sondern besitzt eine glatte Oberfläche. Sie wird daher bei diesen
Tieren im allgemeinen nicht Chorion (Zottenhaut), sondern „seröse Hülle" benannt.

---

[1]) Für weitere Einzelheiten über dieses Thema verweise ich auf die treffliche Darstellung von GROSSER:
Vergl. Anat. u. Entwicklungsgesch. d. Eihäute u. d. Placenta. — Wien u. Leipzig 1909, von welcher Arbeit
die hier gegebene Schilderung grösstenteils ein kurzer Auszug ist.

[2]) Die Reptilien, Vögel und Säugetiere werden, weil sie alle Amnion besitzen, unter dem Namen
Amnioten zusammengefasst und den Anamniern (Fischen und Amphibien) gegenübergestellt.

Eine Dotterblase, von Reservenahrung gefüllt, existiert schon bei Fischen und Amphibien. Die Dotterblasengefässe vermitteln bei diesen Tieren die Verteilung der aufgespeicherten Nahrung zu dem Embryo. Bei den Reptilien und Vögeln bekommt die Dotterblase ausserdem Bedeutung für die Atmung des Embryos, indem ihre Gefässe sich in der Eiperipherie verzweigen.

Bei zunehmender Grösse des Embryos wird indessen bald die Atmung durch die Dottergefässe unzureichend und die periphere Partie der Allantois bildet sich so zu einem akzessorischen Respirations= organ aus.

Eine Allantois existiert schon bei den Amphibien. Bei diesen Tieren bleibt sie aber innerhalb der Bauchhöhle und stellt nur eine primitive Harnblase dar.

Bei den Amnioten wächst nun die Allantois mit ihren Gefässen von dem eigentlichen · Embryonal= körper aus und bis zum Chorion heraus. Bei den Säugetieren, deren Dotterblase keine Nahrung enthält, deren Chorion aber sich mit der Uterusschleimhaut verbindet, vermittelt sie auf diese Weise nicht nur die Respiration, sondern auch die Nutrition des Embryos.

Bei den meisten Amnioten wächst die Allantois als freie Blase in das Exocölom heraus. Bei den Primaten (Mensch, Affen) aber, welche einen frühembryonalen Bauchstiel besitzen, wächst die Allantois nicht frei, sondern im Bauchstiel eingeschlossen heraus. Die Allantois selbst wird hierbei rudimentär. Sie ist aber trotzdem bedeutungsvoll als Leitgebilde für ihre wichtigen Gefässe.

Bei den eierlegenden Amnioten wird der Embryo durch die Embryonalhüllen sowohl gegen Ein= trocknung wie gegen mechanische Schädlichkeiten (bei äusseren Gewalteinwirkungen auf das Ei) und gegen Bakterieninvasionen geschützt.

Bei den lebend gebärenden Säugetieren ist die Bedeutung der Embryonalhüllen eine womöglich noch höhere. Als Schutz gegen Eintrocknung haben sie wohl hier nicht viel zu bedeuten, aber umsomehr gegen Gewalteinwirkung von aussen z. B. bei den schnellen Bewegungen und Sprüngen dieser Tiere.

Ausserdem ist die äussere Embryonalhülle für die Placentation von hervorragender Bedeutung.

Die Placentation

besteht in einer Verbindung (Aneinanderlagerung oder Verwachsung) der Schleimhaut des mütterlichen Genitaltraktes [1]) mit embryonalen Anhangsorganen (Chorion, Dotterblase) zur Ermöglichung des Über= ganges von Nährstoffen von der Mutter auf den Embryo (GROSSER) ebenso wie zur Ermöglichung des Überganges von Abwurfstoffen vom Embryo auf die Mutter.

Eine solche wahre Placentation kann natürlich nur bei echt viviparen Tieren [2]) vorkommen.

Die einfachste Form derselben ist

I. die Placentation mit nur respiratorischer Funktion. Eine solche Placentation kommt bei gewissen lebend gebärenden Knorpel= und Knochenfischen vor, deren Dotterblase mit der Uterusschleimhaut verklebt und durch ihr Gefässsystem den Gasaustausch zwischen Mutter und Embryo vermittelt, „während die Ernährung auf Kosten des Dotters geschieht" (GROSSER).

Der physiologisch höhere Typus der Placentation ist

II. die Placentation mit sowohl respiratorischer wie ernährender Funktion.

A. Nur wenige der diese Placentationsform besitzenden Tiere bilden keine Placenta aus (daher Aplacentalia benannt). Das sich entwickelnde Ei liegt bei diesen Tieren (z. B. vielen Marsupialia) frei im Uteruscavum.

---

[1]) Bei einzelnen Anamnien kommt zu demselben Zweck eine Verbindung zwischen dem sich ent= wickelnden Ei und dem Mutter= oder Vatertier vor. So entwickeln sich z. B. die Eier der Wabenkröte in Brutnischen auf dem Rücken des Weibchens. Die Eier der Seenadeln und Seepferdchen entwickeln sich in Bruttaschen an der Bauchseite des Männchens und diejenigen des Rhinoderma (eines schwanzlosen Batrachiers) im Kehlsack des Männchens. In den beiden letzten Fällen kann man also von „trächtigen Männchen" sprechen. — Die ganze Erscheinung, wenn die betreffende Eiverbindung nicht mit der Schleim= haut des mütterlichen Genitaltraktes zustande kommt, wird falsche Placentation benannt.

[2]) Vivipare Tiere kommen in fast allen Wirbeltierklassen vor. Nur unter den Vögeln gibt es keine Vivipara. Die Mehrzahl der Wirbeltiere ist aber ovipar.

B. Die meisten diese Placentationsform besitzenden Tiere haben eine Placenta und werden daher Placentalia genannt.

Eine echte Placenta setzt ein embryonales Chorion voraus und kann demgemäss nur bei Amnioten vorkommen. Man findet sie auch nur

1. bei einigen viviparen Reptilien (Seps, Gongulus), und
2. bei den meisten viviparen Säugetieren.

Je nachdem die Verbindung zwischen dem Chorion und der Uterusschleimhaut nur durch eine innige Aneinanderlagerung oder durch eine wahre Verwachsung etabliert worden ist, sprechen wir von einer Placenta apposita oder Semiplacenta und von einer Placenta conjugata.

Nach der Verteilung oder Gruppierung der Chorionvilli der reifen Placenta sondern wir die Placenta apposita in:

A. Semiplacenta diffusa, bei diffuser Verteilung der Chorionvilli über das ganze Chorion (z. B. beim Schwein) und

B. Semiplacenta multiplex, wenn die Chorionvilli in zerstreute Cotyledonen gesammelt sind (z. B. bei den Wiederkäuern),

und die Placenta conjugata in:

A. Placenta zonaria, wenn die Cotyledonen zu einer gürtelförmigen Gruppe gesammelt sind (z. B. bei den Raubtieren) und

B. Placenta discoidalis, wenn die Cotyledonen zu einer scheibenförmigen Gruppe gesammelt sind (z. B. beim Menschen).

Die Placenta discoidalis stellt die höchste und die Semiplacenta diffusa die niedrigste Entwicklungs= form der Placenta dar. Aller Wahrscheinlichkeit nach hat sich auch die menschliche Placenta phylogenetisch aus einer Placenta diffusa entwickelt.

Es versteht sich fast von selbst, dass die Ausbildung einer Placenta conjugata den Geburtsakt er= schweren und komplizieren muss. Denn wenn nur eine Aneinanderlagerung zwischen Chorion und Uterus= schleimhaut (wie bei der Placenta apposita) stattgefunden hat, so kann die Uterusschleimhaut während der Gravidität und bei der Geburt unverletzt bleiben. Solche Tiere brauchen, mit anderen Worten, keine zur Abstossung bestimmte Schleimhautpartie (Decidua) auszubilden. Sie werden daher auch als Adeci= duata bezeichnet.

Wenn dagegen im Interesse des Embryos eine Verwachsung zwischen dem Chorion und der Uterus= schleimhaut stattgefunden hat, so erfolgt bei der Geburt die Trennung des Eies von der Gebärmutter nicht an der ursprünglichen Grenze zwischen diesen, sondern innerhalb der Uterusschleimhaut. Diese muss, mit anderen Worten, eine Decidua (hinfällige Haut) ausbilden. Die betreffenden Tiere werden daher auch Deciduata benannt.

Bei den Deciduaten entsteht also bei der Ausstossung der Nachgeburt an der Innenseite des Uterus= körpers eine (oder mehrere) grosse Wundfläche, die nachher (im sogenannten Puerperium) geheilt werden muss.

Die Veränderungen der Uterusschleimhaut post partum.

Nach der Ausstossung der Nachgeburtsteile restiert im Corpus uteri von der ganzen Schleimhaut nur die tiefste Schicht der Pars spongiosa nebst kleineren Bruchstücken der oberflächlichen Deciduaschichten.

Die letztgenannten sind normalerweise nicht an der Placentarstelle, sondern nur an denjenigen Wand= partien zu finden, wo die Decidua vera früher adhärierte. Sie stellen, mit anderen Worten, nur kleine Reste der Decidua vera dar, welche nicht auf einmal mit der Nachgeburt, sondern erst allmählich im Puer= perium abgestossen werden.

Im übrigen unterscheidet sich die Placentarstelle nicht wesentlich von der übrigen Uteruswand, wenn nicht abnormerweise Thrombosen in den zur Placenta gehenden Gefässen aufgetreten sind.

Die grossen Blutungen der abgerissenen Uteringefässe hören bald auf, indem die grossen Gefässe bei den starken Kontraktionen der Uterusmuskulatur alle komprimiert werden.

Nur in den ersten Tagen nach der Geburt fliesst noch etwas Blut aus den Geschlechts=
teilen heraus, das zum Teil aus den Gefässen des Uteruskörpers nachsickert. Zum Teil
stammt aber dieser „rote Fluss" (Lochia rubra) aus Blutungen von den Gefässen der Ge=
burtswege.

Vom 2. und 3. Tag nach der Geburt an erscheint die Absonderung der intrauterinen
Wundfläche (= der Wochenfluss oder die Lochien) heller, zuerst wie mit Wasser gemischt
und sodann wie Blutserum aussehend (Lochia serosa).

Die Blutgefässe sind jetzt verschlossen und nur Serum mit spärlichen Leukocyten
schwitzt aus der Wundfläche heraus.

Vom 5. Tage ab werden diesem Wundsekret abgestossene (nekrotische) Schleimhaut=
reste beigemengt, die zur Regeneration der Schleimhaut nicht geeignet sind.

Vom Ende der ersten Woche ab macht sich eine reichliche Beimischung von Schleim
(der wohl grösstenteils von den Cervixdrüsen stammt) und Leukocyten bemerkbar. Die
letztgenannten verleihen den Lochien ein grauweisses Aussehen (Lochia alba).

Die Nekrose und Abstossung von Gewebstrümmern und Fetzen der Uterusschleim=
haut wird gewöhnlich etwa 10—12 Tage nach der Geburt beendigt. Zu dieser Zeit per=
sistiert von dem Uterusepithel nur die Funduspartien der Drüsen.

Diese Drüsenpartien verbinden sich jetzt mit einander zu einem neuen Oberflächen=
epithel und zwar in der Weise, dass die Bindegewebsbrücke zwischen je zwei Drüsen=
räumen „durch seitliches Verschieben, durch Abplattung und auch durch amitotische Ver=
mehrung" (WORMSER, 1903) des Drüsenepithels gedeckt wird.

Von diesem Oberflächenepithel ab werden neue, schlauchförmige Drüsen gebildet Hand
in Hand damit, dass das anfangs sehr dünne bindegewebige Schleimhautstroma sich verdickt.

2—3 Wochen nach der Geburt ist die Schleimhautregeneration insofern beendigt, als
zu dieser Zeit schon ein überall kontinuierlicher Epithelüberzug, ein deutliches Stroma und
schlauchförmige Drüsen im Uteruskörper vorhanden sind. Zu dieser Zeit pflegen auch die
Lochien, die zuletzt nur aus glasigem Schleim bestehen, aufzuhören.

Von Interesse ist, dass die allererste Heilung des Oberflächenepithels nur
provisorisch ist. Mitosen scheinen nämlich in den ersten Wochen des Puerperiums
gänzlich zu fehlen und die amitotisch entstandenen Zellen und vielkernigen Protoplasma=
massen des Uterusepithels haben — wie solche im allgemeinen — nur kurze Lebenszeit.
Sie degenerieren und werden allmählich von mitotisch entstandenen Epithelzellen ersetzt.

Die nach der Geburt (einschliesslich der Nachgeburt) in den Schleimhautresten des Uteruskörpers
noch vorhandenen Deciduazellen verschwinden alle im Puerperium. Die oberflächlich gelegenen gehen nach
WORMSER zugrunde durch wahrscheinlich fettige Degeneration. Die zwischen denselben liegenden Binde=
gewebsfäserchen bilden dann zunächst ein zellenleeres Maschenwerk, in welches (durch Mitosen) neugebildete
Stromazellen aus den tieferen Schichten eindringen.

Die am tiefsten gelegenen Deciduazellen bilden sich zu gewöhnlichen Stromazellen zurück.

Die wahrscheinlich aus dem embryonalen Trophoblast stammenden Riesenzellen an der Placentar=
stelle gehen alle während des Puerperiums zugrunde.

Veränderungen des ganzen Uterus während und nach der Gravidität.

Vom Beginn der Gravidität ab wächst der ganze Uterus aktiv und der Grössen=
zunahme des Eies entsprechend mit.

Die schon vorhandenen glatten Muskelzellen, welche zusammengenommen die Haupt=

masse der Uteruswandungen bilden, vergrössern sich hierbei so stark, dass sie am Ende der Gravidität das Zehn= bis Elffache ihrer ursprünglichen Länge und das Fünffache ihrer Breite erreichen können (Hyperplasie der einzelnen Fasern).

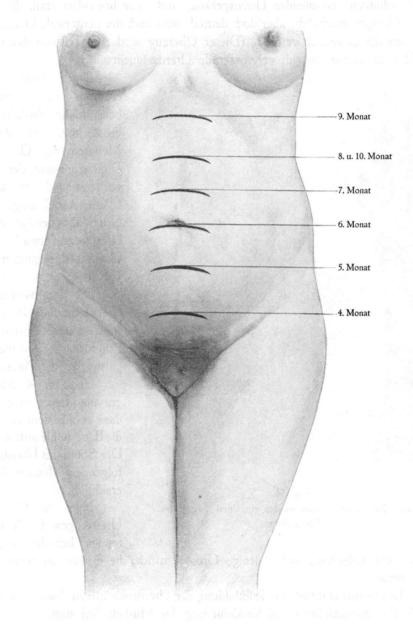

9. Monat

8. u. 10. Monat

7. Monat

6. Monat

5. Monat

4. Monat

Fig. 53.

Stand des Uterusgrundes während des 4.–10. Schwangerschaftsmonats.

Ausserdem vergrössert sich wohl aber während der ersten Gravidität die Muskelwand in beschränktem Masse auch dadurch, dass ganz neue Muskelzellen durch Teilung gebildet werden (wahre Hypertrophie).

Die Gesamtmasse der Uterusmuskulatur soll während der Gravidität auf das 24fache steigen.

In entsprechendem Masse wie die Muskulatur vergrössern sich die zwischen den Muskelschichten verlaufenden Uterusgefässe, und zwar besonders stark die Venen.

Weniger ansehnlich, aber doch deutlich wird auch der peritoneale Überzug des Uterus im Laufe der Gravidität verdickt. (Dieser Überzug wird zum Teil von den Ligamenta lata gebildet, in welche der sich vergrössernde Uterus hineinwächst.)

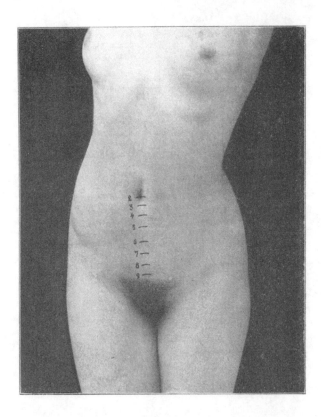

Fig. 54.
Stand des Uterusgrundes an den einzelnen Tagen des Puerperiums.

Durch diese Veränderungen erfahren die Uteruswände eine beträchtliche Verdickung und Vergrösserung. In den ersten 3 Monaten der Gravidität ist die Dickenzunahme der Uteruswände vorherrschend, in der Folge die Flächenausdehnung. Am Ende der Gravidität beträgt die Dicke der Uteruswand etwa $\frac{1}{2}$—1 cm und das Gewicht des ganzen Uterus etwa 1 Kilo.

Die Vergrösserung des Uterus findet nicht überall in gleichem Masse statt. Am stärksten wachsen die Funduspartie und diejenige Wandpartie, wo die Placenta inseriert.

Erst im 4. Monate ist der gravide Uterus so gross geworden, dass er aus dem kleinen Becken in die Bauchhöhle aufzusteigen beginnt. Der Stand des Uterusfundus in den folgenden Monaten ist aus Fig. 53 ersichtlich.

Nach der Geburt kehrt der Uterus gewöhnlich bei Erstgebärenden beinahe und bei Mehrgebärenden vollständig auf diejenige Grösse zurück, die er vor der betreffenden Gravidität besass.

Die hierbei stattfindende Rückbildung der Uterusmuskulatur findet wohl hauptsächlich durch Zusammenziehung und Verkleinerung der Muskelzellen statt.

Am schnellsten erfolgt die Massenabnahme des Uterus in der ersten Woche des Puerperiums (Fig. 54). In dieser Zeit sinkt sein Gewicht von 1 Kilo auf $\frac{1}{2}$ Kilo. Am Ende der 2. Woche wiegt der puerperale Uterus $\frac{1}{3}$ Kilo, am Ende der 3. Woche $\frac{1}{4}$ Kilo und am Ende der 6. Woche hat er etwa sein altes Gewicht wieder erreicht. Das Puerperium ist jetzt beendigt.

Entwicklung des primitiven Embryonalkörpers.

Die erste Anlage des Embryonalkörpers wird von einer fast kreisrunden Platte dar=
gestellt, die wir Keimscheibe, Embryonalplatte oder Embryonalschild (Area embryonalis)
nennen.

Diese Embryonalplatte grenzt an der einen Seite gegen die Mark=Amnionhöhle,
an der anderen Seite gegen die Entodermblasenhöhle. Sie besteht ursprünglich wahr=
scheinlich nur aus zwei Keimblättern: Ektoderm und Entoderm. Zwischen diesen dringen
aber sehr frühzeitig Mesodermzellen (von dem extraembryonalen Mesoderm aus) hinein,
die ein drittes embryonales Keimblatt, das Mesoderm, bilden (Fig. 55, 56).

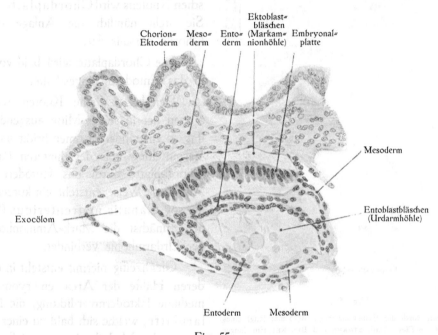

Fig. 55.

Embryonalanlage des in Fig. 24, S. 70 abgebildeten jungen menschlichen Eies.
Nach PETERS aus v. WINCKELS Handb. d. Geburtshülfe. Bd. I, 1.

Bei den jüngsten bisher bekannten menschlichen Embryonen ist die Entwicklung bis
zu diesem Stadium gelangt.

Die in diesem Stadium existierende Embryonalplatte entspricht wahrscheinlich grössten=
teils der vorderen (oberen) Partie des werdenden Embryos.

In einem folgenden (beim Menschen noch nie beobachteten) Stadium entsteht am
kaudalen Ende der Area embryonalis eine knotenförmige Ektodermverdickung, der sog.
HENSEN'sche Knoten.

Unmittelbar nach hinten (unten) von diesem Knoten findet zu der nächstfolgenden Zeit das
stärkste Wachstum der Embryonalplatte statt. Die Area embryonalis wird hierbei in die
Länge ausgezogen und oval (Fig. 57). Gleichzeitig kommt der HENSEN'sche Knoten etwa
auf ihre Mitte, anstatt an ihrem Hinterende, zu liegen und die hinterste Partie des HENSEN=
schen Knotens wird in einen langen, schmalen Streifen, den Primitivstreifen, ausge=

zogen, welcher median in der hinteren (unteren) Embryonalplattenhälfte verläuft und sich hier mit dem Entoderm intim verbindet.

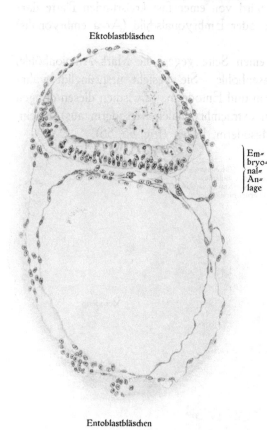

Ektoblastbläschen

{ Em=
bryo=
nal=
An=
lage

Entoblastbläschen

Fig. 56.

Querschnitt durch die Embryonalanlage (0,75 mm lang) eines etwas älteren Eies. Nach STRAHL und BENEKE: Ein junger menschlicher Embryo. Wiesbaden (1910).

Der HENSEN'sche Knoten verlängert sich auch nach vorne. Hier soll er zunächst frei zwischen dem Ektoderm und dem Ento= derm hervorwachsen, etwas länger nach vorne verbindet sich aber diese vordere Verlängerung des HENSEN'schen Knotens mit dem Entoderm.

Diese vordere Verlängerung des HENSEN= schen Knotens wird Chordaplatte benannt. Sie stellt nämlich die Anlage der sog. Chorda dorsalis dar.

Die Chordaplatte wird bald vollständig in das Entoderm eingeschaltet.

Der HENSEN'sche Knoten wird von aussen her in seiner Mitte ausgehöhlt, und das so entstandene Lumen bricht bald unter Vermittelung von der hinteren Partie der Chordaplatte durch das Entoderm durch. Auf diese Weise entsteht ein kurzer Kanal, der sog. Canalis neurentericus (Fig. 60), der zunächst die Mark=Amnionhöhle mit der Urdarmhöhle verbindet.

Gleichzeitig hiermit entsteht in der vor= deren Hälfte der Area embryonalis eine mediane Ektodermverdickung, die Medul= larplatte, welche sich bald zu einer seichten Rinne, der Medullarrinne, vertieft.

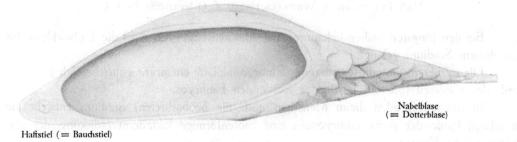

Nabelblase
(= Dotterblase)

Haftstiel (= Bauchstiel)

Fig. 57.

Rekonstruktionsmodell eines 0,75 mm langen, schildförmigen Embryos. Von der Dorsalseite nach Abnahme des dieselbe deckende Amnion. Nach STRAHL und BENEKE: Ein junger menschlicher Embryo. Wiesbaden (1910).

In diesem Entwicklungsstadium befindet sich etwa die in Fig. 60 abgebildete mensch= liche Embryonalanlage (1,17 mm lang).

In der Embryonalanlage lassen sich zu dieser Zeit noch keine Gefässanlagen nachweisen. Dagegen finden sich in der mesodermalen Schicht der Dotterblase und im Bauchstiel frühe Blut= und Blutgefässanlagen. — Ein embryonales Cölom ist noch nicht aufgetreten. — Im Bauchstiel ist ein deutlicher Allantois= gang vorhanden (Fig. 58 B u. Fig. 60).

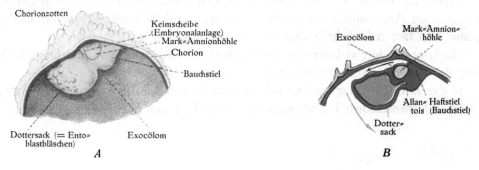

Fig. 58.

Embryonalknoten eines etwas älteren Embryos; A von der linken Seite gesehen; B im Medianschnitt. $\frac{10}{1}$.
Nach Graf v. Spee aus v. Winckel's Handb. d. Geburtshülfe.

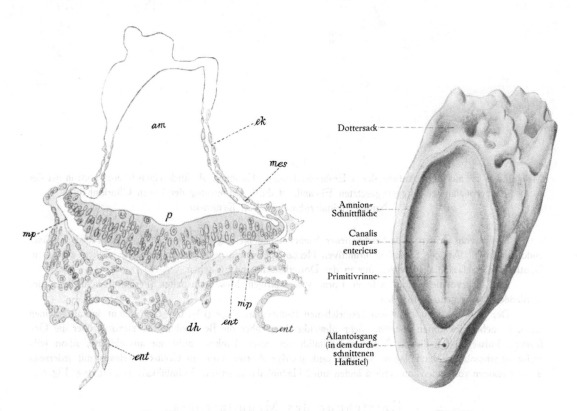

Fig. 59.

Querschnitt durch die Embryonalanlage desselben Präparates. Nach Graf v. Spee aus v. Winckel's Handb. der Geburtshülfe, Bd. I: 1. am Mark=Amnionhöhle; dh Dotterhöhle; ek Ektoderm; ent Ento= derm; mes Mesenchym; p Primitivrinne.

Fig. 60.

Rekonstruktionsmodell eines 1,17 mm langen schild= förmigen Embryos. Nach Frassi (1907) aus Keibel und Elze, Normentafel z. Entw. des Menschen. $\frac{40}{1}$.

In den nächstfolgenden Entwicklungsstadien wächst besonders die vordere (ältere) Partie der Area embryonalis relativ stark an Länge. Der HENSEN'sche Knoten mit der äusseren Öffnung des Canalis neurentericus erfährt hierbei eine relative Verschiebung kaudalwärts (vgl. Fig. 60 u. 62).

Gleichzeitig hiermit wird die früher ovale und flache Embryonalplatte geigenförmig und — von der Amnionhöhle aus gesehen — konvex und die kaudale Partie der Embryonalplatte wird fast rechtwinkelig ventralwärts umgebogen (Fig. 62 u. 64).

Die Lage des hier verlaufenden Primitivstreifens wird durch eine rinnenförmige Vertiefung des Ektoderms, die Primitivrinne, markiert (Fig. 64).

In diesem Entwicklungsstadium befinden sich die vom Grafen SPEE und von ETERNOD beschriebenen menschlichen Embryonalanlagen von 1,54 mm bezw. 1,3 mm Länge.

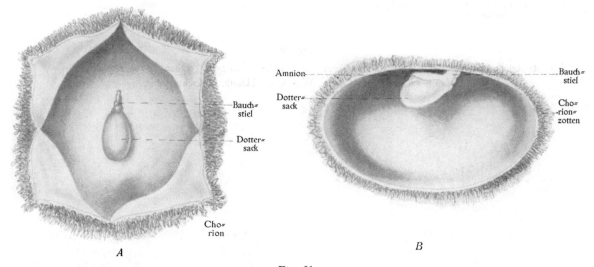

Fig. 61.

Menschliches Ei aus dem Anfang der 3. Embryonalwoche. Geöffnet. A durch einen Kreuzschnitt in der der Embryonalanlage entgegengesetzten Eiwand, B durch Entfernung der linken Chorionhälfte. Nach Originalzeichnungen von ETERNOD.

In der vom Grafen SPEE beschriebenen Embryonalanlage (Fig. 64) fanden sich noch nirgends Gefässendothelröhren. An der Stelle der primitiven Herzanlage waren nur ganz vereinzelte Zellen zu sehen. Deutliche Blutgefässanlagen waren nur in der Dotterblasenwand zu sehen.

Das embryonale Cölom war in Form von paarigen Mesodermspalten (Perikardialhöhlen) in der werdenden Herzgegend vorhanden.

Der Bau der von ETERNOD beschriebenen Embryonalanlage (Fig. 61—63) stimmt im allgemeinen mit der soeben erwähnten überein. Sehr abweichend ist aber die Beschreibung ETERNOD's über die Gefässverhältnisse. Nach diesem Autor sind nämlich bei diesem Embryo nicht nur ausgebildete, schon teilweise verschmolzene Herzanlagen, sondern auch paarige Aorten und ein Conus arteriosus mit jederseits 3 Aortenbogen vorhanden, ausserdem finden sich 2 Umbilikalarterien und 2 Umbilikalvenen etc. (vgl. Fig. 63).

Entstehung des Medullarrohrs.

Schon oben (S. 112) wurde erwähnt, dass in einem sehr frühzeitigen Entwicklungsstadium eine Medullarplatte als Ektodermverdickung in der vorderen Partie der Keimscheibe entsteht, die sich bald zu einer flachen Rinne, der Medullarrinne, vertieft.

Die Medullarrinne (Fig. 62 u. 64) wird von zwei längsverlaufenden Medullar=
wülsten begrenzt. Diese Medullarwülste werden allmählich höher (sie wandeln sich in
Medullarfalten um) und Hand in Hand hiermit wird die Medullarrinne entsprechend tiefer.

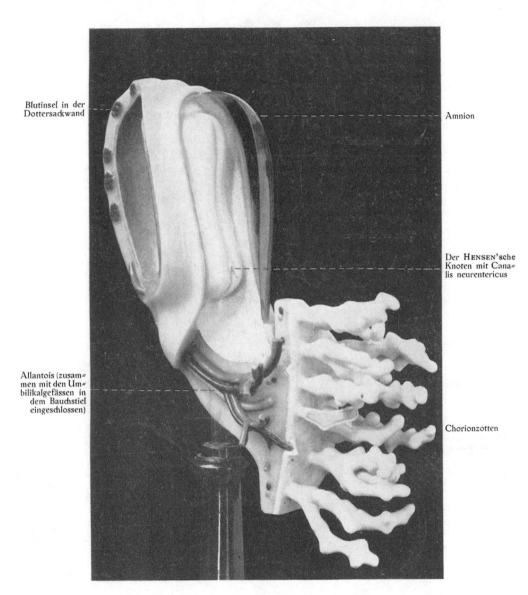

Fig. 62.
Rekonstruktionsmodell des Embryonalknotens des in Fig. 61 abgebildeten Eies. Nach ETERNOD und ZIEGLER.
Mark=Amnion= und Dottersackhöhle sind geöffnet. Das Mesenchym der linken Bauchstiel=Hälfte ist ent=
fernt. Der 1,3 mm lange Embryo ist von der linken und dorsalen Seite aus sichtbar.

Gleichzeitig verlängern sich Medullarplatte und Medullarrinne kaudalwärts, bis sie das
kaudale Ende der Embryonalanlage erreichen. Hierbei werden sowohl der HENSEN'sche
Knoten mit der äusseren Mündung des Canalis neurentericus wie die Primitivrinne von den

8*

Medullarwülsten oder Medullarfalten umgefasst und in den Boden der Medullarrinne auf=
genommen (Fig. 65 A).

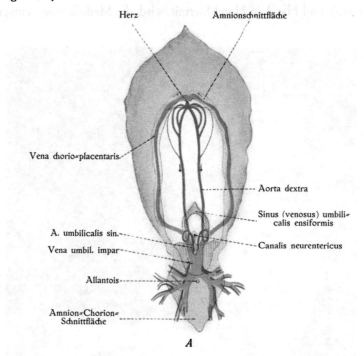

Herz　　　　　　　　　　　　　Amnionschnittfläche

Vena chorio=placentaris

Aorta dextra

Sinus (venosus) umbili=
calis ensiformis

A. umbilicalis sin.

Vena umbil. impar

Canalis neurentericus

Allantois

Amnion=Chorion=
Schnittfläche

A

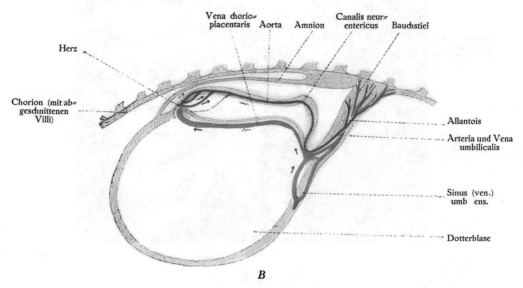

Vena chorio=　　　　Canalis neur=
placentaris　Aorta　Amnion　entericus　Bauchstiel

Herz

Chorion (mit ab=
geschnittenen
Villi)

Allantois

Arteria und Vena
umbilicalis

Sinus (ven.)
umb ens.

Dotterblase

B

Fig. 63.

Gefässystem des in Fig. 62 abgebildeten, 1,3 mm langen Embryos. Nach ETERNOD (1898) aus BROMAN,
Anat. Hefte, Bd. 36. *A* Area embryonalis und Bauchstiel von oben gesehen. $\frac{20}{1}$. *B* Dieselben Gefässe
von der linken Seite gesehen. Zirka $\frac{16}{1}$. Die Arterien sind rot, die Venen blau.

　　Die Primitivrinne geht selbstverständlich jetzt als solche verloren. Der HENSEN'sche
Knoten wird abgeflacht und verschwindet ebenfalls.

Aber auch der Canalis neurentericus geht normalerweise wahrscheinlich schon bei Embryonen mit überall offener Medullarrinne zugrunde. Bei dem in Fig. 65 abge= bildeten 1,8 mm langen Embryo (etwa 10—14 Tage alt) ist dieser Kanal nur andeutungs= weise vorhanden.

Sein Name verdankt der Canalis neurentericus dem Umstand, dass er die Anlage des Rückenmarkes mit derjenigen des Darmes verbindet. Anzunehmen ist, dass dieser Kanal zu den rudimentären Organen zu rechnen ist, welche in der menschlichen Phylogenese einmal von grosser physiologischer Bedeutung waren.

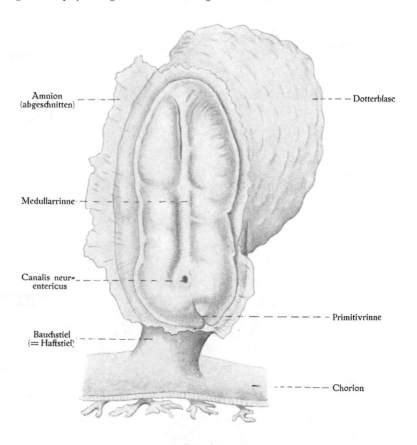

Fig. 64.
Rekonstruktionsmodell eines 1,54 mm langen menschlichen Embryos, von der dorsalen Seite gesehen.
Nach Graf Spee, Archiv f. Anat. u. Phys. — Anat. Abt. (1889). $\frac{40}{1}$.

Nunmehr hat, so viel wir wissen, der Canalis neurentericus, jede physiologische Be= deutung verloren.

In abnormen Fällen kann er aber mehr oder weniger vollständig persistieren und dann zu Missbildungen Anlass geben (vgl. unten!)

Vielleicht entspricht der Canalis neurentericus der vorderen Partie des Urmundes bei ge= wissen niederen Tieren. Die hintere Partie des ursprünglichen Urmundes wird wohl dann von der Primi= tivrinne repräsentiert.

Die vordere (kraniale) Partie der Medullarplatte wird schon früh breiter als die übrige

(Fig. 65 u. 67), sie stellt die Anlage des Gehirnes dar, während die hintere Partie die Anlage des Rückenmarks bildet.

Das Breitenwachstum des Gehirnteiles der Medullarplatte ist indessen kein überall gleichmässiges. An 3 nach einander liegenden Stellen wächst dieser Teil besonders stark in

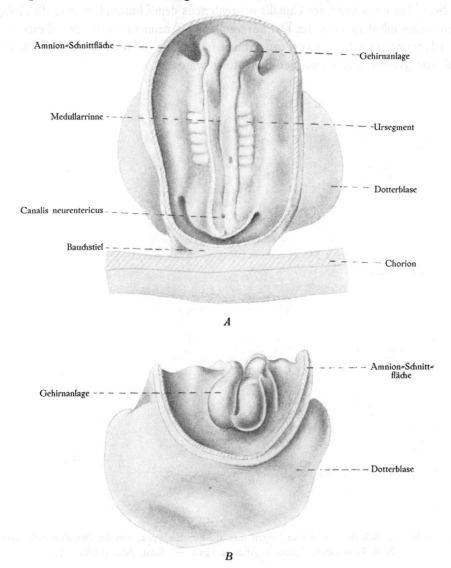

Fig. 65.
Rekonstruktionsmodell eines 1,8 mm langen menschlichen Embryos. *A* von der dorsalen Seite, *B* von dem kranialen Ende gesehen. $\frac{40}{1}$. Nach KEIBEL und ELZE: Normentafel z. Entwicklungsgesch. d. Menschen. Jena 1908.

die Breite. Dies ist schon bei 1,8 mm bis 2 mm langen Embryonen (Fig. 65 *A* u. *B*) mit 6—7 Somitenpaaren (vgl. unten) deutlich zu sehen und wird in der Folge noch stärker hervortretend (Fig. 67 u. 68). Nach dem Verschluss der Medullarrinne bilden diese breiteren Medullarplattenpartien die 3 primären Gehirnblasen.

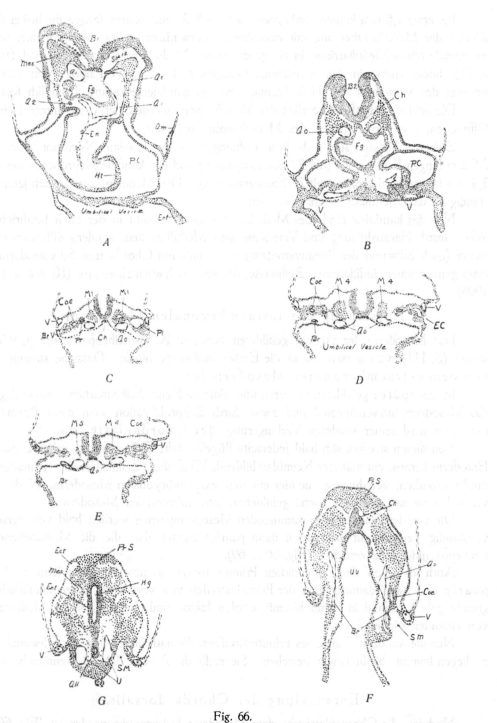

Fig. 66.

Querschnitte (in verschiedenen Höhen) eines etwa 2 mm langen, menschlichen Embryos. $\frac{50}{1}$. Nach DANDY: Amer. Journ. of Anat. Vol. 10 (1910). a_1 Längsschnitt des 1. Kiemenarterienbogens; a_2 Querschnitt des 2. Kiemenarterienbogens; *All* Allantois; *Am* Amnion; *Ao* Aorta; B_1 Prosencephalonanlage; B_2 Mesencephalonanlage; *Br* Aortenzweige; *Br V* Zweig der Vena umbilicalis; *Ch* Chorda dorsalis; *Coe* Endo=Cölom; *EC* Kommunikation des Endocöloms mit dem Exocölom; *Ect* Ektoderm; *En* Endothel=Herz *Ent* Entoderm; *Fg* Vorderdarm; *Hg* Hinterdarm; *Ht* Mesoderm=Herz; M_1, M_4 u. M_5 Ursegmente Nr. I, IV u. V.; *Mes* Mesoderm; *PC* Perikardialhöhle; *Pl* Endocölom; *Pr* Pronephros; *Pr.S* Primitivstreifen; *SM* Exocölom; *U* Arteria umbilicalis; *UV* Dotterblase; *V* Vena umbilicalis.

Bei etwa 1,6 mm langen Embryonen mit 7—8 Somitenpaaren fangen die bisher freien Ränder der Medullarfalten an, mit einander zu verwachsen. Diese Verwachsung, welche die dorsale offene Medullarrinne in ein geschlossenes Medullarrohr umwandelt (vgl. Fig. 69 u. 71), findet zuerst in dem werdenden Halsgebiet des Embryos statt. Von hier aus schreitet der Verschluss sowohl in kranialer wie in kaudaler Richtung allmählich fort.

Die beiden noch offenen Stellen der Medullarrinne werden hierbei zu immer kleineren Öffnungen, sog. Neuropori, des Medullarrohrs reduziert.

Zuletzt schliessen sich auch diese Öffnungen — der kraniale Neuroporus bei etwa 2,5 mm langen Embryonen (mit 23 Somitenpaaren) und der kaudale Neuroporus bei etwa 3,4 mm langen Embryonen (mit 28 Somitenpaaren). Die Medullarrinne hat sich jetzt vollständig in das Medullarrohr umgewandelt.

Nur das kaudalste Ende des Medullarrohrs entsteht nicht in der oben beschriebenen Weise durch Herausbildung und Verschluss von Medullarfalten, sondern differenziert sich später (nach Schwund des Primitivstreifens) zusammen mit Chorda und Schwanzdarm aus einer gemeinsamen, indifferenten Zellmasse, der sog. Schwanzknospe (KEIBEL u. ELZE, 1908).

Entstehung des intraembryonalen Mesoderms.

Das Mesoderm der zuerst gebildeten vorderen Keimscheibenpartie dringt, wie erwähnt (S. 111), von aussen her in die Embryonalanlage hinein. Dasselbe stammt also von dem extraembryonalen Mesoderm her.

In den später gebildeten mittleren und hinteren Keimscheibenpartien entsteht dagegen das Mesoderm intraembryonal und zwar durch Zellproliferation von dem Primitivstreifen und seiner vorderen Verlängerung, der Chordaplatte, aus.

Von diesen strecken sich bald jederseits flügelähnliche Zellmassen zwischen Ekto- und Entoderm heraus, ein mittleres Keimblatt bildend. Wenn diese Zellmassen die Keimscheibenränder erreichen, verschmelzen sie hier mit dem extraembryonalen Mesoderm. Nach vorne verbinden sie sich mit dem zuerst gebildeten, intraembryonalen Mesoderm.

Die von der Chordaplatte stammenden Mesodermpartien werden bald von derselben vollständig frei gemacht und stellen dann paarige Blätter dar, die die Medianebene des Embryos nicht ganz erreichen (Fig. 66 u. 69).

Auch das von dem eigentlichen Primitivstreifen stammende Mesoderm wird bald paarig und zwar dadurch, dass der Primitivstreifen von vorn nach hinten allmählich zugrunde geht[1]). Hand in Hand hiermit werden Ekto- und Entoderm in der Medianebene von einander wieder frei.

Nur die kaudalste Partie des Primitivstreifens, die nach hinten von der Schwanzknospe zu liegen kommt, bleibt länger bestehen. Sie stellt die Anlage der Kloakenmembran dar.

Entwicklung der Chorda dorsalis.

Nachdem die Chordaplatte von dem Mesoderm frei gemacht worden ist (Fig. 66 Ch, 69 u. 70), schaltet sie sich bald auch von dem Entoderm aus (Fig. 71).

---

[1]) Schon bei 2,5 – 3,7 mm langen Embryonen sind nur unbedeutende Reste des Primitivstreifens vorhanden.

Bei einem 2,5 mm langen Embryo (mit 23 Somitenpaaren) war sie schon vollständig aus dem Ento=
derm ausgeschaltet (KEIBEL u. ELZE, 1908).

Gleichzeitig mit der Ausschaltung formt sich die Chordaplatte in einen sehr dünnen,

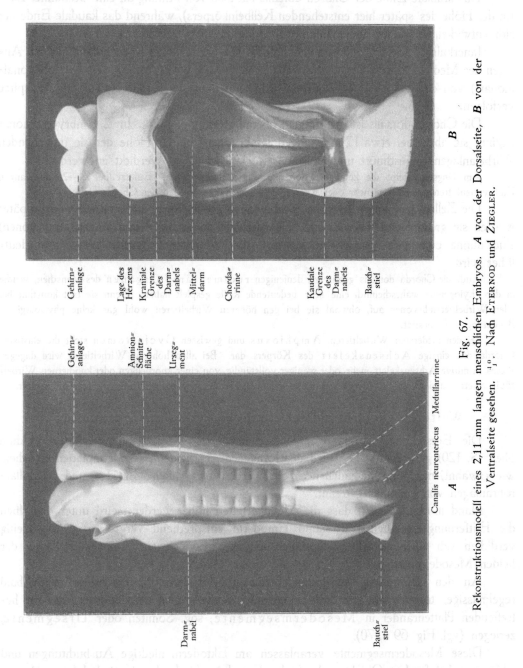

Fig. 67.
Rekonstruktionsmodell eines 2,11 mm langen menschlichen Embryos. *A* von der Dorsalseite, *B* von der
Ventralseite gesehen. $\frac{40}{1}$. Nach ETERNOD und ZIEGLER.

zylindrischen Zellstab, die Chorda dorsalis, um, die in der Medianebene zwischen
Entoderm und Medullarrohr zu liegen kommt.

Nur die kraniale Partie der definitiven Chorda dorsalis wird indessen auf die oben
beschriebene Weise durch Umformung der Chordaplatte gebildet. Kaudalwärts von dem

HENSEN'schen Knoten verlängert sich die Chorda dorsalis durch sekundäres Wachstum ihres freien Hinterendes.

Das kraniale Ende der Chorda dorsalis hat also von Anfang an eine bestimmte Lage (in der Höhe des später hier entstehenden Keilbeinkörpers), während das kaudale Ende der sich entwickelnden Chorda allmählich weiter kaudalwärts verschoben wird.

Innerhalb der Schwanzknospe verschmilzt die Chordaanlage eine Zeitlang mit den Anlagen des Medullarrohres und des Schwanzdarmes. Wenn sie (Anfang des 2. Embryonalmonats) von dieser Verschmelzung frei wird, kann man sie deutlich bis zur Schwanzspitze verfolgen.

Die Chorda dorsalis ist ursprünglich überall gleichmässig dick. Im 2. Embryonalmonat beginnt sie aber (bei etwa 12 mm langen Embryonen) in der Höhe der sie umgebenden Wirbelanlagen eingeschnürt und zwischen den Wirbelanlagen verdickt zu werden.

Am längsten bleibt die kaudale Chordapartie gleichmässig dick. Zuletzt (bei 24—26 mm langen Embryonen) treten aber hier mehr oder weniger reichliche Seitensprossen der Chorda auf.

Die Zellen der Chorda dorsalis sind anfangs relativ klein und epithelähnlich. Später werden sie grösser und vakuolisiert. Sie scheiden (schon bei 4 mm langen Embryonen) eine dünne cuticulare Chorda=Scheide aus, die in späteren Stadien dicker und deutlicher wird.

Auch die Chorda dorsalis gehört zu denjenigen rudimentären Organen des Menschen, welche in der Phylogenese wahrscheinlich eine sehr bedeutende Rolle gespielt haben. Denn sie tritt konstant bei allen Wirbeltierembryonen auf, obwohl sie bei den höheren Wirbeltieren wohl gar keine physiologische Bedeutung mehr besitzt.

Bei den niedersten Wirbeltieren, Amphioxus und gewissen Cyclostomen stellt die elastische Chorda das einzige Achsenskelett des Körpers dar. Bei allen höheren Wirbeltieren wird dagegen dieses primitive Achsenskelett mehr oder weniger vollständig von einer knorpeligen oder knöchernen Wirbelsäule ersetzt, und gleichzeitig wird die anfangs relativ grosse Chorda[1] mehr oder weniger rudimentär.

Weitere Ausbildung des intraembryonalen Mesoderms.

Die Entstehung der paarigen, intraembryonalen Mesodermplatten wurde schon oben (S. 120) geschildert. Die medialen Ränder dieser beiden Mesodermplatten erreichen, wie erwähnt, nicht die Medianebene. Sie werden hier durch Chorda= und Medullarrohranlagen von einander getrennt.

Hand in Hand damit, dass die Medullarfalten höher werden, wird unter denselben die Entfernung zwischen Ekto= und Entoderm entsprechend vergrössert. Gleichzeitig verdicken sich durch schnelle Zellproliferation die hier gelegenen, medialen Ränder der beiden Mesodermplatten.

An den gleichmässig verdickten, medialen Mesoderm=Plattenrändern treten bald regelmässige, transversale Einschnürungen auf, welche schnell tiefer werden und die betreffenden Plattenränder in Mesodermsegmente, sog. Somiten oder Ursegmente, zerlegen (vgl. Fig. 69 u. 70).

Diese Mesodermsegmente veranlassen am Ektoderm niedrige Ausbuchtungen und schimmern bei frischen Objekten durch das Ektoderm hindurch, sie sind daher auch von der Aussenseite der Embryonalanlage her erkennbar (Fig. 65 A, 67 A u. 68).

---

[1] Noch bei Amphibienembryonen ist die Chorda dorsalis in gewissen Entwicklungsperioden so gross, dass ihr Querschnitt demjenigen des Rückenmarkes an Grösse fast gleichkommt.

Das erste Somitenpaar entsteht an der oberen Grenze des werdenden Halses. Diese Stelle befindet sich etwa an der Mitte der geigenförmigen Keimscheibe (Fig. 65 A), kranialwärts von dem Canalis neurentericus.

Unmittelbar kaudalwärts von dem ersten Somitenpaar entsteht bald ein zweites Somitenpaar und kaudalwärts von diesem wiederum ein drittes etc. Bei dem in Fig. 65 abgebildeten, 1,8 mm langen Embryo sind auf diese Weise schon 5—6 Somitenpaare hintereinander gebildet.

Während der 3. Embryonalwoche treten kaudalwärts von den schon gebildeten stetig neue Somitenpaare auf. Am Ende dieser Woche (bei etwa 3 mm langen Embryonen) beträgt die Zahl der Somitenpaare schon etwa 30.

Erst in der 4. Embryonalwoche werden auch im Kopfgebiet Ursegmente gebildet. Zu dieser Zeit treten unmittelbar kranialwärts von dem zuerst gebildeten Halssomitenpaar 3 Kopfsomitenpaare auf. Dieselben entstehen also im kaudalen Kopfgebiet und zwar in der Höhe der kranialsten Chordapartie.

Das kranial von der Chorda gelegene Kopfmesoderm, das von dem extraembryonalen Mesoderm stammt, wird nicht segmentiert.

Gleichzeitig mit und nach der Bildung der Kopfsomiten setzt die Bildung von neuen Somitenpaaren an dem kaudalen Körperende (einschliesslich der Schwanzknospe) fort. Auf diese Weise steigt die Zahl der sämtlichen Somitenpaare zuletzt (bei 6,5 mm langen Embryonen) bis auf 41—43.

Unmittelbar nach der Entstehung der Somiten sitzen diese jederseits wie eine regelmässige Knöpfchenreihe auf der lateralen, unsegmentierten Mesodermplatte befestigt. Die betreffende Verbindung jeder Somite mit der lateralen Mesodermplatte wird durch einen kurzen, dünnen Somitenstiel dargestellt (Fig. 66).

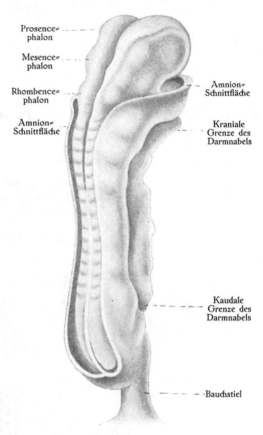

Fig. 68.
Rekonstruktionsmodell eines 2,5 mm langen menschlichen Embryos; von hinten und rechts gesehen. $\frac{40}{1}$.
Nach KOLLMANN, Handatlas d. Entw.=Gesch. des Menschen, Bd. I, Jena 1907.

Die Somitenstiele werden aber bald sowohl von den Somiten (Fig. 70) wie von der lateralen Mesodermplatte abgeschnürt. Somiten und laterale Mesodermplatte werden hierbei von einander vollständig frei; nachher vereinigen sich jederseits die Somitenstiele mit einander zu einem längsverlaufenden Gang, dem primären Harnleiter oder dem WOLFF= schen Gang (vgl. Fig. 70 u. 71).

Die laterale Mesodermplatte bleibt unsegmentiert. Als eine einfache Zellplatte persistiert sie aber nicht. In dem Innern derselben tritt nämlich schon sehr früh eine

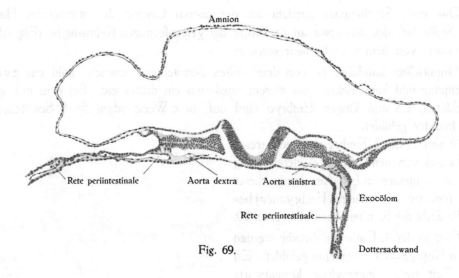

Fig. 69.

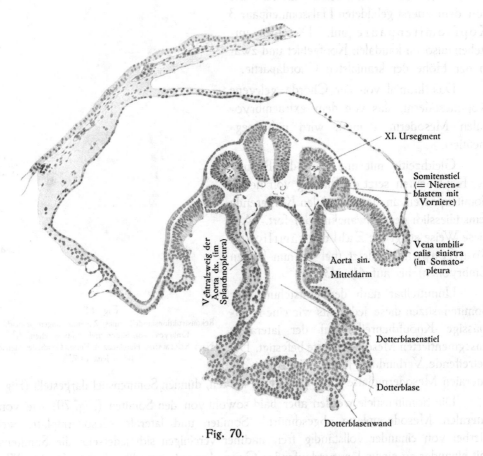

Fig. 70.

Fig. 69 und 70.

Querschnitte von menschlichen Embryonen, die Differenzierung des Mesoderms zeigend. Fig. 69 von einem 1,38 mm langen Embryo mit 5—6 Ursegmentpaaren. $\frac{120}{1}$. Fig. 70 von einem 2,6 mm langen Embryo mit 13—14 Ursegmentpaaren. $\frac{120}{1}$. Nach FELIX: Morph. Jahrb., Bd. 41 (1910).

Spalte (intraembryonales Cölom) auf (Fig. 66), welche die Mesodermplatte in ein äusseres, parietales Blatt, die Somatopleura, und ein inneres, viscerales Blatt, die Splanchnopleura, trennt (Fig. 69 u. 70).

Das intraembryonale Cölom tritt zuerst in der Herzgegend des Embryos auf. Hier ist dasselbe (als paarige Mesodermspalten) schon bei einem 1,54 mm langen Embryo erkennbar, bei welchem noch keine Somiten entwickelt sind (Graf SPEE, 1889).

Die übrige Partie des intraembryonalen Cöloms ist bei einem 1,8 mm langen Embryo noch nicht angedeutet. Bei einem 2,6 mm langen Embryo ist dagegen das=

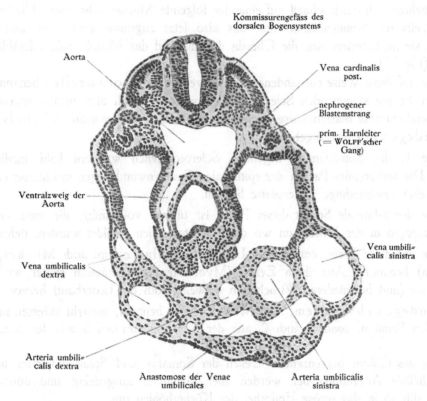

Fig. 71.

Querschnitt eines menschlichen Embryo, die Differenzierung des Mesoderms zeigend. Von einem 2,5 mm langen Embryo mit 23 Ursegmentpaaren. $\frac{150}{1}$. Nach FELIX: Morph. Jahrb., Bd. 41 (1910).

selbe überall vorhanden und an weiten Strecken schon mit dem extraembryonalen Cölom in Verbindung (Fig. 70).

In diesem Stadium sind also die beiden sekundären Mesodermblätter (Somato= und Splanchnopleura) überall von einander gesondert. Dorso=medial gehen sie direkt in einander über, ventro=lateral setzen sie sich in das extraembryonale Mesoderm fort. Die Somatopleura, welche dem Ektoderm anliegt, setzt sich hierbei in das Amnion= mesoderm fort, während die dem Ehtoderm anliegende Splanchnopleura sich in die Mesodermschicht der Dotterblase fortsetzt (Fig. 70).

In dem kranialwärts von der Chorda liegenden Kopfmesoderm tritt keine Cölom= bildung auf.

Dagegen lässt sich in den Somiten vorübergehend eine Cölombildung erkennen. Unmittelbar nach der Entstehung einer Somite findet man nämlich in ihrer Mitte eine kleine Höhle, die wir als Somitencölom bezeichnen können (Fig. 66 u. 70).

Bei niederen Wirbeltierembryonen wird dieses Somitencölom in Zusammenhang mit dem eigent= lichen Cölom (der lateralen Mesodermplatte) gebildet.

Um das Somitencölom herum gruppieren sich die Somitenzellen zuerst wie ein Epithel (Fig. 70).

In der medioventralen Wand der Somitenblase verändern aber bald an einer Stelle die Zellen ihr epitheliales Aussehen. Sie werden polymorph oder auch spindelförmig und vermehren sich durch schnell auf einander folgende Mitosen sehr stark. Hierbei füllen sie einerseits das Somitencölom aus, das also jetzt zugrunde geht, und andererseits wandern sie medialwärts aus, die Chorda dorsalis und das Medullarrohr allmählich ein= hüllend (Fig. 71).

Die auf diese Weise entstandenen Zellen werden Sclerotomzellen benannt. Die aus einer Somite stammenden Sclerotomzellen stellen nämlich alle zusammengenommen eine mesenchymatöse Blastemmasse (Sclerotom) dar, aus welcher später Wirbelskelett und Bindegewebe hervorgehen.

Die in der Somitenmitte liegenden Sclerotomzellen wandern bald medialwärts heraus. Die restierenden Partien der epithelialen Somitenwände legen sich hierbei einander eng an, eine zweischichtige Zellenplatte bildend.

Die dorso=laterale Schicht dieser Platte ist überall vollständig, die medio=ventrale Schicht dagegen in der Mitte, von wo die Sclerotomzellen gebildet wurden, defekt.

Die auf diese Weise entstandene Ursegmentplatte wird auch Muskelplatte (Myotom) benannt. Aus ihren Zellen (Myoblasten) geht nämlich später willkürliche Muskulatur (und bei niederen Wirbeltieren teilweise auch die Lederhaut) hervor.

Bindegewebsblastem, auch Mesenchym benannt, entsteht indessen nicht nur 1. aus den Somiten, sondern auch 2. aus der Somatopleura und 3. aus der Splanchno= pleura.

Die das Cölom begrenzenden Zellen der Somato= und Splanchnopleura behalten ihre epitheliale Anordnung bei, werden aber allmählich ausgedehnt und dünner und wandeln sich so in das seröse Endothel der Körperhöhlen um.

Aus der Splanchnopleura geht auch die unwillkürliche (meistens glatte) Muskulatur des Verdauungsrohres und der dazu gehörenden Gefässe hervor.

Aus der Somatopleura geht ebenfalls die ihrem Bereiche angehörende unwillkürliche Muskulatur hervor.

Ausserdem besitzen die Zellen der Somatopleura an gewissen Stellen die Fähigkeit, willkürliche Muskulatur zu bilden.

Nach BARDEEN und LEWIS verlieren die Myotome bald ihre individuelle Selb= ständigkeit, indem sie bei etwa 10—12 mm langen Embryonen jederseits zu einer zusammenhängenden Säule verschmelzen.

In der vordersten Kopfregion (kranialwärts von der Chorda dorsalis) tritt, wie er= wähnt, keine deutliche Segmentierung ein. Das hier befindliche Mesoderm bildet eine zu= sammenhängende Mesenchymmasse, die die kranialste Gehirnpartie umgibt.

An einer umschriebenen Stelle schwindet sekundär diese Mesenchymschicht, so dass sich hier Ekto= und Entoderm zu einer dünnen epithelialen Membran vereinigen können. Diese Membran wird **Membrana buccopharyngea** benannt. Bei ihrer später erfolgenden Perforation erhält der inzwischen gebildete Vorderdarm seine Mundöffnung (vgl. unten!).

Wie schon oben (S. 113) angedeutet, entstehen die ersten Blutkörperchen und Blut= gefässanlagen extraembryonal und zwar in der mesodermalen Wandpartie der Dotter= blase, im Bauchstiel und dem diesem angrenzenden Chorionteil.

Etwa gleichzeitig mit der Bildung der ersten Somitenpaare entstehen aber in dem intraembryonalen Mesenchym paarige Herz= und Blutgefässanlagen, die bald mit einander und mit den extraembryonalen Blutgefässen zu einem einheitlichen Gefässsystem ver= schmelzen (Fig. 63, S. 116). Über die Einzelheiten in der Entstehung und weiteren Aus= bildung der ersten Embryonalgefässe vgl. unten das Kapitel Gefässsystem.

Überblick über die aus den verschiedenen Keimblättern des Embryos entstehenden Organe und Organteile.

Von dem inneren Keimblatt, dem Entoderm, entstehen folgende Organteile:

1. Die epitheliale Schleimhautpartie des Verdauungsrohres und das Epithel aller an der Oberfläche dieser Schleimhaut mündenden Drüsen, sowohl kleinerer (in der Schleimhaut selbst liegenden) wie grösserer (Leber, Pankreas, Mundspeicheldrüsen etc.).

Eine Ausnahme hiervon bildet nur das Schleimhautepithel der vorderen oberen Mundhöhlenpartie und dasjenige der kaudalsten Enddarmpartie, welche beide vom Ektoderm stammen.

2. Das Epithel der Respirationsorgane (Larynx, Trachea, Lungen).

3. Das Schleimhautepithel des Pharynx, der Tuba Eustachii und des Mittelrohrs.

4. Das Epithel der Thyroidea= und Thymusdrüsen.

5. Der Hauptteil des Schleimhautepithels der Harnblase und der Urethra, ebenso wie das Epithel der sich auf diesem Teil öffnenden Drüsen. (Einschliesslich der Glan= dulae bulbo=urethrales.)

Eine kleinere Partie des Blasen= und Urethralepithels mit den dorsalen Prostatadrüsen stammt von den erweiterten kaudalen Enden der WOLFF'schen Gänge und also vom Mesoderm her.

Die vordere Partie der männlichen Urethraschleimhaut mit ihren Drüsen ist ektodermaler Herkunft.

Von dem mittleren Keimblatt, dem Mesoderm, stammen:

A. Von der epithelialen Mesodermpartie:

   1. Die willkürliche Muskulatur des ganzen Körpers,

   2. das Epithel der WOLFF'schen und MÜLLER'schen Gänge,

   3. das Epithel der Vor=, Ur= und Nachniere,

   4. das Cölomendothel,

   5. das Epithel der Geschlechtsdrüsen,

   6. das Epithel der Nebennierenrindes.

B. Von dem Mesenchym:

   1. Bindegewebe, Knorpel und Knochen des ganzen Körpers,

   2. unwillkürliche Muskulatur des ganzen Körpers.

In Ausnahmefällen scheinen indessen unwillkürliche Muskeln auch aus dem Ekto= derm entstehen zu können.

   3. Blut= und Lymphgefässe des ganzen Körpers,

4. rote und wahrscheinlich auch weisse Blutkörperchen,

5. Lymphdrüsen, Blutlymphdrüsen, Milz.

Von dem äusseren Keimblatt, dem Ektoderm, entstehen:

1. Die Oberhaut, Epidermis und ihre Derivate: Haare, Nägel, Schweiss=, Talg= und Milchdrüsenepithel,

2. das ganze zentrale (und periphere?) Nervensystem,

3. das Epithel der Sinnesorgane,

4. das sympathische Nervensystem mit dem Nebennierenmark,

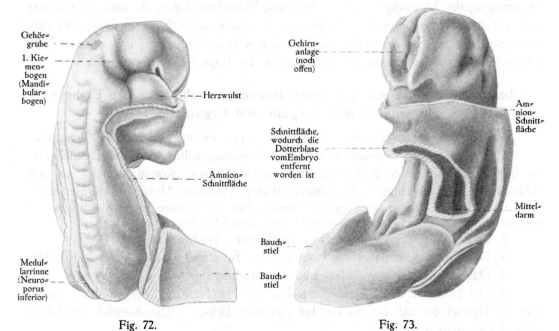

Fig. 72.   Fig. 73.

Fig. 72 u. 73.

Rekonstruktionsmodell eines 2,6 mm langen menschlichen Embryos. Fig. 72 von hinten und rechts, Fig. 73 von vorn und links gesehen. $\frac{40}{1}$. Nach Keibel und Elze: Normentafel z. Entw.=Gesch. d. Menschen, Jena 1908.

5. das Schleimhautepithel der Nasenhöhle mit dem Epithel der sich hier öffnenden Drüsen und Sinuositäten,

6. das Schleimhautepithel der vorderen oberen Mundhöhlenpartie mit dem Epithel der sich hier öffnenden Drüsen,

7. der Schmelz der Zähne,

8. das Schleimhautepithel des unteren Enddarmteiles und

9. die Hypophyse.

Die Umbildung der Area embryonalis zu dem eigentlichen Embryo.

Gleichzeitig damit, dass die primitivsten Organanlagen im Bereiche der Keimscheibe entstehen, erleidet die ganze Keimscheibe weitere bedeutende Formveränderungen, die zu der Entstehung eines bläschen= oder rohrförmigen Embryos führen.

Schon oben (S. 114) wurde erwähnt, dass die geigenförmig gewordene Keim=
scheibe (Fig. 64) nicht mehr ganz flach, sondern — von der Amnionhöhle aus ge=
sehen — konvex, und dass ihre kaudale Partie fast rechtwinkelig ventralwärts umge=
bogen war.

In einem folgenden Stadium (Fig. 65) wird in ähnlicher Weise auch die kraniale
Partie der Keimscheibe ventralwärts rechtwinkelig abgebogen (Scheitelbeuge).

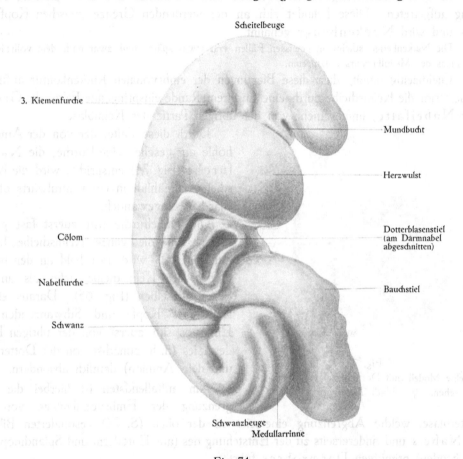

Fig. 74.
Rekonstruktionsmodell eines 2,5 mm langen Embryos, von rechts und vorn gesehen. $\frac{40}{1}$.
Nach Thompson: Journ. of Anat. and Phys. Vol. 41 (1907).

Etwa zu der Zeit der ersten Schliessung des Medullarrohres scheint etwa in der
Mitte der damaligen Embryonalanlage, wo die betreffende Schliessung stattfindet, eine
leichte Biegung in umgekehrtem Sinne (also mit der Konkavität dorsalwärts) aufzutreten
(Fig. 68). Diese Biegung wird indessen bald wieder ausgeglichen und durch eine dorsal=
wärts schwach konvexe Biegung ersetzt.

Von dem in Fig. 74 u. 75 abgebildeten Stadium ab ist also die ganze Rückenkontur
der Embryonalanlage konvex.

Die früher für normal betrachtete starke konvexe Rückenknickung des nächstfolgenden Stadiums hat
sich durch neuere Untersuchungen (KEIBEL, 1905, KEIBEL und ELZE, 1908) als Kunstprodukt oder Abnor=
mität herausgestellt.

Wie schon aus der oben gegebenen Beschreibung hervorgehen dürfte, ist die Krümmung der Rückenkontur von Anfang an an verschiedenen Stellen ungleich stark ausgesprochen. So finden wir in dem Stadium Fig. 65 zwei starke Krümmungen, eine kaudale, die S c h w a n z b e u g e, und eine kraniale, die sog. S c h e i t e l b e u g e, während die zwischen diesen Krümmungen liegende Konturpartie noch fast flach ist.

In dem Stadium Fig. 72 ist zwischen dem erwähnten eine dritte stärkere Krüm= mung aufgetreten. Diese befindet sich an der werdenden Grenze zwischen Kopf und Hals und wird N a c k e n b e u g e genannt.

Die Nackenbeuge scheint in gewissen Fällen erst etwas später und zwar nach dem vollständigen Verschluss des Medullarrohrs aufzutreten.

Gleichzeitig damit, dass diese Biegungen der embryonalen Rückenkontur auftreten, sondert sich die Keimscheibe durch eine an ihrem Rande einspringende Falte, die G r e n z = oder N a b e l f a l t e, immer mehr von der übrigen Partie der Keimblase.

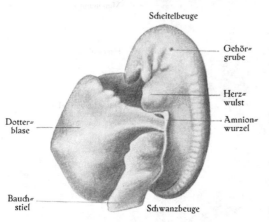

Scheitelbeuge

Gehör=
grube

Herz=
wulst

Amnion=
wurzel

Dotter=
blase

Bauch=
stiel

Schwanzbeuge

Fig. 75.
Dasselbe Modell (mit Dotterblase) von links ge=
sehen. $\frac{20}{1}$. Nach Thompson (1907).

Durch diese Falte, der von der Amnion= höhle aus gesehen eine Furche, die N a b e l = f u r c h e (Fig. 74) entspricht, wird die Keim= scheibe allmählich in ein ventralwärts offenes Bläschen umgewandelt.

Die Nabelfurche tritt zuerst fast gleich= mässig um die ganze Keimscheibe herum auf (Fig. 60), wird aber bald an den beiden Enden der Keimscheibe tiefer als an den Seiten derselben (Fig. 65). Daraus erklärt sich, dass Kopf= und Schwanzenden des Embryos sich zuerst von der übrigen Partie des Eies (d. h. zunächst von der Dotterblase und dem Amnion) deutlich absondern.

Am auffallendsten ist hierbei die Ab= grenzung der Embryonalanlage von der Dotterblase, welche Abgrenzung einerseits zu der oben (S. 74) geschilderten Bildung des N a b e l s und andererseits zu der Entstehung des (aus Entoderm und Splanchnopleura bestehenden) primitiven D a r m r o h r e s führt.

Das primitive Darmrohr bildet die Innenseite des jetzt wie ein in die Länge ausge= zogenes und gekrümmtes Bläschen aussehenden Embryos.

Kranial= und kaudalwärts endigt dieses Darmrohr blind und zeigt im Querschnitt keine Verbindung mehr mit der Dotterblase. Die mittlere Partie des primitiven Darmes ist dagegen ventralwärts noch mit der Dotterblase in weiter Verbindung. Diese mit der Dotterblase noch in direkter Verbindung stehende Darmpartie wird M i t t e l d a r m (Fig. 67 B) benannt. Die kranialwärts von dem Nabel befindliche Darmpartie benennen wir V o r d e r d a r m und die kaudalwärts von dem Nabel liegende Darmpartie H i n t e r d a r m.

Indem sich die Nabelöffnung (d. h. die Kommunikationsöffnung zwischen Darm und Dotterblase bezw. Dotterblasenstiel) in den folgenden Stadien stetig (nicht nur relativ sondern auch absolut) vermindert, verlängern sich Vorder= und Hinterdarm auf Kosten des Mitteldarmes, und der Mitteldarm wird natürlich hierbei immer kürzer.

Gegenüber dem kranialen Ende des Vorderdarmes entsteht schon bei einem 2,5 mm langen Embryo ohne Nackenbeuge an der Aussenseite des Embryos eine grubenförmige Vertiefung, die wir M u n d b u c h t (Fig. 74) benennen. Der Boden dieser Mundbucht wird von der oben erwähnten (S. 127) M e m b r a n a b u c c o = p h a r y n g e a (auch „primäre Rachenhaut" benannt) gebildet, die die Mundbucht also von dem Vorderdarm trennt.

Schon bei einem 2,5 mm langen Embryo mit leichter Nackenbeuge reisst aber diese Membran ein, und der Vorderdarm bekommt also jetzt eine M u n d ö f f n u n g.

In einem etwas jüngeren Stadium beginnen am kranialen Ende des Vorderdarmes die lateralen Wandpartien dieses Darmteils taschenförmige Ausstülpungen, sog. K i e m e n = t a s c h e n oder Schlundtaschen, zu zeigen, die dorsoventral verlaufen und in der Aussen= fläche des Embryos von entsprechend verlaufenden etwas seichtere Furchen (sog. K i e m e n = f u r c h e n) begegnet werden (Fig. 72—77).

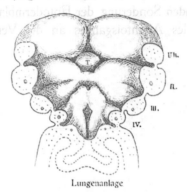

Lungenanlage

Fig. 76.

Mundhöhlenboden eines 4,25 mm langen Embryos $\frac{30}{1}$. Die Schnittflächen durch die Kiemenbogen sind punktiert. Nach His: Anat. menschl. Embr., Bd. III (1885). I. Tuberculum impar; *Uk* Mandibularbogen (= 1. Kiemenbogen); II. Hyoidbogen (= 2. Kiemen= bogen); III., IV. 3. und 4. Kiemenbogen.

Die zwischen der Mundbucht und der vordersten Kiemenfurche bezw. die zwischen den verschiedenen Kiemenfurchen einer Seite befindlichen Ausbuchtungen der Körperwand werden K i e m e n b o g e n oder V i s c e r a l b o g e n genannt.

Beim menschlichen Embryo werden jederseits v i e r deutliche Kiemenbogen angelegt. Von diesen wird der kranialste, die Mundbucht teilweise begrenzende Bogen zuerst gebildet (Fig. 72). Die übrigen treten allmählich und zwar jeder Bogen unmittelbar kaudalwärts von dem nächst vorher gebildeten auf. Bei dem obenerwähnten 2,5 mm langen Embryo (Fig. 74 u. 75) sind schon drei solche Kiemenbogenpaare von aussen her sichtbar.

Dorsalwärts von der zweiten Kiemenfurche entsteht etwa gleichzeitig mit dem ersten Kiemenbogen im Ektoderm eine sehr kleine grubenförmige Vertiefung, die sich bald zu einem Bläschen mit immer kleinerer Eingangsöffnung umbildet. Dieses Bläschen stellt die epitheliale Anlage des Innerohres dar und wird daher O h r b l ä s c h e n genannt. In Fig. 75 ist seine Eingangsöffnung noch zu sehen.

Unmittelbar kaudalwärts von den Kiemenbogen, aber noch im Bereiche des Kopfes sehen wir eine grosse ventrale Ausbuchtung, die von dem unterliegenden, jetzt mächtig entwickelten H e r z e n veranlasst wird (Fig. 74 u. 75).

Die Extremitäten sind in diesem Stadium noch nicht deutlich angelegt.

Dagegen ist die Schwanzknospe (vgl. oben S. 120) jetzt angelegt. Bei ihrer Bildung kommt die ursprünglich kaudalste Partie des Primitivstreifens auf die Ventralseite des Embryos zu liegen. Diese Partie des Primitivstreifens stellt jetzt die sog. Kloaken= membran dar.

Während das Medullarrohr sich schliesst, tritt durch ungleiches Wachstum der beiden Seitenhälften der Embryonalanlage eine leichte Spiraldrehung des Embryos auf. Diese Spiraldrehung bleibt in den nächsten Stadien bestehen. Sie bildet die Veranlassung dazu, dass das umgebogene Schwanzende des Embryos nie ganz median, sondern ent= weder an die linke oder an die rechte Seite des Bauchstieles zu liegen kommt.

Der in dem Bauchstiel liegende Allantoisgang wächst schon in dem in Fig. 58 abgebildeten Entwicklungsstadium von dem Entoderm aus.

Bei der später eintretenden Sonderung der Entodermblase in Darm und Dotterblase kommt die Ausgangsstelle des Allantoisganges an die Ventralseite des Hinterdarmes zu liegen.

III.

Organogenie oder Organentwicklung.

Weitere Entwicklung der äusseren Körperform des menschlichen Embryos.

Die primitive Entwicklung des menschlichen Embryos wurde im vorigen Kapitel bis zu dem in Fig. 75 (S. 130) abgebildeten Entwicklungsstadium verfolgt.

In diesem Stadium besitzt der menschliche Embryo 23 Somitenpaare, hat eine Länge von 2,5 mm und ein Alter von etwa $2^1/_2$ Wochen.

Das Schwanzende des Körpers ist hakenförmig nach vorn umgeschlagen und wegen der spiraligen Achsendrehung des Embryos nach rechts [1]) von dem mächtigen Bauchstiel gelegen (Fig. 74, S. 129).

Die Rückenwölbung ist recht gleichmässig mit nur schwach markierter Nackenbeuge. Dagegen ist die Scheitelbeuge deutlich markiert.

Der kraniale Neuroporus ist gerade geschlossen. Kaudal ist aber das Medullarrohr noch eine Strecke weit offen.

Die dorsale Wand der dritten Hirnblase (= die Decke des werdenden vierten Hirn= ventrikels) beginnt in diesem Stadium sich zu verdünnen.

Drei Kiemenbogen und ebenso viele Kiemenfurchen sind vorhanden. Der erste Kiemenbogen, auch Mandibularbogen genannt, liegt zwischen der Mundbucht und der ersten Kiemenfurche. Der zweite Kiemenbogen, auch Hyoidbogen genannt, liegt zwischen der ersten und zweiten Kiemenfurche.

Dorsal von der zweiten Kiemenfurche ist der jetzt stark verengte Eingang in die Gehörgrube noch zu erkennen (Fig. 75).

Die ursprünglich kleine, im ventralen Kopfgebiet ausserhalb der Amnionhöhle entstandene Herzanlage ist jetzt so gross geworden, dass sie an der Oberfläche des Embryos einen deutlichen Herzwulst hervorruft. Bei der Ausbildung und Verlängerung des Vorderdarmes ist dieser Herzwulst jetzt vollständig in den Bereich der Amnionhöhle aufgenommen worden.

Extremitätenanlagen sind noch nicht nachzuweisen.

---

[1]) In anderen Fällen nach links.

Mit der Dotterblase ist der Darm in weiter Verbindung. Der Dotterblasengang ist, mit anderen Worten, noch sehr dick und kurz (Fig. 75).

Formentwicklung des menschlichen Embryos in der zweiten Hälfte der dritten Woche.

In der zweiten Hälfte der dritten Embryonalwoche erleidet der Embryo eine stärkere Zusammenkrümmung über seine ventrale Seite. Speziell wird die Nackenbeuge

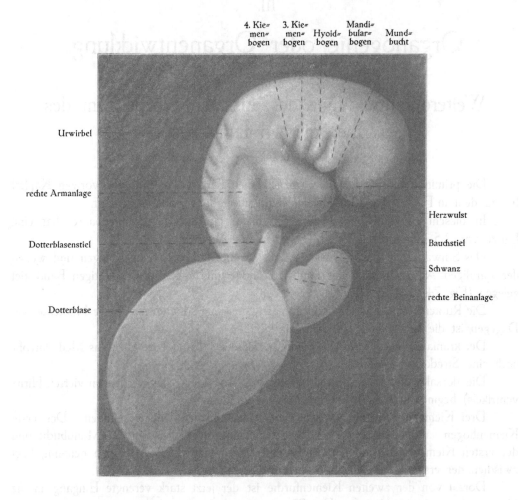

Fig. 77.
Menschlicher Embryo aus dem Ende der 3. Embryonalwoche (3,5 mm lang). $\frac{20}{1}$.

stärker ausgesprochen. In gerader Richtung gemessen wird daher der menschliche Embryo Ende der dritten Embryonalwoche kürzer als vorher.

Zu dieser Zeit besitzt er etwa 30 Somitenpaare und hat eine Scheitel=Steiss=Länge von etwa 3 mm.

In der zweiten Hälfte der dritten Embryonalwoche entstehen die Extremität= anlagen, und zwar als knospenähnliche Verdickungen einer niedrigen Leiste (der sog.

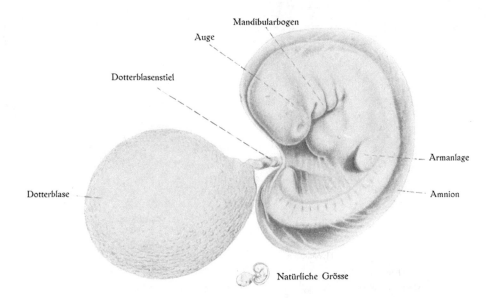

Fig. 78.

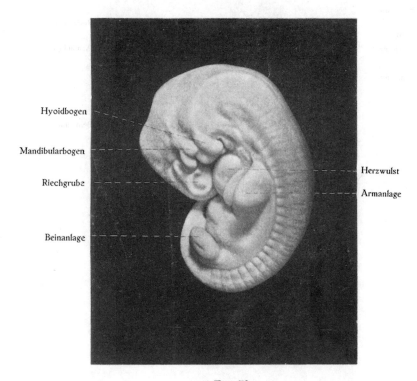

Fig. 79.

Fig. 78—80.

Menschliche Embryonen aus der 4. Embryonalwoche (5—8 mm lang). $\frac{10}{1}$. Fig. 78 (5 mm lang). Nach KEIBEL-ELZE: Normentafel z. Entw. des Menschen, Jena 1908. Fig. 79 (6,1 mm lang). Nach HOCH-STETTER: Bilder menschlicher Embryonen, München 1907. Fig. 80 (8 mm lang). Nach KEIBEL-ELZE (1908).

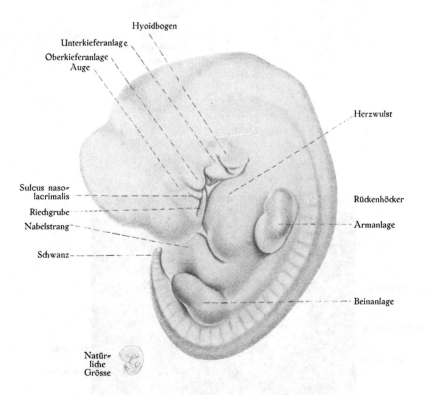

Hyoidbogen

Unterkieferanlage

Oberkieferanlage
Auge

Herzwulst

Sulcus naso=
lacrimalis

Riechgrube

Nabelstrang

Schwanz

Rückenhöcker

Armanlage

Beinanlage

Natür=
liche
Grösse

Fig. 80.

Extremitätenleiste oder WOLFF'schen Leiste). Diese Leiste ist an der lateralen Körperwand unmittelbar ventral von jeder Somitenreihe entstanden. Zuerst werden die Armanlagen sichtbar. Sie erscheinen als ungegliederte Wülste in der Höhe der unteren Hals= und der obersten Brustsegmente. Etwas später entstehen die Beinanlagen in der Höhe der Lumbal= und oberen Sakralsegmente (Fig. 77).

Auch der kaudale Neuroporus wird während dieser Zeit geschlossen. Gleichzeitig wird der Schwanz spitzer und als solcher besser erkennbar.

Die Ohrbläschen schliessen sich unter dem Ektoderm, bleiben aber mit diesem noch eine Zeitlang durch einen Zellstrang in Verbindung.

Die Riechfelder werden als äusserlich unmerkbare konvexe Epidermisverdickungen in der ventrolateralen Partie des vordersten Kopfendes angelegt.

Hinter den früher gebildeten entsteht ein vierter Kiemenbogen (Fig. 77). Von dem Mandibularbogen aus beginnt sich ein Oberkieferfortsatz heraus zu differenzieren.

Die Mundöffnung, d. h. die Eingangsöffnung der Mundbucht, ist anfangs relativ weit. Bei der Entstehung des Oberkieferfortsatzes wird sie fünfeckig (Fig. 86, S. 140). Die Ecken laufen in fünf kurze Rinnen aus, in die beiden Augennasenrinnen, in die beiden Mundwinkel und in die Medianrinne des Unterkiefers. — Bei der starken Zu= sammenkrümmung des Embryos wird die Mundöffnung gegen den Herzwulst gedrückt und vorübergehend mehr spaltförmig.

Dicht hinter den ventralen Enden der Kiemenbogen liegt der Herzwulst, der jetzt noch grösser geworden ist und eine Aufteilung in Kammern= und Vorhofsteile erkennen lässt (Fig. 77).

Der Darmnabel ist Ende der dritten Embryonalwoche schon sehr eng geworden. Der Dotterblasenstiel ist, mit anderen Worten, zu dieser Zeit recht dünn und lang geworden (Fig. 77).

Dagegen ist der Hautnabel noch verhältnismässig weit. — Ein Nabelstrang ist noch nicht gebildet.

Formentwicklung des menschlichen Embryos während der vierten Woche.

Während dieser Woche vergrössern sich die Scheitel=Steiss=Länge (in gerader Richtung gemessen) des Embryos bis zu etwa 8 mm und die Zahl seiner Somitenpaare bis zu 40—43. Ende dieser Woche hat der menschliche Embryo das in Fig. 80, Tafel I angegebene Aussehen, das als typisch für einen Säugetierembryo betrachtet werden kann.

Der Hautnabel hat sich verkleinert, und der Nabelstrang ist jetzt gebildet. Die proximale Partie desselben enthält schon den Nabelbruch.

Die Extremitäten haben sich zu plattenförmigen, aber noch ungegliederten Stummeln entwickelt.

Kaudalwärts von dem Herzwulst ist jetzt ein zweiter, von der Leber veranlasster Wulst äusserlich zu erkennen.

Etwa in der Höhe der Armanlagen ist ein Rückenhöcker entstanden.

Die Riechfelder haben sich in deutliche Riechgruben umgewandelt (Fig. 79, Tafel I) und gegenüber den schon in der dritten Embryonalwoche von der ersten Hirnblase aus entstandenen Augenblasen haben sich die Linsenbläschen vom Hautepithel abgeschnürt.

*   *   *

Die erste Anlage der Augenlinse entsteht bei etwa 4,2 mm langen Embryonen und zwar als eine Verdickung im Hautepithel gegenüber der Augenblase. Die auf diese Weise entstandene Linsenplatte vertieft sich bald (bei 4,4—5 mm langen Embryonen) zu einer flachen Grube. In der Folge wird aber diese Linsengrube immer tiefer und beginnt dann, sich vom Hautepithel abzuschnüren. Nur kurze Zeit bleibt die hierbei entstandene Linsenblase durch einen dünnen Epithelstiel mit dem Hautepithel in Verbindung (bei 6,5—7,2 mm langen Embryonen).

Dieser Linsenblasenstiel atrophiert gegen Ende der vierten Embryonalwoche, und die Linsenblase liegt also jetzt subkutan und vom Ektoderm vollständig frei. In dem Äusseren schimmert sie indessen bei frischen Embryonen noch durch (Fig. 80, Tafel I).

In ähnlicher Weise verschwindet (schon bei 4,2—4,9 mm langen Embryonen) der Ohrblasenstiel. Auch die Ohrblase bleibt aber eine Zeitlang in dem Äusseren sichtbar, indem sie das Hautepithel schwach hügelartig aufhebt und ausserdem bei durchsichtigen (= frischen, unfixierten) Embryonen hindurchschimmert. — Man erkennt die Lage der Ohrblase dorsalwärts von der ersten Kiemenfurche. Die diese Furche begrenzenden Kiemenbogen zeigen schon Ende der vierten Embryonalwoche je drei kleine Anschwellungen, sog. Ohrhöckerchen, welche die erste Anlage des äusseren Ohres darstellen (vgl. Fig. 80—85).

Die anfangs konvexen, makroskopisch unsichtbaren Riechfelder werden zuerst abgeplattet und beginnen sodann (bei etwa 6 mm langen Embryonen) konkav zu werden. Gleichzeitig hiermit werden sie als Riech= oder Nasengruben makroskopisch deutlich sichtbar (Fig. 79). Gegen die Mundbucht hin setzen sich die Nasengruben in je eine seichte Nasenrinne (Fig. 88) fort. Im übrigen werden die Nasengruben durch prominente Vorderkopfpartien begrenzt, welche mediale bezw. laterale Nasenfortsätze benannt werden (Fig. 88, S. 140).

Die hinteren Kiemenbogen (die sog. „Branchialbogen") werden in der zweiten Hälfte der vierten Embryonalwoche immer undeutlicher (vgl. Fig. 77—80), indem sie im Wachstum zurückbleiben, während die sie umgebenden Körperpartien an Grösse zunehmen. Auf diese Weise werden die Branchialbogen teilweise von den beiden ersten Kiemenbogen (speziell vom Hyoidbogen) bedeckt und kommen an den Boden einer grubenförmigen Vertiefung, des sog. Sinus cervicalis, zu liegen.

Unmittelbar ventralwärts von der die Arm= und Beinanlagen verbindenden niedrigen Längsleiste (der sog. WOLFF'schen Leiste) tritt in der zweiten Hälfte der vierten Embryonalwoche jederseits eine längsverlaufende Epithelverdickung auf, die wir Milchstreifen nennen, weil aus ihr später die Milchdrüse hervorgeht. Hervorzuheben ist aber, dass der Milchstreifen während der vierten Woche nur undeutlich abgegrenzt und makroskopisch noch nicht sichtbar ist.

Formentwicklung des Menschen während des zweiten Embryonalmonats.

Während dieses Monats beginnt der Embryo den spezifisch menschlichen Habitus anzunehmen (vgl. Fig. 81—85, Tafel II!).

Seine Grösse nimmt zwar relativ weniger stark als im ersten Embryonalmonat zu. Die Vergrösserung des Embryos ist aber auch während dieses zweiten Monats beträcht=

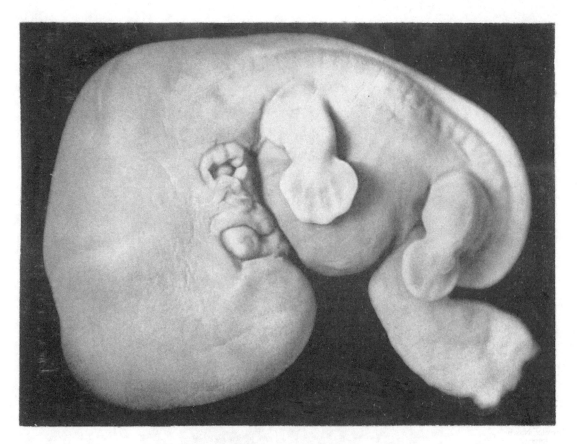

Fig. 82. 10,4 mm lang. $\frac{10}{1}$. Nach Retzius: Biolog.
Untersuchungen, Bd. XI., Jena 1904.

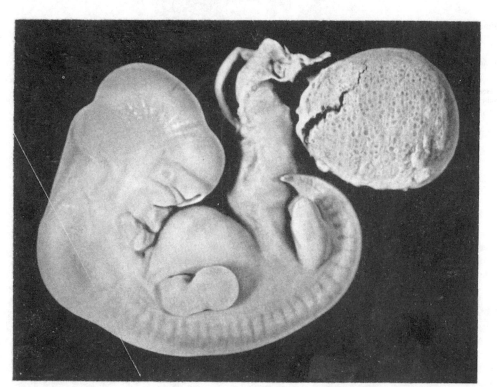

Fig. 81. 8,7 mm lang. $\frac{10}{1}$. Nach Hochstetter: Bilder menschlicher
Embryonen, München 1907.

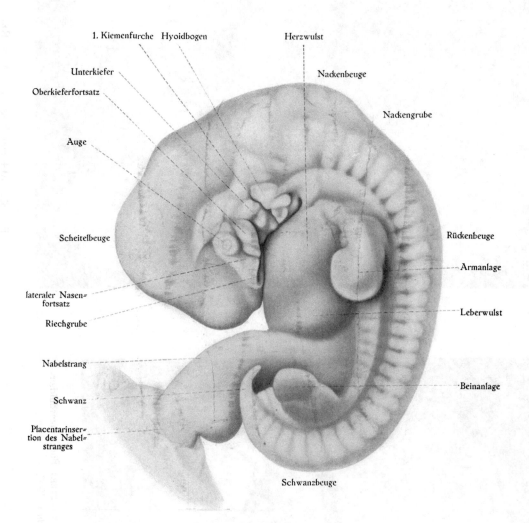

1. Kiemenfurche   Hyoidbogen   Herzwulst

Unterkiefer   Nackenbeuge

Oberkieferfortsatz   Nackengrube

Auge

Scheitelbeuge   Rückenbeuge

                                                      — Armanlage

lateraler Nasen=
fortsatz   — Leberwulst

Riechgrube

Nabelstrang

                                                    — Beinanlage
Schwanz

Placentarinser=
tion des Nabel=
stranges

                         Schwanzbeuge

Fig. 83. 11 mm lang. $\frac{10}{1}$.

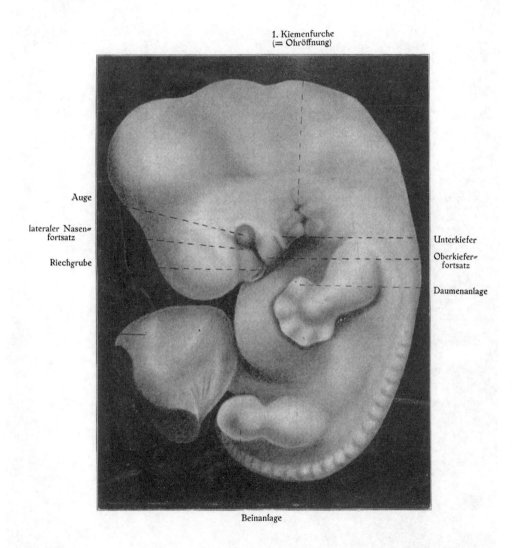

1. Kiemenfurche
(= Ohröffnung)

Auge

lateraler Nasen=
fortsatz

Riechgrube

Unterkiefer

Oberkiefer=
fortsatz

Daumenanlage

Beinanlage

Fig. 84. 13,7 mm lang. ¹⁄₁. Nach HOCHSTETTER (1907).

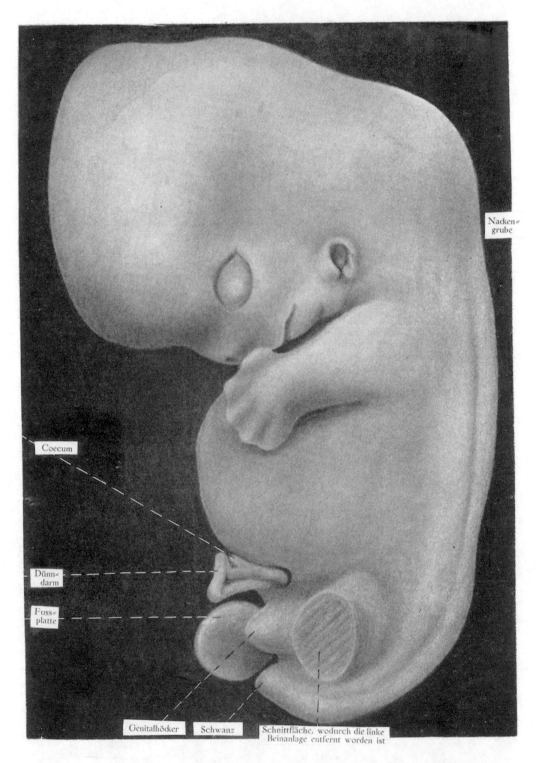

Nacken=
grube

Coecum

Dünn=
darm

Fuss=
platte

Genitalhöcker   Schwanz   Schnittfläche, wodurch die linke
Beinanlage entfernt worden ist

Fig. 85.   17 mm lang $\frac{10}{1}$.   Das linke Bein ist weggeschnitten, der Nabelstrang abgerissen.

lich. Am Ende desselben ist die Scheitel=Steiss=Länge des menschlichen Embryos näm= lich mehr als doppelt so gross (etwa 2 cm) wie am Ende des ersten Monats (etwa 0,8 cm).

Die von Anfang an relativ grosse Kopfpartie des Embryos hat am Ende des zweiten Embryonalmonats noch fast dieselbe Grösse wie die ganze Rumpfpartie (Fig. 85).

Die Zusammenkrümmung des ganzen Embyros (welche in der zweiten Hälfte der 4. Embryonalwoche schon geringer als in der ersten Hälfte derselben Woche wurde), wird während des zweiten Embryonalmonats noch bedeutend geringer. Speziell in der Rücken= und der Nackengegend nimmt diese Krümmung stark ab.

Der Rücken wird hierbei mehr gestreckt und der grosse Kopf teilweise auf= gerichtet. Gleichzeitig wird die früher gegen den Herzwulst gedrückte Gesichtspartie von unten und vorn her frei sichtbar.

Bei der Aufrichtung des Kopfes wird die zwischen Nacken= und Rückenbeuge ge= legene seichte Vertiefung, die sog. Nackengrube, vorübergehend stärker ausgesprochen, um aber am Ende des zweiten Monats wieder weniger tief zu werden. Durch diese Nackengrube wird die Halsanlage in dem Äusseren des Embryos markiert. Unmittelbar nach der Entstehung der Nackengrube (also etwa vom Anfang des zweiten Embryonal= monats an) ist aber nur die dorsale Halspartie als solche zu erkennen. Eine ventrale Halswand gibt es noch nicht. Bei der erwähnten Aufrichtung des Kopfes (bei 14—15 mm langen Embryonen), beginnt aber auch die vordere Halspartie sich zu bilden.

Es zeigt sich jetzt, dass der ganze Mandibularbogen und die dorsale Partie des Hyoidbogens dem Kopfe angehören, während die ventrale Partie des Hyoidbogens und die unteren Kiemenbogen dem Halsgebiet zugeteilt werden.

Der hier liegende Sinus cervicalis wird schon Anfang des zweiten Embryonal= monats tiefer und enger. Bei einem etwa 10 mm langen Embryo ist er äusserlich nur als ein kleines, rundes Loch kaudal vom Hyoidbogen zu sehen (Fig. 81 u. 82), und bei einem 11 mm langen Embryo schliesst sich dieses Loch. Von nun ab sind also der Sinus cervicalis und die in seiner Tiefe liegenden Branchialbogen äusserlich nicht mehr zu erkennen.

Von den Kiemenfurchen gehen alle zugrunde mit Ausnahme von einer Partie der ersten Kiemenfurche, welche sich zu der äusseren Ohröffnung ausbildet (Fig. 83—85).

Schon Anfang des zweiten Embryonalmonats beginnt am Rumpfe der Herzwulst dem Leberwulst gegenüber zurückzutreten (Fig. 82). Nach dieser Zeit tritt das Herz äusserlich nicht mehr deutlich hervor [1]. Die Bauchwände buchten kolossal hervor, während die Brustpartie des Embryos während dieses Monats relativ sehr klein bleibt.

Der äussere Schwanz wird während dieses Monats bedeutend verkleinert (vgl. Fig. 82 u. 85). Im Gebiet der sechs letzten Somitenpaare wird derselbe bald rudimentär. Er bildet sich hier zu einem dünnen Schwanzfaden um, der sich dann zu einem (bis= weilen quastförmigen) Schwanzknöpfchen verkürzt. Die proximale Schwanzpartie wird allmählich „von der Umgebung umwachsen und verschwindet dadurch unter der Ober= fläche" (KEIBEL, 1902).

---

[1] Die Gewebe des Körpers beginnen übrigens zu dieser Zeit allgemein dichter und undurch= sichtiger zu werden, so dass die früher durchschimmernden Organe und Segmente im allgemeinen nicht mehr äusserlich zu erkennen sind.

Auf der Höhe seiner Entwicklung steht der menschliche Schwanz in der vierten und fünften Embryonalwoche. Zu dieser Zeit besitzt derselbe Schwanzdarm und mehr Segmente und Spinalganglien als das kaudale Ende des ausgebildeten Menschen (KEIBEL, 1902).

Anfang des zweiten Embryonalmonats (bei etwa 9 mm langen Embryonen) entsteht knapp unter der Insertion des Nabelstranges der Genitalhöcker. Anfangs kurz, wird derselbe bald (bei etwa 12,5 mm langen Embryonen) gross und stark vorspringend (Fig. 85).

Die wichtigsten äusseren Veränderungen während des zweiten Embryonalmonats finden indessen an den Extremitätanlagen und im Kopfgebiet statt.

Ausbildung der Extremitäten.

Schon im Anfang der fünften Embryonalwoche ist am freien Ende der vorderen Extremität die Handanlage zu erkennen und zwar als breite, rundliche Platte mit dicker Mitte und dünnerer Randpartie (Fig. 81). Bald nachher oder fast gleichzeitig wird die Ellenbogenanlage durch eine Biegung der in die Länge wachsenden Armanlage markiert.

An der Handplatte ist anfangs keine Andeutung zur Fingereinteilung vorhanden. An der dünneren Randpartie der Handplatte treten aber bald vier Furchen auf, welche fünf firstenähnliche Strahlen von einander abgrenzen (Fig. 83).

Diese Strahlen stellen die Fingeranlagen dar und werden daher Fingerstrahlen genannt. Sie verlängern sich allmählich, so dass sie am freien Rande der Handplatte knospenförmig hervorragen, gleichzeitig damit, dass die zwischenliegenden Furchen immer tiefer einschneiden. Die die Fingerstrahlen verbindenden Handplattenpartien werden hierbei zu dünnen Hautfalten (sog. „Schwimmhaut") reduziert, die zuletzt allmählich zugrunde gehen. Auf diese Weise beginnen die Fingeranlagen Ende des zweiten Embryonalmonats von einander frei zu werden (Fig. 85) (G. RETZIUS, 1904).

Zu dieser Zeit stellen die Fingeranlagen relativ kurze und dicke zylindrische Bildungen mit etwas verdickten, abgerundeten Enden dar.

Bemerkenswert ist, dass während des zweiten Embryonalmonats die Anlagen der verschiedenen Finger alle etwa gleich gross sind. Schon von Anfang an markiert sich aber trotzdem die Daumenanlage durch ihre besondere Stellung (Fig. 83—85).

Die mittlere, dickere Partie der Handplatte bildet sich zu der Mittelhand aus.

Gleichzeitig mit der Ausbildung der Hand verlängert sich die Armanlage und speziell die anfangs relativ sehr kurze Oberarmanlage stark. Die Ellenbogenbeuge wird stärker markiert und der Arm nimmt die in Fig. 84 angegebene charakteristische Haltung ein. Von dieser Zeit ab ist in dem Äusseren des Embryos auch die Schultergegend deutlich zu erkennen.

Die unteren Extremitäten werden der Hauptsache nach in ähnlicher Weise wie die oberen Extremitäten angelegt. Bemerkenswert ist aber, dass die Beinanlagen, wie schon erwähnt, etwas später als die Armanlagen auftreten und dass ihre Entwicklung während längerer Zeit hinter derjenigen der Armanlagen zurückbleibt (vgl. Fig. 83, 84).

So tritt die ungegliederte Fussplatte auf, erst nachdem an der Handplatte die Fingerstrahlen schon angedeutet sind, und wenn die Zehenstrahlen zum erstenmal zu erkennen sind, sind die Fingeranlagen schon von einander teilweise getrennt. Erst Ende des zweiten Embryonalmonats (bei etwa 17,5 mm bis 19 mm langen Embryonen) beginnen auch die Zehenanlagen von einander getrennt zu werden.

Etwa zu derselben Zeit entsteht die Anlage der Ferse als eine eckige Erhabenheit und der Fussrücken markiert sich schwach als rundliche Erhebung (RETZIUS, 1904).

Auch die fünf Zehenanlagen sind in diesem Monat etwa gleich gross. Die Anlage der grossen Zehe markiert sich aber durch ihre besondere Stellung.

Die Anlage des Knies markiert sich deutlich erst in der Mitte des zweiten Embryonalmonats. In dieser Zeit werden die Extremitätanlagen allmählich so rotiert, dass die Ellenbogenanlage kaudal= und die Knieanlage kranialwärts gerichtet wird.

Die werdende Sohlenfläche der Fussplatte wird schon frühzeitig medialwärts gerichtet und bleibt während des ganzen Monats in dieser Stellung.

Ausbildung des Kopfes.

Die äussere Konfiguration des Kopfes ist in der ersten Hälfte des zweiten Embryonalmonats noch höckerig und demjenigen des werdenden Kopfes gar nicht ähnlich. Sie wird nämlich noch wesentlich durch die Gliederung des Gehirns bestimmt, dessen Formen durch die dünne und durchsichtige Decke hindurch deutlich hervortreten. (Vgl. Fig. 81, 83, 90 und 91.)

In der zweiten Hälfte desselben Monats wird der Kopf aber recht schnell mehr abgerundet, gleichzeitig nehmen die Kopfdimensionen relativ stark zu, und die Gehirnteile schimmern nicht mehr deutlich hindurch (Fig. 84, 85, 92—95).

Etwa zu derselben Zeit werden äusseres Ohr und Gesicht gebildet.

Die Anlage der Ohrmuschel wird von den proximalen, höckerigen (die äussere Ohröffnung umgebenden) Partien der beiden ersten Kiemenbogen gebildet (Fig. 83).

Um die oberen Ohrhöckerchen herum bildet sich in der fünften Embryonalwoche eine niedrige Hautfalte, die sog. Ohrfalte, in welche später die beiden oberen Höckerchen des Mandibularbogens aufgehen (Fig. 84).

Aus diesen beiden Höckerchen und der sich hinten relativ stark vergrössernden Ohrfalte beginnt (bei etwa 14—16 mm langen Embryonen) die Helix sich zu bilden. Die Antihelix wird fast gleichzeitig von den beiden oberen Höckerchen des Hyoidbogens gebildet. Aus dem persistierenden unteren Höckerchen desselben Bogens entsteht der Antitragus, und aus dem ebenfalls persistierenden unteren Höckerchen des Mandibularbogens der Tragus. Ende des zweiten Embryonalmonats sind schon alle diese Teile der Ohrmuschel zu erkennen.

Das Ohrläppchen entsteht erst viel später und zwar als Verdickung des hinteren, unteren Endes der Ohrfalte.

Bildung des Gesichts.

Hand in Hand damit, dass die beiden Nasengruben in der ersten Hälfte des zweiten Embryonalmonats immer tiefer und scharfrandiger werden, werden auch die sie begrenzenden Nasenfortsätze immer deutlicher markiert.

Die Relationen der vier Nasenfortsätze am Anfang des zweiten Embryonalmonats ist aus der Fig. 88 ersichtlich. Die beiden mittleren Nasenfortsätze erreichen den

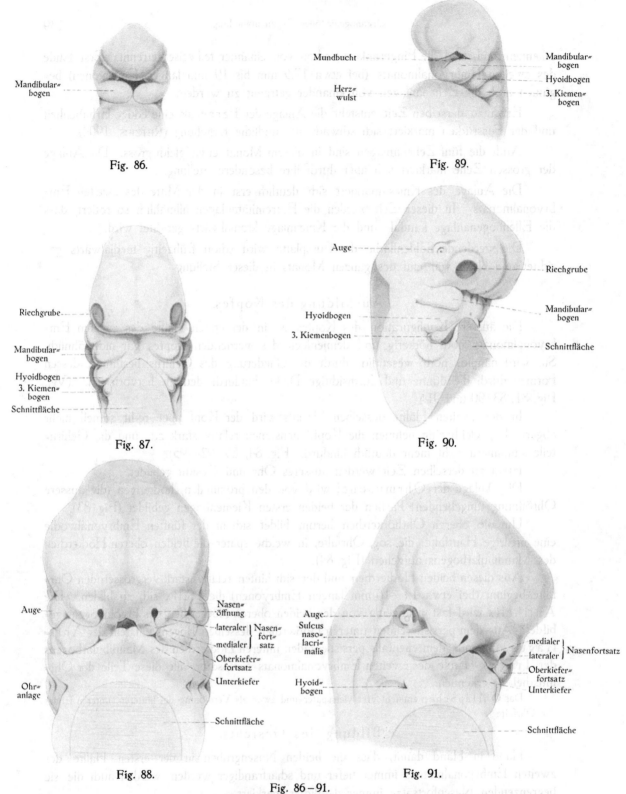

Mandibular=
bogen

Fig. 86.

Mundbucht

Herz=
wulst

Mandibular=
bogen

Hyoidbogen

3. Kiemen=
bogen

Fig. 89.

Riechgrube

Mandibular=
bogen

Hyoidbogen
3. Kiemen=
bogen

Schnittfläche

Fig. 87.

Auge

Riechgrube

Hyoidbogen

3. Kiemenbogen

Mandibular=
bogen

Schnittfläche

Fig. 90.

Auge

Ohr=
anlage

Nasen=
öffnung

lateraler
medialer

Nasen=
fort=
satz

Oberkiefer=
fortsatz

Unterkiefer

Schnittfläche

Auge

Sulcus
naso=
lacri=
malis

Hyoid=
bogen

medialer
lateraler

Nasenfortsatz

Oberkiefer=
fortsatz

Unterkiefer

Schnittfläche

Fig. 88.

Fig. 91.

Fig. 86—91.

Bildung des Gesichts. Nach C. RABL: Die Entwicklung des Gesichts. Leipzig 1902. Fig. 86. Kopf en face eines etwa 2,5 mm langen Embryos. $\frac{2.0}{1}$. Fig. 87. Kopf en face eines etwa 8,3 mm langen Em= bryos. $\frac{1.0}{1}$. Fig. 88. Kopf en face eines etwa 11,3 mm langen Embryos. $\frac{1.0}{1}$. Fig. 89. Kopf von vorn und links eines etwa 2,5 mm langen Embryos. $\frac{2.0}{1}$. Fig. 90. Kopf von vorn und rechts eines etwa 8,3 mm langen Embryos. $\frac{1.0}{1}$. Fig. 91. Kopf von vorn und rechts eines etwa 11,3 mm langen Embryos. $\frac{1.0}{1}$.

Rand der Mundöffnung. An dieser sind sie von einander durch eine seichte Einkerbung getrennt. Etwas weiter nach oben sind sie aber mit einander zu einem einheitlichen Stirnnasenfortsatz verbunden.

Die lateralen Nasenfortsätze erreichen nicht die eigentliche Mundöffnung. Von dieser werden sie nämlich durch die Oberkieferfortsätze des Mandibularbogens getrennt.

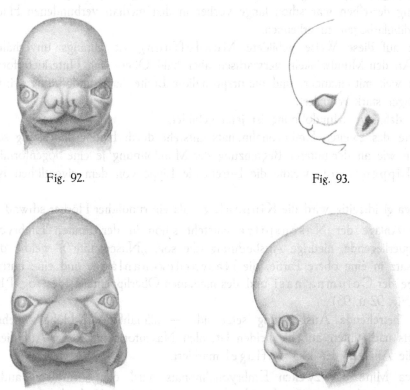

Fig. 92.   Fig. 93.

Fig. 94.   Fig. 95.

Fig. 92 - 95.

Weitere Ausbildung des Gesichts während der zweiten Hälfte des 2. Embryonalmonats. Nach G. RETZIUS: Biol. Untersuchungen, Bd. XI. Jena 1904. Fig. 92. Kopf en face eines 15 mm langen Embryos. $\frac{5}{1}$. Fig. 93. Kopf im Profil eines 15 mm langen Embryos. $\frac{7}{1}$. Fig. 94. Kopf en face eines 18 mm langen Embryos. $\frac{7}{1}$. Fig. 95. Kopf im Profil eines 18 mm langen Embryos. $\frac{5}{1}$.

Die Oberkieferfortsätze sind jetzt so lang geworden, dass sie die medialen Nasenfortsätze berühren (Fig. 88). Von den lateralen Nasenfortsätzen werden sie jeder= seits durch eine schief von der Augengegend zur Nasengrube verlaufende Spalte getrennt.

Diese Spalte verschwindet aber bald, indem der Oberkieferfortsatz mit dem lateralen Nasenfortsatz verwächst. Die Verwachsung scheint zuerst in der Tiefe aufzutreten. Oberflächlich markiert sich daher noch eine Zeitlang die betreffende Grenze als eine immer seichter und undeutlicher werdende Rinne (die sog. Sulcus nasolacrimalis, Fig. 91).

Bald nachher verwächst auch der mediale Nasenfortsatz sowohl mit dem Oberkieferfortsatz wie mit dem lateralen Nasenfortsatz.

Gleichzeitig vertieft sich jede Nasengrube blindsackartig nach hinten und behält nach aussen nur eine kleine Öffnung bei, die Anlage des Nasenloches (Fig. 88).

Die anfangs breite Bucht zwischen den beiden medialen Nasenfortsätzen wird gleichzeitig immer schmäler, und verschwindet zuletzt (Ende des zweiten Embryonalmonats), indem die betreffenden Nasenfortsätze in der Medianebene (von oben nach unten) all= mählich mit einander verwachsen.

Die obere Begrenzung der definitiven Mundöffnung ist jetzt gebildet. Die untere Begrenzung derselben war schon lange vorher in den median verbundenen Hauptpartien der Mandibularbogen zu erkennen.

Die auf diese Weise gebildete Mundöffnung ist anfangs unverhältnismässig breit. An den Mundwinkeln verwachsen aber bald Ober= und Unterkieferfortsätze ein Stückchen weit mit einander, und die ursprüngliche Breite der Mundöffnung wird so mehr oder weniger stark reduziert.

Die definitive Mundöffnung ist jetzt gebildet.

Mitte des zweiten Embryonalmonats entsteht durch Epitheleinsenkung sowohl an der oberen wie an der unteren Begrenzung der Mundöffnung je eine bogenförmige Rinne, die sog. Lippenrinne, welche die betreffende Lippe von dem eigentlichen Kieferrand trennt.

Etwa gleichzeitig wird die Kinnanlage als ein rundlicher Höcker schwach markiert.

Die Anlage der Nasenspitze entsteht schon in der fünften Embryonalwoche als eine querliegende, niedrige Ausbuchtung (die sog. „Nasenkante"), welche den Stirn= nasenfortsatz in eine obere Partie, die Nasenrückenanlage, und eine untere Partie, die Anlage der Columna nasi und des medianen Oberlippenteils (des sog. Philtrum) sondert (Fig. 92 u. 93).

Die betreffende Ausbuchtung setzt sich — allmählich an Höhe abnehmend — lateralwärts nach unten auf die beiden lateralen Nasenfortsätze fort. Auf diese Weise werden die Anlagen der Nasenflügel markiert.

Etwa Mitte des zweiten Embryonalmonats wird die Stirnregion auch in der Medianebene stark vorspringend. Gleichzeitig grenzt sie sich durch eine querliegende Furche, die Nasenwurzelfurche[1] (Supranasalfurche), von der Nasenanlage ab (Fig. 95).

Die Anlage des Nasenrückens wird hierbei nach oben abgegrenzt.

Ende des zweiten Embryonalmonats können wir also schon die verschiedenen Teile der äusseren Nase erkennen, wenn auch die Nasenform noch sehr stark von der definitiven abweicht. Die neugebildete Nase ist nämlich unverhältnismässig breit und kurz, die Nasenspitze sieht nach vorn=oben und die Nasenlöcher sind gerade nach vorn gerichtet.

Ende des zweiten Embryonalmonats (bei etwa 2 cm langen Embryonen) oblite= rieren die Nasenlöcher, indem sie durch Proliferation des sie begrenzenden Epithels vollkommen verlegt werden (v. KOELLIKER, G. RETZIUS).

Zu dieser Zeit sind schon die schief verlaufenden Naso=labialfurchen (Fig. 94) zu erkennen (G. RETZIUS).

Nach der Abschnürung der Linsenblasen sind die Augenanlagen äusserlich zunächst nur undeutlich zu erkennen.

---

[1] Scharf ausgeprägt wird diese Furche aber erst im dritten Embryonalmonat.

Bei etwa zentimeterlangen Embryonen wird aber die Pigmentierung des Augen=
bechers so stark, dass sie von aussen her zu sehen ist. Von nun ab ist also die Lage
der Augenanlagen deutlich.

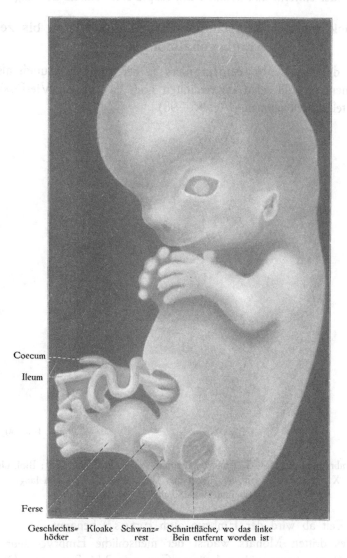

Coecum

Ileum

Ferse

Geschlechts=   Kloake   Schwanz=   Schnittfläche, wo das linke
höcker   rest   Bein entfernt worden ist

Fig. 96.
Menschlicher Embryo [1]) (25 mm lang) aus dem Anfang des 3. Embryonalmonats. $\frac{5}{1}$.

Noch deutlicher markieren sich aber äusserlich die Augenanlagen, wenn in der
achten Embryonalwoche die Augenlider angelegt werden (Fig. 92 u. 94).

Die Augenlider legen sich als bogenförmige Hautfalten an, welche im zweiten
Embryonalmonat sehr niedrig bleiben und die vorderen Augenpartien nur peripher
umrahmen.

_____

[1]) Diesen Embryo verdanke ich Herrn Dr. GRÖNÉ, Malmö.

Hand in Hand mit der Bildung der Lidanlagen werden selbstverständlich auch die Konjunktivalfalten (Fornices conjunctivae) angelegt.

Die äusserlich sichtbaren Augenanlagen liegen im zweiten Embryonalmonat relativ sehr weit von einander entfernt und nehmen am Kopfe eine seitliche Stellung ein (Fig. 94).

Formentwicklung des Menschen während des dritten bis zehnten Embryonalmonats.

Anfang des dritten Embryonalmonats ist der Embryo deutlich als werdender Mensch zu erkennen, obwohl seine Extremitäten noch die für ein Vierfüssler=Säugetier charakteristische Stellung einnehmen (Fig. 96—98).

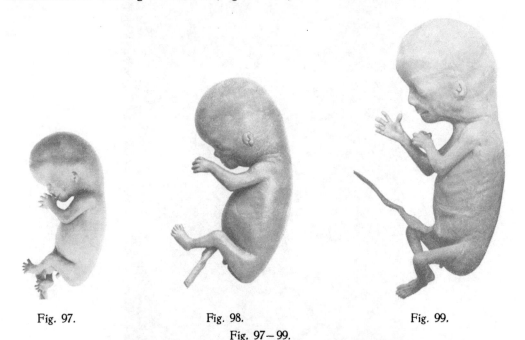

Fig. 97.   Fig. 98.   Fig. 99.

Fig. 97—99.

Ältere menschliche Embryonen aus dem 3. Embryonalmonat. ½. Nach G. Retzius: Biol. Untersuchungen, Bd. XI. Jena 1904. Fig. 97. 42,5 mm lang. Fig. 98. 54 mm lang. Fig. 99. 68 mm lang (Scheitel=Steiss=Länge).

Von dieser Zeit ab wird der Embryo auch Fetus [1]) benannt.

Während des dritten Monats wächst der menschliche Embryo sehr beträchtlich. Seine Scheitelsteisslänge nimmt während dieser Zeit von 2 bis 7 cm zu. Die Totallänge desselben ist am Ende des Monats nicht weniger als 9 cm.

Während dieses Monats nehmen fast alle Körperteile des Embryos, im grossen gesehen, die definitiven fetalen Proportionen an. Nur der Kopf bleibt relativ gross, während umgekehrt Beckenteil und Beinanlagen relativ klein bleiben (Fig. 97—99).

Die ganze Hirnkapsel bleibt hoch und gross und zeigt auch bei ausgesprochen dolichocephalen (langköpfigen) Völkern eine Tendenz zur Brachycephalie (G. Retzius).

---

[1]) Wie v. Bardeleben mehrmals hervorgehoben hat, ist es unrichtig „Foetus" oder „Fötus" zu schreiben.

Auch die Stirnpartie des Gesichtes bleibt recht hoch und hervorragend. Die untere Gesichtspartie ist dagegen während dieses Monats noch „relativ sehr schmal mit schmalem Unterkiefer und Kinn, die Jochbreite ist schwach ausgeprägt" (G. Retzius, 1904).

Die Augen, früher lateralwärts gerichtet, werden jetzt allmählich nach vorn gekehrt, Hand in Hand damit, dass die betreffende Gesichtspartie breiter wird (Fig. 100—105).

Die Augenlidfalten werden gleichzeitig immer höher, zuletzt (bei etwa 4 cm langen Embryonen) begegnen sich die freien Ränder des Ober= und des Unterlides und bald nachher verwachsen sie epithelial mit einander.

Die so entstandene epitheliale Verklebung der Lidränder bleibt monatelang bestehen und während dieser Zeit wird die Lidspalte nur durch eine Lidfurche (Interpalpebral= furche) markiert.

Die beiden „Interpalpebralfurchen" haben nicht immer eine horizontale Lage, sondern sind im dritten und vierten Monat „oft etwas schief nach aussen = unten gerichtet" (G. Retzius) (Fig. 102 u. 104).

Ausser dieser, die Lider scheidenden Furche entsteht schon Anfang des dritten Embryonalmonats jederseits eine „Supraorbitalfurche" und eine „Suborbitalfurche" (Fig. 100).

Die „Inframentalfurche" und, obwohl weniger ausgeprägt, auch die „Supramentalfurche" treten ebenfalls im dritten Embryonalmonat auf (G. Retzius).

Ober= und Unterlippe „sind noch in der ersten Hälfte des dritten Monats etwa gleich hervorragend" (Fig. 103). Dann wachsen aber die Oberkieferkante und die Oberlippe immer mehr nach vorn aus, so dass sie den Unterkiefer und die Unterlippe immer deutlicher überragen (G. Retzius) (Fig. 105).

Die Lippenränder werden im dritten Embryonalmonat rot.

Das äussere Ohr, welches Anfang des dritten Embryonalmonats etwa in der dorsalen Verlängerung des Unterkiefers lag (Fig. 101, 103), erfährt eine relative Ver= schiebung nach oben, so dass es Ende desselben Monats in der Höhe des Oberkiefers zu liegen kommt (Fig. 105).

Die Form des Rumpfes wird während dieses Monats relativ schlanker. Die Leber= region buchtet weniger stark hervor (Fig. 99). Der physiologische Nabelbruch wird (bei 3—5 cm langen Embryonen) in die Bauchhöhle reponiert. Der Beckenteil des Rumpfes vergrössert sich, wie erwähnt, relativ schwach.

Die letzten Reste des äusseren Schwanzes verschwinden (bei 3—4 cm langen Embryonen). Die Analöffnung bricht bei etwa 3 cm langen Embryonen durch.

Die äusseren Geschlechtsteile beginnen sich bei den verschiedenen Geschlechtern (bei 4—5 cm langen Embryonen) in verschiedenen Richtungen hin zu differenzieren.

Schon bei 5 cm langen Embryonen ist deshalb eine Geschlechtsdiagnose auf Grund äusserer Untersuchung möglich.

Die oberen Extremitäten wachsen im dritten Embryonalmonat so stark zu, dass sie oft schon am Ende dieses Monats ihre für das Fetalleben geltende relative Länge (relativ zur Körperlänge) erreichen (= 37—42% der Körperlänge nach G. Retzius).

Die Handanlage zeigt schon Anfang des dritten Embryonalmonats (bei 23—25 mm langen Embryonen) eine entschieden menschliche Form mit kurzen, dicken, ungleich grossen Fingern und einem dickeren, typischen Daumen (Fig. 106 A u. B).

Die Hand ist in diesem Stadium noch breit im Verhältnis zu ihrer Länge. Der Unterarm ist aber fast ebenso breit wie die Hand und daher von dieser dorsalwärts kaum abzugrenzen (Fig. 106 A). Die Volarfläche der Hand ist dagegen durch wallartige Erhebung vom Unterarm abgegrenzt (Fig. 106 B).

An der volaren Handfläche beginnen schon in diesem Stadium sog. Tastballen aufzutreten und zwar sowohl an der distalen Metakarpalpartie wie an den Endphalangen.

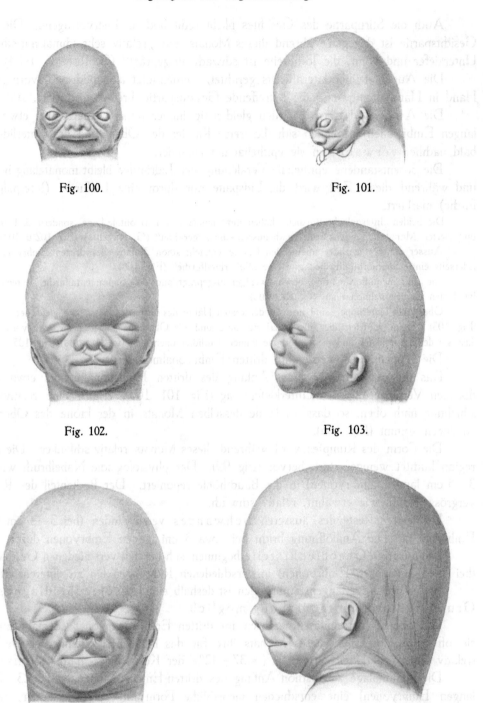

Fig. 100.   Fig. 101.

Fig. 102.   Fig. 103.

Fig. 104.   Fig. 105.

Fig. 100—105.

Entwicklung des Gesichts während des 3. Embryonalmonats. Nach G. Retzius: Biol. Untersuchungen, Bd. XI. Jena 1904. Fig. 100 und 101. Kopf eines 25 mm langen Embryos. $\frac{2.5}{1}$. Fig. 102 und 103. Kopf eines 42,5 mm langen Embryos. $\frac{2.5}{1}$. Fig. 104 und 105. Kopf eines 52 mm langen Embryos. $\frac{2.5}{1}$.

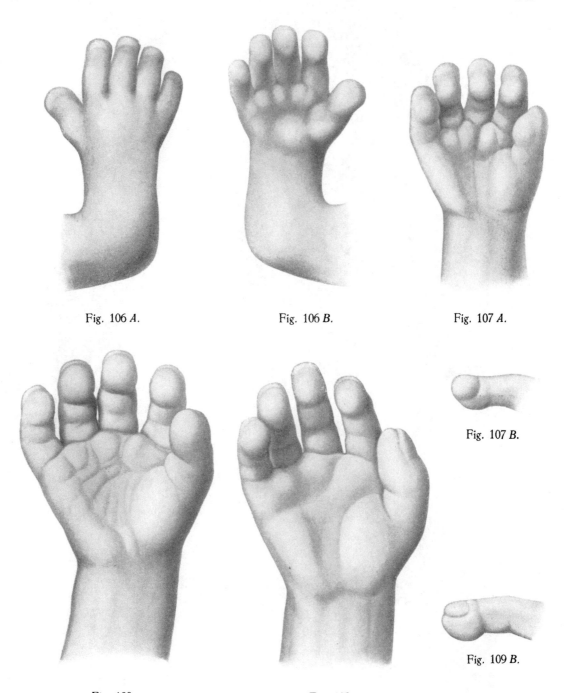

Fig. 106 *A*. Fig. 106 *B*. Fig. 107 *A*.

Fig. 107 *B*.

Fig. 109 *B*.

Fig. 108. Fig. 109 *A*.

Fig. 106 *A* — 109 *B*.
Handentwicklung während des 3. Embryonalmonats. Nach G. Retzius: Biol. Untersuchungen, Bd. XI. Jena 1904. Fig. 106 *A* und *B*. Hand von einem 25 mm langen Embryo. $\frac{10}{1}$. Fig. 107 *A*. Hand von einem 32 mm langen Embryo. $\frac{10}{1}$. Fig. 107 *B*. Finger von einem 32 mm langen Embryo. $\frac{10}{1}$. Fig. 108. Hand von einem 44 mm langen Embryo. $\frac{10}{1}$. Fig. 109 *A*. Hand von einem 52 mm langen Embryo. $\frac{10}{1}$. Fig. 109 *B*. Finger von einem 52 mm langen Embryo. $\frac{10}{1}$.

10*

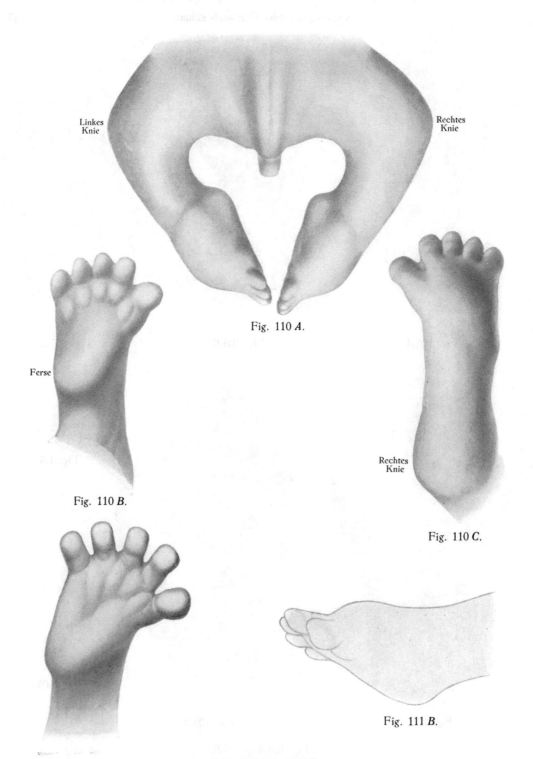

Linkes Knie

Rechtes Knie

Fig. 110 *A*.

Ferse

Rechtes Knie

Fig. 110 *B*.

Fig. 110 *C*.

Fig. 111 *B*.

Fig. 111 *A*.　　　　　　　Fig. 110 *A* — 111 *B*.

Fussentwicklung während des 3. Embryonalmonats. Nach G. Retzius: Biol. Untersuchungen, Bd. XI.
Jena 1904. Fig. 110 *A*—*C*. Füsse von einem 25 mm langen Embryo. $\frac{10}{1}$. Fig. 111 *A* und *B*. Fuss von
einem 32 mm langen Embryo. $\frac{10}{1}$.

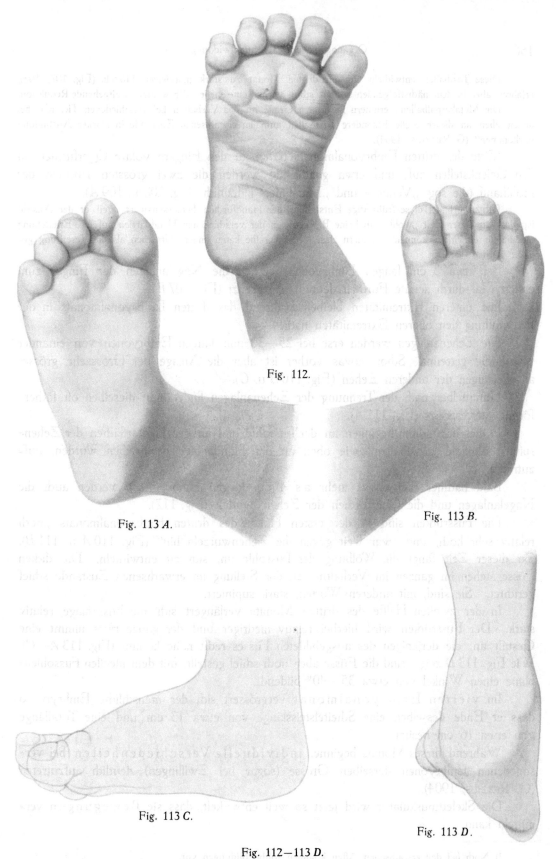

Fig. 112.

Fig. 113 A.

Fig. 113 B.

Fig. 113 C.

Fig. 113 D.

Fig. 112—113 D.
Fussentwicklung während des 3. Embryonalmonats. Nach G. Retzius: Biol. Untersuchungen, Bd. XI.
Jena 1904. Fig. 112. Fuss von einem 44 mm langen Embryo. $\frac{1}{1}^0$. Fig. 113 A—D. Fuss von einem
52 mm langen Embryo. $\frac{1}{1}^0$.

Diese Tastballen entwickeln sich im dritten Monat zu stark markierten Hügeln (Fig. 107, 108), erfahren aber in dem nächstfolgenden Monat schon wieder eine mehr oder weniger weitgehende Reduktion.

Die Metakarpalballen „erinnern in hohem Grade an das Verhalten bei verschiedenen Tieren[1]), bei denen eben an dieser Stelle besondere Tastballen auch im erwachsenen Zustande in starker Ausbildung vorkommen" (G. RETZIUS, 1904).

Mitte des dritten Embryonalmonats treten an den Fingern volare Querfurchen an den Gelenkstellen auf, und etwa gleichzeitig werden die zwei grössten Furchen der Hohlhand (die sog. „Venus"= und „Marslinien") deutlich (Fig. 108 u. 109 A).

RETZIUS findet diese frühzeitige Entstehung der Handfurchen bemerkenswert, weil er der Ansicht ist, dass zu dieser Zeit „wohl noch keine Bewegungen der verschiedenen Handpartien auf ihre Entstehung mechanisch einwirken können", sondern dass „für dieselbe kaum andere Ursachen als die Vererbung gedacht werden" können.

Bei etwa 3 cm langen Embryonen werden die Nagelanlagen der Finger zum ersten Mal durch seichte Furchen deutlich abgegrenzt (Fig. 107 B).

Die unteren Extremitäten bleiben während des dritten Embryonalmonats in der Entwicklung den oberen Extremitäten nach.

Die Zehenanlagen werden erst bei 25—30 mm langen Embryonen von einander vollständig getrennt. Schon etwas vorher ist aber die Anlage der Grosszehe grösser als diejenigen der anderen Zehen (Fig. 110 B u. C).

Unmittelbar nach der Trennung der Zehenanlagen findet man dieselben oft fächerförmig ausgespreizt (Fig. 111 A).

In diesem Stadium beginnen an der Fussohle und an den Plantarflächen der Zehenspitzen ähnliche „Tastballen" wie oben an der Handanlage beschrieben wurden, aufzutreten.

Bald nachher (bei etwas mehr als 4 cm langen Embryonen) werden auch die Nagelanlagen und die Querfurchen der Zehen deutlich (Fig. 112).

Die Fussrücken sind in der ersten Hälfte des dritten Embryonalmonats „noch relativ sehr hoch, und zwar weit gegen die Zehenwurzeln hin" (Fig. 110 A u. 111 B). Zu dieser Zeit fängt die Wölbung der Fussohle an, sich zu entwickeln. Die dicken Füsse stehen im ganzen im Verhältnis zu der Stellung im erwachsenen Zustande schief gerichtet. Sie sind, mit anderen Worten, stark supiniert.

In der zweiten Hälfte des dritten Monats verlängert sich die Fussanlage relativ stark. Der Fussrücken wird hierbei relativ niedriger und der ganze Fuss nimmt eine Gestalt an, die derjenigen des ausgebildeten Fusses recht nahe kommt (Fig. 113 A—C). Wie Fig. 113 D zeigt, sind die Füsse aber noch schief gestellt, mit dem ideellen Fussohlenplane einen Winkel von etwa 35—40° bildend.

Im vierten Embryonalmonat vergrössert sich der menschliche Embryo, so dass er Ende desselben eine Scheitelsteisslänge von etwa 13 cm und eine Totallänge von etwa 16 cm besitzt.

Während dieses Monats beginnen individuelle Verschiedenheiten bei verschiedenen Embryonen derselben Grösse (sogar bei Zwillingen) deutlich aufzutreten (G. RETZIUS, 1904).

Die Skelettmuskulatur wird jetzt so weit entwickelt, dass sie Bewegungen vermitteln kann.

---

[1]) Noch bei den erwachsenen Affen kommen solche Bildungen vor.

Die Haut wird fester und rosengefärbt.

Ende des vierten Monats werden am Kopfe und zwar zuerst in der unteren Stirngegend (Fig. 114), kurze farblose Härchen sichtbar.

Die untere Gesichtspartie ist noch relativ sehr klein. Die Nase hat sich deutlich verlängert, ist aber noch, speziell an der Nasenwurzel, relativ recht breit.

Die Nasenlöcher werden jetzt (oder im fünften Embryonalmonat) wieder offen, indem die sie ausfüllenden Epithelpropfen zugrunde gehen.

Die Entfernung zwischen den medialen Augenlidwinkeln ist noch relativ sehr gross und das ganze Gesicht erscheint sehr breit (Fig. 114 A).

Die Oberlippe wird während dieses Monats noch stärker prominent (Fig. 114 B). An der Aussenseite desselben bildet sich jetzt eine mediane Furche aus, welche zum sogenannten „Philtrum" (Fig. 114 A) wird. An den roten Lippenrändern treten kleine papillen= oder zottenähnliche Erhebungen auf.

Das Kinn wird besser als früher markiert.

Die vordere Halspartie wird relativ länger.

Die „Tastballen" der Extremitäten erleiden eine deutliche Rückbildung.

Der Nabelstrang inseriert noch relativ weit kaudal und zwar unmittelbar oberhalb der Symphysengegend.

Auch im fünften Embryonalmonat wächst der Embryo relativ schnell. Ende dieses Monats beträgt seine Scheitel=Steiss=Länge etwa 20 cm und seine Totallänge etwa 25 cm. Wenn der Embryo die erste Hälfte des Intrauterinlebens zugebracht hat, hat er also auch die Hälfte der definitiven Fetallänge erreicht.

Sein Gewicht ist aber noch relativ sehr klein. Am Ende des fünften Monats be= trägt dasselbe nur 1/2 kg.

Während dieses Monats werden die Bewegungen des Embryos so stark, dass sie von der Mutter (als sog. „Kindsbewegungen") erkannt werden können.

Fast überall an Rumpf und Extremitäten treten in diesem Monat wollige, feine Härchen (Lanugo) auf.

Die am weitesten entwickelten der inzwischen in Zusammenhang mit den Härchen entstandenen Talgdrüsen beginnen jetzt Sekret abzusondern, das sich mit abgestossenen Epidermiszellen zu einer schmierigen, weissgelblichen Masse, dem sog. „Käsefirnis" (Vernix caseosa) oder der „Fruchtschmiere" mischt. Von dieser Vernix caseosa wird aber die Haut während des fünften Embryonalmonats nur dünn und an einzelnen Stellen bedeckt.

Die Entfernung zwischen den medialen Lidwinkeln wird während dieses Monats relativ bedeutend kleiner. Die untere Gesichtspartie wird relativ grösser.

Die untere Partie der vorderen Bauchwand (zwischen Nabelstranginsertion und Symphyse) beginnt, sich zu bilden.

Die unteren Extremitäten verlängern sich relativ stark und erreichen jetzt ihre erste (für das Fetalleben geltende) relative Maximallänge (nämlich 36—39% der Körperlänge).

Hervorzuheben ist aber, dass die Länge der unteren Extremitäten noch lange hinter derjenigen der oberen Extremitäten zurückbleibt.

Während der zweiten Hälfte des intrauterinen Lebens verlängert sich der menschliche Embryo monatlich etwa 5 cm. Ende des sechsten

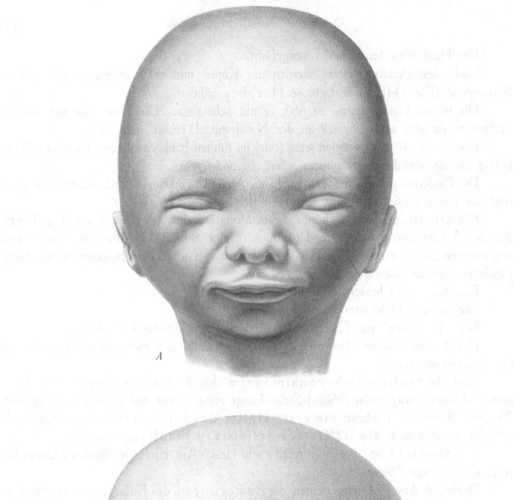

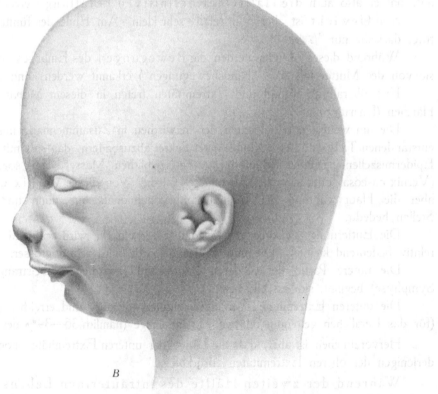

Fig. 114.
Kopf eines 11,7 cm langen Embryos. *A* en face. *B* im Profil. $\frac{2}{1}$.
Nach G. Retzius: Biol. Untersuchungen, Bd. XI. Jena 1904.

Monats beträgt also die Totallänge des Embryos 30 cm, Ende des siebenten Monats 35 cm, Ende des achten Monats 40 cm, Ende des neunten Monats 45 cm und Ende des zehnten Monats 50 cm.

Das Gewicht des Embryos nimmt während derselben Zeit monatlich mit etwa ½ Kilo, also verhältnismässig viel stärker als die Länge zu.

Im sechsten Monat wird die Haut des Embryos runzelig und mattrot.

Die Haare werden dunkler und stärker ausgebildet. Augenbrauen und Augen= haare werden deutlich.

Die Vernix caseosa tritt reichlicher besonders in den Axillen= und Leistengegenden auf.

Die untere Partie der vorderen Bauchwand wird höher.

Kopf und Gesicht beginnen schon die kindliche Form anzunehmen. Unterkiefer und Unterlippe mit dem Kinn wachsen relativ stark zu, so dass sie jetzt nicht mehr so stark hinter der Oberlippe zurücktreten. Die Entfernung zwischen den Augen wird relativ vermindert. Die Nase wird gleichzeitig relativ länger. Die Wangen werden kräftig entwickelt.

Im siebenten Embryonalmonat beginnt die subkutane Fettschicht auf= zutreten. Der ganze Embryo wird hierbei dicker und die Hautrunzeln verschwinden.

In diesem Monat lösen sich die epithelialen Verklebungen der Augenlidränder.

Das Haarkleid wird am Kopfe reichlich.

Am Ende dieses Monats kann der Embryo unter günstigen Verhältnissen fähig sein, extrauterin fortzuleben.

Während des achten und des neunten Embryonalmonats nimmt die subkutane Fettschicht an Dicke zu. — Die Haut nimmt eine helle Fleischfarbe an. — Die Vernix caseosa tritt überall auf, bleibt aber am dicksten in den Axillen= und Leisten= gegenden. Auch am Kopfe ist sie reichlich vorhanden.

Während des zehnten Embryonalmonats wird der Körper noch dicker und rundlicher, dank der fortgesetzten Ablagerung von subkutanem Fett. — Die Haut wird bleicher und mehr weisslich.

Die Kopfhaare werden reichlicher und länger. Die langen Lanugohärchen beginnen dagegen zu verschwinden.

Am Ende der Gravidität hat sich die untere Bauchpartie so stark entwickelt, dass die Nabelstranginsertion an der vorderen Bauchwand jetzt fast zentral liegt (Fig. 115, *0 ann.*).

Die untere Extremität hat noch nicht die Länge der oberen Extremität erreicht (G. RETZIUS).

Postembryonale Formentwicklung des Menschen.

Die postembryonale Entwicklungszeit des Menschen kann in zwei Hauptabteilungen gesondert werden, nämlich in:

A. die erste, neutrale Entwicklungszeit, das sog. neutrale Kindesalter (0—7. Jahr), während welcher Zeit Knaben und Mädchen sich vollständig parallel entwickeln d. h. ohne dass irgendwelche sekundäre Geschlechtsverschiedenheiten auftreten, und

B. die zweite, bisexuelle Entwicklungszeit, während welcher die sekundären Geschlechtsunterschiede immer stärker hervortreten.

Diese bisexuelle Entwicklungszeit umfasst

I. das bisexuelle Kindesalter (für Knaben: 8.—17. Jahr, für Mädchen 8.—15. Jahr) und

II. das Jugendalter (beim männlichen Geschlecht: 18.—20. [—34.] Jahr, beim weiblichen Geschlecht: 16.—20. [—28.] Jahr.

Die postembryonale Entwicklung besteht grösstenteils im Wachstum schon vor= handener Körperteile.

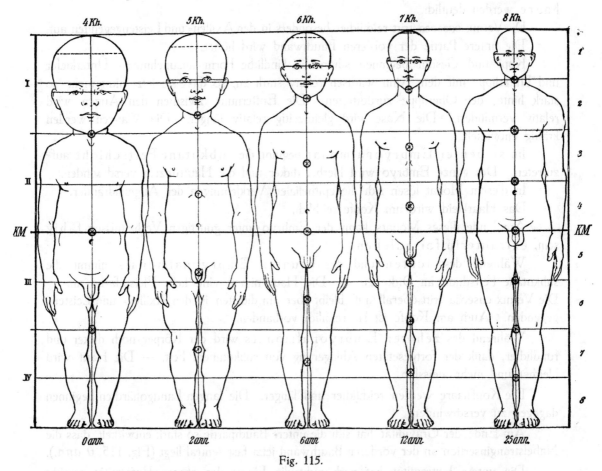

Fig. 115.

Wachstumsproportionen des menschlichen Körpers während des extrauterinen Lebens.
Nach STRATZ: Naturgeschichte des Menschen. Stuttgart 1904.

Von grosser Wichtigkeit ist nun, dass dieses Wachstum sowohl in verschiedenen Körperteilen wie zu verschiedener Zeit ungleichmässig stattfindet.

Aus dem ungleichen Wachstum der verschiedenen Körperteile erklärt sich die Tat= sache, dass die Körperproportionen des Neugeborenen während der weiteren Entwick= lung so stark verändert werden.

Während der Rumpf und die oberen Extremitäten, im grossen gesehen, fast ihre anfängliche relative Grösse behalten, wird die Kopfhöhe relativ doppelt kleiner und die Länge der unteren Extremitäten relativ um ¹/₄ länger als zur Zeit der Geburt (Fig. 115).

Daraus erklärt sich, dass die Körpermitte (Fig. 115 *KM*), die beim Neugeborenen oberhalb des Nabels liegt, sich während der postembryonalen Entwicklungszeit so stark kaudal= wärts verschiebt, dass sie beim Erwachsenen in der Höhe der Symphyse zu liegen kommt, ebensowie dass die Gesamthöhe des Körpers, welche beim Neugeborenen nur

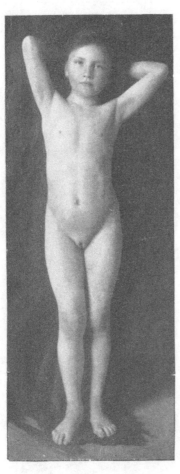 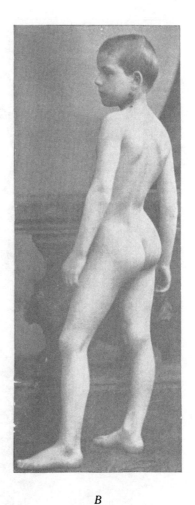

A   B

Fig. 116.

Kinder aus der Periode der „ersten Streckung" (7 Jahre alt). *B* Knabe.
Nach STRATZ: Der Körper des Kindes. Stuttgart 1904.

4 Kopfhöhen beträgt, relativ so stark zunimmt, dass sie beim Erwachsenen 7—8 Kopf= höhen zu betragen kommt.

Relativ zu der am Anfang jeden Wachstumsjahres vorhandenen Körpergrösse ist die Grössenzunahme in den allerersten Kindsjahren am beträchtlichsten und wird später immer kleiner. Ganz allmählich nimmt aber nicht immer diese Grössenzunahme ab. Während z w ei Wachstumsperioden pflegt die Grössenzunahme des Körpers relativ stärker als zunächst vorher zu werden.

Da diese Wachstumsperioden ausserdem dadurch charakterisiert sind, dass der Körper während derselben beträchtlich mehr in die Länge als in die Breite wächst, so werden sie mit dem Namen Streckungs=Perioden bezeichnet.

Während der postembryonalen Entwicklungszeit treten gewöhnlich zwei solche Streckungs=Perioden auf:

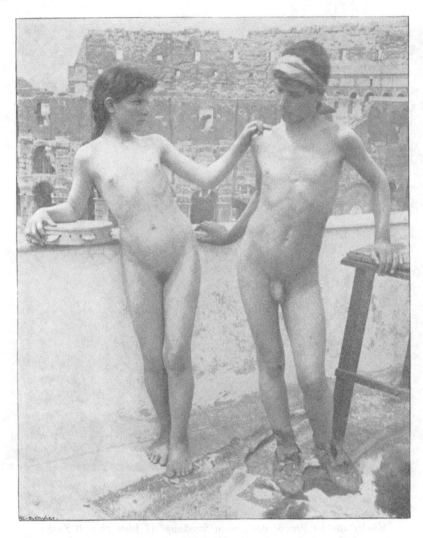

Fig. 117.
Kinder aus der Periode der „zweiten Streckung". 11jähriges Mädchen und 12jähriger Knabe aus Rom.
Nach STRATZ: Der Körper des Kindes. Stuttgart 1904.

1. Die „erste Streckung" (im 5.—7. Lebensjahr), mit welcher das neutrale Kindes= alter beendigt wird (Fig. 116), und

2. die „zweite Streckung", welche dem bisexuellen Kindesalter zugehört und bei Mädchen früher (im 11.—14. Jahr) als bei Knaben (im 13.—16. Jahr) auftritt (Fig. 117).

Sowohl vor wie nach jeder Streckungsperiode liegt eine Wachstumsperiode, worin das Kind relativ stärker in die Breite als in die Länge wächst, und daher ein dickeres, volleres Aussehen bekommt. Wir bezeichnen diese Wachstumsperioden als die Perioden der ersten, zweiten und dritten Fülle. Von diesen gehört die „erste Fülle" dem neutralen Kindesalter an, während sowohl die „zweite" wie die „dritte Fülle" dem bisexuellen Kindesalter angehören.

Die Periode der „dritten Fülle" geht in die Periode der Reife oder Pubertät über. Aus dem Knaben wird jetzt ein Jüngling, aus dem Mädchen eine Jungfrau.

Wenn wir sagen, dass der Mensch während der Pubertätsperiode reif wird, und diese Periode auch als die Periode der Reife bezeichnen, so bedeutet dies aber nur, dass der Mensch zu dieser Zeit geschlechtsreif, d. h. zur Fortpflanzung fähig wird, und gar nicht, dass seine Entwicklung jetzt beendigt sein sollte.

Im Gegenteil: die meisten Menschen wachsen auch nach der Pubertätszeit mehr oder weniger deutlich weiter und erreichen oft erst, wenn sie 25—30 Jahre alt (oder mehr) sind, den Höhepunkt ihrer Entwicklung und also ihre volle Reife.

Eine Gesamtlänge von 8 Kopfhöhen wird meistens erst um das 25. Jahr oder später erreicht und zwar gewöhnlich nur von langen Menschen (von 180 cm langen Männern, bezw. 170 cm langen Frauen) [1].

Hervorzuheben ist aber, dass nur etwa 30% der bis zu ihrem 25. Jahr lebenden Menschen diese Längenmasse und diese Körperproportionen erreichen. Bei den meisten tritt schon früher der definitive Wachstumsstillstand ein.

Über die verschiedenen postembryonalen Entwicklungsperioden ebenso wie über die Zunahme des Körpers in Grösse und Gewicht während derselben gibt folgende Tabelle [2] eine Übersicht:

Erste, neutrale Entwicklungszeit
(neutrales Kindesalter).

Lebens-jahr	Totallänge in Kopf-höhen	in cm	Gewicht in kg	Name der Periode
0.	4	50	3,25—3,5	Säuglingsalter (Zahnlose Periode).
1.	4½	75	9	
2.	5	85	11	**Erste Fülle.** Die Kinder nehmen während dieser Periode verhältnismässig
3.	5¼	93	12,5	stark an Breite zu, bleiben fett und rund.
4.	5½	97	14,5	Die neutrale kindliche Idealgestalt wird Ende dieser Periode vollendet.
5.	5¾	103	16	**Erste Streckung.** Die Kinder wachsen während dieser Periode relativ stark in
6.	6	111	17	die Länge. Gleichzeitig tritt aber gewöhnlich eine erhebliche Ab=
7.	6¼	121	19	magerung ein, so dass die bis dahin blühenden Kinder oft welk und dürr erscheinen.

(Milchzahnperiode.)

[1] Ausnahmsweise können auch kleinere Menschen eine Gesamtlänge von 8 Kopfhöhen erreichen. Auch gibt es (180 cm) lange Menschen, deren Gesamtlänge nur 7³/₄ Kopfhöhen beträgt. Sowohl GEYER wie STRATZ betrachten einen Menschen von 8 Kopfhöhen für „normaler entwickelt als einen von 7³/₄, selbst wenn der letztere eine absolut grössere Körperlänge hat".

[2] Dieselbe ist hauptsächlich nach verschiedenen Tabellen und Angaben von STRATZ (1904) zusammen= gestellt.

Zweite, bisexuelle Entwicklungszeit
(bisexuelles Kindes- und Jugendalter).

Knaben.   Mädchen.

Lebens-jahr	Totallänge in Kopf-höhen	in cm	Gewicht in kg	Name der Periode	Lebens-jahr	Totallänge in cm	Name der Periode
8.		125	21,5	**Zweite Fülle.** Die Kinder nehmen während dieser Periode relativ stärker an Breite als an Länge zu. Bei Knaben macht sich die Breitenzunahme besonders am Brustkorb bemerkbar. Ausserdem entwickelt sich die Muskulatur relativ stark.	8.	125	**Zweite Fülle.** Bei Mädchen macht sich die Breitenzunahme besonders in der Beckengegend bemerkbar. Ausserdem entwickelt sich die subkutane Fettschicht relativ stark, speziell in den Gesäss-, Hüften- und Oberschenkelgegenden.
9.		128	23,5		9.	128	
10.	6½	130	25,5		10.	130	
11.	6¾	135	28				
12.	7	140	30,5				**Zweite Streckung.** Längenzunahme, relativ stärker als Breitenzunahme, oft auf ein Jahr angehäuft. Im 13. Jahre beginnt bei den höheren Klassen oft schon die Menstruation. Im 11.—14. Jahre beginnen die Milchdrüsen zu wachsen, so dass der Warzenvorhof emporgewölbt wird.(Knospe, Areola-mamma.) Durch stärkere Fettbildung hebt sich die Umgebung hervor (Knospenbrust).
13.	7¼	146	33	**Zweite Streckung.** Längenzunahme, relativ stärker als Breitenzunahme, oft auf ein Jahr angehäuft, so dass die Zunahme in den anderen Jahren dieser Periode entsprechend geringer wird. Bei Knaben tritt um das 15. Jahr der Stimmwechsel auf, veranlasst durch starkes Wachstum des Kehlkopfes.	11.	138	
14.		151	37		12.	143	
15.	7½	160	41		13.	155	
16.		162	45		14.	158	
17.	7¾	165	50	**Dritte Fülle.** Durch beträchtliche Vermehrung der Schulterbreite und sehr starke Entwicklung der Muskulatur beginnen die Knaben ein männliches Aussehen zu bekommen. Die Körperhaare treten auf.	15.	160	**Dritte Fülle.** Durch starke subkutane Fettbildung wird der Körper mehr abgerundet. Die Körperhaare treten zuerst am Unterleib und dann in den Achselhöhlen auf.
18.		170	55	**Reife (Pubertas).** Körper fortpflanzungsfähig. Der Bart beginnt aufzutreten.	16.	162	**Reife (Pubertas).** Der Körper wird zur Fortpflanzung fähig. Die Brust wird fertiggebildet, so dass nur die Brustwarze von der gleichmässig gewölbten Brust noch knopfförmig emporwölbt (Mamma papillata, reife Brust). In den niederen Klassen tritt erst während dieser Periode die Menstruation ein.
					17.	163	
					18.	165	
19.		175	60	**Vollreife.** Der Körper erreicht den Höhepunkt seiner Entwicklung.	19.	168	**Vollreife.**
20.—34.		180	70—80		20.—28.	170	

Formentwicklung des menschlichen Körpers im neutralen Kindesalter.

Wie die obenstehende Tabelle zeigt, bezeichnen wir die das erste Lebensjahr um=
fassende Entwicklungsperiode mit dem Namen Säuglingsalter oder zahnlose
Periode.

Während dieser Periode führt die Mutterbrust dem Säugling „eine eigens für ihn
produzierte und seinen Eigentümlichkeiten entsprechende ‚lebende' Milch zu, die durch
ihren Gehalt an leicht zu verdauenden und sofort zum Körperbau verwendbaren Nähr=
substanzen und die Verdauung fördernden Stoffen (Enzymen) seinen Körperansatz fördert
und durch die Anwesenheit sogenannter Alexine (Schutzstoffe gegen ansteckende Krank=
heiten, wie Diphtherie und Keuchhusten) es bis zu einem gewissen Grade gegen Er=
krankungen schützt resp. widerstandsfähig macht" (GERNSHEIM, 1906).

Streng genommen sind aber diese Namen für die letzten Monate des ersten Lebensjahres nicht
berechtigt, denn die Schneidezähne treten gewöhnlich schon im 7.—12. Monat zutage und etwa gleich=
zeitig kann man ein stetiges Wenigerwerden der Muttermilch konstatieren, das meistens schon im 8.—10.
Monat zur definitiven Entwöhnung, d. h. zum Ersetzen der Muttermilch durch andere Nährstoffe, zwingt.

Über die tägliche Nahrungsaufnahme[1]) des Kindes während der eigentlichen
Säuglingsperiode ebensowie über die durchschnittliche Gewichts= und Grössen=
zunahme des Kindes während des ersten Lebensjahres gibt folgende Tabelle[2]) einen
Überblick:

Alter	Tägliche Nahrungs= Aufnahme	Körpergewicht in g				Körperlänge		Schädel= Umfang in cm
		Tägliche Zunahme	Monatl. Zunahme	Gesamtgewicht		in cm	in Kopf= höhen	
				Knaben	Mädchen			
Neugeborenes.	—	—	—	3500	3250	50	4	35,5
1. Monat	479 g	30	900	4400	4150	54	—	36,5
2. „	736 „	28	840	5240	4990	—	—	37,8
3. „	797 „	25	750	5990	5740	60	—	38,6
4. „	836 „	22	660	6650	6400	—	—	39
5. „	867 „	19	570	7220	6970	—	—	39,8
6. „	944 „	16	480	7700	7450	65	4$^{1}/_{4}$	40,2
7. „	963 „	14	420	8120	7870	—	—	40,8
8. „	916 „	12	360	8480	8230	—	—	41,5
9. „	909 „	11	330	8810	8560	—	—	42,6
10. „	—	9	270	9080	8830	70	—	43,1
11. „	—	8	240	9320	9070	—	—	44,3
12. „	—	6	180	9500	9250	75	4$^{1}/_{2}$	45

Jährliche Gewichtszunahme: 6000 g   Grössenzunahme: 25 cm.

Die tägliche Nahrungsaufnahme des Säuglings beträgt in der zweiten Hälfte des ersten Monats
572 g und ist also bedeutend grösser als die oben gegebene Durchschnittszahl. Umgekehrt ist dagegen

---

[1]) Durch das Wiegen des bekleideten Kindes vor und nach jeder Mahlzeit bestimmt.
[2]) Dieselbe ist nach Angaben von BIEDERT, MONTI, STRATZ und HOCHSINGER zusammengestellt.

in der ersten Hälfte desselben Monats und zwar besonders in den allerersten Lebenstagen die tägliche Nahrungsaufnahme kleiner. Am ersten Tag beträgt diese durchschnittlich nur 20 g, am zweiten Tag 97 g, am dritten Tag 211 g, am vierten Tag 326 g, am fünften Tag 364 g, am sechsten Tag 402 g und am siebenten Tag 478 g.

Diese kleinen allmählich zunehmenden Nahrungsmengen erklären sich grösstenteils daraus, dass das Kind bei der Geburt einen sehr kleinen Magen besitzt und die ersten Tage dazu braucht, um sich allmählich an die neuen Lebensbedingungen zu gewöhnen und sich von den Strapazen der Geburt zu erholen. Ausserdem ist die Milch der Mutter in den allerersten Tagen nach der Geburt gewöhnlich nur spärlich und beginnt erst am 3.—4. Tage reichlicher zu strömen.

Aus diesen Verhältnissen wiederum erklärt sich die Tatsache, dass das Kind innerhalb der ersten 4—10 Tage (auf Kosten seines Fettes) physiologisch eine Gewichtsverminderung erleidet.

Gleichzeitig tritt eine vorübergehende, mehr oder weniger deutliche gelbe Verfärbung der Haut („Icterus neonatorum") auf.

Der festsitzende Nabelstrangrest trocknet ein und fällt am 5.—7. Tage ab, eine anfangs gerötete, später blasse, derbe Narbe, den Nabel des Entwickelten, hinterlassend.

Das verlorene Fett sammelt sich sehr rasch wieder an, und schon Ende der ersten Lebenswoche pflegt das Kind wieder sein Geburtsgewicht zu erlangen.

Jetzt beginnt das postembryonale Wachstum deutlich zu werden. In den nächstfolgenden 3 Wochen nimmt die Länge um 4 cm und das Gewicht um 900 g zu.

Am auffallendsten ist gewöhnlich während des ganzen Säuglingsalters die starke subkutane Fettansammlung, die dem gesunden Säugling die charakteristisch runden, walzigen Formen gibt.

Wo die Haut an den darunterliegenden Teilen fester haftet, wird das subkutane Gewebe weniger oder gar nicht mit Fett gefüllt. Dies ist z. B. am Gehirnteil des Kopfes, an den Innenseiten der Hände, an den Fussohlen und an vielen Gelenken der Fall.

Daraus erklärt sich z. B. dass die Hand eines Säuglings regelmässig durch eine scharfe (wie durch einen einschneidenden Faden hervorgerufene) Furche von dem drehrunden, spindelförmigen Arm gesondert wird; dass die Knöchel als kleine Grübchen am schwellenden Handrücken erscheinen; dass der dicke Rücken sich durch eine Querfurche vom Kopf scheidet usw. Kennzeichnend für diese Altersstufe sind auch die von tiefen Furchen begrenzten „Wülste an der inneren Seite der Oberschenkel, an den Leisten und oberhalb des stark gepolsterten Schambergs" (STRATZ).

Die Beine sind, wie erwähnt, unmittelbar nach der Geburt relativ sehr klein und zwar wenigstens nicht länger als die Arme. Sie nehmen eine sehr charakteristische Ruhestellung ein, indem sie sowohl in Hüft= wie in Kniegelenk gebeugt sind und indem die Füsse stark supiniert („Klumpfuss"= oder „Kletterstellung") sind und sehr bewegliche Zehen mit stark abgespreizter Grosszehe (sog. „Greiffuss") haben.

Diese Stellung ist gerade etwa dieselbe, die die Kinder vor der Geburt gehabt haben und die die Vierfüssler zeitlebens behalten. Sie ist durch die Form der Gelenke und durch die Länge und Ausbildung der diese bewegenden Muskeln bedingt.

Auffallend klein und unbedeutend ist das Gesäss.

Die Hüften sind schmal, weil das Becken nur noch wenig entwickelt ist.

Dagegen ist die Bauchregion stark vorgetrieben, einesteils weil die Baucheingeweide (speziell Darm und Leber) relativ gross sind, und andernteils weil das unausgebildete Becken den werdenden Beckeneingeweiden noch keinen genügenden Raum gibt.

Der Brustkorb erscheint hinaufgeschoben, indem die Rippen wie bei einem Vier= füssler von der Wirbelsäule fast senkrecht (also bei aufgerichteter Stellung horizontal) abgehen und eine im Querschnitt fast kreisrunde, tonnenförmige Brust bilden.

Durch diese Stellung des Brustkorbes, ebenso wie dadurch, dass die Haut der Brust, der Schultern und unter dem Kinn mit dicken Fettmassen gepolstert ist, bekommt man den Eindruck, als habe der Säugling fast gar keinen Hals.

Die Hände sind relativ stark entwickelt und mit Vorliebe zu halboffenen Fäust= chen geballt.

Die Kopfproportionen des Säuglings differieren sehr stark von denjenigen des Erwachsenen. Die wesentlichsten Unterschiede bestehen darin, dass beim Säugling Gehirn= schädel und Augen verhältnismässig viel grösser sind, während beim Erwachsenen sich speziell die stärkere Kiefer= und Gesichtsbildung geltend macht (STRATZ).

Die Verbindungslinie zwischen den beiden Pupillen, die beim Erwachsenen ebenso weit vom Scheitel wie vom Kinn liegt und also den Kopf in zwei gleichgrosse Teile abgrenzt, liegt beim Säugling bedeutend unter der Kopfmitte. Bei diesem ist, mit anderen Worten, die Stirnpartie relativ kolossal entwickelt, während das übrige, eigent= liche Gesicht winzig kurz und gedrückt erscheint (Fig. 115).

Das Gesichtchen ist aber relativ sehr breit. Nicht nur die Augen selbst, sondern auch die Entfernung derselben voneinander sind absolut genommen schon fast ebenso gross wie beim Erwachsenen. In dem kleinen Gesicht erscheinen daher die Augen relativ so gross und weit auseinanderstehend[1]). Als Folge hiervon ist die Nasenwurzel relativ sehr breit.

Die Nase ist kurz, breit und platt ("Stumpfnäschen"). Die Wangen liegen als stark fettgepolsterte Halbkugeln unter den Augen.

Sowohl Ober= wie Unterkiefer sind kurz und niedrig. Am Skelett ist das Kinn gar nicht zu erkennen, in dem Äusseren wird es aber durch ein subkutanes Fettkügelchen markiert.

Die Mundöffnung wird von relativ langen und kräftigen Lippen begrenzt.

Anfangs ist der Schädel des Säuglings von dem Druck während der Geburt mehr oder weniger deformiert. Gewöhnlich verschwindet aber diese Kopfdeformität schon in den ersten Lebenswochen, indem der Schädel sich mehr oder weniger vollständig abrundet. Unter Umständen, wenn der betreffende Druck sehr stark und andauernd war, kann aber die betreffende Deformität fortdauern und zeitlebens von der Geburtslage etc. Zeugnis geben.

Von grossem Interesse ist, dass man die Schädelform des Säuglings willkürlich beeinflussen kann und zwar durch regelmässige Lagerung desselben entweder in Rücken= oder Seitenlage. Auf diese Weise soll man nach WALCHER (1906) nach Belieben "Rundköpfe" (Brachycephalen) oder "Langköpfe" (Dolicho= cephalen) machen können.

Die dorsale Rumpfmuskulatur des Säuglings ist nur schwach entwickelt und vermag anfangs weder den Kopf noch den Rücken aufrecht zu halten.

Erst im achten Monat pflegt das Kind längere Zeit ohne Stütze aufrecht sitzen zu können. Schon im vierten Monat zeigen aber die Kinder, wenn sie nicht zu fett sind, Neigung sich aufzurichten.

---

[1]) Der weite Abstand ist nötig, um ein deutliches Sehen zu ermöglichen (DECKER).

Im neunten bis elften Monat machen die Kinder gewöhnlich Stehversuche und können sogar, an Schemel und Stühle sich haltend, vorsichtige Schrittchen machen. Und im zwölften Monat können sie gewöhnlich mehr oder weniger sicher frei laufen.

Beim Gehen bleiben aber die Beinchen noch eine Zeitlang sowohl in der Hüfte wie im Knie ein wenig gebeugt. Die betreffenden Streckmuskel sind nämlich noch nicht stark genug, um die Beine vollständig zu strecken. Die ganz kleinen Kinder fallen daher auch fast immer nach hinten.

Das Sitzen-, Stehen- und Gehenlernen ist für die weitere Form-entwicklung des Kindes von hervorragender Bedeutung.

Die aufrechte Stellung formt nämlich von Grund aus den Körper um. Die Wirbel-säule und eine Reihe von Organen müssen sich der veränderten Schwerkraftrichtung anpassen. „Eine Menge Muskeln, die früher untätig waren, Gesäss-, Rücken- und Streckmuskeln, erhalten jetzt eine wichtige Aufgabe. Auf das Becken wirken diese mächtigen Muskeln durch fortwährenden, kräftigen Zug bildend und umformend ein. Ausserdem wird das Becken jetzt der unterste Teil des Leibes, auf dem das ganze Gewicht der Eingeweide ruht. Deren geringster Teil senkt sich in die schmale Höhlung des Beckens, das ‚kleine Becken‘, aber die Masse stützt sich auf das Becken selbst, dessen Schaufeln breiter und breiter werden, wie Schüsseln geeignet, die schwere Last zu tragen. Der vorher vorgetriebene Leib wird durch das Herabsinken der Eingeweide dünner und schlanker, die Flanken ziehen sich ein, es bildet sich die „Taille" (DECKER, 1908).

„Formt so das aufrechte Stehen den Leib, so noch vielmehr die Brust". Das Neugeborene hat, wie erwähnt, die Brust des Vierfüsslers. „Jetzt, wo sich der Säugling aufrichtet, senken sich die Rippen, zum Teil unter der eigenen Schwere, zum Teil unter dem gewaltigen Zug von Leber, Herz und Magen nach abwärts." Dazu kommt, dass die das Brustbein und die Rippen mit dem Becken verbindenden Bauchmuskeln den ganzen Brustkorb jetzt mit erheblicher Kraft nach abwärts ziehen. „So nimmt er all-mählich anstatt der runden, tiefen, kurzen Form des Vierfüsslers die flache, weniger tiefe, breite lange Form des Erwachsenen an, und die Schulterblätter, die vordem beiden Seiten des Brustkorbs anlagen, rücken bei weiterem Wachstum auf den Rücken. Das alles hat aber eine gewaltige Einwirkung auf die Atemtätigkeit. Die Säugetiere und auch die Neugeborenen atmen, indem sie das Zwerchfell auf und ab bewegen (Bauch-atmen)"; jetzt entwickelt sich ausserdem ein anderes Atmen. Der ganze Brustkorb be-teiligt sich durch Heben und Senken der Rippen an der Atmung. „Dieses ‚Brustatmen‘ ermöglicht tieferes Atmen, und so erklärt sich — eben durch das tiefere Atmen, dass jenseits des Säuglingsalters das Atmen nicht mehr so rasch geschieht" (DECKER, 1908).

Erst durch den aufrechten Gang wird das Gesäss herausgebildet.

Dass der aufrechte Gang auch die Entwicklung der unteren Extremitäten, die die ganze Last des Körpers zu tragen haben, mächtig beeinflusst, ist selbstverständlich.

Die ersten Milchzähne treten, wie erwähnt, schon in den letzten Monaten des ersten Lebensjahres auf. Die anderen Milchzähne folgen in dem zweiten Lebensjahre nach. Hand in Hand mit dem Auftreten der Zähne und zum Teil als Folge von dem Kauen vergrössern sich auch sowohl Ober- wie Unterkiefer, was in dem Äusseren zu einer merkbaren Vergrösserung der unteren Gesichtspartie führt.

Im zweiten Lebensjahre vereinigen sich die Kopfknochen zur festen Schädeldecke. Die definitive Form des Kopfes bildet sich aber erst später vollständig aus.

In der Periode der ersten Fülle bleiben die Kinder fett und rund. Gar so fett wie im Säuglingsalter bleiben sie aber nicht. Auf Kosten der allzugrossen Fett= mengen entwickelt sich die Muskulatur etc. Die für das Säuglingsalter charakteristischen Fettwülste und Furchen verschwinden so allmählich während dieser Zeit und der Körper nimmt schönere Formen an. Die kindliche Idealgestalt wird mit Ende dieser Periode vollendet.

Wenn das Kind so muskelstark geworden ist, dass Bewegungsspiele dem Körper genügend Wärmevorrat schaffen können, so ist der noch fortdauernde, vor Kälte schützende Fettmantel anscheinend nicht mehr vonnöten. Derselbe wird jetzt verbraucht, und der Körper schiesst vor allem durch starkes Wachstum der Knochen in die Höhe. Die Periode der ersten Streckung (Fig. 116, S. 155) tritt ein.

Wenn nun aber die Knochen sich so stark längen, „müssen die Muskeln sich not= wendig dehnen" und haben dann anscheinend „Mühe in ihrer Ausbildung und Leistungs= fähigkeit Schritt zu halten". Darum in diesem Alter „die wenig entwickelten Muskeln und der magere, schlanke Bau der jugendlichen Gestalten" (DECKER, 1908).

Dass diese Abmagerung eine normale Veränderung darstellt, ist für den Arzt wichtig zu wissen.

Über die Körperproportionen in der ersten Streckungsperiode vgl. Fig. 115, S. 154. Daraus geht u. a. hervor, dass die Kinder mit sechs Jahren eine Gesamtlänge von sechs Kopfhöhen und die Körpermitte in der Mitte zwischen Nabel und Symphyse haben.

Das Gesicht behält noch am Ende dieser Periode trotz der deutlichen Streckung die runden, kindlichen Formen bei.

Das Massenwachstum des Gehirns wird während dieser Periode fast vollendet.

Formentwicklung des menschlichen Körpers in der bisexuellen Entwicklungszeit.

In der Periode der zweiten Fülle ist es, „als ob der Körper sich von der ersten Streckung ausruhen und neue Kräfte zu seiner weiteren Ausbildung sammeln wolle" (STRATZ, 1904). Bei beiden Geschlechtern ist die Breitenzunahme während dieser Periode beträchtlicher als die Längenzunahme.

Bei Knaben macht sich diese Breitenzunahme besonders am Brustkorb be= merkbar. Ausserdem entwickelt sich, teilweise unter dem Einfluss der im allgemeinen muskelübenden Spiele, die Muskulatur relativ stark.

Eigentliche sekundäre männliche Geschlechtscharaktere entwickeln sich aber während dieser Periode (die bei Knaben die 8.—12. Lebensjahre umfassen) nicht. Der Knabe bleibt während dieser ganzen Zeit Kind.

Ganz anders verhalten sich die Mädchen während derselben Zeit. Bei diesen macht sich die Breitenzunahme besonders in der Beckengegend bemerkbar.

Dieses Breiterwerden des Beckens „bedingt eine stärkere Fülle des ganzen Unter= körpers, namentlich aber der Oberschenkel, der Hüften und des Gesässes". Der Körper beginnt hiermit ein weibliches Aussehen anzunehmen.

Bald nachher findet auch eine Abrundung des übrigen Körpers statt.

Charakteristisch ist nun, dass das Dickerwerden weniger durch Wachstum der Muskulatur als durch starke Entwicklung der subkutanen Fettschicht bedingt wird.

Die Periode der zweiten Fülle ist durchschnittlich um zwei Jahre kürzer als bei Knaben. Schon im 11. Jahre geht sie bei Mädchen in die Periode der zweiten Streckung über. Zu dieser Zeit beginnen die Mädchen gewöhnlich so schnell in die Höhe zu wachsen, dass sie bald die gleichalterigen Knaben absolut an Körpergrösse und Gewicht übertreffen (BOWDITCH, 1877).

Erst gegen das 15. Jahr hin stellen sich die Verhältnisse umgekehrt, indem zu dieser Zeit die Mädchen weniger, die Knaben meist bedeutend mehr als 5 cm jährlich wachsen.

In der Regel ist bei Knaben sowohl wie bei Mädchen die Hauptzunahme der 2. Streckungsperiode auf ein oder zwei Jahre angehäuft, wodurch die Zunahme in den anderen Jahren der Streckung entsprechend geringer wird (STRATZ, 1904). So kann z. B. bei einem Knaben die Zunahme im 13. und 14. Jahr je 10 cm betragen, um im 15. und 16. Jahr auf je 2,5 cm zu sinken.

Entstehung der sekundären Geschlechtscharaktere.

Wie schon erwähnt, fangen bei Mädchen die sekundären Geschlechtscharaktere schon in der Periode der 2. Fülle (im 8.—10. Jahr) an, kenntlich zu werden, indem zu dieser Zeit die Gesäss=, Hüften= und Oberschenkelpartien des Körpers eine vollere, weibliche Form anzunehmen beginnen.

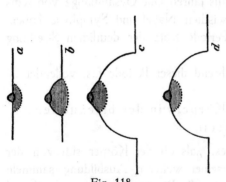

Fig. 118.
Schema der Entwicklung der weiblichen Brust.
Nach STRATZ: Naturgeschichte des Menschen.
Stuttgart 1904.

Die Reihenfolge, in welcher die übrigen sekundären Geschlechtscharaktere auftreten (vgl. oben S. 38), kann sowohl individuell, wie in den verschiedenen Ständen wechseln.

Die Zeit des Eintritts der ersten Menstruation ist bekanntlich von vielen Umständen (Klima, Rasse, Lebensweise, Stand etc.) abhängig, sie ist in Europa im Durchschnitt auf das 14.—15. Jahr gesetzt worden, ist aber im Norden bedeutend höher (16.—17. Jahr) als im Süden (13. Jahr).

In Mitteleuropa (speziell Holland) ist die Durchschnittszeit der ersten Menstruation für den ersten Stand das 13. Jahr, für den Mittelstand das 14. Jahr und für den Bauernstand das 16. Jahr (STRATZ, 1904).

Von Interesse ist die Beobachtung von STRATZ, dass die grösste Körperhöhe in allen drei Ständen jeweils von denjenigen Individuen erreicht wurde, bei denen die Menstruation am frühesten eingetreten war.

In den meisten Fällen tritt in dem ersten Stand zuerst und zwar in dem Stadium der zweiten Streckung die Menstruation auf. Bald nachher oder gleichzeitig beginnen die Milchdrüsen zu wachsen, so dass der Warzenvorhof knospenähnlich emporgewölbt wird (Stadium der Knospe oder „Areolamamma", Fig. 118 b).

Dieses Stadium geht meist sehr bald in das Stadium der Knospenbrust („Mamma areolata") über, bei dem die Knospe durch stärkere Fettbildung in der Umgebung empor=

gehoben wird. „Die äussere Gestalt der Brust gleicht einem abgeflachten Hügel, dem die Knospe als eine stärker gewölbte Kuppe aufsitzt" (STRATZ). Fig. 118 c.

In dem Stadium der dritten Fülle wird der Körper des Mädchens durch starke, subkutane Fettbildung noch mehr abgerundet und weiblich geformt. Zu dieser Zeit (um das 15. Jahr) pflegen die Körperhaare zuerst am Unterleib und dann in den Achselhöhlen aufzutreten (vgl. Fig. 119).

Erst in dem Stadium der Pubertät (im 16.—18. Jahr) werden aber die weiblichen Geschlechtscharaktere so weit entwickelt, dass der weibliche Körper ohne Schaden zur Fortpflanzung fähig wird. Erst in diesem Stadium erreicht das weibliche Becken die für den Geburtsakt nötige Grösse, und erst jetzt wird die weibliche Brust fertig gebildet. Durch stärkere Ausbildung sowohl von den Milchdrüsengängen wie von den Fettmassen, die die Zwischenräume zwischen denselben und der Haut ausfüllen, wird die Brust stärker gewölbt. Hierbei bezieht sie die Knospe in ihre grössere Wölbung mit hinein (Fig. 118 d), so dass nur die Brustwarze noch knopfförmig emporragt („Mamma papillata").

Ausser der weissen Rasse erreicht nur die gelbe in der Regel dieses letzte Stadium der Brustentwicklung. Vereinzelte Individuen können aber die Knospenbrüste zeitlebens behalten. Dies ist bei den übrigen Rassen die Regel (STRATZ, 1904).

Dass der weibliche Körper und die sekundären weiblichen Geschlechtscharaktere gewöhnlich erst im 23. Jahr ihren höchsten Entwicklungsgrad erreichen, darf zuletzt noch hervorgehoben werden.

Bei den Knaben beginnen die sekundären Geschlechtscharaktere erst in der Periode der zweiten Streckung aufzutreten.

Zuerst und zwar um das 15. Jahr tritt der Stimmwechsel auf. Derselbe wird durch starke Verlängerung der Stimmbänder veranlasst

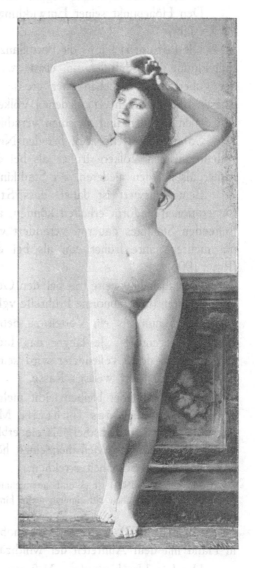

Fig. 119.
15jähriges Judenmädchen. Nach STRATZ: Die Schönheit des weiblichen Körpers. Stuttgart 1899.
Die Achselhaare sind noch nicht hervorgesprossen.

(in einem Jahr können dieselben noch einmal so lang wie früher werden). Die Verlängerung der Stimmbänder wird andererseits durch starkes Wachstum des ganzen Kehlkopfes bedingt, der jetzt am Halse eckig vorzuspringen („Adamsapfel") beginnt.

Die spezifisch männliche Körperform beginnt wohl auch jetzt kenntlich zu werden, wird aber erst in der Periode der dritten Fülle stärker markiert, indem zu dieser

Zeit eine beträchtliche Vermehrung des Brustumfanges und der Schulterbreite stattfindet. Gleichzeitig entwickelt sich die Muskulatur des ganzen Körpers stark und die Körper= haare treten auf (zuerst am Unterleib und dann in den Achsenhöhlen etc.).

In der Pubertätsperiode beginnt der Bart aufzutreten.

Den Höhepunkt seiner Entwicklung erreicht der männliche Körper gewöhnlich erst im 25. Jahr.

Die Pubertät, d. h. die Fortpflanzungsfähigkeit tritt, wie erwähnt, beim weiblichen Individuum durchschnittlich um etwa zwei Jahre früher ein als beim männlichen. Betreffs der Pubertätszeit bestehen aber grosse Unterschiede nicht nur zwischen verschiedenen Rassen und zwischen verschiedenen Völkern derselben Rasse, sondern auch zwischen ver= schiedenen Ständen und zwischen verschiedenen Familien desselben Standes.

So tritt die Reife z. B. bei den Negern früher als bei der weissen Rasse, bei den südeuropäischen Völkern früher als bei den nordeuropäischen, bei den höheren Ständen früher als bei den niederen, bei Stadtkindern früher als bei Landkindern auf.

Bemerkenswert ist dabei, dass Stammeseigenschaften sich durch zahlreiche Generationen hindurch erhalten können, auch wenn die klimatischen Verhältnisse des be= treffenden Stammes dauernd verändert werden. So tritt z. B. bei den Juden „die Reife um mehrere Jahre früher ein, als bei den im gleichen Lande wohnenden Germanen" (Rey, 1906).

Nur ausnahmsweise tritt bei den Germanen die Fortpflanzungsfähigkeit bei Mädchen von 12 Jahren (über abnorme Frühreife vgl. oben S. 39!) und bei Knaben von 14 Jahren auf.

Ist es nun als ein Vorteil zu betrachten, wenn die Geschlechtsreife früh eintritt?

Im Gegenteil! „Je länger das Individuum Kind bleibt, je später das Geschlecht sich ausprägt, desto vollendeter wird seine Entwicklung" (Stratz). Darin besteht eben ein Hauptvorteil der weissen Rasse.

Frühreife Kinder bleiben leicht mehr oder weniger auffallend in ihrer Entwicklung stehen, und speziell das frühreife Mädchen (die sogenannte „Beauté du diable"), „verwelkt meist noch rascher, als sie erblühte" (Stratz). Andererseits gibt es Beispiele genug, dass spätreife Menschen einen höheren Entwicklungsgrad und eine mehr dauer= hafte körperliche Schönheit erreichen.

Mit Stratz (1904) ist es auch anzunehmen, dass bei weiterer Entwicklung des Menschengeschlechts „die Grenzen der Kindheit sich immer mehr hinausschieben und die einzelnen Perioden bis zur Reifung sich dehnen werden".

Oben (S. 162) wurde hervorgehoben, dass die Kopfproportionen sich Hand in Hand mit dem Auftreten der Milchzähne bedeutend veränderten.

Hand in Hand mit dem Auftreten der definitiven Zähne (im 7.—20. Jahr) finden ähnliche Veränderungen und zwar in noch stärkerem Masse statt. Um den zahlreicheren Dauerzähnen Platz zu geben, müssen die Kiefer sich vergrössern. Gleichzeitig finden wichtige Formveränderungen derselben und der übrigen Gesichtsknochen statt. U. a. ent= wickelt sich jetzt (später speziell stark bei männlichen Individuen) die knöcherne Unterlage des Kinnes.

„Da der Gehirnschädel und die Augen viel langsamer wachsen als das Gesicht, so treten die Augen scheinbar immer höher empor, und der Schädel scheint im Ver= hältnis zum Gesicht immer kleiner zu werden" (Stratz).

Ausserdem treten die Augen durch die stärkere Zunahme der seitlichen Kiefer=
partien scheinbar immer näher zusammen.

Gleichzeitig schiebt sich die Nase vor und nimmt im 14.—16. Lebensjahr die
spezifische, definitive Form an. Hand in Hand mit dem Höherwerden der beiden Ober=
kiefer wird die Nase auch bedeutend länger und gleichzeitig relativ schmäler.

Die fettgepolsterten Kinderwangen werden magerer und verlieren sich gleichmässiger
in die Kinnmundpartie.

Auf diese Weise wandelt sich das kurze, breite Kindergesicht in das relativ lange,
schmale Gesicht des Erwachsenen um.

Am deutlichsten ausgesprochen pflegt diese Formumwandlung des Gesichts bei
männlichen Individuen zu werden, während das weibliche Gesicht sich gewöhnlich weniger
weit von dem kindlichen Typus entfernt.

Betreffs der übrigen Veränderungen der Körperproportionen während dieser Ent=
wicklungszeit verweise ich auf die Fig. 115, S. 154.

Missbildungen der äusseren Körperform des Menschen.

Missbildungen der äusseren Körperform können nicht nur in der ersten Embryonal=
zeit, sondern auch während der Fetalzeit und während der extrauterinen Entwicklungs=
periode entstehen. Im allgemeinen gilt aber die Regel, dass je frühzeitiger die Miss=
bildungen entstehen, desto beträchtlicher werden sie.

Die Missbildungen der äusseren Körperform können entweder das ganze Indi=
viduum oder einzelne Teile desselben betreffen.

Missbildungen der gesamten äusseren Form des Individuums.

A. In früher Embryonalzeit entstehende Missbildungen.

1. Sogenannte „abortive Formen" (His).

Abortive Formen werden diese Missbildungen genannt, weil die betreffenden miss=
gebildeten Embryonen nur durch Aborte zutage gefördert werden.

Daraus ist aber natürlich nicht umgekehrt zu schliessen, dass alle frühzeitigen Aborte
solche missgebildete Embryonen zutage fördern.

Es gibt nämlich zwei Arten von Abortiveiern:

1. solche mit lebenden oder ganz frischtoten Embryonen, und
2. solche mit seit längerer Zeit intrauterin abgestorbenen Em=
bryonen.

In dem ersten Falle ist die Veranlassung des Abortes in äusseren Einwirkungen
(mechanische Ursachen, z. B. Fall, Schlag auf den Bauch, abnorme Uteruslage etc.) zu
suchen, in dem zweiten Falle bildet dagegen das Absterben des Embryos (z. B.
durch Vergiftung, Krankheit z. B. Syphilis) die Veranlassung des Abortes.

Bemerkenswert ist hierbei, dass die E i h ü l l e n gewöhnlich nicht gleichzeitig mit dem Embryo absterben, sondern denselben mehr oder weniger ü b e r l e b e n. Die Eihüllen können, mit anderen Worten, das Wachstum [1]) fortsetzen, nachdem der Embryo nicht mehr wächst. Auf diese Weise entsteht ein, wie His hervorgehoben hat, oft „sehr weitgehendes Missverhältnis zwischen der Weite der Hüllen und der Grösse des um= schlossenen Embryo".

Solche Embryonen, welche aus irgend einem Grunde in ihrer Entwicklung still= gestellt sind, können, ohne zu zerfallen oder resorbiert zu werden, wochen= oder selbst monatelang innerhalb der wachsenden Hüllen erhalten bleiben (His).

In anderen Fällen degenerieren die Embryonen schneller und können sogar voll= ständig resorbiert werden, ehe das Ei ausgestossen wird.

„Die ersten Veränderungen an absterbenden Embryonen äussern sich in einer starken Quellung der nervösen Zentralorgane, als deren Folge mehr oder minder auf= fallende Umgestaltungen des Kopfes einzutreten pflegen" (His).

Sehr bald erfolgt sodann eine Durchsetzung der verschiedenen Gewebe des Embryos mit kleinen, von den mütterlichen Gefässen stammenden W a n d e r z e l l e n (Leukocyten). „Die ursprünglichen Organgrenzen werden dadurch verwischt, die Organzellen können noch eine Zeitlang erhalten bleiben, scheinen aber schliesslich auch zu zerfallen" (His).

Der Embryo wird hierbei trüb und weich, und seine ursprüngliche Oberflächen= gliederung wird unscharf (His).

Unter Umständen wird die ganze Form des Embryos durch die an verschiedenen Stellen verschieden starken R ü c k b i l d u n g s = und R e s o r p t i o n s v o r g ä n g e ver= ändert. Auf diese Weise können 1. „knötchenförmige", 2. „gekrümmte", 3. „zylindrische" (His) und 4. cystische (Mall) „Missbildungen" entstehen.

Die betreffenden Missgestaltungen, welche wir „abortive Formen" benennen, sind wohl aber meistens entweder p o s t m o r t a l oder beim Absterben des Embryos entstanden, und also den eigentlichen Missbildungen streng genommen nicht gleichzustellen.

Von Interesse ist, dass Giacomini bei Kaninchen „abortive Formen" e x p e r i m e n t e l l hervorrufen konnte, indem er den trächtigen Uterus mit einer Pravaz=Spritze anstach und aus den Keimblasen etwas Flüssigkeit aspirierte.

„Auch durch Röntgenstrahlen können anscheinend abortive Formen erzeugt werden" (E. Schwalbe, 1909).

Bei der Entstehung von „abortiven Formen" finden häufig mehr oder weniger reichliche B l u t u n g e n in die Eihäute statt.

Man findet daher sehr oft, dass Blutkoagula die Hauptmasse des abortierten Eies [2]) bilden. Ein solches Ei wird oft „Blut"= oder „Thrombenmole" genannt.

Wenn die Blutmole etwas länger im Uterus bleibt und teilweise resorbiert wird, bekommt das Blutkoagulum eine derbere, mehr fleischige Konsistenz und wird jetzt oft „Fleischmole" genannt.

Aus dieser kann wiederum bei sehr langer Retention und wenn es zur Kalkeinlagerung kommt, eine sog. „Steinmole" entstehen.

---

[1]) Dieses Wachstum der Eihüllen kann sowohl anscheinend n o r m a l wie deutlich a b n o r m ver= laufen. Im letzteren Falle können sich die Chorionzotten zu Blasenketten umbilden, die der Eiober= fläche ein traubenähnliches Aussehen verleihen. Das ganze Ei wird daher B l a s e n m o l e oder „Trauben= mole" genannt. Betreffs dieser Missbildung verweise ich im übrigen auf das Seite 78—80 Gesagte.

[2]) Das Ei kann, wenn der Embryo resorbiert worden ist, als solches oft nur durch die Existenz von einer Amnionhöhle oder von Chorionzotten im Koagulum erkannt werden.

Vielleicht wäre es aber — wie E. Schwalbe (1909) hervorhebt — besser, den Namen der Mole für diese Bildungen ganz zu vermeiden, denn sie können natürlich nicht als eigentliche Missbildungen betrachtet werden.

Wir würden dann den alten, ursprünglich auch für alle Tumoren der Uterushöhle gebrauchten Namen „Mola" nur für die Blasenmolen beibehalten.

2. Doppel- und Mehrfachbildungen.

Eine ganz scharfe Grenze zwischen Doppelbildungen und Einfachbildungen mit überzähligen Körperteilen lässt sich eigentlich nicht ziehen.

Wir pflegen aber solche Missbildungen mit dem Namen wahre Doppelbildungen zu bezeichnen, welche entweder zwei ganze Körperachsen, oder wenigstens in irgend welchem Teil doppelte Körperachsen besitzen.

Wenn dagegen nur einzelne Organe, (z. B. Milz) oder solche Körperteile, die sich ausserhalb der Körperachse befinden (z. B. Finger, Zehen etc.), doppelt vorhanden sind, sprechen wir von Einfachbildungen mit überzähligen Körperteilen.

Diese Trennung ist aber nur eine willkürliche. Dieselbe schliesst auch keineswegs die Möglichkeit aus, dass diese verschiedenen Kategorien von Missbildungen unter Umständen dieselbe Ursache haben können.

Die Einfachbildungen mit überzähligen Körperteilen sollen bei der Schilderung der normalen Entwicklungsgeschichte der betreffenden Körperteile Erwähnung finden.

Dagegen werden wir hier die wahren Doppelbildungen im Zusammenhang kurz schildern.

Wir wollen hierbei mit E. Schwalbe (1907) die Doppelbildungen zunächst in zwei Hauptabteilungen sondern, nämlich in freie und zusammenhängende Doppelbildungen.

Im ersten Falle beschränkt sich die Verbindung der beiden Individualteile darauf, dass sie gemeinsames Chorion und gemeinsame Placenta (und unter Umständen auch gemeinsames Amnion) besitzen. Im zweiten Falle sind sie mit einander direkt verbunden.

Die beiden Individualteile einer Doppelbildung können entweder gleichmässig (symmetrisch) oder ungleichmässig (asymmetrisch) entwickelt sein.

I. Freie Doppelbildungen (Gemini, Zwillinge).

Bei gleichmässiger Ausbildung der beiden Individualteile einer freien Doppelbildung entstehen sog.

symmetrische Zwillinge (Gemini aequales oder Chorioangiopagi).

Die symmetrischen Zwillinge werden meistens eineiige Zwillinge genannt zum Unterschied von den gewöhnlicheren, aus zwei Eiern entstehenden Zwillingen (vgl. Fig. 120!)

Die eineiigen Zwillinge stehen an der Grenze zwischen dem Normalen und dem Abnormen. Sie können aber sowohl seelisch wie körperlich ebenso gut ausgebildet wie normal entwickelte Menschen, ja sogar hoch begabt sein.

Die beiden Individuen eines solchen Zwillingspaares sind stets gleichen Geschlechts und einander in der Regel sehr (oft zur Verwechslung) ähnlich. Sogar die Abdrücke von Hand- und Fussflächen können einander vollständig gleich sein (Wilder, 1904), was zu berücksichtigen ist, wenn man einen Verbrecher, der eineiiger Zwilling ist, zu identifizieren hat.

Allerdings herrscht bei eineiigen Zwillingen nicht ausnahmslos vollständige Gleichheit des Hand=
und Fussreliefs. In einem von mir untersuchten Falle war an zwei Fingern eine Ungleichheit festzustellen.
Nach STRASSMANN können eineiige Zwillinge auch im übrigen einander recht unähnlich sein. Eineiige
Zwillinge ungleichen Geschlechts sind dagegen, so viel ich weiss, noch nie beobachtet worden. Ganz un=
denkbar wäre aber ein solcher Fall nicht. Wenn er vorkommen sollte, wäre er wohl als besondere Miss=
bildung zu betrachten und zwar dem Hermaphroditismus verus gleichzustellen.

Allein die Untersuchung der Nachgeburtsteile entscheidet darüber, ob Zwillinge
ein= oder zwei=eiig sind (vgl. Fig. 120).

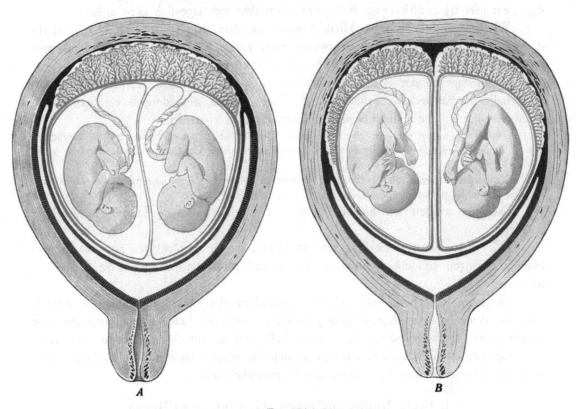

Fig. 120.
Schemata des Uterus mit Zwillingseiern. *A* eineiige Zwillinge, *B* zweieiige Zwillinge.
Nach BUMM: Geburtshülfe.

Wenn die beiden Zwillinge entweder 1. in einer gemeinsamen Eihöhle ohne
Zwischenwand oder 2. (was viel gewöhnlicher ist) in zwei Eihöhlen lagen, deren Scheide=
wand nur aus zwei von einander trennbaren Blättern (= den beiden mit einander ver=
klebten Amnien) besteht (Fig. 121 *A*), so handelt es sich um eineiige Zwillinge.

Wenn man dagegen aus der Scheidewand bei leichtem Zug vier Blätter (= 2
Amnien und 2 Chorien) (Fig. 121 *B*) isolieren kann, so beweist dieser Befund, dass man es
mit zweieiigen Zwillingen zu tun hat. Unter Umständen können die Placenten
einander so nahe sitzen, dass sie eine gemeinsame, einfache Placenta simulieren. Bei
leichtem Zug können sie aber voneinander vollständig getrennt werden.

Die Placenta der eineiigen Zwillinge ist dagegen untrennbar einfach. In
dieser stehen die Nabelstranggefässe der beiden Embryonen durch mehr oder weniger

grosse Anastomosen mit einander in direkter Verbindung. In der Grenze der beiderseitigen Gefässgebiete finden sich ausserdem Chorionzotten, deren zuführende Arterie dem einen, deren abführende Vene dem anderen Embryo angehört (HYRTL, SCHATZ u. a.).

Im Gegensatz zu den vollständig getrennten Gefässgebieten der zweieiigen Zwillinge haben also die eineiigen Zwillinge einen teilweise gemeinsamen Placentar=kreislauf.

Dieser sog. „dritte Kreislauf" der eineiigen Zwillinge kann für den einen Zwilling leicht verhängnisvoll werden, indem er zu Störungen der Zirkulation und der Ernährung des einen Zwillings führen kann.

Nur bei vollkommenem Gleichgewicht der Blut=Zirkulation beider Embryonen können sich diese nämlich zu ganz symmetrischen, lebensfähigen Zwillingen entwickeln.

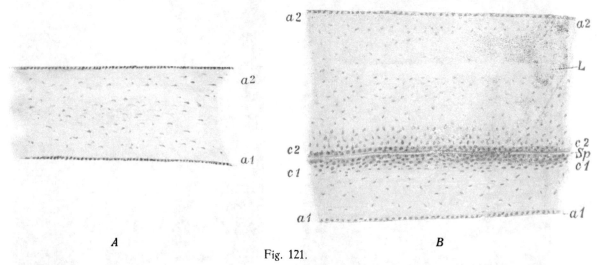

A   *B*

Fig. 121.

Eihautscheidewand zwischen *A* eineiigen und *B* zweieiigen Zwillingen. Nach STRASSMANN (1904) aus v. WINCKEL's Handb. d. Geburtshülfe, Bd. 1., 2. a_1 Amnion des ersten, a_2 Amnion des zweiten Kindes. c_1 Chorion des ersten, c_2 Chorion des zweiten Kindes. *Sp* Spalt zwischen beiden Chorien. *L* Bei der Härtung entstandene Lücke.

Wenn dagegen die gegenseitige Transfusion in der gemeinsamen Placenta ver= schieden ist, so wird der eine Zwilling in seiner Ernährung und Entwicklung begünstigt, der andere benachteiligt.

Der letztgenannte stirbt dann, besonders wenn Stromhindernisse in seinem Nabel= strang (z. B. durch Torsion) hinzukommen, nicht selten ab, sein Amnionwasser wird resorbiert, sein Körper mumifiziert und von dem überlebenden Zwilling plattgedrückt („Fetus papyraceus")[1].

Die bisher untersuchten „Fetus papyracei" stammen ausschliesslich aus der Zeit zwischen dem 3. und 6. Embryonalmonat, was sich nach SCHUSTER (1876) dadurch erklärt, dass die früher abgestorbenen Em= bryonen resorbiert werden, die später gestorbenen dagegen mehr mazerieren.

[1] Ein ähnlicher „Fetus papyraceus" kann indessen auch einer zweieiigen Zwillingsschwanger= schaft entstammen.

Asymmetrische Zwillinge (Gemini inaequales, Acardiaci oder Acardii).

Wenn die Zirkulationsstörung schon in sehr frühen Embryonalstadien auftritt, so liegt die Möglichkeit vor, dass die beiden Individualteile in der Weise ungleichmässig ausgebildet werden, dass nur der eine Embryo normal bleibt, der andere dagegen in so hohem Grade missgestaltet wird, dass er nicht selbständig lebensfähig ist.

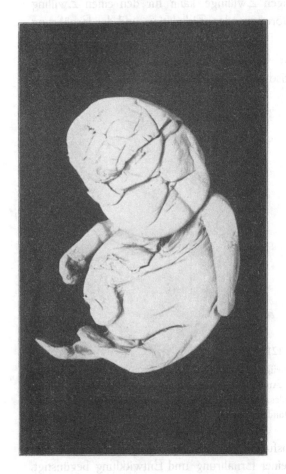 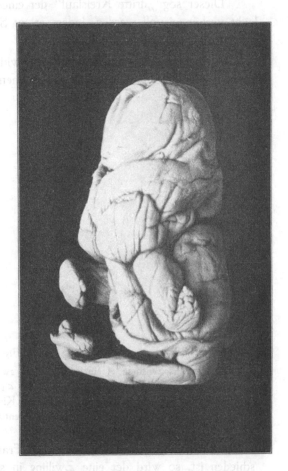

Fig. 122.   Fig. 123.

Fig. 122 und 123.

Zwei Hemiacardii. (Museum anatomicum, Lund.)

Bei diesem missgebildeten Zwilling ist das Herz entweder rudimentär (Hemiacardius) oder vollständig fehlend (Holoacardius) und der Blutkreislauf wird von dem Herzen des normalen Zwillings besorgt. In den Nabelstranggefässen und den anderen Gefässen des missgebildeten Zwillings strömt daher das Blut umgekehrt, d. h. in der Arteria umbili=calis (die oft einfach ist) von, in der Vena umbilicalis zu der gemeinschaftlichen Placenta.

Bei dem Hemiacardius sind gewöhnlich alle Teile des menschlichen Körpers, wenn auch zum grossen Teil missgestaltet, zu erkennen. (Fig. 122 u. 123.)

Bei den Holoacardii fehlt dagegen immer ein grosser Teil des Körpers, und zwar ist der Defekt entweder

A. in einer bestimmten Körpergegend lokalisiert (Fig. 124), oder

B. derselbe hat den ganzen Körper mehr oder weniger gleichmässig getroffen.

Es kann im Falle A. fehlen:

1. die kraniale Hälfte oder mehr (Holoacardiacus acephalus), oder

2. die kaudale Hälfte oder mehr (Holoacardiacus acormus).

Im Falle B. sind die Defekte dagegen nicht in einer bestimmten Körpergegend lokalisiert. Der missgestaltete Zwilling sieht in diesem Falle wie ein unregelmässig ge= formter oder runder Klumpen aus (Fig. 125 A), in welchem beim Durchschnitt rudi= mentäre Organteile von verschiedenen Kör= pergegenden zu erkennen sind (Fig. 125 B).

Zwischen solchen Missbildungen und den noch menschlich aussehenden Hemi= acardii gibt es alle Übergänge.

Von den Acardiern kommen am häufigsten die Acephali und am seltensten die Acormi vor.

Für alle hochgradig defekten Acardii muss eine sehr frühe Entstehungszeit ange= nommen werden. Die betreffenden Defekte können wahrscheinlich entweder (wie oben geschildert wurde) sekundär d. h. durch teilweise Zerstörung einer ursprünglich voll= ständigen Anlage entstehen, oder aber primär sein. Im letzteren Falle ist von Anfang an die Anlage des einen Zwillings mehr oder weniger defekt. Es fehlt ihm u. a. ein funktionsfähiges Herz, und sein Blutkreislauf wird daher durch das Herz des normalen Zwillings unterhalten.

In diesem Falle wäre also der sog. „dritte Kreislauf" (= die Gefässanastomo= sen) der beiden Zwillinge nicht als die Ursache der betreffenden Missbildung zu betrachten, sondern eher als die Folge derselben.

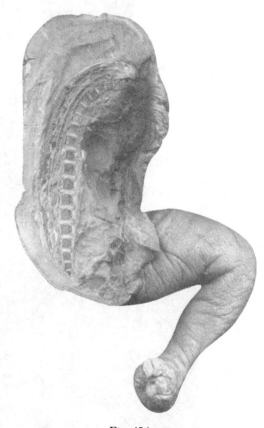

Fig. 124.
Linke Hälfte eines Holoacardiacus acephalus. Präparat No. 19 des Museums of the Royal College of Surgeons of England. Mit Genehmigung des Herrn Conservators C. Stewart ,hier abgebildet.

II. **Zusammenhängende Doppelbildungen** (Duplicitates, Doppelmonstra).

A. Mit gleichmässig ausgebildeten Individualteilen (**symmetrische Doppel-monstra).**

Die beiden Individualteile können entweder 1. mit ihren unteren oder 2. mit ihren mittleren oder aber 3. mit ihren oberen Stammpartien mit einander verbunden sein.

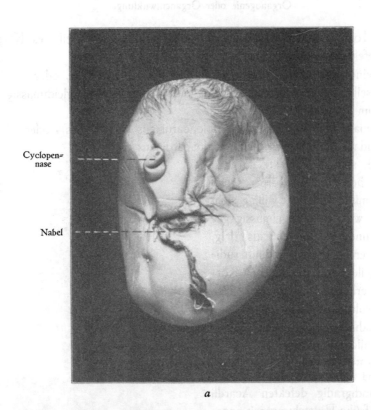

Cyclopen=
nase

Nabel

a

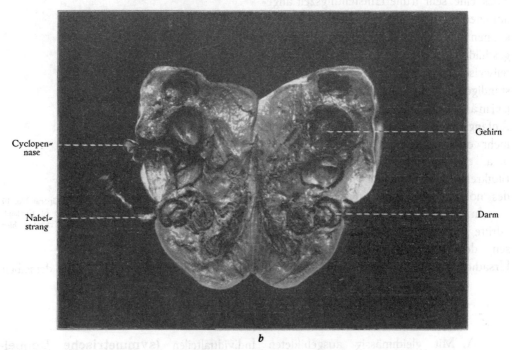

Cyclopen=
nase

Nabel=
strang

Gehirn

Darm

b

Fig. 125.

Holoacardiacus amorphus [1]). *a* von vorne gesehen, *b* aufgeschnitten.

[1]) Dieses Präparat verdanke ich Herrn Dr. KARL WAHLSTEDT, Borås.

1. Untere Vereinigung (Conjunctio inferior).

Die untere Vereinigung kann entweder a) dorsal, b) ventral oder c) lateral sein.

a) Bei der dorsalen Vereinigung haben die beiden Individualteile fast immer

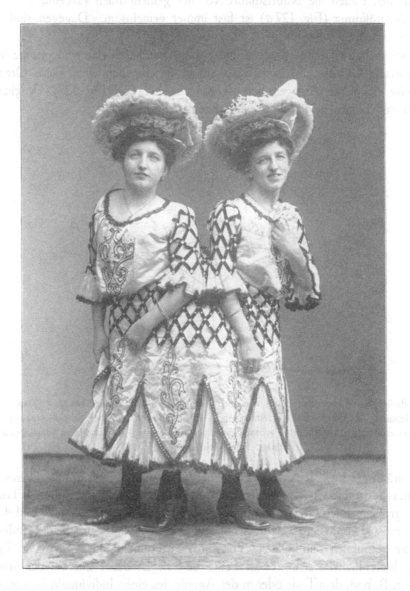

Fig. 126.
Pygopagus. (Rosa und Josepha Blascek.) Dieser Pygopagus ist Mutter eines normalen Kindes.

ein gemeinsames Steissbein. Oft ist auch das Kreuzbein mehr oder weniger voll=
ständig gemeinsam. In beiden Fällen wird die betreffende Doppelbildung Pygopagus genannt.

Die Pygopagen sind lebensfähig (Fig. 126) und sollen daher hier etwas näher beschrieben werden.

Die Hauptsymmetrieebene, welche die beiden Individualteile eines Pygopagus voneinander abgrenzt,
ist (bei aufrechter Stellung des Pygopagus) senkrecht.

Die Nebensymmetrieebenen, d. h. die beiden Medianebenen der Individualteile können bei rein dor=
saler Vereinigung eine gemeinsame Ebene bilden. Solchenfalls ist der betreffende Pygopagus doppelt=
symmetrisch. Meistens sind sie aber in einen Winkel gestellt, d. h. die Vereinigung hat schief von der
dorsalen und lateralen Seite stattgefunden. Solche Pygopagen sind also einfachsymmetrisch.

Die beiden Individualteile eines Pygopagus haben je einen Nabel. Doch vereinigen
sich in manchen Fällen die Nabelschnüre vor der gemeinsamen Placenta.

Die Afteröffnung (Fig. 127 a) ist fast immer gemeinsam. Dagegen sind die Recta
doppelt vorhanden.

Bei weiblichen Pygopagen findet man gewöhnlich eine gemeinsame Vulva und
eine gemeinsame Clitoris. Meistens lässt sich aber erkennen, dass diese Organe beide
aus teilweise doppelten Anlagen hervorgegangen sind (vgl. Fig. 127). Vaginae, Uteri,
Urethrae[1]) und Blasen sind doppelt vorhanden.

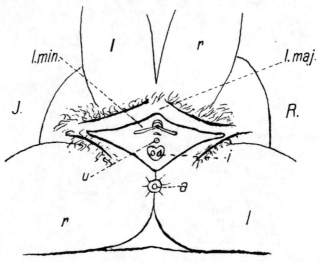

Fig. 127.

Ansicht der Beckengegend eines Pygopagus von unten. Nach Henneberg und Stelzner. Aus v. Winckel's
Handb. d. Geburtshülfe, Bd. II., 3. *a* Gemeinsame Analöffnung, *i* doppelter Scheideneingang, *u* gemein=
same Harnröhrenöffnung, *l. maj.* dritte grosse Schamlippe (gemeinsam), *l. min.* kleine Schamlippen, *r* rechtes,
l linkes Bein, *J* Josepha, *R* Rosa.

Bei männlichen Pygopagen findet man einen gemeinsamen Penis und ein
gemeinsames Scrotum. In diesem letztgenannten liegen aber gewöhnlich 4 Testes.

Von grossem Interesse ist die Tatsache, dass die Rückenmarkskanäle und die grossen
Gefässtämme (sowohl die Aorten wie die Venae cavae inf.) der beiden Individualteile
mit einander verbunden sein können. Hierdurch wird nämlich die operative Trennung
der beiden Individualteile sehr erschwert, und sie ist daher nur bei der dringendsten
Indikation (z. B. nach dem Tode oder in der Agonie des einen Individualteils) vorzunehmen.

Pygopagen können wahrscheinlich auf zweierlei Weise entstehen, nämlich:

1. durch unvollkommene Sonderung (Fig. 128) einer von Anfang an gemein=
samen Anlage (E. Schwalbe); und

2. durch Verwachsung zweier anfangs getrennter Embryonalanlagen (Marchand,
Fischel).

---

[1]) Die beiden Urethrae können indessen eine gemeinsame Mündung haben (vgl. Fig. 127).

b) Ventrale Vereinigung.

Wenn die untere Vereinigung ventral oder anscheinend rein kaudal ist, haben die beiden Individualteile stets einen gemeinsamen, einfachen Nabel.

Wenn die Vereinigung auf die kaudalen Stammpartien beschränkt ist, so wird die betreffende Doppelbildung Ischiopagus benannt.

Die an der Grenze zwischen den beiden Individualteilen gehende Hauptsymmetrieebene liegt wage= recht, wenn wir uns den einen Individualteil in aufrechter Haltung denken.

Die Ischiopagen können sowohl doppeltsymmetrisch wie einfachsymmetrisch sein.

Im ersten Falle, wenn also die beiden Medianebenen der Individualteile die Fortsetzung von einander bilden, werden vier getrennte hintere Extremitäten gebildet, die eine sehr charakteristische Lage einnehmen.

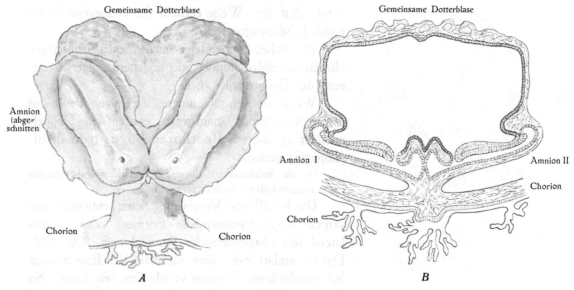

Fig. 128.

Retrokonstruktion eines Pygopagus monosymmetros. *A* plastisch (vgl. Fig. 64, S. 117), *B* im Schnitte gedacht.
Nach E. SCHWALBE: Morphologie der Missbildungen, Bd. II, Jena 1907.

Die Anatomie einer solchen Doppelmissbildung „ist am leichtesten zu verstehen, wenn wir uns zwei menschliche Körper von vorn median unterhalb des Nabels auf= geschnitten und von der kaudalen Seite her stark auseinander gebogen und aneinander geschoben denken" (E. SCHWALBE). Daraus folgt z. B. u. a., dass das anscheinend rechte Beinpaar von dem linken Bein des oberen und von dem rechten Bein des unteren Individualteils gebildet wird.

Auch die Schambeinfugen sind wie aufgeschnitten zu denken und die beiden Scham= beine des einen Körpers mit denjenigen des anderen Körpers derart wieder verbunden, dass eine gemeinschaftliche Beckenhöhle und zwei sekundäre Symphysen entstanden sind.

In den beiden Symphysen des Ischiopagus ist nämlich das linke Schambein des einen Individualteils mit dem rechten Schambein des anderen Individualteils verbunden und umgekehrt. Die beiden Kreuzbeine stehen mit ihren ventralen Flächen einander gegenüber.

Die vorderen Beckenorgane sind den Schambeinen analog verschoben und kom= biniert. Die Geschlechtsteile sind also doppelt, aber so „dass jedes der beiden Genitalien beiden Körpern gemeinschaftlich ist" (MARCHAND). Der After kann doppelt oder einfach sein.

Die Ischiopagen entstehen wahrscheinlich in fast ähnlicher Weise wie die Pygopagen, nur ist bei der Ischiopagusanlage „ein grösserer kaudaler gemeinsamer Bezirk anzunehmen. Jedenfalls muss der die hinteren Extremitäten liefernde Keimbezirk in dem gemeinsamen Komplex enthalten sein" (E. SCHWALBE).

Wenn die beiden Medianebenen der Individualteile nicht geradlinig in einander über= gehen, sondern Winkel bilden (die einfachsymmetrischen Formen des Ischiopagus), so ist es leicht zu verstehen, dass es zur Verschmelzung bezw. mangelhaften Ausbildung des einen Beinpaares und der einen Beckenseite kommen kann. Auf diese Weise entsteht der dreibeinige Ischio= pagus („Ischiopagus tripus").

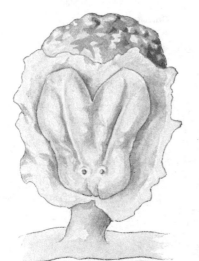

Fig. 129.

Retrokonstruktion eines Ileothoracopagus mono= symmetros (Übergang zu Duplicitas anterior) (vgl. Fig. 64, S. 117). Nach E. SCHWALBE: Mor= phologie der Missbildungen, Bd. II, Jena 1907.

Die bisher beobachteten menschlichen Ischiopagen blieben nur einige Stunden oder höchstens einige Monate nach der Geburt am Leben.

Wenn die ventrale untere Vereinigung sich auf den ganzen Rumpf hinaufstreckt, entsteht eine Doppel= missbildung, die wir Ileothoracopagus (oder Ileoxi= phopagus) nennen.

Die die Individualteile dieser Doppelbildung . abgrenzende Hauptsymmetrieebene verläuft senkrecht.

Die betreffende Vereinigung kann entweder rein ventral (doppeltsymmetrische Formen) oder ventro= lateral (einfachsymmetrische Formen) sein (Fig. 129). Daraus erklärt sich, dass die Zahl der Extremitäten bei verschiedenen Formen verschieden sein kann. So kann die Zahl der oberen Extremitäten zwischen 4 und 2 (I. tetrabrachius, I. tribrachius oder I. dibrachius) wechseln, und dasselbe ist mit der Zahl der unteren Extremitäten der Fall (Ileothoracopagus tetrapus, I. tripus und I. bipus).

Die Wirbelsäule ist stets doppelt.

Die Beckenknochen der beiden Individualteile sind wie beim Pygopagus miteinander derart verbunden, dass sie eine gemeinsame Beckenhöhle begrenzen.

In ähnlicher Weise begrenzen die Rippen der beiden Individualteile eine gemeinsame Brusthöhle. Hierbei ist bei den selteneren doppeltsymmetrischen Formen die linke Sternalhälfte des einen Individualteils mit der rechten Sternalhälfte des anderen verbunden und umgekehrt. Auf diese Weise sind zwei sekundäre Sterna entstanden.

Bei den einfachsymmetrischen Formen fehlt gewöhnlich das eine sek. Sternum, indem die eine sekundäre Vorderseite mehr oder weniger rudimentär geblieben ist. An dieser Seite findet man dann gewöhnlich nur einen Arm oder ein Bein, die aber beide meistens ihre Entstehung durch Verschmelzung je zweier Anlagen erkennen lassen. After und äussere Geschlechtsteile sind bei solchen Formen einfach. Der Darm ist unten einfach, oben doppelt.

Die einfachsymmetrischen Formen des Ileothoracopagus, bei welchen, wie erwähnt, die Vereinigung ventro=lateral stattgefunden hat, stellen Übergangsformen zu der rein

c) lateralen unteren Vereinigung

dar. Bei dieser ist die untere Körperpartie vollständig einfach, während die obere Körper= partie doppelt ist. Wir fassen daher solche Missbildungen unter dem Namen Dupli= citas superior zusammen.

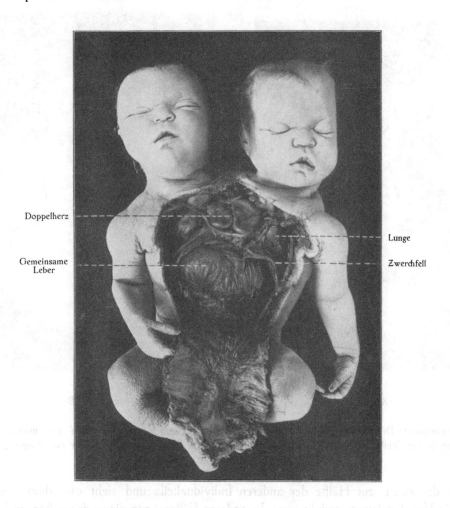

Fig. 130.
Geburtsreifer Dicephalus dibrachius ♀. Von vorn (Brust= und Bauchhöhle geöffnet).
(Museum anatomicum, Lund.)

Die Hauptsymmetrieebene steht bei diesen Doppelbildungen senkrecht (sagittal) und fällt nach unten mit der Medianebene des einfachen Körperteils zusammen. Von dieser aus divergieren die Medianebenen der beiden Individualteile Y förmig nach oben. Die betreffenden Doppelbildungen können also nicht doppelt= symmetrisch sein.

Wenn der Kopf vollständig doppelt ist, nennen wir eine solche Doppel= bildung Dicephalus (Doppelkopf). Gewöhnlich ist in diesem Falle auch der Hals vollständig doppelt (Fig. 130). Die Verdoppelung der Körperachsen setzt sich übrigens oft recht viel weiter kaudalwärts fort, als dem äusseren Anschein entspricht. So kann die Wirbelsäule bis zum Kreuzbein doppelt sein, obgleich der Körper von der Brust ab nach unten äusserlich einfach erscheint.

Wenn die äussere Verdoppelung sich auf die obere Rumpfpartie fortsetzt, können 3 Arme gebildet werden (Dicephalus tribrachius). Der eine von diesen gehört dann zur

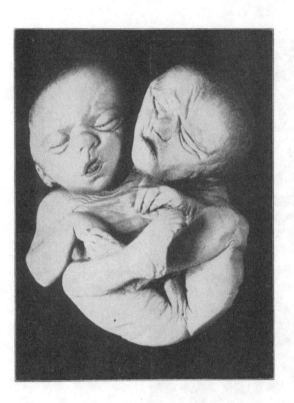 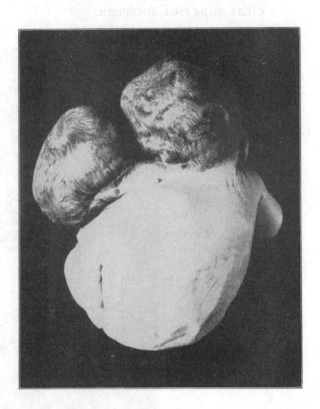

A   B

Fig. 131.

Fast geburtsreifer Dicephalus dibrachius ♂. A von vorn, B von hinten. (Museum anatomicum, Lund.) In B ist an der Stelle, wo unter Umständen eine dritte obere Extremität auftritt, nur eine kleine „Warze" zu sehen.

Hälfte des einen, zur Hälfte des anderen Individualteils und sieht oft schon äusserlich wie ein Verschmelzungsprodukt aus. In anderen Fällen kann dieser dritte Arm mehr oder weniger rudimentär sein (Fig. 131) oder vollständig fehlen (Dicephalus dibrachius).

Die Dicephalen können lebensfähig sein. RUEFF (1569) berichtet über einen doppelt=köpfigen Mann, der über 30 Jahre alt wurde.

Betrifft die Verdoppelung nur die vordere Kopfpartie, so wird die Doppelbildung Diprosopus (Doppelgesicht) genannt. Der Schädel ist gemeinschaftlich. Das Ge=sicht zeigt dagegen verschiedene Grade von Verdoppelung (bezw. Verschmelzung). Je nach der Zahl der Augen und der Ohren unterscheiden wir D. diophthalmus, D. trioph=thalmus, D. tetrophthalmus, D. diotus, D. triotus, D. tetrotus.

Die Diprosopie ist oft mit Anencephalie kombiniert (Fig. 132). Lebens=
fähig sind solche Missbildungen nicht.

Die Ileothoracopagi können lebensfähig sein.

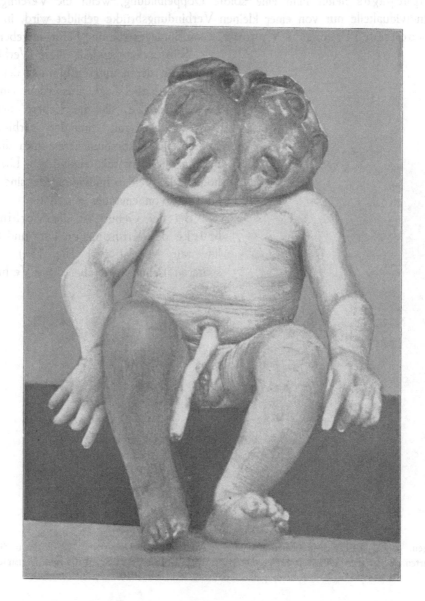

Fig. 132.
Fast geburtsreifer, weiblicher Diprosopus mit Anencephalie.
Nach LEOPOLD MEYER und HAUCH: Bull. de la Soc. d'Obstétr. de Paris 1898.

2. Mittlere Vereinigung (Conjunctio media).

Die Vereinigung der beiden Individualteile streckt sich an den ventralen Seiten
vom Nabel ab mehr oder weniger weit nach aufwärts; die oberste Kopfpartie bleibt
jedoch doppelt. Der Nabel ist stets einfach.

Die die Individualteile trennende Hauptsymmetrieebene steht senkrecht. Bei rein ventraler Vereinigung entstehen doppeltsymmetrische Formen, bei ventro=lateraler Vereinigung einfach= symmetrische Formen.

Xiphopagus nennt man eine solche Doppelbildung, wenn die Vereinigung der beiden Individualteile nur von einer kleinen Verbindungsbrücke gebildet wird, in welcher die verwachsenen Processus xiphoidei (von Bindegewebe und Haut umgeben) liegen.

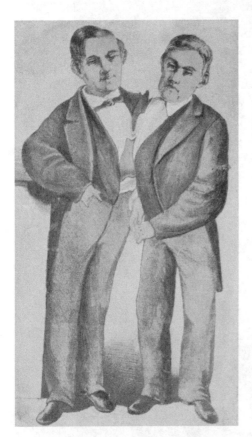

Nicht selten enthält diese Verbindungs= brücke, an deren unteren Umfang der gemein= schaftliche Nabel liegt, ausserdem eine dünne Leberbrücke, die die Lebern der beiden Individualteile mit einander verbindet. In solchen Fällen kommunizieren auch die beiden Peritonealhöhlen mit einander. Die Brust= höhlen der beiden Individualteile sind dagegen konstant von einander getrennt.

Bei der Geburt ist die Verbindungs= brücke der Xiphopagen kurz und gewöhn= lich rein ventral (vgl. Fig. 134). In dem späteren Leben wird aber diese Verbindungs=

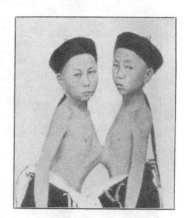

Fig. 133.   Fig. 134.
Fig. 133 und 134.

Xiphopagen. Fig. 133. Die siamesischen Zwillinge. Aus SCHATZ: Die griechischen Götter u. die menschl. Missgeburten. Wiesbaden 1901. Fig. 134. Die chinesischen Brüder. Aus SCHMAUS-HERXHEIMER: Grund= riss d. path. Anat. Wiesbaden 1910.

brücke allmählich in die Länge gedehnt und leicht ventro=lateral gerichtet, so dass die Individualteile sich neben einander bewegen können (Fig. 133).

Die Xiphopagen sind, wie schon angedeutet, lebensfähig und können sogar ein höheres Alter erreichen.

Das berühmteste Beispiel hiervon bilden die sog. siamesischen Zwillinge[1] Chang und Eng Bunker (Fig. 133), welche 1874 im Alter von 63 Jahren starben. Nachdem diese „Zwillinge" aus ihrem

---

[1] Nach diesen werden Xiphopagen im allgemeinen öfters „siamesische Zwillinge" benannt.

Unglück ein verhältnismässig grosses Kapital (durch Schaustellung) geschlagen hatten, kauften sie sich in Amerika je ein Landhaus und verheirateten sich mit zwei Schwestern. Sie wohnten jetzt alternierend bei einander und wurden Väter von je 9 normalen Kindern. Chang starb an Bronchopneumonie und der bis dann gesunde Eng folgte ihm nach etwa 2 Stunden, nachdem er von seines Bruders Tod erfahren hatte.

Aus der oben gegebenen anatomischen Beschreibung versteht sich von selbst, dass die Individualteile eines Xiphopagus operativ sehr leicht von einander getrennt werden können, wenn keine Leberbrücke vorhanden ist. Aber auch wenn eine solche Leber=verbindung vorhanden ist, kann doch nunmehr, seitdem die Chirurgen gelernt haben, eine Leberblutung besser zu beherrschen, die Trennung als eine relativ leichte Operation betrachtet werden.

Unter dem Namen Sternopagus versteht man eine ähnliche Doppelbildung, deren Individualteile mit einander etwas intimer verbunden sind. Die Verbindungsbrücke ist also dicker (Fig. 135), enthält eine breitere Leberbrücke und eine Knochenbrücke, die

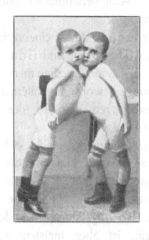

Fig. 135.

Sternopagus (Maria=Rosalina). Nach Baudoin
aus Schmaus-Herxheimer: Grundriss der
path. Anat. (1910).

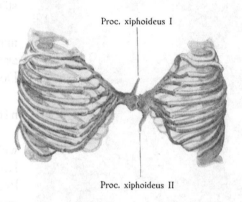

Proc. xiphoideus I

Proc. xiphoideus II

Fig. 136.

Brustkorb eines Sternopagus. Nach Vrolik (1849)
aus Schmaus-Herxheimer: Grundriss der path.
Anat. (1910).

von den verschmolzenen unteren Enden der beiden Brustbeinkörper gebildet wird (Fig. 136). Die beiden Peritonealhöhlen kommunizieren breiter miteinander. Nicht selten kommuni=zieren auch die beiden Perikardialhöhlen mit einander, ja unter Umständen können sogar die beiden Herzen mit einander verbunden sein.

Die meisten Sternopagen sind lebensfähig. Eine operative Trennung der beiden Individualteile ist meistens ausführbar, gestaltet sich aber weit schwieriger als diejenige der Xiphopagen.

Die Sternopagen bilden eine Übergangsform zwischen Xiphopagen und Thoracopagen.

Als Thoracopagus (Fig. 137 u. 138) bezeichnen wir eine Doppelbildung, „bei welcher das Sternum bis inklusive Manubrium je zur Hälfte mit den gegenüberliegenden Teilen des Sternums des anderen Individualteils sekundäre Brustbeine bilden, also zwei sekundäre Sterna auf den sekundären Vorderseiten existieren" (E. Schwalbe). Die beiden Individualteile haben also eine gemeinschaftliche Brusthöhle.

Das Herz kann gemeinschaftlich oder doppelt vorhanden sein. Dagegen werden die Lungen von dem Zusammenhang nie betroffen. Der mittlere Teil des Darmkanals ist gewöhnlich einfach, der obere und untere Teil desselben dagegen doppelt. Unter Umständen kann aber der Darmkanal für beide Individualteile gänzlich getrennt sein.

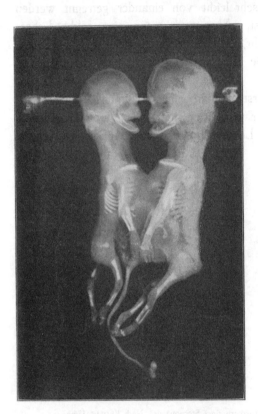

Fig. 137.

Thoracopagus[1]) aus dem 3. Embryonalmonat. (Museum pathologicum, Upsala). Natürliche Grösse.

Das Präparat ist in Kali-Glyzerin (nach SCHULTZE) aufgehellt um die Skelettanlagen sichtbar zu machen. Zu bemerken ist, dass der rechts abgebildete Individualteil deutlich mehr entwickelt ist, als der links abgebildete.

Die beiden Lebern hängen mit den ventralen Teilen mehr oder weniger zusammen. Das Zwerchfell ist gemeinschaftlich.

Die übrigen Organe sind von dem Zusammenhang nicht getroffen.

Bei den monosymmetrischen Formen des Thoracopagus fehlt das eine sekundäre Sternum und die an dieser Seite gelegenen beiden Arme sind zu einem Arm verschmolzen oder noch stärker reduziert.

Der Thoracopagus ist eine verhältnismässig häufige Doppelmissbildung und zwar ist er unter den symmetrischen menschlichen Doppelmissbildungen wohl die allerhäufigste.

Die Thoracopagen sind in der Regel nicht lebensfähig.

Wenn die Conjunctio media sich noch weiter und zwar auf den Hals und die untere Kopfpartie hinauf ausdehnt, so entsteht der Prosopothoracopagus. Derselbe kann, wie der in Fig. 139 abgebildete Fall, doppeltsymmetrisch sein, ist aber meistens einfachsymmetrisch, indem die beiden Kopfteile nicht rein ventral, sondern ventrolateral verbunden sind, derart, dass die beiden Gesichter nach einer gemeinsamen Vorderfläche gerichtet sind (MARCHAND). — Der Prosopothoracopagus stellt übrigens eine beim Menschen sehr seltene Missbildung dar. Lebensfähig ist er so viel wir noch wissen, nicht.

Die sichtbare Entstehung dieser Doppelbildungen muss auf die allerfrühesten Embryonalstadien verlegt werden. Ob in einem speziellen Falle unvollkommene Sonderung oder sekundäre Verwachsung bei der weiteren Ausbildung die Hauptrolle gespielt hat, lässt sich wohl kaum entscheiden.

3. Obere Vereinigung (Conjunctio superior).

Die Vereinigung der beiden Individualteile findet am Kopf allein oder vom Kopf abwärts statt.

---

[1]) Die Gelegenheit, diesen Fall zu untersuchen, verdanke ich Herrn Professor U. QUENSEL.

Die Vereinigung kann a) dorsal oder kranial, b) ventral und c) lateral sein.
a) Im ersten Falle ist die Vereinigung immer auf den Kopf beschränkt. Die be=

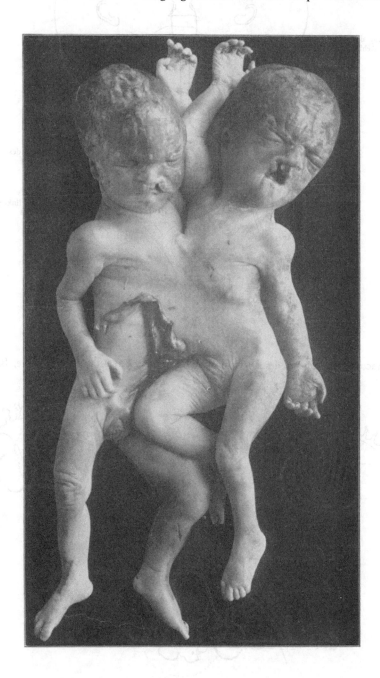

Fig. 138.
Thoracopagus ♀. (Museum anatomicum, Lund.) Geschenk des Herrn Dr. S. V. Rietz, Ronneby.

treffende Doppelbildung wird daher Craniopagus genannt. Der Zusammenhang
beider Individualteile ist nur ein oberflächlicher; er betrifft in der Regel nur die Weich=

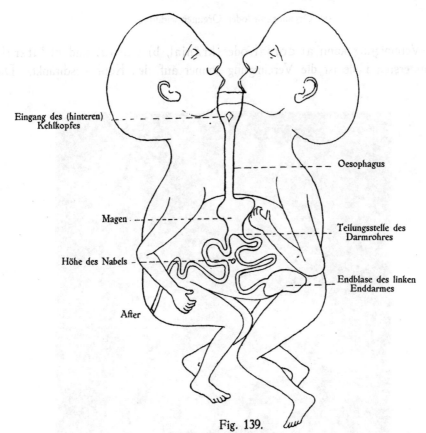

Fig. 139.

Prosopothoracopagus. Schema des Digestionskanals. Nach Forssheim: Anat. Hefte, Bd. 37 (1908).

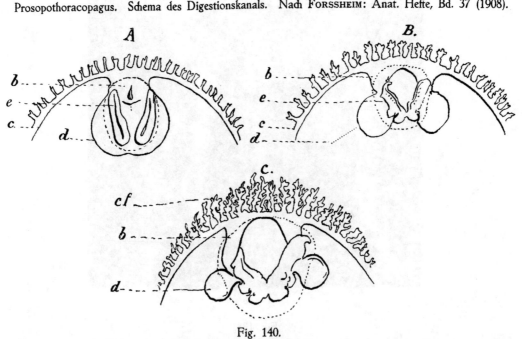

Fig. 140.

Schema der Entstehung des Craniopagus. Nach Marchand aus v. Winckel's Handb. d. Geburtshülfe, Bd. II, 3. Wiesbaden 1905. *A* Zwei noch getrennte Embryonen mit gemeinsamem Amnion (punktiert) und noch gemeinsamer Dotterblase (*d*). *B* Die Dotterblase hat sich in zwei geteilt. Die einander genäherten Scheitelenden der beiden Embryonen im Beginn der Verschmelzung. *C* Die sekundäre Verwachsung ist weiter vorgeschritten. *b* Bauchstiel, *c* Chorion, *cf* Chorion frondosum, *d* Dotterblase.

teile und die Knochen des Schädeldaches. Die Schädelhöhle ist also ganz oder teilweise gemeinschaftlich. Die beiden Gehirne sind dagegen gewöhnlich durch die Hirnhäute getrennt.

Wir können je nach der Lage der Verbindung drei verschiedene Typen von Cra=niopagen unterscheiden:

1. Craniopagus parietalis. Der Zusammenhang der Individualteile wird durch die Parietalbeine vermittelt.

Die die Individualteile trennende Hauptsymmetrie=ebene ist (bei aufrechter Haltung des einen Individualteils) wagrecht. Wenn man sich den einen Individualteil aufrecht=stehend denkt, würde also der andere genau in der senkrechten Linie mit seinem Kopfe auf dem Kopfe des anderen stehen.

2. Craniopagus occipitalis. Zusam=menhang der Individualteile mittels des Hinterhaupt=beines (also dorsal).

3. Craniopagus frontalis. Zusammen=hang der Individualteile mittels des Stirnbeins. Die Vereinigung ist also ventral.

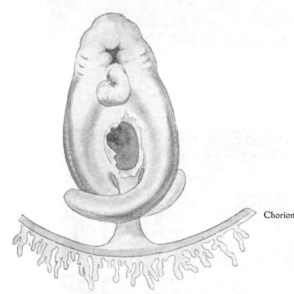

Chorion

Fig. 141.
Retrokonstruktion eines Cephalothoracopagus disym=metros (= Janus). Nach E. SCHWALBE: Morphol. d. Missb., Bd. II. Jena 1907.

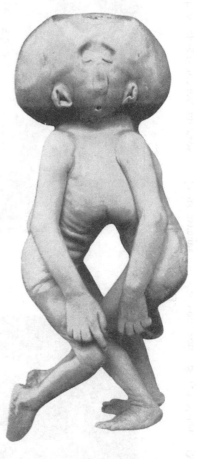

Fig. 142.
Cephalothoracopagus disymmetros vom 6. Embryo=nalmonat. Präparat Nr. 104 des Museums of the Royal College of Surgeons of England. Mit Ge=nehmigung des Herrn Konservators C. STEWART hier abgebildet.

In den beiden letztgenannten Fällen ist die die beiden Individualteile trennende Hauptsymmetrie=ebene vertikal.

Die Craniopagen stellen sehr seltene, aber lebensfähige[1]) Doppelbildungen dar. Sie können doppeltsymmetrisch sein, sind aber meistens einfachsymmetrisch, indem

---

[1]) Ein 1495 bei Worms geborener Craniopagus wurde 10 Jahre alt.

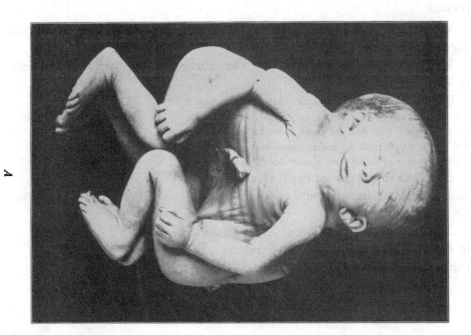

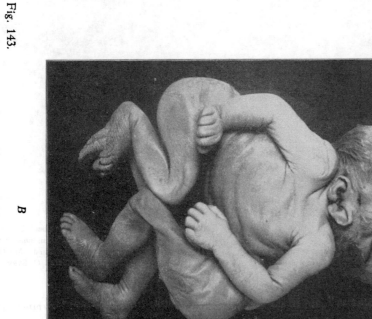

Fig. 143.

Cephalothoracopagus monosymmetros (= Janus asymmetros). *A* von vorn, *B* von hinten. (Museum anatomicum, Lund.)

die Vereinigung schief (ventrolateral oder dorsolateral) ist. Häufig sind nicht=gleichnamige Teile mit einander vereinigt (vgl. Fig. 149, S. 193).

Diese Tatsache erklärt sich am einfachsten, wenn wir mit MARCHAND u. a. an= nehmen, dass die Craniopagen durch sekundäre Verwachsung von ursprünglich getrennten eineiigen Zwillingen entstehen (Fig. 140). In anderen Fällen kommt wohl aber auch eine unvollkommene Sonderung in Betracht.

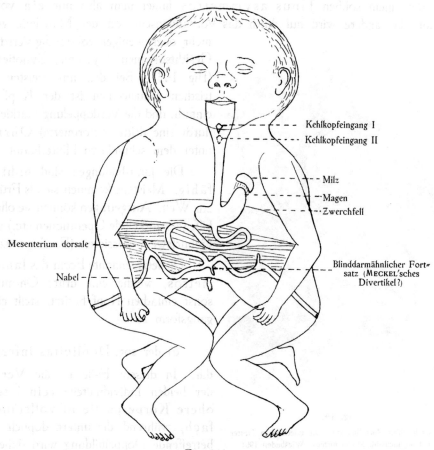

Kehlkopfeingang I
Kehlkopfeingang II

Milz
Magen
Zwerchfell

Mesenterium dorsale

Blinddarmähnlicher Fort= satz (MECKEL'sches Divertikel?)

Nabel

Fig. 144.
Schema des Digestionskanals desselben. Nach FORSHEIM (1908), Anat. Hefte, Bd. 37.

b) Wenn die ventrale Vereinigung sich auf den ganzen Kopf, Hals und Brust aus= dehnt, entsteht der Cephalothoracopagus oder Janus (Fig. 141 u. 142).

Den letztgenannten Namen hat diese Doppelbildung darum erhalten, weil sie in der doppeltsymmetrischen Form zwei entgegengesetzte Gesichter besitzt.

Diese Gesichter sind aber sekundäre Gesichter, von denen jedes zur Hälfte dem einen, zur Hälfte dem anderen Individualteil angehört.

In ähnlicher Weise verhalten sich auch die beiden Brustbeine, ferner die inneren Organe des Halses und Thorax, der einfache Vorderdarm, die doppelten Kehlköpfe und Luftröhren, ebenso wie die beiden Herzen (MARCHAND).

Der Nabel ist einfach.

Die grossen Gefässe der beiden Individualteile sind mit einander verbunden.

Die Cephalothoracopagen können aber nicht nur doppeltsymmetrisch (Janus symmetros), sondern auch einfachsymmetrisch (Janus asymmetros) sein (Fig. 143). Im letztgenannten Falle ist die Gegenüberstellung der beiden Individualteile nicht genau ventral, sondern schief ventrolateral. Die eine sekundäre Vorderseite wird dann mehr oder weniger rudimentär (Fig. 143 B).

Bei einem solchen Janus asymmetros findet man also nur ein vollständiges Gesicht, das andere wird nur durch das Vorhandensein von der Mittellinie genäherten, mehr oder weniger vollständig verschmolzenen Gesichtsorganen (Cyclopie, Synotie) markiert (Fig. 143). Bei den am meisten asymmetrischen Janusformen ist der Kopf scheinbar einfach, und die Verdoppelung markiert sich nur durch eine dritte (deformierte) Ohrmuschel unter dem sekundären Hinterhaupt.

Die Janusbildungen sind nicht lebensfähig. Meistens kommen sie als Frühgeburten zur Welt. Ausgetragen können sie ohne Kunsthilfe (zerstückelnde Operationen etc.) schwer die Geburtswege passieren (E. Schwalbe).

Die letztgenannte Form des Janus asymmetros, welche eine dritte Ohrmuschel am sonst einfachen Kopf besitzt, stellt eine Übergangsform zu

c) der sog. Duplicitas inferior

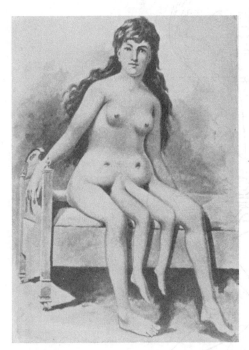

Fig. 145.

Dipygus dibrachius. Aus Schatz: Die griechischen Götter und die menschl. Missgeburten. Wiesbaden 1901.

dar. In diesem Falle ist die Verbindung der beiden Individualteile rein lateral, die obere Körperpartie ist vollständig einfach, während die untere doppelt ist. Die betreffende Doppelbildung wird daher Dipygus benannt. Die Verdoppelung kann entweder auf den kaudalen Körperteil beschränkt bleiben: Dipygus dibrachius (Fig. 145) oder sich bis zum Hals hinauf fortsetzen. In diesem Falle ist nur der Kopf vollständig einfach, es können vier Arme vorhanden sein (Dipygus tetrabrachius) oder auch nur drei (Dipygus tribrachius).

Bei vollständiger Verdoppelung des Beckenendes kommen vier untere Extremitäten zur Entwicklung (Dipygus tetrapus), von welchen jedoch die zwei oft kleiner als die anderen bleiben. (Fig. 145.)

Die untere Verdoppelung kann aber auch unvollständig sein, so dass z. B. nur drei untere Extremitäten (Dipygus tripus) gebildet werden. Die mittlere von diesen sieht allerdings gewöhnlich wie ein Verschmelzungsprodukt zweier Extremitäten aus. Dieses dritte Bein kann auch mehr oder weniger rudimentär werden. Die Dipygen haben in der Regel doppelte Geschlechtsteile und doppelte Analöffnungen. Die kaudale Darmpartie ist ebenfalls doppelt.

Die Dipygen stellen lebensfähige Doppelbildungen dar. Beim Menschen kommen sie aber nur sehr selten vor.

Die Hauptsymmetrieebene des Dipygus steht senkrecht und fällt nach oben mit der Medianebene des einfachen Körperteils zusammen. Von dieser aus divergieren die Medianebenen der beiden Individual= teile nach unten. Dipygen können also nicht doppeltsymmetrisch sein.

Bei noch unvollständigerer unterer Verdoppelung werden nur zwei untere Extre= mitäten gebildet. Die untere Wirbelsäulenpartie ist aber doppelt, was sich allerdings

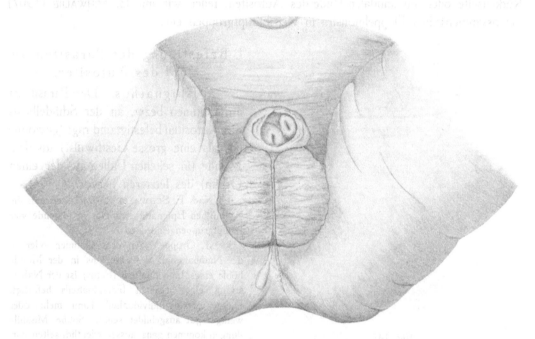

Fig. 146.

Duplicitas inferior geringsten Grades. Nach PALLIN: Lunds Läkaresällskaps Förhandlingar. (1910.) Glans penis, die kaudale Wirbelsäulenpartie und die kaudale Rektumpartie waren doppelt vorhanden. Die beiden Rektumzweige endeten blind. Der linke wurde operativ nach aussen geöffnet.

nur bei Röntgen=Durchleuchtung kundgibt. Äusserlich ist diese Missbildung nur durch mehr oder weniger deutliche Verdoppelung der Geschlechtsteile und der Analöffnung zu erkennen (Fig. 146).

B. Ungleichmässig ausgebildete Individualteile (= Asymmetrische Doppelmonstra).

Nur der eine Individualteil ist vollständig entwickelt. Er wird Autosit genannt.

Der andere Individualteil ist unvollständiger entwickelt, hängt dem Autositen wie ein Nebenkörper oder wie eine Geschwulst an und wird von diesem ernährt. Er wird daher Parasit genannt.

Die Ausbildung des Parasiten kann in seltenen Fällen eine recht vollkommene sein, so dass der Parasit z. B. sämtliche Hauptkörperteile erkennen lässt.

In anderen Fällen ist die Reduktion des Parasiten so weit gegangen, dass bestimmte Körperteile an ihm überhaupt nicht mehr zu unterscheiden sind. Der Parasit sieht dann äusserlich wie eine Geschwulst aus. — Zwischen diesen beiden Extremen gibt es alle Übergänge.

Eine grosse Zahl der asymmetrischen Doppelmonstra lassen sich aus den symmetrischen in der Weise ableiten, dass wir uns nur den einen Individualteil mehr oder weniger stark reduziert denken.

Es gibt jedoch auch asymmetrische Doppelmonstra, denen keine entsprechenden symmetrischen Bildungen gegenüberstehen.

Je nach der Befestigungsstelle des Parasiten am Kopfe, an der Vorder= oder Rückenseite oder am kaudalen Ende des Autositen, teilen wir mit E. SCHWALBE (1907) die asymmetrischen Doppelmonstra in vier Hauptgruppen ein:

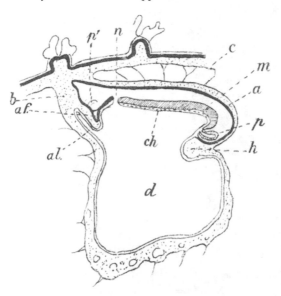

Fig. 147.

Schematische Darstellung zweier parasitärer Anlagen (*p* Epignathus und *p'* Sakralparasit) in Verbindung mit einem jungen menschlichen Embryo. Nach MARCHAND aus v. WINCKEL's Handb. d. Geburts= hülfe, Bd. II, 3. Mesoderm fein punktiert. *a* Amnion; *af* Gegend der Aftermembran; *al* Allantois; *b* Bauchstiel; *ch* Chorda dorsalis; *c* Chorion; *d* Dotterblase; *h* Gegend der Herzanlage; darüber die primitive Rachenmembran mit der Anlage des Epignathus (*p*).

I. Befestigung des Parasiten am Kopf des Autositen.

a) Epignathus. Der Parasit ist am Gaumen bezw. an der Schädelbasis des Autositen befestigt und ragt (gewöhn= lich als eine grosse Geschwulst) aus dem Munde (in seltenen Fällen aus der einen Orbita) des letzteren hervor.

Nach E. SCHWALBE (1907) lassen sich die eigentlichen Epignathi zwanglos in folgende vier Hauptgruppen einordnen:

„1. Gruppe. An dem Gaumen oder in der Nachbarschaft des Gaumens in der Mund= höhle eines Individualteils (Fetus) ist der Nabel= strang eines zweiten Individualteils befestigt. Dieser zweite Individualteil kann mehr oder weniger gut ausgebildet sein". Solche Missbil= dungen kommen ganz ausserordentlich selten vor.

„2. Gruppe. Aus der Mundhöhle eines Individualteils (Fetus) hängen Körperteile eines zweiten Individualteils, die sich ohne weiteres als ausgebildete Organe bezw. Körperteile (untere Extremitäten, Geschlechtsteile usw.) er= kennen lassen".

„3. Gruppe. Aus der Mundhöhle eines Fetus ragt eine unförmliche Masse, an der keine organähnlichen Teile zu erkennen sind. Die Untersuchung ergibt den Bau eines Teratoms" (Fig. 148).

„4. Gruppe. Ein grösserer oder kleinerer Tumor befindet sich am Gaumen oder in der Mundhöhle, die Untersuchung ergibt eine mehrgewebige Zusammensetzung, den Typus der Mischgeschwülste".

Wenn der betreffende Tumor relativ klein ist, so dass er kein ausgesprochenes Atem= und Schluckhindernis bildet, kann ein Epignathus dieser vierten Gruppe lebens= fähig sein.

Die zu dieser Gruppe zu rechnenden behaarten Rachenpolypen und verwandte Bildungen können übrigens leicht, namentlich wenn sie gestielt sind, operativ entfernt werden.

Betreffs der Genese der Epignathi sind verschiedene Hypothesen aufgestellt worden. Unter diesen am wahrscheinlichsten ist wohl die sog. MARCHAND=BONNET'sche

Hypothese, nach welcher der Parasit einer ausgeschalteten Furchungszelle seinen Ursprung verdankt.

Wenn die Entwicklung der betreffenden Furchungszelle in einem früheren Embryonalstadium sistiert, um erst in späteren Stadien wieder einzusetzen, so lässt es sich denken, dass die betreffende Zelle an 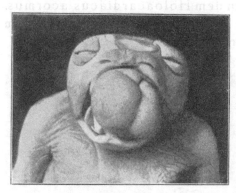 verschiedenen Stellen des sich entwickelnden Embryos zu liegen kommt (Fig. 147 p und p') und hier zu der Entstehung eines Parasiten Anlass geben kann. Nach unseren Erfahrungen an niederen Tieren lässt sich nämlich sehr wohl denken, dass die ersten Furchungszellen die Potenz haben, je für sich einen Ganzembryo zu bilden, und dass mit fortschreitender Furchung eine Abnahme der Potenzen der einzelnen Furchungszellen stattfindet. Wenn diese Annahmen richtig sind, würde also eine früher ausgeschaltete Furchungszelle zu einem mehr komplizierten Epignathus (z. B. der ersten Gruppe), eine später ausgeschaltete Furchungszelle dagegen zu einem weniger komplizierten Epignathus (z. B. der 4. Gruppe) Anlass geben können.

Fig. 148.
Epignathus.
Nach E. SCHWALBE (1907) aus SCHMAUS-HERXHEIMER:
Grundriss d. path. Anat. Wiesbaden 1910.

In beiden Fällen natürlich vorausgesetzt, dass die betreffende Furchungszelle in der werdenden Mundgegend des Autositen zu liegen kam (Fig. 147 p). Bei anderer Lage der ausgeschalteten Furchungszelle würde natürlich auch der Parasit eine andere Lage bekommen und wäre also nicht als Epignathus anzusprechen. Die erwähnte Hypothese lässt sich — mit anderen Worten — auch auf andere parasitäre Doppelmonstra (einschliesslich der Teratome) ausdehnen.

Janus parasiticus nennt man eine sehr seltene Missbildung, die dadurch charakterisiert ist, dass die ineinander geschobenen Köpfe der beiden Individualteile gleichmässig entwickelt sind, während der übrige Körper des einen Individualteils nur rudimentär ausgebildet ist (AHLFELD).

Craniopagus parasiticus. Der Parasit ist am Scheitel des Autositen befestigt und besteht nur aus einem ausgebildeten Kopfe (Fig. 149). Lebensfähig.

＊
＊   ＊

Dicephalus parasiticus s. asymmetros (Parasitische Duplicitas superior). Ein in der Entwicklung zurückgebliebener Kopf sitzt am Halse des Autositen auf. (Streng genommen gehört also diese Missbildung zu keiner von SCHWALBE'S vier Hauptabteilungen.)

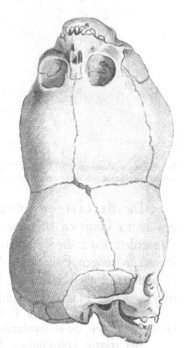

Fig. 149.
Schädelskelett eines Craniopagus parasiticus.
Nach HOME aus E. SCHWALBE: Morphologie der Missbildungen.

II. Befestigung des Parasiten an der ventralen Rumpffläche (an Brust oder Bauch) des Autositen.

Die hieher gehörenden Doppelmonstra können je nach der Ausbildung des Parasiten in vier Hauptgruppen gesondert werden:

1. Zu der ersten Gruppe gehört ein solches Monstrum, wenn der Parasit sämt=
liche Hauptkörperteile erkennen lässt und also dem Hemiacardiacus der
asymmetrischen Zwillinge entspricht (vgl. oben S. 172).

2. Gruppe. Der Parasit besitzt nur Teile der oberen Körperhälfte, er ent=
spricht also unter den asymmetrischen Zwillingen dem Holoacardiacus acormus.

3. Gruppe. Der Parasit besitzt nur Teile der unteren Körperhälfte, dem
Holoacardiacus acephalus (S. 173) entsprechend.

4. Gruppe. Der Parasit bildet eine
unregelmässig geformte Masse, in welcher
beim Durchschnitt rudimentäre Organteile
von verschiedenen Körpergegenden zu er=
kennen sind. Die entsprechende Bildung
unter den asymmetrischen Zwillingen nennen
wir Holoacardiacus amorphus (S. 173).

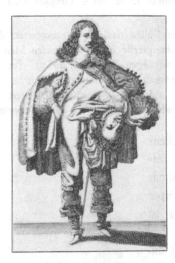

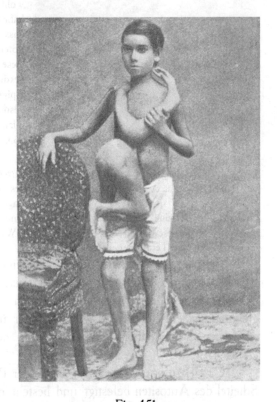

Fig. 150.

Thoracopagus parasiticus. (Der Genuese Colloredo.) Nach BAR-
THOLINI aus SCHMAUS-HERXHEIMER : Grundriss d. path. Anat.

Fig. 151.

Epigastrius. Aus SCHATZ: Die griechischen Götter und die
menschl. Missgeburten. (1901.)

Die Befestigung des Parasiten kann verschieden sein. In allen den oben
erwähnten Gruppen kann sie entweder supraumbilikal oder infraumbilikal sein.
Ausserdem kann die Verbindung mehr oder weniger fest und intim sein. So steht der
Parasit in einigen Fällen mit Skeletteilen des Autositen in Verbindung, während er
in anderen Fällen mit dem letztgenannten nur oberflächlich und durch Weichteile
(Bindegewebe, Haut) verbunden ist.

In diesen letztgenannten Fällen betrachtet man den Parasit als solchen, auch wenn er dieselbe
Grösse besitzt wie die entsprechenden Körperpartien des Autositen.

Bei relativ vollständiger Entwicklung des oberhalb des Nabels (an der Vorderfläche
des Thorax oder an dem Epigastrium) befestigten Parasiten entsteht der sog. Thoraco=
pagus parasiticus. Der Parasit besitzt Kopf und Herz. — Das berühmteste Bei=
spiel dieser Missbildung ist der Genuese Lazarus Colloredo, dessen Parasit ausser

Kopf, Hals und Brust zwei vordere, dreifingrige Extremitäten und eine linke untere Extremität besass. Dieser Parasit konnte die Hände und Lippen bewegen (Fig. 150).

Von dieser Missbildungsform unterscheidet sich der sogenannte:

Epigastrius nur dadurch, dass der Parasit unvollständiger entwickelt ist, indem der obere Körperteil vollständig fehlt (Fig. 151).

Der Epigastrius kommt in vier verschieden vollständig ausgebildeten Formen vor, welche denjenigen des Epignathus (vgl. oben S. 192) vollständig analog sind.

Auch der Epigastrius kann, gleich wie der Thoracopagus parasiticus, lebensfähig sein (vgl. Fig. 151).

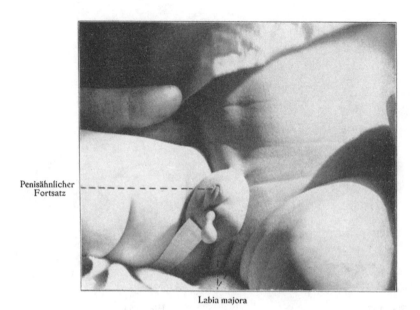

Fig. 152.

Mädchen mit gestieltem Embryom in der unteren Bauchgegend. (Autor phot.) Näheres über diesen Fall bei ODENIUS (Nordiskt Med. Archiv) 1898, der denselben als ein wahrscheinliches Beispiel der „fetalen Transplantation" betrachtet.

Findet die ventrale Verbindung unterhalb des Nabels statt, nennen wir die be= treffende Missbildung Duplicitas asymmetros ventralis infra=umbilicalis (Fig. 152) oder kürzer Dipygus parasiticus. Diese Missbildung ist beim Menschen sehr selten. Bei Tieren kommt sie öfter vor.

III. Befestigung des Parasiten an der dorsalen Rumpffläche des Autositen.

Dorsale parasitäre Doppelmonstra kommen ebenfalls nur relativ selten vor. Der Parasit ist in diesen Fällen gewöhnlich nur sehr wenig ausgebildet. Hierher gehört z. B. der von WINDLE beschriebene Fall von einem ausgebildeten Penis mit behaartem Mons veneris in der Lendengegend eines sonst normalen Mannes. Ausserdem sind wohl manche Sakralparasiten hieher zu rechnen.

13*

Die ebenfalls hierher gehörenden, speziell beim Rind nicht seltenen Fälle, worin eine einzelne Extre=
mität frei am Rücken herabhängt, ohne mit der Wirbelsäule anders als durch Bänder verbunden zu sein,
sind beim Menschen bisher nicht beobachtet worden (MARCHAND).

IV. Befestigung des Parasiten am kaudalen Ende des Autositen.

Es lassen sich diese Missbildungen in analoge Gruppen wie die Epignathi unter=
scheiden (vgl. oben S. 192).

1. Gruppe. Der Parasit besteht aus relativ gut ausgebildeten Körper=
teilen, die ohne Präparation als solche erkennbar sind (Fig. 153).

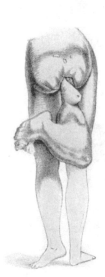
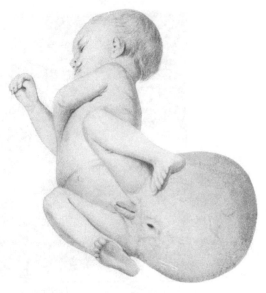

Fig. 153.
Pygomelus. Nach BRAUNE aus E. SCHWALBE:
Morphologie der Missbildungen. Bd. II.

Fig. 154.
Sakralteratom. Nach VROLIK: Tabulae ad illustrandam
embryogenesin hominis et mammalium.
Amsterdam 1849.

2. Gruppe. Der Parasit besteht aus einem Tumor, der bei anatomischer Prä=
paration bestimmte Organe oder Organteile (Extremitäten, Darm usw.) leicht
erkennen lässt.

3. Gruppe. Der Parasit besteht aus einem Tumor, der den Bau eines Tera=
toms zeigt und Derivate aller drei Keimblätter enthält.

4. Gruppe. Der Parasit besteht aus einem teratomähnlichen Tumor, in
welchem jedoch Derivate von nur zwei Keimblättern zu erkennen sind.

Die zu der ersten Gruppe gehörenden Missbildungen werden Pygopagus
parasiticus bezw. Pygomelus genannt. Im ersten Falle ist der Parasit am voll=
ständigsten und besteht z. B. aus einer rumpfähnlichen Geschwulst, an welcher zwei
Extremitäten frei hervorragen. Im zweiten Falle handelt es sich nur um eine hintere
Extremität, die am Steiss des Autositen befestigt ist. Der Pygomelus kommt be=
deutend öfter vor als der Pygopagus parasiticus. Die einfache Extremität erscheint nicht
selten wie aus zwei verschmolzen (Fig. 153).

Von Interesse ist, dass die parasitische Extremität des Pygomelus als eine zur Zeit der Geburt noch unsichtbare Anlage subkutan liegen kann und dann oft erst später durch Berstung einer Cyste frei hervortritt und sich weiter entwickelt.

Die zu der 2. Gruppe gehörenden Missbildungen werden Sakralparasiten, die zu der 3. und 4. Gruppe gehörenden Sakralteratome genannt. Beide können sie solid sein, zeigen aber meistens (wenigstens teilweise) einen cystischen Charakter.

Die Sakralteratome (Fig. 154) nehmen in der Regel an der Vorderseite des Kreuzbeines manchmal auch vom Steissbein oder mehr dorsal ihren Ursprung und sitzen meist breitbasig auf (E. Schwalbe). Nicht selten hängen sie wie ein Sack in der Verlängerung der Körperachse zwischen den Beinen herunter. Die Grösse dieser Tumoren schwankt von Pflaumengrösse bis zur Grösse eines Kindskopfes und darüber (Hennig).

Die Entstehung dieser Doppelmonstra mit kaudalen, asymmetrischen Parasiten lassen sich wohl am einfachsten durch die oben (S. 193) ausführlicher erwähnte Annahme erklären, dass eine Ausschaltung einer Furchungszelle mit mehr oder weniger hoher Potenz stattgefunden, und dass diese Furchungszelle sich später zu mehr oder weniger deutlichen, parasitischen Körperteilen entwickelt hat.

Drillings· und Mehrfachbildungen

sind beim Menschen ausserordentlich selten.

Sie lassen sich nach Analogie der Doppelbildungen folgendermassen einteilen.

I. Freie Drillinge oder Vierlinge.

In der Regel sind Drillinge des Menschen zwei- oder dreieiig. Eineiige Drillinge, welche gemeinschaftliche Placenta und gemeinschaftliches Chorion haben, kommen aber vor. Von diesen gilt ganz Analoges wie von eineiigen Zwillingen (vgl. oben S. 169). Ganz unmöglich ist es wohl nicht, dass beim Menschen auch eineiige Vierlinge vorkommen könnten. Sichergestellt ist dies aber noch nicht.

Eineiige Fünflinge etc. kommen aber wahrscheinlich beim Menschen nie vor. Dagegen ist einmal ein Fall beobachtet worden, in welchem zweieiige Fünflinge (eineiige Drillinge + eineiige Zwillinge) geboren wurden.

Eineiige Drillinge etc. können entweder A. symmetrisch (gleichmässig ausgebildet) oder B. asymmetrisch sein. Im letzteren Falle findet man z. B. einen Holoacardiacus acephalus zusammen mit zwei normalen Feten in demselben Chorion.

II. Zusammenhängende Dreifach· und Vierfachbildungen (Triplicitates, Drillingsmonstra etc.)

A. Symmetrische Drillingsmonstra.

Nach Taruffi sind in der Literatur von dieser Kategorie beim Menschen acht Fälle beschrieben worden, „von denen aber der grösste Teil mindestens zweifelhaft ist", (Marchand).

Von solchen Missbildungen kommt am häufigsten (wenigstens bei Tieren) die Triplicitas anterior vor.

B. Asymmetrische Drillingsmonstra.

Als Beispiel dieser Kategorie mag der von Reina und Galvagni beschriebene Fall gelten. Es handelte sich um einen menschlichen Ileothoracopagus tribrachius dipus, dessen einer Körper an der verdoppelten Halswirbelsäule zwei ausgebildete Köpfe trug.

Allgemeine Bemerkungen über die menschlichen Doppelbildungen.

Betreffs der Anatomie der Doppelbildungen lassen sich folgende allgemeine Regeln aufstellen:

1. Die beiden Individualteile einer und derselben Doppelbildung zeigen, wenn sie gleichmässig entwickelt sind, in ihrem äusseren Verhalten, z. B. in den Gesichtszügen oder in den Abdrücken von Hand= und Fussinnenflächen (WILDER) untereinander eine ausserordentlich grosse Ähnlichkeit. Auch sind sie immer gleichen Geschlechts.

Eine Ausnahme hiervon kann indessen durch Pseudohermaphroditismus des einen Individualteils simuliert werden. Eine wahre Ausnahme von dieser letztgenannten Regel ist noch nicht beobachtet worden. Ganz undenkbar wäre es allerdings nicht, dass Doppelbildungen in seltenen Ausnahmefällen verschieden=geschlechtlich sein könnten. Solche Fälle wären dann als Analogiefälle des echten Hermaphroditismus zu betrachten.

2. Doppelmissbildungen werden relativ häufig von Missbildungen einzelner Organe oder Körperteile betroffen. Solche Missbildungen lassen sich in a) syngenetische und b) accidentelle Missbildungen sondern.

Syngenetische Missbildungen sind solche, die durch gewisse Doppelbildungen bedingt sind, z. B. Cyklopie oder Synotie bei gewissen Formen von Janus asymmetros (Fig. 143 B, S. 188) oder von Diprosopus.

Accidentelle Missbildungen stellen dagegen anscheinend ganz zufällige Missbildungskombinationen dar, z. B. Hasenscharte oder Spina bifida bei dem einen Individualteil oder bei beiden (vgl. z. B. Fig. 138, S. 185).

3. Der Zusammenhang der Individualteile erfolgt im allgemeinen durch gleichartige Körperteile und gleichartiges Gewebe. Ausnahmen von dieser Regel sind selten und deuten wohl immer auf sekundäre Verwachsung (vgl. oben S. 189).

4. Die innere Verdopplung geht im allgemeinen weiter als die äusserlich sichtbare. So weisen gewöhnlich alle Missbildungen, die auf den ersten Blick nur eine Verdopplung der obersten Körperpartien erkennen lassen, bei genauerem Studium durch die ganze Rumpflänge hindurch mindestens Spuren von unvollkommener Verdopplung auf (KAESTNER).

5. Die Doppelbildungen haben immer gemeinsames Chorion und gemeinsame Placenta. Das Amnion kann doppelt oder einfach sein, oder fehlen. Der Nabel kann doppelt (diomphale Doppelmissbildungen, Fig. 155, II) oder einfach sein (monomphale Doppelmissbildungen, Fig. 155, I). Bei diomphalen Doppelmissbildungen ist der Nabelstrang gewöhnlich doppelt. Derselbe kann aber auch teilweise gemeinsam (also dichotomisch geteilt) sein.

Die Nabelstranggefässe zeigen nicht selten Anomalien. Oft ist z. B. nur eine Arteria umbilicalis vorhanden.

Die meisten Doppelbildungen sind weiblichen Geschlechts. Die bisher beobachteten menschlichen Doppelbildungen waren 2—3 Mal häufiger weiblichen als männlichen Geschlechts.

Über die Lebensfähigkeit der Doppelbildungen lässt sich folgende allgemeine Aussage treffen:

Ordnen wir die Doppelbildungen in eine Reihe, an deren einem Ende die eineiigen gesonderten Zwillinge, am anderen Ende die parasitären Doppelmissbildungen bezw. Teratome stehen, so können wir sagen, dass je näher eine Doppelbildung einem dieser beiden Enden steht, desto wahrscheinlicher ist ihre Lebensfähigkeit (E. Schwalbe).

Von den symmetrischen Doppelbildungen darf also die beste Prognose denen ge= stellt werden, bei welchen die beiden Individualteile je für sich möglichst vollständig ausgebildet sind. Gewissermassen umgekehrt herrscht dagegen bei den asymmetrischen Doppelbildungen die Regel, dass der Parasit die Lebensfähigkeit des Autositen (und hiermit auch diejenige der ganzen Doppelbildung) um so weniger beinträchtigt, je weniger vollständig er ausgebildet ist.

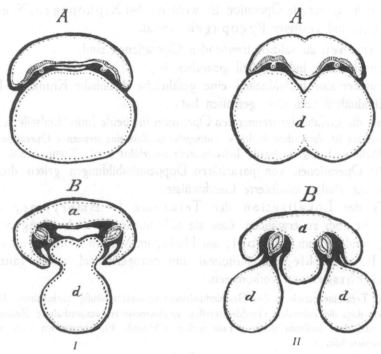

Fig. 155.

Schemata, die Entstehung monomphaler bezw. diomphaler Doppelbildungen zeigend. Nach Marchand (1897) aus v. Winckel's Handb. d. Geburtshülfe, Bd. II, 3. *a* das gemeinsame Amnion; *d* der in Abschnürung begriffene Dottersack. Mesoderm schwarz; Ektoderm und Entoderm punktiert.

Bei lebensfähigen symmetrischen Doppelmissbildungen verhalten sich die beiden Individualteile wie zwei verschiedene Individuen, die allerdings gleich wie eineiige Zwil= linge mit einander grosse Ähnlichkeit zeigen, aber sowohl in ihren körperlichen Funktionen (leibliche Bedürfnisse etc.) wie in ihrem psychischen Verhalten von einander vollständig unabhängig sind. Jeder Individualteil hat seinen eigenen Willen, wenn auch ihre Be= wegungen wie aus einem Willen beseelt erscheinen können (Gewohnheit!). Denken und Fühlen sind vollständig gesondert.

Sie können natürlich auch in zwei verschiedene Personen verliebt sein und dies sogar, wenn sie nur über eine gemeinschaftliche Vulva verfügen! — Den Juristen könnte man mit Rücksicht auf diesen und ähnliche Fälle folgende Preisfragen stellen:

Tritt strafbare Doppelehe ein, wenn ein solches Doppelmonstrum sich mit einem Manne oder mit zwei Männern verheiratet? Berechtigt die Duplicitas superior (mit doppelten Köpfen und einfachen

Geschlechtsteilen) oder die Duplicitas inferior (mit doppelten Geschlechtsteilen und einfachem Kopf) zu einer loyalen Ehe mit zwei Personen?!

Die Individualteile der symmetrischen Doppelmonstra können unabhängig von einander erkranken. Akute Infektionskrankheiten mit Fieber pflegen ihnen jedoch gemeinsam zu sein.

Sie können auch unabhängig von einander sterben, insofern als sie nicht ganz gleichzeitig sterben müssen. Wenn der eine Individualteil stirbt, folgt ihm aber der andere bis dahin gesunde Individualteil bald (nach 2—6 Stunden) im Tode nach. Von diesem Schicksal kann ihn nur eine unmittelbar nach dem Tode des ersteren vorgenommene trennende Operation retten, falls eine solche Trennung überhaupt möglich ist.

Eine solche trennende Operation ist wohl nur bei Xiphopagen, Sternopagen, Craniopagen und gewissen Pygopagen möglich.

Indikationen zu solchen trennenden Operationen sind:

1. wenn der eine Individualteil gestorben ist,

2. wenn der eine Individualteil eine gefährliche chronische Krankheit hat, die den anderen Individualteil noch nicht getroffen hat,

3. wenn die Gefahr der trennenden Operation für beide Individualteile sehr gering ist.

Von Interesse ist, dass schon in der vorantiseptischen Zeit eine trennende Operation von Xiphopagen mit glücklichem Erfolg für beide Individualteile ausgeführt wurde (KÖNIG, 1689).

Für die Operationen von parasitären Doppelmissbildungen gelten dieselben Indikationen wie für ähnlich lokalisierte Geschwülste.

Betreffs der Lokalisation der Teratome (= Embryome, fetale Inklusionen) ist noch zu erwähnen, dass sie nicht nur in der Sakralregion (Sakralteratome), sondern auch am Kopf, am Hals, im Mediastinum, an verschiedenen Stellen der Bauchhöhle, intraperitoneal und retroperitoneal, sowie ganz speziell in den Geschlechtsdrüsen vorkommen.

Dass die Teratome gerade in den Geschlechtsdrüsen besonders häufig vorkommen, lässt sich wohl dadurch erklären, dass die normalen Geschlechtszellen gewissermassen ausgeschaltete Zellen mit höheren Potenzen sind, und dass vielleicht daher gerade hieher gehörende Furchungszellen leicht etwas zu früh ausgeschaltet werden können.

*   *   *

Über die Entstehungsursachen der Doppelbildungen des Menschen (und der höheren Wirbeltiere überhaupt) wissen wir nichts Bestimmtes. Wenn wir trotzdem den Versuch machen wollen, die Entstehung der menschlichen Doppelbildungen zu erklären, so können aus solchen Versuchen selbstverständlich nur Hypothesen entstehen.

Zum Teil können wir aber diese Hypothesen auf interessante experimentelle Untersuchungen an niederen Wirbeltieren stützen.

Es würde uns zu weit führen, hier auf eine Besprechung dieser Untersuchungen einzugehen. Ohne Einfluss auf die folgende Darstellung werden aber diese Untersuchungen nicht sein. Denn ich werde mich grösstenteils darauf beschränken, solche Hypothesen über die Entstehungsursachen der menschlichen Doppelbildungen zu erwähnen, welche durch die experimentellen Untersuchungen an niederen Tieren am besten begründet erscheinen.

Es lässt sich denken, dass dasjenige Keimmaterial, aus welchem sich eine Doppelbildung entwickelt, primär (d. h. unmittelbar nach der Befruchtung) entweder in normaler Menge oder in abnorm grosser Menge vorhanden ist.

I. Ist die Menge des Keimmaterials normal gross, so ist es am wahrscheinlichsten, dass die Anlage der Doppelbildung damit beginnt, dass durch störende äussere Einflüsse entweder a) die beiden ersten

Furchungszellen von einander getrennt werden oder b) eine oder mehrere Zellen im späteren Furchungs=
stadium bezw. im Blastula= oder Gastrulastadium aus dem normalen Zusammenhang verlagert werden.

Diese Hypothese setzt erstens voraus, dass die beiden ersten Furchungszellen beim Menschen (gleich
wie bei gewissen niederen Tieren) ä q u i p o t e n t sind, d. h. die Fähigkeit besitzen, jede gesondert einen
ganzen Embryo zu bilden, und zweitens, dass die Potenz der später gebildeten Furchungszellen etc. allmählich
unbedeutender wird, so dass aus solchen Zellen immer nur unvollständigere Körperpartien hervorgehen
können, je später sie ausgeschaltet wurden.

Im ersten Falle muss ausserdem angenommen werden, dass in einem späteren Stadium die Derivate der
beiden getrennten Furchungszellen mit einander wieder mehr oder weniger intim verwachsen. Denn die
Doppelbildungen haben ja immer wenigstens das C h o r i o n gemeinsam.

Betreffs der Natur der störenden äusseren Einflüsse wäre wohl in erster Linie anzunehmen, dass
sie in V e r ä n d e r u n g e n d e s o s m o t i s c h e n D r u c k e s i m E i (BATAILLON, 1901) bestehen, welche
d u r c h a b n o r m e B e s c h a f f e n h e i t d e r S c h l e i m h a u t s e k r e t e d e r T u b e o d e r d e s U t e r u s
verursacht werden könnten. Unter Umständen könnten vielleicht auch m e c h a n i s c h e E i n w i r k u n g e n
auf das Ei (obgleich dieses beim Menschen sehr geschützt liegt) vorkommen und eine Trennung bewirken.

Vielleicht könnte aber die Trennungsursache auch schon dem befruchteten Eie innewohnen, und
durch das Vorhandensein d o p p e l t e r C e n t r i o l p a a r e, also durch Befruchtung mit einem normal grossen,
aber z w e i s c h w ä n z i g e n S p e r m i u m entstehen (BROMAN, 1902).

II. Wenn das K e i m m a t e r i a l eines befruchteten Eies primär a b n o r m g r o s s ist, so liegt es nahe
anzunehmen, dass sich aus demselben mehr oder weniger vollständige Doppelbildungen entwickeln können.

Die abnorm grosse Menge des Keimmaterials kann entweder vom Ei, oder vom Spermium oder
von beiden stammen.

1. Das betreffende Ei kann ein R i e s e n e i sein mit e i n e m R i e s e n k e r n oder mit z w e i n o r m a l
g r o s s e n K e r n e n. Wenn ein solches Ei durch ein normal grosses Spermium befruchtet würde, so würde
daraus vielleicht eine Doppelbildung entstehen können.

2. Wenn ein normal grosses Ei z. B. durch ein z w e i s c h w ä n z i g e s R i e s e n s p e r m i u m befruchtet
würde, so lässt sich ebenfalls denken, dass daraus eine Doppelbildung entstehen könnte (BROMAN). Die
e i n s c h w ä n z i g e n R i e s e n s p e r m i e n und die z w e i k ö p f i g e n S p e r m i e n kommen hierbei wahrscheinlich
nicht in Betracht, weil sie beide s c h l e c h t e S c h w i m m e r sind.

Dagegen wäre in Betracht zu ziehen, ob nicht D i s p e r m i e (d. h. Befruchtung eines Eies durch
z w e i S p e r m i e n) unter Umständen zu Doppelbildungen Anlass geben könnte. Nach neueren Unter=
suchungen von BOVERI (1907) scheint nämlich eine vollständige Entwicklung nach dispermer Befruchtung
nicht ganz undenkbar zu sein. Die BOVERI'schen Experimente bestätigen allerdings n i c h t die Annahme,
dass Dispermie die Entstehung von Doppelbildungen veranlassen könnten.

3. Es lässt sich zuletzt denken, dass ein Zuviel des Keimmaterials sowohl von der Mutter wie
von dem Vater herkommt.

Denkt man sich z. B. dass ein an einem Reifei noch adhärierendes P o l k ö r p e r c h e n nicht zugrunde
ginge, sondern ausnahmsweise gleichzeitig mit dem Ei befruchtet würde, so wäre es vielleicht nicht ganz
unmöglich, dass aus dieser Kombination (ein Reifei + ein Spermium + ein Polkörperchen + ein zweites
Spermium) eine Doppelbildung hervorgehen könnte.

Auch in anderer Weise lässt sich aber ein Zuviel des Keimmaterials von beiden Seiten her zu=
sammenbringen. Es lässt sich nämlich denken, dass ein Riesenei von einem zweischwänzigen Riesen=
spermium befruchtet werden kann, und dass daraus Doppelbildungen entstehen können (BROMAN, 1902)

Solche Riesengeschlechtszellen gibt es, die genau doppelte Chromatinmenge besitzen. Wenn bei einer
Befruchtung zwei so gebaute Geschlechtszellen zu einem Spermovium verschmelzen, so bekommt dieses
Spermovium also sowohl d o p p e l t e C h r o m a t i n m e n g e wie d o p p e l t e a k t i v e C e n t r i o l p a a r e (aus
dem zweischwänzigen Spermium stammend). Die erste Furchung würde wahrscheinlich dann in der Form
einer vierpoligen Mitose auftreten, die auf einmal zur Entstehung von vier ersten Furchungszellen führen
würde. Von diesen Furchungszellen wären je zwei mit den beiden ersten Furchungszellen bei der normalen
Befruchtung gleichwertig. Ich habe daher angenommen, dass sie sich wie diese zu zwei verschiedenen Indi=
viduen (eineiigen Zwillingen) entwickeln könnten (BROMAN, 1902).

Wenn das Spermovium nicht genau doppeltes Keimmaterial, sondern weniger davon bekommt, so wäre es nach derselben Hypothese anzunehmen, dass nicht freie symmetrische Doppelbildungen, sondern zusammenhängende bezw. asymmetrische Doppelbildungen daraus entstehen würden.

Hervorzuheben ist indessen, dass ein Zuviel des Keimmaterials gar nicht immer zu Doppelbildungen Anlass geben muss. Unter Umständen führt das Zuviel des Keimmaterials anstatt dessen zur Entstehung von Riesenbildungen.

Das beweisen z. B. die Verwachsungsversuche DRIESCH's[1] mit befruchteten Sphaerechinus=Eiern (im Blastula=Stadium). Als Verwachsungsprodukte erhielt dieser Autor nämlich promisque teils Doppelbildungen, teils Riesenbildungen.

B. In späteren Entwicklungsperioden entstehende Missbildungen der gesamten äusseren Körperform.

Zu dieser Abteilung rechnen wir den sog. echten Zwerg= und den Riesenwuchs.

Der echte Zwergwuchs (Mikrosomia oder Nanosomia)
stellt nur eine Unterabteilung des teratologischen Zwergwuchses dar.

Von dem pathologischen Zwergwuchse, welcher durch verschiedene Krankheiten (Rhachitis, Osteomalacie, Kretinismus, Chondrodystrophie und Achondroplasie) hervorgerufen werden kann, sind natürlich die teratologischen Formen des Zwergwuchses streng zu unterscheiden.

Die teratologischen Formen des Zwergwuchses sind:
    I. Phokomelia,
    II. Mikromelia und
    III. Nanosomia.

Von diesen Formen werden die Phokomelie und die Mikromelie erst im Zusammenhang mit den übrigen Extremität=Missbildungen zu behandeln sein. In diesen Fällen wird nämlich der „Zwergwuchs" nur durch abnorme Kürze der unteren Extremitäten bedingt.

Bei einem Volke, dessen erwachsene Individuen (wie in Norddeutschland) eine Durchschnittsgrösse von etwa 168 cm haben, spricht man von kleinen Menschen, wenn ihre Körperlänge unter 160 cm und von abnorm kleinen Menschen, wenn ihre Körperlänge unter 140 cm sinkt. Zwerge benennt man aber gewöhnlich nur solche erwachsene Individuen, deren Körperlänge weniger als 110 cm beträgt.

Unter echten Zwergen verstehen wir nun so kleine erwachsene Individuen, deren abnorme Kleinheit den ganzen Körper betrifft und „sich auf kongenital gegebene Bedingungen zurückführen lässt" (E. SCHWALBE).

Die Ursachen des echten Zwergwuchses können wahrscheinlich sein:
I. Ein Zuwenig des Anlagematerials,
    A. in den betreffenden embryobildenden Geschlechtszellen[2]) und zwar entweder
        1. im unbefruchteten Ei,
        2. im befruchtenden Spermium, oder
        3. im Ei sowohl wie im Spermium,
    B. in der jungen Morula, indem in der Zeit der ersten Furchung des befruchteten Eies ein oder mehrere Blastomeren zugrunde gehen. (Als Ursache hierzu wäre wohl irgend ein Trauma anzunehmen.)
II. Eine Entwicklungshemmung, die
    A. den Embryo, oder
    B. das Kind im Wachstum trifft.

---

[1]) Zit. nach FÖRSTER (1905).

[2]) Über die Entstehungsursache solcher Zwergspermien u. Zwergeier vgl. das oben (S.18) Gesagte.

Als Entwicklungshemmende Faktoren könnten vielleicht abnormer Stoffwechsel und Ano=
malien der inneren Sekretion des Embryos bezw. des Kindes eine Rolle spielen.

Die Bedingungen zu der Entstehung dieser Faktoren sollen aber schon in dem befruchteten Eie
gegeben sein, obgleich sie erst mehr oder weniger spät nachher zum deutlichen Ausdruck kommen.

In den Fällen I A. und B. und II A. wird das betreffende Kind mit unter=
normaler Grösse geboren.

Nach der Geburt können solche Individuen in der Weise allmählich weiterwachsen,
dass sie stets bedeutend kleiner als ein normales Individuum desselben Alters bleiben [1]).
Einen definitiven Abschluss ihrer Entwicklung erreichen sie in dem Alter, in welchem
normalerweise das Wachstum aufhört. In diesen Fällen pflegen
die Epiphysenknorpel zu verknöchern und die Proportionen
des Miniaturkörpers stimmen im allgemeinen mit denjenigen
eines normal grossen Menschen überein. (Zu dieser Kategorie
gehörte z. B. der berühmte „General" Mite, der mit 16 Jahren
eine Länge von nur 82,4 cm und ein Gewicht von nur 6,57
Kilo besass.)

Solche Zwerge können geschlechtsreif werden, sind
aber trotzdem im allgemeinen unfruchtbar. In den seltenen
Fällen, wenn Zwerge Nachkommen hatten, konnte eine Erb=
lichkeit für Zwergwuchs nicht nachgewiesen werden.

In anderen Fällen wachsen die schon von der Geburt an
abnorm kleinen Kinder so wenig oder hören so früh auf zu
wachsen, dass sie zeitlebens wie ein Kind (infantil) aussehen,
d. h. die kindlichen Körperproportionen mehr oder weniger voll=
kommen bewahren.

In dem Falle II B. wird das Individuum mit normaler
Grösse geboren. Zunächst kann es auch normal weiter=
wachsen, erleidet dann aber nach kürzerer oder längerer Zeit
plötzlich, und zwar ohne äussere Veranlassung einen Wachstums=
stillstand, der es zu einem infantilen Zwerg verwandelt
(Fig. 156).

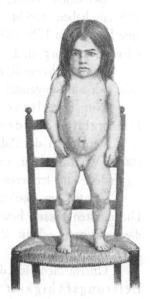

Fig. 156.

Allgemeine Entwicklungshemmung.
13 jähriges Mädchen. Länge:
82 cm. Gewicht: 12 Kilo. (Besass
noch alle Milchzähne.) Nach
Morel (1857).

Zu dieser Kategorie gehörte die „Puppenfee" Helene Gübler, die mit 6 Jahren zu wachsen auf=
hörte und mit 20 Jahren nur 106 cm hoch war.

Von grossem Interesse ist, dass das Aufhören des Wachstums der infantilen
Zwerge nicht auf einer vorzeitigen Verknöcherung der Epiphysen=
knorpeln beruht (Hansemann). Diese bleiben im Gegenteil bei solchen Zwergen
sehr lange [2]) erhalten.

Die infantilen Zwerge werden nie geschlechtsreif.

---

[1]) Es lassen sich natürlich auch Fälle denken, in welchen ein von der Geburt ab abnorm kleines
Kind so schnell wächst, dass es zuletzt die für sein Alter normale Grösse erreicht und so aus der
Kategorie der Zwerge heraustritt. Solche Individuen gehören wohl immer zu der Abteilung II A, falls
sie überhaupt zu den echten Zwergen zu rechnen sind. Zu früh geborene und daher abnorm kleine
Kinder dürfen natürlich nicht mit Zwergen dieser Kategorie verwechselt werden.

[2]) Noch bei einem 61 jährigen Zwerg waren sie zu finden (Schaafhausen).

Nach WINDLE haben die meisten Zwerge relativ grosse Köpfe und Rümpfe und relativ kleine untere Extremitäten, also einen mehr kindlichen Bau.

Ihre Intelligenz kann vollständig normal sein.

Sie haben ein verhältnismässig grosses Nahrungsbedürfnis, was wohl von ihrer relativ grossen Körperoberfläche und daraus folgendem, relativ grösserem Wärmeverlust abhängt.

Riesenwuchs.

Bei einem Volke, dessen erwachsene Individuen eine Durchschnittsgrösse von etwa 168 cm haben, spricht man von grossen Menschen („Hochwuchs"), wenn sie eine Länge von 175—200 cm besitzen, und von Riesen, wenn die betreffenden Individuen über 2 m lang sind.

Unter echtem Riesenwuchs verstehen wir eine solche abnorm grosse Körperlänge, „die sich auf kongenital gegebene Bedingungen zurückführen lässt" (E. SCHWALBE, 1909).

Nur in seltenen Fällen werden die Riesen als Riesenkinder geboren. Die meisten werdenden Riesen sind bei der Geburt etwa normal gross.

Bei Beginn der Pubertät oder schon im jüngeren Kindesalter setzt dann das abnorm starke Wachstum ein, um entweder zu normaler Zeit oder erst später seinen Abschluss zu finden. Im letzteren Falle persistieren natürlich die Epiphysenknorpel abnorm lang.

Relativ am stärksten wachsen gewöhnlich die unteren Extremitäten der Riesen. Die meisten Riesen besitzen daher relativ sehr lange Beine. Es gibt aber auch Riesen, die gedrungen gebaut sind, d. h. einen relativ sehr grossen Rumpf auf relativ kurzen Beinen besitzen.

Überraschend ist, dass die meisten Riesen nur geringe Widerstands= und Leistungsfähigkeit besitzen.

Eine Erblichkeit für Riesenwuchs scheint nicht vorzukommen.

Die Ursachen des wahren Riesenwuchses können wahrscheinlich sein:

I. Ein Zuviel des Anlagematerials
  A. in den das betreffende Individuum bildenden Geschlechtszellen, und zwar
    1. im unbefruchteten Ei,
    2. im befruchtenden Spermium, oder
    3. im Ei sowohl wie im Spermium.

   Über die Entstehung solcher Rieseneier bezw. Riesenspermien vgl. das oben (S. 18) Gesagte.

  B. durch Verschmelzung von zwei befruchteten Eiern.

   Es wäre zu denken, dass unter Umständen auch beim Menschen zwei gleichzeitig befruchtete Eier in frühen Entwicklungsstadien (z. B. im Gastrulastadium) mit einander verschmelzen könnten. Als Ursache der Verschmelzung würde man vielleicht mechanische Momente annehmen können.

   DRIESCH hat Echinideneier sogar im Blastula=Stadium zur Verschmelzung bringen können. Aus den so verschmolzenen Eiern gingen in einigen Fällen Riesenbildungen, in anderen Fällen aber Doppelbildungen hervor.

II. Eine Entwicklungshemmung, die die Verknöcherung der Epiphysenknorpel betrifft, so dass diese Knorpelscheiben abnorm lange als Wachstumszentra persistieren.

   Die Persistenz der Epiphysenknorpel über die normale Wachstumsperiode hinaus genügt allein nicht, um zu Riesengrösse zu führen (das zeigen zur Genüge die alten Zwerge mit persistierenden Epiphysenknorpeln); die Persistenz der betreffenden Knorpelscheiben muss also, um Riesenwuchs herbeizuführen, mit einer vermehrten Wachstumstendenz der Knochen kombiniert sein.

Als Ursache zu dieser paradox erscheinenden Entwicklungshemmung würde man vielleicht che=
mische Einflüsse annehmen können. — Dafür spricht die Erfahrung, dass Verabreichung von Schild=
drüsentabletten auf die Grössenzunahme des Körpers günstig einwirken kann, ebenso wie die Tatsache,
dass Kastration unter Umständen zum Hochwuchs führt, indem die Epiphysenknorpel sich auffallend
lange unverknöchert erhalten und das Wachstum so abnorm lang fortfährt. In diesem Fall nimmt man an,
dass es das Wegfallen der inneren Sekretion der Keimdrüsen ist, welches die betreffende Entwicklungs=
hemmung veranlasst.

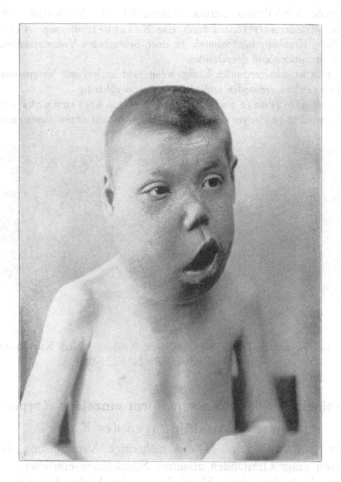

Fig. 157.

Knabe mit halbseitiger Gesichtshypertrophie. Nach einer Originalphotographie von FIBIGER.
Näheres über denselben Fall in der Berliner Klin. Wochenschr. 1896, Nr. 2.

Von Interesse ist, dass es normal grosse, ja sogar kleine Menschen gibt,
welche einmal als Kinder im Vergleich zu anderen Kindern ihres Alters wahre
Riesen waren. Solche Riesen=Kinder erreichen sehr rasch die Geschlechtsreife,
um alsdann im Wachstum stehen zu bleiben.

Diese Form des Riesenwuchses, welche wir „Frühreife" benennen, scheint bei
Knaben öfter als bei Mädchen vorzukommen.

*　　　*　　　*

Halbseitiger Riesenwuchs (Hemihypertrophie). Der Riesenwuchs kann in seltenen Fällen halbseitig sein, d. h. die eine Körperhälfte gleichmässig betreffen, während die andere Körperhälfte die für das Alter normale Grösse besitzt.

Partieller Riesenwuchs kommt namentlich am Gesicht (Fig. 157) und an den Extremitäten (Fig. 158) vor. Als Missbildung ist er natürlich nur dann zu betrachten, „wenn der Zustand entweder angeboren oder in seinen Ursachen mit Sicher= heit auf angeborene Verhältnisse zurückzuführen ist" (E. SCHWALBE, 1909).

Fast ähnliche Veränderungen können durch eine Krankheit die sog. Akromegalie, hervor= gerufen werden. Diese Krankheit führt nämlich zu einer bedeutenden Volumvermehrung, namentlich der distalen Teile der Extremitäten und des Gesichts.

Die Akromegalie ist ausserordentlich häufig, wenn nicht immer, mit Vergrösserung oder Krankheit der Hypophysis cerebri verbunden und vielleicht davon abhängig.

Die Differentialdiagnose zwischen partiellem Riesenwuchs und Akromegalie kann unter Umständen um so schwieriger sein, als sich Akromegalie mit echten Riesenwuchs kombinieren kann.

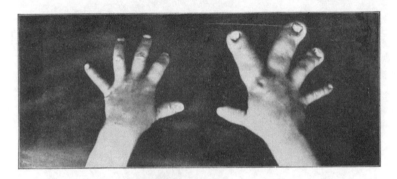

Fig. 158.

Partieller Riesenwuchs der rechten Hand eines 5jährigen Knabens. Nach KLAUSSNER: Über Missb. d. menschl. Gliedmassen. N. F. (1905).

Missbildungen der äusseren Form einzelner Körperteile.

Äussere Missbildungen des Kopfes.

Abnorme Schädelform. Durch frühzeitige Verwachsung der Knochen des Schädeldaches kann unter Umständen abnorme Schädelform entstehen.

So entsteht durch frühzeitige Verwachsung der beiden Stirnbeine mit folgendem mangelhaftem Breitenwachstum der Stirn eine (von oben gesehen) nach vorn zugespitzte, eiförmige Schädelform (Trigonocephalie oder Oocephalie).

Durch frühzeitige Verwachsung der beiden Parietalbeine soll das Schädeldach kahn= förmig, d. h. abnorm lang und schmal werden können (Fig. 159). Nach G. BACKMAN (1907, 1908) kann indessen Kahnköpfigkeit (Scaphocephalie) auch ohne jede Synostose der Sutura sagittalis vorkommen, und andererseits kann frühzeitige Synostose dieser Sutur vorhanden sein, ohne Scaphocephalie zu verursachen.

Als primäre Ursache der schon intrauterin entstehenden Scaphocephalie nimmt BACKMAN die hereditäre Syphilis an. Sekundär wird dann, nach demselben Autor, der schon verunstaltete Kopf durch den Geburtsmechanismus noch mehr deformiert, und zwar verschieden je nach der verschiedenen Geburtslage.

Die hierbei erworbenen Deformitäten des Schädels werden um so grösser, weil die Schädelknochen durch den pathologischen Prozess vermehrte Plastizität besitzen, und sie können das ganze Leben hindurch mehr oder weniger deutlich persistieren.

Die Scaphocephalie ist nicht selten mit Bathrycephalie (Treppenkopf) und Clinocephalie (Sattelkopf) kombiniert. Beide entsprechen Kopfdeformitäten, welche bei gewissen Geburtslagen entstehen und dann unter Umständen fortdauern können. Die gewöhnlichste Ursache der Clinocephalie ist aber nach G. Backman in einer hemmenden, einschnürenden Wirkung der Arteria meningea media während der postfetalen Wachstumsperiode zu suchen. Die Bathrycephalie entsteht dagegen nur in Ausnahmefällen postfetal und dann wohl durch Zug der Nackenmuskeln an einem abnorm nachgiebigen Cranium.

Abnorme Schädelgrösse. Der Schädel kann entweder allzu klein oder allzu gross werden. Im ersten Falle sprechen wir von Mikrocephalie, im zweiten Falle von Makrocephalie.

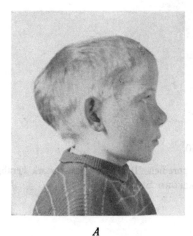 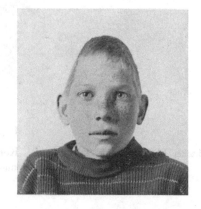

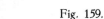

A *B*

Fig. 159.

Knabe mit Scaphocephalie. *A* von rechts, *B* von vorn. Nach Backman: Anat. Hefte, Bd. 37.

Bei der Mikrocephalie, Kleinköpfigkeit, ist die abnorme Kleinheit des Schädels eine Folge von mangelhafter Entwicklung des Gehirns (Fig. 160 u. 161).

Die Makrocephalie, Grossköpfigkeit, wird durch abnorm reiche Ansammlung von Flüssigkeit in den Gehirnventrikeln (oder zwischen den Gehirnhäuten) hervorgerufen. Die Makrocephalie wird daher meistens Hydrocephalie benannt (Fig. 162).

Die Hydrocephalie kann entweder in verschiedenen Perioden des Embryonal= lebens oder erst im Kindesalter (meist wohl infolge von Rhachitis) entstehen. Durch den Druck von der Ventrikelflüssigkeit erleidet die Gehirnsubstanz der Hydrocephalen eine mehr oder weniger weitgehende Atrophie. Der Hydrocephalus wird daher immer mehr oder weniger intelligenzlos. „Grosser Kopf, kleines Wissen", sagt auch ein schwedisches Sprichwort.

Defektbildungen im Schädeldach. Man glaubte früher, dass unter Umständen bei der embryonalen Hydrocephalie der Kopf intrauterin platzen, d. h. von der Ventrikel= flüssigkeit gesprengt werden könnte. Auf diese Weise glaubte man solche Missbildungen erklären zu können, bei welchen grössere oder kleinere Partien des Schädeldaches defekt waren: Acranie (Fehlen des ganzen Schädeldaches), Hemicranie (grosse Defektbildung im knöchernen Schädeldach) und Encephalocele (kleine Defektbildung im knöchernen Schädeldach mit Hirnbruch kombiniert).

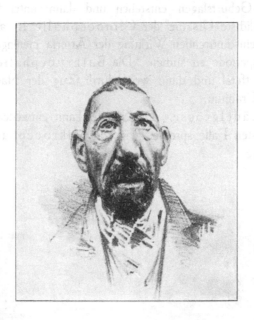

Fig. 160.

Erwachsener Mikrocephalus (60 Jahre alt. Konnte sprechen, Intelligenz sonst stark herabgesetzt.)
Nach CUNNINGHAM und TELFORD SMITH (1895).

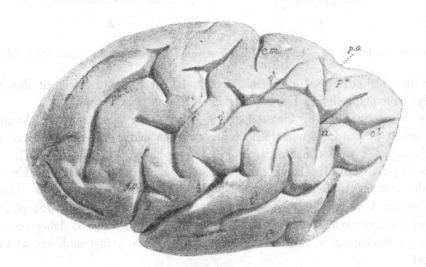

Fig. 161.

Grosshirn desselben in natürlicher Grösse (von links). Nach CUNNINGHAM und TELFORD
SMITH (1895).

Aller Wahrscheinlichkeit nach entstehen aber diese Defektbildungen nicht durch sekundäres Platzen des schon gebildeten Schädeldaches, sondern durch mangelhafte Schliessung des Gehirnrohres. Sie stellen also primäre Hemmungsmissbildungen dar.

In einigen Fällen ist die nächste Ursache dieser Hemmungsbildungen in Amnion= abnormitäten (abnormer Enge des Amnions während der 3. Embryonalwoche, amniotischen Fäden etc.) zu suchen. In anderen Fällen ist wohl aber die mangel= hafte Schliessung eine primäre Erscheinung, die auf abnorme Geschlechtszellen zurück= zuführen ist.

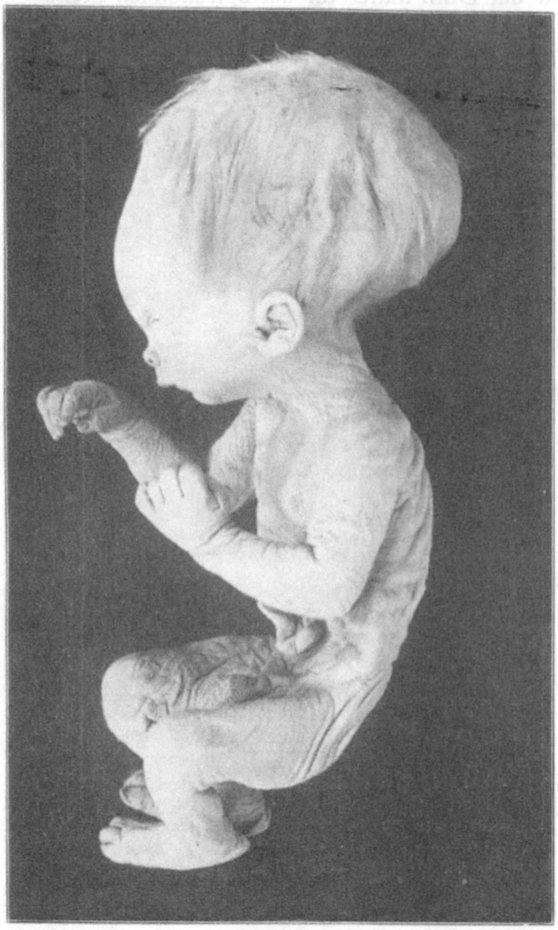

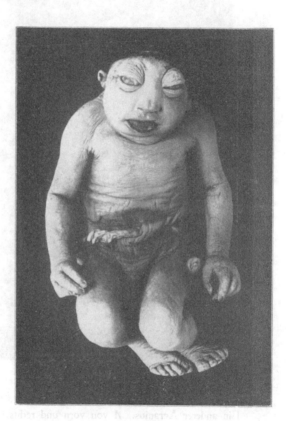

Fig. 162.

Geburtsreifer Makrocephalus. (Museum ana=
tomicum, Lund.)

Fig. 163.

Acranius von vorne. (Museum anatomicum,
Lund.)

Wenn die Schliessung des Gehirnrohres vollständig ausbleibt, so entwickelt sich die Gehirnanlage gewöhnlich nicht. In solchen Fällen fehlen also sowohl Schädeldach (Acranie) wie Gehirn (Acephalie). Die betreffenden Individuen bekommen ein charakteristisches, froschähnliches Aussehen (Fig. 163 u. 164), hierzu trägt auch der ge= wöhnlich vorhandene Exophthalmus (Hervortreten der Augen aus den Orbitalhöhlen) bei.

In anderen Fällen von Acranie können mehr oder weniger bedeutende, freiliegende Gehirnrudimente erkannt werden.

Wenn das Gehirnrohr sich grösstenteils schliesst, der obere Neuroporus aber offen bleibt, so fehlt vom Schädeldach gewöhnlich nur die Schuppe des Hinterhauptbeins. In solchen Fällen sprechen wir von Hemicranie mit Exencephalie.

Die Acranii und Hemicranii sind extrauterin nicht lebensfähig.

Wenn das Gehirnrohr sich schliesst, seine epitheliale Verbindung mit dem Ektoderm aber an irgend welcher Stelle abnorm lange Zeit persistiert, so können sich wahrscheinlich die Anlagen des knöchernen Schädeldaches und der Dura mater an der betreffenden Stelle

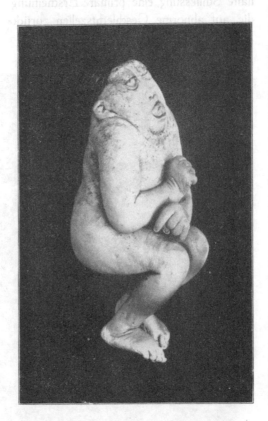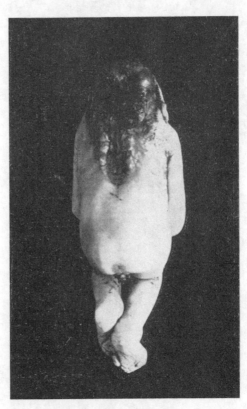

A   B

Fig. 164.

Ein anderer Acranius. *A* von vorn und rechts, *B* derselbe von hinten. (Museum anatomicum, Lund.)

nicht normal entwickeln. Auf diese Weise kann, glaube ich, unter Umständen subcutan im knöchernen Schädeldach ein gewöhnlich kleines, rundes Loch entstehen, wodurch sekundär eine mehr oder weniger grosse Partie der weichen Gehirnhäute (Meningocele) und des Gehirns (Encephalocele) hervorbuchten können.

In anderen Fällen ist wohl diese subcutane Defektbildung des Schädeldaches auf primäre Abnormitäten des Mesoderms zurückzuführen.

Der angeborene Hirnbruch (Encephalocele congenita) hat zwei Favoritstellen: 1. in der Mittellinie des Hinterhauptbeins. Hier bilden die Hirnbrüche oft grosse, gestielte Tumoren, über welche die äussere Haut verdünnt und haarlos zu sein pflegt (Fig. 165). Solche Hirnbrüche platzen leicht und führen gewöhnlich zum Tode;

2. am Übergang des Schädeldaches in das Gesicht (an der Nasenwurzel, im inneren oder äusseren Augenwinkel etc.). Diese vorderen Hirnbrüche (Fig. 166) zeigen weniger Tendenz zum Wachsen; sie sind gewöhnlich ungestielt und von ver= dickter, rötlicher Haut bedeckt. Solche Hirnbrüche brauchen das extrauterine Leben nicht zu beeinträchtigen.

Charakteristisch für die Hirnbrüche sind (abgesehen von der Lokalisation derselben):

1. die kongenitale Herkunft,
2. die rundliche Knochenöffnung und
3. die Möglichkeit der Reposition der im Tumor enthaltenen Flüssigkeit.

Der traumatische Hirnbruch, der allerdings schon bei der Geburt als Folge einer Zangen= anlegung entstehen kann, bevorzugt die lateralen Partien des Schädeldaches; die Knochenöffnung hat die Gestalt einer länglichen Frakturstelle.

Die Dermoidcysten des Schädel= daches haben ihre Prädilektionsstelle im Bereich der Fontanellen und speziell der vorderen Fontanelle. Sie gestatten ausserdem keine Reposition ihres Inhaltes.

Dasselbe ist mit den Cephalhäma= tomen (Kopfblutgeschwülsten) der Fall. Diese bestehen aus Blutergüssen zwischen dem Periost und einem Schädeldachknochen (gewöhnlich einem Scheitelbein und zwar öfter dem rechten). Sie entstehen, wenn beim Partus (während des Durchtrittes des Kopfes) so starke Verschiebungen der Weichteile des Schädeldaches stattfinden, dass Gefässe, welche vom Periost zum Knochen gehen, zerreissen. Das ergossene Blut hebt dann das Periost vom Knochen ab und bildet eine fluktuierende

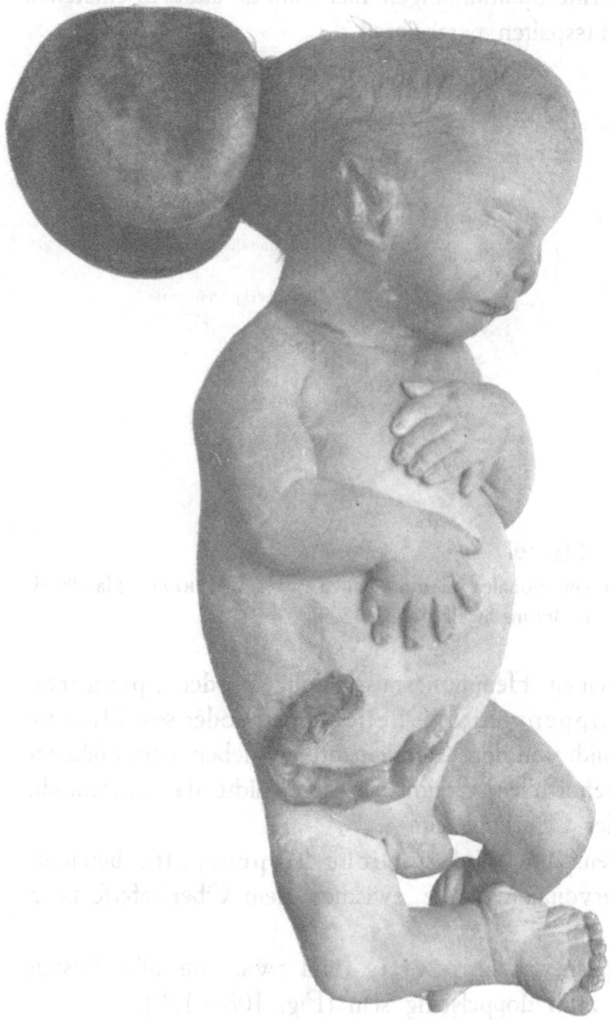

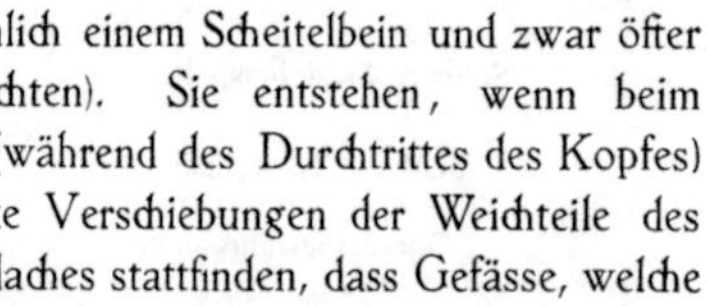

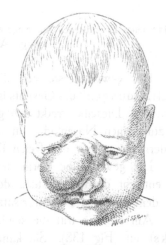

Fig. 166.
Kind mit kleinerem, vorderem Hirnbruch. Nach Kirmisson: [Lehrb. der chir. [Krankh. angeborenen Ursprungs. Deutsch v. Deutsch-laender, Stuttgart 1899.

Fig. 165.
Kind mit grossem hinteren Hirnbruch und anderen Miss= bildungen. (Museum anatomicum, Lund.) Geschenk des Herrn Dr. med. Anders Hansson, Simrishamn.

14*

Hervorragung, die sich in den nächsten Tagen nach der Geburt vergrössert und erst nach mehreren Wochen vollständig zurückbildet.

Von der gewöhnlich beim Partus entstehenden Kopfgeschwulst (Caput succedaneum), die durch blutig=seröse Durchtränkung der Haut und des lockeren subaponeurotischen Bindegewebes des vorliegenden Kopfteils entsteht, ist die Kopfblutgeschwulst leicht zu unterscheiden. Die gewöhnliche Kopf=geschwulst vergrössert sich nämlich nicht nach der Geburt, sondern schwindet nach 24 Stunden fast völlig. Ausserdem ist sie teigig weich und verbreitet sich diffus auch über die Knochengrenzen hinweg, während die Kopfblutgeschwulst nie die Nahtlinien überschreitet.

Missbildungen des Gesichts.

Spaltbildungen. Wenn wir in Betracht ziehen, dass das Gesicht von mehreren, ursprünglich durch Spalten getrennten Fortsätzen gebildet wird (vgl. Fig. 167 u. 88, S. 140), so ist es leicht zu verstehen, dass abnorme Spaltbildungen hier einfach dadurch entstehen können, dass diese embryonalen Gesichtsspalten persistieren.

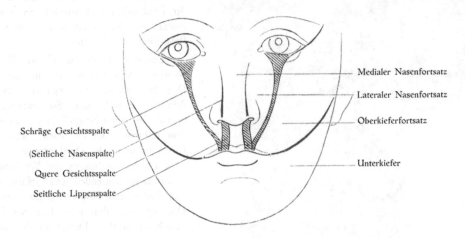

Fig. 167.

Gesicht eines Erwachsenen mit eingezeichneten embryonalen Gesichtsspalten.   Nach Merkel: Handb. d. topogr. Anat. Bd. I, Braunschweig 1885—1890.

Der gewöhnlichste von diesen reinen Hemmungsmissbildungen oder „primären Spaltbildungen" des Gesichts ist die Lippenspalte (Cheiloschisis) oder sog. Hasen=scharte. Dieselbe streckt sich gewöhnlich von dem Oberlippenrande neben dem Philtrum bis zum einen Nasenloch. In selteneren Fällen erreicht sie aber nicht das Nasenloch, sondern nimmt nur den freien Rand der Oberlippe ein.

Die gewöhnliche Form der Lippenspalte wird seitliche Lippenspalte benannt. Sie entsteht durch Persistenz der embryonalen Spalte zwischen dem Oberkieferfortsatz und dem mittleren Nasenfortsatz.

Am öftesten tritt die seitliche Lippenspalte einseitig (und zwar am alleröftesten links) auf (Fig. 138). Sie kann aber auch doppelseitig sein (Fig. 168—170).

Gewöhnlich ist sie auf die Oberlippe beschränkt (Fig. 168). Sie kann sich aber auch in die Tiefe fortsetzen und den Zwischenkiefer von dem eigentlichen Oberkiefer der betreffenden Seite trennen (Lippenkieferspalte, Cheilo=Gnathoschisis); und diese Missbildung kombiniert sich nicht selten mit Gaumenspalte (Lippenkiefer=

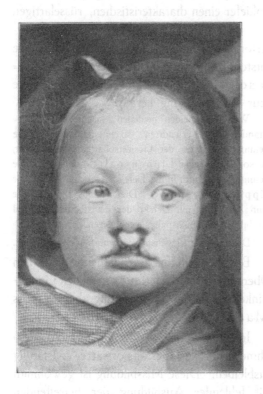

Fig. 168.   Fig. 170.

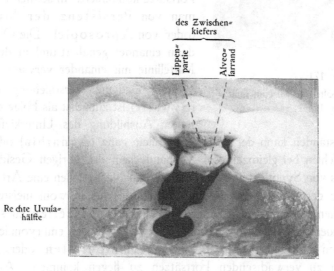

Fig. 169.

Fig. 168—170.

Doppelseitige Lippenspalte. Fig. 168. Ohne Komplikationen. Fig. 169. Mit Kiefer=Gaumenspalten.
Fig. 170. Mit Kiefer=Gaumenspalten und rechtsseitig persistierende Tränennasenfurche kombiniert.
Nach Originalphotographien von Fibiger und Hansen.

gaumenspalte, Cheilo=Gnatho=Uranoschisis). Wenn diese letztgenannte Miss=
bildung doppelseitig auftritt, bildet der Zwischenkiefer einen charakteristischen, rüsselartigen
Vorsprung (Fig. 169 u. 170).

Wenn die Verwachsung des Oberkieferfortsatzes sowohl mit dem medialen wie
mit dem lateralen Nasenfortsatz ausbleibt, entsteht die sog. primäre schräge Ge=
sichtsspalte (Cheilo=Gnatho=Prosoposchisis). In diesem Falle setzt sich die
Lippenkieferspalte von der Mundöffnung bis zur Augenöffnung herauf.

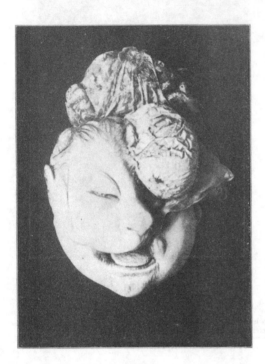

Fig. 171.
Amniotische Gesichtsspalten. (Museum anato=
micum, Lund.)

Wenn die beiden medialen Nasenfortsätze mit=
einander nicht verwachsen, so entsteht, wenn die
Hemmung nur an der Gesichtsoberfläche stattfindet,
die sog. mediane Lippenspalte, und wenn die
Hemmung sich auch in die Tiefe fortsetzt, die mediane
Lippenkieferspalte. Die mediane Lippenspalte
kann sich auch mit Defekt des Zwischenkiefers und
mit breiter Gaumenspalte kombinieren.

Die mediane Lippenspalte kommt nur selten vor.

Bei mangelhafter Verwachsung zwischen
Ober= und Unterkieferfortsatz (an den Lippen=
winkeln) wird die Mundöffnung abnorm gross
(Makrostomia, Fissura buccalis).

In sehr seltenen Fällen kann die Ver=
schmelzung aller Gesichtsfortsätze vollständig
ausbleiben. Diese Missbildung ist gewöhnlich
mit fehlender Ausbildung der betreffenden
Fortsätze kombiniert. In solchen Fällen spricht
man von Persistenz der Mundbucht
(oder von Aprosopie). Die Ohren pflegen
dann einander genähert und in der ventralen
Mittellinie mit einander verwachsen zu sein.

Die mediane Verschiebung der Ohren
(Synotie) ist zunächst als Folge der mangel=
haften Ausbildung des Unterkiefers zu be=
trachten. Unter Umständen kann der Unterkiefer allein ganz (Agnathia) oder teilweise
(Mikrognathia) fehlen bei gleichzeitigem Vorhandensein der übrigen Gesichtsfortsätze.
Die Agnatie ist stets von Synotie begleitet. Mund und Nase stellen eine Art Rüssel dar.

Die Ursache der primären Spaltbildungen des Gesichts ist wohl meistens in einer
abnormen, oft erblichen Anlage der betreffenden Geschlechtszellen zu suchen.

Unter Umständen kann aber die normale Verwachsung der embryonalen Gesichts=
spalten vom Amnion verhindert werden, indem Amnionfalten oder Amnion=
fäden zwischen den zu verwachsenden Fortsätzen zu liegen kommen. Auch können
Ziehungen von Amnionfäden, welche ausserhalb der embryonalen Gesichtsspalten fixiert
sind, zu einem Offenbleiben dieser Spalten Anlass geben (Fig. 171).

Solche Amnionfäden können aber auch sekundäre Gesichtsspalten her=
vorrufen, d. h. solche Spalten, deren Lage mit derjenigen der embryonalen Gesichtsspalten
(Fig. 172 B) gar nicht zusammenfällt (Fig. 171 rechts).

Diese sekundären Spaltbildungen können das Gesicht in ganz regelloser Weise durchschneiden. Am häufigsten ist die schräge, sekundäre Gesichtsspalte (Prosoposchisis lateralis obliqua), welche von einem Mundwinkel nach aufwärts durch die Wange hindurch zum Auge (oder zur Stirn lateralwärts vom Auge) zieht.

Weniger gewöhnlich ist die mediane, sekundäre Gesichtsspalte, welche die mediane Lippen= spalte nach oben fortsetzt und die Nase mehr oder weniger vollständig spaltet („Doppelnase").

Die sekundären Spaltbildungen sind oft gross, sie können aber auch klein sein und sich z. B. auf ein Augenlid (Augenlidkolobom) beschränken. Nicht selten sind sie mit primären Gesichtsspalten kombiniert.

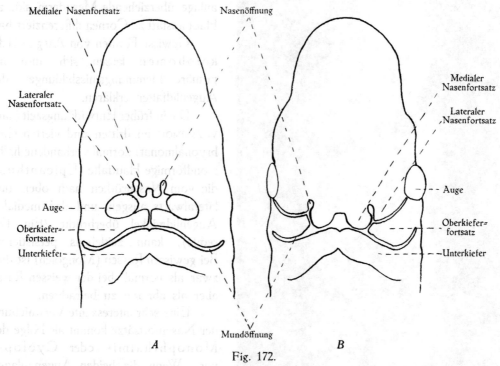

Fig. 172.

Schemata, die Entstehung der normalen Nase (*A*) und der Cyclopennase (*B*) zeigend.

Als ein Gegensatz zu den primären Gesichtsspalten sind die abnorm weit gehenden Verwachsungen der Gesichtsfortsätze zu erwähnen.

So kann z. B. die Verwachsung der Ober= und Unterkieferfortsätze so weit medial= wärts fortschreiten, dass die Mundöffnung abnorm klein wird (Mikrostomia), ja in seltenen Fällen kann sogar eine totale Verwachsung der Ober= und Unterlippe statt= finden (Astomia). Dieses Fehlen der Mundspalte ist oft mit Cyclopie kombiniert.

Wenn die mittlere Partie der Unterlippe mit dem mittleren Stirn=Nasenfortsatz ver= wächst, entstehen zwei Mundöffnungen (Distomia).

Die epitheliale Verklebung der Augenlidränder kann abnorm lange per= sistieren und scheint sogar in bindegewebige Verbindung der Lidränder übergehen zu können. Dieser Prozess kann zu vollständigem Fehlen der Lidspalte (Krypt= ophthalmus) führen, in weniger ausgesprochenen Fällen führt er aber nur zu ab= normer Engigkeit der Lidspalte (Ankyloblepharon). Diese Missbildung ist oft mit abnormer Kleinheit (Mikrophthalmia) oder mit vollständigem Fehlen (Anophthalmia) der Augen kombiniert. In diesen Fällen ist es wohl aber anzunehmen, dass die abnorme Engigkeit der Lidspalte primär ist, und zwar dadurch entstanden, dass die Lider von Anfang an abnorm klein angelegt worden sind.

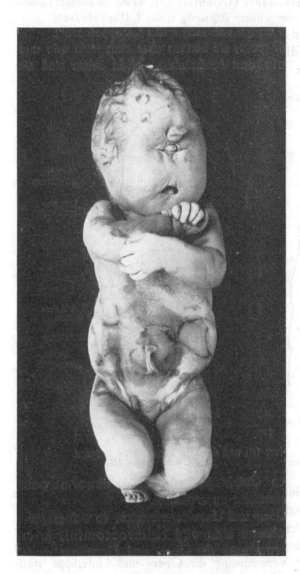

Fig. 173.
Menschlicher Cyclops, fast geburtsreif. (Museum anatomicum, Lund.)

Fehlt bei Kryptophthalmus auch der Konjunktivalsack, so ist es mit MANZ und v. HIPPEL (1909) anzunehmen, dass die Lidbildung ganz ausgeblieben ist und dass das die Augenanlage überziehende Mesoderm sich zu Haut anstatt zu Cornea differenziert hat.

Gewisse Formen von Augenlidkolobomen lassen sich auch als primäre Hemmungsmissbildungen der Augenlidfalten erklären.

Die in früher Entwicklungszeit (nach v. AMMON im dritten und vierten Embryonalmonat) normal vorhandene halbmondförmige Hautfalte (Epicanthus), die vom Nasenrücken nach oben und lateralwärts ausgeht und den medialen Augenlidwinkel überbrückt (Fig. 171 rechts), kann zeitlebens persistieren. Bei gewissen Rassen (Mongolen) ist dies zwar als normal, bei der weissen Rasse aber als abnorm zu betrachten.

Eine sehr interessante Verschiebung der Nasenfortsätze kommt als Folge der Monophthalmie oder Cyclopie vor. Wenn die beiden Augenanlagen einander näher rücken, um in der Medianebene mit einander mehr oder weniger vollständig zu verschmelzen, werden gleichzeitig alle die Nasenfortsätze nach oben verschoben, so dass sie oberhalb der Augenanlage zu sitzen kommen (Fig. 172). Hier verwachsen sie mit einander zu einer rüsselförmigen, unter Umständen penisähnlichen Nase (Fig. 173 u. 175). Indem die Oberkieferfortsätze in der Medianebene mit einander verwachsen, wird die Oberlippe trotzdem ohne Spalte (vgl. Fig. 172 A u. Fig. 173).

Zwischen dem Vorhandensein zweier abnorm nahe bei einander gelegenen Augen und einem scheinbar normalen einfachen Auge kommen alle Übergänge (Fig. 174—176) vor. Im ersten Falle hat die Nase ihre normale Lage, besitzt aber nur eine einfache, enge Höhle.

Aber schon ehe es zu einer Verschmelzung der beiden Augenanlagen kommt (z. B. wenn die Augen=
höhlen miteinander verschmolzen, die beiden Augen aber noch getrennt sind) beginnt die Verschiebung der
Nasenfortsätze nach oben und also die Bildung der oben erwähnten Rüsselnase (Fig. 174).

Die Lidspalte der eigentlichen Cyclopen ist gewöhnlich r h o m b i s c h und zeigt also
eine Zusammensetzung aus vier Lidern an (Fig. 175).

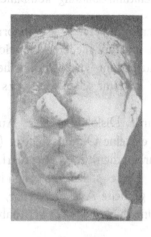

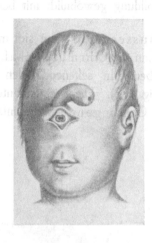

Fig. 174.   Fig. 175.

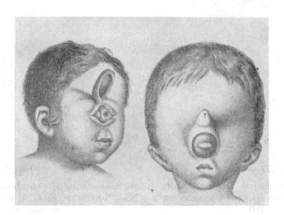

A   B
Fig. 176.

Fig. 174--176.
Köpfe menschlicher Cyclopen. Fig. 174. Mit scheinbar zwei geschlossenen Augen, aus SCHATZ (1901).
Fig. 175 u. 176. Mit offener, einfacher Augenspalte. Nach VROLIK aus SCHATZ: Die griech. Götter und
die menschl. Missgeburten (1901).

Wenn das Cyclopenauge tatsächlich durch s e k u n d ä r e Verwachsung von zwei ursprünglich
getrennten Augenblasen entsteht (was v. HIPPEL [1909] noch für das Cyclopenauge des Cephalothoraco=
pagus monosymmetros annimmt), so wäre wohl abnorme Enge des Amnions als nächste Ursache dieser
Missbildung zu betrachten.

In neuerer Zeit sucht man aber die Ursache der Cyclopie lieber in A n o m a l i e n
d e s K e i m e s (des Eies bezw. des Spermiums) und nimmt an, dass das mehr oder

weniger doppelte Cyclopenauge aus einer von Anfang an gemeinsamen Anlage entsteht. Dasselbe ist also wahrscheinlich nicht durch Verschmelzung in relativ späten Embryonalstadien entstanden, sondern durch primären Defekt der zwischen den Augenblasenanlagen liegenden Medullarplattenpartie (FISCHEL, SPEMANN).

Die Cyclopen sind im allgemeinen nicht lebensfähig, weil die betreffende Augenmissbildung gewöhnlich mit beträchtlicher Gehirnmissbildung kombiniert ist.

Das äussere Ohr kann sich mangelhaft oder in anderer Weise abnorm entwickeln.

So kann die Ohrmuschel abnorm klein und auf niederen Entwicklungsstadien stehen bleiben. In seltenen Fällen kann die Ausbildung der Ohrmuschel vollständig fehlen (Fig. 177). Die letztgenannte Missbildung ist nicht selten mit Verschluss des äusseren Gehörganges kombiniert.

Durch Dislokation der Aurikularhöcker können einzelne Ohrmuschelteile (meist Tragus und Ohrläppchen) sog. Aurikularanhänge bilden. Diese stellen gewöhnlich mehr oder weniger gestielte Auswüchse dar, die in ihrem Innern einen harten Knorpelkern haben (Fig. 178).

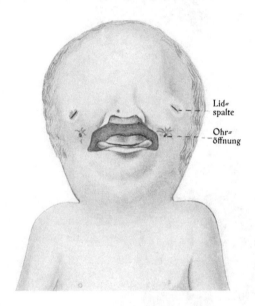

Lid=
spalte

Ohr=
öffnung

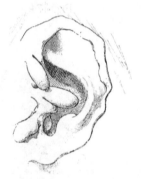

Fig. 177.

Monstrum humanum microprosopum (fast geburtsreif).
Nach OTTO: Monstrorum sexcentorum descriptio anatomica.
Vratislaviae 1841.

Fig. 178.

Auricularanhänge (Fibrochondrome) bei einem Neugeborenen.
Nach KIRMISSON: Lehrb. d. chir. Krankh. angeborenen Ur=
sprungs. Stuttgart 1899.

Wenn die erste Kiemenfurche sich vollständig schliesst, verschwindet die Anlage des äusseren Gehörganges. Wenn sie sich umgekehrt abnorm wenig schliesst, können sog. Ohrfisteln entstehen (Fig. 179 *AF, AF¹*). Dieselben öffnen sich gewöhnlich vor dem Rande des Helix oder vor dem Ohrläppchen (MARCHAND).

Dermoidcysten können an allen solchen Stellen vorkommen, wo sekundäre Verwachsungen von ektodermalen Falten und Fortsätzen physiologisch stattfinden. Das die mit einander verwachsenden Ränder bekleidende Epithel, das normalerweise zu= grunde geht, kann nämlich stellenweise persistieren. Solche Epithelmassen werden dann in der Tiefe der Gewebe abgekapselt und können sich hier später (oft erst zur Pubertäts= zeit) zu Cysten weiter entwickeln. Da die Wand solcher Cysten den Charakter der äusseren Haut in vielen Beziehungen behält (indem sie Pflasterepithel, Hautdrüsen und Haare besitzen kann), hat man sie Dermoide genannt. Sie schliessen einen öl= oder honigartigen Inhalt ein.

Im Gesicht treten die Dermoidcysten am häufigsten in der Augenbrauengegend auf.

Äussere Missbildungen des Halses.

Ähnliche Fistelbildungen, sog. „branchiogene" Fisteln oder Kiemenfurchen= fisteln, können auch am Halsgebiete auftreten. Sie entstehen dadurch, dass der Sinus cervicalis (vgl. oben S. 136) oder die Kiemenfurchen stellenweise persistieren (Heusinger, 1864).

Die äusseren Mündungen dieser Halsfisteln (welche oft ausgesprochen erblich sind) liegen gewöhnlich dicht oberhalb des Sternoclaviculargelenkes, sie können aber auch höher gelegen sein und zwar am vorderen Rand des M. sternocleidomastoideus (Fig. 179).

Von der oft sehr kleinen Mündung kann man den (oft Schleim oder Eiter produzierenden) Fistelgang sondieren, der schief nach oben oft bis zur Seitenwand des Pharynx geht und gewöhnlich blind endigt. In seltenen Fällen besitzt aber der Fistelgang auch eine innere Mündung, die solchenfalls konstant hinter der Tonsille liegt und wohl von der 2. Kiemen= spalte stammt.

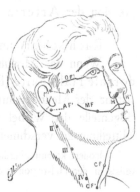

Fig. 179.

Lage der angeborenen Ohr= und Halsfisteln. Schema von Bland Sutton aus Kirmisson: Lehrb. d. chir. Krankh. angeb. Ursprungs. Stuttgart 1899. *AF, AF¹* Lage der angeborenen Ohrfisteln. *I, II, III, IV* Hautöffnungen der Kie= menfisteln. (*I* ist der Meatus aud. ext.) *CF, CF¹* Mündungs= stellen der angeborenen Hals= fisteln. *OF* Orbitalspalte. *MF* Intermandibularfissur. *H, H¹* Stellen der gewöhnlichen Hasenscharte.

Durch unvollkommenen Verschluss der Cervicalbucht können im unteren Halsgebiet grössere oder kleinere mediane Halsfisteln entstehen.

Gewöhnlich liegt aber nur die Mündung median, die eigentliche Fistel verläuft schief lateralwärts und nach oben bis zur Tonsillengegend.

Wahre mediane Halsfisteln findet man dagegen in der Regio thyreohyoidea. Diese stammen aber nicht von Kiemen= furchen, sondern von Resten des Ductus thyreoglossus her.

Gewöhnlich entstehen sie dadurch, dass aus dem betreffenden Gangrest zunächst eine Schleim enthaltende Retentionscyste entsteht, die sich erst spät (oft erst zur Pubertätszeit) nach aussen öffnet.

Auch die Kiemenfurchen können als Ausgangspunkt von Cysten dienen. Diese sind aber nicht Schleimcysten, sondern Dermoidcysten.

Die Halsdermoide sind mit den Halsfisteln nahe verwandt und können an den= selben Stellen wie diese auftreten.

Ausser Schleimcysten und Dermoidcysten kommen am Halse auch angeborene seröse Cysten vor. Diese treten am häufigsten in der Submaxillargegend (weniger oft in der Nackengegend) auf und können, wenn sie multiloculär sind, eine beträchtliche Grösse erreichen, so dass sie zuletzt die ganze Halsseite verunstalten.

Die Entstehung dieser serösen Cysten ist noch unklar. Wahrscheinlich leiten sie ihren Ursprung von dem Lympfgefässsystem her.

An denselben Stellen wie die branchiogenen Fisteln und Cysten kommen unter Umständen auch sog. branchiogene Geschwülste (Fibrochondrome, Karzinome) vor.

Torticollis. Der sog. „angeborene" muskuläre Schiefhals entsteht gewöhnlich erst nach der Geburt und zwar als Folge einer während der Entbindung erfolgten Zerreissung des einen Musculus sternocleidomastoideus.

Die Zerreissung veranlasst einen Bluterguss (Hämatom), der später resorbiert wird, und der gerissene Muskel wird durch Bindegewebe geheilt. Wie jedes Narbengewebe sich aber später retrahiert, so kommt auch hier eine sekundäre Schrumpfung vor, die den Muskel verkürzt und so zum Schiefhalse führt.

Von grossem Interesse ist nun, dass der Schiefhals, wenn er nicht durch chirurgische Eingriffe korrigiert wird, zu einer Asymmetrie des ganzen Kopfes führt.

Diejenige Kopfhälfte, welche der kranken Halsseite entspricht, bleibt nämlich in der weiteren Entwicklung etwas zurück, was BROCA durch die Biegung und partielle Kompression der Arteria carotis der betreffenden Seite zu erklären gesucht hat.

Rachischisis und Spina bifida der Halsregion.

Wenn das Medullarrohr sich in der Halsregion nicht schliesst, entsteht eine offene, dorsale Halsspalte (Rachischisis). Durch die Persistenz der Medullarrinne werden die paarig angelegten Bogenteile der Wirbel verhindert, miteinander in der Mittellinie zu verschmelzen.

Isoliert kommt allerdings, so viel wir wissen, die Rachischisis in der Halsregion nicht vor, sondern nur in Verbindung

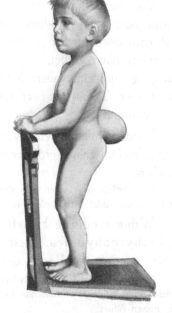

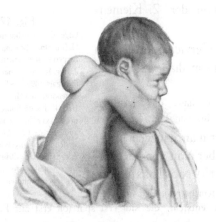

Fig. 180.   Fig. 181.
Fig. 180 und 181.
Spina bifida subcutanea. Fig. 180. Der Halswirbelsäule. Fig. 181. Der Lendenwirbelsäule.
Nach SULTAN: Spezielle Chirurgie, Bd. I. München 1907.

mit Cranioschisis (Acranie oder Hemicranie, vgl. Fig. 164 B, S. 210) oder, wenn die ganze Medullarrinne offen geblieben ist, mit Cranio=rachischisis totalis.

In der Spalte findet man mehr oder weniger beträchtliche Reste von Rückenmarksgewebe, die unter Umständen aus der Spalte ausbuchten (Myelocele), weil sich Flüssigkeit zwischen denselben und den Wirbelkörpern angesammelt hat.

Wenn sich das Medullarrohr vollständig schliesst, folgt daraus nicht, dass später auch der Wirbelkanal sich schliessen wird. Die paarigen Anlagen der Wirbelbogen können es trotzdem unterlassen, sich mit einander zu verbinden. In solchen Fällen entsteht die sog. Spina bifida subcutanea.

Dieselbe kann äusserlich ganz unmerklich oder nur durch abnorm starke Behaarung der Haut markiert sein (Spina bifida occulta).

Öfter markiert sich aber die Spina bifida subcutanea durch eine cystische Erweiterung des Zentralkanals (Myelocystocele), der Rückenmarkshäute (Meningocele), oder beides (Myelocysto=Meningocele), so dass die sie bedeckende äussere Haut halb= kugelig ausbuchtet (Fig. 180).

In der Halsregion kommt die Spina bifida subcutanea nur selten vor.

Äussere Missbildungen des Rumpfes.

Die Spina bifida subcutanea sitzt vorzugsweise in der Regio lumbosacralis (Fig. 181). Sehr selten kommt sie in der Brustregion oder in der unteren Sacralregion vor.

Auch die offene Rückenspalte (Rachischisis) kommt nur selten am Brustabschnitt oder am Kreuzbein vor. In der Lendengegend ist sie aber gewöhnlicher, was schon Meckel (1812) damit in Verbindung gebracht hat, dass sich das Medullarrohr hier am spätesten schliesst.

Die offene Rückenspalte ist entschieden als eine Hemmungsbildung zu betrachten.

Die Ursache der mangelhaften Schliessung des Medullarrohres kann wohl unter Umständen in Amnionabnormitäten gesucht werden. In anderen Fällen liegt wohl aber die Ursache tiefer: in mangelhafter Wachstumsenergie der Medullar= rinne selbst.

Auch die Spina bifida subcutanea ist als Hemmungsbildung anzusehen. Auch hier würde man einerseits an ein mechanisches Hindernis für die dorsale Vereinigung der mesodermalen Bogenanlagen (nämlich an abnormer Persistenz der epithe= lialen Verbindung zwischen Medullarrohr und Hautektoderm) denken können, und anderer= seits an mangelhafte Wachstumsenergie des Mesoderms der betreffenden Stelle.

Zu der Wachstumshemmung an einer Stelle kommt aber leicht exzessives Wachstum an einer benachbarten Stelle. So ist die oft mit der Spina bifida subcutanea kombiniert auftretende cystische Ausweitung als eine eigenartige aktive Wachstumserscheinung zu betrachten, die „mit der Wachstumshemmung in der nächsten Nachbarschaft in inniger Beziehung steht" (Kermauner, 1909).

Brustbeinspalte (Fissura sterni).

Wenn die paarigen Knorpelanlagen des Sternums sich nur unvollständig oder gar nicht vereinigen, entsteht die Fissura sterni (partialis oder totalis). Die Haut= decke kann hierbei entweder normal entwickelt oder defekt sein. Im letzteren Falle pflegt das Herz durch die Brustbeinspalte zu prolabieren (Ectopia cordis thoracica[1]).

Unter Umständen liegt wohl die Ursache dieser Missbildung in einer Blutstauung und abnormer Vergrösserung des Herzens.

---

[1] Ausser dieser Form des Herzprolapses gibt es auch eine Ectopia cordis suprathoracica im unteren Halsgebiet (Jugulum) und eine Ectopia cordis subthoracica (im Epigastrium).

In anderen Fällen kann die Ziehung amniotischer Fäden und in wiederum anderen Fällen eine gleichzeitig vorhandene Bauchspalte für die Entstehung der Brustspalte verantwortlich gemacht werden.

Meistens liegt wohl aber die Störung schon in den Muskelplatten der betreffenden Segmente.

Der Hautdefekt ist wohl immer durch sekundäre Zerstörung (Druckatrophie) entstanden.

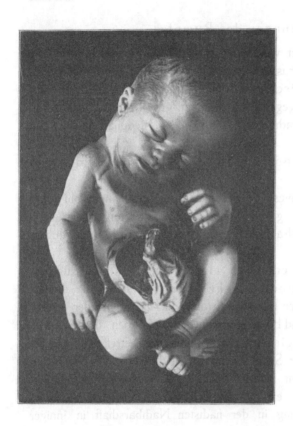
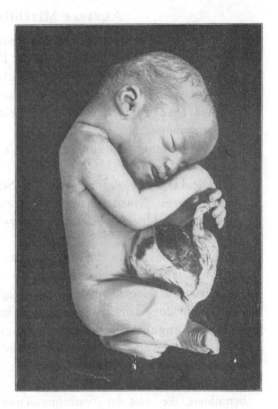

A   B

Fig. 182.

Neugeborenes Kind mit Bauchbruch. *A* von vorne, *B* von rechts. (Museum anatomicum, Lund.)

Angeborene Nabel= und Bauchbrüche.

Wenn durch mangelhafte Ausbildung des Mesoderms die vordere Bauchwand in grösserer oder kleinerer Ausdehnung abnorm dünn bleibt, so entstehen als Folge hiervon schon intrauterin grössere oder kleinere Bauchbrüche.

Schon im vierten Embryonalmonat oder noch etwas früher wird nämlich der intraabdominale Druck positiv, indem sich zu dieser Zeit die Baucheingeweide relativ stärker als die Bauchwände vergrössern.

Wenn der physiologische Nabelbruch nicht, wie normal, schon vor dieser Zeit reponiert worden ist, so persistiert er und geht also in den abnormen Nabelbruch über.

Aber auch wenn die Reposition rechtzeitig stattfand, die Bruchpforte dagegen offen bleibt, besteht die Möglichkeit, dass Darmschlingen vor oder nach der Geburt wieder in den Bruchsack gelangen können.

Der Bruchsack des einfachen Nabelschnurbruches wird nicht gross (bis etwa hühnereigross) und enthält ausschliesslich Darmschlingen (Ileumschlingen und den Anfangs= teil des Colon). Die Bruchsackwand ist sehr dünn und besteht nur aus Nabelstrangbinde= gewebe mit einer äusseren und einer inneren Endothellage.

Wenn der Nabelschnurbruch grösser ist und ausser Darmschlingen auch andere Baucheingeweide enthält (Fig. 182), so nennen wir ihn Bauchbruch oder Bauch= spalte (Fissura abdominis). Wie beim einfachen Nabelbruch setzt sich aber der Bruchsack in den Nabelstrang fort und die Bruchsackwand ist ähnlich wie bei jener gebaut. Die Öffnung in der Bauchwand, wo der Bruchsack in dieselbe übergeht, ist aber grösser (bis etwa handtellergross). Diese Defekt=
bildung kann eine mediane Lage einnehmen. Gewöhnlich ist aber die eine Seite stärker beteiligt, so dass der Bauchbruch schief sitzt. Als Folge hiervon ist dann die Wirbelsäule skoliotisch und zwar mit der Konvexität gegen die am meisten defekte Seite. An dieser Seite hat gewöhnlich die Art. um= bilicalis atrophiert.

Die Fissura abdominis kann sich einer= seits mit Fissura thoracis und andererseits mit Fissura pelvis, vesicae et ilei kompli= zieren.

Der hochgradigste Bauchbruch wird „Eventration" genannt. Diese Missbildung wird dadurch charakterisiert, dass der Bruch selbst sozusagen einen kurzen, dicken Nabelstrang darstellt und

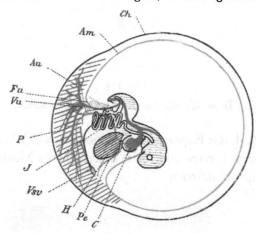

Fig. 183.

Schematische Darstellung einer Eventration (nach RISCHPLER).
Aus E. SCHWALBE: Morphologie d. Missb. Bd. III, I.
Am Amnion; *Au* Arteria umbilicalis; *C* Herz; *Ch* Chorion; *H* Leber; *J* Darm; *P* Placenta (Chorion frondosum); *Vsv* Dotterblase; *Vu* Vena umbilicalis.

dass also ein gewöhnlicher, dünner Nabelstrang vollständig fehlt (Fig. 183). Die Bauch= eingeweide liegen im Exocölom „in direkter Berührung mit dem Chorion der Placenta" (KERMAUNER, 1909).

Die Genese der Bauchspalten ist auf Wachstumsstörungen der Urwirbel einer gewissen Höhe zurückzuführen. Diese Störungen stellen wohl meistens Hem= mungen dar, d. h. „Verzögerungen des Breitenwachstums der Urwirbel" (KERMAUNER, 1909). In zweiter Linie kommen aber auch Änderungen der Wachstums= richtung vor.

Wenn von der Area embryonalis jederseits nur das Entoderm (mit der Splanchnopleura) ventral= wärts zu einem Rohr umbiegt, das Ektoderm (mit der Somatopleura) dagegen platt bleibt oder sogar dorsal= wärts umbiegt, so werden natürlich Hautnabel= und Nabelstrangbildung verhindert. Im letztgenannten Falle kann der Leib wie vollkommn umgestülpt erscheinen (sog. Schizosoma reflexum)[1].

---

[1] Diese Missbildung kommt hauptsächlich beim Rinde vor, ist aber neuerdings auch beim Menschen beschrieben worden (KNOOP, 1903).

Nicht selten sind die grösseren Nabel= und Bauchbrüche mit Blasenspalte kom=
biniert. Dieselbe entsteht dadurch, dass die ursprünglich bis zum Nabel hinaufreichende
Kloakenmembran in ihrer oberen Partie nicht von Mesoderm durchwachsen wird, sondern
hier epithelial bleibt und zuletzt berstet. Hierbei entsteht eine infraumbilikale Bauch=
spalte, wodurch die Schleimhautfläche der Blase herausbuchtet (Fig. 184).

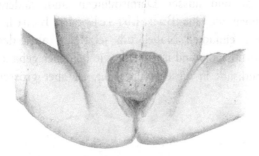

Invertierte Blase
(mit den beiden Ureteröffnungen)

Wenn diese Missbildung mit mangel=
hafter Trennung der Blase von dem End=
darm kombiniert wird, mündet auch der
Darm (gewöhnlich mit zwei Mündungen)
in die betreffende Bauchspalte (Blasen=
Darmspalte). Gleichzeitig fehlt gewöhn=
lich die normale Darmöffnung (Atresia
ani), indem das Mesoderm abnormer=
weise in die untere Partie der Kloaken=
membran eingewachsen ist, so dass der
Enddarm blind endigt.

Die Blasenspalte kann auch mit Spal=
tung des Beckens in der Symphyse (Spalt=
becken, Pelvis fissa) und mit Epispadie

Fig. 184.
Totale Ektopie der Blase bei einem Mädchen.

(vgl. das Kapitel über die Geschlechtsteile) kombiniert sein, braucht es aber nicht. Anderer=
seits können auch diese letztgenannten Missbildungen je für sich, ohne gleichzeitige Blasen=
spalte auftreten.

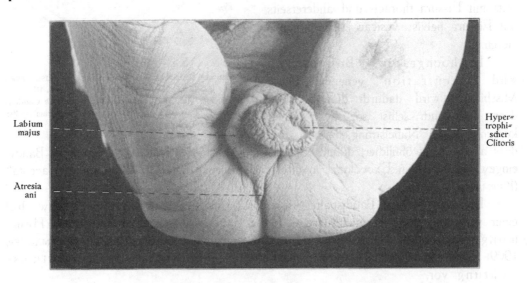

Labium
majus

Atresia
ani

Hyper=
trophi=
scher
Clitoris

Fig. 185.
Atresia ani et recti + Atresia vaginae cum fistula vesicali bei einem 37 cm langen weiblichen Embryo[1]). ¼.
Die Urethra mündete, nachdem sie sich innerhalb des hypertrophischen Glans clitoridis stark erweitert hatte,
mit einer kleinen Öffnung an der oberen Partie desselben.

---

[1]) Diesen Embryo verdanke ich Herrn Dr. O. Gröné, Malmö.

Über die Hemmungsmissbildungen der äusseren Geschlechtsteile vgl. das Kapitel über die Entwick=lung der Genitalia.

Oben wurde erwähnt, dass die Analatresie oft mit der Blasen=Darmspalte kombiniert ist. In anderen Fällen ist sie mit Missbildungen der Geschlechtsteile ver=bunden (Fig. 185). Sie kommt aber auch nicht selten als alleinige Missbildung vor.

Schwanzbildung. Der beim menschlichen Embryo normal vorhandene, äussere Schwanz kann unter Umständen mehr oder weniger vollständig persistieren. Gewöhnlich ist es wohl nur die Schwanzknospe d. h. der schon rudimentäre Schwanzrest, der anstatt zu verschwinden, zu abnormem Wachstum angeregt wird. Sehr selten enthielten nämlich die bisher beobachteten Kaudalanhänge ein Knorpel=Knochenskelett. Meist waren sie ganz weich und enthielten nur Fett und Bindegewebe (KERMAUNER). Mitunter können sie fingerdick werden und eine Länge von 7—8 cm erreichen (WALDEYER, 1896).

Solche wahre Kaudalanhänge sind nicht mit den in der Sacro=coccygealgegend relativ oft auf=tretenden Teratomen (vgl. oben S. 196) zu verwechseln.

Auch für andere angeborene Geschwülste verschiedener Art bildet diese Gegend eine Lieblingsstelle.

Äussere Missbildungen der Extremitäten.

Die Extremitätenmissbildungen können als Folge verschiedener Ursachen entstehen. Diese Ursachen können entweder:

I. Innere Ursachen sein, die schon in den Geschlechtszellen zu suchen und uns gänzlich unbekannt sind (solche sog. endogene Missbildungen sind im allgemeinen exquisit erblich), oder

II. Äussere Ursachen. In diesem Falle wird die Entwicklung der anfangs normalen Extremitätanlage durch äussere, d. h. ausserhalb der betreffenden Extremität liegende (wohl meistens mechanische) Einflüsse gestört.

Als solche äussere Ursachen sind zu erwähnen:

Allgemeine Raumbeschränkung in dem sonst normalen Ei. Diese führt zu einer allgemeinen Druckvermehrung, die im allgemeinen gleichmässig bleibt, aber an solchen Stellen, wo einzelne Körperteile stärker prominieren, lokale Steigerung erfährt. So erklärt sich, dass bei mässig vermehrtem allgemeinen Druck die dadurch veranlasste Entwicklungsstörung auf die Extremitätknospen beschränkt bleiben kann (KÜMMEL, 1895).

Die betreffende allgemeine Raumbeschränkung kann entweder durch mangelhafte Vergrösserung der Eihüllen (speziell des Amnions) oder der Uterushöhle veranlasst werden. In späteren Entwicklungsstadien kann sie durch Vermehrung der Amnion=flüssigkeit wieder ausgeglichen werden.

Je nachdem die betreffende Druckvermehrung die genügende Höhe in dem einen oder dem anderen Entwicklungsstadium der Extremitäten erreicht hat, können verschiedene Extremitätenteile oder verschiedene Extremitäten von der Missbildung betroffen werden. Während verschiedener Entwicklungsstadien nehmen nämlich die Extremitäten ver=schiedene Lagen ein und sind daher für die Druckvermehrung verschieden stark exponiert.

So z. B. nehmen die oberen Extremitäten vom Ende des zweiten Embryonalmonats ab eine geschützte Lage zwischen der Thoraxkuppe und der Kopfgegend (Fig. 85, Taf. II), während die unteren Extremitäten zu dieser Zeit dem Drucke noch exponiert sind.

Unter Umständen findet als Folge der lokalen Drucksteigerung eine Verwachsung zwischen der Amnioninnenfläche und der Extremität statt. Da nun die Flächenausdehnung des Körpers und des Amnions nicht konform stattfindet, so wird die

der Verwachsungsstelle benachbarte Hauptpartie durch das Amnion kegelförmig ausge=
sponnen. Auf diese Weise bilden sich amniotische Fäden und Bänder, die über die
Entstehungsweise der betreffenden Extremitätmissbildung Zeugnis geben.

Amniotische Fäden, die mit anderen Körperteilen verbunden sind, können aber
auch zu Extremitätmissbildungen Anlass geben, indem sie bei den Bewegungen des
Fetus eine Extremität umwickeln können
und so zur Spontanamputation
derselben Anlass geben (Fig. 186).

Wenn diese Abschnürung relativ früh (z. B.
im dritten oder vierten Embryonalmonat) erfolgt,

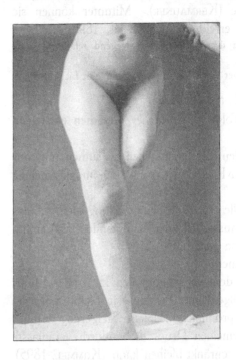

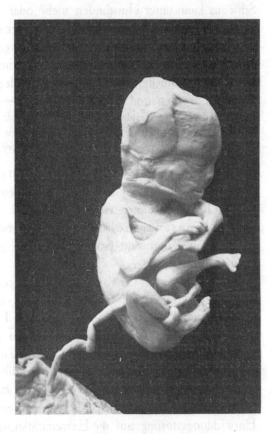

Fig. 186.

Linkes Bein, durch intrauterine Spontanampu=
tation defekt geworden. Nach KLAUSSNER:
Missbild. d. menschl. Gliedmassen (1900).[1]

Fig. 187.

Beginnende Spontanamputation des rechten Unter=
beines durch den Nabelstrang. (Museum anatomi=
cum, Lund.)

so können die amputierten Teile mazerieren und vor der Geburt vollständig verschwinden. Bei spät erfolgter
Abschnürung findet man sie dagegen frei im Amnionwasser oder in Verbindung mit der Placenta.

Spontanamputation einer Extremität kann auch durch wahre Nabelstrangs=
knoten veranlasst werden (Fig. 187). Meistens stirbt aber hierbei der Embryo, weil
der Kreislauf der Nabelgefässe durch die harte Ziehung mehr oder weniger vollständig
aufgehoben wird.

Krankhafte Veränderungen am Uterus und seiner Umgebung (z. B. Uterus=
myome, Narben und andere pathologische Bildungen) können vielleicht unter Umständen
auch zu Extremitätmissbildungen führen (KÜMMEL).

[1] Derselben Arbeit, auf welche ich für weitere Illustration dieses Kapitels verweise, sind auch die
Figuren 188, 190—192 und 194—197 entnommen.

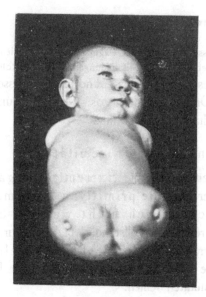

Fig. 188.
Amelia totalis. 1900.

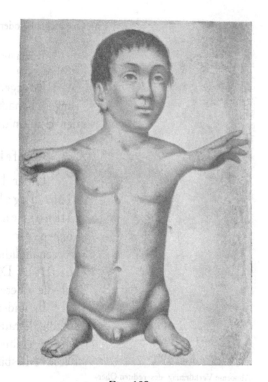

Fig. 189.
Phocomelia totalis. Nach VROLIK aus SCHATZ:
Die griechischen Götter und die menschl. Miss-
geburten. 1901.

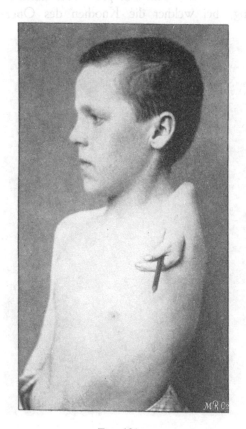

Fig. 190.
Unvollständige Ausbildung des linken Armes
eines 14 jährigen Knabens. 1900.

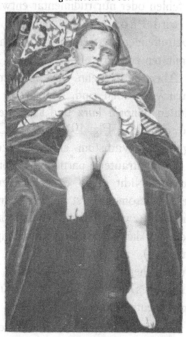

Fig. 191.
Abnorme Kürze des rechten Beines eines 4 jährigen
Mädchens. 1900.

15*

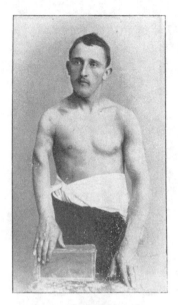

Fig. 192.

Abnorme Verkürzung des rechten Ober=
armes eines erwachsenen Mannes.

Traumatische Einflüsse auf Leib oder Vagina der Mutter spielen wohl dagegen für die Entstehung solcher Missbildungen kaum eine Rolle.

Dagegen wäre es denkbar, dass abnorme Vergrösse= rungen benachbarter Organe des Embryos zu einer Störung der Extremitätentwicklung führen könnte.

Defektbildungen der Extremitäten.

Unter Umständen werden die Extremitäten gar nicht angelegt oder aber die primitiven Extremi= tätknospen entwickeln sich nicht weiter. So können alle vier Extremitäten vollständig bis auf kurze warzenähnliche Hervorragungen (Fig. 188) fehlen (Amelia totalis). Die Amelie kann auch partiell sein, indem z. B. nur die oberen Extremitäten fehlen.

In anderen Fällen wachsen die Extremitäten unvoll= ständig heraus, so dass die zuerst gebildeten, peripheren Partien (Hände und Füsse) dem Rumpfe direkt ansitzen. Diese Missbildung, bei welcher die Knochen des Ober=

und Unterarmes bezw. Schenkels entweder ganz fehlen oder nur rudimentär entwickelt sind, wird Phocomelia genannt, weil die betreffenden Extremitäten an Phoca= extremitäten erinnern. (Fig. 189 und 190.)

Aber auch wenn alle Extremität= knochen vorhanden sind, können die Ex= tremitäten abnorm kurz und klein werden (Micromelia, Fig. 191—193). Durch mangelhaftes Wachstum einer Extremität kann schon intrauterin partielle Micromelie entstehen. Nicht selten entsteht aber die partielle Micromelie erst in den Kinder= jahren und zwar durch Knochenerkran= kungen, die die Wachstumzentra (Epiphy= senknorpeln) mitbetreffen und so das Wachstum hemmen (z. B. relative Ver= kürzung des Beines bei tuberkulöser Hüftgelenkentzündung, „Coxitis“).

Wenn die langen Extremitätknochen gar nicht oder nur teilweise gebildet werden, so versteht sich leicht, dass die äussere Form der betreffenden Extremität nicht normal werden kann.

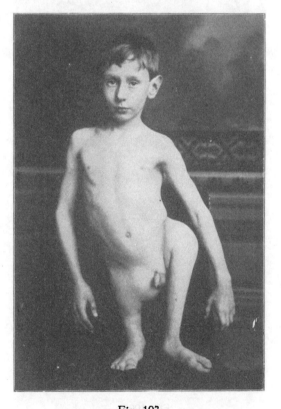

Fig. 193.

Unvollständige Ausbildung der unteren Extremitäten. R. C. S. Nach einer photographischen Abbildung im Museum of the Royal College of surgeons of England. Mit Genehmigung des Herrn Konservator C. STEWART hier reproduziert.

So ist bei dem angeborenen Radiusdefekt die Längsachse der Hand nach der radialen Seite und nach oben hin verschoben (Fig. 194).

Gleichzeitig fehlen meistens auch Daumen, Metacarpale I, Naviculare und Multangula.

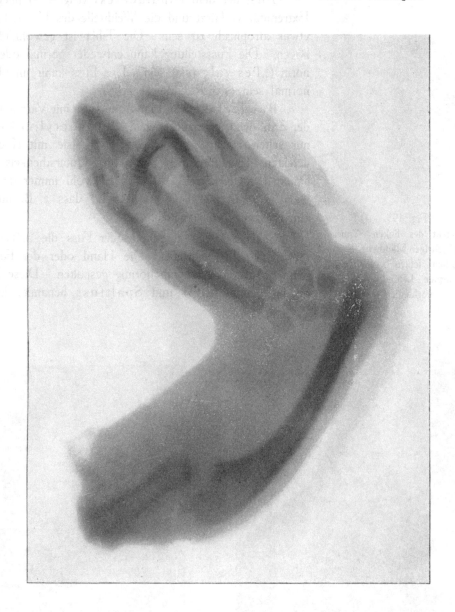

Fig. 194.

Radiusdefekt des rechten Armes eines 11 jährigen Knaben. Der Daumen mangelt. Klumphandstellung.

Bei dem viel seltener vorkommenden Ulnadefekt fehlen gewöhnlich gleichzeitig auch die ulnaren Finger (Fig. 195).

Als Folge des Tibiadefektes (Fig. 196) findet man mangelhafte Festigkeit und Ausbildung des Kniegelenkes, Adduktion des Fusses („Pes equinovarus") und hoch=

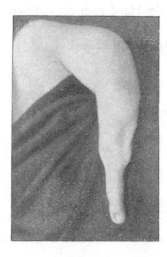

Fig. 195.
Ulnadefekt des linken Armes
eines 13 jährigen Mädchens. Kar=
palknochen fehlen vollständig.
Metacarpale I und Daumen
vorhanden.

gradige Atrophie der Extremität. Wenn aber das obere
Drittel der Tibia sich entwickelt hat, ist das Kniegelenk normal.

Auch bei dem Fibuladefekt (Fig. 197) pflegt die
Extremität verkürzt und die Weichteile des Unterschenkels
etwas atrophisch zu sein. Die Tibia ist gewöhnlich ge=
bogen. Die Fussstellung kann entweder normal oder ab=
norm („Pes valgus") sein. Der Fuss kann im übrigen
normal sein oder Randdefekt zeigen.

Randdefekte an Hand und Fuss mit Verminderung
der Zahl der Finger und Zehen (Perodactylie) kommen
nur selten isoliert vor. Meistens sind sie mit Knochen=
defekten des Unterarms bezw. des Unterschenkels kom=
biniert (Fig. 194 u. 195). Dies ist wohl immer der Fall,
wenn die Perodactylie so weit geht, dass z. B. nur ein
einziger Finger übrig bleibt.

Seltener fehlen an Hand oder Fuss die mittleren
(gewöhnlich III.) Strahlen. Die Hand oder der Fuss ist
dann bis zur Wurzel gabelförmig gespalten. Diese Miss=
bildung, Spalthand und Spaltfuss benannt, kommt

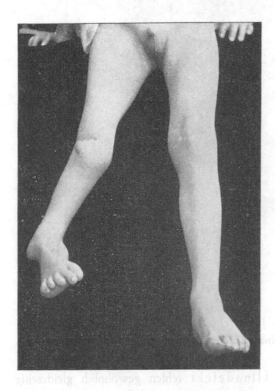

Fig. 196.
Tibiadefekt des rechten Beines eines 5 jährigen Knabens.
1900.

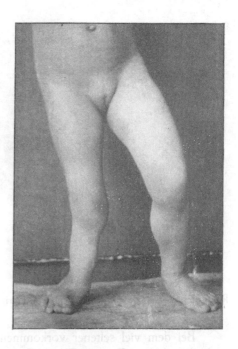

Fig. 197.
Fibuladefekt des rechten Beines eines 3 jäh=
rigen Mädchens.

häufig an allen vier Gliedmassen ganz oder annähernd symmetrisch vor und scheint ausgesprochen erblich zu sein (Fig. 20, S. 62).

Verschmelzungen von Extremitäten und von Extremitätteilen.

Die beiden unteren Extremitäten können wie verschmolzen aussehen. Bei dieser Missbildung, die man Sympodia oder Sirenenbildung (Fig. 198) nennt, ist auch das Becken mehr oder weniger mangelhaft ausgebildet. Urogenital= und Analöffnungen fehlen und die äusseren Geschlechtsteile sind entweder mangelhaft entwickelt oder fehlen.

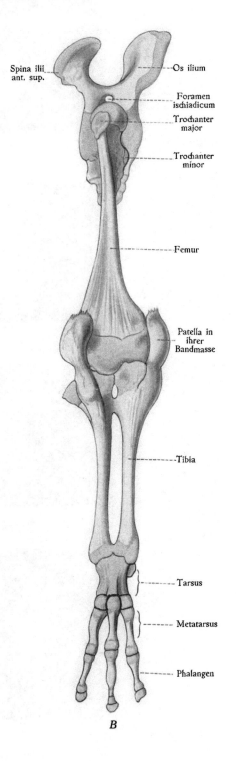

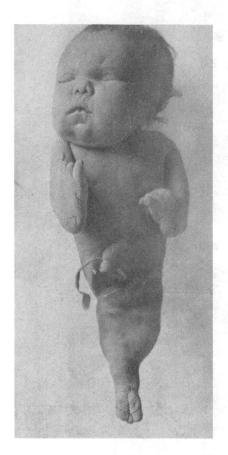

A

B

Fig. 198.

A menschliche Sirene (von vorn gesehen), *B* Skelett der verschmolzenen unteren Extremitäten derselben. Nach O. VEIT. Anat. Hefte, Bd. 38, 1909.

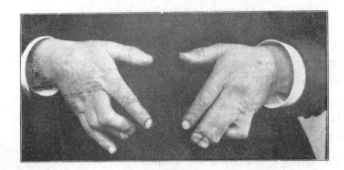

Fig. 199.

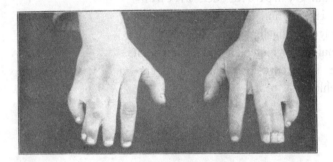

Fig. 200.

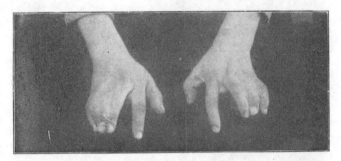

Fig. 201.

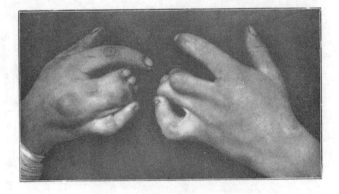

Fig. 202.

Fig. 199—202.

Die Hände eines Vaters und seiner drei Söhne, alle mit Syndactylie in verschiedenen Variationen.
Nach KLAUSSNER: Missb. d. menschl. Gliedmassen. N. F. 1905.

Unter Umständen sieht es so aus, als hätte vor der Verwachsung eine Drehung der Glieder um die Achse stattgefunden, so dass die ursprünglich lateralen Extremitätseiten gegeneinander (also medial= wärts) gerichtet werden.

In den ausgiebigeren Fällen können Füsse und Unterschenkel rudimentär werden oder sogar ganz fehlen.

Syndactylia. An, im übrigen, normalen Extremitäten können alle die Finger= bezw. Zehenanlagen oder einzelne derselben es unterlassen, sich voneinander zu trennen.

Man unterscheidet nach der Festigkeit der Verbindung eine Syndactylia cutanea (sog. Schwimmhautbildung, Fig. 206), Syndactylia fibrosa und Syndactylia ossea.

Die Syndactylie ist eine relativ gewöhnliche Missbildung. Sie kommt nicht selten entweder mit Perodactylie oder mit Polydactylie kombiniert vor (Fig. 199—202).

In vielen Fällen von Syndactylie scheint man berechtigt zu sein, die Missbildung auf frühzeitige Druckwirkung und Raumbeengung durch das Amnion zurückzuführen. (KLAUSSNER, 1900.)

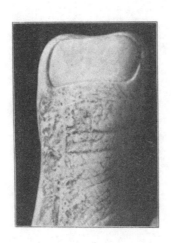 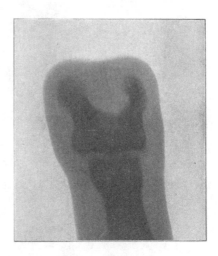

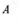

A   B

Fig. 203.

Verdoppelung geringsten Grades des Daumens eines Erwachsenen. A Dorsalseite des Daumens (Gips= abguss). B Röntgenbild desselben. (Museum anatomicum, Lund.)

Überzahl von Extremitäten und Extremitätteilen.

Verdoppelungen ganzer Extremitäten kommen nur sehr selten vor und sind wohl meistens, wenn nicht immer, als rudimentäre Doppelmissbildungen zu deuten.

Etwas häufiger kommt Verdoppelung der Hände und Füsse vor. Diese Missbildung lässt sich leichter auf eine sekundäre Spaltung einer ursprünglich einfachen Anlage zurückführen. In der Regel ist aber die Verdoppelung nicht ganz vollständig.

Polydactylia (Hyperdactylia), d. h. Überzahl der Finger und Zehen ohne Beteiligung der Hand= und Fusswurzel ist eine recht gewöhnliche Missbildung.

Von einer beginnenden Teilung des Nagelgliedes (Fig. 203) zur vollständigen Ver= doppelung eines ganzen Fingers (Fig. 204) gibt es alle Übergänge.

Die Randfinger sind am öftesten (und zwar am alleröftesten der Daumen) von überzähligen Gefährten begleitet.

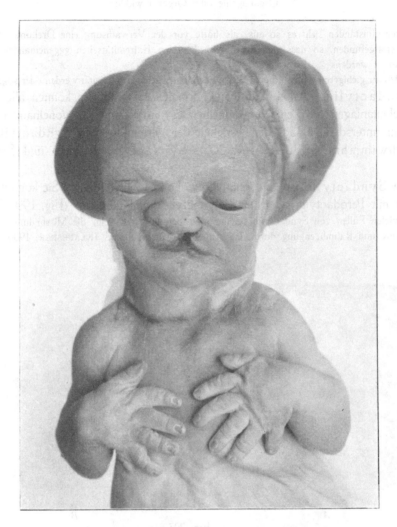

A

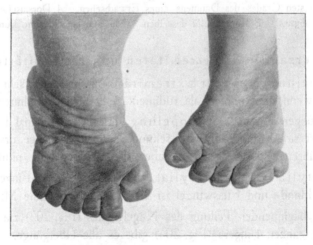

B
Fig. 204.
Neugeborenes Kind mit Polydactylie, Hasenscharte und grossem Hirnbruch. *A* obere Körperhälfte.
B Füsse desselben Kindes. (Dasselbe wurde auch in Fig. 165, S. 211 abgebildet.) Geschenk des Herrn
Dr. ANDERS HANSSON, Simrishamn.

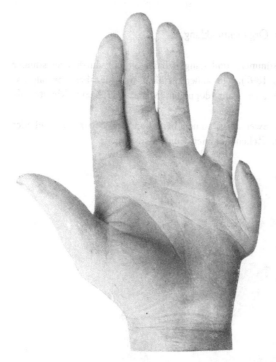
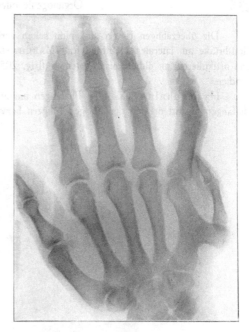

A   Fig. 205.   B

Überzähliger Kleinfinger eines Erwachsenen. *A* Hand von der volaren Seite gesehen, *B* Röntgenbild
desselben. Nach Originalphotographien von Herrn Dr. O. LÖFBERG, Malmö.

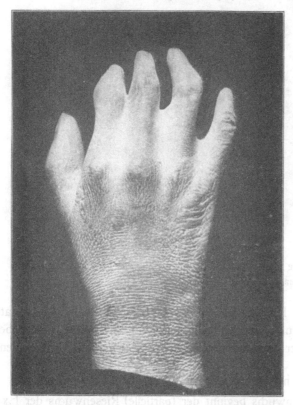
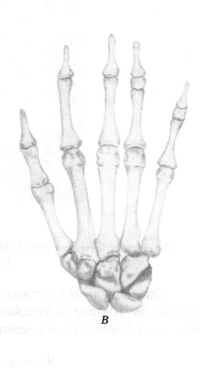

A   Fig. 206.

Hypophalangie und Schwimmhautbildung an der rechten Hand eines Erwachsenen. Die rechte Seite des Rumpfes zeigte „Defekt
der ganzen Musculi pectorales, teilweise der M. serratus anterior, M. rectus abd. et obl. abd. externus, des grössten Teils des
M. latissimus dorsi samt Verlust der Brustwarze und ein verdünntes Unterhautgewebe". Nach FÜRST: Zeitschr. f. Morph. und
Anthrop. Bd. II (1900). *A* Gipsabguss der Hand; *B* Skelett desselben von der Dorsalseite gesehen.

Die überzähligen Finger sind nicht selten verkümmert und hängen dann oft nur durch eine schmale Hautbrücke am lateralen Hautrand fest (MARCHAND, 1897). In anderen Fällen sind sie aber normalgross und artikulieren an dichotomisch geteilten (Fig. 205) oder ganz doppelten Metacarpal bezw. Metatarsal= knochen.

Hyperphalangia. Drei Phalangen anstatt zwei am Daumen bezw. an der Grosszehe und vier Phalangen anstatt drei an den übrigen Fingern bezw. Zehen kommen nur selten vor.

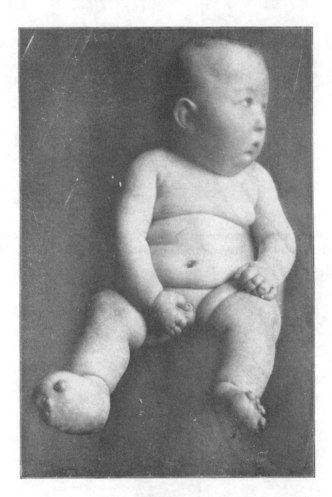

Fig. 207.
Hypertrophia lipomatosa eines 9 Monate alten Kindes. Nach KLAUSSNER: Missb. d. menschl.
Gliedmassen. N. F. 1905.

Öfter scheint der Gegensatz, die Hypophalangie, z. B. zwei Phalangen anstatt drei an den Kleinfingern vorzukommen. Man soll diese Bildung besonders häufig bei den letzten Sprösslingen degenerierender Menschenrassen (z. B. bei den Azteken) finden.

Riesenwuchs der Extremitäten.

Ebenso wie der allgemeine Riesenwuchs beginnt der (partielle) Riesenwuchs der Ex= tremitäten (vgl. oben S. 206) gewöhnlich erst nach der Geburt und zwar entweder bald nach derselben oder erst in den ersten Kinderjahren.

Auf Grund einer angeborenen, abnormen Anlage beginnen einzelne Extremitäten oder Extremitätpartien (Hände, Füsse, Finger [Fig. 158, S. 206] oder Zehen) abnorm stark zu wachsen.

Eine besondere Form dieses partiellen Riesenwuchses ist die sog. Hypertrophia lipomatosa, bei welchen die Vergrösserung lediglich durch enorme Wucherung des Unterhautfettgewebes zu stande kommt (Fig. 207).

Angeborene Luxationen

oder richtiger Subluxationen kommen unter Umständen ein= oder doppelseitig in gewissen Gelenken, z. B. im Hüft=, Knie= oder Schultergelenk vor.

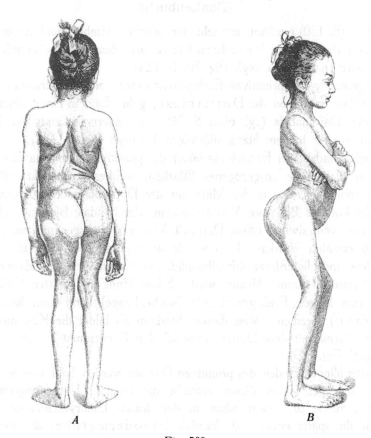

A   *B*

Fig. 208.
Körperform bei angeborener doppelseitiger Hüftgelenkluxation. *A* von hinten, *B* von rechts gesehen.
Nach KIRMISSON: Lehrb. d. chir. Krankheiten angeborenen Ursprungs. Stuttgart 1899.

Sie stellen nach GRAWITZ stets sekundäre Missbildungen dar, deren Ursache entweder 1. in einer frühzeitigen Lageveränderung der betreffenden Extremität (z. B. Umschlagen des Beines nach aufwärts gegen den Rumpf) oder 2. in mangelhafter Entwicklung des Gelenkkopfes infolge von Chondro= dystrophie.

Am gewöhnlichsten kommt die kongenitale Hüftluxation beim Menschen vor. Das weibliche Geschlecht wird bedeutend häufiger als das männliche betroffen (Fig. 208).

Nach BRAUS (1910) lässt sich diese letztgenannte Tatsache vielleicht durch die Annahme erklären, „dass gerade beim menschlichen Embryo besonders leicht die in der Sagittalebene sich ausbreitenden Ge= schlechtsorgane (Vagina) gegen die Blase und durch Vermittlung dieser gegen die Symphyse andrängen.

In Ausnahmefällen würde dadurch ein Stück der noch weichen und noch restitutionsfähigen Beckenanlage atrophieren und, je nachdem mehr von der einen oder von beiden Beckenhälften getroffen wäre, eine einseitige oder doppelseitige Verkleinerung der Pfannenanlage erfolgen können".

Nach dieser Hypothese, die BRAUS durch Experimente an Amphibien gestützt hat, würde also eine Verkleinerung[1]) der Beckenanlage die primäre Ursache der angeborenen Hüftluxation sein. Als letzte Ursache derselben nimmt BRAUS „eine, wenn auch vorübergehende Zwangslage in utero" an, die, wenn die primäre Ursache schon vorhanden ist, zu der Verrenkung führt.

Schicksal des primitiven Embryonaldarmes, der Mundbucht und der Kloakenbucht.

Wie oben (S. 130) erwähnt, entsteht der primitive Embryonaldarm aus der intraembryonalen Partie der Entodermblase mit dem dazu gehörenden Mesoderm, der sog. Splanchnopleura (vgl. Fig. 70, S. 124).

Die Abgrenzung des primitiven Embryonaldarmes von der extraembryonalen Partie der Entodermblase, also von der Dotterblase, geht Hand in Hand einerseits mit der Entstehung des Darmnabels (vgl. oben S. 74) und andererseits mit der Umwandlung der Area embryonalis in dem bläschenförmigen Embryo (vgl. S. 128).

Unmittelbar nach seiner Entstehung bildet der primitive Embryonaldarm eine kraniokaudalwärts in die Länge ausgezogenes Bläschen, welches sowohl kranial wie kaudal blindsackartig endigt und nur in der Mitte mit der Dotterblase direkt kommuniziert.

Dass der kraniale Blindsack Vorderdarm, der kaudale Blindsack Hinterdarm und der mittlere, ventralwärts offene Darmteil Mitteldarm genannt wird, ist ebenfalls oben (S. 130) erwähnt worden. Dort wurde auch beschrieben, wie in den folgenden Stadien Vorder= und Hinterdarm sich allmählich auf Kosten des Mitteldarmes verlängern, indem der Darmnabel immer kleiner wird. Schon Ende der dritten Embryonalwoche (bei etwa 3 mm langen Embryonen mit Nackenbeuge) kann man kaum mehr von einem Mitteldarm[2]) sprechen. Von diesem Stadium ab bildet die Kommunikationsstelle des Embryonaldarms mit dem Dotterblasenstiel den Grenzpunkt zwischen Vorder= und Hinterdarm (vgl. Fig. 209).

Die beiden blinden Enden des primitiven Darmes werden bald von je einer Ektodermgrube begegnet. Von diesen entsteht die kraniale Ektodermgrube, die sog. Mundbucht, zuerst und zwar schon in der dritten Embryonalwoche. Diese wird auch tiefer als die später entstehende kaudale Ektodermgrube, die wir Kloakenbucht nennen können.

In der Tiefe von sowohl Mundbucht wie Kloakenbucht berührt das Ektoderm unmittelbar das Darmentoderm und bildet zusammen mit diesem eine epitheliale mehr oder weniger dicke Haut, Rachenhaut bezw. Kloakenhaut genannt. Diese den Darm anfangs von der Aussenfläche des Embryonalkörpers trennenden Epithelhäute reissen später durch, und der Darm bekommt hierbei sowohl Ein= wie Ausgangsöffnung.

---

[1]) oder mangelhafte Ausbildung.

[2]) Dies natürlich vorausgesetzt, dass man die oben gegebene Definition des Mitteldarmes behält. Hervorzuheben ist aber hier, dass einzelne Autoren unter dem Namen Mitteldarm etwas ganz anderes verstehen, nämlich die mittlere Darmpartie des Erwachsenen.

Zuerst und zwar schon in der zweiten Hälfte der dritten Embryonalwoche (bei 2,5 mm langen Embryonen mit 23 Ursegmentpaaren) findet der Durchbruch der Rachenhaut statt.

Die Kloakenhaut beginnt erst Anfang des dritten Embryonal= monats (bei etwa 3 cm langen Embryonen) durchzubrechen.

Beim Durchbruch der Rachenhaut schmilzt die Mundbucht mit der kranialen Vorder= darmpartie zu einer gemeinsamen Kavität (der primitiven Mundhöhle) zusammen, aus welcher sowohl Mund= und Nasenhöhle wie Rachen hervorgehen.

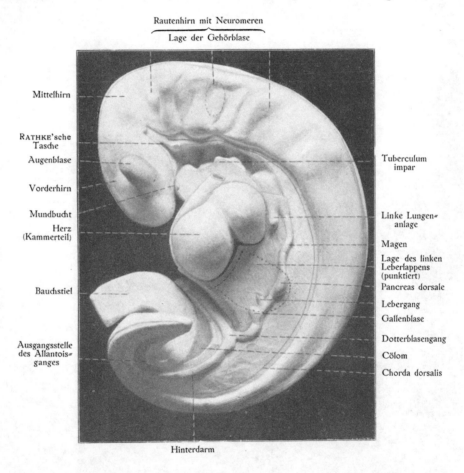

Fig. 209.

Rekonstruktionsmodell eines 3 mm langen Embryos von links gesehen. $\frac{30}{1}$. Die linke Körperhälfte mit Ausnahme einiger in dieselbe einbuchtenden Organe sind entfernt worden. Nach BROMAN (1895).

Schwierig ist es nun allerdings, beim entwickelten Menschen eine genaue Grenze zwischen den Mundbuchtderivaten und den Vorderdarmderivaten zu ziehen. Ganz ohne Haltpunkte für eine solche Ab= grenzung sind wir aber nicht. Reste der Rachenhaut (speziell des oberen Teils derselben, Fig. 209) bleiben nämlich noch einige Tage erhalten, und ehe sie zugrunde gehen, entsteht von der oberen, hinteren Mund= buchtwand aus eine Epitheltasche, die sog. RATHKE'sche Tasche (Fig. 209 u. 210), die unter Umständen längere Zeit mit dem Oberflächenepithel in Verbindung bleibt und dann nach der Bildung der Nasenscheide= wand von dem hinteren Rande derselben ausgeht.

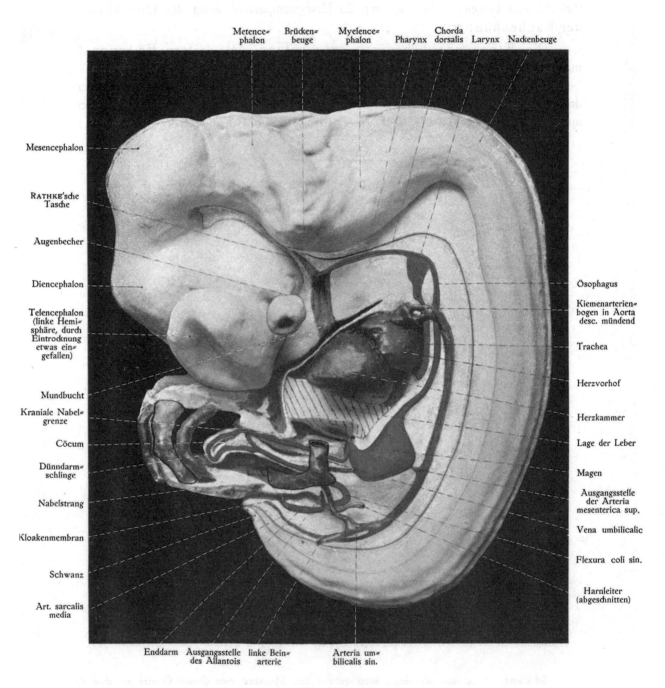

Metence= Brücken= Myelence= Chorda
phalon beuge phalon Pharynx dorsalis Larynx Nackenbeuge

Mesencephalon

RATHKE'sche
Tasche

Augenbecher

Diencephalon

Telencephalon
(linke Hemi=
sphäre, durch
Eintrocknung
etwas ein=
gefallen)

Mundbucht

Kraniale Nabel=
grenze

Cöcum

Dünndarm=
schlinge

Nabelstrang

Kloakenmembran

Schwanz

Art. sacralis
media

Ösophagus

Kiemenarterien=
bogen in Aorta
desc. mündend

Trachea

Herzvorhof

Herzkammer

Lage der Leber

Magen

Ausgangsstelle
der Arteria
mesenterica sup.

Vena umbilicalic

Flexura coli sin.

Harnleiter
(abgeschnitten)

Enddarm Ausgangsstelle linke Bein= Arteria um=
des Allantois arterie bilicalis sin.

Fig. 210.

Organe der linken Körperhälfte eines etwa 11 mm langen Embryos [1]). Nach einem von Herrn cand. med.
HELLSTEN (unter meiner Leitung) hergestellten Rekonstruktionsmodell. $\frac{12}{1}$. Die entodermale Partie des
Digestionskanals, Larynx und Trachea sind grün. Die linke Lunge ist weggeschnitten.

---

[1]) Diesen Embryo (vgl. Fig. 83, Taf. II) verdanke ich Herrn Dr. O. GRÖNÉ, Malmö.

Daraus können wir schliessen, dass die Nasenhöhlen ganz und gar von der Mund=
bucht stammen.

Dagegen scheint die Mundhöhle nur zum kleinen Teil von der Mundbucht zu
stammen. Denn der Ansatz der Rachenhaut liegt unten sehr viel weiter nach vorn
Wir haben also Grund anzunehmen, dass die grössere Partie der Mundhöhle mit der
Zunge von dem Vorderdarm stammt.

Aus der **Mundbucht** bezw. aus deren Epithel (Ektoderm) entstehen also:

1. Die RATHKE'sche Tasche (Fig. 209 u. 210). Dieselbe wird auch Hypo=
   physensäckchen genannt, weil sie an der Bildung der Hypophyse teil=
   nimmt.
2. Die Nasenhöhlen mit ihren Nebenhöhlen und ihrem Schleimhautepithel
   (einschliesslich der Drüsen).
3. Die periphere Partie der Mundhöhle mit Schleimhautepithel und Zähnen.

Aus dem **Vorderdarm** bezw. aus dessen Epithel (Entoderm) und meso=
dermalen Wandpartien entstehen:

1. Die zentrale, grössere Partie der Mundhöhle mit Schleimhautepithel
   (einschliesslich des Zungenepithels) und Speicheldrüsen.
2. Die mediane Thyroidea=Anlage.
3. Der Schlund (Pharynx) mit den Schlundtaschen und deren Derivaten
   (Paukenhöhle, Tuba Eustachi, Tonsillartasche, Thymus, laterale Thyroidea=
   Anlagen und Parathyroidea).
4. Larynx, Trachea und Lungen.
5. Ösophagus, Magen, Duodenum mit Leber und Pankreas und die grössere
   Partie des Jejuno=Ileums.

Aus dem **Hinterdarm** entstehen:

1. Die untere Partie des Dünndarmes.
2. Der ganze Dickdarm (einschliesslich des Blinddarmes und des Processus
   vermiformis) mit Ausnahme von der kaudalsten Partie des Rektums.
3. Der sekundär schwindende Schwanzdarm.
4. Die sekundär schwindende Allantois.
5. Grosse Partien der Blase und der Urethra mit Drüsen.

Aus der **Kloakenbucht** entstehen:

1. Die anale Partie des Rektum.
2. Die periphere Partie der männlichen Urethra.
3. Die weibliche Rima pudendi und die vordere Partie des Vestibulum vaginae.

Entstehung des intraembryonalen Cöloms und der Mesenterien.

Die Entstehung der Mesenterien ist so eng an die Bildung des Cöloms ge=
knüpft, dass eine rationelle Beschreibung der Mesenterialentwicklung gleichzeitig auch die
Cölombildung behandeln muss.

Soviel wir bis jetzt wissen, tritt das intraembryonale Cölom bei allen Wirbel=
tieren zuerst als laterale paarige Spalten im Mesoderm auf.

Diese Mesodermspalten zeigen sich zuerst in der Herzgegend (beim menschlichen Embryo von 1,54 mm Länge, Graf Spee) und treten erst später auch in der Darm= gegend auf (Fig. 66, S. 119 *Coe*). Die Entstehung dieser letztgenannten Cölompartien

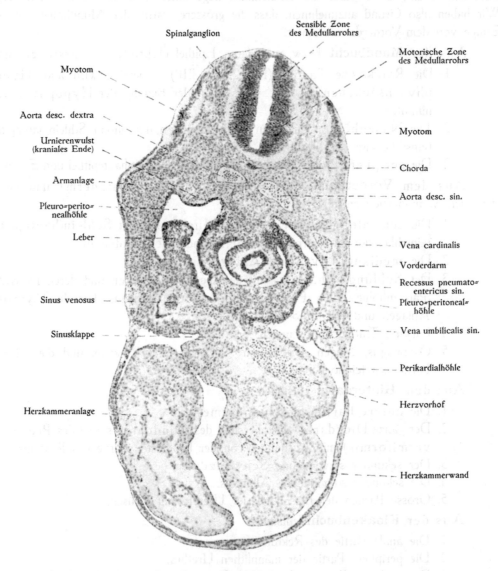

Fig. 211.
Querschnitt eines 3 mm langen Embryos in der Höhe der Leberanlage und der paarigen Mesen= terialrezesse. $\frac{80}{1}$.

ist beim menschlichen Embryo noch nicht genauer studiert worden. Vielleicht dringen unter Umständen auch paarige Fortsetzungen des extraembryonalen Cöloms hier ein und verlängern sich kranialwärts, bis sie die paarigen Perikardialhöhlen erreichen und mit ihnen verschmelzen.

Durch diese Mesoderm=Spalten werden Herz und Embryonaldarm von den lateralen Körperwänden isoliert.

Dorsal= und ventralwärts bleiben sie dagegen mit den Körperwänden in Verbindung durch Gewebebrücken, die wir Mesenterien nennen (vgl. Fig. 211).

Von den beiden Mesenterien des Herzens, den Mesocardien, geht indessen bald das ventrale vollständig zugrunde, und das dorsale bleibt nur teilweise erhalten.

Von den beiden Mesenterien des Darmes bleibt beim Menschen nur das Mesen= terium dorsale vollständig bestehen (vgl. Fig. 71, S. 125).

Kaudal vom Nabelblasenstiel geht das Mesenterium ventrale fast unmittelbar nach seiner Entstehung zugrunde (vgl. Fig. 209, S. 239).

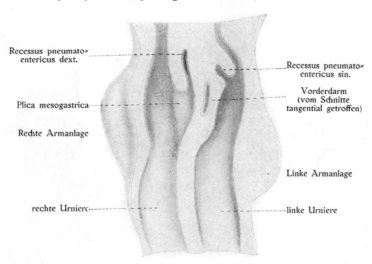

Fig. 212.
Hintere Körperwand desselben Embryos von vorn gesehen. Das Mesenterium und die lateralen Körperwände sind frontal abgeschnitten. $\frac{4.8}{1}$. Nach BROMAN: Morph. Arb., Bd. 5 (1895).

Schon Ende der 3. Embryonalwoche besitzt daher der obere grössere Teil des Hinterdarmes nur ein dorsales Mesenterium. Und die ursprünglich getrennten paarigen Körperhöhlen sind also jetzt zu einer gemeinsamen Körperhöhle (Pericardiaco= pleuro=peritonealhöhle) verschmolzen, die nur in gewissen Höhen (oberhalb des Dotterblasenstiels und in der Beckengegend) noch am Querschnitt paarig ist.

Diejenigen Mesoderm=Zellen, welche das Cölom begrenzen, bleiben epithelial. Ursprünglich fast kubisch, werden sie später immer mehr abgeplattet. Sie stellen (mit einigen Ausnahmen) die Anlagen der serösen Endothelzellen dar.

Über die ursprüngliche und jetzige Bedeutung des menschlichen Cöloms lässt sich nach neueren vergleichenden Untersuchungen folgendes vermuten:

„Das Cölom war ursprünglich eine an der Körperoberfläche" (direkt oder indirekt) „mündende Höhle, deren Wände Geschlechtszellen produzierten und ausserdem eine exkretorische Funktion hatten. Bald bekam aber das Cölom auch eine isolierende Funktion für bewegliche Organe (z. B. für Herz und Darm).

In höheren Entwicklungsstadien wurde eine kleine Partie der Höhlenwand für die Geschlechtsfunktion und eine andere Partie derselben für die exkretorische Funktion speziell reserviert. So entstanden mehr

16*

konzentrierte Geschlechtsdrüsen und Nieren (einschliesslich Vornieren und Urnieren), und die grösste Partie des Cöloms behielt nur die sekundäre Funktion, bewegliche Organe frei zu machen". (BROMAN, 1905.)

Die isolierende Bedeutung des Cöloms scheint besonders bei den Wirbeltieren von Wichtigkeit zu sein. Hier entstehen nämlich auf relativ späten Entwicklungsstadien vom Cölom aus Rezessbildungen, welche sicher eine isolierende Funktion haben und wohl ursprünglich nie eine andere Funktion hatten (BROMAN, 1904, 1906).

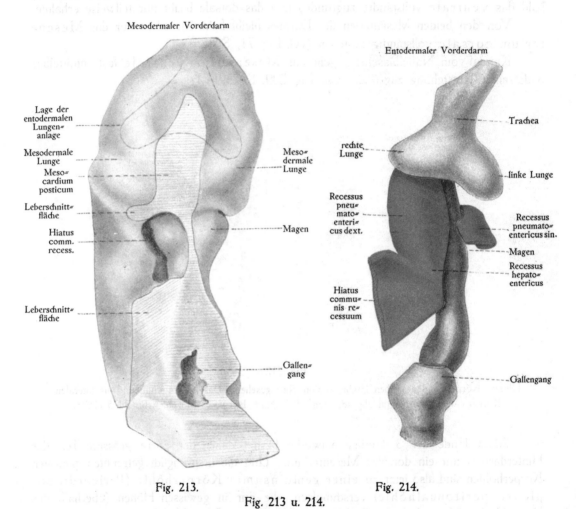

Fig. 213.   Fig. 214.

Fig. 213 u. 214.

Rekonstruktionsmodelle, die Mesenterialrezesse (und die sie begrenzenden Organe) eines 3 mm langen Embryos (von vorn) zeigend. Fig. 213 in positivem Bilde $\frac{100}{1}$, Fig. 214 in Abgüssen (blau) $\frac{100}{1}$. Nach BROMAN: Die Entw.-Gesch. d. Bursa omentalis. Taf. I. Wiesbaden 1904.

Auch beim menschlichen Embryo entstehen im Mesenterium solche Cölomrezesse, welche offenbar die Aufgabe haben, je ein (vom Embryonaldarm stammendes) Organ teilweise von dem Digestionskanal zu isolieren. So entsteht an der linken Seite des Mesenteriums ein Cölomrezess, der die mesodermale Anlage der linken Lunge vom Digestionskanal trennt (Fig. 211—214), und an der rechten Seite des Mesenteriums werden drei Rezesse gebildet, die die rechte Lunge, die Leber und das Pankreas vom Digestions= kanal isolieren.

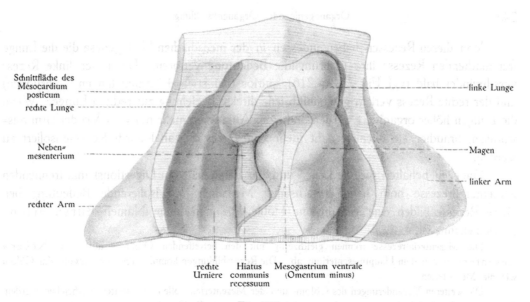

Schnittfläche des
Mesocardium
posticum

rechte Lunge

Neben=
mesenterium

rechter Arm

linke Lunge

Magen

linker Arm

rechte   Hiatus   Mesogastrium ventrale
Urniere   communis   (Omentum minus)
          recessuum

Fig. 215.

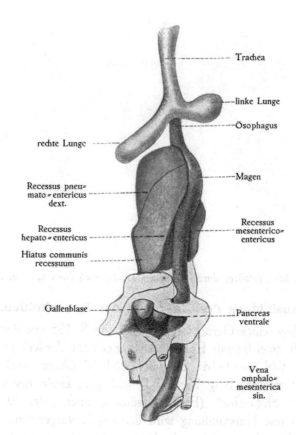

Trachea

linke Lunge

Ösophagus

rechte Lunge

Magen

Recessus pneu=
mato=entericus
dext.

Recessus
hepato=entericus

Hiatus communis
recessuum

Recessus
mesenterico=
entericus

Gallenblase

Pancreas
ventrale

Vena
omphalo=
mesenterica
sin.

Fig. 216.
Fig. 215 und 216.
Rekonstruktionsmodelle, die Mesenterialrezesse und die sie begrenzenden Organe eines 5 mm langen Embryos
zeigend. Fig. 215. Hintere Körperwand von vorn gesehen. $\frac{50}{1}$. Fig. 216. Entodermaler Vorderdarm in
positivem Bilde mit der gemeinsamen Anlage der Bursa omentalis und der Bursa infracardiaca
in Abguss (blau) abgebildet. $\frac{50}{1}$. Nach BROMAN (1904).

Von diesen Rezessen haben indessen in der menschlichen Phylogenese die die Lunge frei machenden Rezesse ihre ursprüngliche Bedeutung verloren. Denn der linke Rezess verschwindet bald (vgl. Fig. 214 u. 216) spurlos (bei etwa 4—5 mm langen Embryonen) und der rechte Rezess verliert gewöhnlich jede direkte Beziehung zur rechten Lunge. Wenn die Lungen höher organisiert werden und vom Anfang an mehr frei vom Vorderdarm aus= wachsen, brauchen sie offenbar nicht mehr vom Digestionskanal durch Rezesse isoliert zu werden.

Dagegen behalten die die Leber und das Pankreas vom Digestionskanal trennenden Mesenterialrezesse noch beim erwachsenen Menschen ihre isolierende Bedeutung bei. Diese Rezesse bilden eine gemeinsame Höhle, die unter dem Namen Bursa omen= talis bekannt ist.

Die Mesenterialrezesse trennen gleichzeitig mit den betreffenden Organen auch sog. Neben= mesenterien von dem Hauptmesenterium ab. Die Rezessbildungen komplizieren also sowohl das Cölom wie die Mesenterien.

Die weiteren Veränderungen des Cöloms und der Mesenterien sollen erst später beschrieben werden. Sie lassen sich nämlich besser verstehen, nachdem wir zuerst die Entwicklung der betreffenden Organe kennen gelernt haben.

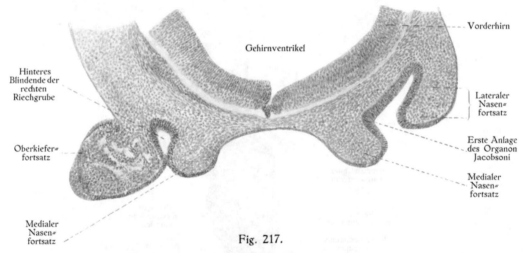

Fig. 217.

Frontalschnitt (etwas schräg gefallen) durch die beiden Riechgruben eines 8,3 mm langen Embryos. $\frac{50}{1}$.

Ausbildung der Nase und der Nasenhöhlen.

Die erste Anlage eines Geruchsorgans tritt, wie S. 135 erwähnt, Ende der dritten Embryonalwoche als zwei laterale Epithelverdickungen am Vorderkopf auf. Jede Epithel= verdickung, das sog. „Nasenfeld" oder Riechfeld (Area nasalis, His), zeigt bald in der Mitte eine Vertiefung (Fig. 78, Taf. I) und geht Ende der vierten Embryonal= woche in eine „Riechgrube" (Fossa olfactoria) über (Fig. 79 u. 80, Taf. I und Fig. 87, S. 140). Diese Umwandlung wird dadurch hervorgerufen, dass das die Area nasalis umgebende Mesenchym stärker als das unterliegende zuwächst. Dadurch entstehen Nasenwälle, welche die Riechgrube abgrenzen.

Am höchsten wird zuerst der mediale Nasenwall oder Nasenfortsatz, welcher zusammen mit demjenigen der anderen Seite den sog. mittleren Stirn=Nasen= fortsatz bildet.

Auch der laterale Nasenwall wird recht hoch und stellt jederseits einen **lateralen Nasenfortsatz** dar (Fig. 88, S. 140). Anfangs (bei 7—8 mm langen Embryonen) ist dieser indessen bedeutend kürzer als der mediale Nasenfortsatz, und die grossen **Nasenlöcher** sehen darum zu dieser Zeit gerade **lateralwärts** (Fig. 87 u. 90, S. 140).

Der laterale Nasenfortsatz verlängert sich indessen bald beträchtlich nach unten und sein freier Rand verwächst danach ein Stückchen von hinten nach vorn mit dem mittleren Nasenfortsatz (Fig. 88 u. 91, S. 140).

Hierbei werden die **Nasenöffnungen zuerst nach unten** (Fig. 217, rechts) und **dann** (nach Beendigung der erw. Verwachsung) **gerade nach vorn** gerichtet (Fig. 88).

Durch diese Verwachsung wird das Nasenloch absolut kleiner gleichzeitig damit, dass ein hinterer **Blindsack** der Riechgrube gebildet wird. Das Epithel dieses Blind= sackes behält nach hinten seine ursprüngliche Verbindung mit dem Epithel des Mund= höhlendaches bei (Fig. 217, links). Etwas länger nach vorn verliert dagegen bald das Riechepithel seine Verbindung mit dem Mundhöhlenepithel, indem das Mesenchym hier in das Epithel trennend hineinwächst.

Die erwähnte zwischen jeder Riechgrube und der primären Mundhöhle persistierende Epi= thelpartie wird bald in eine dünne Membran, die **Membrana bucco=nasalis** (HOCHSTETTER) ausgezogen (Fig. 218). Diese Membran berstet zuletzt (in der 6. Embryonalwoche), und so ent= steht jederseits eine Kommunikationsöffnung, welche wir die **primitive Choane** nennen (Fig. 219).

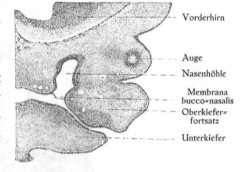

Fig. 218.
Schnitt durch das orale Ende des Nasenblindsackes eines menschlichen Embryos des 2. Monats, die **Membrana bucconasalis** zeigend. Nach PETER (1901) aus HERTWIG's Handb., Bd. II, 2. Jena 1901.

Trennung der Mund= und Nasenhöhlen.
Entstehung des Gaumens.

Die nach dieser Berstung persistierende Partie des Riechgrubenbodens, welche durch Ver= wachsung sowohl der Nasenfortsätze unter sich wie der Oberkieferfortsätze mit den Nasenfortsätzen (Ende der 5. Embryonalwoche) entstanden ist, bildet den sog. **primären Gaumen.**

Dieser primäre Gaumen ist nur sehr kurz (vgl. Fig. 219). Aus ihm entstehen: 1. die **Oberlippe** und 2. der **Zwischenkiefergaumen** (diejenige Partie des defini= tiven Gaumens, welche nach vorn vor den beiden Ductus naso=palatini incisivi liegt).

Die hintere, grössere Partie des definitiven Gaumens wird von zwei **sekundären Gaumenleisten** gebildet, welche in der Mitte oder am Ende des zweiten Embryonal= monats von der Innenseite der Oberkieferfortsätze herauswachsen (Fig. 219).

Diese Gaumenleisten, welche nach vorn mit dem Primärgaumen verbunden sind und nach hinten in der Kehlkopfgegend verstreichen, hängen zuerst sagittal in die Alveolo= lingualfurchen der Mundhöhle herab (Fig. 221 u. 222, S. 250).

Die Anlage des **Zäpfchens** ist schon jetzt jederseits als eine kleine vorspringende Ecke (Fig. 219) markiert (DURSY, 1869).

Ende des zweiten oder Anfang des dritten Embryonalmonats zieht sich die Zunge, welche bisher die primäre Mundhöhle (= gemeinsame Mund- und Nasenhöhle) fast völlig ausfüllte (Fig. 222), nach unten zurück. Gleichzeitig hiermit gelangen die Gaumenleisten über die Zunge hinauf und nehmen jetzt eine transversale Lage ein. Sie wachsen sich jetzt entgegen und verschmelzen bald sowohl unter sich wie mit der (von dem mittleren Stirn-Nasenfortsatz gebildeten) Nasenscheidewand.

Diese Verschmelzung ist vorn und hinten etwas verschieden. Nach vorn zu ge= langen die beiden Gaumenleisten mit einander nicht in Berührung, denn der vordere Teil der Nasenscheidewand senkt sich hier früh so tief herunter, dass er im Niveau der Gaumenleisten, welche er hier von einander vollständig trennt, zu liegen kommt. Nach

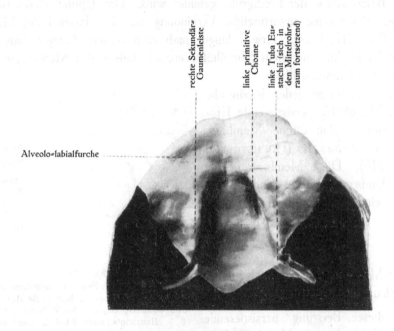

Fig. 219.

Mundhöhlendach eines 16 mm langen menschlichen Embryos. Nach einem von Herrn stud. med. SVEDIN unter meiner Leitung hergestellten Rekonstruktionsmodell. ⁵⁄₁. Die Schnittflächen sind schwarz.

hinten zu ist dagegen die Nasenscheidewand zu dieser Zeit relativ kürzer und streckt sich nicht bis ins Niveau der Gaumenleisten herab. Daraus erklärt sich, dass die Gaumenleisten hier mit einander direkt verwachsen, während ihre vordersten Partien nur unter Vermittlung vom Nasenseptum mit einander verbunden werden.

Die erwähnte Verwachsung beginnt vorn (unmittelbar nach hinten von dem Primär= gaumen) und schreitet allmählich nach hinten vor. Nachdem die beiden Anlagen des Zäpfchens am Ende des dritten Embryonalmonats verschmolzen sind, hört aber die Verwachsung auf. Die hinter dieser Stelle gelegenen Partien der Gaumenleisten bleiben frei und bilden die Arcus palato-pharyngei.

Die Verwachsung ist anfangs epithelial, wird aber später fast überall eine meso= dermale, indem hineinwachsendes Bindegewebe das betreffende Epithel zersprengt und vernichtet. Als Reste der Epithelien können sich jedoch an den Verschmelzungsstellen Epithelperlen erhalten (LEBOUCQ).

Vorn persistiert indessen von den Epithellamellen zu jeder Seite der Nasenscheidewand ein schräg nach innen und unten zur Mundhöhle ziehender Epithelstrang, welcher später ein Lumen bekommt und den Ductus nasopalatinus incisivus (Stenonis) darstellt.

Zwischen den unteren Mündungen der beiden Ductus incisivi entwickelt sich aus einer kleinen Partie der Nasenscheidewand (PETER) die kleine Papilla palatina (MERKEL).

Wie schon aus dem oben Gesagten hervorgeht, wird der **definitive Gaumen** von folgenden Teilen gebildet:

1. von der Gaumenpartie des Primärgaumens (von den medialen Nasenfort= sätzen und den Oberkieferfortsätzen stammend);

2. von einem kleinen Stück der Nasenscheidewand, und

3. von den beiden (von den Oberkieferfortsätzen ausgewachsenen) Gaumenleisten.

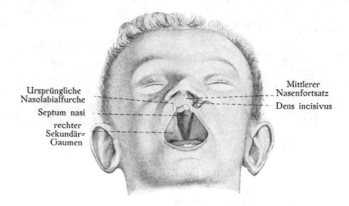

Fig. 220.

Grosse Gaumenspalte eines Kindes. Nach O. SCHULTZE (1897) aus SCHMAUS-HERXHEIMER: Grundriss d. path. Anat. Wiesbaden 1910.

Durch die Bildung des definitiven Gaumens entstehen d i e **definitiven Nasen= höhlen.** Diese b e s t e h e n j e a u s

1. einer primären Nasenhöhle (= Riechgrube), und

2. einer grossen Partie der primären Mundhöhle[1]), welche bei der Bildung des Sekundärgaumens zur erstgenannten Höhle hinzugefügt wird.

Je nachdem die Verwachsung der Gaumenleisten nach hinten fortschreitet, werden die grossen Kommunikationsöffnungen (die Choanen) der Nasenhöhlen mit der Mundhöhle ebenfalls allmählich nach hinten verschoben und stellen, nachdem der definitive Gaumen fertig geworden ist, d i e d e f i n i t i v e n C h o a n e n dar. Diese liegen also be= trächtlich nach hinten von den primitiven Choanen, welche, in der Nasenhöhle einge= schlossen, nicht mehr deutlich zu erkennen sind.

Hemmungsmissbildungen des Gaumens.

Die Verwachsung der beiden Gaumenleisten unter sich bezw. mit der Nasen= scheidewand kann sowohl vollständig (Fig. 220) wie partiell ausbleiben.

---

[1]) D i e G r e n z e zwischen diesen beiden Komponenten der definitiven Nasenhöhle geht etwa v o n d e r S p i n a n a s a l i s a n t e r i o r bis zur u n t e r e n F l ä c h e d e s K e i l b e i n e s.

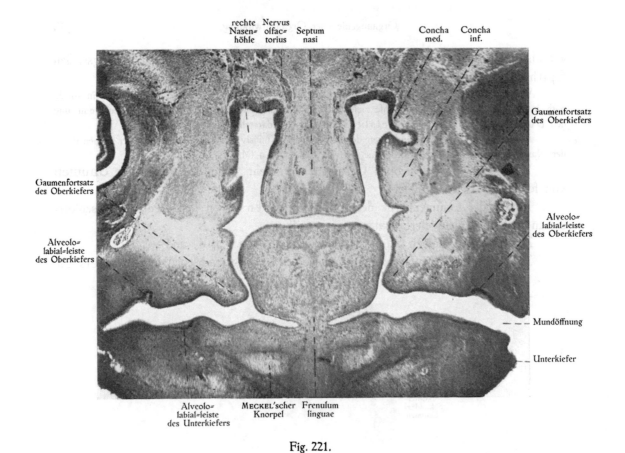

Fig. 221.

Fig. 221 u. 222.
Frontalschnitte durch die Mund= und Nasenhöhle eines 16 mm langen Embryos. $\frac{40}{1}$.
Fig. 221 durch die primitiven Choanen, Fig. 222 nach hinten von den primitiven Choanen.

Im ersten Falle spricht man von einer vollständigen, bilateralen Gaumen=spalte. Dieselbe ist oft mit doppelseitiger Lippenspalte (Hasenscharte) kombiniert. In solchen Fällen („Wolfsrachen" genannt) sieht man von unten in der Mitte (zwischen den beiden Spalten) den freien, unteren Rand der lebhaft rotgefärbten Nasenscheidewand, die vorn den Zwischenkiefer trägt. Nicht selten ist dann der Zwischenkiefer von der knöchernen Nasenscheidewand rüsselförmig nach vorn geschoben (vgl. Fig. 169, S. 213).

Von der partiellen Gaumenspalte kann man eine hintere und eine vordere Form unterscheiden.

Die hintere partielle Gaumenspalte, die den weichen Gaumen mit der Uvula mehr oder weniger vollständig spaltet, ist stets median.

Die vordere partielle Gaumenspalte ist dagegen nur in äusserst seltenen Fällen median. Solchenfalls konstatiert man zwischen den beiden Zwischenkieferhälften eine Spalte, die sich nach hinten bis zum Foramen incisivum fortsetzt.

Meistens ist aber die vordere partielle Gaumenspalte lateral und zwar entweder unilateral oder bilateral. Dieselbe trennt den Zwischenkiefer vom Oberkiefer und kann sich im harten Gaumen (lateral vom Septumteil) mehr oder weniger weit nach hinten fortsetzen. Die lateralen Gaumenspalten stellen meistens hintere Fortsetzungen von Lippenspalten dar. (Vgl. oben S. 212.)

Entstehung der Nasenscheidewand.

Die Scheidewand der beiden Nasenhöhlen (Fig. 221) entsteht aus dem mittleren Stirn=Nasenfortsatze, welcher sich sowohl nach hinten wie nach unten beträchtlich verlängert. Dagegen wird dieser Fortsatz anfangs absolut schmäler (vgl. Fig. 87 u. 88, S. 140).

Wie schon erwähnt, verwächst er vorn frühzeitig mit den beiden sekundären Gaumenleisten. Hinten verschmilzt er dagegen mit diesen, erst nachdem sie schon unter sich verwachsen sind.

Organon Jacobsoni. In dieser Scheidewand legt sich schon sehr frühzeitig (bei etwa 7,5 mm langen Embryonen, His) ein interessantes Organ an, welches nach dem dänischen Forscher Jacobson, welcher es zuerst (bei Tieren) eingehend beschrieben hat, benannt worden ist.

Die erste Anlage dieses Organs tritt als eine relativ grosse rinnenförmige, von hohem Sinnesepithel ausgekleidete Vertiefung auf, welche, so lange der seitliche Nasen=fortsatz noch kurz ist, von aussen her sichtbar ist (Fig. 217). Der hinterste Teil der Epithelrinne, welcher am tiefsten ist, wächst in einem späteren Stadium (bei etwa 17 mm langen Embryonen) rohrförmig in das Mesenchym des Nasenseptum ein. So entsteht ein hohler, etwas plattgedrückter, sagittal gestellter Schlauch (Fig. 223), welcher in der ersten Hälfte des intrauterinen Lebens stetig an Grösse zunimmt, um nach dieser Zeit oft mehr oder weniger vollständig und schnell wieder reduziert zu werden (Kallius). Unter Umständen kann dieses Organ aber persistieren und auch beim Erwachsenen wohlentwickelt zu finden sein (Merkel).

Beim Menschen und bei den Nagern wird das Organon Jacobsoni nach oben verschoben und kommt darum bei der Bildung des definitiven Gaumens mit seiner Eingangsöffnung in die Nasenhöhle zu liegen. — Bei allen anderen daraufhin untersuchten Säugetieren, welche ein solches Organ besitzen (es fehlt bei Vespertilio und Vesperugo auch in der Embryonalzeit), bleibt dagegen das Organ mit seiner Eingangsöffnung an derjenigen Partie der Nasenscheidewand liegen, welche an der Gaumenbildung teilnimmt.

Daraus erklärt sich, dass das Organon Jacobsoni bei diesen Tieren jederseits durch Vermittelung von dem Ductus naso=palatinus incisivus in die Mundhöhle mündet.

Ich finde es wahrscheinlich, dass diese Einmündung des Organes in die Mundhöhle als eine ursprüng= liche Einrichtung zu betrachten ist. Die ursprüngliche Bedeutung des noch in vielen Beziehungen rätselhaften

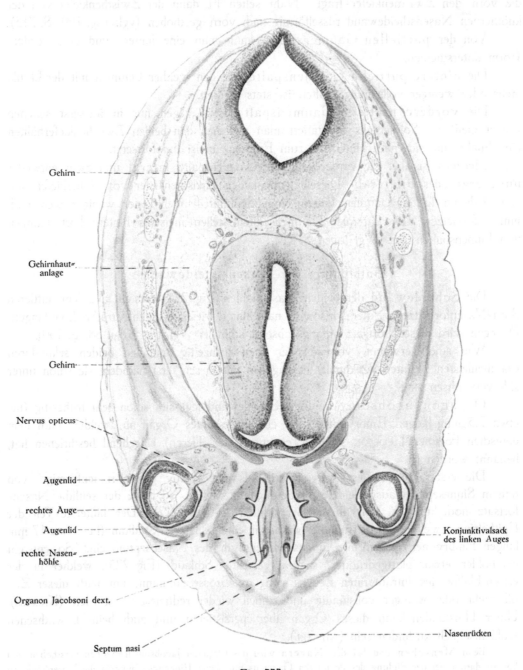

Fig. 223.

Querschnitt durch den Kopf eines 25 mm langen Embryos. Nach einem Originalpräparat von VAN DER STRICHT. $\frac{15}{1}$.

Organes wäre wohl dann darin zu sehen, dass es eine Riechkontrolle über die schon in der Mundhöhle eingenommene Nahrung auszuüben hätte.

Über die Umwandlungen des Sinnesepithels und der Riechnerven des Organs siehe unten.

Plicae septi. Das Epithel der Nasenscheidewand wird bei dreimonatlichen Embryonen im Gebiet des Vomer verdickt. In dieser Gegend werden dann etwa durch Hineinwachsen von Epithelfurchen 8—10 niedrige Schleimhautfalten gebildet, welche schief von oben vorn nach unten hinten verlaufen. Diese Falten sind bei der Betrachtung mit blossem Auge zuerst im 4. Embryonalmonat sichtbar. Im 8. Embryonalmonat sind sie am grössten und am zahlreichsten [1]. Nach der Geburt atrophieren sie im allgemeinen vollständig, können aber in pathologischen Fällen persistieren und an Grösse stark zunehmen (KILLIAN).

Diese septale Falten stellen eine der menschlichen Nase eigentümliche Bildung dar. Sie besitzen nie Riechepithel und haben wahrscheinlich nur die Aufgabe gehabt, die Einatmungsluft wärmer und feuchter zu machen (KILLIAN).

Nach KILLIAN ist die kurze Existenz dieser Falten folgenderweise zu erklären. Die Atmungsluft passierte ursprünglich hauptsächlich durch den unteren Nasengang. Dieser war aber damals sehr lang und eng und die untere Muschel war viel komplizierter als jetzt gebaut. Für Durchfeuchtung und Durchwärmung der Inspirationsluft war also (auch bei der Abwesenheit von Septalfalten) genügend gesorgt.

In einer späteren phylogenetischen Entwicklungsperiode wurde aber das Nasenrohr beim Menschen stark verkürzt gleichzeitig damit, dass die untere Muschel einfacher wurde. Zu dieser Zeit trat die Bildung der Septalfalten ein, um die sonst ungenügende Präparation der Atmungsluft zu kompensieren.

In einer folgenden phylogenetischen Entwicklungsperiode (welche wahrscheinlich nicht allzuweit hinter uns liegt) wurden aber die Septalfalten wieder unnötig, indem der Luftstrom — mit der zunehmenden Erhöhung des Cavum nasale und mit der Abwärtskehrung der Nasenlöcher bei der Ausbildung der äusseren Nase — grösstenteils nach dem mittleren und dem oberen Nasengang abgelenkt wurde, wo die Durchwärmung und Befeuchtung erfolgte.

Entwicklung der Nasendrüsen.

Die Drüsen der Nasenschleimhaut werden in dem dritten bis vierten Embryonalmonat als solide Epithelzapfen angelegt, welche in der zweiten Hälfte des Embryonallebens hohl werden. Beim Neugeborenen findet man die Nasendrüsen am Nasenboden schwach, dagegen an der medialen Fläche der unteren Muschel reichlich entwickelt. Die Entwicklung der Nasendrüsen setzt postembryonal fort (KALLIUS).

Grosse Nasendrüsen (die STENO'sche seitliche Nasendrüse und die septale Nasendrüse) welche bei Säugetieren gewöhnlich vorhanden sind, werden beim Menschen nicht gebildet (PETER u. a.).

Die Nasenmuscheln

werden (nach PETER, 1902) ursprünglich nicht nur an der lateralen Nasenwand (Conchae laterales), sondern auch an der medialen (Conchae mediales) gebildet. Die Conchae mediales (= die Ethmoturbinalia, d. h. die Concha media et superior beim Erwachsenen) werden aber in sehr frühen Entwicklungsstadien allmählich zuerst nach dem Nasenhöhlendache und dann nach der lateralen Nasenwand (Fig. 224) verschoben. Somit erklärt sich, dass beim Erwachsenen alle Muschelbildungen an der lateralen Nasenwand zu finden sind.

Die ersten Anlagen der Muscheln entstehen dadurch, dass an gewissen Stellen das Epithel der Nasenhöhle sich aktiv in das unterliegende Mesenchym hineinstülpt und tiefe, die Muscheln abgrenzende Furchen (Fig. 221) bildet (LEGAL, SCHÖNEMANN).

---

[1] In 10% der Fälle fehlen sie jedoch vollständig (KILLIAN).

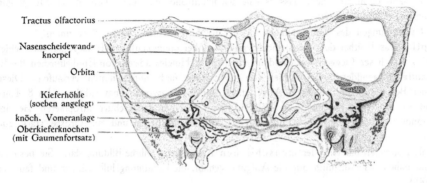

Tractus olfactorius

Nasenscheidewand=
knorpel

Orbita

Kieferhöhle
(soeben angelegt)

knöch. Vomeranlage

Oberkieferknochen
(mit Gaumenfortsatz)

Fig. 224.

Frontalschnitt durch das Gesicht eines ca. 15 Wochen alten menschlichen Embryos. $\frac{7}{1}$.
Nach KALLIUS (1905) aus VON BARDELEBENS Handb. d. Anat. Bd. V, 1, 2. Jena 1905.

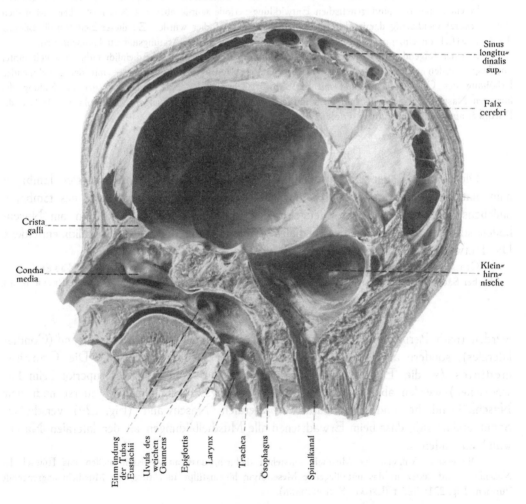

Sinus
longitu=
dinalis
sup.

Falx
cerebri

Crista
galli

Concha
media

Klein=
hirn=
nische

Einmündung
der Tuba
Eustachii

Uvula des
weichen
Gaumens

Epiglottis

Larynx

Trachea

Ösophagus

Spinalkanal

Fig. 225.
Medianschnitt durch den Kopf eines Neugeborenen.

Zuerst und zwar, schon ehe die primitiven Choanen gebildet sind, wird die Concha inferior (= Maxilloturbinale) erkennbar. Sie gehört von Anfang an der lateralen Nasenwand.

Etwas später (in der sechsten Embryonalwoche) entsteht die Concha media (= Ethmorturbinale I) und bald nachher (bei 3 cm langen Embryonen) die Concha superior (= Ethmoturbinale II).

Nach Killian können später über die schon erwähnten noch drei Ethmoturbinalia (III, IV und V) beim menschlichen Embryo gebildet werden. Diese sind aber nicht konstant auftretend (Zuckerkandl) und werden, wenn gebildet, in späteren Entwicklungsstadien mehr oder weniger vollständig reduziert. Unter Umständen können sie indessen sogar beim Erwachsenen teilweise persistieren und eine Concha suprema bilden.

Erst in einem späten Embryonalstadium bildet sich an der lateralen Nasenwand etwas vor der Concha media eine flache Erhabenheit, der sog. Agger nasi, welcher gewöhnlich als ein rudimen=täres Naso=turbinale gedeutet wird.

Ausser den schon erwähnten Hauptmuscheln (Fig. 225) werden (in ähnlicher Weise wie diese) Nebenmuscheln gebildet. Die Nebenmuscheln treten sowohl auf den Hauptmuscheln wie in den diese trennenden Furchen auf. Besonders stark entwickeln sie sich unter der Concha media, wo sie noch beim Erwachsenen als Bulla ethmoi=dalis teilweise persistieren.

Nebenhöhlen der Nase.

An gewissen Stellen stülpt sich das Epithel der Hauptfurchen besonders tief in das unterliegende Mesenchym hinein und gibt hiermit zur Bildung von Siebbeinzellen und anderen Nasennebenhöhlen Anlass.

Unter der Concha media legt sich im dritten Embryonalmonat eine halb=mondförmige Rinne an, deren vorderer unterer Rand (Processus uncinatus) sich sichelförmig erhebt und deren obere hintere Begrenzung von zwei Nebenmuscheln gebildet wird, welche später die Bulla ethmoidalis bilden. Von dieser Rinne aus werden später der Sinus maxillaris und der Sinus frontalis gebildet.

Der Sinus maxillaris stülpt sich Mitte des dritten Embryonalmonats von der hinteren unteren Partie der halbmondförmigen Rinne aus. Sie bildet zuerst eine sehr kleine, lateralwärts gerichtete Blindtasche (Fig. 224), welche im fünften Embryonalmonat noch nur etwa 4 mm tief ist. Bei der Geburt besitzt sie nur die Grösse einer Erbse (Kallius).

Bis zum 5.—6. Lebensjahre bleibt er rundlich und relativ klein. Mit dem Beginn der zweiten Dentition fängt die Höhle aber stärker zu wachsen an und erreicht, wenn die Backzähne hervorkommen (Hand in Hand mit dem Wachstum des Oberkiefers) ihre definitive pyramidale Form.

Der Sinus frontalis stülpt sich von der vorderen oberen Partie der halbmond=förmigen Rinne aus und tritt erst sekundär in das Gebiet des Os frontale hinein. Dieser Sinus entsteht viel später (am Ende des ersten Lebensjahres) und entwickelt sich noch langsamer als der Sinus maxillaris; erst zur Pubertät bildet er eine erbsengrosse Grube (Peter).

In prinzipiell anderer Weise wird der Sinus sphenoidalis angelegt. Diese Höhle wird nämlich im dritten Embryonalmonat durch Wachstumsvorgänge von der Hauptnasenhöhle abgeschnürt. Nur eine kleine Kommunikationsöffnung bleibt hierbei bestehen. Durch allmähliche Ausweitung gelangt der Sinus in das Gebiet des

Keilbeines. Beim Neugeborenen ist er nur stecknadelkopfgross. Im dritten Lebensjahre beginnt er stärker zu wachsen und ist um die Pubertätszeit bis zum Synchondrosis spheno=occipitalis vorgeschritten.

Die Siebbeinzellen sind beim Neugeborenen nur als enge Taschen vorhanden. Schon in den ersten Kinderjahren erreichen sie aber eine ansehnliche Grösse. Durch abnorme Vergrösserung einer oder mehrerer Siebbeinzellen kann eine abnorme Auftreibung der mittleren Muschel oder der Bulla ethmoidalis hervor=gerufen werden.

Die knorpeligen Nasenwände.

Anfangs bestehen die Wände der embryonalen Nasenhöhle ausser dem Epithel noch nur aus lockerem, embryonalen Bindegewebe. In der 7.—8. Embryonalwoche beginnt aber von der Gegend der Keilbeinkörperanlage aus die Entstehung von Knorpelgewebe. Die Knorpel=bildung breitet sich dort zuerst in der Nasenscheidewand nach vorn aus (KALLIUS). Vom Nasenseptum aus scheint der Knorpel in die Seitenwände der Nase und in die Muschel hineinzuwachsen. Zuerst (in der achten Embryonalwoche) tritt er in der Concha inferior, dann (in der neunten Woche) in der Concha media und relativ spät (in der zwölften Em=bryonalwoche) in der Concha superior auf. Nach unten von der unteren Muschel wird in der Seitenwand der Nase kein Knorpel gebildet (Fig. 224).

Hervorzuheben ist, dass der Knorpel in der Tat nicht in die Muscheln etc. hineinwächst, sondern dass er in loco gebildet wird. Nicht die Knorpelmutterzellen, sondern nur die Knorpelbildung breitet sich also in den erwähnten Richtungen aus.

Die Knorpelmutterzellen der Nasenscheidewand gehen, wie erwähnt, früher als diejenigen des Nasen=daches und der Seitenwände in Vorknorpel= und dann in Knorpelzellen über und behalten gegenüber diesen in der nächsten Entwicklung immer Vorsprung (MIHALKOVICS, KALLIUS).

Im vorderen Teil der Nasenscheidewand bilden sich bald selbständig (KALLIUS) unter dem Septal=knorpel zwei kleine, plattgedrückte Knorpelspangen, die JACOBSON'schen Knorpel. Diese, welche in der Phylogenie ursprünglich den JACOBSON'schen Organen zum Schutze dienten, bleiben, bei der er=wähnten (beim Menschen stattfindenden) Dislokation dieser Organe nach oben, an der ursprünglichen Stelle liegen und verlieren hierbei jede direkte Beziehung zu denselben.

Ende des dritten Embryonalmonats hat das knorpelige Nasenskelett das in Fig. 226 gezeigte Aussehen. Wenn wir von den JACOBSON'schen Knorpeln absehen, bildet der Nasenknorpel jetzt eine einheitliche Knorpelmasse, welche die Form einer verkehrten Doppelrinne hat. Das knorpelige Nasendach, welches jederseits die Verbindung des Knorpel=septums mit den seitlichen Knorpelwänden vermittelt, ist hinten zu jeder Seite der knor=peligen Crista galli defekt. Hier befindet sich mit anderen Worten jederseits ein grosses Loch, welches den noch einheitlichen, grossen Nervus olfactorius hindurchlässt. In späteren Entwicklungsstadien entstehen hier vereinzelte Knorpelstäbchen, die das grosse Loch in mehrere kleinere teilen. In dieser Weise wird die knorpelige Siebbeinplatte ge=bildet (KALLIUS).

Von dem oben beschriebenen, einheitlichen Knorpelskelett der Nase persistieren nur einzelne Partien und bilden die Nasenknorpel des Erwachsenen.

Andere Knorpelpartien gehen zugrunde und werden entweder durch Bindegewebe oder durch Knochen ersetzt.

Durch sekundäre Knorpelreduktion (Zugrundegehen des Knorpels und Er=setzen desselben durch Bindegewebe) werden die beiden Alarknorpel (im sechsten

Embryonalmonat) von dem übrigen Knorpelskelett abgesprengt und oft selbst in kleinere Stückchen zerlegt.

Diese physiologische Knorpelreduktion kann unter Umständen abnorm weit gehen, so dass z. B. die Alarknorpel ganz zugrunde gehen. Die Schlaffheit der Nasenflügel kann dann so gross werden, dass ein inspiratorisches Ansaugen der Nasen= flügel gegen das Septum die Folge wird.

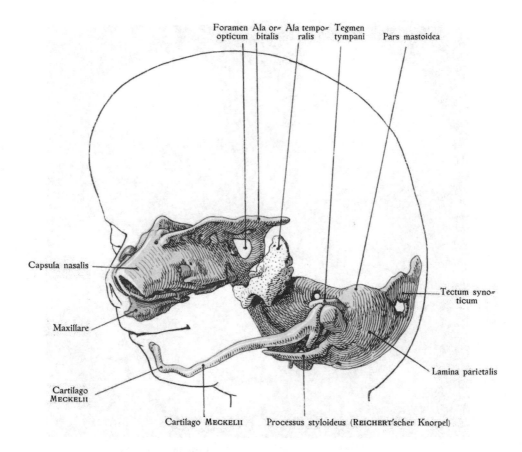

Fig. 226.

Knorpliges Primordialkranium eines 8 cm langen Embryos. Von der linken Seite gesehen.
Nach HERTWIG und KOLLMANN aus KOLLMANN's Handatlas d. Entwicklungsgesch., Bd. I. Jena 1907.

Entwicklung der knöchernen Nasenwände.

Die übrigen Partien des knorpeligen Nasenskeletts werden durch Knochen ersetzt und zwar entweder

1. in der Weise, dass sie direkt verknöchern (Os ethmoidale und Concha inferior), oder

2. in der Weise, dass Bindegewebsknochen in ihrer unmittelbaren Nähe angelegt werden und nach Atrophie der betreffenden Knorpelpartien die Stelle derselben ein= nehmen.

Die chondrale Verknöcherung beginnt erst im fünften oder sechsten Em=
bryonalmonat und schreitet besonders in dem Gebiet des Os ethmoidale sehr langsam
vor. Die Verknöcherung des Siebbeines fängt in der Lamina papyracea (im
sechsten Embryonalmonat) an; die Lamina perpendicularis (mit der Crista galli)
verknöchert im sechsten Monat post partum, und die Ossifikation des ganzen Knochens
wird erst im 3.—5. Lebensjahre definitiv beendigt. — Die Ossifikation der Muscheln

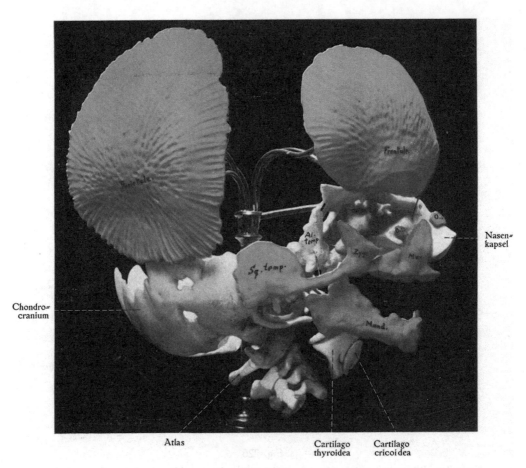

Fig. 227.

Rekonstruktionsmodell des Schädels eines 8 cm langen Embryos. Nach O. Hertwigs von Ziegler
reproduziertem Modell. Die Knochen sind gelb.

beginnt (in dem sechsten Embryonalmonat) in der Concha inferior und schreitet (in
derselben Weise wie die Chondrifikation) von hier nach oben fort; jedoch mit der Aus=
nahme, dass die knöcherne Concha inferior ein selbständiger Knochen bleibt.

Die Bindegewebsknochen erscheinen viel früher als die knorpelpräfor=
mierten und zwar schon am Ende des zweiten Embryonalmonats. Zuerst entstehen
die beiden Praemaxillaria, welche später miteinander verschmelzen (Kallius), und
die Oberkieferknochen (bei etwa 20—25 mm langen Embryonen). Die letzt=
genannten Knochen (Fig. 227 *Max*), ebenso wie die Gaumenknochen, welche etwas

später angelegt werden, bestehen von Anfang an aus einer vertikalen Nasenaussen=
wand= und einer transversalen Nasenboden= oder Gaumenpartie (Fig. 224, S. 254).

Erst bei etwa 30 mm langen Embryonen entsteht in der unteren, hinteren Partie
der Nasenscheidewand das Vomer als ein unter dem Knorpelseptum gelegenes, unpaares
Knochenstück, von dem aus paarig je eine Knochenplatte sich zwischen dem Knorpel
des Septum und der Schleimhaut in die Höhe schiebt (Fig. 224). Durch diese Ent=
wicklung des Vomer wird die Scheidewandknorpel allmählich verdrängt und geht im
Bereiche dieses Bindegewebsknochens zugrunde (KALLIUS).

Die Nasenbeine entstehen als zwei kleine, nach aussen von dem knorpeligen Nasen=
skelette gelegene Deckknochen (Fig. 227 *O. n.*). Die unmittelbar unter diesen Knochen
liegenden Knorpelpartien atrophieren und gehen in Bindegewebe über.

Fehlen einzelner Teile der Nase.

In seltenen Fällen hat man angeborenen Mangel der Nasenbeine beobachtet. Die
Bildung einzelner Muscheln kann auch unterbleiben.

Unter Umständen kann eine ganze Nasenhälfte fehlen (Arhinencephalie).

Riechepithel und Riechnerven.

In der vierten Embryonalwoche differenzieren sich nach His die Zellen der oberen
Partie der Riechgrube in

1. gewöhnliche Epithelzellen, welche Stützzellen werden, und
2. sensorische Zellen oder Riechzellen.

Die letztgenannten können später von der Epitheloberfläche mehr oder weniger weit
(sogar teilweise in das unterliegende Bindegewebe hinein) entfernt werden, behalten aber
durch Vermittlung eines kurzen, peripheren Ausläufers mit dieser Oberfläche ihre ursprüng=
liche Verbindung. Zentralwärts senden die Riechzellen je einen Achsenzylinderfortsatz
nach oben, welcher (während des zweiten Embryonalmonats) in das Gehirn hineindringt
und eine Riechnervenfaser bildet.

Die Riechnervenfasern bilden zuerst jederseits einen einheitlichen, dicken Nervus
olfactorius. Dieser wird aber später (und zwar gleichzeitig mit der Bildung der knor=
peligen Lamina cribrosa des Siebbeines) beim Menschen in mehrere kleinere Nerven,
die Fila olfactoria, zerlegt.

Regressive Veränderungen des Riechorgans.

Auch das Epithel des Organon Jacobsoni sendet Riechnervenfasern aus, welche
indessen beim Menschen wieder zugrunde gehen.

Die Regio olfactoria ist beim menschlichen Embryo relativ grösser als beim
Erwachsenen. Sie nimmt nämlich sowohl die obere wie auch die ganze mittlere Nasen=
muschel, (ja nach WIEDERSHEIM [1902] sogar die Concha inferior) und entsprechende
Partien der Nasenscheidewand ein, während sie beim Erwachsenen bekanntlich im allge=
meinen auf die Concha superior und die in derselben Höhe gelegene Scheidewandpartie
beschränkt ist.

Alles deutet auch darauf hin, dass der Vormensch einmal ein ungleich feiner aus=
gebildetes Geruchsvermögen besass, als wir dies heute haben [1]).

Zu welcher Zeit entstehen die ersten Geruchsempfindungen?

Die Nasenhöhle ist wie die Mundhöhle vor der Geburt mit Fruchtwasser angefüllt.
Die Grundbedingung für das Zustandekommen einer Geruchsempfindung durch äussere
Reizung: das Einatmen gasiger Stoffe fehlt also während des intrauterinen Lebens gänzlich.
Dagegen ist die Fähigkeit, Geruchsempfindungen zu haben, schon bei achtmonatlichen
(frühgeborenen) Embryonen vorhanden (KUSSMAUL, 1859).

Postembryonale Entwicklung der Nasenhöhle.

Beim neugeborenen Kinde ist der Ethmoidalteil der Nasenhöhle doppelt so hoch als
der Maxillarteil. Die Choanen sind sehr niedrig, aber relativ breit. Der untere Nasengang
ist unwegsam (vgl. Fig. 225, S. 254) und wird erst im dritten Lebensjahre wegsam, bis
zum siebten Lebensjahre bleibt er aber sehr eng, eine Tatsache, deren Kenntnis bei gewissen
operativen Eingriffen von praktischem Wert sein kann. Von dieser Zeit ab nimmt der
Maxillarteil der Nasenhöhle stark an Höhe zu, so dass er beim Erwachsenen etwa
dieselbe Höhe wie der Ethmoidalteil besitzt. Gleichzeitig wird der untere Nasengang
geräumig.

Dass der Oberkiefer sich hierbei relativ stark nach unten ausdehnt, wird aus den ver=
schiedenen Lagebeziehungen des Gaumens zur pharyngealen Tubenmündung ersichtlich.
Diese Mündung liegt nämlich bei menschlichen Embryonen unter dem Gaumen, beim
Neugeborenen in dessen Höhe (vgl. Fig. 225, S. 254) und beim Erwachsenen über dem
Gaumen (in der Höhe der Concha inferior).

Gleichzeitig mit dieser scheinbaren Aufwärtswanderung der Tubenmündungen werden
die Choanen höher.

Mit dem Auftreten der definitiven Molarzähne verlängert sich der Oberkiefer (und
damit auch die Nasenhöhle) in der Richtung von vorn nach hinten (KALLIUS) (vgl. Fig. 228).

Er dehnt sich hierbei auch von hinten nach vorn aus, wodurch das orthognathe Gesichtsskelett des
Neugeborenen in die mehr prognathe Form des Erwachsenen übergeht (KALLIUS).

Formvariationen der Nasenhöhlen.

Die Nasenhöhlen von verschiedenen Neugeborenen „sind einander bis auf minimale
Unterschiede ähnlich, die von Erwachsenen fast niemals. Die beiden Hälften derselben Nase
sind beim Neugeborenen nahezu symmetrisch, beim Erwachsenen äusserst selten"
(ZARNIKO, 1905).

---

[1]) Der Mensch gehört zu den sog. mikrosmatischen Tieren, welche ein relativ schwach ent=
wickeltes Geruchsorgan besitzen (Pinnipedia, Bartenwale, Affen, Mensch). Anosmatisch
sind die Zahnwale, deren Geruchsorgan, wie es scheint, vollständig rückgebildet worden ist. Die
übrigen Säugetiere sind makrosmatisch, d. h. sie haben ein stark entwickeltes Geruchsorgan. Bei
diesen kommen Riechwülste nicht nur in der eigentlichen Nasenhöhle, sondern auch in der Keilbeinhöhle,
in der Stirnbeinhöhle und in den Siebbeinzellen vor. Das Organon Jacobsoni behält im allgemeinen
bei diesen Tieren zeitlebens Riechepithel und Riechnerven und damit auch ihre Funktion.

Diese Unterschiede entstehen allerdings teilweise durch traumatische Einwirkungen. Meistens ist aber ihre Ursache in irregulärem Wachstum einzelner Nasen= teile zu suchen.

Der untere Nasengang kann unter Umständen dadurch eingeengt werden, dass Zähne (meist Schneidezähne) in denselben entweder von unten oder von der Seite aus hineinwachsen.

Die laterale Nasenhöhlenwand kann im ganzen eine abnorme Biegung machen, deren Konvexität entweder in die Nasenhöhle oder in den Sinus maxillaris hineinbuchtet. — Die obere und die mittlere Nasenmuschel können, wie er= wähnt, durch Siebbeinzellen blasenartig aufgetrieben werden. — Die untere Nasen= muschel kann so stark an Grösse zunehmen, dass sie in grosser Ausdehnung der Scheidewand anliegt.

Viel gewöhnlicher sind jedoch Formveränderungen, welche durch Difformitäten der Nasenscheidewand hervorgerufen werden.

Die hier in Betracht kommenden Difformitäten sind zweierlei Art, nämlich:

     I. Verbiegungen und

     II. partielle Verdickungen des Septums.

Verbiegung der Nasenscheidewand (Deviatio septi narium) kommt bei erwachsenen Europäern sehr oft (in 50—70 %) vor. Wenn diese Verbiegung nicht gross ist, kann sie als eine physiologische Variation betrachtet werden. Meistens tritt sie erst nach dem 15. Lebensjahr in Erscheinung [1].

Solche Verbiegungen entstehen durch Disproportion im Wachstum zwischen dem Septum und dem knöchernen Rahmen desselben. Wenn nämlich das Septum mehr als der Rahmen in die Höhe [2] wächst, so muss natürlich eine Biegung des schwächeren Septums stattfinden.

Der Gipfel der Knickung kann entweder in der Naht zwischen Lamina perpen= dicularis und Vomer liegen, oder aber eine dieser beiden Knochenlamellen kann stärker sein als die andere, und bei unveränderter Stellung jene zwingen, die Knickung allein auf sich zu nehmen (MERKEL). Da nun der Vomer selbst aus zwei dünnen Knochen= platten besteht, so kann er entweder nach einer Seite oder nach beiden Seiten einknicken. Dadurch entstehen leistenförmige knöcherne Verdickungen der Nasenscheidewand, die meistens am oberen Rande des Vomer (Crista lateralis vomeris) sitzen. Solche Knochenleisten entstehen meistens erst nach dem 5.—7. Lebensjahre und sind stets auf Wachstumsanomalien zurückzuführen, gewöhnlich sind sie mit Verbiegung des ganzen Septums kombiniert.

Ausser diesen sog. „physiologischen Deviationen" (ZUCKERKANDL) gibt es sog. „kompen= satorische Deviationen" (ZUCKERKANDL) der Nasenscheidewand. Unter diesem Namen versteht man eine sekundäre Verdrängung des Septums durch übermässige Entwicklung benachbarter Teile, insbesondere der Siebbeinmuscheln.

---

[1] In Ausnahmefällen kann die Verbiegung aber schon bei zwei= bis dreijährigen Kindern deutlich ausgesprochen sein (MERKEL).

[2] In seltenen Fällen zeigt das Septum exzessives Wachstum auch in die Länge, so dass der Vomer sich nach hinten bis zur Wirbelsäule fortsetzt und eine vertikale Zweiteilung des Nasenrachens veranlasst.

Wenn die Nasenscheidewand in einer der oben erwähnten Weise schief wird, so kann trotzdem die äussere Nase gerade bleiben. Allein dies nur in Ausnahmefällen. Meistens wird die äussere Nase gleichzeitig entweder in toto verbogen oder doppelt ge= knickt (skoliotisch), und zwar derart, dass die Nasenspitze nach der Seite, an welcher die Scheidewand konkav (und also der Nasengang weit) ist, sich hinwendet (WELCKER).

Von grossem Interesse ist, dass solche manchmal entstellende Abweichungen der nor= malen Nasenform mit derselben Zähigkeit vererbt werden wie die normalen Variationen der Nasenform.

Über die normale Entwicklung der äusseren Nase vgl. oben S. 142, 151 und 167.

Quere Verschlüsse (Synechien) der Nasenhöhlen.

Die angeborenen queren Synechien der Nasenhöhlen stellen Missbildungen dar, über deren Genese wir nichts Zuverlässiges wissen. Mit den nach Entzündungen entstehenden Synechien dürfen sie natürlich nicht verwechselt werden.

Wir können vordere und hintere Synechien unterscheiden. Sie können beide entweder ein= oder doppelseitig vorkommen.

Die sehr selten vorkommenden vorderen Synechien sind immer membranös und in der Nähe der äusseren Nasenöffnungen zu finden. Vielleicht entstehen sie dadurch, dass zur Zeit der embryonalen Epithelverpfropfung (vgl. oben S. 142 u. 151) Bindegewebe in die Epithelmasse membranartig hineindringt und nachher die Lösung der Verklebung verhindert.

Die ebenfalls seltenen hinteren Synechien sind meistens knöchern und in der Nähe von den Choanen lokalisiert. Der Verschlussknochen soll immer vom vertikalen Fortsatz des Gaumenbeines herzuleiten sein (SCHRÖTTER, HANSEMANN).

Weder Hemmungsbildungen noch intrauterine Entzündungen können beim Zustandekommen dieser Missbildungen eine Rolle spielen. „Es bleibt nichts übrig, als eine Variation der Knochenbildung anzu= nehmen" (HANSEMANN).

Ausbildung der Mundhöhle und deren Organe.

Die Entstehung der primitiven Mundhöhle (oder Mund=Nasenhöhle) und die Trennung derselben in die definitiven Nasen= und Mundhöhlen wurde schon oben (S. 239 u. 247) beschrieben.

Es erübrigt hier, die Entwicklung der die Mundhöhle begrenzenden Wandteile und Organe näher zu verfolgen.

Entstehung der Lippen und der Alveolarfortsätze der Kiefer.

Indem jederseits der Oberkieferfortsatz mit dem mittleren Stirn=Nasenfortsatz (im zweiten Embryonalmonat) verwächst (Fig. 88, S. 140), entsteht, wie schon (S. 142) erwähnt, die definitive Mundöffnung. Die diese Öffnung begrenzende Gewebepartie stellt die anfangs gemeinsame Anlage der Lippen und der Alveolarfort= sätze der Kiefer (des sog. Zahnfleisches) dar. Diese einheitliche Anlage wird sekundär durch eine dem Aussenrand der Mundöffnung parallele Rinne (die Alveolo=labial= furche oder „Lippenfurche", Fig. 219, S. 248) in einen Zahnfleisch= und einen

Lippenteil abgegrenzt. (Nach hinten setzt sich diese Rinne jederseits ein Stückchen fort und trennt so die hintere Partie des betreffenden Alveolarfortsatzes von der Wangenanlage.)

Die Unterlippe wird also ausschliesslich von den beiden Unterkieferfortsätzen gebildet. Die schwache mediane Einkerbung zwischen diesen (Fig. 88, S. 140) schwindet frühzeitig.

Die Oberlippe wird grösstenteils von den beiden Oberkieferfortsätzen, zum Teil aber auch von dem mittleren Stirn=Nasenfortsatz gebildet. Der letztgenannte Fortsatz bildet auch den Zwischenkiefer. Dieser Fortsatz bildet eine recht tiefe, mediane Einkerbung, welche die beiden medialen Nasenfortsätze im engeren Sinne, die sog. Processus globulares von einander trennt (vgl. Fig. 88) und erst allmählich (im dritten Embryonalmonat) schwindet. Viel früher pflegen die Einkerbungen zu ver= schwinden, welche die Verwachsungsstellen der Oberkieferfortsätze mit den Processus globulares markieren. Ehe diese Einkerbungen noch verschwunden sind, ist (Ende des zweiten Embryonalmonats) an der Oberlippe jederseits eine Zwischenkieferlippe und eine Oberkieferlippe zu unterscheiden.

Die Mundöffnung ist, wie erwähnt, anfangs relativ sehr gross. Sie wird allmählich immer relativ kleiner (vgl. Fig. 88, 94 u. 104). Hand in Hand hiermit vergrössern sich die von den Wangen begrenzten Partien der Mundhöhle.

Entwicklung der Zähne[1].

Als gemeinsame Anlage der oben erwähnten Lippenfurche und der Zähne tritt schon früh (bei etwa 11—13 mm langen Embryonen) eine im Querschnitt spindelförmige Verdickung des Mundhöhlenepithels auf. Diese Epithelverdickung wuchert nun gegen das Mesenchym vor und bildet im Vorderteil jeden Kiefers eine zusammenhängende, bogenförmig verlaufende Leiste, welche ich mit dem Namen Alveolo=labial=Leiste (Fig. 221) bezeichne. Die Leiste tritt in dem Oberkiefer etwas früher als in dem Unterkiefer auf und behält in der nächsten Entwicklung dort auch Vorsprung.

Von dem im Mesenchym eingesenkten, freien Rand der ursprünglich einfachen Leiste aus entstehen nun (bei etwa 25 mm langen Embryonen) zwei andere Epithelleisten, die Lippenfurchenleiste und die Zahnleiste. Die erstgenannte bildet eine direkte Fortsetzung der Alveolo=labialleiste. Die Zahnleiste dagegen zweigt sich von dieser fast rechtwinkelig nach dem Zentrum der Mundhöhle zu ab.

Etwa zu derselben Zeit entsteht in der Alveolo=labialleiste (vielleicht durch Zerfall von zentralen Epithelzellen) die Lippenfurche, welche die Lippe von dem Zahnfleisch trennt. Erst später vertieft sich diese Furche in die Lippenfurchenleiste hinein. Die Ausgangslinie der Zahnleiste kommt hierbei auf die jetzt freie laterale Fläche des Zahnfleisches zu liegen. Durch ungleiches Wachstum wird diese Linie später auf die untere bezw. obere Fläche des Zahnfleisches verschoben.

An der ursprünglich ebenen Zahnleiste beginnen in dem dritten Embryonalmonat einzelne gegen das Mesenchym vorragende Epithelhöcker aufzutreten. Dies sind die ersten, sog. knospenförmigen (LECHE) Anlagen der Milchzähne.

---

[1] Da die embryonale Zahnentwicklung in den gebräuchlichen Lehrbüchern der Histologie illustriert wird, habe ich darauf verzichtet, dieses Kapitel mit solchen Abbildungen zu versehen.

Bald (Mitte bis Ende des dritten Embryonalmonats) tritt gegenüber jeder Epithel=
knospe eine dichte Ansammlung von Mesenchymzellen auf, welche die erste Anlage der
Zahnpapille darstellt. Gleichzeitig geht die Epithelknospe in eine Epithelkappe über,
welche der Zahnpapille hutartig aufsitzt.

In diesem Entwicklungsstadium befinden sich bei etwa 4 cm langen Embryonen
(Mitte des dritten Embryonalmonats) alle die 20 Milchzahnanlagen.

In den vierten und fünften Embryonalmonaten vergrössern sich die Zahnpapillen
beträchtlich. Gleichzeitig nehmen auch die kappenförmigen, epithelialen Zahnanlagen er=
heblich an Umfang zu, sie gehen hierbei in ein glockenförmiges (LECHE) Stadium über
und schnüren sich von der Zahnleiste grösstenteils ab. Nur durch je einen kleinen Stiel
bleiben die epithelialen Zahnanlagen, welche wir jetzt mit dem Namen Schmelzorgane
bezeichnen, noch eine Zeitlang mit der Zahnleiste in Verbindung.

Lingualwärts von den Schmelzorganen der Milchzähne wuchert die Zahnleiste weiter,
die sog. Ersatzleiste bildend. Aus dieser Ersatzleiste gehen später die epithe=
lialen Ersatzzahnanlagen hervor.

Hinter den Anlagen der zweiten Milchmolaren bildet die Zahnleiste jederseits einen
dünnen Fortsatz, welcher mit dem Mundhöhlenepithel keine direkte Verbindung hat.
Von diesem Fortsatz gehen später die epithelialen Anlagen der bleibenden Molaren aus.

Im fünften Embryonalmonat (bei etwa 18 cm langen Embryonen) beginnt die Zahnleiste sich in ein gitter=
artiges Netzwerk von Epithelsträngen aufzulösen, welche nur da und dort mit dem Mundhöhlenepithel
einerseits und den Schmelzorganen andererseits in Verbindung bleiben. Nur der linguale Rand der Leiste,
die oben erwähnte Ersatzleiste, bleibt noch einige Zeit als ein zusammenhängendes Band bestehen.

Ende des sechsten Embryonalmonats beginnt die Ersatzleiste hinter (zungenwärts von)
den Milchzahnanlagen Anschwellungen zu zeigen, welche bald von Zahnpapillen kappen=
förmig eingestülpt werden. Die hierdurch entstandenen Ersatzzahnanlagen bilden sich
in der Folge genau in derselben Weise aus, wie es die Milchzahnanlagen getan haben.

Nachdem die Ersatzzähne angelegt worden sind, löst sich auch noch die Ersatzleiste in netzartig
verbundene Epithelstränge auf.

Der Zerfallprozess der Zahnleiste und der Ersatzleiste setzt sich später derart fort,
dass die einzelnen epithelialen Zahnanlagen jede epitheliale Verbindung mit einander ver=
lieren. Die Epithelstränge werden hierbei in einzelne Zellen und Zellengruppen aufgelöst,
welch letztere jedoch stellenweise als Epithelperlen persistieren können.

Zahnpulpa und Zahnbein.

Die Zahnpapille besteht anfangs aus dichtgedrängten Mesenchymzellen, welche alle
dasselbe Aussehen haben. Diejenigen, welche der Papillenoberfläche am nächsten liegen,
vergrössern sich aber (im vierten Embryonalmonat) stark und nehmen, indem sie eine peri=
phere fortlaufende Schicht bilden, ein epithelähnliches Aussehen an. Diese Zellen sondern
das Zahnbein (Dentin) ab und werden darum Odontoblasten genannt.

Die zentrale, grössere Partie der Zahnpapille wird sehr früh gefässhaltig und nimmt
die Zahnnerven auf, verändert sich aber histologisch im übrigen nur recht wenig[1].

---

[1] Ihre Zellen bleiben klein. Sie senden zahlreiche, fein verzweigte Ausläufer aus, welche dem Ge=
webe ein fibrilläres Aussehen verleihen. Gewöhnliche interzelluläre Fibrillen werden dagegen hier nicht ge=
bildet (MINOT).

Peripheriewärts senden die Odontoblasten, die als modifizierte Osteoblasten zu betrachten sind, dünne Ausläufer aus, welche bald von Dentin umgegeben werden. Die zuerst ausgesonderte Dentinschicht ist sehr dünn; sie verdickt sich aber allmählich beträchtlich und zwar (auf Kosten der Zahnpapille) durch Apposition von neuem Dentin an ihrer Innenseite. Hand in Hand hiermit werden die peripheren Ausläufer der Odontoblasten entsprechend länger. Nur diese Ausläufer werden in Dentin eingeschlossen. Die Odonto= blasten selbst werden es nie (und gerade hierin liegt der wichtigste Unterschied zwischen Odontoblasten und Osteoblasten), sondern bleiben zentralwärts von dem Zahnbein als eine epitheloide Schicht in der weichen Zahnpapille liegen.

Nachdem in oben erwähnter Weise die periphere, grössere Partie der Zahnpapille in Zahnbein umgewandelt worden ist, verlieren die Odontoblasten ihre Fähigkeit, Dentin ab= zusondern. Die von dieser Zeit ab persistierende, weiche Partie der ursprünglichen Zahn= papille bildet die definitive Zahnpulpa.

Diejenige Partie der Zahnpapille, welche die Anlage der Zahnkrone bildet, nimmt sehr früh — und zwar ehe noch die Dentinbildung angefangen hat — die für den betreffenden Zahn charakteristische Form an. So sind z. B. die Molarpapillen im Ober= kiefer von vier, im Unterkiefer von fünf kleineren Papillen (den Höckern der betreffenden Zähne entsprechend) zusammengesetzt.

Viel später differenziert sich diejenige Partie der Zahnpapille aus dem Mesenchym= gewebe des Kiefers aus, welche die Anlage der Zahnwurzel bildet. Indem diese Wurzelanlage sich allmählich verlängert, wird sie auch aboralwärts immer schmäler. Die ursprünglich einfachen Wurzelanlagen der Molaren werden gleichzeitig hiermit je in zwei (Molarenwurzeln des Unterkiefers) resp. drei (Molarenwurzeln des Oberkiefers) Teile gespalten.

In Übereinstimmung mit der Ausbildung der Zahnpapillen selbst beginnt auch die Dentinbildung zuerst in der Zahnkronenanlage und schreitet von hier aus allmählich aboralwärts in die Wurzel hinein. Zuerst tritt ein Dentinscherbchen an der oralwärts gerichteten Spitze der Papille auf. Wenn die Papille nicht einfach ist, sondern (wie die Molarpapillen) vier oder fünf Höcker an der oralen Fläche besitzt, werden ebensoviele Dentinscherbchen wie Höcker gebildet. Indem aber die Dentinbildung aboralwärts fort= schreitet und die im Querschnitte einfache Papillenpartie erreicht, verschmelzen diese Dentinscherbchen miteinander zu einer einzigen Dentinmütze.

Auch die Zellen der epithelialen Zahnanlage sind einander ursprünglich alle gleich. Wenn diese Anlage aber in das glockenförmige Stadium übergeht, differenzieren sich die Epithelzellen derselben in äusseres Schmelzepithel, Schmelzpulpazellen und inneres Schmelzepithel. Die Schmelzpulpazellen, welche die mittlere, grössere Partie des Schmelzorganes einnehmen, scheiden eine schleim= und eiweissreiche Flüssigkeit zwischen sich aus; sie werden hierbei sternförmig und behalten ihre ursprüngliche Ver= bindung mit einander nur durch Vermittelung von langen Zellenausläufern. Diese Partie des Schmelzorganes wandelt sich also in eine Art Gallertgewebe um, welche das typische, epitheliale Aussehen vollkommen verloren hat.

Von dem die epitheliale Zahnanlage umgebenden Bindegewebe wird die Schmelz= pulpa durch eine einfache Schicht kubischer Epithelzellen, das äussere Schmelzepithel abgegrenzt. An der Basis der Zahnpapille geht das äussere Schmelzepithel in das innere

Schmelzepithel über. Dieses wird von einer einfachen Schicht hoher Zylinderzellen gebildet, welche die mesenchymale Zahnpapille unmittelbar bekleiden. Diese Zellen sind es, welche in der Gegend der werdenden Zahnkrone den Schmelz produzieren. Sie werden darum auch Ameloblasten genannt.

Das glockenförmige Schmelzorgan vertieft sich zunächst beträchtlich und bekleidet eine Zeit lang nicht nur die Anlage der Zahnkrone, sondern auch (wenigstens teilweise) die Zahnwurzelanlage (v. BRUNN). Diese Epithelscheide der Zahnwurzel wird aber bald an mehreren Stellen von Mesenchym durchbrochen und grösstenteils zerstört. Nur kleine Reste derselben bleiben als Epithelperlen in der Umgebung der Zahnwurzel zeitlebens liegen. Schmelz wird von dieser Wurzelpartie des Schmelzorgans nie produziert.

Die Schmelzbildung beginnt gleichzeitig mit der Dentinbildung und an denselben Stellen wie diese. Die zuerst angelegten dünnen Zahnscherbchen bestehen also nicht nur aus einer inneren Dentin=Schicht, sondern auch aus einer äusseren dünnen Schmelz=Schicht. Durch Apposition von neugebildetem Dentin bezw. Schmelz verdickt sich allmählich jene nach innen, diese nach aussen.

Die Ameloblasten bilden[1]) je ein Schmelzprisma, welches, anfangs sehr kurz, durch Apposition allmählich länger wird. Wenn die Schmelzprismen ihre definitive Länge erreicht haben, werden sie an ihren oralen Enden von einer zusammenhängenden, sehr dünnen (1 µ dicken) aber harten und gegen Säuren resistenten Cuticularmembran (v. KOELLIKER, v. EBNER), dem Schmelzoberhäutchen, bekleidet. Die Ameloblasten haben jetzt ihre Rolle ausgespielt und gehen bei oder unmittelbar nach dem Zahndurchbruch zu grunde.

Zahnsack. Das jede Zahnanlage umgebende Mesenchym differenziert sich frühzeitig zu einem Zahnsack, indem hier Fibrillen früher als im übrigen Teil des Zahnfleisches und zahlreiche Gefässe auftreten. Zuerst tritt die Zahnsackanlage nur um die tiefere Partie der Zahnanlage herum auf, breitet sich aber bald auch über das Schmelzorgan aus und schliesst sich vollständig, unmittelbar nachdem der Hals des Schmelzorganes zugrunde gegangen ist. Diejenigen Zahnanlagen, welche an ihrer lingualen Seite je eine Ersatzzahnanlage besitzen, werden zusammen mit dieser je in einem gemeinsamen Zahnsack eingeschlossen.

Wenn die Knochenbildung des betreffenden Kiefers den Zahnsack erreicht hat, setzt sie sich unmittelbar um diesen herum fort. So entsteht die knöcherne Alveole, deren Periost von dem Zahnsack gebildet wird.

Die oralwärts gerichtete Wand des Zahnsackes geht beim Zahndurchbruch zugrunde. Der übrige Teil desselben persistiert dagegen als eine Hülle der Zahnwurzel (die sog. peridentelle Membran), und erfüllt hierbei nicht nur die oben erwähnte Funktion, das Periost der Alveole darzustellen, sondern auch diejenige, den Zahnzement zu produzieren.

Der Zahnzement ist, wie bekannt, nur als modifiziertes Knochengewebe zu betrachten. Die Zementbildung beginnt bald nach der Entstehung der ersten knöchernen Zahnwurzelanlage (an den Milchzähnen während des fünften Embryonalmonats, MINOT); sie findet an der inneren Fläche des Zahnsackes statt und dient dazu, den Zahn in der Alveole zu befestigen.

Die „peridentelle Membran" unterscheidet sich also von gewöhnlichem Periost dadurch, dass sie nicht nur einseitig, sondern nach beiden Seiten hin Knochengewebe produzieren kann.

---

[1]) Ob durch eine Art Sekretion oder durch direkte Umwandlung der basalen Partie des Zellleibes in Schmelz, darf wohl noch nicht als ganz sicher betrachtet werden.

Normaler Zahndurchbruch. Wenn die knöcherne Zahnkrone an Höhe zunimmt, wird die Schmelzpulpa immer mehr komprimiert und geht zuletzt zusammen mit dem äusseren Schmelzepithel vollständig zugrunde. Wenn die knöcherne Zahnanlage sich nun fortwährend verlängert, werden die Ansprüche derselben auf vermehrtem Raum nur teil= weise dadurch erfüllt, dass das sie einschliessende Zahnfleisch höher wird. Der Druck des sich verlängernden Zahnes wird darum bald gross genug, um in dem oralwärts von dem Zahne liegenden Gewebe (wo der Widerstand am kleinsten ist) eine Atrophie zu ver= anlassen. Durch diese Druckatrophie gehen allmählich die die Zahnkrone oralwärts bedeckenden Schichten von Bindegewebe, Knochengewebe (wenn solches gebildet worden war) und Epithel vollständig zugrunde, und der Zahn wird so am Zahnfleischrande sichtbar. Zu dieser Zeit ist die Wurzel noch nicht fertig gebildet. Indem diese später allmählich ihre definitive Länge erreicht, hierbei aber nicht aboralwärts vordringen kann, wird die Zahnkrone gezwungen, sich allmählich über den Zahnfleischrand zu erheben.

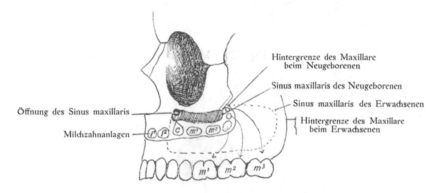

Fig. 228.

Schema, die postembryonale Ausbildung des Sinus maxillaris und des Oberkiefers zeigend.
Nach KEITH (1902).

Diese Schilderung des Zahndurchbruches bezieht sich zunächst auf die Milchzähne, der Hauptsache nach ist sie aber auch für die zweite Dentition giltig. Hierbei ist nur zu bemerken, dass die Anlagen der Ersatzzähne zuerst die Milchzähne zu verdrängen haben, ehe sie ihren definitiven Ort einnehmen können. Die Ersatzzahnanlagen, welche, wie erwähnt, zuerst an der lingualen Seite der Milchzähne liegen, kommen erst durch Resorption der tieferen Partien der betreffenden Milchzahnwurzel an den aboralen Seiten derselben zu liegen. Wenn nun die Ersatzzahnanlage weiter in die Länge wächst und mehr Platz braucht, schreitet als Folge hiervon die Resorption der Milchzahnwurzel (bezw. =Wurzeln) immer mehr oralwärts, bis schliesslich von derselben (bezw. denselben) kaum mehr übrig ist, und die Zahnkrone von selbst abfällt.

Die Resorption der Milchzahnwurzeln findet durch Vermittlung von grossen, knochenzerstörenden Zellen, sog. Osteoklasten, statt (KOELLIKER).

Aus dem oben Gesagten geht schon hervor, dass die Wurzeln der Ersatzzähne die Alveolen der betreffenden Milchzähne einnehmen. Zu bemerken ist indessen, dass die alten Alveolen nicht unverändert in ihren neuen Dienst übergehen. Sie werden viel= mehr je nach den Ansprüchen des neuen Bewohners mehr oder weniger vollständig um= gebaut. Dieser Umbau wird (was die positiven Veränderungen anbetrifft) hauptsächlich von der „peridentellen Membran" verrichtet, welche, wie wir uns erinnern, die Fähigkeit besitzt, an der Aussenseite Knochen, an der Innenseite Zahnzement zu produzieren.

Die Totalform und die Ausdehnung der Kiefer erfahren ebenfalls Hand in Hand mit dem Auftreten der definitiven Zähne beträchtliche Veränderungen. Diese sind be= sonders in den hinteren Partien der Kiefer auffallend. An den Kauflächen der

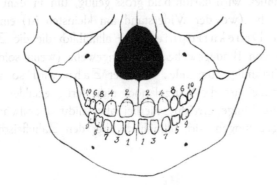

Fig. 229. Milchzähne.

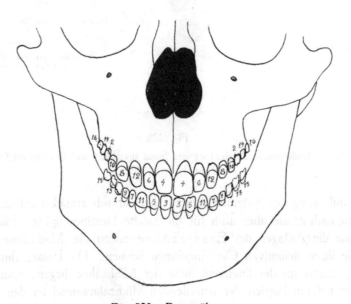

Fig. 230. Dauerzähne.

Fig. 229 und 230.
Schemata, die zeitliche Nummerfolge der Zähne beim Durchbrechen zeigend. Die Nummer der Zähne der
1. Dentition stehen n e b e n, diejenigen der Zähne der 2. Dentition a n den Zähnen.

Kiefer des Kindes sind nämlich keine Plätze für die definitiven Molare reserviert, sondern die letztgenannten liegen, wie Fig. 228 zeigt, in der hinteren Wand des Oberkiefers (bezw. in dem Processus coronarius des Unterkiefers) eingeschlossen. Durch gemeinsame Arbeit von Resorption und Neubau des Knochengewebes bekommen indessen allmählich die Kiefer ihre definitive Form, und die die Molaranlagen ein= schliessenden Partien derselben werden hierbei (relativ oder absolut) so verschoben, dass

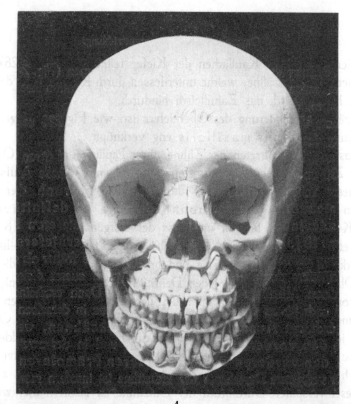

A

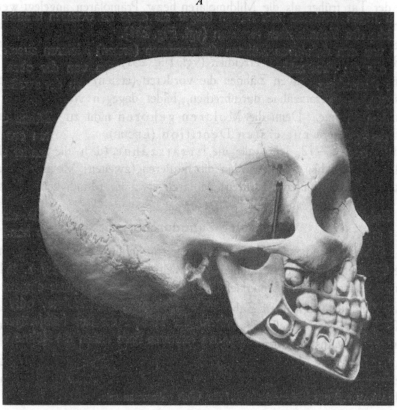

B

Fig. 231.
Gebiss eines 6jährigen Kindes. *A* von vorn, *B* von rechts gesehen. ½. (Museum anatomicum, Lund.)

sie jetzt an der Bildung der Kauflächen der Kiefer teilnehmen (Fig. 228). Bald nachher brechen die betreffenden Zähne, welche unterdessen durch Rotation ihre definitive Richtung eingenommen haben, durch das Zahnfleisch hindurch.

Die erwähnte Veränderung des Oberkiefers ist, wie Fig. 228 zeigt, mit der definitiven Ausbildung des Sinus maxillaris eng verknüpft.

Über das zeitliche Auftreten der Zähne, ihrer Papillen und deren Ossifikation geben Fig. 229 und 230 und die auf der nächsten Seite folgende Tabelle Aufschluss.

Aus dieser Tabelle geht hervor, dass der Durchbruch der Milchzähne gewöhnlich im siebenten Kindermonat, derjenige der definitiven Zähne im siebenten Kinderjahre beginnt und dass der erstgenannte etwa 18 Monate, der letztgenannte etwa 18 Jahre dauert. Die Zähne des Unterkiefers haben gewöhnlich in der Entwicklung etwas Vorsprung und brechen etwas früher als die entsprechenden Zähne des Oberkiefers durch. In jeder Dentition treten zuerst diejenigen Zähne auf, welche der vorderen Mittellinie am nächsten liegen. Dann erscheinen allmählich die lateralwärts und nach hinten von diesen gelegenen Zähne in derselben Ordnung wie sie sitzen. Dies jedoch mit Ausnahme von den Eckzähnen, welche in der ersten Dentition nach den vorderen Milchmolaren und in der zweiten Dentition erst nach sowohl den vorderen wie den hinteren Prämolaren zum Durchbruch kommen. Dieser verspätete Durchbruch der Eckzähne ist insofern merkwürdig, als diese Zähne in der Tat früher als die Milchmolaren bezw. Prämolaren angelegt werden, findet aber darin seine Erklärung, dass die Eckzahnanlagen viel tiefer als die übrigen Zahnanlagen zu liegen kommen und darum länger als diese zu wachsen brauchen, ehe sie die Oberfläche des Zahnfleisches erreichen (vgl. Fig. 231).

Dass von den definitiven Zähnen die vorderen (ersten) Molaren zuerst und zwar früher als alle die Ersatzzähne durchbrechen, bildet dagegen von der oben erwähnten Regel keine Ausnahme. Denn die Molaren gehören nicht zu der zweiten Dentition (vgl. Fig. 230), sondern zur ersten Dentition (LECHE).

Nachdem im 8.—12. Jahre alle die Ersatzzähne (d. h. die Zähne der zweiten Dentition) durchgebrochen sind, werden die mittleren (zweiten) Molaren etwa im Konfirmationsalter und die hinteren (dritten) Molaren etwa im Mündigkeitsalter sichtbar.

Abnormer Zahndurchbruch.

Der Zahndurchbruch kann abnorm früh stattfinden, so dass z. B. ein Kind mit einem oder mehreren sichtbaren Zähnen zur Welt kommt[1]. Meistens handelt es sich hierbei um Schneidezähne im Unterkiefer.

Den Grund des verfrühten Zahndurchbruches sucht FLEISCHMANN 1. in einer vorzeitigen Keimanlage der betreffenden Zähne, oder 2. in einer später eingetretenen Beschleunigung des Wachstums der zu normaler Zeit angelegten Zähne, oder 3. in einer oberflächlichen Lagerung der Zahnsäckchen, der zufolge die nur halbfertigen und noch wurzellosen Zähne bereits durchbrechen. Im letzteren Falle sitzen die Zähne nur lose im Zahnfleisch.

---

[1] MIRABEAU soll mit Backenzähnen auf die Welt gekommen sein.

Milchzähne:

	Erste Anlage der Zahnpapillen	Erstes Auftreten der Zahnsäckchen	Die Nummerfolge der Zähne beim Durchbruch (Vgl. Fig. 229)	Durchbruch der Zähne
Mittlere Schneidezähne	In der zweiten Hälfte des 3. Embryonalmonats (bei 3-4 cm langen Embryonen)	Im 6. Embryonalmonat (bei 24-30 cm langen Embryonen)	2, 2 / 1, 1	7.—8. Kinder-Monat
Seitliche Schneidezähne	do.	do.	4, 4 / 3, 3	8.—12. Kinder-Monat
Eckzähne	do.	do.	8, 8 / 7, 7	17.—20. Kinder-Monat
Vordere Milchmolaren	do.	do.	6, 6 / 5, 5	12.—16. Kinder-Monat
Hintere Milchmolaren	do.	do.	10, 10 / 9, 9	20.—25. Kinder-Monat

Definitive Zähne:

	Erste Anlage der Zahnpapillen	Erstes Auftreten der Zahnsäckchen	Die Nummerfolge der Zähne beim Durchbruch (Vgl. Fig. 230)	Durchbruch der Zähne
Mittlere Schneidezähne	Ende des 6.Embryonalmonats (bei 30 cm langen Embryonen)	Im 6. Kinder-Monat	4, 4 / 3, 3	Im 8. Jahre
Seitliche Schneidezähne	do.	do.	6, 6 / 5, 5	Im 9. Jahre
Eckzähne	do.	do.	12, 12 / 11, 11	Im 12. Jahre
Vordere (erste) Prämolaren	Im 10. Kinder-Monat	Im 2. Kinder-Jahre	8, 8 / 7, 7	Im 10. Jahre
Hintere (zweite) Prämolaren	Im 18. Kinder-Monat	do.	10, 10 / 9, 9	Im 11. Jahre
Vordere (erste) Molaren	Anfang des 5.Embryonalmonats (bei 18 cm langen Embryonen)	Im 10. Embryonalmonat	2, 2 / 1, 1	Im 7. Jahre
Mittlere (zweite) Molaren	im 6. Kinder-Monat	Im 2. Kinder-Jahre	14, 14 / 13, 13	Im 13.—14. Jahre
Hintere (dritte) Molaren	Im 5. Kinder-Jahre		16, 16 / 15, 15	Im 17.—25. Jahre

Erblichkeit scheint bei dem abnorm frühen Zahndurchbruch eine wichtige Rolle zu spielen.

Dasselbe ist mit dem verspäteten Eintritt des ganzen Dentitions= prozesses der Fall.

Hiervon sind solche Fälle zu trennen, in welchen die ersten Zähne zur rechten Zeit durchbrechen, die übrigen aber erst in langen, unregelmässigen Intervallen nachfolgen. In diesen Fällen ist nämlich die Ursache der abnormen Dentition wohl immer in konstitutionellen Erkrankungen (Rhachitis etc.) zu suchen.

Die erste Dentition hat man bis in das 11., 13. (vgl. Fig. 156, S. 203), 15. oder sogar 21. Jahr fortdauern sehen.

Auch die Zähne der zweiten Dentition können in ihrem Durchbruch verspätet werden. Sie können in der Tiefe der Kieferknochen liegen bleiben (sog. Zahnretention) und erst mehrere Jahre nachher oder niemals zum Vorschein kommen.

Wenn solche retinierte Zähne der 2. Dentition erst, nachdem die übrigen Zähne ausge= fallen sind, zum Vorschein kommen, so können sie eine partielle dritte Dentition vortäuschen.

Mehrere Autoren (Scheff, Eichler u. a.) finden es am wahrscheinlichsten, dass die sog. „dritte Dentition" beim Menschen immer nur als eine verspätete zweite Dentition anzusehen ist.

Die Möglichkeit einer unter Umständen auftretenden wahren dritten Dentition ist aber beim Menschen nicht ausgeschlossen.

In seltenen Fällen können nämlich von der Ersatzleiste der bleibenden Zähne (Dentes permanentes) neue Zahnanlagen („Dentes postpermanentes") ausgehen.

So berichtet Hufeland von einem Manne, „der im 116. Lebensjahr 8 neue Zähne bekommen haben soll, die nach 6 Monaten ausfielen, wieder durch neue ersetzt wurden und so fort bis zum 120. Lebens= jahr, so dass er in den letzten vier Jahren 50 neue Zähne bekommen hatte" (Eichler).

Vorausgesetzt, dass diese Beschreibung zuverlässig ist, würde man in diesem Falle eine Rückfalls= erscheinung des polyphyodonten Typus niederer Vertebraten sehen können, bei welchen es sich be= kanntlich um einen unbeschränkten Zahnersatz handelt.

Nach Kollmann (1869) ist es anzunehmen, dass diese Zähne des Hufeland'schen Falles aus überzähligen Schmelzkeimen stammten, welche bei der Anlage der ersten Zähne gleichzeitig entstanden waren.

Nach Kollmann wäre also die dritte etc. Dentition als eine Art von Hyperdentition zu be= trachten, welche sich dadurch charakterisiert, dass die überzähligen Zähne nicht gleichzeitig mit den nor= malen, sondern erst dann zum Durchbruch kommen, wenn diese schon ausgefallen sind.

Überzahl der Zähne.

Überzählige Zähne treten nicht selten auf. Im Oberkiefer (speziell im Zwischen= kieferteil) kommen sie bedeutend häufiger als im Unterkiefer vor.

Meistens handelt es sich um überzählige Schneidezähne und Prämolaren.

Um dies zu verstehen, müssen wir uns erinnern, dass das menschliche Gebiss im Laufe der Phylogenese aller Wahrscheinlichkeit nach eine Reduktion erfahren hat und dass hierbei gerade die Zahl der Schneidezähne (von fünf bis zwei in jeder Kieferhälfte) und der Prämolaren (von vier bis zwei in jeder Kieferhälfte) reduziert worden ist[1]). Überzählige

---

[1]) Die Ursache der Zahnreduktion ist wohl zunächst in der den meisten Säugetieren ge= meinsamen Tendenz einer Verkürzung der Kiefer zu suchen (Adloff). Diese Kieferverkürzung ist beim Menschen relativ weit gegangen. Sie führte hier nicht nur zu der erwähnten Reduktion der Zahnzahl, sondern auch zu einer starken Annäherung der ursprünglich weit auseinander stehenden Zähne. Es ist dies von grosser praktischer Wichtigkeit, denn hierdurch wurde dem Menschen eine ver= hängnisvolle Prädisposition für Zahncaries geschaffen.

Schneidezähne und Prämolaren lassen sich also leicht als atavistische Bildungen erklären.

In ähnlicher Weise lässt sich auch das Auftreten eines vierten Mahlzahnes erklären.

Dagegen darf das Auftreten zweier, neben= oder hintereinander liegenden Eckzähne „nie in atavistischem Sinne gedeutet werden, denn niemals hat ein Säugetier mit mehr als einem Eckzahn in jeder Kieferhälfte existiert" (WIEDERSHEIM). Ein doppelter Eckzahn kann entweder darauf beruhen, dass der Milcheckzahn neben dem definitiven per= sistiert, oder es handelt sich um eine abnorme Doppelbildung der betreffenden Zahn= anlage, oder endlich kann der eine der beiden Eckzähne zur postpermanenten Dentition gehören (WIEDERSHEIM).

Die überzähligen Zähne können entweder normales Aussehen besitzen oder mehr oder weniger rudimentär sein. Nicht selten besitzen sie eine höckerige Krone mit dütenförmiger Einsenkung der Oberfläche derselben (sog. „dütenförmige Höcker= zähne"). In anderen Fällen sind sie kleiner mit konischer Krone und ebensolcher Wurzel (sog. „Zapfenzähne").

Schmelzlose Zahnrudimente werden nicht selten in der Gegend der Schneide= zähne (ZUCKERKANDL) und der Prämolaren angetroffen.

Die überzähligen Zähne können entweder von den Nachbarzähnen vollständig frei oder mit denselben mehr oder weniger intim verbunden sein. Rudimentäre, überzählige Zähne, die mit Nachbarzähnen verschmolzen sind, werden oft „Schmelztropfen" genannt.

Unterzahl der Zähne.

Das menschliche Gebiss ist wahrscheinlich fortwährend in Reduktion begriffen.

Zunächst werden wohl die dritten Molaren („Weisheitszähne") und die seit= lichen oberen Schneidezähne aus dem menschlichen Gebiss verschwinden. Darauf= hin deutet nämlich die Tatsache, dass es bei Unterzahl der Zähne gerade diese Zähne sind, welche meistens fehlen.

Das Fehlen dieser Zähne betrachten wir daher als eine rückschrittliche Varietät.

Auch andere Zähne können aber ganz fehlen oder unentwickelt bleiben[1]. In ein= zelnen Fällen werden sie wohl gar nicht angelegt, in anderen zahlreichen Fällen nur in ihrer Entwicklung gehemmt, so dass sie nie zum Vorschein kommen können.

In diesen Fällen spricht man von

Retention der Zähne.

Hierunter verstehen wir also ein Zurückbleiben der Zähne im Kiefer, so dass diese zu der normalen Durchbruchszeit nicht erschienen sind.

Die Zahnretention kann total oder partiell, definitiv oder nur temporär sein.

Als nächste Ursache einer Zahnretention lässt sich denken:

1. mangelhafte Wachstumsenergie der Zahnanlage,
2. falsche Lage der Zahnanlage, und
3. Mangel an Raum für den unbehinderten Durchbruch des Zahnes.

---

[1] Als ein interessantes, aber bisher unerklärtes Zusammentreffen mag hier erwähnt werden, dass bei sog. Haarmenschen die abnorme Behaarung ganz regelmässig mit einer oft erheblichen Minderzahl von Zähnen verbunden ist (ECKER, MERKEL).

Von diesen Retentionsursachen ist wohl die letztgenannte als die gewöhnlichste zu bezeichnen.

Retinierte Zähne werden nicht selten partiell resorbiert und verwachsen dann oft nachher mit dem sie einschliessenden Kieferknochen.

Stellungsanomalien einzelner Zähne.

Die Stellungsanomalien können wir mit STERNFELD (1891) je nach der Lage der Zähne in 3 Hauptgruppen sondern:

1. Der Zahn steht **in** der Zahnreihe, hat sich aber um seine vertikale Achse (45—90 Grad) gedreht. Eine solche Zahndrehung ist besonders häufig bei den mittleren oberen Schneidezähnen und bei den Prämolaren zu finden.

Die Drehungsursache ist gewöhnlich in Raummangel oder in einseitigem Druck beim Zusammenbeissen zu suchen.

Mit Zunahme des Kieferwachstums kann der gedrehte Zahn unter Umständen sich spontan wieder normal stellen.

2. Der Zahn steht **ausserhalb** der Zahnreihe, aber in der Nähe jener Stelle, wo er hingehört. — Diese sehr gewöhnliche Anomalie wird durch Raummangel verursacht und zwar entweder

     a) dadurch, dass eine Disproportion zwischen der Grösse der sonst normalen Zähne und derjenigen des sie tragenden Kiefers vorhanden ist, oder

     b) dadurch, dass stehengebliebene Milchzähne bezw. überzählige Zähne den Raum des betreffenden Zahnes im voraus einnehmen.

3. Der Zahn kommt an einem von seiner normalen Durchbruchsstelle ganz ent= legenen Orte zum Vorschein.

     a) Transposition der Zähne. Der Zahn sitzt in der Zahnreihe, hat aber mit einem anderen Zahn seinen Platz getauscht, so kann z. B. der Eckzahn an Stelle des ersten Prämolars und dieser an Stelle des Eckzahns sitzen.

     b) Der Zahn bricht ausserhalb des Alveolarfortsatzes durch, wie z. B. am harten Gaumen oder in dem Sinus maxillaris. Diese Lageanomalie ist nicht selten mit Retention verbunden.

     c) Inversion der Zähne. Der Zahnkeim liegt verkehrt, so dass die Krone sich dort bildet, wo sich normalerweise die Wurzel entwickelt und umgekehrt (SALTER), so können z. B. die Kronen der oberen Schneidezähne in den Nasen= löchern erscheinen.

Formanomalien der Zähne.

Schon oben wurde erwähnt, dass die überzähligen Zähne nicht selten Formanomalien zeigen. Aber auch wenn die Zähne in normaler Zahl vorhanden sind, zeigen sie nicht selten Abweichungen von der normalen Form. Speziell ist dieses oft mit dem oberen, seitlichen Schneidezahn und dem oberen, dritten Molarzahn der Fall (ZUCKERKANDL).

Die Formanomalien können entweder die Zahnkrone oder die Zahnwurzel (oder beide) betreffen.

Praktisch am wichtigsten sind natürlich die Formanomalien der Zahnwurzeln, da diese für die Zahnextraktion von Bedeutung sind. So können z. B. durch Raum=

mangel (WEDL) Knickungen und Drehungen der Zahnwurzeln entstehen, welche eine normale Extraktion unmöglich machen.

Überzahl und Unterzahl der Zahnwurzeln kommen nicht selten vor. — Überzahl entsteht entweder durch anormale Spaltung der Wurzelanlagen oder durch Verschmelzung von zwei oder mehreren Zahnanlagen; Unterzahl durch Verschmelzung von schon getrennten Wurzelanlagen oder durch mangelhafte Trennung der normalerweise sich trennenden Wurzelanlagen.

Doppelzähne. Angrenzende Zahnanlagen können sich zu mehr oder weniger intim verbundenen Doppelzähnen entwickeln. In einigen Fällen handelt es sich hierbei nur um einen gemeinschaftlichen Zementmantel, der zwei angrenzende Zahn= wurzeln umhüllt. Diese sog. „Zahnverwachsung" entsteht erst in relativ späten Ent= wicklungsstadien.

Wenn die Verbindung in früheren Entwicklungsstadien zustande kommt, wird sie intimer; sie stellt dann eine wahre Zahnbeinvereinigung dar. Diese sog. „Zahn= verschmelzung" kann sich entweder a) auf die ganzen Zähne oder b) auf die Kronen oder c) auf die Wurzeln der betreffenden Zähne beziehen. In einigen von diesen Fällen waren wohl die Anlagen der beiden Zähne von Anfang an mit einander verbunden. Innerhalb eines Zahnsäckchens können nämlich unter Umständen (anstatt eines einfachen Zahnkeimes) zwei unvollständig getrennte Zahnkeime entstehen. In diesem Falle ent= stehen die sog. „Zwillingszähne".

Anomalien der Zahngrösse.

Zwergwuchs der Zähne kommt nicht selten vor und kann sowohl Krone wie Wurzel desselben Zahnes betreffen. Die Ursache dieser Anomalie kann entweder a) in Raummangel oder b) in mangelhaften Ernährungsverhältnissen während der Ent= wicklung oder c) in mangelhafter Wachstumsenergie der Anlage gesucht werden.

Nicht selten betrifft der Zwergwuchs nicht den ganzen Zahn, sondern nur den einen Teil (Krone oder Wurzel) desselben, während der andere Teil (Wurzel bezw. Krone) entsprechend grösser ist. So findet man z. B. sehr häufig „Zwergzähne", welche relativ schwierig zu extrahieren sind, weil sie unverhältnismässig grosse Wurzeln besitzen; und umgekehrt sind die meisten „Riesenzähne" sehr leicht zu extrahieren, weil sie gewöhnlich sehr kleine Wurzeln haben. Man bekommt daher den Eindruck, dass die massenhafte Produktion bei der Krone meistens „durch mangelhafte Ausbildung der Wurzel kompensiert wird" (STERNFELD).

Anomalien der Zahnstruktur.

Die bisher bekannten Anomalien der Zahnstruktur betreffen fast ausschliesslich den Zahnschmelz.

Dicke und Widerstandsfähigkeit des Zahnschmelzes variieren be= kanntlich bei verschiedenen Individuen sehr stark und scheint zum grössten Teil von hereditären Verhältnissen abzuhängen.

Wenn aber ein Individuum für schlechte Schmelzbildung erbliche Anlage hat, so scheinen gewisse krankhafte Zustände mit Ernährungsstörungen (z. B. Rhachitis, in= fantile Eklampsie, Meningitis, schwere Anfälle von Erstickungen [BUSCH], vielleicht auch Lues, obgleich die Rolle dieser Krankheit wohl hierbei nicht so gross ist,

wie man früher glaubte), Entstehung von Verdünnungen und Defekte des Zahn=
schmelzes veranlassen können.

Solche unter dem Namen „Zahnerosion" bekannte Schmelzdefekte treten in
Form einzelner Grübchen oder in quer übereinander liegenden Rinnen oder reihen=
weise liegenden Grübchengruppen auf. Nur selten sind sie an Milchzähnen
zu beobachten.

Entwicklung der Mundhöhlendrüsen.

Die Mundhöhlendrüsen können in Wanddrüsen, Dachdrüsen und Bodendrüsen ge=
sondert werden.

I. Mundwanddrüsen. Hierher gehören
    A. die Glandulae labiales superiores et inferiores,
    B. die Glandulae buccales. Als eine jederseits vergrösserte Gl. buccalis
        ist die Gl. parotis zu betrachten.

II. Munddachdrüsen. Die Glandulae palatinae (meist am weichen
    Gaumen gelegen).

III. Mundbodendrüsen. Hierher gehören an jeder Seite
    A. die Glandulae linguales,
    B. die Glandula submaxillaris,
    C. die Glandulae sublinguales.

Mit Ausnahme von den Talgdrüsen des Vestibulum oris (an der Innenseite der
Lippe und der Wange), welche erst in der Pubertätszeit entstehen (vgl. OPPEL, 1900
und. 1901), werden die kleinen Mundhöhlendrüsen in dem vierten Embryonal=
monat angelegt (v. KOELLIKER) und zwar als solide, zapfenförmige Epitheleinsenkungen.

Die grossen Mundhöhlendrüsen entstehen viel früher. Die Anlage der
Glandula parotis ist nach HAMMAR (1901) schon am Ende des ersten Monats (bei
einem 8 mm langen Embryo) als eine kleine Epithelausbuchtung in der Nähe des
Mundwinkels zu erkennen (vgl. Fig. 237, Taf. III). Diese Ausbuchtung des Mundepithels
bildet bald eine schmale, seichte Furche (Sulcus parotideus), welche durch Ab=
schnürung von dem Mundepithel grösstenteils freigemacht wird (Fig. 232) und (schon
bei etwa 17 mm langen Embryonen) die rohrförmige Anlage des Ductus parotideus
bildet (HAMMAR).

In der sechsten Embryonalwoche (bei etwa 13,2 mm langen Embryonen) wird die
Glandula submaxillaris als eine leistenförmige Epithelverdickung jederseits am Boden
der Alveololingualrinne angelegt. Durch einen oralwärts fortschreitenden Abschnürungs=
prozess wird diese Epithelleiste von der Alveololingualrinne grösstenteils getrennt (Fig. 222,
S. 250) und bildet so (bei etwa 17 mm langen Embryonen) die anfänglich solide Anlage
des Ductus submaxillaris (HAMMAR). Die Lage der beiden Submaxillarisanlagen
unter der Zunge eines 16 mm langen Embryos ist in Fig. 232 punktiert dargestellt.

Erst in der neunten Embryonalwoche (bei etwa 21—25 mm langen Embryonen)
treten die Glandulae sublinguales in der Gegend des Frenulum linguae und lateral=
wärts von der Alveololingualrinne auf. Diese Drüsenanlage ist jederseits nicht einfach
gleich wie die Anlagen der Parotis= bezw. Submaxillarisdrüse, sondern wird von mul=
tiplen (5—14) Epithelknospen gebildet. — Diese verschiedenen Sublingualis=Anlagen

erhalten später eine gemeinsame Bindegewebshülle, wodurch sie beim Erwachsenen als eine einfache Drüse erscheinen, obwohl die vielen Ausführgänge noch verraten, dass wir es hier mit einem Konglomerat von mehreren Drüsen zu tun haben.

Mit Ausnahme von dem Ductus parotideus (Hammar) sind die Speichel= drüsenanlagen ursprünglich alle solid und bekommen erst allmählich ein Lumen. Die Kanalisation beginnt in dem Ausführungsgang (oder bei Parotis in den ersten Zweigen desselben) und schreitet von hier aus gegen die Peripherie der Drüse fort.

Aus den ursprünglich einfachen Anlagen entstehen die Speicheldrüsen durch mehr oder weniger reichliche, baumartige Verzweigung der freien Enden derselben. Diese Ver= zweigung ist in den Anlagen der Parotis= bezw. Submaxillarisdrüse schon bei etwa 24,4 mm langen Embryonen zu erkennen. Bemerkenswert ist nun, dass die Ver= zweigung der Glandula submaxillaris etwas früher auftritt und wenigstens anfangs bedeutend reichlicher ist als diejenige der Gl. parotis.

Diese Tatsache ist, glaube ich, die Ursache davon, dass Chievitz u. a. die Submaxillarisanlage als die zuerst auftretende Speicheldrüsenanlage bezeichnet haben.

Ende des dritten Embryonalmonats hat die Parotisdrüse schon im wesentlichen ihre bleibende Gestalt und Lage [1]). Den letzten Verzweigungen fehlt aber noch ein Lumen. Erst im sechsten Embryonalmonat wird die Parotis ganz kanalisiert. Von dieser Zeit ab vergrössert sie sich nicht mehr durch Bildung solider Sprossen, sondern durch Verlängerung und Verdickung der bereits gebildeten Kanalstrecken und durch Entstehung hohler Ausbuchtungen des Drüsenbaumes. — In ähnlicher Weise entwickeln sich die übrigen Speicheldrüsen. In den schleimbildenden Drüsen beginnt die Sekretion nach Auftreten des Lumens (Ende des vierten Embryonalmonats in der Gl. sublingualis). Die Anlagen der Gianuzzi'schen Halbmonde sind im neunten Embryonalmonat als Gruppen von dunkleren Zellen in den blinden Enden oder in seitlichen Ausbuchtungen der Drüsen= schläuche zu erkennen.

Die definitive Ausbildung der Speicheldrüsen findet erst nach der Geburt ihren Ab= schluss[2]), was darin seine Erklärung findet, dass die volle Bedeutung der Speicheldrüsen erst mit der Aufnahme fester Nahrung eintritt.

Anomalien und Missbildungen der Mundhöhlendrüsen.

Mangel der Speicheldrüsen. Eine oder mehrere der grossen Speicheldrüsen können vollständig fehlen. So beobachtete z. B. Gruber einen Fall von kongenitalem Mangel beider Glandulae submaxillares.

„Verlagerung" der Speicheldrüsen. Nicht selten entwickeln sich sowohl von dem Ductus parotideus wie von dem Ductus submaxillaris aus kleine Neben= lappen (Parotis accessoria bezw. Submaxillaris accessoria, welche der Aus= mündungsstelle näher sitzen und oft von der Hauptpartie der betreffenden Drüse voll= ständig getrennt sind. Die Parotis accessoria ist dann in der Regio masseterica oder in

---

[1]) Eine Parotis accessoria ist schon beim 10=wöchentlichen Embryo als eine von dem Ductus parotideus ausgehende, an der Aussenseite des Masseters liegende Knospe zu sehen.

[2]) Beim 5=monatlichen Kinde ist diese Entwicklung noch nicht vollendet (Chievitz, Göppert).

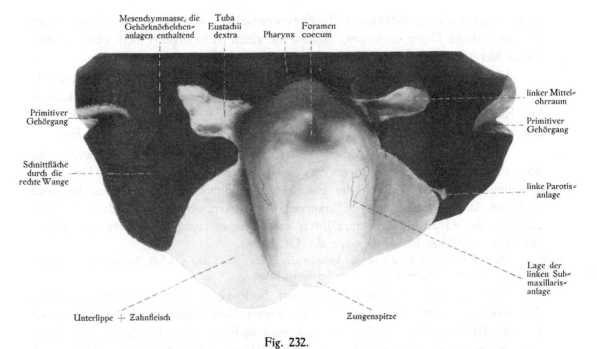

Mesenchymmasse, die   Tuba
Gehörknöchelchen=   Eustachii   Foramen
anlagen enthaltend   dextra   Pharynx   coecum

linker Mittel=
ohrraum

Primitiver
Gehörgang

Primitiver
Gehörgang

Schnittfläche
durch die
rechte Wange

linke Parotis=
anlage

Lage der
linken Sub=
maxillaris=
anlage

Unterlippe + Zahnfleisch   Zungenspitze

Fig. 232.
Mundhöhlenboden mit Zungenanlage und Speicheldrüsenanlagen von einem 16 mm langen Embryo. $\frac{3 \cdot 0}{1}$.
Die Schnittflächen sind schwarz. Nach einem von Herrn stud. med. SVEDIN unter meiner Leitung her=
gestellten Rekonstruktionsmodell.

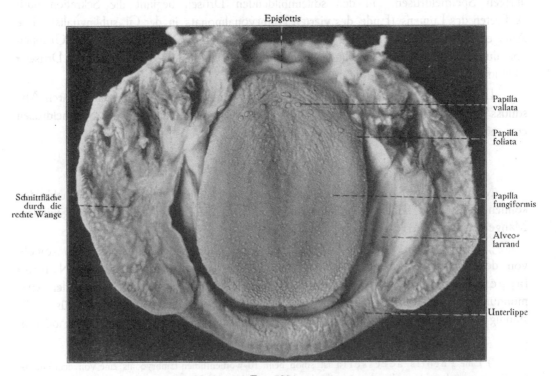

Epiglottis

Papilla
vallata

Papilla
foliata

Schnittfläche
durch die
rechte Wange

Papilla
fungiformis

Alveo=
larrand

Unterlippe

Fig. 233.
Mundhöhlenboden mit Zunge eines 29 cm langen Embryos. $\frac{3}{1}$.

der Regio buccinatoria, die Submaxillaris accessoria oberhalb des Musculus mylohyoideus neben dem hinteren Ende der Sublingualis zu finden.

Wenn nun aus irgend welchem Grunde die Hauptpartie der Drüse unterdrückt oder gar nicht angelegt wird, so kann sich der sonst kleine Nebenlappen sehr stark entwickeln. In solchen Fällen bekommt man den Eindruck, als wäre die ganze Drüse oralwärts verlagert.

Unter Umständen werden die Speicheldrüsen nicht an der normalen Stelle angelegt, was sich dann in einer abnormen Ausmündungsstelle der betreffenden Drüse kundgibt. So z. B. kann der Ductus submaxillaris ein beträchtliches Stück hinter der Caruncula salivalis münden (BOCHDALEK).

Angeborene Imperforation der Ausführungsgänge kann unter Umständen sowohl an den grossen wie an den kleineren Speicheldrüsen vorkommen. Wenn trotzdem die sezernierende Drüsenpartie sich normal ausbildet, so entstehen durch Speichel= retention cystische, halb durchsichtige Bildungen, welche, wenn sie unterhalb der fixierten Zungenpartie liegen, diese in die Höhe heben (sog. „Ranulageschwülste").

Normale Entwicklung der Zunge.

Die Zunge entsteht aus

1. einer vorderen, fast unpaaren Anlage, aus welcher der mit Papillen be= setzte Zungenkörper hervorgeht, und
2. einer hinteren, deutlich paarigen Anlage, welche die mit Balgdrüsen be= setzte Zungenwurzel bildet.

Schon Anfang der dritten Embryonalwoche (bei einem menschlichen Embryo von 2,15 mm N.=St.=L. HIS, 1885) entsteht eine kleine knospenförmige Erhebung des Mund= bodens in dem Gebiet zwischen Kiefer= und Zungenbeinbogen (Fig. 76 *T*, S. 131).

Jederseits von dieser Erhebung, dem sog. Tuberculum impar (HIS), bilden sich etwas später aus dem Mandibularbogen wulstförmige Verdickungen, die sog. seit= lichen Zungenwülste (KALLIUS) aus. Indem diese höher werden, verschwindet die Grenzfurche zwischen denselben und dem Tuberculum impar. Zusammen mit diesem bilden die seitlichen Zungenwülste also jetzt eine einheitliche, grössere Erhebung, die die vordere, sog. unpaare Zungenanlage darstellt.

Die hintere paarige Anlage der Zunge ist Ende der dritten Embryonalwoche als Verdickung der ventralen Enden der beiden Zungenbeinbogen deutlich sichtbar (Fig. 209, S. 239). Indem sich diese Verdickungen ebenfalls vergrössern und im zweiten Embryonal= monat mit der unpaaren vorderen Anlage verwachsen, entsteht die Zunge. Die Ver= wachsungslinie wird oft noch beim Erwachsenen durch eine V=förmige Furche (den Sulcus terminalis) markiert, in deren nach hinten gerichteter Spitze das Foramen coecum (der Rest des obliterierten Thyroideaganges) liegt (Fig. 232).

Die definitive Muskulatur der Zunge ist nach HIS schon im Beginn der sechsten Embryonalwoche deutlich. — Zu dieser Zeit sind auch der Nervus lingualis und der Nervus hypoglossus in der Zunge gross und deutlich zu sehen (Fig. 222, S. 250).

Entwicklung der Zungendrüsen.

Die Schleimdrüsen der Zunge entstehen als solide Epithelwucherungen im vierten Embryonalmonat (KOELLIKER). Etwas später treten die Anlagen der serösen Zungen=

drüsen auf und zwar in intimer Verbindung mit den Papillae circumvallatae und foliatae (vgl. Fig. 234 c).

Die Balgdrüsen der Zungenwurzel werden in enger Beziehung zu den hier gelegenen Schleimdrüsen angelegt (STÖHR). Nach vollständiger Ausbildung dieser Drüsen (im achten Embryonalmonat) lagern sich aus dem Venenblut stammende Rundzellen in der Umgebung des Drüsenausführungsganges ein. Das Bindegewebe nimmt hiermit retikulären Charakter an. Erst später entstehen aber hier deutliche Follikel (STÖHR).

Entwicklung der Zungenpapillen.

Von den Zungenpapillen treten die Papillae circumvallatae und fungiformes am frühesten hervor und zwar Mitte des dritten Embryonalmonats (beim 50 mm langen menschlichen Embryo). Die Papillae filiformes werden etwas später (beim 64 mm langen menschlichen Embryo) auf Schnitten erkennbar. Sehr spät scheinen die

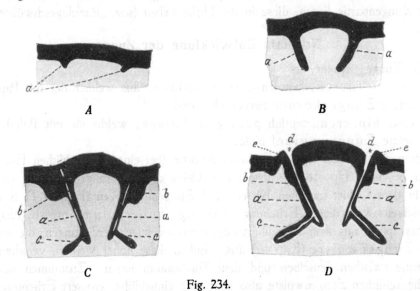

A   **B**

C   **D**

Fig. 234.
Schemata, die Entwicklung der Papillae circumvallatae zeigend. Nach GRÅBERG: Morphol. Arbeiten, Bd. 8.
a primäre Epitheleinstülpungen.   *b* sekundäre Epitheleinstülpungen.   *c* v. EBNER'sche Drüsenanlagen.
d Wallgräben.   *e* Wälle.

Papillae foliatae beim Menschen aufzutreten. Von TUCKERMAN (1884) wurden sie noch bei einem 4½—5 monatlichen Embryo vollständig vermisst. Ende des sechsten Embryonalmonats sind sie indessen deutlich zu sehen (vgl. Fig. 233).

Sämtliche Papillae circumvallatae werden als zwei makroskopisch bemerkbare Epithelleistchen, welche ein V bilden, angelegt. Von diesen Leistchen, welche in der hintersten Partie des Zungenkörpers (unmittelbar nach vorn von dem Sulcus terminalis und mit diesem parallel) liegen, senken sich mehrere ringförmige, solide Epithelwucherungen in das unterliegende Bindegewebe ein (Fig. 234 a). Durch diese Epithelringe, welche mit dem Epithel der Zungenoberfläche in Verbindung bleiben, werden die bindegewebigen Anlagen der Papillae circumvallatae von der Umgebung abgegrenzt. Von den unteren engeren Partien der erwähnten Epithelringe wachsen dann solide Knospen aus, welche die ersten Anlagen der serösen (v. EBNER'schen) Drüsen darstellen (Fig. 234 c).

In den ringförmigen Epithelwucherungen beginnen nun Ende des vierten Embryonal=
monats Spalten aufzutreten (Fig. 234 C), welche bald unter sich und mit der Mundhöhle
konfluieren und so um jede Papille einen offenen Wallgraben herstellen (Fig. 234 D).
Die v. Ebner'schen Drüsen bekommen jetzt auch ein Lumen.

Die Papillae circumvallatae entstehen nicht alle gleichzeitig (vgl. die verschiedenen Grössen derselben
in Fig. 233). Die Zahl derselben wird während der späteren Embryonalzeit vergrössert. Erst nach der
Geburt entstehen die Sekundärpapillen derselben (Gråberg).

Die Papillae fungiformes (Fig. 233) entstehen als zapfenartige Erhebungen
des Bindegewebes, welche in das Epithel einspringen. Die Epithelschicht bedeckt zuerst
gleichmässig die bindegewebigen Anlagen der Papillen, welche an der Oberfläche der Zunge
also nicht sichtbar sind. Erst Anfang des fünften Monats werden die Papillen von oben
her deutlich und zwar durch Zerfall der oberflächlichen Epithelschichten zwischen ihnen
(Hintze, 1890). Die Entwicklung der Sekundärpapillen beginnt bei menschlichen Em=
bryonen von etwa 195 mm Länge, findet aber erst nach der Geburt ihren Abschluss.

Die Papillae filiformes entstehen in hauptsächlich derselben Weise wie die
Papillae fungiformes.

Die Papillae foliatae entwickeln sich beim Kaninchen in ähnlicher Weise wie die Papillae
circumvallatae (Hermann, 1884), über ihre Histogenese beim menschlichen Embryo liegen bisher keine
Untersuchungen vor.

Entwicklung des eigentlichen Geschmacksorgans.

Das Geschmacksorgan wird bekanntlich von den sog. Geschmacksknospen
repräsentiert, welche beim erwachsenen Menschen in grosser Menge an den Papillae
circumvallatae[1]) und foliatae zu finden sind. In kleinerer Zahl findet man sie an
den Papillae fungiformes (3—4 an jeder Papille) und am weichen Gaumen (unregel=
mässig zerstreut).

(Einzelne ähnliche Knospen sind merkwürdigerweise auch an der hinteren Fläche des Kehldeckels
und an der inneren des Giessbeckenknorpels zu sehen.)

Die ersten Anlagen der Geschmacksknospen der Papillae circumvallatae sind nach
Gråberg schon bei einem menschlichen Embryo von 11 cm Länge (3 Monate alt) als
an einzelnen Stellen verlängerte Basalzellen des 3—4 schichtigen Epithels
zu finden. Zu diesen Stellen ziehen Fasern des Nervus glossopharyngeus,
unter dessen Einfluss die Differenzierung der Basalzellen wahrscheinlich beginnt. In
späteren Stadien wachsen die Basalzellen die ganze Dicke des Epithels fast durch und
beginnen jetzt mit ihren oberen Enden gegeneinander zu konvergieren. So entstehen
knospenförmige Bildungen, welche von dem unterliegenden Bindegewebe nicht mehr
deutlich abgegrenzt sind. Von dem umgebenden Epithel markieren sich die Knospen
dagegen deutlich und zwar besonders dadurch, dass ihre Zellen ein erheblich helleres
Protoplasma besitzen.

In den folgenden Stadien nehmen die Knospen stark an Dicke zu, dagegen wachsen
sie jetzt relativ wenig in die Länge. Da nun die umliegenden Epithelschichten stetig an

---

[1]) Nach Gråberg (1898) wechselt die Zahl der Geschmacksknospen auf jeder Papilla circumvallata des
Erwachsenen zwischen 40 und 150. Andere Autoren hatten ihre Zahl viel höher geschätzt (bis 2500. W. Krause).

Dicke zunehmen, kommen die Knospen allmählich in die Tiefe eines trichterförmigen „Geschmacksporus" zu liegen.

Nach GRÅBERG sind alle Knospenzellen sich ursprünglich durchweg ähnlich. Erst in der zweiten Hälfte des intrauterinen Lebens beginnt die Differenzierung der Zellen in Stütz= und Sinneszellen. Die Nervenfasern, welche jetzt in die Knospen hinein= dringen, geben wahrscheinlich zu dieser Differenzierung Anlass.

Die Knospen treten zuerst an den beiden Wänden des Wallgrabens, dann aber auch zahlreich auf der oberen Fläche der Papilla circumvallata auf. In der zweiten Hälfte des intrauterinen Lebens entstehen immer neue Knospen. Während dieser Zeit unterliegen aber auch eine grosse Menge Knospen einer regressiven Metamorphose. So degenerieren im allgemeinen die Geschmacksknospen an der freien Oberfläche der Papillae circumvallatae fast vollständig. Die an den Seitenflächen liegenden Knospen degenerieren nur selten und können, wenn dies der Fall gewesen ist, durch neue ersetzt werden.

Auch an den Papillae fungiformes werden beim menschlichen Embryo eine grössere Zahl von Geschmacksknospen gebildet, als wir beim Erwachsenen wiederfinden (STAHR). Die Degenerationsperiode dieser Geschmacksknospen fällt jedoch erst jenseits der Säuglingszeit ein. STAHR schliesst hieraus, dass beim Säuglinge den Papillae fungiformes die Hauptgeschmacksfunktion zuzuweisen ist, und dass diese Papillen gleichzeitig mit der Änderung der Ernährungsweise ihre Bedeutung für den Geschmackssinn grösstenteils verlieren.

Die Tatsache, dass der menschliche Embryo eine grössere Zahl von Geschmacks= knospen besitzt als der Erwachsene, ist jedenfalls interessant und spricht wohl — voraus= gesetzt, dass sich nicht allzu grosse qualitative Unterschiede zwischen den Geschmacks= knospen finden — dafür, dass der Vormensch einen höher entwickelten Geschmackssinn als der jetzige hatte.

Wann treten die ersten Geschmacksempfindungen auf?

Schon in dem siebenten oder achten Monat besitzen menschliche Embryonen Ge= schmacksempfindlichkeit für süss, bitter und sauer (KUSSMAUL, GENZMER). Denn wenn die Zunge frühgeborener Kinder aus dieser Entwicklungsperiode mit Zucker= und Chinin= lösungen etc. benetzt wird, zeigt die Mimik unzweideutig, dass diese Geschmacksqualitäten unterschieden werden können. Die Reflexbahn vom Geschmacksnerven auf die Bewegungs= nerven der Gesichtsmuskeln ist also schon zu dieser Zeit hergestellt und gangbar[1]. Indessen ist das Zustandekommen einer Geschmacksempfindung oder nur eines Geschmacks= reflexes vor der Geburt höchst unwahrscheinlich. Denn weder das Frucht= wasser noch der Speichel hat einen starken Geschmack, und die Grundbedingung für alle Empfindung: schnelle und nicht allzu unbedeutende Änderung der Umgebung des erregbaren Nervenendes, ist hier nicht verwirklicht (PREYER, 1885).

Anomalien und Missbildungen der Zunge.

In seltenen Fällen kann die Zunge sich entweder mangelhaft oder gar nicht ent= wickeln. So beschreibt z. B. LOUIS einen Fall von angeborenem Mangel der Zunge,

---

[1] Dies scheint auch für Anencephalen gültig zu sein (KÜSTNER). Das Grosshirn ist wohl also für das Zustandekommen der Geschmacksreflexe nicht erforderlich.

die nur durch zwei bewegliche Knötchen repräsentiert war. Merkwürdigerweise soll in diesem Falle die Sprache weniger als das Kauen und Schlucken behindert gewesen sein.

Zweispaltung der Zunge, wobei die Zunge mehr oder weniger vollständig in zwei Seitenhälften gesondert ist, kommt ebenfalls nur selten vor. Als der geringste Grad dieser Missbildung ist die geringe Zweispaltung der Zungenspitze zu betrachten, welche bei gewissen Säugetieren (z. B. Pinnipedia) normal vorkommt und auf die ursprüngliche Paarigkeit auch der vorderen, sog. unpaaren Zungenanlage hindeutet.

Doppelzunge. Unter diesem Namen versteht man diejenige Missbildung, wenn unter der normalen Zunge eine zweite Zunge zu finden ist. Es handelt sich wohl hierbei um „ganz besonders stark ausgebildete Plicae fimbriatae, kleine Falten, welche sich zuweilen neben dem Zungenbändchen an der Unterseite der Zungenspitze von vorn nach hinten erstrecken" (MERKEL) und welche bei vielen Säugetieren normaler= weise eine grosse Bildung, die sog. Unterzunge darstellen.

Etwas öfter vorkommend und daher praktisch wichtiger ist

die abnorme Anheftung der Zunge.

Dieselbe kann in seltenen Fällen in einer epithelialen Verklebung der Zunge bestehen. Meistens handelt es sich aber um Anomalien des Zungenbändchens. Wenn dieses nämlich zu dick oder zu kurz ist oder zu weit nach vorne gegen die Zungenspitze inseriert, so kann dadurch die Saug= und Sprachfähigkeit des Kindes gestört werden.

Betreffs der Anomalien der Zungenpapillen ist zu erwähnen, dass einzelne Papillae circumvallatae sich unter Umständen so stark entwickeln können, „dass sie den Eindruck von kleinen, über das Niveau der Zunge hervorragenden Geschwülsten machen" (MERKEL).

Entstehung und Schicksal der Schlundtaschen.

Das kraniale Ende des Vorderdarms wird in der dritten Embryonalwoche dorso= ventral abgeplattet, breitet sich aber gleichzeitig stark lateralwärts aus. Die auf diese Weise umgeformte Vorderdarmpartie, die sich bei der Entstehung der Nackenbeuge in derselben Richtung wie der ganze Embryo biegt, stellt die Anlage der Schlundhöhle und einer Partie der Mundhöhle dar.

Die lateralen Schlundhöhlenwände werden sehr früh uneben, indem hier taschen= förmige Ausbuchtungen des Entoderms entstehen (Fig. 235).

Diese Entodermtaschen werden Schlundtaschen oder Kiementaschen ge= nannt. Sie werden, wie schon (S. 131) erwähnt, von ähnlich verlaufenden Ektoderm= einstülpungen, den sog. Kiemenfurchen, begegnet und grenzen zusammen mit diesen die Kiemenbogen voneinander ab (Fig. 76, S. 131).

Beim menschlichen Embryo werden fünf solche Schlundtaschen angelegt. Von diesen tritt zuerst — und zwar schon bei einem 1,8 mm langen Embryo (mit 5—6 Ursegmenten) — die kranialste Schlundtasche auf. Die folgenden schliessen sich der Reihe nach an. Schon bei etwa 2,5 mm langen Embryonen (mit etwa 23 Ur= segmentpaaren) sind vier Schlundtaschenpaare angelegt.

Das fünfte (kaudalste) Schlundtaschenpaar tritt erst Anfang der vierten Embryonalwoche (bei etwa 5 mm langen Embryonen [KEIBEL u. ELZE]) auf, bleibt unbedeutend und wurde daher früher gar nicht erkannt.

An der Stelle, wo eine Kiementasche der entsprechenden Kiemenfurche begegnet, schwindet das Mesenchym. Die Kiementaschen werden also dann nur durch ein Epithel= septum (aus Ektoderm und Entoderm bestehend) von der Aussenfläche des Embryos getrennt (Fig. 76, S. 131).

Dieses Epithelseptum bricht bei anderen Wirbeltierembryonen konstant durch, sodass die Kiemenbogen durch Kiemenspalten voneinander isoliert werden. In diesen Kiemen= spalten entwickeln sich dann von den Kiemenbogen aus blättrige oder fadenartige, reich vaskularisierte Fortsätze, sog. Kiemen, welche das Respirationsorgan der Wassertiere darstellen.

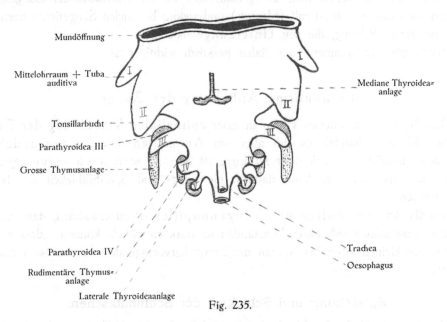

Fig. 235.

Schema, das Schicksal der Schlundtaschen zeigend.

Bei den höheren Wirbeltieren einschliesslich des Menschen werden dagegen keine Kiemen gebildet, und die Epithelsepta zwischen den Kiemenbogen brechen in der Regel nicht durch. Kiemenfurchen und Kiementaschen werden hier mehr oder weniger voll= ständig reduziert, und die persistierenden Partien derselben werden zu ganz neuen Zwecken verwendet.

Von den Schlundtaschen des menschlichen Embryos bleibt die fünfte relativ klein. Nach TANDLER (1909) verschwindet sie indessen nicht spurlos (wie man früher glaubte), sondern persistiert und liefert jederseits die laterale Thyroidea=Anlage (Fig. 235).

Die vierte Schlundtasche bildet eine ventrale Prolongation aus, aus deren Epithel eine rudimentäre Thymus=Anlage und eine Parathyroidea=Anlage hervorgehen.

Die drei vorderen Schlundtaschen bilden sowohl ventrale wie dorsale Prolon= gationen aus.

Die dorsale Prolongation der dritten Schlundtasche verschwindet wieder vollständig. Aus dem Epithel der ventralen Prolongation gehen die grosse Thymus= anlage und eine Parathyroidea=Anlage hervor (Fig. 235).

In abnormen Fällen können Divertikelbildungen aus persistierenden Partien der dritten Schlundtasche entstehen.

Von der zweiten Schlundtasche und zwar sowohl von der dorsalen wie von der ventralen Prolongation derselben entstehen relativ oft abnorme Divertikelbildungen.

Normalerweise geht aus der dorsalen Prolongation der zweiten Schlundtasche die sog. ROSENMÜLLER'sche Grube (den Recessus pharyngeus, KÜMMEL) und aus der ventralen Prolongation die Tonsillarbucht (Fig. 235) hervor.

Von der ersten Schlundtasche verschwindet die ventrale Prolongation in der Regel vollständig. Die dorsale Prolongation persistiert dagegen und bildet sich zu Mittelohrraum (Paukenhöhle) und Tuba auditiva aus (Fig. 232, S. 278 und Fig. 238, Taf. III).

Entwicklung der Tonsillen.

Die Tonsillen (Tonsillae palatinae) des Menschen entstehen im Anfange des dritten Embryonalmonats jederseits aus einer taschenartigen Schleimhauteinsenkung an der Seitenwand des Isthmus faucium, aus einer sog. „primären Tonsillenbucht", Sinus tonsillaris (HIS), welcher teilweise durch das Überbleibsel der zweiten inneren Schlund= tasche — (ihre ventrale Verlängerung, Fig. 235) — gebildet wird (HAMMAR).

„Durch einen vom Mundboden her in sie hineinbuchtenden Höcker, den Tonsillenhöcker (HAMMAR), wird die Bucht schon von vornherein verengt". Dieser Höcker, welcher bei gewissen Säuge= tieren (Kaninchen, Katze, Hund) an der Tonsillenbildung teilnimmt, wird beim Menschen bald abgeplattet und in eine die Tonsillenbucht medialwärts und nach vorn begrenzende Falte (Plica triangularis, HIS) umgewandelt.

Schon in der Mitte des dritten Embryonalmonats wird die Tonsillenbucht durch eine andere Falte (die Intratonsillarfalte, HAMMAR) in zwei Rezesse geteilt. Aus dem Boden und der Aussenwand jeden Rezesses wachsen jetzt solide Epithelsprossen, welche später durch Verhornung ihrer zentralen Zellen hohl werden, in das umgebende Bindegewebe hinein. Indem um diese Epithelwucherungen herum eine Ver= mehrung der Mesenchymzellen eintritt, welche allmählich zur Bildung von lymphoidem Gewebe führt, wird jeder Tonsillenrezess zum Ausgangspunkt der Bildung eines Tonsillenlappens. So entstehen jederseits ein vorderer=oberer und ein hinterer=unterer Tonsillenlappen, welche beide noch beim Erwachsenen zu er= kennen sind (HAMMAR).

Die Intratonsillarfalte bildet sich in den späteren Embryonalmonaten wieder zurück. Hierbei ver= schmelzen die beiden Tonsillarrezesse und eine einheitliche Tonsillenbucht kommt wieder zustande. Auch die Plica triangularis, welche — wie erwähnt — die mediale oder vordere Wand der Tonsillen= bucht bildet, wird zu derselben Zeit immer niedriger und kann nach der Geburt oft vollständig verschwinden. Hiermit verschwindet grösstenteils auch die Tonsillenbucht und bleibt nur mit ihrer oberen Partie als die sog. Supratonsillargrube (HIS) bestehen.

Wenn die Plica triangularis aber — obgleich reduziert — bestehen bleibt, ist auch die ursprüngliche Hauptpartie der Tonsillenbucht beim Erwachsenen als eine längs dem Vorderrande der Tonsille verlaufende Rinne erkenntlich.

In späteren Entwicklungsstadien kann sich unter Umständen eine Rinne (die Retrotonsillarrinne) auch an dem Hinterrande der Tonsille bilden.

Je nachdem die Tonsillenbucht und die Retrotonsillarfalte vorhanden sind oder nicht, lassen sich vier verschiedene Haupttypen von Tonsillen aufstellen (HAMMAR).

Die Leukocyten treten in dem Mesenchymgewebe der Tonsille relativ spät auf. Die sog. „Sekundärknötchen" sind in den letzten Embryonalmonaten nur an=

deutungsweise vorhanden und werden erst nach der Geburt (beim dreimonatlichen Kinde) gut entwickelt (STÖHR).

Über den Ursprung der Tonsillenleukocyten herrschen verschiedene Ansichten. Nach STÖHR wandern sie von den Blutgefässen in das Mesenchymgewebe der Tonsille aus. Nach den neuesten Untersuchungen (von HAMMAR) ist diese Entstehungsweise aber weniger glaubhaft, wahrscheinlicher ist, dass die Leukocyten in loco aus den Mesenchym= zellen entstehen [1]).

Entwicklung der Tonsilla pharyngea.

Im sechsten Embryonalmonat werden die hinteren drei Viertel des Pharynxdaches von Leukocyten diffus infiltriert. Diese Infiltration dehnt sich dann auf die oberen Teile der Hinter= und Seitenwände des Nasenrachenraumes aus. Etwas vor oder (meistens) erst nach der Geburt entstehen Follikel in der infil= trierten Partie und zwar in der Umgebung der Ausführgänge von hier gelegenen Schleimdrüsen (SCHAFFNER). In den ersten Kinderjahren wächst diese Pharynxwandpartie stark zu und bildet eine gewöhnlich deutlich prominente Tonsilla pharyngea. Nach der Pubertät wird diese aber allmählich zurückgebildet und ist beim Erwachsenen im allgemeinen nicht mehr deutlich makroskopisch zu sehen.

Anomalien und Missbildungen der Tonsillen.

Die Tonsillen können in seltenen Fällen vollständig fehlen oder rudimentär ent= wickelt sein.

In anderen Fällen können sie sich abnorm stark entwickeln. Meistens handelt es sich aber hierbei um inflammatorische Vergrösserung.

Anstatt sich an der normalen Stelle (jederseits zwischen dem vorderen und dem hinteren Gaumenbogen) auszubilden, können die Tonsillen sich ganz oder teilweise an dem hinteren Gaumenbogen (in seltenen Fällen gestielt: Tonsilla pendula), bezw. in denselben eingelagert, entwickeln.

Durch Vertiefung der Tonsillarbucht können unter Umständen Divertikel= bildungen entstehen, welche sich mehr oder weniger weit im vorderen Halsdreieck zwischen M. sternocleidomastoideus und Trachea vorwölben.

Entwicklung der Schilddrüse.

Die Schilddrüse, Thyroidea, entsteht aus einer medianen Anlage und aus zwei lateralen Anlagen, die sich sekundär der medianen Anlage anschliessen (vgl. Fig. 235, S. 284).

Von diesen drei Anlagen bildet die mediane Anlage die Hauptpartie der werdenden Drüse [2]). Diese Anlage entsteht auch bedeutend früher als die laterale. Sie ist schon etwa Mitte der dritten Embryonalwoche (bei etwa 2,5 mm langen Em= bryonen ohne Nackenbeuge) zu erkennen und gehört also zu den allerersten Organanlagen des jungen Embryos.

---

[1]) Die Ansicht von RETTERER, dass die Leukocyten von abgeschnürten Partien der Epithelsprossen stammen sollten, hat nur wenige Verteidiger. Ein solches Abschnüren von Epithelknospen aus der epithelialen Tonsillenanlage kommt im Embryonalleben wohl vor, führt aber höchstens zur Bildung von (durch Zellendetritus ausgedehnten) Cysten. Meistens fallen diese abgeschnürten Epithelknospen der Atrophie anheim (HAMMAR, 1902).

[2]) Von einigen Autoren, z. B. von MAURER wird diese mediane Anlage als die einzige wahre Thyroideaanlage betrachtet.

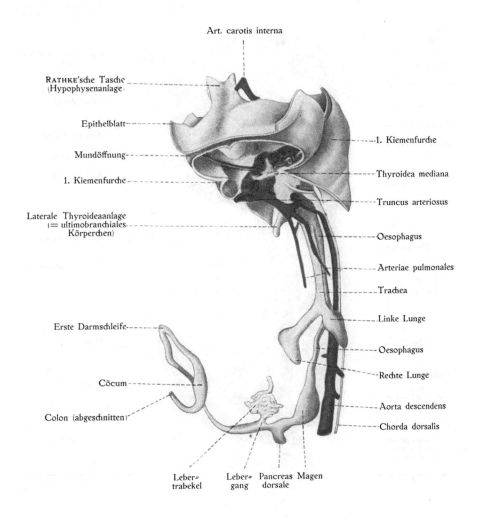

Art. carotis interna

RATHKE'sche Tasche
(Hypophysenanlage)

Epithelblatt

Mundöffnung

1. Kiemenfurche

Laterale Thyroideaanlage
(= ultimobranchiales
Körperchen)

Erste Darmschleife

Cöcum

Colon (abgeschnitten)

1. Kiemenfurche

Thyroidea mediana

Truncus arteriosus

Oesophagus

Arteriae pulmonales

Trachea

Linke Lunge

Oesophagus

Rechte Lunge

Aorta descendens

Chorda dorsalis

Leber=   Leber=   Pancreas Magen
trabekel   gang   dorsale

Fig. 236.

Entodermaler Vorderdarm mit angrenzenden Arterien (rot) eines 7,2 mm langen Embryos. $\frac{2.5}{1}$.
Nach HAMMAR (1908) aus KEIBEL-ELZE: Normentafel zur Entwicklungsgesch. des Menschen. Jena 1908.

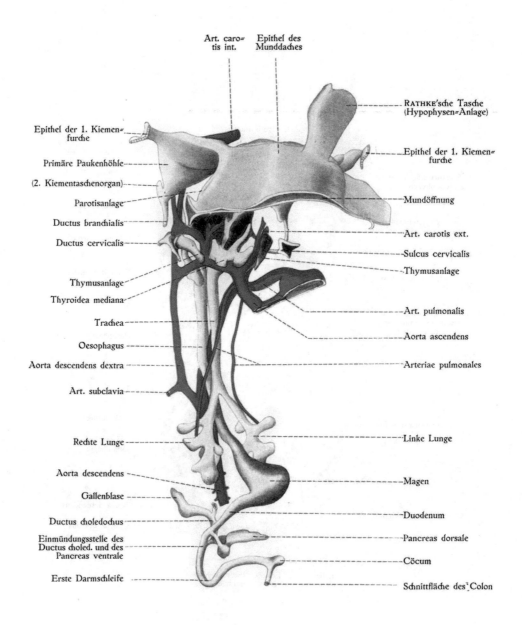

Art. caro=
tis int.

Epithel des
Munddaches

RATHKE'sche Tasche
(Hypophysen=Anlage)

Epithel der 1. Kiemen=
furche

Epithel der 1. Kiemen=
furche

Primäre Paukenhöhle

(2. Kiementaschenorgan)

Parotisanlage

Mundöffnung

Ductus branchialis

Art. carotis ext.

Ductus cervicalis

Sulcus cervicalis

Thymusanlage

Thymusanlage

Thyroidea mediana

Art. pulmonalis

Trachea

Aorta ascendens

Oesophagus

Aorta descendens dextra

Arteriae pulmonales

Art. subclavia

Rechte Lunge

Linke Lunge

Aorta descendens

Magen

Gallenblase

Ductus choledochus

Duodenum

Einmündungsstelle des
Ductus choled. und des
Pancreas ventrale

Pancreas dorsale

Cöcum

Erste Darmschleife

Schnittfläche des Colon

Fig. 237.

Entodermaler Vorderdarm von einem 10,3 mm langen Embryo mit angrenzenden Arterien (rot). $\frac{25}{1}$.
Nach HAMMAR aus KEIBEL-ELZE (1908 .

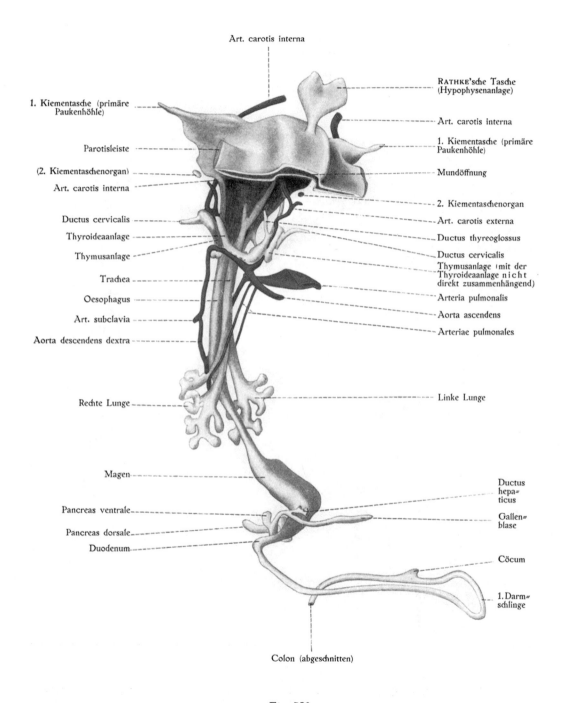

Art. carotis interna

RATHKE'sche Tasche
(Hypophysenanlage)

1. Kiementasche (primäre
Paukenhöhle)

Art. carotis interna

1. Kiementasche (primäre
Paukenhöhle)

Parotisleiste

Mundöffnung

(2. Kiementaschenorgan)

Art. carotis interna

2. Kiementaschenorgan

Art. carotis externa

Ductus cervicalis

Ductus thyreoglossus

Thyroideaanlage

Ductus cervicalis

Thymusanlage

Thymusanlage (mit der
Thyroideaanlage n i c h t
direkt zusammenhängend)

Trachea

Arteria pulmonalis

Oesophagus

Aorta ascendens

Art. subclavia

Arteriae pulmonales

Aorta descendens dextra

Rechte Lunge

Linke Lunge

Magen

Ductus hepa=
ticus

Pancreas ventrale

Gallen=
blase

Pancreas dorsale

Duodenum

Cöcum

1. Darm=
schlinge

Colon (abgeschnitten)

Fig. 238.

Entodermaler Vorderdarm von einem 14 mm langen Embryo mit angrenzenden Arterien (rot). $\frac{2.5}{1}$.
Nach HAMMAR aus KEIBEL-ELZE (1908).

Tafel II.

Die mediane Thyroideaanlage entsteht aus der ventralen Wandung der kranialen Vorderdarmpartie (Fig. 236, Taf. III). Um diese Stelle herum markieren sich bald die drei Zungenanlagen, zwischen welchen also die Ausgangsstelle der Thyroidea mediana zu liegen kommt.

Die mediane Thyroideaanlage wächst nun zunächst als ein kurzer einfacher (oder anfangs doppelter), solider Epithelzapfen kaudalwärts in die kraniale Wandpartie der Perikardialhöhle hinein, wo sie in unmittelbarer Nähe des Truncus arteriosus zu liegen kommt.

Bei der folgenden Kaudalwärtsverschiebung des Herzens verlängert sich der betreffende Epithelzapfen beträchtlich. Dem Herzen kann er aber hierbei nicht ganz folgen, sondern er bleibt beim Menschen zunächst im Halsgebiet, am kranialen Ende der Trachea, liegen, wenn das Herz in die Brustregion herabrückt.

Anfang der vierten Embryonalwoche teilt sich das kaudale Ende des Epithelzapfens in zwei lateralwärts gerichtete Lappen (Fig. 236), welche Mitte derselben Woche (bei 5—6 mm langen Embryonen) je ein Lumen bekommen. Zu dieser Zeit bekommt die kraniale Partie des Epithelzapfens, der sog. Ductus thyreoglossus, gewöhnlich auch zwei Lumina. Eine gewisse Paarigkeit macht sich also auch hier geltend. Dieser Ductus thyreoglossus wird nun bald lang ausgezogen und dünn (Fig. 237), und Ende der vierten Embryonalwoche (bei 7—8 mm langen Embryonen) atrophiert er gewöhnlich mehr oder weniger vollständig (Fig. 237 und 238, Taf. III).

An der Ausgangsstelle von der Mundhöhle bleibt indessen der Ductus thyreoglossus nicht selten partiell als das sog. Foramen coecum der Zunge (Fig. 232, S. 278) erhalten, und in Ausnahmefällen können grössere Partien des Ductus thyreoglossus zeitlebens persistieren. — Wenn die kaudale Partie des Ductus thyreoglossus nicht zugrunde geht, (Fig. 238, Taf. III), bildet sie sich gewöhnlich zu Drüsengewebe um, das entweder mit der Schilddrüse in Zusammenhang bleibt, den sog. Lobus pyramidalis bildend, oder von dieser abgeschnürt wird. In diesem Falle entstehen aus demselben sog. „mediane Nebenschilddrüsen" (Glandula subhyoidea, Glandula praehyoidea, Glandula suprahyoidea etc.)

Unter Umständen können auch von der kranialen Partie des persistierenden Ductus thyreoglossus Sprossenbildungen (SCHMIDT), Cysten und verästelte Schläuche (BOCHDALEK) entstehen.

Die paarigen, lateralen Thyroideaanlagen werden in der zweiten Hälfte der vierten Embryonalwoche erkennbar. Sie entstehen nach TANDLER (1909) jederseits aus dem Wandepithel der fünften Schlundtasche [1] (Fig. 235), von welchem sie sich erst Mitte des zweiten Embryonalmonats (bei etwa 14 mm langen Embryonen) abschnüren. Etwa zu derselben Zeit verbinden sie sich mit den lateralen Partien der medianen Thyroideaanlage.

Die beiden Seitenlappen der medianen Thyroideaanlage bilden schon zu dieser Zeit eine in die Breite stark ausgezogene Masse, die sich bei fortgesetztem Wachstum hufeisenförmig umbiegt (Fig. 238).

Schon vorher hat das Epithel der medianen Thyroideaanlage angefangen, Sprossen zu bilden, die von einander durch Bindegewebe getrennt werden und bald Lumen be=

---

[1] Ob diese laterale Thyroideaanlage aber tatsächlich Thyroideagewebe liefert, ist nach TANDLER aber noch zu entscheiden.

kommen. Die auf diese Weise entstandenen Epithelröhrchen werden später durch zahl=
reiche Einschnürungen perlschnurartig umgeformt und zuletzt in zahlreiche Epithelbläschen
zerlegt, die alle von gefässreichem Bindegewebe umhüllt werden.

Die weniger umfangreichen Epithelmassen der lateralen Thyroideaanlagen sollen
sich in ähnlicher Weise in Epithelbläschen umwandeln. Vom dritten Embryonalmonat
ab sind sie daher nicht mehr deutlich von dem aus der medianen Thyroideaanlage
stammenden Drüsenteil abzugrenzen.

Diese paarige laterale Anlage der Schilddrüse findet man nur bei Säugetieren, während die mediane
Thyroideaanlage bei allen Wirbeltieren zu finden ist.

Die mediane Thyroideaanlage ist auch phylogenetisch als ein sehr früh auftretendes Organ zu be=
trachten, das wahrscheinlich schon von den Wirbellosen ererbt wurde. „Es findet sich nämlich schon bei
den Tunikaten und steht hier, wie dies auch für den Amphioxus gilt, mit dem Schlund zeitlebens
in offener Verbindung. Sein klebriges Sekret dient dazu, die kleinen Nahrungspartikelchen zu grösseren
Massen zu vereinigen, wodurch letztere vor dem Hinausgeschwemmtwerden durch die Kiemenspalten bewahrt
werden. Diese ihre Funktion als wichtiges Unterstützungsmittel bei der Nahrungsauf=
nahme, gerät bei den veränderten Lebensbedingungen höherer Wirbeltiere in Wegfall, und es kommt
zur Abschnürung der ursprünglichen Verbindung mit der Mundhöhle." (WIEDERSHEIM, 1908.)

Bei den höheren Wirbeltieren stellt die Thyroidea bekanntlich eine Drüse mit innerer Sekretion
dar, die für die normale Entwicklung und Funktion des Körpers von hervorragender (vielleicht lebens=
wichtiger) Bedeutung ist.

Bei den Selachiern bleibt die Thyroidea im Mundboden unmittelbar unter der Symphyse des
Unterkiefers liegen. Bei vielen Wirbeltieren (z. B. bei Schildkröten, Krokodilen und Vögeln) wird sie
dagegen noch weiter als beim Menschen kaudalwärts verschoben, so dass sie hier zuletzt in der kranialen
Brustregion zu liegen kommt.

Abnorme Entwicklung der Schilddrüse.

Dass aus persistierenden Partien des Ductus thyreoglossus obere mediane
Nebenschilddrüsen und Cysten= bezw. Fistelbildungen entstehen können,
wurde schon oben erwähnt. Ebenfalls wurde erwähnt, dass ein Ausbleiben der normalen
Atrophie der kaudalen Partie des Ductus thyreoglossus nicht selten zu der Bildung eines
medianen „Lobus pyramidalis" Anlass gibt. Dieser Lobus pyramidalis kann unter Um=
ständen aus zwei nebeneinander liegenden Lappen gebildet sein. Meistens kommt aber
nur der eine von diesen zur Entwicklung.

Die Atrophie des Ductus thyreoglossus kann aber auch abnorm weit kaudalwärts
fortschreiten, so dass auch die mediane Partie der eigentlichen Schilddrüse, der sog.
Isthmus ganz zugrunde geht. Die mediane Schilddrüsenanlage wird dann in zwei
voneinander vollständig getrennten Seitenpartien gesondert.

Bei den Vögeln kommt diese Trennung normalerweise vor.

Auch auf die Seitenlappen der medianen Schilddrüsenanlage kann sich die be=
treffende Atrophie ausdehnen, so dass zuletzt der eine Seitenlappen ganz oder teil=
weise fehlt.

Ähnliche halbseitige Schilddrüsen können wohl aber auch primär, d. h.
durch mangelhaftes Wachstum der betreffenden Anlage entstehen.

Dass durch solche Abnormitäten auch Form und Grösse der Schilddrüse abnorm wird, ist selbst=
verständlich.

Wenn in dieser oder jener Weise die ganze Schilddrüse allzu klein wird, so
verläuft bekanntlich die weitere Entwicklung des betreffenden Individuums in vielen Be=

ziehungen abnorm. (Vor allem wird das normale Knochenwachstum gehemmt.) Der Träger der allzu kleinen Thyroidea wird zu einem zwerghaften Kretin mit Myxödem und herabgesetzter Intelligenz.

Meistens handelt es sich wohl aber bei der zum Kretinismus führenden Verkleinerung der Schilddrüse nicht um primären Mangel oder sekundäre, einseitige Verkleinerung, sondern um eine rein pathologische, allgemeine Verkleinerung der Drüsensubstanz.

In höherem Alter tritt physiologisch eine mässige Verkleinerung des eigentlichen Drüsengewebes der Thyroidea auf.

Die Schilddrüse kann unter Umständen schon während der Embryonalzeit auch abnorm gross werden. In solchen Fällen spricht man von echter, angeborener Struma. Die Schilddrüse des Neugeborenen, deren Normalgewicht etwa 4,85 g beträgt, kann in solchen Fällen bis zu 35—100 g steigen. Solche Kinder werden in erster Linie in Gegenden mit endemischem Kropf und zwar meistens von Müttern mit Struma geboren.

Die Ursache der angeborenen Struma ist wohl in den allermeisten Fällen als rein pathologisch zu betrachten.

Die Existenz einer grossen Struma des Fetus bildet nicht selten die Veranlassung zur Gesichtslage desselben bei der Geburt. Andererseits kann aber auch eine primäre Gesichtslage eine akute, ödematöse, strumaähnliche Anschwellung der Schilddrüse veranlassen.

Wenn die sonst normal gebaute Schilddrüse abnorm gross wird, so dass sie zu viel Sekret produziert, so scheint dieses bei noch nicht erwachsenen Individuen zu einer Beschleunigung des Längenwachstums und zu hohem Wuchs Anlass zu geben (I. Holmgren, 1909).

Wenn die Schilddrüse abnorm gross wird, reicht sie nicht selten in die Brusthöhle herab. In seltenen Fällen kann dies auch mit normalgrossen Schilddrüsen der Fall sein, die bis zum Aortenbogen herabreichen können (sog. Thyreoptosis).

Hervorzuheben ist, dass eine weniger ausgesprochene Thyreoptose in höherem Alter physiologisch vorkommt. Kehlkopf und Thyroidea verschieben sich nämlich während des ganzen Lebens in kaudaler Richtung im Verhältnis zu den Halswirbeln so stark, dass trotz einer gleichzeitigen Senkung des Sternums die Schilddrüse sich nach dem Pubertätsalter stetig der oberen Brustapertur nähert. „Je älter ein Individuum ist, um so unzugänglicher und verborgener wird daher im grossen und ganzen die Lage der Schilddrüse" (I. Holmgren, 1909).

Mediane, untere Nebenschilddrüsen sind unter Umständen auf der Trachea bis zum Aortenbogen herab zu finden. Eine kleine Schilddrüsenpartie kann sogar auf dem Aortenbogen fixiert sein, was sich aus den ursprünglich innigen Beziehungen zwischen Schilddrüsenanlage und Truncus arteriosus bezw. später Aortenbogen erklärt (Wölfler, 1880, Merkel).

Laterale Nebenschilddrüsen können fast überall zwischen Unterkiefer, M. trapezius und Clavicula auftreten. Sie bestehen aus normalen Thyroideapartien, welche von den Seitenlappen der medianen Thyroideaanlage oder vielleicht von den lateralen Thyroideaanlagen abgesprengt worden sind. Mit den kleinen Parathyroideadrüsen sind sie nicht zu verwechseln.

Entwicklung der Thymusdrüse.

In der vierten Embryonalwoche (bei 5—7 mm langen Embryonen) wird die Thymus=
drüse von dem Epithel des dritten Schlundtaschenpaares[1]) aus paarig
angelegt. Jede Anlage stellt eine Ausstülpung der ventralen Partie der betreffenden
Schlundtasche dar und bleibt mit dieser eine Zeitlang in Verbindung (Fig. 235, S. 284).

Bei ihrer Vergrösserung verlängern sich die beiden Thymusanlagen in kaudaler
Richtung. Sie werden hierbei so stark in die Länge gezogen, dass ihre kaudalen Enden
bald in derselben Höhe wie die lateralen Thyroideaanlagen (und zwar lateralwärts von
diesen) zu liegen kommen.

Jetzt (bei etwa 12 mm langen Embryonen) schnüren sich die beiden Thymusanlagen
von dem Schlundepithel ab, und sie werden dann ganz und gar immer mehr kaudalwärts
verschoben. Bei etwa 14 mm langen Embryonen findet man sie schon kaudalwärts von
der Thyroidea (Fig. 238, Taf. III).

Gleichzeitig nähern sich die kaudalen Enden der Thymusanlagen in der Median=
ebene und werden hier (unmittelbar vor der Trachea) bald miteinander durch Binde=
gewebe verbunden.

Bei fortgesetzter Verlängerung werden immer grössere Partien der paarigen Thymus=
anlagen miteinander zu einer scheinbar einfachen Bildung verbunden, die zuletzt im Me=
diastinum (gewöhnlich vor der Vena anonyma sin. und vor dem kranialen Perikardial=
teil) zu liegen kommt.

Am längsten behält die kraniale Partie der Thymusdrüse das paarige Aussehen.
Hier findet man noch im dritten Embryonalmonat paarige Thymushörner, welche bis zur
Thyroidea hinaufreichen. Indem aber diese später atrophieren, vermehrt sich der Abstand
zwischen Thyroidea und Thymusdrüse, und die letztgenannte sieht überall einfach aus.

Das die beiden epithelialen Thymusanlagen umgebende gefässreiche Mesenchym
bildet um dieselben eine gemeinsame Bindegewebskapsel, von welcher aus ge=
fässreiche Bindegewebszüge zwischen den sich verzweigenden Epithelmassen hineindrängen.

Noch in den Kinderjahren sind aber diese Bindegewebszüge (das sog. „interstitielle
Bindegewebe" der Thymus) relativ spärlich. Erst zur Zeit der Pubertät werden sie breiter.
Im Mannesalter beginnt das interstitielle Bindegewebe der Thymus den Charakter des
Fettgewebes anzunehmen (HAMMAR).

Die kaudalen, dickeren Partien der entodermalen Thymusanlagen zeigen schon früh=
zeitig an ihrer Oberfläche solide Epithelknospen, die sich durch weitere Sprossenbildungen
zu Drüsenlappen ausbilden. — Diese Drüsenlappen haben kein Lumen. Das ursprüng=
liche Lumen jeder Thymusanlage atrophiert vollständig.

Die ursprünglich dicht gelagerten Epithelzellen der Thymus lockern sich und wandeln
sich in sternförmige Zellen, sog. „Reticulumzellen" um.

In die zwischen diesen Reticulumzellen liegenden Maschen wandern wahrschein=
lich von aussen her (HAMMAR) Lymphocyten ein.

Die Zellen des Reticulums nehmen nun im Zentrum des Organs grössere Formen
an als in seiner Peripherie. Gleichzeitig wird die Zahl der Lymphocyten in den Rand=

---

[1]) Nach TANDLER (1909) entstehen ausserdem aus dem 4. Schlundbogenpaar rudimentäre Thy=
musanlagen (vgl. Fig. 235).

partien grösser als in der Mitte. Auf diese Weise differenzieren sich Mark und Rinde der Thymusdrüse (HAMMAR).

Indem einzelne Zellengruppen des Markreticulums besonders stark hypertrophieren, entstehen daraus Komplexe von konzentrisch gelagerten Epithelzellen.

Diese Zellenkomplexe, die sog. „HASSAL'schen Körperchen", zeigen beim Menschen eine auffallende Ausbildung. Sie beginnen schon im dritten Embryonalmonat auf= zutreten, steigen in Zahl bis zum Beginn der Pubertät (SYK, 1909), um nach dieser Zeit weniger zahlreich zu werden. — Bei der Hungerinvolution (vgl. unten!) der Thymus= drüse verschwinden sie allmählich (JONSSON, 1909), werden aber bei einer nachfolgenden Rekonstitution des Organs wieder neugebildet. HAMMAR (1909) findet es daher glaubhaft, „dass sie mit der Organfunktion zusammengehörige Bildungen darstellen".

Das mittlere Gewicht der Thymusdrüse ist zur Zeit der Geburt etwa 13 g und vermehrt sich in den ersten fünf Kinderjahren bis zu 23 g. Seine höchste Aus= bildung erreicht das Organ in den 11.—15. Jahren, zu welcher Zeit es etwa 37 g wiegt (HAMMAR, 1906).

Dann tritt die sog. Altersinvolution ein, die zuerst schnell einsetzt, dann aber langsamer verläuft. Dieselbe besteht grösstenteils in einer Rarefizierung der Thymus= lymphocyten, zum kleineren Teil in einer Atrophie der Reticulumzellen. Daraus erklärt sich die Tatsache, dass die Rinde in erster Linie reduziert wird.

Der Substanzverlust der Thymus wird gleichzeitig teilweise durch interstitielles Fett= gewebe gedeckt. Daraus erklärt sich, dass das spezifische Gewicht der Thymus im Alter zwischen 25 bis 35 Jahren gewöhnlich geringer als das des Wassers wird (HAMMAR).

Wie WALDEYER (1890) gezeigt hat, bleiben indessen noch bis ins Alter Züge aus Thymusparenchym erhalten und mehrere Gründe sprechen dafür, dass die Thymusdrüse zu dieser Zeit noch als ein im Haushalt des Organismus wirksamer Faktor zu be= trachten ist.

Mit der physiologischen Altersinvolution darf die pathologische oder sog. akzi= dentelle Involution der Thymus nicht verwechselt werden. Diese beruht in erster Linie auf einer massenhaften Ausfuhr der Lymphocyten auf den Blut= und besonders auf den Lymphwegen (HAMMAR) und tritt beim Hungern, zehrenden Krankheiten etc. sehr schnell ein. Für solche Einflüsse wetteifert nämlich das Thymusparenchym mit dem Fettgewebe an Empfindlichkeit.

Eine Thymusdrüse bildet sich bei fast allen Vertebraten aus. Sie fehlt nur bei Amphioxus und bei gewissen Cyclostomen. Bei den Fischen und bei gewissen Amphibien (den Gymnophionen) entstehen Thymusanlagen von nicht weniger als fünf Schlundtaschen. Bei den höheren Wirbeltieren ist dagegen die wahre Bildungsstätte der Thymus jederseits gewöhnlich auf eine Schlundtasche (z. B. bei Uro= delen die fünfte, bei Anuren die zweite, beim Menschen die dritte) beschränkt.

Bei den Knochenfischen behält die Thymus „zeitlebens den Charakter eines Oberflächenepithels (einer an der Innenwand der Kiemenhöhle gelegenen Thymusplakode) bei" (HAMMAR, 1909). Bei den höheren Wirbeltieren wird die Thymusanlage dagegen von dem Schlundepithel abgeschnürt.

Bei Krokodilen und Vögeln bleiben die beiden Thymusanlagen zeitlebens im Halsgebiete liegen.

Abnorme Thymusentwicklung.

Die kranialen Thymushörner können vollständig oder teilweise persistieren. Im ersten Falle streckt sich die Thymusdrüse noch beim Erwachsenen bis zur Thyroidea hinauf, im zweiten Falle findet man akzessorische, isolierte Thymusläppchen in der Nähe der Schilddrüse.

Angeborene Hypertrophie der Thymus. Die Thymusdrüse kann abnorm gross werden, was gewöhnlich durch eine hochgradige Vermehrung der Zahl der Thymus=Lymphocyten bedingt wird. In extremen Fällen kann das Thymusparenchym durch diese Lymphocytenvermehrung streckenweise dickflüssig, eiterähnlich werden. Nicht selten stirbt das betreffende Kind plötzlich. In solchen Fällen hat man die Todesursache in der Thymusvergrösserung suchen wollen und von einer „Mors thymica" gesprochen. Da indessen ähnliche Todesfälle, wie es scheint, auch ohne Thymusvergrösserung vor=kommen können, so ist es am wahrscheinlichsten, „dass der primäre Grund des ‚Thymus=todes' nicht in der Thymus zu suchen ist" (HAMMAR, 1909).

Fehlen der Thymus. Nur in sehr seltenen Fällen fehlt die Thymus bei sonst normal entwickelten Kindern. Häufiger vermisst man die Thymusdrüse bei gewissen Missbildungen (besonders bei Hemicephalen). Nach BOURNEVILLE (1898) soll unter idiotischen Kindern eine grosse Zahl (73%) der Thymus entbehren. Dass die Thymus übrigens nicht zu den für die Erhaltung des Lebens unentbehrlichen Organen gehört, zeigen einige Fälle, wo Totalexstirpation der Thymus beim Menschen ausgeführt wurde.

Entwicklung der Parathyroideadrüsen.

Die von SANDSTRÖM 1880 entdeckten Parathyroideadrüsen werden als vier in naher Relation zu den Thymus= und den lateralen Thyroideaanlagen stehenden Entodermtaschen (und etwa gleichzeitig mit diesen) paarweise angelegt.

Unter diesen Parathyroideaanlagen entsteht das ursprünglich kraniale Taschenpaar von den dorso=kranialen Wandpartien des dritten Schlundtaschen=paares aus (im Anschluss an die grossen Thymusanlagen), während das ursprünglich kaudale Taschenpaar von den entsprechenden Wandpartien des vierten Schlundtaschenpaares aus (im Anschluss an die rudimentären Thymus=anlagen) gebildet wird (Fig. 235, S. 284).

Die kaudalen Parathyroideaanlagen bleiben in der Nähe der lateralen Thyroidea=anlagen liegen, während die kranialen Parathyroideaanlagen in Zusammenhang mit den Thymusanlagen kaudalwärts verschoben werden. Auf diese Weise wechseln die beiden Parathyroideapaare den Platz, so dass zuletzt (bei etwa 16 mm langen Embryonen) die ur=sprünglich kranialen, aus dem dritten Schlundtaschenpaar stammenden Parathyroideaanlagen kaudalwärts von den beiden übrigen zu liegen kommen.

Alle vier bleiben sie aber in der Nähe der Thyroidea liegen, was zu ihrem Namen Anlass gegeben hat. Durch Bindegewebe werden sie auch mit der Thyroidea mehr oder weniger intim verbunden.

Die aus dem dritten Schlundtaschenpaar stammenden Parathyroideaanlagen werden bei der Atrophie der kranialen Thymushörner von der persistierenden Thymusdrüse isoliert.

Die Glandulae parathyroideae werden nie gross (höchstens erbsen= oder bohnengross), sie scheinen aber trotzdem lebenswichtige Organe zu sein.

Sie sind auch bei den allermeisten Wirbeltieren (mit Ausnahme von den Fischen) gefunden worden.

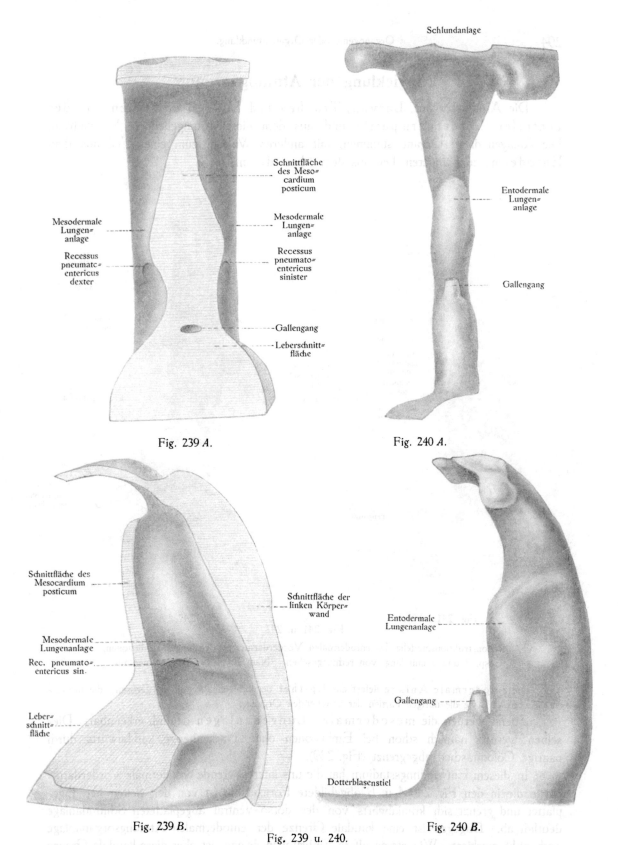

Schlundanlage

Schnittfläche
des Meso=
cardium
posticum

Mesodermale
Lungen=
anlage

Entodermale
Lungen=
anlage

Recessus
pneumatc=
entericus
dexter

Mesodermale
Lungen=
anlage

Recessus
pneumato=
entericus
sinister

Gallengang

Gallengang

Leberschnitt=
fläche

Fig. 239 *A*.

Fig. 240 *A*.

Schnittfläche des
Mesocardium
posticum

Schnittfläche der
linken Körper=
wand

Entodermale
Lungenanlage

Mesodermale
Lungenanlage

Rec. pneumato=
entericus sin.

Leber=
schnitt=
fläche

Gallengang

Dotterblasenstiel

Fig. 239 *B*.

Fig. 240 *B*.

Fig. 239 u. 240.

Rekonstruktionsmodelle des mesodermalen (Fig. 239) und entodermalen (Fig. 240) Vorderdarmes eines 3,4 mm
langen Embryos. *A* von vorn, *B* von der linken Seite gesehen. $\frac{100}{1}$. Nach BROMAN: Bursa omentalis.

Entwicklung der Atmungsorgane.

Die Atmungsorgane, Larynx, Trachea und Lungen entstehen aus der
ventralen Vorderdarmpartie und aus dem dieselbe umgebenden Mesenchym.
Die Anlagen dieser Organe stammen, mit anderen Worten, zum einen Teil aus dem
Entoderm, zum anderen Teil aus dem Mesoderm.

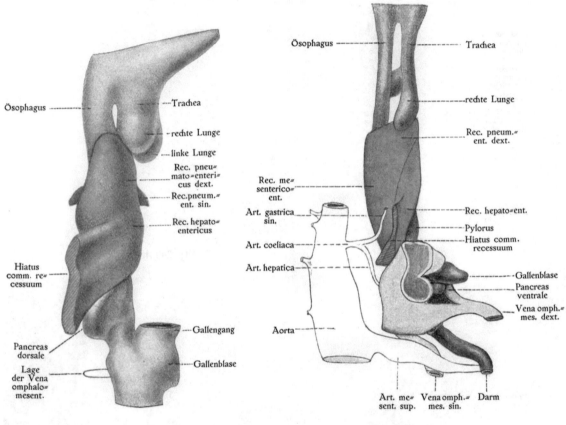

Fig. 241. $\frac{100}{1}$.   Fig. 242. $\frac{50}{1}$.

Fig. 241 u. 242.

Rekonstruktionsmodelle des entodermalen Vorderdarmes zweier junger Embryonen,
resp. 3 und 5 mm lang, von rechts gesehen. Nach BROMAN: Bursa omentalis.

Die entodermale Anlage liefert das Epithel der Schleimhaut und der Drüsen, die meso=
dermale Anlage die übrigen Partien der betreffenden Organe.

Zuerst werden die mesodermalen Lungenanlagen deutlich erkennbar. Die=
selben werden nämlich schon bei Embryonen ohne Nackenbeuge kaudalwärts durch
paarige Cölomtaschen abgegrenzt (Fig. 239).

In diesem Entwicklungsstadium hat die uns interessierende entodermale Vorderdarm=
partie die in den Fig. 240 A u. B abgebildete Form. Sie ist von den Seiten her abge=
plattet und grenzt sich kranialwärts von der dorso=ventral abgeplatteten Schlundanlage
deutlich ab. Dagegen ist eine kaudale Grenze der entodermalen Atmungsorgananlage
noch nicht markiert. Wie etwas ältere Embryonen zeigen, ist aber diese kaudale Grenze

unmittelbar unterhalb der mit „Entodermale Lungenanlage" bezeichneten, ventralen Aus=
buchtung zu setzen (Fig. 240 B).

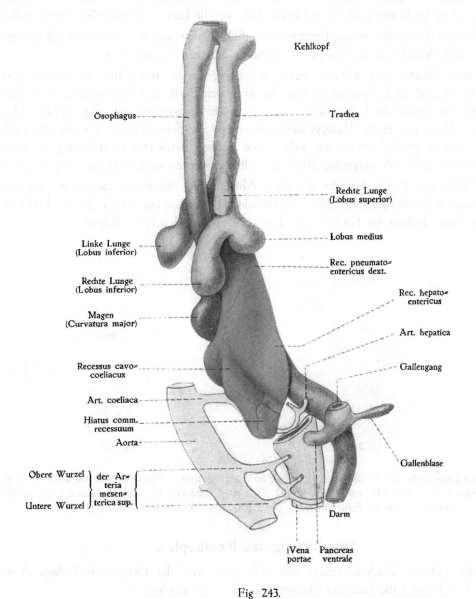

Fig. 243.
Rekonstruktionsmodell des entodermalen Vorderdarmes eines 8 mm langen Embryos. $\frac{50}{1}$.
Von rechts gesehen. Nach BROMAN: Bursa omentalis.

Kaudal= und dorsalwärts von dieser ventralen Ausbuchtung bildet sich nun bald
jederseits am entodermalen Vorderdarm eine seichte Furche aus, die sich allmählich
kranialwärts verlängert. An der Innenseite der Vorderdarmwand markieren sich diese
Furchen als entsprechend verlaufende Längsleisten, welche das früher **0**=förmige Lumen
biskuitförmig umgestalten.

Diese Längsleisten dringen immer tiefer in das Vorderdarmlumen ein, bis sie sich berühren und dann mit einander verwachsen. Auf diese Weise entstehen aus dem einfachen Vorderdarmlumen zwei Lumina, von welchen nur das dorsale mit der kaudalen Vorder= darmpartie in Verbindung bleibt, während das ventrale Lumen kaudalwärts blind endigt.

Zuletzt (Ende der dritten Embryonalwoche) beginnt sich die dieses ventrale Lumen begrenzende Wand von derjenigen des dorsalen Lumens abzuschnüren.

Diese Abschnürung schreitet zuerst ein wenig dorsal= und dann kranialwärts fort. Sie trennt zuerst die Lungenanlage von der kranialen Partie der Magenanlage und dann allmählich die Anlage'der Luftröhre von derjenigen der Speiseröhre (vgl. Fig. 240 B—243). — Etwa Ende des ersten Embryonalmonats macht die Abschnürung kranialwärts Halt. Die jetzt noch persistierende, nur sehr kleine Kommunikationsöffnung zwischen Respirations= und Verdauungsrohr (Fig. 243) stellt den werdenden Kehlkopfeingang dar.

Gleichzeitig damit, dass die erwähnte Abschnürung stattfindet, fangen in den ver= schiedenen Partien des Respirationsrohres Umbildungsprozesse an, welche zu der Differen= zierung dieses Rohres im Kehlkopf, Luftröhre und Lungen führen.

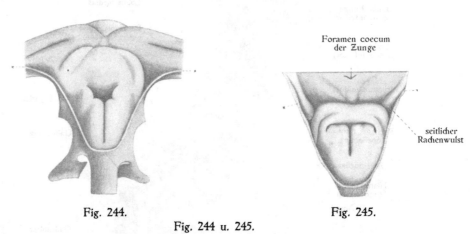

Fig. 244.   Fig. 245.

Fig. 244 u. 245.

Rekonstruktionsmodelle des Kehlkopfeinganges und des Zungengrundes. Fig. 244. Von einem 28—29 Tage alten Embryo. $\frac{3\,3}{1}$. Fig. 245. von einem 40—42 Tage alten Embryo. $\frac{1\,5}{1}$. Die Rachenwand ist an der mit * bezeichneten Stelle entfernt. Nach KALLIUS: Anat. Hefte, Bd. IX (1897).

Entwicklung des Kehlkopfes.

Ehe noch die Trachea=Anlage sich vollständig von der Ösophagus=Anlage abge= schnürt hat, beginnt die Larynx=Anlage erkennbar zu werden.

Etwa Ende der dritten Embryonalwoche werden nämlich in den lateralen Wänden des Vorderdarmes, und zwar an der kaudalen Grenze der Schlundanlage, zwei symme= trische Wülste sichtbar, welche nach KALLIUS (1897) Arytänoidwülste genannt werden, weil in denselben sich später die Cartilagines arytänoideae entwickeln (Fig. 244).

Unmittelbar nach vorne von diesen Wülsten (die nach KALLIUS als das rudimentäre fünfte Schlundbogenpaar zu betrachten sind) tritt etwa gleichzeitig ein dritter, quer= liegender Wulst auf, der die noch nicht getrennten Anlagen des Zungengrundes und der Epiglottis enthält (Fig. 244).

Die Epiglottisanlage trennt sich aber bald von der Zungengrundanlage und stellt schon Ende des ersten Embryonalmonats einen selbständigen Querwulst dar, an welchem eine dickere, mittlere Hauptpartie, und zwei dünnere, faltenartige Seitenteile zu erkennen sind (Fig. 245).

Diese Seitenteile der Epiglottisanlage werden in der Folge mehr oder weniger vollständig zurückgebildet. Durch zwei im dritten Embryonalmonat heranwachsende neue Falten, die sog. Plicae aryepiglotticae werden sie gewissermassen ersetzt. — Nur der Mittelteil des embryonalen Epiglottiswulstes bildet sich also zu der definitiven Epiglottis aus. Schon Ende des vierten Embryonalmonats ist die Form= entwicklung der Epiglottis fast beendigt.

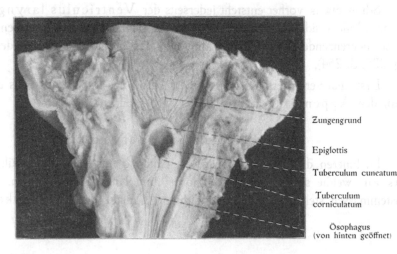

Fig. 246.
Kehlkopfeingang und Zungengrund von einem 29 cm langen Embryo. $\frac{2}{1}$.

Die beiden Arytänoidwülste wachsen schon in der vierten Embryonalwoche relativ stark zu. Indem sie hierbei an verschiedenen Stellen verschieden stark in die Höhe wachsen, entstehen am freien Rande jedes Wulstes zwei kleine Erhabenheiten (Fig. 244), welche von Kallius mit dem Namen Tuberculum cuneiforme bezw. Tuberculum corniculatum belegt worden sind, weil in denselben später die gleichnamigen Knorpelchen gebildet werden (vgl. Fig. 244 u. 246).

Auch medialwärts vergrössern sich die beiden Arytänoidwülste stark. Sie werden hierbei bald gegeneinander gepresst, und die sich berührenden Epitheloberflächen verkleben mit einander fast überall. Nur am dorsalen Ende der Arytänoidwülste bleibt eine mini= male, röhrenförmige Kommunikation zwischen dem Kehlkopfeingang und der Trachea offen.

Bei ihrer Vergrösserung drängen die Arytänoidwülste aber auch ventralwärts (nach der Epiglottis) vor. Sie werden hierbei mit ihren oberen, vorderen Partien allmählich mehr frontalwärts gestellt (vgl. Fig. 244 u. 245). Gleichzeitig krümmt sich der Mittelteil der Epiglottisanlage vor den andrängenden Arytänoidwülsten konkav und zieht sich in die Breite.

Durch diese Veränderungen seiner Begrenzungen nimmt der vorher dreiseitige Kehl= kopfeingang die in Fig. 245 angegebene T=Form (sog. „Ankerform") an.

In späteren Entwicklungsstadien (Anfang oder Mitte des dritten Embryonalmonats) bleiben aber die Arytänoidwülste im Wachstum zurück. Gleichzeitig lösen sich wieder grösstenteils die epithelialen Verklebungen, und das T-förmige Lumen nimmt die definitive Form (Fig. 246) an.

Am längsten hält sich die Epithelverklebung in der Glottisgegend und zwar am allerlängsten in der Gegend der Glottis cartilaginea, wo sie erst um die Mitte des Embryonallebens auftritt.

In der Gegend der Glottis vocalis löst sich die Epithelverklebung um die zehnte oder elfte Embryonalwoche, und Hand in Hand mit dieser Lösung erscheinen die echten Stimmbänder.

Schon etwas vorher entsteht jederseits der Ventriculus laryngis als eine seichte Furche. Indem sich nun diese Furche später allmählich vertieft, treten gleichzeitig auch die sie begrenzenden Falten, das wahre und das falsche Stimmband, deutlich hervor (vgl. Fig. 225, S. 254).

Erst spät verlängert sich die vordere Partie des Larynxventrikels blindsackartig nach oben, den Appendix ventriculi laryngis bildend.

Entwicklung der Larynxknorpel.

Im Inneren der mesenchymalen Larynxanlage entstehen schon frühzeitig Blastemmassen, welche sich später in Vorknorpel und Knorpel umwandeln. Die betreffenden Blastemmassen stellen also die erste sichtbare Anlage des Larynxskelettes dar.

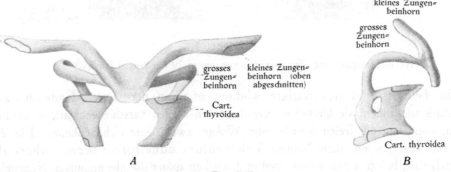

Fig. 247.

Rekonstruktionsmodell der Zungenbein- und Schildknorpelanlage eines 39—40 Tage alten menschlichen Embryo. $\frac{30}{1}$. A von vorn, B von rechts gesehen. Die Stellen, die die Anlage von hyalinem Knorpel zeigen, sind mit schwarzen Linien umzogen. Nach KALLIUS: Anat. Hefte, Bd. IX (1897).

Die blastematöse Anlage der Cartilago cricoidea wird schon Ende des ersten Embryonalmonats erkennbar und zwar als ein einfacher Ring zunächst ohne Dorsalplatte. Eine solche entsteht erst später (Mitte des zweiten Embryonalmonats) durch Wachstum am kaudalen Rande der dorsalen Ringpartie.

Die Verknorpelung beginnt in der ventralen Ringpartie, führt zunächst zur Bildung eines dorsal offenen (an den Trachealhalbringen erinnernden) Halbringes und greift zuletzt auf die Platte über.

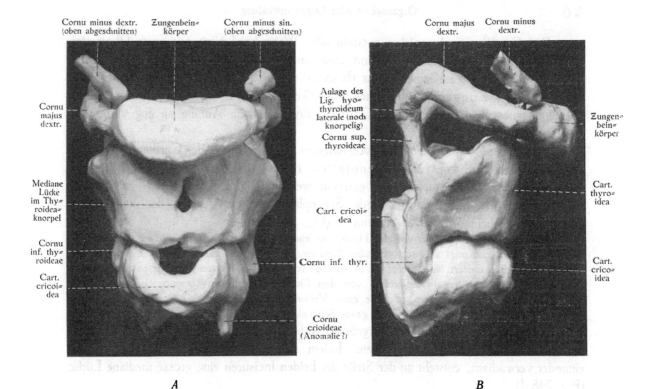

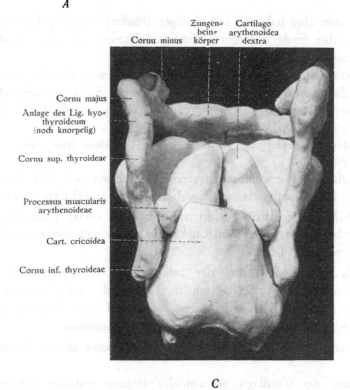

Fig. 248.

Kehlkopf= und Zungenbeinanlage eines 33 mm langen menschlichen Embryos. Nach einem von Herrn
stud. med. W. Sjöberg unter meiner Leitung hergestellten Rekonstruktionsmodell.
A von vorn, *B* von rechts, *C* von hinten gesehen. $\frac{25}{1}$.

Die Cartilago thyroidea entsteht aller Wahrscheinlichkeit nach aus Überresten des ursprünglichen Visceralskeletts, und zwar aus den persistierenden Skeletteilen des vierten und des fünften Kiemenbogens (Kallius).

Mit dem Zungenbein, welches aus Skeletteilen des zweiten und des dritten Kiemenbogens gebildet wird, ist die Cartilago thyroidea von Anfang an eng verbunden (Fig. 247 B).

Etwa Mitte des zweiten Embryonalmonats ist die Anlage der Cartilago thyroidea aus zwei mesenchymalen Seitenplatten repräsentiert, welche in der Mittellinie durch eine breite Lücke von einander getrennt werden (Fig. 247 A).

Kranialwärts hängt dagegen jede Seitenplatte mit der Anlage des betreffenden grossen Zungenbeinhorns direkt zusammen (Fig. 247 B).

Jede Seitenplatte ist in ihrer dorsalen Hälfte von einem grossen Loch, dem Foramen thyroi= deum, durchbohrt und trägt an ihrem ventralen Rand eine tiefe Incisur. Eine zwischen dieser und dem Loch gedachte Linie sondert die Seitenplatte in eine obere (wahrscheinlich von dem vierten Kiemenbogen stammende) und eine untere (wahrscheinlich von dem fünften Kiemenbogen stammende) Partie. Diese beiden Seitenplattenpartien besitzen schon je einen Verknorpelungskern (Fig. 247 A u. B). Von diesen breitet sich bald die Verknorpelung über die ganze Seitenplatte aus.

Im dritten Embryonalmonat vergrössern sich die Seitenplatten, so dass sie sich oben und unten in der Mittellinie berühren. Indem sie jetzt an diesen beiden Stellen mit einander verwachsen, entsteht an der Stelle der beiden Incisuren eine grosse mediane Lücke (Fig. 248 A).

In dieser Lücke tritt aber bald ein selbständiger (fünfter) Verknorpelungskern auf (Nicolas, Kallius), welcher Ende des dritten Embryonalmonats mit den benachbarten Knorpelteilen zusammenfliesst.

Etwa zu derselben Zeit trennt sich der Schildknorpel jederseits von der knorpeligen Verbindung mit dem Zungenbein ab. An einer umschriebenen Stelle wandelt sich näm= lich das Knorpelgewebe in Bindegewebe um. Auf diese Weise entsteht das Lig. hyo= thyroideum laterale (Fig. 248 B u. C).

. Im Inneren von diesem Ligament kann unter Umständen eine kleine Knorpelpartie (die sog. Cartilago triticea) persistieren.

Unmittelbar unterhalb des erwähnten Ligamentes persistiert aus dem knorpeligen Verbindungsstrang eine kleine Partie, das obere Schildknorpelhorn bildend.

Das untere Schildknorpelhorn bildet sich schon im dritten Embryonalmonat aus (Fig. 248). Dasselbe wächst gegen den Ringknorpel herab und verbindet sich unter Vermittlung eines Gelenkes mit diesem.

Unmittelbar nach der Verschmelzung der beiden Thyroideaseitenplatten ist der obere Rand des Schildknorpels (in Fig. 248 A punktiert dargestellt) fast vollständig gerade. Eine deutliche Incisura thyroidea entsteht erst später und zwar dadurch, dass die beiden Seitenteile ihrem oberen Rande neue Knorpelsubstanz anbilden.

Die Cartilagines arytaenoideae werden etwas später als der Schildknorpel angelegt.

Die Verknorpelung der Cartilago arytaenoidea beginnt während der siebenten Embryonalwoche und zwar in der dem Processus muscularis entsprechenden Partie. Von hier aus schreitet die Knorpelbildung zuerst ventralwärts in den Processus vocalis· und dann kranialwärts weiter. Die kraniale Knorpelspitze ist schon Mitte des dritten

Embryonalmonats vorhanden (Fig. 248 C). Einen Monat später ist die endgültige Form der Cartilago arytaenoidea fast erreicht.

Die blastematöse Anlage der Cartilago corniculata geht ohne Grenze in diejenige der Cartilago arytaenoidea über. Erst wenn die Cartilago corniculata (etwa Ende des dritten Embryonalmonats) einen besonderen Knorpelkern bekommt, lässt sie sich also von der Spitze der Cartilago arytaenoidea deutlich abgrenzen.

Erst spät (etwa um die Mitte des Embryonallebens) entsteht in dem Mittelteil der Epiglottisanlage die Cartilago epiglottica.

Die Anlage dieses Knorpels ist ursprünglich an ihrer Basis verhältnismässig breit und reicht ein wenig in die Plicae aryepiglotticae hinein, wo sie mit den Anlagen der Cartilagines cuneiformes durch starke Bindegewebszüge in Verbindung steht. Die letztgenannten Anlagen gehen erst während des achten Embryonalmonats in Knorpel über.

Entwicklung der Kehlkopfmuskulatur.

Die erste Anlage der Kehlkopfmuskulatur lässt sich fast gleichzeitig mit den ersten Knorpelanlagen erkennen. So findet man schon Anfang des zweiten Embryonalmonats paarige Gruppen von zirkulär verlaufenden, verlängerten Zellen, welche die Anlage eines Sphinktermuskels darstellen. Die betreffenden Zellengruppen beginnen sich bald (etwa Mitte des zweiten Embryonalmonats) zu einzelnen Muskelindividuen zu differenzieren, indem sie in mehrere Gruppen mit verschieden gerichtetem, schiefem Verlauf zerfallen.

Anfang des dritten Embryonalmonats treten in diesen Gruppen die ersten Muskel= fasern auf. Zu dieser Zeit können schon einzelne der definitiven Kehlkopfmuskeln von einander deutlich abgegrenzt werden. Mit den übrigen gelingt aber dies erst um die Mitte des Embryonallebens oder später.

Entwicklung der Larynxschleimhaut.

Noch Mitte des vierten Embryonalmonats besteht die Larynxschleimhaut aus einem mit mehreren Kernreihen versehenen Epithel ohne Drüsen. Erst Ende desselben Monats beginnen Drüsenanlagen im unteren Kehlkopfraum und im Epiglottiswulst aufzutreten. Noch viel später (Mitte des sechsten Embryonalmonats) findet man die ersten Anfänge der Drüsen des Ventriculus laryngis, was bemerkenswert erscheint, da diese Larynxpartie ja beim Erwachsenen mit Drüsen besonders reichlich versehen ist.

Wachstum und Lage des Kehlkopfes während verschiedener Entwicklungsperioden.

Die erste Anlage des Kehlkopfes ist relativ sehr gross. In späterer Embryonalzeit erfährt sie zwar eine relative Verkleinerung, aber noch beim geburtsreifen Fetus ist der Kehlkopf im Verhältnis zum übrigen Körper ziemlich gross (C. L. Merkel).

In den ersten Lebensjahren wächst nun der Kehlkopf gleichmässig, wenn auch relativ langsam fort. Vom fünften bis sechsten Lebensjahre ab bis zur Pubertät bleibt er aber bei beiden Geschlechtern im Wachstum fast völlig stehen.

Mit dem Eintritt der Pubertät beginnt eine neue Wachstumsperiode des Kehlkopfes.

Bei weiblichen Individuen wächst indessen der Kehlkopf zu dieser Zeit nur langsam, unbedeutend und mehr gleichmässig.

Bei männlichen Individuen dagegen tritt ein sehr schnelles Wachstum des Kehlkopfes ein und zwar nimmt besonders der sagittale Durchmesser stark zu. Hand in Hand hiermit bildet sich die Protuberantia laryngis (sog. „Adamsapfel") aus und die Stimmbänder verlängern sich so beträchtlich, dass sie jetzt etwa sechs Mal länger als beim Neugeborenen (C. L. MERKEL) werden.

Bei solchen Individuen, welche in der Kindheit kastriert wurden, bleibt dieses für das männliche Geschlecht charakteristische schnelle Wachstum des Kehlkopfes aus. In der entsprechenden Zeitperiode wächst zwar der Kehlkopf, aber dies nur langsam und gleich= mässig etwa wie bei weiblichen Individuen. Die definitive Grösse des Kehlkopfes bleibt auch bedeutend kleiner als bei normalen Männern derselben Grösse; eine Tatsache, die sich bekanntlich auch in der Stimme kund gibt.

Die Lage des Kehlkopfes ist ursprünglich eine sehr hohe. Noch um die Mitte des Embryonallebens ragt der Kehlkopf in das Cavum pharyngonasale herein, und die Epiglottis steht hinter dem Gaumensegel (SYMINGTON, GEGENBAUR, HOWES).

Diese Lage des Kehlkopfes ist die definitive bei vielen Säugetieren (RÜCKERT).

Während der zweiten Hälfte des Embryonallebens verschiebt sich der ganze Atmungs= apparat, einschliesslich des Kehlkopfes nicht unbeträchtlich kaudalwärts.

Noch beim Neugeborenen steht aber der Kehlkopf relativ hoch (vgl. Fig. 225, S. 254).

Die Kaudalwärtsverschiebung des Atmungsapparates setzt sich bis ins hohe Alter allmählich aber stetig fort (MEHNERT, 1901, I. HOLMGREN, 1909). Gleichzeitig senkt sich zwar auch der Brustkorb und hiermit die untere, vordere Grenze des Halses (MEHNERT). Da indessen diese letztgenannte Senkung weniger schnell vor sich geht, so wird das Resultat eine normal fortschreitende Annäherung zwischen Kehlkopf und oberer Brustapertur (I. HOLMGREN, 1909).

Missbildungen des Kehlkopfes.

Die Bildung des ganzen Kehlkopfes oder einzelner Teile desselben (z. B. der Epiglottis) kann ausbleiben.

Das Wachstum des Kehlkopfes kann abnorm schwach oder abnorm stark sein, und zwar kann diese abnorme Wachstumintensität entweder den ganzen Kehl= kopf oder einzelne Teile desselben betreffen. Im letzteren Falle wird der Kehlkopf nicht selten mehr oder weniger asymmetrisch.

Die Epiglottisspitze zeigt nicht selten eine seichte Spaltung (ähnlich wie es norma= lerweise bei vielen Säugetieren der Fall ist). Wenn in Ausnahmefällen diese Spaltung sehr tief ist, spricht man von Verdoppelung der Epiglottis.

Wenn die Epiglottis abnorm weich wird, kann sie rückwärts verbogen und zusammengeknickt werden und auf diese Weise den Aditus laryngis bei der Inspiration hochgradig verengen. Bei freier Exspiration ist die Inspiration dann laut= tönend, stenotisch („Stridor inspiratorius neonatorum"). — Dieselben Symptome können aber auch von vielen anderen Ursachen (z. B. abnorme Weichheit der Cartilago thyro= idea, abnorme Grösse und Annäherung der Plicae aryepiglotticae) hervorgerufen werden [1].

---

[1] BIRNBAUM (1909) erwähnt ausserdem als ätiologische Momente: Thymusvergrösserung, adenoide Vegetationen, Coryza und angeborene Tumoren (Cysten des Ductus thyreoglossus, Dermoide etc.). Von praktischem Interesse ist, dass der Stridor inspiratorius meist ohne ernste Folgen ist und im ersten oder zweiten Lebensjahr von selbst zurückzugehen pflegt.

Die epitheliale Verklebung der Larynxwände kann persistieren und unter Umständen sogar durch bindegewebige Verwachsung verstärkt werden. Auf diese Weise entstehen querliegende Membranbildungen, welche mehr oder weniger ausgesprochene Larynxstenosen hervorrufen.

Meistens findet man die betreffende Membran (das sog. „kongenitale Kehlkopf= diaphragma") zwischen den vorderen Partien der beiden wahren Stimmbänder ausgespannt. Die vordere Partie der Membran kann recht dick werden, während der hintere, freie konkave Membranrand gewöhnlich dünn ist.

Ähnliche Membranbildungen können unter Umständen auch in der hinteren Partie der Glottis. oder oberhalb bezw. unterhalb der wahren Stimmbänder entstehen. Sie sind aber hier viel seltener.

Laryngocele ventricularis. Unter diesem Namen versteht man eine ab= norme Vertiefung und Aufblähung der Appendix ventricularis. Diese Anomalie, die entweder ein= oder doppelseitig, aber immer nur bei männlichen Individuen vorzukommen scheint (MANLOCK, 1899), entspricht vielleicht den bei gewissen Affen (Gorilla, Orang= Utan) normal vorhandenen Kehlsäcken.

Angeborene Geschwülste (meist Papillome) des Larynx kommen nur selten vor.

Entwicklung der Luftröhre.

Unmittelbar nach der Abschnürung vom Ösophagus stellt die entodermale Anlage der Trachea ein relativ kurzes (dickes) Epithelrohr dar (Fig. 241, S. 294). Um dasselbe häuft sich bald mesodermales Gewebe an und zwar von ganz anderem Charakter als das die Ösophagusanlage umgebende.

Um das entodermale Trachealrohr treten nämlich zahlreiche kleine, anscheinend regellos liegende Mesodermzellen mit kugeligen Kernen auf, während die entodermale Speiseröhre von weit spärlicheren, zirkulär geordneten, langgezogenen Zellen umgeben wird.

Schon Ende des ersten Embryonalmonats findet man die vordere Partie der meso= dermalen Trachealwand etwas dicker als die hintere.

Die hintere, dünnere Trachealwandpartie stellt die Anlage der Paries membranacea der Luftröhre dar. In dieser erscheinen die ersten Spuren einer Muskulatur schon in der fünften Embryonalwoche.

Bald nachher (in der sechsten Embryonalwoche) beginnen in der vorderen dickeren Trachealwandpartie die Knorpelringanlagen und die Anlagen der Ligamenta annularia erkennbar zu werden, indem zu dieser Zeit dickere Zellmassen mit dünner gelagerten wechseln (MERKEL).

Die Verknorpelung der Trachealringe beginnt um die achte Embryonalwoche im oberen Ende der Trachealanlage. Sie schreitet dann, wie die Ausbildung der Luft= röhre überhaupt, von dem oberen Trachealende aus nach den Lungen hin fort (PHILIP, KOELLIKER). Mitte des dritten Embryonalmonats sind die Trachealringe schon alle knorpelig.

Die zwischen den Knorpelringen liegenden Bindegewebsmassen, die Ligamenta annularia sind zu dieser Zeit ausserordentlich nieder, fast linear (MERKEL).

Elastische Fasern beginnen erst Ende des vierten Embryonalmonats in der Trachealwand aufzutreten.

Etwa gleichzeitig beginnen auch die ersten Trachealdrüsenanlagen zu er= scheinen, und zwar als zapfenartige Verdickungen der tiefsten Epithelschicht. Dieselben bekommen bald Lumen und verlängern sich so, dass sie die in Bildung begriffene Muskel= schicht durchsetzen (MERKEL). — Die Zahl der Trachealdrüsenanlagen wird später all= mählich vermehrt durch die Entstehung von neuen Anlagen. Die zuerst gebildeten Drüsen behalten aber in ihrer Entwicklung Vorsprung. Anfang des siebenten Embryonal= monats zeigen diese Drüsenanlagen alveoläre Ausbuchtungen, während die später ge= bildeten nur einfache Schläuche mit oder ohne angeschwollenen Enden darstellen (MERKEL).

Zur Zeit der Geburt ist die Trachea etwa 45 mm lang und besitzt ein Kaliber, das ungefähr ebenso stark ist wie der kleine Finger des betreffenden Individuums (BALLANTYNE).

Das Lumen der Luftröhre ist zu dieser Zeit eng und sichelförmig, weil die hintere weiche Wandpartie wie ein Längswulst in das Rohr vorspringt (METTENHEIMER).

Erst nachdem die Atmung angefangen hat, glättet sich allmählich die Rückwand der Trachea, und das Lumen bekommt die definitive Form.

Beim Neugeborenen streckt sich die Trachea von der Höhe des dritten (oder des vierten) Halswirbels herunter bis zum dritten (oder vierten) Brustwirbel, wo die Bifur= kationsstelle also liegt.

Dass der ganze Atmungsapparat und also auch die Trachea in der Folge eine stetige Kaudalwärtsverschiebung erfährt, wurde schon oben erwähnt. Diese Verschiebung kann in hohem Alter das untere Trachealende bis zum siebenten Brustwirbel herab führen (MEHNERT).

Missbildungen der Luftröhre.

Die normale Abschnürung der Trachea von dem übrigen Vorderdarm kann ganz oder teilweise unterbleiben. Im ersten Falle entsteht gar keine Trachea, im zweiten Falle bleibt die Trachea mit dem Ösophagus in abnormer Verbindung: es entsteht eine Oesophago=trachealfistel (vgl. das Kapitel über die Ösophagus=Missbildungen!)

Die Oesophago=trachealfisteln können entweder gross oder klein sein, je nachdem die normale Abschnürung längere oder kürzere Strecken unterbrochen wurde.

Die allerkleinsten fistulösen Verbindungen zwischen den sonst wohlgebildeten Luft= und Speiseröhren liegen fast immer am kaudalen Trachealende. In derselben Höhe findet man unter Umständen zwischen Trachea und Ösophagus eine (bis zu wallnuss= grosse) Flimmerepithelcyste mit schleimigem Inhalt, welcher nach KRAUS als Rest eines solchen ehemaligen Verbindungsganges zu betrachten ist.

Abnorme Enge des Lumens der ganzen Trachea oder einzelner Teile derselben kann wahrscheinlich entweder durch abnorme Abschnürung oder durch mangelhaftes Wachstum der schon abgeschnürten Trachealanlage entstehen.

Entwicklung der Lungen.

Die Lungen (einschliesslich der Bronchien) entstehen, wie erwähnt
1. aus einer entodermalen Anlage, welche
   a) das Schleimhautepithel und die Drüsen der Bronchien und
   b) das Alveolarepithel (= das sog. respiratorische Epithel) liefert, und

2. aus einer mesodermalen Anlage, die die übrigen Partien des Lungen=
parenchyms und der Bronchialwände bildet.

Von diesen beiden Anlagen wird, wie ebenfalls oben (S. 294) erwähnt wurde, die
mesodermale zuerst erkennbar, und zwar dadurch, dass ihre kaudale Grenze jederseits durch
einen taschenartigen Mesenterialrezess (Fig. 239 A, S. 292) markiert wird (Broman, 1904).

Die komparative Embryologie zeigt, dass die betreffenden Mesenterialpartien als mesodermale Lungen=
anlagen zu betrachten sind, obgleich sie nunmehr wahrscheinlich nicht mehr vollständig in die definitiven
Lungen aufgehen.

In einem phylogenetischen Entwicklungsstadium, wenn die Lungen noch lange, dünnwandige Schläuche
waren, hatten die betreffenden beiden Mesenterialrezesse wahrscheinlich eine hervorragende Bedeutung für
die unbehinderten respiratorischen Verschiebungen der Lungen, indem sie diese von dem Digestionskanal
frei machten. Ich habe sie daher Recessus pneumato=enterici (Fig. 214, S. 244) genannt.

Wenn aber in späteren phylogenetischen Entwicklungsstadien die Lungen höher organisiert wurden
und von Anfang an mehr frei vom Vorderdarm auswachsen konnten, verloren die beiden Rezesse mehr
oder weniger vollständig ihre ursprüngliche Bedeutung. Nunmehr wird beim Menschen der linke Rezess
rückgebildet und der rechte zu anderem Zwecke verwendet (Broman, 1904).

Entwicklung der entodermalen Lungenanlage.

Die zuerst vom Digestionsrohr abgeschnürte (kaudalste) Partie des Respirationsrohres
sendet schon Ende der dritten Embryonalwoche (bei etwa 3 mm langen Embryonen)
nach beiden Seiten divertikelähnliche Hohlsprossen aus, welche, stark divergierend, in je
eine mesodermale Lungenanlage herabwachsen.

Wie Fig. 214 (S. 244) zeigt, sind diese beiden Hohlsprossen anfangs symmetrisch.

Dieselben stellen zum grössten Teil die Anlagen der beiden Hauptbronchien
dar, enthalten aber in ihren blinden Enden den Keim für alles weitere Wachstum des
epithelialen Bronchialbaumes und können daher schon jetzt mit dem Namen entoder=
male Lungenanlagen bezeichnet werden.

In der Folge wachsen die beiden entodermalen Lungenanlagen in die Länge und
schwellen in ihren blinden Enden birnförmig an.

Schon in diesem Entwicklungsstadium (bei etwa 5 mm langen Embryonen) be=
ginnen sie asymmetrisch zu werden, indem die rechte Lungenanlage etwas
schneller in die Länge wächst und die linke Lungenanlage mehr quer ge=
lagert wird (Fig. 216, S. 245).

In einem nächstfolgenden Stadium beginnt kranialwärts von der Endknospe eine
monopodische Verzweigung der beiden Hauptbronchien. Zuerst entsteht jederseits ein
ventralwärts (oder ventro=lateralwärts) gerichteter Zweig (Fig. 236, Taf. III); und bald
nachher sendet die rechte Lungenanlage noch einen Zweig aus (Fig. 249), der an der
linken Lungenanlage ohne Gegenstück bleibt. Dieser letztgenannte Bronchialzweig, welcher
kranialwärts von dem erstgebildeten Seitenzweig entsteht und mehr dorsal als dieser ge=
richtet wird (er wird entweder als Apikalbronchus oder als erster Dorsalbronchus
bezeichnet) ist schon Ende des ersten Embryonalmonats gebildet.

Zu dieser Zeit (bei etwa 8 mm langen Embryonen) findet man also an der
rechten Lungenanlage drei Knospen (die Endknospe und zwei Seitenknospen),
während die linke Lungenanlage nur zwei Knospen (die Endknospe und eine
Seitenknospe) besitzt, eine Tatsache, die von Interesse ist, weil schon hierdurch die definitive

Gliederung der Lungen in rechts drei und links zwei Lappen eingeleitet und bestimmt wird (vgl. Fig. 250).

Die primären Seitenzweige verlängern sich und schwellen in ihren freien Enden keulenförmig an.

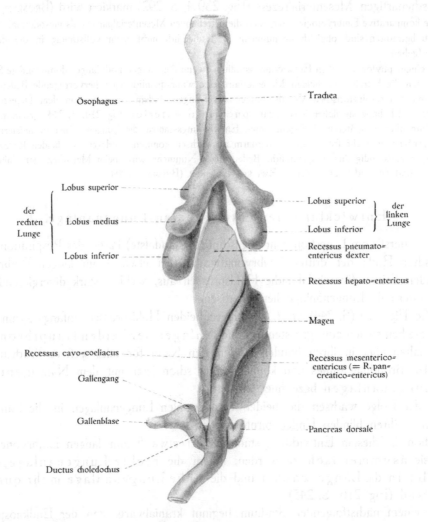

Ösophagus

Trachea

Lobus superior

der rechten Lunge

Lobus medius

Lobus inferior

Lobus superior

der linken Lunge

Lobus inferior

Recessus pneumato=entericus dexter

Recessus hepato=entericus

Magen

Recessus cavo=coeliacus

Recessus mesenterico=entericus (= R. pan=creatico=entericus)

Gallengang

Gallenblase

Pancreas dorsale

Ductus choledochus

Fig. 249.

Rekonstruktionsmodell des entodermalen Vorderdarmes mit anhaftendem Abguss (blau) der vereinigten rechtsseitigen Mesenterialrezesse, von vorn. $\frac{40}{1}$. Nach BROMAN (1904): Bursa omentalis.

Die weitere Verzweigung der Bronchialbaumanlage beschreibt MERKEL (1902) folgendermassen:

Der erste Ventralbronchus der rechten Lunge „sendet einen Seitenzweig ab, und unter ihm entsteht der zweite Ventralbronchus als einstweilen blinde Aussackung. An der medialen Seite des Stammbronchus sprosst nun der Infrakardialbronchus hervor, und etwa gleichzeitig mit ihm erscheint der zweite Dorsal=bronchus (wenn man den apikalen als den ersten ansieht). Beide stehen in fast gleicher Höhe" — — —

„An der linken Lunge bekommt der erste Ventralbronchus schon zu einer Zeit, in welcher der gleichnamige der rechten Seite noch einfach keulenförmig gestaltet ist, eine kranialwärts gehende Seiten=sprosse, den linken Apikalbronchus, dann erst geht auf beiden Seiten die Verästelung gleichartig vorwärts, so dass also der erste Ventralbronchus rechts in zwei, links in drei Äste zerfällt. Von nun an ist eine weitere Beschreibung im einzelnen unnötig, weil jetzt die Weiterbildung nach dem gleichen Typus und auf beiden Seiten ungefähr gleichartig fortschreitet".

Der weitere Verzweigungsmodus bleibt nun während geraumer Zeit der dichotomische, d. h. die keulenförmigen Bronchialknospen kerben sich an ihrer höchsten Rundung ein und lassen endlich je zwei divergierende Röhren entstehen, deren blinde Enden sich bald verdicken und abermals in ähnlicher Weise verzweigen (vgl. Fig. 237 u. 238, Taf. III).

Zuletzt tritt aber nach His ein Zeitpunkt ein, wo die Bronchialknospen „auf= hören, sich dichotomisch zu teilen, und wo sie wieder in ein System mehr oder minder ausgiebiger Seitenknospen auslaufen".

Auf diese Weise entstehen nämlich die Lungenalveolen, nachdem die eigent= liche Verzweigung des Bronchialbaumes (im sechsten Embryonalmonat nach Koelliker) beendet ist.

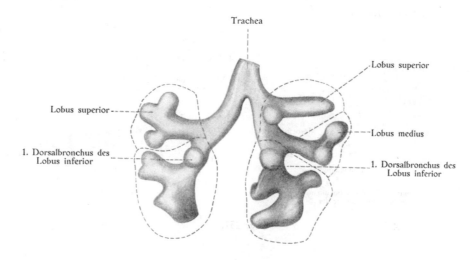

Fig. 250.

Rekonstruktionsmodell der entodermalen Lungenanlagen (mit eingestrichelten Konturen der mesodermalen) eines Embryo vom Anfang des 2. Monats. Von hinten gesehen. Nach Merkel aus v. Bardeleben's Handb. d. Anat. Jena 1902.

Anstatt sich dichotomisch zu teilen, wandeln sich — mit anderen Worten — die zuletzt gebildeten Bronchialknospen in die mit Alveolen dicht besetzten Infundibula um.

Die Lungenalveolen sind zur Zeit ihres ersten Auftretens nur etwa 0,05 mm gross, eine Grösse, die bis zur Geburt bestehen bleibt.

Dagegen nehmen die Lungenalveolen während der letzten Fetalmonate an Zahl beträchtlich zu. Sie treten hierbei nicht nur in den Wänden der Infundibula, sondern auch in denjenigen der allerfeinsten Bronchien (der sogenannten Bronchioli respiratorii) auf.

Nach der Geburt sollen dagegen keine neuen Lungenalveolen mehr ge= bildet werden.

Etwa Mitte des Embryonallebens findet man die allergrössten Bronchialäste mit Flimmerepithel ausgekleidet. Zu derselben Zeit beginnen in denselben Ästen die ersten Drüsenanlagen zu erscheinen.

Entwicklung der mesodermalen Lungenanlagen.

Äussere Formentwicklung der Lungen.

Die mesodermalen Lungenanlagen entwickeln sich anfangs symmetrisch (Fig. 213, S. 244). Sie werden aber bald (Anfang der vierten Embryonalwoche) asymmetrisch, indem die linke Lungenanlage von dem linken Leberlappen in kranialer Richtung ver= drängt wird (Fig. 215, S. 245).

Diese (vielleicht nur relative) Kranialwärtsverschiebung der linken, mesodermalen Lungenanlage, in Verbindung mit einer zur gleichen Zeit stattfindenden Zunahme der Breite und der linksseitigen Deviation der Magenanlage, hat zur Folge, einerseits dass der linke

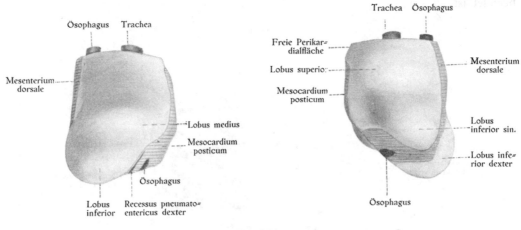

Fig. 251.

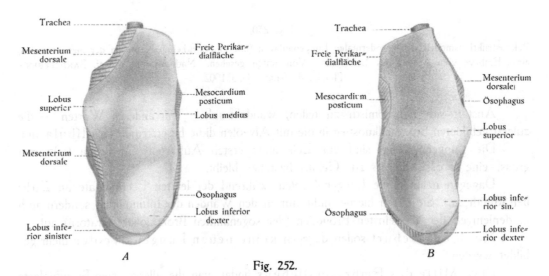

Fig. 252.

Fig. 251 und 252.

Rekonstruktionsmodelle der mesodermalen Lungenanlagen. Fig. 251 von einem 8 mm langen Embryo. Fig. 252 von einem 8,3 mm langen Embryo. (*A* von rechts, *B* von links.) Die Schnittflächen sind schraffiert. $\frac{50}{1}$. Nach BROMAN (1904): Bursa omentalis.

Recessus pneumato=entericus (vielleicht durch Ausstülpung) spurlos verschwindet, und andererseits, dass die linke entodermale Lungenanlage fast transversal gerichtet wird.

In diesem Stadium (bei etwa 5 mm langen Embryonen) bilden die mesodermalen Lungenanlagen einfache Ausbuchtungen, an welchen man jede Lappengliederung vermisst (vgl. Fig. 215, S. 245).

Erst wenn Ende des ersten Embryonalmonats (bei etwa 8 mm langen Embryonen) alle Primärzweige des entodermalen Bronchialbaumes gebildet worden sind (Fig. 249), beginnen an der Oberfläche der Lungenanlagen die lappentrennenden Furchen erkennbar zu werden (Fig. 251 und 252).

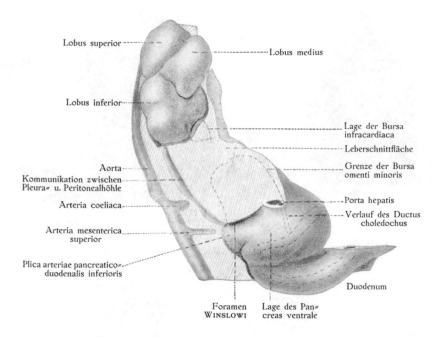

Fig. 253.

Rekonstruktionsmodell der mittleren und kranialen Partien des Mesenteriums eines 11,7 mm langen Embryos. Von rechts gesehen. $\frac{25}{1}$. Nach BROMAN (1904): Bursa omentalis.

Offenbar werden die Lungenlappen dadurch gebildet, dass die andrängenden Epithel= sprossen die Oberfläche vorwölben, sobald sie eine gewisse Grösse erreicht haben. Die zwischenliegenden Mesodermpartien bleiben in der Tiefe und markieren sich als immer tiefer werdende Furchen.

Zuerst werden die Hauptfurchen der beiden Lungen angelegt. Sie verlaufen anfangs fast quer. Die linke Furche trennt die Anlagen der beiden definitiven linken Lungenlappen von einander, die rechte Furche trennt den unteren Lappen von dem mittleren (Fig. 251).

Der obere Lappen der rechten Lunge wird erst später (Anfang des zweiten Embryonalmonats) durch eine vertikale Furche von dem mittleren Lappen abgegrenzt. Wie die Fig. 252 A zeigt, liegt zu dieser Zeit die Anlage des oberen Lappens der rechten Lunge dorsalwärts von derjenigen des mittleren Lappens. Sie ist auch bedeutend kleiner wie diese.

Während der zweiten Hälfte des zweiten Embryonalmonats ändern sich aber diese Verhältnisse. Zu dieser Zeit wächst nämlich der Lobus superior dexter viel schneller als der Lobus medius, so dass er Anfang des dritten Embryonalmonats etwa dreimal grösser wie dieser wird. Gleichzeitig verschiebt er sich kranialwärts von diesem (vgl. Fig. 252 A, 253 und 254 C und D).

Hierbei wird der Verlauf der diese Lappen trennenden Furche verändert und zwar zuerst schief nach vorn und oben und dann allmählich immer mehr transversal.

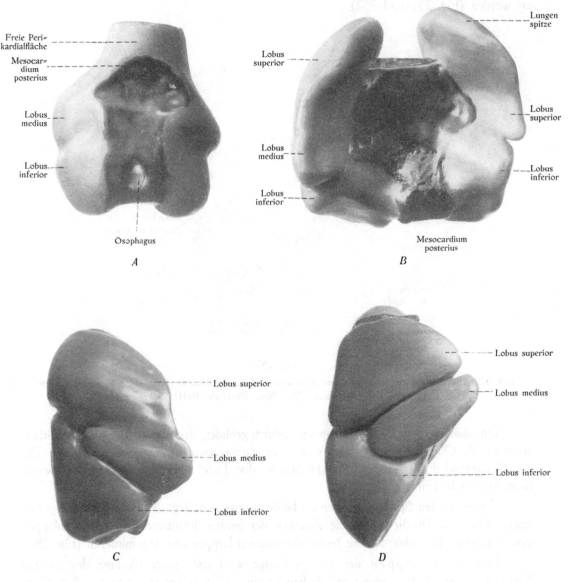

Fig. 254.

Mesodermale Lungenanlagen A eines 8,3 mm langen Embryo (von vorne), $\frac{50}{1}$. B eines 20 mm langen Embryo (von vorne), C eines 20 mm langen Embryo (von rechts), D eines 30 mm langen Embryo (von rechts). Die Schnittflächen sind schwarz. $\frac{20}{1}$.

Die unteren Lappen der beiden Lungen wachsen ebenfalls Ende des zweiten Embryonalmonats relativ stark zu und zwar besonders in ihren dorsalen Partien. Die sie kranialwärts abgrenzenden queren Furchen werden hierbei immer mehr descendent nach vorne.

Die Totalform der Lungenanlagen weicht anfangs sehr stark von derjenigen der definitiven Lungen ab.

Noch in der ersten Hälfte des zweiten Embryonalmonats sind die Lungenanlagen dem Mesenterium breit angeheftet. Kraniale Lungenspitzen fehlen noch (vgl. Fig. 254 A). Lungenbasen existieren nicht, anstatt deren finden sich dagegen freie, kaudale Lungenspitzen.

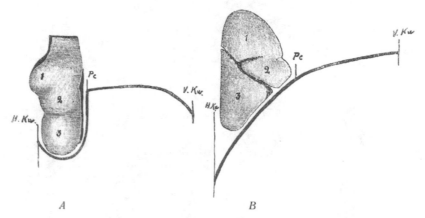

Fig. 255.

Halbschematische Sagittalschnitte der Zwerchfellsanlage (rechts von der Medianebene). A von einem 8,3 mm langen Embryo, $\frac{3}{1}^0$. B von einem 21 mm langen Embryo, $\frac{1}{1}^0$. Nach BROMAN: Verh. d. Anat. Ges. in Halle, 1902. Die Anheftungsstellen an der vorderen (V. Kw.) und hinteren Körperwand (H. Kw.), ebenso wie die des Pericardiums (Pc) sind schematisch mit Linien bezeichnet. — Die rechte Lunge (von der lateralen Seite gesehen) ist in ihrer Lage zum Zwerchfell abgebildet. 1 oberer, 2 mittlerer und 3 unterer Lungenlappen.

Erst wenn die Lungenanlagen Ende des zweiten Embryonalmonats stärker zu wachsen beginnen, werden die ursprünglich breiten Anheftungen der Lungen relativ kleiner. Von nun an können wir sie Lungenwurzel nennen. Gleichzeitig wachsen die oberen Lungenlappen kranialwärts frei hinauf, die definitiven Lungenspitzen bildend (vgl. Fig. 254 A u. B).

Etwa zu derselben Zeit drängt die sich stark vergrössernde Leber kranial= und dorsalwärts. Sie verändert hierbei die Totalform des Zwerchfells und plattet die kaudalen Lungenspitzen sowie die kaudalen Partien der Lungenvorderseiten zu Lungenbasen ab. (Fig. 255.)

Schon bei etwa 3 cm langen Embryonen wird die definitive Lungenform fast erreicht. Ich sehe hierbei von der kurzen, gedrungenen Gestalt der Lungen und von der noch schiefen Richtung ihrer Basen ab.

Innere Ausbildung der mesodermalen Lungenanlagen.

Die mesodermalen Lungenanlagen stellen ursprünglich einheitliche Mesenchym= massen dar.

Um jedes Epithelrohr herum sammeln sich aber bald kleine Mesenchymzellen zu besonderen Blastemhüllen (Fig. 256), in welchen sich später elastische Bindegewebs= fasern, glatte Muskelzellen und Knorpelplatten herausdifferenzieren.

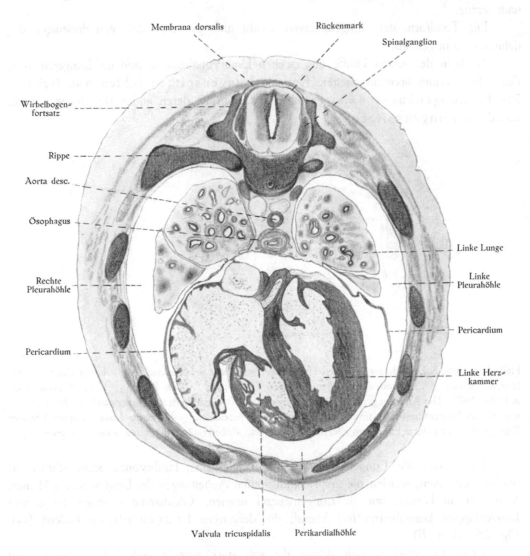

Fig. 256.

Querschnitt eines 25 mm langen Embryos in der Höhe der Lungen und des Herzens, $\frac{1.5}{1}$. Nach einem Originalpräparat von O. Van der Stricht.

Im übrigen behält das aus dem Mesoderm stammende Lungenstroma längere Zeit das Aussehen gewöhnlichen, embryonalen Bindegewebes. Je reicher die Verästelung der Bronchialäste wird, desto spärlicher wird das zwischenliegende Bindegewebsstroma um die zusammengehörigen Zweige herum (vgl. Fig. 261 u. 257). Zwischen nicht zu= sammengehörigen Bronchialzweigen bleiben dagegen grössere Mengen des Bindegewebs= stromas erhalten, die Grenzen zwischen den Lungenläppchen darstellend. (Fig. 258.)

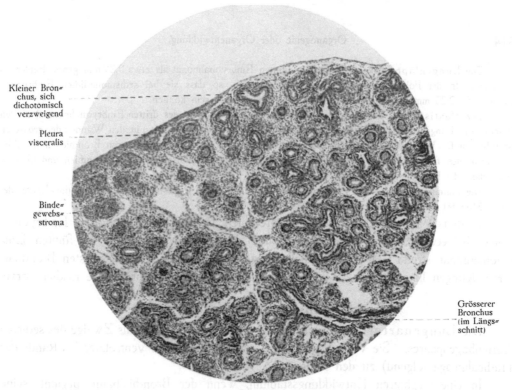

Kleiner Bron=
chus, sich
dichotomisch
verzweigend

Pleura
visceralis

Binde=
gewebs=
stroma

Grösserer
Bronchus
(im Längs=
schnitt)

Fig. 257.

Bindegewebsscheidewand zwischen zwei Lungenläppchen

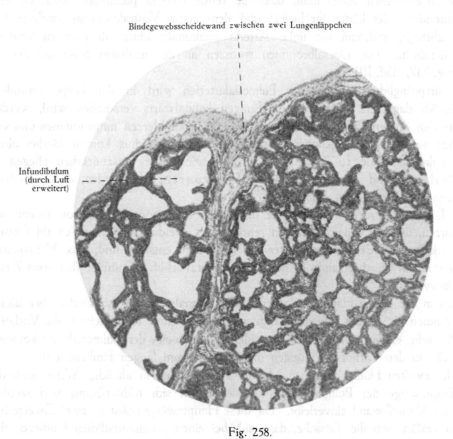

Infundibulum
(durch Luft
erweitert)

Fig. 258.
Fig. 257 und 258.
Schnitte durch die Lunge. Fig 257 eines 13 cm langen Embryo. Fig. 258 eines 29 cm langen
Embryo (der geatmet hatte). $\frac{60}{1}$.

Die Lungenläppchen sind schon im fünften Embryonalmonat als etwa 0,25 mm grosse Felder zu erkennen. In der Folge vergrössern sie sich beträchtlich, so dass sie bei sechsmonatlichen Embryonen schon 0,65—2,23 mm und bei Geburtsreifen 4,5—9 mm gross sein können.

Die elastischen Fasern treten zuerst (in der ersten Hälfte des dritten Embryonalmonats) in den Wänden der Lungengefässe und dann (in der zweiten Hälfte desselben Monats) in den Wänden der grösseren Bronchien auf. Von hier aus erstrecken sie sich erst allmählich nach den feineren Bronchien hin. „Um die Mitte des fünften Monats beginnen auch im Lungengewebe ausserhalb der Bronchien und Gefässe feine elastische Fäserchen aufzutreten" (MERKEL).

Die Hauptmasse der elastischen Lungenfasern gelangt aber erst nach der Geburt (im Laufe der ersten Monate) zur Differenzierung (LINSER).

In den Wänden der beiden Hauptbronchien treten schon im dritten Embryonal=
monat (bei etwa 30 mm langen Embryonen) Knorpelringe auf. Im fünften Em=
bryonalmonat streckt sich die Knorpelbildung noch nicht über die allerersten Bronchial=
verzweigungen hinaus, und erst im sechsten Embryonalmonat schreitet sie rascher voran.

Entwicklung der Lungengefässe.

Die Lungenarterien entstehen sehr frühzeitig und zwar als Zweige des sechsten Aortenbogenpaares. Sie verlaufen anfangs steil abwärts (dem ventrolateralen Rande der Trachealanlage folgend) zu den Lungen.

In einem späteren Entwicklungsstadium, wenn der Bronchialbaum beginnt, seine Hauptäste zu entsenden, findet man, dass die rechte Arteria pulmonalis zwischen dem apikalen Bronchus (der hinter ihr bleibt) und dem ersten Ventralbronchus (welcher vor ihr liegt) absteigt, während die linke Arteria pulmonalis hinter dem ersten Ventral=
bronchus herabtritt. Die Dorsalbronchien sprossen an der medialen Seite der Arterie hervor (Fig. 237, Taf. III).

Die ursprüngliche Richtung der Pulmonalarterien wird in der Folge verändert. Indem nämlich das Herz stärker als die Lungen kaudalwärts verschoben wird, werden die ursprünglich oberen Partien der Pulmonalarterien vom Herzen mitgenommen und von der Trachea ventralwärts abgebogen. Der rechte Apikalbronchus kommt hierbei ober=
halb der Pulmonalarterie zu liegen. Er wird — wie wir es auszudrücken pflegen — eparteriell, während alle übrigen Bronchien hyparteriell werden, d. h. unterhalb der Pulmonalarterie zu liegen kommen.

Die Lungenvenen werden Ende des ersten Embryonalmonats von einem un=
paaren, kurzen, dünnen Venenstämmchen repräsentiert, welches aus einer Anzahl feinster (im Bifurkationswinkel der Trachea liegenden) Kapillaren entsteht und, das Mesocar=
dium posticum durchsetzend, in den linken Herzvorhof einmündet (bei etwa 7 mm langen Embryonen).

Schon in der ersten Hälfte des zweiten Embryonalmonats verschwindet aber dieses Venenstämmchen als solches, indem es trichterförmig erweitert und zuletzt in die Vorhofs=
wand vollständig einbezogen wird. Die beiden Hauptzweige der Pulmonalvene kommen hierbei direkt in den Vorhof zu münden (bei etwa 11 mm langen Embryonen).

In der zweiten Hälfte desselben Monats verschwinden in ähnlicher Weise auch die beiden Hauptzweige der Pulmonalvene. Sie erweitern sich trichterförmig und werden zuletzt in die Vorhofswand einverleibt. Da diese Hauptzweige selbst je zwei Zweige be=
sassen, so erklärt sich die Tatsache, dass sich bei einem zweimonatlichen Embryo vier Pulmonalvenen finden, die alle direkt in den linken Vorhof münden.

Bau und Lage der Lungen zur Zeit der Geburt.

Bei geburtsreifen Feten, welche noch nicht geatmet haben, haben die Lungen etwa dieselbe Konsistenz wie Drüsen im allgemeinen.

Ihr spezifisches Gewicht ist 1,056. Sie schwimmen also nicht auf dem Wasser. Ihre Farbe ist grauweiss.

Ihr Volumen ist so gering, dass sie nur die kranio=dorsalen Partien der Pleura= höhlen ausfüllen (vgl. Fig. 256). Das Volumen der rechten Lunge ist etwa $^{1}/_{3}$ grösser als dasjenige der linken Lunge. Das Gewicht der rechten Lunge verhält sich zu demjenigen der linken Lunge wie 100 zu 62 (CHIEVITZ, 1899).

Die Spitzen der Lungen gehen über die Horizontalebene des oberen Brustbeinrandes nur 3—4 mm hinaus. Die unteren Lungengrenzen erreichen neben der Wirbelsäule die zehnte Rippe (METTENHEIMER).

Das respiratorische Epithel der Lungenalveolen besteht noch durchweg aus kleinen dicken Zellen.

Bei dem ersten Atemzug werden gewöhnlich nur die vorderen Lungen= ränder lufthaltig. Dann folgen die Seitenteile und später die unteren Lungenränder. Erst nach drei (oder mehr)[1]) Tagen extrauterinen Lebens werden die Lungen aber voll= ständig von Luft gefüllt (DOHRN).

Von Interesse ist, dass die rechte Lunge sich gewöhnlich leichter und früher als die linke mit Luft füllt, eine Tatsache, die wohl darin ihre Erklärung findet, dass der rechte Hauptbronchus kürzer, weiter und mehr kaudalwärts gerichtet ist als der linke.

Indem die Alveolen mit Luft aufgebläht werden, beginnt das respiratorische Epithel das definitive Aussehen anzunehmen. Neben noch persistierenden kleinen, kernhaltigen Zellen sieht man in demselben jetzt auch Platten, welche offenbar aus jenen durch Dehnung entstanden sind.

Bei der Dehnung der Alveolenwände werden auch die sie bekleidenden Gefäss= kapillaren gedehnt und strotzend mit Blut gefüllt.

Die Farbe der Lunge ändert sich hierbei „in eine blassrötliche um, welche aus der Mischung der ziegelroten Farbe des arteriellen Blutes und der weissen der feinverteilten Luft besteht" (MERKEL).

Gleichzeitig werden die Konsistenz und das spezifische Gewicht der Lunge etwa dieselbe wie beim Erwachsenen. Die lufthaltigen Lungen (bezw. Lungen= partien) schwimmen also auf dem Wasser.

Die Lungenspitzen überragen nun die Horizontale des oberen Brustbeinrandes um 5—8 mm (METTENHEIMER).

Die unteren Lungengrenzen, welche im wesentlichen horizontal um den Brustkorb herum verlaufen, liegen jetzt:

in der Mammillarlinie an der 6. Rippe (oder am 5. Interkostalraum)

„ „ Axillar= „ „ „ 7. „

„ „ Scapular= „ „ „ 9. „

neben der Wirbelsäule in der Höhe des Dornfortsatzes des 11. Brustwirbels.

[1]) Noch nach wochenlanger Atmung können einzelne Alveolengruppen in luftleerem Zustand ver= harren.

Extrauterine Entwicklung der Lungen.

In der Folge erfahren die kaudalen Lungengrenzen eine stetige Verschiebung kaudalwärts, und zwar sinkt hierbei die hintere untere Grenze immer tiefer gegen die vordere, so dass sie zuletzt 5—9 cm tiefer als diese zu stehen kommt.

Da nun aber gleichzeitig die vorderen Rippenenden eine allmähliche Alterssenkung erfahren, so wird die Lageveränderung der unteren Lungengrenzen im Verhältnis zu den Rippen keine bedeutende.

Die extrauterine Vergrösserung der Lungen soll ausschliesslich durch Wachstum bezw. Dehnung der bei der Geburt schon vorhandenen Bronchien und Alveolen stattfinden.

Die Grösse der Alveolen nimmt während des ganzen Lebens stetig zu, beim Erwachsenen ist sie etwa viermal grösser als beim Neugeborenen.

Auch die Lungenläppchen nehmen selbstverständlich an Grösse zu. Dagegen erfährt das interstitielle Bindegewebe, welches die Läppchen von einander trennt, eine bedeutende Reduktion.

In diesem interstitiellen Bindegewebe beginnt in den späteren Kinderjahren makroskopisch sichtbares schwarzes Pigment abgelagert zu werden („Anthracosis").

Wie schon oben (S. 314) erwähnt wurde, gelangt die Hauptmasse der elastischen Fasern der Lungen erst im Laufe der ersten Kindermonate zur Entwicklung (LINSER).

Gleichzeitig bildet sich auch der negative Druck der Brusthöhle aus, was wohl einerseits durch die Vermehrung der elastischen Spannung der Lungen und andererseits durch das relativ (im Verhältnis zu dem Lungenwachstum) starke Wachstum des starren Brustkorbes erklärt werden kann. Die Lungen werden nämlich, da sie selbst nicht in gleichem Takt wachsen, bei dieser Brustkorbvergrösserung gezwungen, sich stärker als früher zu dehnen. Da sie nun gleichzeitig stark elastisch werden und ihr elastisches Gleichgewicht bei geringerem Volumen haben, streben sie stets danach, sich — wenn möglich — zu verkleinern. Von dieser Zeit ab sinken sie also nach Eröffnung des Brustkorbes zusammen.

Missbildungen der Lungen und Bronchien.

Abnorme Lappung der Lungen.

Unter Umständen werden die lappentrennenden Furchen der Lungen gar nicht oder nur teilweise ausgebildet. Unter Umständen können aber auch überzählige Furchen entstehen (Fig. 259). In beiden Fällen ist wohl die nächste Ursache in anomaler Verzweigung des entodermalen Bronchialbaumes zu suchen.

Bisweilen beobachtet man, dass überzählige Lungenfurchen an solchen Stellen auftreten, wo bei niederen Säugetieren Furchen normal vorhanden sind. So kann z. B. auch beim Menschen ein Lobus infracardiacus von dem rechten Unterlappen abgegrenzt werden. In solchen Fällen können wir die überzählige Furche als eine atavistische Bildung betrachten.

Als eine sehr gewöhnliche Anomalie muss diejenige bezeichnet werden, wenn die Nebenfurche der rechten Lunge nach vorn unvollständig bleibt, so dass hier Ober= und Mittellappen ohne Grenze in einander übergehen (Fig. 254 C).

Von solchen Furchenanomalien bleibt das Lungenvolumen vollständig unbeeinflusst.

In seltenen Fällen kann aber auch Unterzahl der Lungenlappen dadurch ent=
stehen, dass einzelne Lungenlappen (oder noch seltener: eine ganze Lunge) gar nicht
gebildet werden. Solchenfalls wird die betreffende Lunge abnorm klein, und der übrig
gebliebene Raum der Pleurahöhle füllt sich entweder mit Flüssigkeit oder mit dislozierten
Organen aus der Nachbarschaft. So kann z. B. mangelhafte Ausbildung der linken
Lunge unter Umständen zu einer Zwerchfellshernie (mit Bruchsack) Anlass geben.

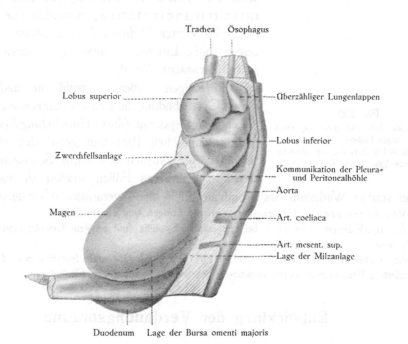

Fig. 259.

Rekonstruktionsmodell der mittleren und kranialen Partien des Mesenteriums eines 11,7 mm langen Embryos,
von links gesehen. Die Schnittflächen sind schraffiert. $\frac{2{,}5}{1}$. Linke Lunge mit überzähligem Lappen. Nach
BROMAN (1904): Bursa omentalis.

Missbildungen der Bronchien.

Der entodermale Bronchialbaum kann sich in verschiedener Weise abnorm ver=
zweigen. Die Zweige können in abnorm grosser oder abnorm geringer Zahl gebildet
werden. Sie können abnorm früh aufhören, sich weiter zu verzweigen, und es unter=
lassen, Alveolen zu bilden. Auf diese Weise können Divertikelbildungen der
Bronchien entstehen.

Einmal gebildete Zweige können ganz oder teilweise zugrunde gehen oder von
den Hauptästen abgeschnürt werden (Fig. 260*).

Wenn solche abgeschnürte Zweigpartien sich normal weiter entwickeln, und wenn
die sie umgebenden Mesodermmassen durch Furchen von den normalen Lungenlappen
abgegrenzt werden, entstehen sog. isolierte Nebenlungen (Fig. 260 u. 259).

Ein solcher Fall ist von HAMMAR (1904) schon bei einem 11,7 mm langen menschlichen Embryo
beschrieben worden. Dieser Fall ist von besonderem Interesse u. a., weil er zeigt, einerseits dass Neben=

lungen auch ohne äussere Einflüsse von der Lunge abgeschnürt werden können, und andererseits dass solche isolierte Nebenlungen sekundäre Verbindungen bekommen können.

Die Bronchien nehmen unter Umständen so stark an Dicke zu, dass sie mehr wie Bläschen als wie Röhren aussehen. In solchen Fällen spricht man von kongenitalen Bronchiektasien oder von Cystenbildung der Lungen.

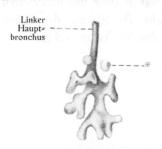

Fig. 260.

Entodermale linke Lungenanlage eines 11,7 mm langen Embryos (desselben Embryos wie in Fig. 259) mit abgeschnürten Bronchialzweigen. Nach HAMMAR (1904).

Wir unterscheiden eine Bronchiectasia universalis, in welcher sowohl Hauptbronchus wie Nebenbronchien cystisch erweitert sind, von einer Bronchiectasia teleangiectatica, in welcher nur die Bronchien dritter bis vierter Ordnung Cysten bilden. Am Schnitte zeigen solche Lungen ein maschiges, schwammiges Aussehen (BIRNBAUM, 1909).

In einigen Fällen ist wohl die nächste Ursache dieser Cystenbildung in Bronchialstenosen zu suchen, die entweder spontan (durch Entwicklungshemmung) oder nach entzündlichen Prozessen entstanden sind, und die sekundär eine Ausdehnung durch Sekretretention veranlassen. In anderen Fällen werden sie vielleicht durch abnorm starkes Wachstum des Bronchialepithels direkt veranlasst (COUVELAIRE).

Von angeborenen Erkrankungen der Lungen sind zu erwähnen:

die sog. Pneumonia alba bei kongenitaler Syphilis (mit zelligem Exsudat und Spirochäten in den Alveolen),

die septische Pneumonie und Pleuritis (durch plazentare Infektion oder durch Aspiration von infiziertem Fruchtwasser bezw. infektiösen Sekreten der mütterlichen Genitalorgane).

Entwicklung der Verdauungsorgane.

Entwicklung der Speiseröhre.

Auch die Speiseröhre wird — wie das Verdauungsrohr überhaupt — von einer entodermalen und einer mesodermalen Anlage gebildet.

Die entodermale Ösophagusanlage, aus welcher das Epithel der Schleimhaut (einschliesslich der Drüsen) des Ösophagus hervorgeht, entsteht aus dem entodermalen Vorderdarm Hand in Hand mit der Abschnürung der Trachealanlage von demselben (vgl. Fig. 240 B, 241 u. 242, S. 294).

Diese Vorderdarmpartie ist vor der Abschnürung sehr kurz. Sie verlängert sich aber beträchtlich nach der Abschnürung (vgl. Fig. 242 u. 243).

Besonders stark verlängert sich hierbei die Ösophagusanlage. Während dieselbe bei 5 mm langen Embryonen nur 0,45 mm lang ist, erreicht sie bei 10 mm langen Embryonen schon eine Länge von 2 mm (HAMMAR). Hierbei verschiebt sich das kaudale Ende der Ösophagusanlage stark kaudalwärts, was, wie wir unten sehen werden, für die Entstehung der definitiven Lage des Magens offenbar von grosser Bedeutung ist.

Das Epithel der Speiseröhrenanlage, das vor der Trachealabschnürung einschichtig und kurz zylindrisch oder kubisch war, ist unmittelbar nach der Trennung der beiden Röhren zweischichtig, zylindrisch.

Fig. 260 label: Linker Hauptbronchus

Einige der Basalzellen bilden sich Mitte des dritten Embryonalmonats zu d u n k l e n, h o h e n Z e l l e n um, die bald die freie Oberfläche erreichen und hier m i t F l i m m e r = h a a r e n besetzt werden (Fig. 262 A).

Ende desselben Monats wird das Ösophagusepithel 3—4 schichtig. Es wird zu dieser Zeit grösstenteils aus h e l l e n, p o l y e d r i s c h e n Z e l l e n gebildet, zwischen welchen hier und da grössere oder kleinere Gruppen von dunklen Flimmerzellen zu sehen sind (Fig. 262 B).

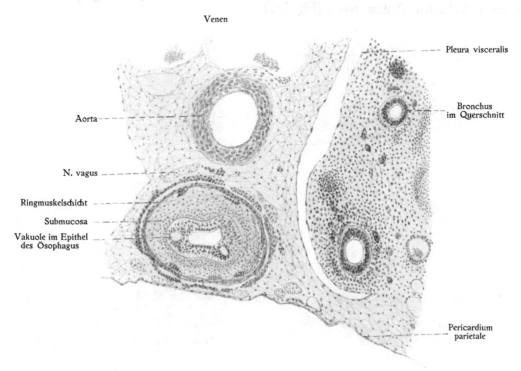

Fig. 261.

Querschnitt durch Ösophagus, Aorta und Lunge von einem 25 mm langen Embryo. (Eine Partie des in Fig. 256 abgebildeten Schnittes stärker vergrössert.) $\frac{80}{1}$.

Anfang des fünften Embryonalmonats (oder etwas früher) bilden sich einzelne Basal= zellen zu z y l i n d r i s c h e n S c h l e i m z e l l e n um (Fig. 262 D). Zu derselben Zeit nimmt das Protoplasma der übrigen Basalzellen ein faseriges und dunkleres Aussehen an (Fig. 262 C u. D). „Von diesen Zellen findet dann mehr und mehr eine Produktion gleichbeschaffener Zellen statt, die mehr und mehr nach der Oberfläche zu sich vorschieben und Schritt für Schritt die übrigen Zellensorten des embryonalen Speiseröhrenepithels verdrängen" (SCHRIDDE, 1907).

Die Flimmerzellen verschwinden meistens schon Ende des neunten Embryonal= monats. Die letzten Reste der hellen Epithelzellen findet man in der Regel noch beim Neugeborenen.

Zur Zeit der Geburt ist das Ösophagusepithel 9—10 schichtig. In der Folge ver= dickt es sich allmählich, so dass es beim Erwachsenen im Durchschnitt 24 schichtig ist.

Hand in Hand hiermit geht die Bildung von Keratohyalin in den oberflächlicheren Zellenlagen, „die anscheinend auch erst geraume Zeit nach der Geburt einzutreten pflegt". (SCHRIDDE, 1907.)

Ende des zweiten und Anfang des dritten Embryonalmonats (bei 19—30,5 mm langen Embryonen nach FORSSNER)[1] treten regelmässig im Ösophagusepithel interessante Wachstumsprozesse auf, welche das früher einfache Ösophaguslumen unregelmässig machen und zu der Entstehung von mehr oder weniger zahlreichen interzellulären Hohl= räumen, Vakuolen, Anlass geben (Fig. 261).

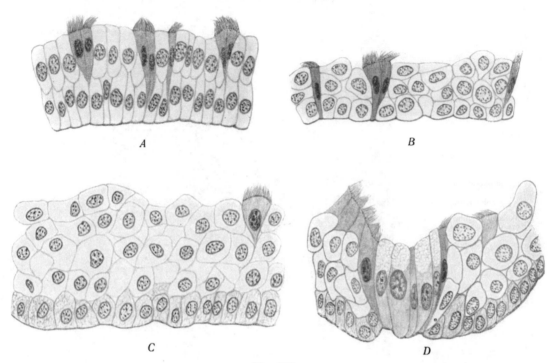

Fig. 262.
Ösophagusepithel. *A* von einem 44 mm langen Embryo, *B* von einem 62 mm langen Embryo, *C* von einem etwa 100 mm langen Embryo, *D* von einem etwa 110 mm langen Embryo. Nach SCHRIDDE (1907): Entw. des menschl. Speisenröhrenepithels.

Nach Hj. FORSSNER (1907), welcher diese Bildungen am eingehendsten studiert hat, kommt hierbei in der Regel keine vollständige Epithelokklusion des Ösophagus vor. Wie Rekonstruktionsbilder zeigen, bleibt gewöhnlich ein durchgehendes wenn auch unregel= mässiges Hauptlumen bestehen (Fig. 263 *A*). In dieses münden einige der Vakuolen, während andere von demselben und von einander vollständig isoliert werden. In einem Querschnitte können die Vakuolen nicht mit Sicherheit vom Hauptlumen unterschieden werden, denn obwohl meistens kleiner, sind sie nicht selten grösser wie dieses.

Bei etwa 31 mm langen Embryonen verschwinden die Vakuolen, das Hauptlumen vergrössert sich und bekommt wieder ein einfaches Aussehen.

---

[1] Unter Umständen können sie aber auch frühzeitiger auftreten. So fand z. B. TANDLER im Ösophagusepithel eines 14,5 mm langen Embryos stellenweise Vakuolenbildung.

Die **mesodermale** Hülle der entodermalen Ösophagusanlage bleibt während des ersten Embryonalmonats undifferenziert. Erst Anfang des zweiten Embryonalmonats (bei etwa 8,3—9 mm langen Embryonen) beginnt das betreffende Mesenchym dichter zu werden und sich konzentrisch um das Epithelrohr herum zu schichten.

In dieser Mesenchymhülle tritt zuerst (bei etwa zentimeterlangen Embryonen) die Anlage der zirkulären Muskelschicht auf (TANDLER). Die erste Anlage der Längsmuskulatur wird erst bei 17—18 mm langen Embryonen (TANDLER) deutlich.

Innerhalb der zirkulären Muskelschicht wandelt sich das Mesenchym in lockeres Bindegewebe (Submucosa) um (Fig. 261).

Ende des dritten Embryonalmonats beginnt das Epithelrohr sich so stark zu erweitern, dass es innerhalb des Muskelrohres nicht ohne Faltung Raum haben kann. Hierbei bilden sich vier Längsleisten aus, welche in das Lumen einbuchten (Fig. 263 B). Die ihnen entsprechenden Längsfurchen der Aussenseite werden von der Submucosa ausgefüllt. — Dank dieser Längsleisten bleibt das Ösophaguslumen bis zum sechsten Embryonalmonat kreuzförmig. Nach dieser Zeit treten neue Falten zu den alten auf, welche das Lumen sternförmig machen. Der quere Durchmesser des Ösophaguslumens beginnt schon Ende des ersten Embryonalmonats grösser als der sagittale zu werden.

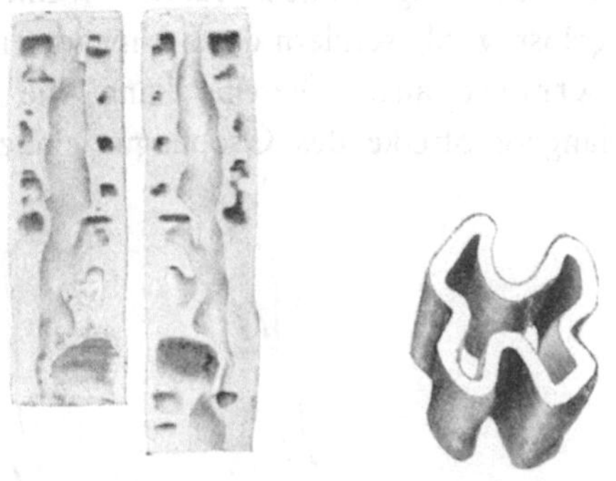

Zur Zeit der Geburt hat die Speiseröhre eine Länge von etwa 10 cm. Das kaudale Ende derselben steht in der Höhe des zehnten Brustwirbels. Das Lumen lässt ein Katheter von 5 mm Durchmesser durch. Die Entfernung zwischen den Alveolarrändern der Kiefer und der kaudalen Ösophagusgrenze beträgt zu dieser Zeit nur 17,5 cm.

A   B

Fig. 263.

Rekonstruktionsmodelle des Ösophagusepithels. *A* im Längsschnitt von einem 22,7 mm langen Embryo. $\frac{166}{1}$. *B* von einem 52 mm langen Embryo. Nach Hj. FORSSNER (1907).

Während der ersten 20 Lebensjahre wächst der ganze Körper relativ viel stärker als der Ösophagus in die Länge. Dieser erfährt — mit anderen Worten — zu dieser Zeit eine bedeutende relative Verkürzung. Das kaudale Ösophagusende wird hierbei im Verhältnis zu der Wirbelsäule kranialwärts verschoben.

Nach dem 20. Lebensjahre verlängert sich aber der Ösophagus sowohl absolut wie relativ, indem er einerseits eine Altersdehnung erleidet und andererseits bei der Altersverkürzung des Körpers relativ zu diesem länger wird (KOLSTER, 1904).

Nach dem 20. Lebensjahr bis zum 80. verschiebt sich das kaudale Ösophagusende beträchtlich (bis zum ersten Lendenwirbel) kaudalwärts (KOLSTER). Gleichzeitig senkt sich auch das obere Ösophagusende (MEHNERT); jedoch nicht ganz so viel wie das untere.

Missbildungen der Speiseröhre.

Dass die Speiseröhre bei mangelhafter Abschnürung der Trachea mit dieser durch eine grössere oder kleinere Ösophagotrachealfistel in Verbindung bleiben kann, wurde schon oben (S. 304) erwähnt.

Mit dieser Missbildung ist oft eine Ösophagusatresie kombiniert. Gewöhnlich findet man dann, dass die obere Ösophaguspartie kaudal blind endigt, während die

untere (in der Nähe der Trachealteilung) mit dem Respirationsapparat in offener Ver=
bindung steht (Fig. 265). Die beiden Ösophagusteile sind gewöhnlich durch einen
Strang von Muskelgewebe mit einander verbunden (vgl. Fig. 264 *D*).

Hj. FORSSNER (1907) erklärt die Entstehung solcher Missbildungskombinationen folgendermassen:
Zuerst entstand durch Störung des Abschnürungsprozesses die Ösophagotrachealfistel. Die aus=
gebliebene Abschnürung bildete ausserdem wahrscheinlich ein prädisponierendes Moment für die Entstehung
einer vollständigen Epithelokklusion oberhalb der Fistel, und diese Okklusion gab ihrerseits zu der Ent=
stehung der Atresie Anlass.

„Hat man eine Atresie des Ösophagus neben der Fistel, so liegt weiter nichts Merkwürdiges darin,
dass das obere Blindende, wenn es durch heruntergeschlucktes Fruchtwasser sich zu dilatieren beginnt, in
Analogie mit dem, was man bei Darmatresien sieht, die Verbindung zu einem Muskelstrang ausdehnt
oder geradezu diese abreisst, man würde auf diese Weise eine Form erhalten wie in Fig. 264 *D*.“

Es kommen aber, wenngleich selten, auch Ösophagusatresien vor, die nicht
mit Ösophago=trachealfisteln kombiniert sind. In diesen Fällen ist wahrscheinlich die
Ursache in einer abnorm starken Epithelproliferation zu suchen, die zu einer Okklusion
des Ösophaguslumens führt. Wenn diese epitheliale Okklusion sekundär nicht wieder
gelöst wird, sondern durch einwachsendes Bindegewebe verstärkt wird, so bildet sich eine
A t r e s i e aus. Dieselbe kann wie eine quergespannte Membran aussehen, oder eine
längere Strecke des Ösophagus einnehmen.

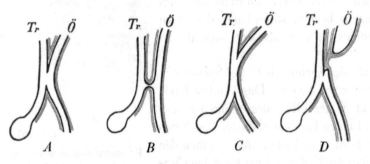

Fig. 264.

Schemata über Ösophago=trachealfisteln. *A* Primärstadium. *B* Kanalförmige Fistel (EPPINGER). *C* Oberer
und unterer Ösophagusschenkel in der Trachea (V. DER WARDER). *D* Typische Ösophagusatresie mit
Trachealfistel. *Tr* Trachea, *Ö* Ösophagus. — Nach Hj. FORSSNER (1907).

Wenn solche Epithelokklusionen in der Mitte gelöst werden, ehe das einwachsende
Bindegewebe sie auch hier definitiv konsolidiert haben, so entstehen (anstatt Atresien)
sogenannte S t r i k t u r e n oder S t e n o s e n des Ösophagus. Solche Stenosen können
entweder kurz, r i n g f ö r m i g oder lang, k a n a l a r t i g a u s g e z o g e n sein.

Oberhalb solcher Stenosen bilden sich, wenn das betreffende Individuum extrauterin
fortlebt, gewöhnlich mehr oder weniger bedeutende E k t a s i e n d e s Ö s o p h a g u s aus.

Ösophagusektasien können sich indessen auch ohne vorher existierende Stenosen
an solchen Stellen ausbilden, wo die Muskulatur der Ösophaguswand mangelhaft aus=
gebildet oder defekt wird. Wenn diese mangelhafte Entwicklung der Ösophagusmusku=
latur e i n s e i t i g ist, wird die betreffende Ektasie selbstverständlich auch einseitig. In
dieser Weise entstehen die sog. P u l s i o n s d i v e r t i k e l des Ösophagus, deren Ausgangs=
stelle fast immer an der Hinterwand des obersten Ösophagusteils liegt, wo normalerweise
eine äussere Muskelschicht nicht zur Entwicklung kommt.

Als besondere Formen angeborener Ösophagusektasien sind solche des untersten Ösophagusabschnittes unmittelbar oberhalb bezw. unterhalb des Zwerchfells beschrieben worden. Die erstgenannte Form wurde von LUSCHKA „Vormagen", die letztgenannte „Antrum cardiacum" genannt. Vielleicht stellen diese Formen atavistische Bildungen dar.

Trichterförmige, kleine Divertikel, die bisweilen an der Vorderwand des Ösophagus etwas unterhalb der Trachealbifurkation gefunden werden, stellen wahrscheinlich Reste einer embryonalen Ösophago=trachealfistel (Fig. 264 B) dar.

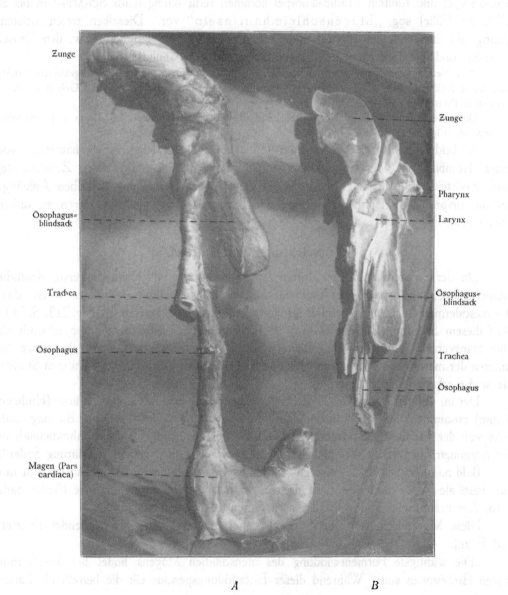

A   B

Fig. 265.

Typische Ösophagusatresie mit Trachealfistel. B obere Partie desselben Präparates, in der Medianebene geschnitten. Nach einem Präparat von Prof. FIBIGER. Phot. von Prof. FR. C. C. HANSEN.

An derselben Stelle können, wie oben (S. 304) erwähnt, auch Flimmerepithel=cysten angetroffen werden, die wahrscheinlich dieselbe Herkunft haben.

Ähnliche Flimmerepithelcysten (mit zähem Schleim gefüllt) können indessen auch am untersten Abschnitte des Ösophagus (dorsal vom Ösophaguslumen) vorkommen. Diese Cysten stammen wohl aus abgeschnürten Epithelvakuolen. Dass sie Flimmerepithel enthalten, ist nichts Merkwürdiges, da das embryonale Ösophagusepithel normal Flimmerzellen besitzt (Fig. 262) und da erfahrungsgemäss solche und andere embryonale Zellformen an geschützten Stellen (z. B. in gewissen Divertikelbildungen oder Schleim=hautfalten des Ösophagus) länger als sonst persistieren (SCHRIDDE, 1907).

Im oberen Abschnitt des Ösophagus und zwar gewöhnlich in der Höhe zwischen Ringknorpel und fünftem Trachealknorpel kommen recht häufig (nach SCHAFFER in bis zu 70% der Fälle) sog. „Magenschleimhautinseln" vor. Dieselben treten meistens paarig auf und enthalten Epithel und Drüsen, welche dem Epithel bezw. den Drüsen (Cardia= und Fundusdrüsen) der Magenschleimhaut sehr ähnlich sind.

Beim Neugeborenen findet man nur vom hellen zylindrischen Oberflächenepithel ausgekleidete Gruben und kurze Schläuche als Anlage der Drüsen, diese selbst scheinen sich erst nach der Geburt weiter zu entwickeln (SCHAFFER, 1904).

Die erste Anlage einer solchen Drüse bildet SCHRIDDE (1907) schon bei einem viermonatlichen Embryo ab (Fig. 262 D).

Vielleicht handelt es sich bei der Entstehung dieser Magenschleimhautinseln von einer Kombination von Entwicklungshemmung (Persistenz embryonaler Zellelemente) und atavistischem Rückschlag. Wir hätten dann in der Entstehung derselben Anklänge an die ursprüngliche Epithelauskleidung der Speiseröhre bei niederen Tieren zu suchen (SCHAFFER).

Entwicklung des Magens.

„In der zweiten Hälfte der dritten Embryonalwoche bildet sich die erste deutliche Magenanlage und zwar — in Analogie mit der Lungenbildung — in der Weise, dass der mesodermale Teil zuerst deutlich als eine Verdickung zu erkennen ist (Fig. 213, S. 244). Auf diesem Stadium (Embryo 3 mm) ist die entodermale Magenanlage so schwach als eine transversale Verdickung angedeutet (Fig. 266), dass sie nur durch ihre Lage im Inneren der mesodermalen Magenanlage oder bei einem Vergleich mit etwas älteren Stadien als solche erkannt werden kann" [1].

Der im übrigen fast senkrecht stehende Magen hat schon in diesem Stadium (Embryo 3 mm) zusammen mit der kranialen Partie des Duodenum eine schwache Biegung nach links von der Medianebene erfahren (Fig. 266), „eine Tatsache, welche wahrscheinlich in der asymmetrischen Entwicklung der beiden Leberlappen ihre nächste Erklärung findet".

Bald nachher (bei etwa 4 mm langen Embryonen) beginnt die Magenanlage sich um ihre vertikale Achse nach rechts zu drehen, so dass ihre ursprünglich linke Fläche nach vorn, ihre ursprünglich rechte Fläche nach hinten zu liegen kommt.

Diese Magendrehung ist bei 9,5—11,5 mm langen Embryonen vollendet (KEIBEL und ELZE).

„Die wichtigste Formentwicklung des menschlichen Magens findet bei 3—16 mm langen Embryonen statt. Während dieser Entwicklungsperiode eilt die betreffende Partie

---

[1]) Die wörtlichen Zitate dieses Kapitels sind meiner Bursa=omentalis=Arbeit (BROMAN, 1904), entnommen.

des Verdauungsrohres den übrigen Partien im Dickenwachstum voraus und nimmt der Haupt=
sache nach das charakteristische Aussehen des definitiven Magens an" (vgl. Fig. 267—270).

„Die allerstärkste Wachstumsperiode der Magenanlage ist bei menschlichen Embryonen
von 5—8 mm Länge zu finden. Während dieser Zeit wächst der Magen nicht nur in
transversaler Richtung, sondern auch und zwar besonders mit seiner kranialen Partie, in
longitudineller Richtung recht beträchtlich."

„Zu derselben Zeit verlängert sich auch der Ösophagus sehr stark (vgl. Fig. 279, 267
und 268). Der Magen fängt hierbei an, in kaudaler Richtung disloziert zu werden."

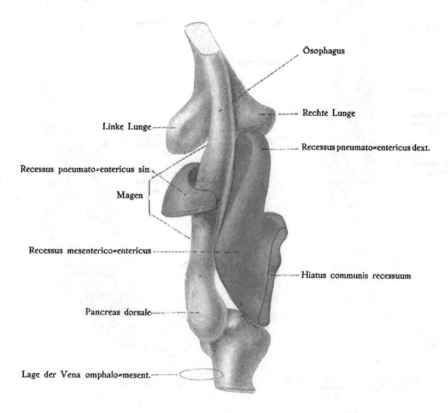

Fig. 266.

Rekonstruktionsmodell des entodermalen Vorderdarms eines 3 mm langen Embryos mit Abgüssen (blau)
der angrenzenden Mesenterialrezesse, von hinten gesehen. Nach BROMAN (1904): Bursa omentalis.

„Die Ursache hiervon ist einesteils in der eben erwähnten Verlängerung des Ösophagus zu suchen,
weil die Speiseröhre relativ stark fixiert ist und darum nicht an den Seiten ausweichen kann. Andererseits
hat aber wahrscheinlich auch die Leber bei dieser Verschiebung grosse Bedeutung, denn der linke Leber=
lappen dringt zuerst dorsalwärts zwischen der linken Lunge und dem Magen hervor, und die kranialwärts
vom Magen gelegene Leberpartie vergrössert sich dann besonders stark in kaudaler Richtung".

Da nun das Duodenum sowohl durch den Gallengang, wie in anderer Weise (vgl.
unten!) relativ fixiert ist, „wird es verständlich, dass das Duodenum und die Pars pylorica
ventriculi nicht in gleichem Grade wie die Pars cardiaca ventriculi kaudalwärts verschoben
werden kann. Magen und Duodenum müssen sich darum S=förmig biegen und nehmen
so allmählich ihre beinahe definitive Form und Stellung an" (vgl. Fig. 267—272).

Die ursprünglich ventrale Wandpartie des Magens bleibt hierbei relativ kurz und stellt die Curvatura minor ventriculi dar, während die ursprünglich dorsale Wandpartie sich am stärksten verlängert und die Curvatura major bildet.

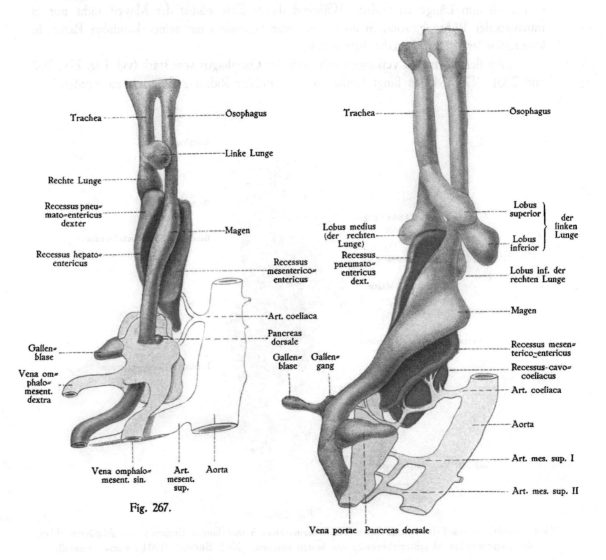

Fig. 267.

Fig. 268.

Fig. 267 und 268.

Rekonstruktionsmodelle des entodermalen Vorderdarms mit Abgüssen (blau) der angrenzenden Mesenterialrezesse, von links gesehen. Fig. 267. Eines 5 mm langen Embryos. Fig. 268. Eines 8 mm langen Embryos. Nach BROMAN (1904): Bursa omentalis.

Die kraniale Partie der Curvatura major beginnt schon Anfang des zweiten Embryonalmonats relativ stark auszubuchten (Fig. 269). Erst im dritten Embryonalmonat, oder später wird aber diese Ausbuchtung im allgemeinen so stark kranialwärts gerichtet, dass ihr blindes Ende oberhalb der Einmündungsstelle des Ösophagus zu liegen kommt.

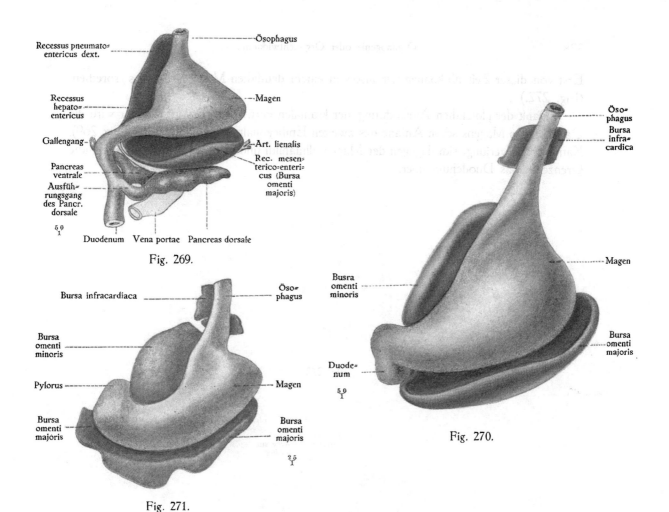

Fig. 269.

Fig. 271.

Fig. 270.

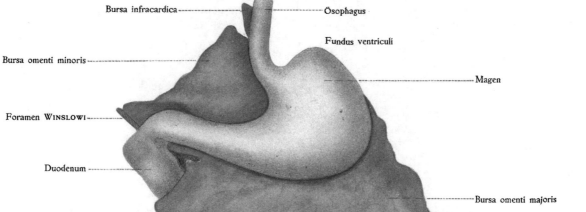

Fig. 272.

Fig. 269—272.

Vier Entwicklungsstadien der entodermalen Magenanlage mit Abgüssen (blau) der angrenzenden Mesen=
terialrezesse, von links und vorn gesehen. Fig. 269 von einem 8,3 mm, Fig. 270 von einem 11,7 mm,
Fig. 271 von einem 20,5 mm und Fig. 272 von einem 70 mm langen Embryo. Nach BROMAN (1904):
Bursa omentalis.

Erst von dieser Zeit ab können wir also von einem deutlichen Magenfundus sprechen. (Fig. 272.)

Dank der plötzlichen Ausbuchtung der kranialen Partie der Curvatura major wird die Cardia des Magens schon Anfang des zweiten Embryonalmonats nachweisbar (Fig. 269). Kaudalwärts verjüngt sich dagegen der Magen allmählich und geht ohne äusserlich deutliche Grenze in das Duodenum über.

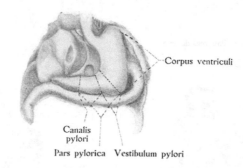

Fig. 273.

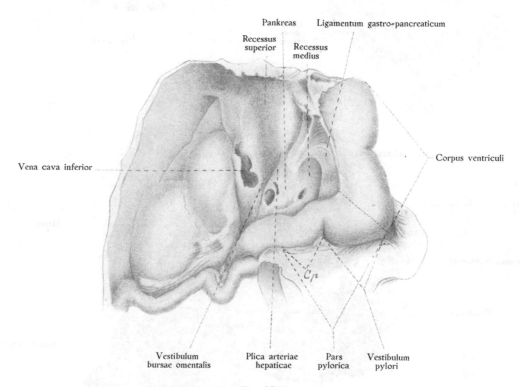

Fig. 274.

Fig. 273 und 274.

Magen in situ. Fig. 273 von einem 27 cm langen Embryo. Fig. 274 von einem 50 cm langen Embryo. Nach ERIK MÜLLER (1897) aus BROMAN (1904): Bursa omentalis. *Cp* Canalis pylori.

Die Pylorusanlage markiert sich zuerst (bei etwa 9—12 mm langen Embryonen nach TANDLER) nur als eine Epithelverdickung. Erst viel später (bei 18 mm langen Em= bryonen nach TANDLER) findet man in der mesodermalen Pyloruswand die Anlage eines Sphinkters. Von dieser Zeit ab ist die Grenze zwischen Pylorus und Duodenum scharf. Gegen den Magen zu grenzt sich dagegen der Pylorus noch nicht ab (ERIK MÜLLER, 1897). An dieser Seite wird die Valvula pylori erst im späteren Fetalleben markiert. Aber noch beim Neugeborenen ist sie gewöhnlich nur schwach angedeutet (A. RETZIUS, 1857).

Schon in den zweiten und dritten Embryonalmonaten kann man am menschlichen Magen eine obere, vertikale (oder schief gelagerte) Hauptpartie, das Corpus ventriculi, von einer dünneren, unteren, horizontalen (= frontalen) Partie, der Pars pylorica sondern (vgl. Fig. 273 u. 274).

In der zweiten Hälfte des vierten Embryonalmonats verlängert sich nun der vertikale Teil (Corpus ventriculi) relativ stark (TOLDT, 1879). Etwa gleichzeitig setzt er sich nicht selten fast rechtwinkelig gegen die Pars pylorica ab (ERIK MÜLLER).

Vom sechsten Embryonalmonat ab findet man diese horizontale Pars pylorica mehr oder weniger deutlich in zwei Abteilungen (Canalis pylori und Vestibulum pylori, vgl. Fig. 273 u. 274) gesondert (ERIK MÜLLER).

Der regelmässig zylindrische Canalis pylori bildet anfangs eine geradlinige Fortsetzung des Vestibulum pylori nach rechts. In der späteren Fetalzeit erfährt aber die ganze Pars pylorica oft eine Biegung mit der Konvexität nach oben (ERIK MÜLLER).

Die oben beschriebene vertikale Stellung des Magenkörpers findet man nach ERIK MÜLLER (1897) immer beim leeren Dünndarm. (Cardia und Pylorus sind dann von einander relativ weit entfernt und liegen beinahe in derselben vertikalen Ebene.)

Wenn dagegen der Dünndarm stark ausgespannt ist, hebt er das Mesocolon trans= versum und hiermit auch die kaudale Magenpartie nach oben und vorn. Hierdurch wird der Magenkörper sagittal in der Horizontalebene eingestellt. (Der Pylorus liegt in diesem Falle weiter nach vorne als die Cardia, ist aber von dieser weniger entfernt als im ersten Falle.)

Bei mässig ausgespanntem Dünndarm nimmt der Magen eine schiefe Mittelstellung zwischen diesen beiden Extremen an.

Die extreme Sagittalstellung des Magens kommt indessen nach ERIK MÜLLER nicht im intrauterinen Leben vor. Dieser Autor beobachtete nämlich, dass dieselbe nur bei solchen Feten zu finden war, die schon geatmet hatten und zugleich den Dünndarm durch verschluckte Luft ausgedehnt hatten. Dagegen erwähnt ERIK MÜLLER, dass diese Lage sicherlich oft beim lebenden Kind vorkommt, eine Annahme, die neulich von SIMMONDS (1907) bestätigt worden ist.

Der letztgenannte Autor fand bei Säuglingen die horizontale Lagerung des Magens in 80 Prozent der untersuchten Fälle. Die grosse Kurvatur war hierbei nach der Bauchwand gerichtet, und die hintere Magenwand bildete bei aufrechter Körperhaltung den tiefsten Punkt des Magens.

Als Ursachen dieser Lage nimmt SIMMONDS an — ausser starker Füllung des Dünndarmes und des Colon transversum mit Kot und Luft — die meistens liegende Stellung des Säuglings und die schwache Wölbung seines Zwerchfells.

Sobald das Kind aber „anfängt zu stehen und zu laufen, wird diese Magenstellung sofort seltener, und späterhin ist die Vertikalstellung des Organs bei drei Vierteln aller Menschen anzutreffen" (SIMMONDS).

Der vertikal gestellte Magen ist gewöhnlich entweder 1. rinderhornähnlich mit seinem tiefsten Punkt am Pylorus oder 2. hakenförmig, wobei der Pylorus nicht den tiefsten Punkt bildet.

Nach SIMMONDS (1907) dürfte die letztgenannte Magenform „bis zum zehnten Lebensjahre etwa bei einem Drittel, im zweiten Dezennium bei der Hälfte, jenseits desselben bei zwei Drittel aller Menschen anzutreffen sein".

Hervorzuheben ist indessen, dass die Magenform individuell recht verschieden sein kann und zwar nicht nur beim Erwachsenen, sondern auch z. B. bei verschiedenen Embryonen desselben Entwicklungsstadiums.

Die Kapazität des Magens beträgt bei Neugeborenen nur etwa 30 ccm. Nach der Geburt findet aber eine schnelle Zunahme der Kapazität statt, namentlich in der zweiten Woche.

Über das weitere Wachstum des kindlichen Magens gibt folgende Tabelle (nach VIERORDT u. a.) Aufschluss:

Kapazität des Magens

In der 1. Kinderwoche	50 ccm	Im 1. Jahre	400 ccm
„ „ 2. „	70 „	„ 2. „	740 „
„ „ 3. „	105 „	„ 6.—7. „	1090 „
„ „ 4. „	112 „	„ 10. „	bis 1300 „
„ „ 8. „	158 „	„ 12. „	„ 1485 „
„ „ 12. „	167 „		
„ „ 16. „	178 „		
„ „ 20. „	180 „		
„ „ 40. „	253 „		

Von praktischem Interesse ist, dass der infradiaphragmatische Teil des Ösophagus bei sehr jungen Kindern noch mehr senkrecht als bei Erwachsenen steht und gar keine oder nur eine schwache Abknickung durch das Zwerchfell erfährt. Der klappenartige Verschluss dieser Stelle beim Erwachsenen ist — mit anderen Worten — bei kleinen Kindern noch nicht vorhanden. Dadurch erklärt sich das häufige und leichte Erbrechen der Säuglinge.

Man hat hierfür auch allgemein ein supponiertes „Fehlen" des Magenfundus verantwortlich machen wollen. Dies kann aber nicht richtig sein, da — wie wir oben gesehen haben — der Fundus ventriculi schon während des Embryonallebens entsteht (vgl. Fig. 272 u. 273). Es kann sich also höchstens um eine schwache Ausbildung des Fundus handeln. Die betreffende Angabe rührt wohl aber davon her, dass der Fundus bei Horizontalstellung des Magens nicht oberhalb der Ebene der Cardia liegt.

Histologische Ausbildung der Magenwand.

„Die Entwicklung der Wandung des Magens erfolgt früher als die des übrigen Darmes" (MAURER, 1902).

Nach TOLDT (1880) besteht das aus dem Entodermrohr stammende Magenepithel zuerst aus einem Zylinderepithel[1]), welches allmählich an Dicke zunimmt, bis die Bildung von Drüsen beginnt.

Die Drüsenanlagen treten zuerst, und zwar schon bei 20,5—26 mm langen Embryonen (KEIBEL=ELZE) im Fundusteil auf. Bald nachher werden solche auch in den übrigen Partien der Magenwand sichtbar.

Schon von Anfang an können nach TOLDT (1880) zwei verschiedene Drüsenarten im Magen unterschieden werden, nämlich Labdrüsen und Schleimdrüsen. Die letztgenannten werden nämlich durchweg von Zylinderzellen ausgekleidet, während die ersten Anlagen der Labdrüsen aus kubischen Zellen bestehen.

---

[1]) Nach TANDLER ist dasselbe bei etwa 15 mm langen Embryonen mehrfach geschichtet (vgl. auch Fig. 275).

Die Labdrüsenanlagen liegen zuerst ganz innerhalb des Magenepithels. Sie ver=
längern sich aber bald in das umgebende Mesenchym hinaus und fangen gegen Ende
des vierten Embryonalmonats an, sich zu verzweigen. Jeder Ausführungsgang (= „Drüsen=
vorraum"), dessen Epithel jetzt höher (zylindrisch) wird, erhält also mehrere (in den letzten
Fetalmonaten bis zu 7) Äste.

Schon gegen Ende des vierten Embryonalmonats beginnen einzelne Zellen der
Labdrüsenanlagen sich zu sogenannten Belegzellen (auch „Pepsinzellen" benannt) zu
differenzieren, indem sie sich mit groben Protoplasmakörnern füllen und ein dunkleres
Aussehen annehmen. Diese Zellen rücken dann an die Aussenseite der Drüse.

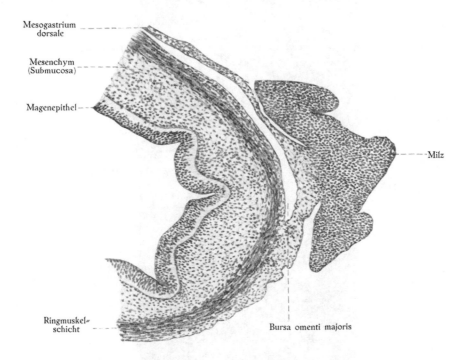

Fig. 275.
Querschnitt durch Magenwand und Milzanlage eines 25 mm langen Embryos.

Die histologische Ausbildung der Labdrüsen macht besonders im sechsten Em=
bryonalmonat grosse Fortschritte. Von dieser Zeit ab sind diese Drüsen zur Pepsin=
produktion und hiermit auch zur Eiweissverdauung befähigt (HUPPERT=TOLDT, 1880).

Sowohl Lab= wie Schleimdrüsen sondern bald nach ihrer Entstehung ein Sekret
(Schleim?) ab, welches in Gestalt von hellen Kugeln in dem Ausgang der primitiven
Drüsenanlagen zu erkennen ist (TOLDT, 1880). In dieses Sekret geht aber Pepsin erst
im neunten Embryonalmonat über (TOLDT).

Die Gesamtzahl der Magendrüsenmündungen beträgt zur Zeit der Geburt etwa 269000, im zehnten
Jahre etwa 2800000, im 15. Jahre etwa 4400000 und beim Erwachsenen (im 30. Jahre) etwa 6800000 (TOLDT).

Die mesodermale Magenanlage besteht zuerst nur aus lockerem Mesenchym,
dessen äussere Zellschicht sich zu Peritonealendothel verdünnt.

Etwa Mitte des zweiten Embryonalmonats (bei etwa 13 mm langen Embryonen
nach TANDLER) beginnt aber die Ringmuskelschicht des Magens (Fig. 275)

erkennbar zu werden. Ausserhalb dieser Schicht tritt später die Längsmuskelschicht auf, und zuletzt bildet sich innerhalb der Ringmuskelschicht in der aus lockerem Binde= gewebe bestehenden Submucosa die Muscularis mucosae.

Wie schon ANDERS RETZIUS (1857) beobachtet hat, entwickelt sich die Ringmuskel= schicht besonders stark nicht nur in der Gegend der Valvula pylori, sondern auch in der ganzen Canalis pylori (Fig. 273 u. 274) des Magens.

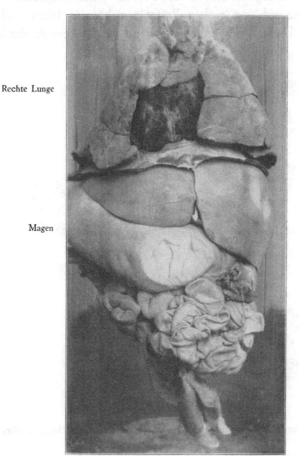

Fig. 276.
Eingeweide (von vorn gesehen) eines Kindes mit Situs inversus totalis. Nach einem Präparat von
Herrn Professor FIBIGER. (Prof. FR. C. C. HANSEN phot.)

Missbildungen und Anomalien des Magens.

Abnorme Lage des Magens. Da der Magen zu den am leichtesten ver= schiebbaren Baucheingeweiden gehört, so versteht sich von selbst, dass seine Lage bei gewissen Missbildungen in seiner Nachbarschaft (z. B. bei Defekten des Zwerchfells oder der Bauchwände) leicht abnorm werden kann.

Bei allgemeinem Situs inversus (Fig. 276) hat natürlich auch der Magen umge= kehrte Lage.

Kongenitale Tumoren der Nachbarorgane (der Nieren) können die Lage des Magens mehr oder weniger beträchtlich verändern.

Die bei weitem häufigste Lageanomalie des Magens ist nach SIMMONDS (1907) die, „dass eine grosse, längs oder quer gestellte Querdarmschlinge den Magen von vorn her überlagert und ihn dorsalwärts verdrängt. Bei Eröffnung der Bauchhöhle ist der Magen dann nicht sichtbar".

Eine einfache Gastroptose (Magensenkung) scheint nach demselben Autor nicht kongenital vorzukommen.

Abnorme Form des Magens.

Permanente Verlagerungen, welche den Magen schon in früher Fetalzeit treffen (z. B. partielle Verlagerung in die Brusthöhle bei Zwerchfellshernien), geben auch leicht zu der Ausbildung einer abnormen Magenform Anlass.

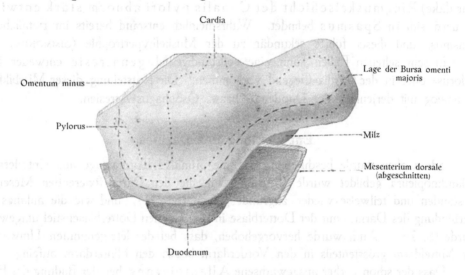

Fig. 277.

Rekonstruktion des abnorm geformten Magens eines 18,5 mm langen Embryos. $\frac{2,5}{1}$. Die feinpunktierte Linie bezeichnet den Umriss der entodermalen Magenanlage. Nach BROMAN (1904): Bursa omentalis.

Bei normaler Lage und Nachbarschaft des Magens zeigt derselbe aber sehr selten kongenitale Formanomalien.

In sehr seltenen Fällen kommt ein sog. Sanduhrmagen kongenital vor: eine zirkuläre Einschnürung gibt dem Magen die Form eines Zwerchsackes. Aus unbekannten Gründen ist eine mittlere Magenpartie im Wachstum stehen geblieben.

Viele Autoren (z. B. SIMMONDS, 1907) leugnen allerdings vollständig die Existenz eines kongeni= talen Sanduhrmagens und betrachten die betreffende, nicht ausgleichbare Einschnürung des Magens als immer durch narbige Retraktion ausheilender Magengeschwüre veranlasst [1].

Von dem wahren Sanduhrmagen ist der sog. „Pseudosanduhrmagen" zu unterscheiden, der nicht gerade selten bei Sektionen gefunden wird. Derselbe beruht auf unregelmässiger Muskel=

---

[1] In derselben Weise sind wohl die von LESSHAFT (1882) u. a. beschriebenen zwei= oder mehrfachen Mageneinschnürungen, die dem Magen ein dickdarmähnliches Aussehen verleihen können, als pathologische Bildungen zu erklären.

kontraktion, die wahrscheinlich in der Agone entstand und nach dem Tode erhalten wurde (vgl. Fig. 274, S. 328). In diesen Fällen genügt ein mässiger Zug, um die Deformität sofort völlig auszugleichen (SIMMONDS).

Unter Umständen können am Magen Divertikelbildungen entstehen, „die, wenn sie gross sind, als Verdoppelungen imponieren können" (BIRNBAUM, 1909). Einen solchen Fall (Fig. 277) habe ich bei einem 18,5 mm langen menschlichen Embryo beobachten können.

In diesem Falle war die nächste Missbildungsursache zweifelsohne in der aussergewöhnlich starken Entwicklung der Urniere zu suchen. Diese füllte nämlich die kaudalwärts gerichtete Konkavität des Magens aus und verhinderte wahrscheinlich den Fundusteil, sich in normaler Weise kaudalwärts zu verschieben (BROMAN, 1904). Der betreffende Embryo zeigte auch an anderen Organen (Lungen, Leber etc.) anomale Formabweichungen.

Unter Umständen kommt eine kongenitale Pylorusstenose vor, die nach kürzerer oder längerer Zeit (3 Wochen bis 6 Monate) zum Tode führen kann, wenn nicht chirurgisch eingegriffen wird. Die Abnormität besteht darin, dass die (schon normaliter sehr dicke) Ringmuskelschicht der Canalis pylori abnorm stark entwickelt ist und sich in Spasmus befindet. Wahrscheinlich entstand bereits im Fetalleben der Spasmus, und dieser führte sekundär zu der Muskelhypertrophie (SIMMONDS, 1907).

In sehr seltenen Fällen kann eine vollständige Magenatresie entweder in der Pylorus= oder in der Cardia=Gegend vorkommen. Die Entstehung dieser Missbildungen ist analog mit derjenigen der Duodenal= bezw. Ösophagus=Atresien.

Entwicklung des Darmes.

Schon oben wurde beschrieben, wie die primitive Darmanlage aus Entoderm und Splanchnopleura gebildet wurde (S. 130), wie die den Darm fixierenden Mesenterien entstanden und teilweise wieder zugrunde gingen (S. 243), und wie die anfangs weite Verbindung des Darmes mit der Dotterblase in den dünnen Dotterblasenstiel umgewandelt wurde (S. 74). Auch wurde hervorgehoben, dass bei der letztgenannten Umwandlung der Mitteldarm grösstenteils in den Vorderdarm bezw. den Hinterdarm aufging.

Dass der schon vorher ausgewachsene Allantoisgang bei der Bildung des Hinter= darms von diesem ausgeht, wurde ebenfalls schon erwähnt (S. 75).

Entstehung der Leber= und Pankreasanlagen.

Schon ehe der Darmnabel sich viel zusammengezogen hat, entsteht an der kranialen Grenze desselben eine Entodermausbuchtung (Fig. 278), die die erste Anlage der Leber darstellt und daher „Leberbucht" genannt worden ist.

Die Leberbucht ist zuerst bei etwa 2,5 mm langen Embryonen (mit 13—14 Ur= segmentpaaren, KEIBEL u. ELZE) zu erkennen. Aus dem kranialen Teil desselben (der sog. „Pars hepatica") beginnen bald (bei 2,7 mm langen Embryonen mit 23 Ursegment= paaren) epitheliale Trabekel in das umgebende Mesenchym auszuspriessen.

Die Lebertrabekel vermehren sich schnell, so dass die Leber schon bei 3 mm langen Embryonen (mit ca. 30 Ursegmentpaaren) ein recht ansehnliches Organ darstellt.

In diesem letztgenannten Stadium beginnt die Gallenblasenanlage sich von der ventro=kaudalen Partie (der sog. „Pars cystica") der Leberbucht zu differenzieren (vgl. Fig. 278 A und 279). Die übrige Partie der Leberbucht, die mit dem Vorderdarm in

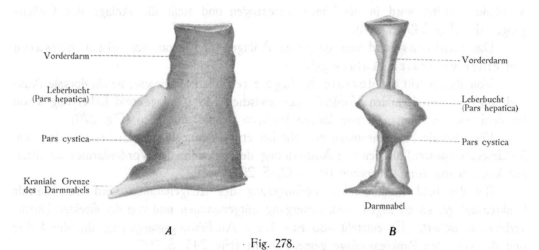

Fig. 278.
Rekonstruktionsmodell der kaudalen entodermalen Vorderdarmpartie eines 2,5 mm langen Embryos mit der ersten Leberanlage. $\frac{7}{1}$. *A* von der linken Seite gesehen, *B* von der ventralen Seite gesehen.
Nach TOMPSON (1908).

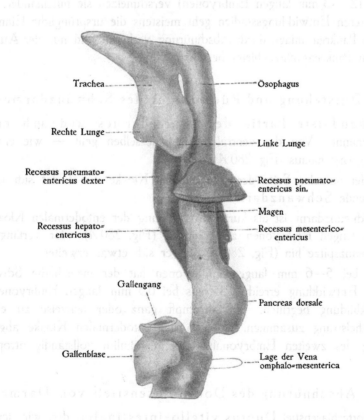

Fig. 279.
Rekonstruktionsmodell der mittleren entodermalen Vorderdarmpartie mit Abgüssen (blau) der angrenzenden Mesenterialrezesse eines 3 mm langen Embryos, von links gesehen. $\frac{100}{1}$.
Nach BROMAN (1904): Bursa omentalis.

Verbindung bleibt, wird in die Länge ausgezogen und stellt die Anlage des Gallen=
ganges dar (Fig. 249, S. 306).

Das Pankreas wird von doppelten Anlagen und zwar von einer dorsalen
und einer ventralen Anlage gebildet.

Von diesen tritt die dorsale Anlage zuerst auf. Dieselbe ist als dorsale Aus=
buchtung des entodermalen Vorderdarmes zwischen Magenanlage und Lebergang schon
bei dem oben erwähnten, 3 mm langen Embryo deutlich zu sehen (Fig. 279).

Die ventrale Pankreasanlage entsteht bei etwa 4 mm langen Embryonen (mit ca.
35 Ursegmentpaaren) als ventrale Ausbuchtung des entodermalen Vorderdarmes unmittel=
bar kaudalwärts vom Lebergang (Fig. 242, S. 294).

Bei der bald stattfindenden Verlängerung des letztgenannten wird die ventrale
Pankreasanlage, so zu sagen, vom Lebergang mitgenommen und von der direkten Darm=
verbindung isoliert. Es entsteht also eine kurze Ausführungsgangpartie, die der Leber
und der ventralen Pankreasanlage gemeinsam ist (Fig. 243, S. 295).

Die ventrale Pankreasanlage wird bald nach rechts und dorsalwärts gedreht und
kommt auf diese Weise der dorsalen Pankreasanlage sehr nahe zu liegen (Fig. 269).
Bei ihrem Wachstum kommen die beiden Pankreasanlagen einander noch näher und
zuletzt (bei 12—13 mm langen Embryonen) verschmelzen sie miteinander.

In späteren Entwicklungsstadien geht meistens die ursprüngliche Einmündungsstelle
der dorsalen Pankreasanlage durch Abschnürung verloren, und nur der Ausführungsgang
der ventralen Pankreasanlage bleibt bestehen.

Entstehung und Rückbildung des Schwanzdarmes.

Die kaudalste Partie des Hinterdarmes wird auch entodermale
Kloake genannt. Von der ventralen Seite desselben geht — wie erwähnt — der
Allantoisgang hinaus (Fig. 280 A).

Von der dorsalen Seite der entodermalen Kloake aus bildet sich der nur kurze
Zeit existierende Schwanzdarm.

Der Schwanzdarm ist als kurze Ausstülpung der entodermalen Kloake zuerst bei
etwa 3 mm langen Embryonen zu erkennen (Fig. 280 A). Er verlängert sich bald
bis zur Schwanzspitze hin (Fig. 280 B), wo er sich etwas erweitert.

Schon bei 5—6 mm langen Embryonen hat der menschliche Schwanzdarm die
Höhe seiner Entwicklung erreicht. Bereits bei 6,5 mm langen Embryonen findet man
ihn in Rückbildung begriffen. Er schrumpft ganz oder teilweise zu einem dünnen,
soliden Epithelstrang zusammen, der von der entodermalen Kloake abgeschnürt wird
und Anfang des zweiten Embryonalmonats gewöhnlich vollständig atrophiert (KEIBEL
und ELZE).

Abschnürung des Dotterblasenstiels vom Darme.

Der Dotterblasenstiel Ductus vitello=intestinalis, der, wie der letztgenannte
Namen andeutet, eine Zeitlang die Dotterblase mit dem Darm verbindet, ist schon bei
3—4 mm langen Embryonen (mit Nackenbeuge) so dünn geworden, dass er an Dicke
dem Darm etwa gleichkommt (vgl. Fig. 209, S. 239).

Indem er sich aber in den nächstfolgenden Stadien noch mehr verdünnt, wird der entodermale Teil desselben zuerst solide und dann (Ende des ersten oder Anfang des zweiten Embryonalmonats) vom Darme abgeschnürt.

Am Darme bleibt die Abschnürungsstelle des entodermalen Dotterblasenstiels gewöhnlich nur kurze Zeit (bis noch bei 10 mm langen Embryonen) und zwar als mässige Erweiterung des Darmes oder durch Persistenz einer kleinen Epithelknospe an der Darmwand zu erkennen.

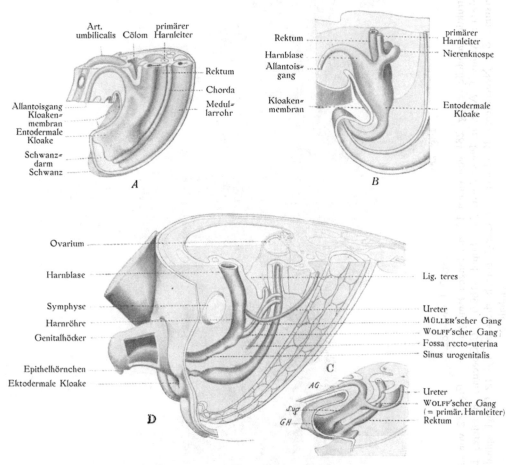

Fig. 280.

Rekonstruktionsmodelle, die Sonderung der entodermalen Kloake in Rektum und Sinus urogenitalis zeigend. *A* von einem 3 mm langen Embryo, *B* von einem 6,5 mm langen Embryo, *C* von einem 14 mm langen Embryo, *D* von einem 29 mm langen Embryo. *AG*. Allantoisgang, *GH*. Kloakenhöcker, *S. ug.* Sinus urogenitalis. Nach KEIBEL (1896) aus VEIT's Handb. d. Gynäk. Bd. V.

Der mesodermale Teil des Ductus vitello-intestinalis (Fig. 283) bleibt länger als der entodermale bestehen. Er reisst gewöhnlich erst bei 15—20 mm langen Embryonen durch.

Entstehung der ersten Darmschlinge und des physiologischen Nabelbruches.

Ehe der Dotterblasenstiel vom Darme vollständig abgeschnürt wird, zieht er den sich jetzt relativ stark verlängernden Darm in eine ventralwärts gerichtete Schlinge aus (Fig. 281).

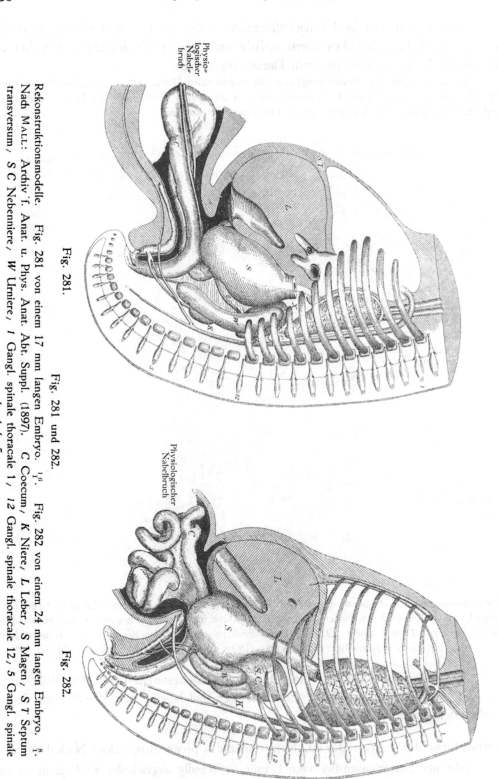

Fig. 281.

Fig. 281 und 282.

Fig. 282.

Rekonstruktionsmodelle. Fig. 281 von einem 17 mm langen Embryo. $\frac{16}{1}$. Fig. 282 von einem 24 mm langen Embryo. $\frac{8}{1}$. Nach Mall: Archiv f. Anat. u. Phys. Anat. Abt. Suppl. (1897). C Coecum; K Niere; L Leber; S Magen; S T Septum transversum; S C Nebenniere; W Urniere; 1 Gangl. spinale thoracale 1; 12 Gangl. spinale thoracale 12; 5 Gangl. spinale lumbale 5.

Diese Darmschlinge wird bald so lang ausgezogen, dass sie mit ihrem Scheitel (schon bei etwa 7,2 mm langen Embryonen nach HAMMAR) im Nabelstrangcölom zu liegen kommt.

In den nächstfolgenden Stadien wird allmählich eine grössere Partie der ersten Darmschlinge in das Nabelstrangcölum hinausgezogen (Fig. 210, S. 240 u. Fig. 282).

Diese Darmpartie bleibt noch lange, nachdem sie vom Dotterblasenstiel völlig befreit wurde, im Nabelstrangcölom liegen. Sie stellt den schon seit MECKEL (1817) beim menschlichen Embryo bekannten physiologischen Nabelbruch dar (Fig. 281 u. 282).

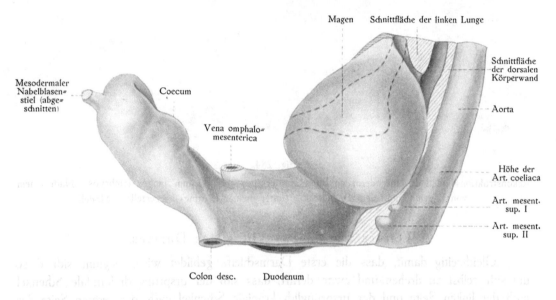

Fig. 283.

Rekonstruktionsmodell, die mittlere Partie des Mesenteriums (mit der mesodermalen Magen= und Darm= anlage) eines 8,3 mm langen Embryos zeigend. Die Lage der entodermalen Magenanlage innerhalb der mesodermalen ist punktiert angegeben. ⁵⁄₁. Nach BROMAN (1904): Bursa omentalis.

Abgrenzung der Dickdarm= und Dünndarm=Anlagen.
Entstehung der Blinddarmanlage.

Schon ehe die erste Darmschlinge so lang geworden ist, dass sie in das Nabel= strangcölom hinausreicht, entsteht (bei etwa 6,5 mm langen Embryonen) am distalen (— kaudalen) Schenkel der Schleife und zwar unweit des Scheitels desselben eine spindel= förmige Erweiterung (Fig. 236, Taf. III).

Indem diese Erweiterung sich später einseitig vergrössert, geht aus ihr der Blind= darm hervor (Fig. 283 u. 284). Die mesodermale Blinddarmanlage bildet sich selbständig aus, ehe die entodermale Anlage in sie vollständig eingedrungen ist (siehe Fig. 284!).

Die obenerwähnte spindelförmige Erweiterung ist also als die erste Blinddarmanlage zu bezeichnen. Die kranialwärts von dieser Erweiterung gelegene Darmpartie lässt sich von nun ab als Dünndarmanlage erkennen. Die übrige Darmpartie mit der Coecalerweiterung stellt die Anlage des Dickdarmes dar.

Mit dieser Coecalerweiterung ist die oben (S. 337) erwähnte Darmerweiterung nicht zu verwechseln, die kurze Zeit an der Abschnürungsstelle des Dotterblasenstiels besteht. Die letztgenannte Erweiterung befindet sich gerade am Scheitel der Darmschleife, ein wenig oralwärts von der Coecalerweiterung und gehört also dem Gebiete der Dünndarmanlage an.

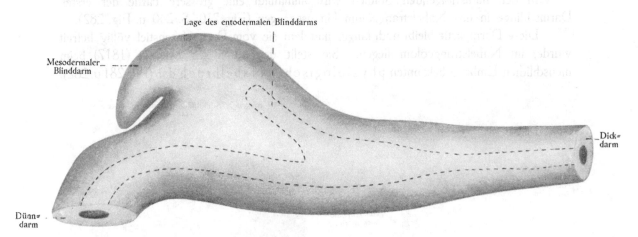

Fig. 284.

Rekonstruktionsmodell des mesodermalen Blinddarmes eines etwa 11 mm langen Embryos. Nach einem von Herrn Cand. med. Bertilsson (unter meiner Leitung) hergestellten Modell.

Weitere Formentwicklung des Darmes.

Gleichzeitig damit, dass die erste Darmschleife gebildet wird, beginnt sich diese um sich selbst zu drehen und zwar derart, dass sich der ursprünglich kaudale Schenkel nach der linken Seite und der ursprünglich kraniale Schenkel nach der rechten Seite des Körpers wendet (Fig. 283).

Die beiden Schleifenschenkel sind anfangs gerade und gehen dorsalwärts durch je eine Biegung in die dorsal liegen gebliebenen Darmpartien über. Die letztgenannten stellen die Anlagen des Duodenum bezw. des Colon descendens dar. Von den erwähnten Darmbiegungen würde man also schon jetzt die rechte, kraniale mit dem Namen Flexura duodeno=jejunalis[1]) und die linke, kaudale mit dem Namen Flexura coli sinistra[1]) bezeichnen können (Fig. 210, S. 240).

Die sagittal in das Nabelstrangcölom hinein verlaufende Colonpartie entspricht grösstenteils dem werdenden Colon transversum.

Etwa in der Mitte des zweiten Embryonalmonats beginnt der rechte Schleifen= schenkel relativ stark zu wachsen und eine gesetzmässige (Mall) Anzahl sekundärer Biegungen zu zeigen, die die ersten Anlagen der Dünndarmschlingen darstellen.

In den nächstfolgenden Entwicklungsstadien treten diese Dünndarmschlingen immer deutlicher hervor und zwar stärker, je näher das Coecum ist (Fig. 282).

Bei der relativ starken Verlängerung der im Nabelstrangcölom liegenden Dünn= darmschlingen tritt bald aus mechanischen Gründen eine partielle Aufwindung derselben

---

[1]) Ganz genau entsprechen allerdings diese Biegungen nicht den definitiven.

ein und eine Drehung derselben von rechts nach links unterhalb der gerade und relativ kurz gebliebenen Anlage des Colon transversum (vgl. Fig. 281 u. 282).

Durch diese Drehung des Dünndarmes um die sagittal stehende Dickdarmpartie als Achse wird die definitive Lagerung der Därme schon im Nabelbruchsack vorbereitet.

Bei der starken Vergrösserung der im Nabelbruchsack liegenden Dünndarmschlingen (diese wachsen nach MALL rascher als die intraabdominale Dünndarmpartie) wird der Bruchsack allmählich ausgedehnt. Die Kommunikationsöffnung desselben mit der Bauch= höhle (die „Bruchpforte") bleibt dagegen relativ klein (vgl. Fig. 282).

Es kann daher wundernehmen, dass der physiologische Nabelbruch trotzdem bei 4—5 cm langen Embryonen regelmässig wie von selbst in die Bauchhöhle reponiert wird.

Die Ursache der Reposition ist meiner Meinung nach zunächst in der starken Vergrösserung der Leber zu suchen.

Der ventro=kaudale Leberrand verschiebt sich nämlich hierbei (in der ersten Hälfte des dritten Em= bryonalmonats) so stark kaudalwärts, dass er an beiden Seiten fast zur Beckenhöhe herabreicht. In der Mittellinie bewirkt zwar die anfangs gerade nabelwärts ziehende Darmschleife eine immer tiefer werdende Inzisur des Leberrandes. Die Darmschleife selbst ist aber hierbei von dem Drucke der Leber nicht unbeeinflusst. Sie wird offenbar von der Leber kaudalwärts gepresst und zwar mit einer Gewalt, die zuletzt gross genug wird, um die Repositionshindernisse des Nabelbruches zu überwinden und die extra= abdominale Partie der Darmschleife in die Bauchhöhle zu ziehen.

Auf diese Weise erklärt sich einfach die sonst merkwürdige Tatsache, dass MALL (1897) nie einen Embryo finden konnte, an welchem sich die betreffende Darmpartie auf der Rückkehr befand. „Die Rück= kehr des Darmes in den Körper", sagt MALL, muss daher „sehr rasch vor sich gehen" — — —. „Bei Embryonen von 40 mm befindet sich der Darm entweder im Nabelstrang oder in der Bauchhöhle".

„Ist das letztere der Fall", fährt er fort, „so ist die Verbindung zwischen Nabelstrang und Bauch= höhle offen und von einer dünnen Membran umgeben, welche zeigt, dass auch diese Verbindung sich schliessen wird. Diese Membran verschliesst nun die ganze Öffnung, und später wandern die Mm. recti in dieselbe, um die Bauchwand zu vervollständigen".

Nach der Reposition des Nabelbruches findet man die in Fig. 285 angegebene Darmlage. Die früher sagittal verlaufende Dickdarmpartie verläuft jetzt schief frontal, das Colon transversum darstellend. Das Colon descendens ist dorsal geblieben, und von den Dünndarmschlingen etwas nach links gedrängt (und, von vorne gesehen, gedeckt).

Dorsalwärts vom Colon transversum biegt sich das noch relativ dicke Duodenum nach links und setzt sich an der linken Hälfte der Bauchhöhle in die Jejunalschlingen fort. Die Ileumschlingen, welche früher im Nabelstrangcölom lagen, liegen dagegen grösstenteils in der rechten Hälfte der Bauchhöhle.

Durch die Drehung der oberen Dünndarmschlingen nach links kommt die kaudale Partie des Duodenum unterhalb der punktförmigen Ausgangsstelle desjenigen Mesenteriums zu liegen, das dem Jejuno=Ileum und dem Colon transversum gemeinsam ist (vgl. Fig. 286).

Die Ausgangsstelle des Mesenteriums des Colon descendens (einschliesslich des Colon sigmoideum) ist bedeutend länger als diejenige des übrigen Darmes. Von dieser erstreckt sie sich nämlich in der Mittellinie der Dorsalwand linearförmig bis in das Becken herab.

Dieses Mesocolon descendens verlängert sich allmählich Hand in Hand damit, dass das Colon descendens immer mehr nach der linken Seite hin verlagert wird.

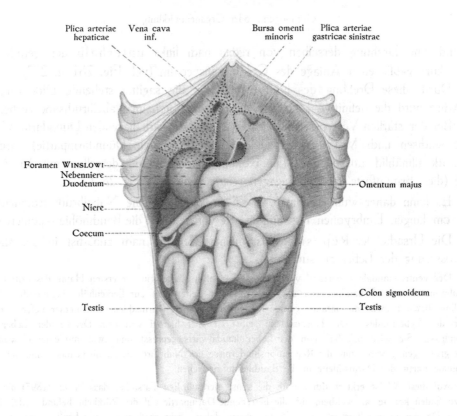

Plica arteriae   Vena cava   Bursa omenti   Plica arteriae
hepaticae   inf.   minoris   gastricae sinistrae

Foramen WINSLOWI
Nebenniere
Duodenum   Omentum majus

Niere

Coecum

Colon sigmoideum

Testis   Testis

Fig. 285.
Bauchhöhle eines 6 cm langen Embryos, von vorne gesehen. Die Leber ist entfernt. $\frac{5}{1}$.
Nach BROMAN (1904): Bursa omentalis.

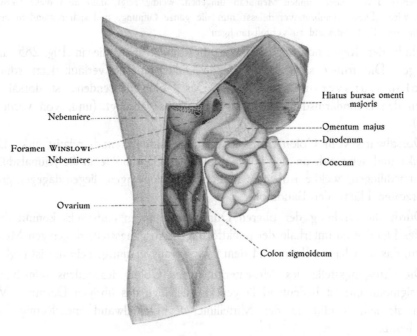

Hiatus bursae omenti
majoris

Nebenniere

Omentum majus
Duodenum

Foramen WINSLOWI
Nebenniere   Coecum

Ovarium

Colon sigmoideum

Fig. 286.
Bauchhöhle eines 7 cm langen Embryos, von rechts und vorn gesehen. $\frac{5}{1}$.
Nach BROMAN (1904): Bursa omentalis.

Im vierten Embryonalmonat komplizieren sich die mesenterialen Verhältnisse des Darmes, indem durch sekundäre Verwachsungen gewisse Mesenterialpartien ganz zugrunde gehen, andere neue Ausgangsstellen gewinnen (vgl. unten!).

Das Längenwachstum der beiden Darmhauptteile ist aus der folgenden Tabelle ersichtlich.

	Länge des			
	Dünndarmes	Dickdarmes	ganzen Darmes	
Bei Embryo 3 mm	1,7 mm	1,5 mm	3,2 mm	Nach MALL
„ „ 17 „	9,1 „	3,7 „	12,8 „	„ „
„ „ 24 „	19 „	7 „	26 „	„ „
„ „ 24 „	34 „	8 „	42 „	„ „
„ „ 28 „	52 „	8 „	60 „	„ „
„ „ 80 „	366 „	50 „	416 „	„ „
„ „ 130 „	474 „	86 „	560 „	„ „
„ „ 450 „	2515 „	410 „	2925 „	Eigene Messung
„ Neugeborenen	2930 „	430 „	3360 „	Nach HUSCHKE
„ Erwachsenen	7000–7500 „	1200–1500 „	8–9000 „	„ HOFFMANN

Aus dieser Tabelle geht u. a. hervor, dass der Dickdarm anfangs relativ sehr lang ist, indem er fast die Hälfte des ganzen Darmes bildet.

Bis zum Ende des dritten Embryonalmonats nimmt der Dünndarm kolossal, der Dickdarm aber nur relativ mässig an Länge zu. Der Dickdarm erfährt hierbei eine starke relative Verkürzung, so dass seine Länge Ende des dritten Embryonalmonats kaum $1/8$ der ganzen Darmlänge beträgt.

Nach dieser Zeit wächst indessen der Dickdarm wieder relativ schneller, so dass seine Länge im achten Embryonalmonat etwa $1/6$ der ganzen Darmlänge beträgt. Etwa dieselbe relative Länge hat der Dickdarm bekanntlich beim Erwachsenen.

Die Verlängerung des Dickdarmes macht sich zuerst am unteren Teil des Colon descendens erkennbar. Hierbar bildet sich nämlich schon in der ersten Hälfte des vierten Embryonalmonats die Flexura sigmoidea aus.

Bald nachher beginnt auch diejenige Colonpartie, die an der Grenze zwischen Colon transversum und Coecum liegt, relativ stark in die Länge zu wachsen.

Das Coecum stösst hierbei bald an die rechte Körperwand und muss daher bei der fortgesetzten Verlängerung kaudalwärts umbiegen. Auf diese Weise entsteht die Flexura coli dextra und die erste kurze Anlage des Colon ascendens.

In den nächstfolgenden Stadien verlängert sich nun stetig das Colon ascendens, und Hand in Hand hiermit wird das Coecum immer mehr kaudalwärts verschoben, bis es zuletzt seine definitive Lage in der rechten Fossa iliaca erreicht.

Unter Umständen findet auch an der Mitte des Colon transversum ein relativ starkes Längen= wachstum statt, das zur Entstehung von (1–2) kaudalwärts herabhängenden Dickdarmschlingen führen kann (Fig. 287). Es ist dies aber als eine Anomalie zu betrachten.

Von Interesse ist, dass der Dickdarm während beträchtlicher Zeit nicht dicker, ja sogar dünner als der Dünndarm ist. Dieses ist der Fall, schon ehe ein Darminhalt vorhanden ist (vgl. Fig. 285!).

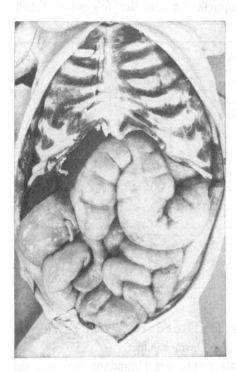

Fig. 287.
V=förmige Knickung des Colon transversum und Dis= lokation des Coecum bei einem 8 Monate alten Kinde. Nach SIMMONDS: Form und Lage des Magens. Jena 1907.

Relativ noch dicker wird aber der Dünn= darm, wenn (im vierten Embryonalmonat) die Gallensekretion der Leber anfängt und zu der Entstehung des embryonalen Darminhaltes, des sog. Meconium, Anlass gibt.

Schon bei etwa 11 cm langen Embryonen findet man im Dünndarm hellgelb grünes Meco= nium (HENNIG, 1879). Die Menge desselben wird bald beträchtlicher und die Farbe dunkler, braungrün bis fast schwarz. Es dehnt zunächst den Dünndarm stark aus und regt offenbar auch die Wände desselben zu stärkerem Wachstum an.

Peristaltische Bewegungen der Darmwände führen das zuerst gebildete Meconium immer weiter kaudalwärts, während in der kranialen Dünndarmpartie neue Meconiummassen auftreten.

Während der letzten Fetalmonate dringt das Meconium auch in den Dickdarm ein und sammelt sich hier in grosser Menge an. Der Dickdarm wird jetzt immer mehr ausgedehnt und zu Dicken= wachstum angeregt. Daraus erklärt sich, dass der Dickdarm etwa vom 7.—8. Fetalmonat ab den Dünndarm an Dicke zu übertreffen beginnt.

An dieser starken Ausdehnung des Dick= darmes nimmt indessen die distale Partie des Blinddarmes nicht teil, weil eine valvelähnliche Schleimhautfalte das Meconium ver= hindert, hier einzudringen. Daraus erklärt sich, meiner Meinung nach, dass diese Blind= darmpartie so dünn bleibt und sich jetzt (bei ausgedehntem Dickdarm) so scharf gegen das definitive Coecum abgrenzt. Von nun ab ist diese Darmpartie also ohne Schwierigkeit als Appendix vermiformis zu erkennen.

Zusammensetzung und forensische Bedeutung des Meconiums.

Das Meconium oder das sog. „Kindspech" besteht nicht nur aus Galle — wenn diese auch die Hauptmasse desselben bildet — sondern enthält daneben auch Produkte anderer Drüsen und abgeschuppte Epithelzellen, sowohl vom Digestionsapparat wie von der Aussenseite des Körpers stammend. Der Fetus verschluckt nämlich Amnion= flüssigkeit, welcher Epidermisschuppen, Wollhaare und Teile der Vernix caseosa beige= mengt sind.

Fäulnisprodukte finden sich im normalen Meconium nicht.

Die Ausscheidung des Meconiums beginnt gleich nach der Geburt (bei Beginn der Atmung) und ist nach 48 bis 96 Stunden vollendet (BERSTER, 1898).

Die Gegenwart von Meconium im Darm beweist also bei der Sektion eines normalen Kindes, dass dasselbe vor Ablauf des vierten Lebenstages gestorben ist. Bei völligem Fehlen des Meconiums im Darm erscheint der Schluss berechtigt, „dass der Tod nicht sofort nach der Geburt eingetreten ist" (STUMPF, 1907). Denn eine völlige Entleerung des Darmes während der Geburt ist aller Wahrscheinlichkeit nach nicht möglich.

Normalerweise wird Meconium intrauterin nie abgeschieden. Findet man bei einem Partus das abgehende Amnionwasser stark durch Meconium verunreinigt, so ist meistens eine beginnende oder schon beendigte Erstickung des Fetus als die Ursache der vorzeitigen Darmentleerung zu betrachten.

Findet man bei einer Sektion Meconium in den Luftwegen und dem Magen eines Kindes, dessen Lungen nicht lufthaltig sind, so deutet dieses mit grosser Wahrscheinlichkeit auf fetale Erstickung (MINOT).

Meconiumflecken an Kleidern etc. können durch kombinierte mikroskopische (Vernix caseosa, Lanugohaare, Bilirubinkristalle) und chemische Untersuchung (GMELIN's Gallenfarbstoffreaktion) diagnostiziert werden und also als Beweise dienen bei Verdacht auf Niederkunft mit nachfolgender Entfernung des Kindes (MINOT).

Gesetzmässige Lagerung der Dünndarmschlingen.

Dass der Dickdarm eine bestimmte Lage sowohl beim Embryo wie beim Erwachsenen einnimmt, ist seit Alters her bekannt.

Dagegen glaubte man allgemein bis vor kurzer Zeit, dass die Dünndarmschlingen ganz regellos lagen.

Dass dies aber nicht der Fall ist, sondern dass die Dünndarmschlingen eine ebenso gesetzmässige Lage einnehmen wie z. B. die Grosshirnwindungen, wurde durch gleichzeitige, aber voneinander unabhängige Untersuchungen von ERIK MÜLLER (1897) und MALL (1897) festgestellt.

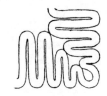

Fig. 288.
Schema, die gesetzmässige Lagerung der Dünndarmschlingen zeigend. Nach ERIK MÜLLER (1897): Beiträge zur Anatomie des menschlichen Fetus. — K. Svenska Vetenskaps = Akademiens Handlingar, Bd. 29.

Nach MALL sollen die schon Ende des zweiten Embryonalmonats gebildeten sechs Dünndarmschlingen bis zum Erwachsenen verfolgt werden und hier noch als Hauptschlingen erkannt werden können.

Nach ERIK MÜLLER sind vom dritten Embryonalmonat an die Dünndarmschlingen konstant in zwei Hauptgruppen (eine linke, obere und eine rechte, untere Hauptgruppe) gesammelt, die „durch eine bestimmte Form und eine besondere Verlaufsrichtung der Schlingen charakterisiert sind" (vgl. Fig. 288). In der linken, oberen Hauptgruppe windet sich nämlich der Darm in horizontalen Zügen allmählich von oben nach unten, während er in der rechten, unteren Hauptgruppe in vertikalen Zügen von links nach rechts zieht.

Diese Anordnung, die im vierten Embryonalmonat besonders schön (fast wie im Schema) ausgeprägt sein kann, ist im grossen gesehen (also wenn man von dem Verlauf der Nebenschlingen absieht) meistens noch beim Erwachsenen zu erkennen.

Die Ursache dieser Anordnung sieht ERIK MÜLLER darin, dass der für die Dünndarmschlingen reservierte Raum nicht gerade, sondern vielmehr winkelförmig gebogen ist, „indem er erst von oben hinten nach unten vorne geht und dann nach rechts abbiegt". Es muss nämlich als die „zweckmässigste Ver=

teilung" des beweglichen, langen Organes „in dem zu seiner Verfügung stehenden Raume" betrachtet werden, wenn die Darmschlingen vertikal gegen die Längsrichtung des Raumes verlaufen.

Die betreffende Dünndarmanordnung stellt indessen nur „eine labile Gewichtslage des Darmes" dar, „die unter dem Einflusse verschiedener Faktoren (wie des Motus peristalticus, der Überfüllung der einzelnen Darmschlingen, der Einflüsse der in der Nähe des Darmes gelegenen anderen mobilen Organe) innerhalb gewisser Grenzen Veränderungen erleiden kann". So z. B. können wahrscheinlich „die Schlingen, die an der Grenzebene zwischen den beiden Gruppen liegen, von der einen Gruppe zu der anderen über= treten — — —, wodurch natürlich die eine Gruppe sich in demselben Masse vergrössert, in welchem die andere sich vermindert". Die untere, rechte Hauptgruppe beginnt auch schon während der späteren Fetal= zeit eine mehr oder weniger grosse Unregelmässigkeit in der Verlaufsrichtung und Länge der einzelnen Schlingen zu zeigen (ERIK MÜLLER).

Histologische Entwicklung der Darmwände.

Das vom Endoderm stammende Darmepithel ist anfangs an der Innenfläche voll= ständig glatt. Es proliferiert Anfang des zweiten Embryonalmonats stark. Hierbei nimmt die Peripherie des Epithelrohres zu, gleichzeitig damit, dass das Lumen desselben verengt wird und zwar verschieden stark an verschiedenen Stellen.

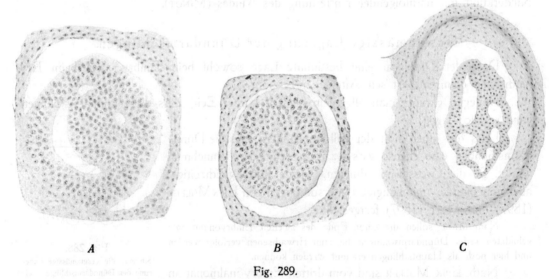

A   B   C

Fig. 289.

Querschnitte des Duodenum. *A* und *B* von einem 11,7 mm langen Embryo $\frac{2 \cdot 9 \cdot 0}{1}$. *C* von einem 20,5 mm langen Embryo $\frac{8 \cdot 0}{1}$. Nach Hj. FORSSNER: Anat. Hefte, Bd. 34, (1907).

Das Lumen des Duodenum bekommt jetzt ein unregelmässiges Aussehen (Fig. 289 *A*) und geht stellenweise vollständig verloren (Fig. 289 *B*). Bei 12—14 mm langen Embryonen sieht die entodermale Duodenalanlage daher wie eine kompakte Epithelmasse aus, in welcher hier und da grössere oder kleinere Reste des Lumens zu erkennen sind (Fig. 290). Diese zuerst von TANDLER (1900) entdeckte physiologische Duodenal= atresie ist später von Hj. FORSSNER (1907) an einem noch grösseren Untersuchungs= material studiert worden. Nach diesem Autor ist die betreffende Epithelokklusion im allgemeinen nicht auf das Duodenum beschränkt, sondern sie tritt etwas später auch in der oberen Partie des Jejunum auf. In Ausnahmefällen kommt sie auch in kaudalen Darmpartien vor.

Die physiologische Epithelokklusion des Darmes variiert bedeutend der Intensität[1]) und der Zeitdauer nach bei verschiedenen Individuen (FORSSNER). Gewöhnlich findet man sie nur bei 10 bis 20 mm langen Embryonen (TANDLER). Nicht selten kann sie aber noch bei 30 mm langen Embryonen vorhanden sein (FORSSNER). „Sie löst sich dadurch, dass im Epithel unregelmässige Lücken (Fig. 289 C) auftreten, die allmählich zu einem neuen zusammenhängenden Lumen verschmelzen."

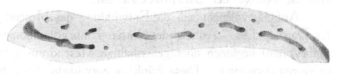

Fig. 290.
Rekonstruktionsmodell des Duodenum (im Längsschnitt) eines 14 mm langen Embryos. $\frac{166}{1}$. Nach Hj. FORSSNER : Anat. Hefte, Bd. 34, (1907).

Hier und da im Dünndarmgebiet entstehen im zweiten Embryonalmonat knospenähnliche Epithel=zellenaggregate, welche bald wieder verschwinden und zwar etwa gleichzeitig damit, dass die Darmzotten=anlagen auftreten. Über die Bedeutung dieser Bildungen wissen wir noch nichts Bestimmtes.

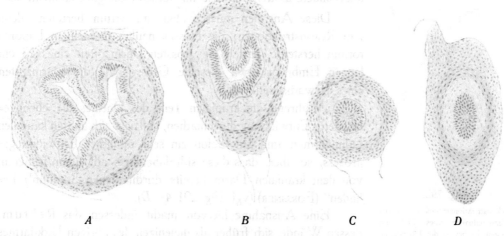

A   B   C   D

Fig. 291.
Querschnitte durch den Darm eines 21,1 mm langen Embryos. $\frac{80}{1}$. A durch die obere Duodenalpartie, B durch Jejunum, C durch Ileum, D durch Colon. Nach Hj. FORSSNER (1907).

Die vom Splanchnopleura gebildete mesodermale Darmanlage stellt anfangs eine undifferenzierte Mesenchymmasse dar, deren oberflächliche Zellen sich später zum Peritonealepithel abplatten.

Im Innern der mesenchymalen Darmwand beginnen Mitte des zweiten Embryonalmonats zirkuläre Züge aufzutreten, die die erste Anlage der zirkulären Muskelschicht (Fig. 289 C) darstellen. Dieselbe wird zuerst (bei etwa 10,3 bis 14—15 mm langen Embryonen) im Duodenum erkennbar und tritt erst nach und nach auch in den mehr kaudalen Darmpartien auf (vgl. Fig. 291). Noch bei 18,5—20 mm langen Embryonen ist aber diese Differenzierung nur in der kranialen Hälfte des Darmes durchgeführt. Erst bei 24—26 mm langen Embryonen findet man Ring=muskulatur im ganzen Darmtractus (KEIBEL und ELZE).

---

[1]) In Ausnahmefällen tritt eine vollständige Okklusion nicht ein.

Diejenige Mesenchymschicht, welche peripher von der Ringmuskelschicht liegt, bildet sich später (bei etwa 70 mm langen Embryonen) zu einer Längsmuskelschicht (Fig. 294) um. Die zwischen Ringmuskelschicht und Darmepithel liegende Mesenchymschicht stellt die Anlage der Submucosa dar.

Anfangs vollzieht sich die Entwicklung des Mesenchyms unabhängig von derjenigen des Darmepithels. Anfang des dritten Embryonalmonats (bei etwa 20—24 mm langen Embryonen) beginnen aber gefässhaltige Mesenchymzäpfchen in das Darmepithel hinein= zudringen (FORSSNER). Diese Zäpfchen entwickeln sich bald zu mehr oder weniger langen Falten, die in der Längsrichtung des Darmes lokalisiert sind (Fig. 292).

Diese Längsfalten stellen ein Vorstadium der Darmzotten (Fig. 293) dar. Durch quere Einschnürungen beginnen sie nämlich (bei etwa 60 mm langen Embryonen) in zottenähnliche Zäpfchen zu zerfallen (BERRY, 1900, FORSSNER, 1907).

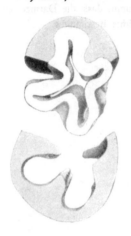

Fig. 292.
Rekonstruktionsmodell der oberen Duodenalpartie eines 21,1 mm langen Embryos, die Längsfalten der Darmschleimhaut zeigend. $\frac{80}{1}$.
Nach Hj. FORSSNER (1907).

Nach einigen Autoren sollen diese zuerst gebildeten Darm= zotten nicht nur relativ, sondern sogar absolut viel grösser als ausgebildete Zotten und also mit diesen nicht ganz identisch sein.

Diese Angaben müssen aber auf Irrtum beruhen, denn nach Rekonstruktionen, die HESSER neulich in meinem Labora= torium herstellte, hatten die grössten Darmzotten eines 13 cm langen Embryos etwa dieselbe Grösse wie die Darmzotten eines Erwachsenen.

„Während die kranialen Teile des Darmes die eben ge= schilderte Entwicklung durchmachen, vollzieht sich an den kaudalen Dünndärmen und am Colon ein sehr ähnlicher Entwicklungs= prozess, so aber, dass diese sich dabei stets auf einem früheren, von dem kranialen Darm bereits durchlaufenen Stadium[1]) be= finden" (FORSSNER) (vgl. Fig. 291 A—D).

Eine Ausnahme hiervon macht indessen das Rektum, dessen Wände sich früher als diejenigen des übrigen Dickdarmes differenzieren.

Im vierten Embryonalmonat sind Villi gebildet sowohl überall im Dünndarm wie auch im Dickdarm (Fig. 294). Die Zahl derselben nimmt indessen bei der Vergrösserung des Darmes in den folgenden Entwicklungsstadien stetig zu, indem zwischen den fertigen Zotten nach und nach neue entstehen. Im wachsenden Darm sind also verschiedene Entwicklungsstadien der Villi Seite bei Seite zu sehen (BERRY).

An derjenigen Stelle des Darmes, wo die Zottenbildung zuerst anfing, behält sie zeitlebens Vorsprung. Daraus erklärt sich, dass beim Erwachsenen die Villi im oberen Dünndarmteil bedeutend zahlreicher sind und dichter stehen als im unteren Dünndarmteil.

Im Dickdarm verschwinden die Zotten wieder (im 9. Embryonalmonat) und zwar dadurch, dass sie mit einander allmählich von den Basen bis zu den Spitzen verwachsen.

---

[1]) Nach BERRY (1900) befindet sich die kaudale Ileumpartie eines 80 mm langen Embryos noch auf dem Stadium der longitudinalen Darmfalten.

Hierbei bleiben indessen zwischen den früheren Zotten schlauchförmige Lücken be=
stehen, die auf die neue Oberfläche der Darmschleimhaut münden und die LIEBERKÜHN=
schen Drüsen des Dickdarmes darstellen.

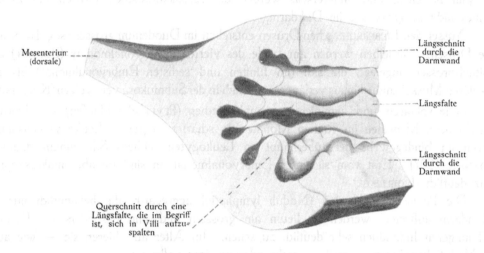

Fig. 293.

Rekonstruktionsmodell des Dünndarmes eines 28 mm langen Embryos, die Entstehung der Villi aus den
Längsfalten zeigend. Unwesentlich verändert. Nach BERRY: Anat. Anz. Bd. 16 (1900).

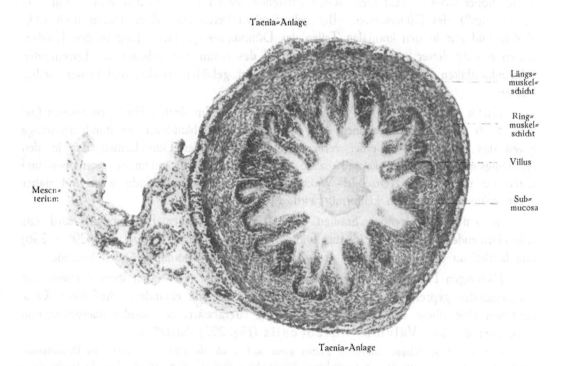

Fig. 294.

Querschnitt des Colon descendens eines 13 cm langen Embryos. $\frac{7,5}{1}$.

Im Dünndarm entstehen die LIEBERKÜHN'schen Drüsen in hauptsächlich derselben Weise. Der Unterschied ist nur, dass der betreffende Verwachsungsprozess hier Halt macht, lange ehe er die Spitzen der Zotten erreicht hat. Deshalb bleiben hier einerseits die Villi bestehen, und andererseits werden die LIEBERKÜHN'schen Drüsen des Dünndarmes nicht so gross wie im Dickdarm.

Ausser den LIEBERKÜHN'schen Drüsen entstehen im Duodenum grössere sog. BRUNNER-sche Drüsen. Dieselben werden am Ende des vierten Embryonalmonats (BONNET) aus Epithelsprossen angelegt, die sich (im fünften und sechsten Embryonalmonat) bis zur zirkulären Muskelschicht hinaus verlängern und sich in der Submukosa verzweigen (KOELLIKER).

„Die solitären und agminierten Lymphknötchen (PEYER'sche Haufen) des Darmes werden beim Menschen im fünften Monate als schärfer begrenzte Leukocytenansamm-lungen im Bindegewebe der (überhaupt an Leukocyten reichen) Schleimhaut deutlich" (BONNET, 1907). Erst vom siebenten Embryonalmonat an sind sie aber makroskopisch ganz deutlich (KOELLIKER).

Die PEYER'schen Haufen (Noduli lymphatici aggregati), die bekanntlich nur im Dünndarm auftreten, werden im Ileum am grössten und sind besonders bei Kindern und jüngeren Individuen sehr deutlich zu sehen. Im Alter atrophieren sie — wie auch die Noduli lymphatici solitarii — mehr oder weniger vollständig.

Im achten Embryonalmonat beginnt in der oberen Dünndarmpartie die Schleimhaut stärker in die Länge zu wachsen als die peripheren Wandpartien. Die Folge hiervon wird, dass die Schleimhaut sich in querliegende Falten legen muss, die allmählich immer höher werden. Auf diese Weise entstehen die Plicae circulares (= „Valvulae conniventes") des Dünndarmes. Bei geburtsreifen Feten sind diese Falten noch recht niedrig und nur in den kranialen Teilen des Dünndarms gebildet. Erst in den Kinder-jahren erreicht dieser Prozess den kaudalen Teil des Ileum, wo indessen die betreffenden Schleimhautfalten nur mit grossen Zwischenräumen gebildet werden und immer niedrig bleiben.

Entwicklung der Valvula ilio-coecalis. Im dritten Embryonalmonat (bei etwa 5—6 cm langen Embryonen) tritt gewöhnlich eine Abknickung der Blinddarmanlage gegen das Colon auf. Hierbei verliert das Endstück des Dünndarmes, das in den Knickungswinkel zu liegen kommt, seine zylindrische Gestalt, indem es „von oben und unten her durch die angrenzenden Wandteile des Dickdarms abgeflacht wird und daher gegen seine Mündung hin keilförmig wird" (TOLDT, 1894).

In den nächstfolgenden Stadien (bei 10—20 cm langen Embryonen) wird das Dünndarmende immer tiefer in das Dickdarmlumen eingeschoben (vgl. Fig. 295 u. 296) und hierbei an seiner Aussenseite von den angrenzenden Dickdarmwänden bekleidet.

Diejenigen Partien des Dünn- bezw. Dickdarmes, die hierbei mit ihren Aussenseiten gegeneinander gepresst werden, verwachsen fast sofort mit einander. Auf diese Weise entstehen eine obere und eine untere Falte, die lateralwärts in einander übergehen und zusammen die sog. Valvula ilio-coecalis (Fig. 297) darstellen.

Dass die diese Klappe bildenden Falten ganz anders als die Plicae circulares des Dünndarmes gebaut sind, geht schon aus der oben gegebenen Beschreibung ihrer Genese hervor. Die Plicae circulares sind ja nur Falten der Schleimhaut, während die beiden Lippen der Valvula iliocoecalis von ganzen, doppelten Darmwänden (Fig. 296) gebildet sind.

Mesenterium.

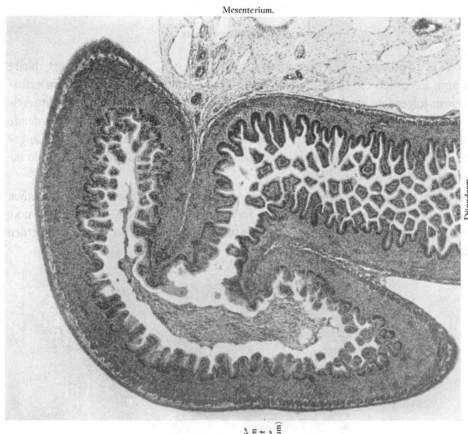

Dünndarm

Fig. 296. $\frac{40}{1}$.

Dick=
darm
(mit
Me=
conium)

Dünn=
darm

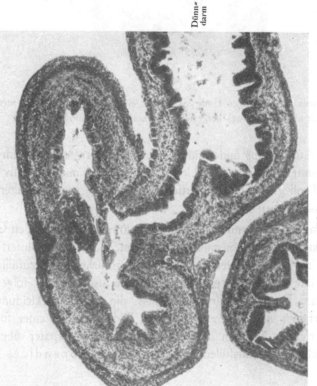

Fig. 295. $\frac{7.5}{1}$.

Dick=
darm

Fig. 295 u. 296.

Längsschnitte durch Ileum und Coecum. Fig. 295 eines 7,5 cm langen Embryos. $\frac{7.5}{1}$. Fig. 296 eines 13 cm langen Embryos. $\frac{40}{1}$.
Die Valvula ileo=coecalis ist in beiden Fällen vom Schnitte quer getroffen. In Fig. 296 ist das Dünndarmslumen grösstenteils durch Darmzotten=Querschnitte ausgefüllt.

Entwicklung der Taeniae und Haustra coli. Bis zur Geburt bleibt gewöhnlich auch im Colon die Längsmuskelschicht ringsum kontinuierlich. Bei der im extra= uterinen Leben folgenden stärkeren Ausdehnung des Colon wird aber diese Muskel= schicht in drei parallelen Muskelbündeln zersplittert, die durch immer grösser werdende Zwischenräume von einander getrennt werden. Die werdende Lage dieser Längs= muskelbündel wird schon im vierten Embryonalmonat durch gefässhaltige Mesenchym= verdickungen markiert (vgl. Fig. 294).

Die erwähnten Längsmuskelbündel werden Taeniae coli genannt. Die zwischen denselben liegenden Wandpartien des Colon sind bedeutend dünner und dem Drucke weniger widerstandsfähig als die die Taeniae einschliessenden Wandpartien, und werden daher bedeutend stärker als diese ausgedehnt.

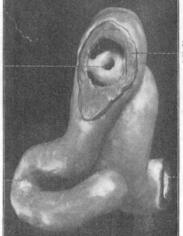

Mündungsstelle des Dünndarms in die Mitte der Valvula ileo=coecalis

Schnittfläche, wodurch das Colon geöffnet und die Valvula ileo= coecalis sichtbar gemacht wor= den ist.

Coecum

Schnittfläche des Dünndarms

Fig. 297.

Valvula ileo=coecalis eines 13 cm langen Embryos. Nach einem von Herrn cand. med. BERTILSSON (unter meiner Leitung) hergestellten Rekonstruktionsmodell. $\frac{10}{1}$.

Die betreffende Ausdehnung findet nicht nur in der Quer= sondern auch in der Längs= richtung des Colons statt. Da indessen hierbei die Taeniae immer relativ kurz bleiben, so müssen die zwischenliegenden Wandpartien sich der Quere nach falten. Auf diese Weise entstehen die sog. Haustra coli.

Die die Haustra coli trennenden, in das Darmlumen einbuchtenden Querfalten der Darmwand scheinen nicht immer konstant an bestimmten Stellen lokalisiert zu sein. Sie stellen wahrscheinlich nur Wandpartien dar, deren Ringmuskelschicht zufälligerweise kon= trahiert ist. Eine solche eingeschnürte Wandpartie kann also in einem folgenden Moment ein Haustrum bilden. Daraus erklärt sich, dass die seröse Bekleidung des Colon gegenüber den Querfalten kleine Vorratsfalten bildet, die bei einer folgenden Aus= dehnung wieder verstreichen. Indem diese Vorratsfalten aber später übermässig gross werden und sich partiell mit Fett ausfüllen, entstehen die sog. Appendices epiploicae.

Entwicklung des Rektum.

Der grössere Teil des Rektums entsteht aus der dorsalen Partie der entoder= malen Kloake (vgl. Fig. 280 *A—D*, S. 337!)

Diese Partie wird in den 4.—8. Embryonalwochen von der ventralen Kloaken= partie abgesondert, und zwar dadurch, dass zwei laterale Längsfalten, die sog. Uro= rektalfalten, in das Kloakenlumen einbuchten und miteinander in der Medianebene verschmelzen. An der Verwachsungsstelle geht schnell das Epithel der Urorektalfalten verloren, so dass diese bald miteinander mesenchymatös verwachsen.

Die Entwicklung und Verwachsung dieser Urorektalfalten beginnt kranial und schreitet allmählich kaudalwärts fort. Beide zusammengenommen bilden diese Falten eine frontale Scheidewand (das sog. Septum uro=rectale), die sich kaudalwärts ver= längert, bis sie diejenige Epithelplatte (die sog. Kloakenplatte) erreicht, die zwischen der ektodermalen und der entodermalen Kloake liegt.

Die entodermale Rektalanlage ist jetzt vollständig von der entodermalen Anlage der Blase, der Urethra und des Sinus urogenitalis getrennt (Fig. 280 *D*).

Durch ähnliche, wenn auch sehr viel kürzere Seitenfalten, die ebenfalls in der Medianebene miteinander verwachsen, wird die Kloakengrube in eine vordere Urogenital= grube und eine hintere Aftergrube gesondert.

Diese Aftergrube vertieft sich in der Folge ein wenig, wird aber beim Menschen nie besonders tief. Sie stellt die ektodermale Rektalanlage dar.

Diese bleibt noch eine Zeitlang von der entodermalen Rektalanlage durch eine Epithelschicht getrennt. Erst wenn diese Epithelmembran bei etwa 33 mm langen Em= bryonen durchreisst, bekommt der Darmkanal also eine Analöffnung.

Aus der ektodermalen Rektalanlage geht das sog. Vestibulum recti hervor. Die Wand wird hier von geschichtetem Plattenepithel bekleidet. Um diese Darmpartie herum bildet sich der Sphincter ani externus aus.

Die histologische Entwicklung der entodermalen Rektalanlage stimmt der Haupt= sache nach mit derjenigen des übrigen Dickdarmes überein. Nur eilt sie dieser nicht unbeträchtlich voraus. Die Längsmuskelschicht bleibt kontinuierlich. Es bilden sich also hier keine Taeniae aus. Die untere Partie der Ringmuskelschicht entwickelt sich besonders stark und stellt den Sphincter ani externus dar.

Oberhalb des letztgenannten entwickelt sich die unter dem Namen Ampulla recti bekannte Erweiterung in den ersten Kinderjahren und zwar nach Bodenhamer (1884) erst, wenn die Defäkation unter dem Einfluss des Willens zurückgehalten wird. In höherem Alter wird die Ampulle immer stärker erweitert.

Die persistenten Falten des Mastdarmes sind schon bei der Geburt vorhanden (Merkel, 1907).

Anomalien und Missbildungen des Darmes.

Darmstenosen und Darmatresien.

Wie schon (S. 346) erwähnt, kommt eine embryonale Epithelokklusion des Darmlumens physiologisch vor sowohl im Duodenum wie im oberen Jejunumteil und im unteren Rektumteil. In anomalen Fällen kann eine ähnliche Okklusion auch im Ileum oder im Colon vorkommen.

Gewöhnlich löst sich nun diese epitheliale Okklusion des Darmes, ehe der Falten=
bildungsprozess durch das Einwachsen des Mesenchyms in das Darmepithel ange=
fangen hat.

Wenn aber die Lösung der Epithelokklusion verspätet wird, so kann es geschehen,
dass das Mesenchym die Epithelmassen vollständig durchwächst (Hj. FORSSNER) und auf
diese Weise die Okklusion verstärkt. Dieselbe bleibt dann als eine Darmatresie
(Fig. 298 A) bestehen.

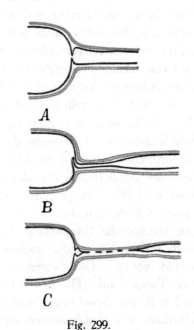

Löst sich die zentrale Masse der Epithel=
okklusion, bevor diese ganz und gar von Binde=
gewebe durchwachsen war, so bekommt der
betreffende Darmteil zwar ein Lumen, dieses
wird aber abnorm eng. Es bildet sich --
mit anderen Worten — eine Darmstenose
(Fig. 299 A) aus.

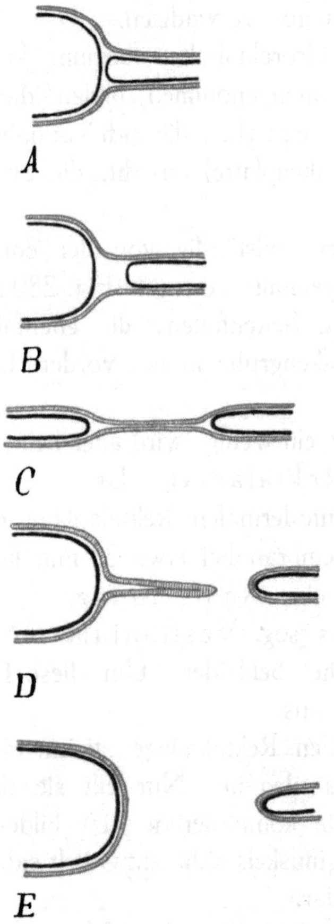

Fig. 298.

Schemata, die Bildung zweier freier Darm=
Blindenden aus einer Darmatresie zeigend.
Nach Hj. FORSSNER (1907).

Fig. 299.

Schema einer strangförmigen Darmstenose,
die sich in Atresie umwandelt. Nach
Hj. FORSSNER (1907).

Je nachdem der erwähnte Prozess an kürzeren oder längeren Darmstrecken statt=
findet, werden die dabei entstehenden Atresien bezw. Stenosen membranartig
(Fig. 298 A) oder strangförmig (Fig. 298 C).

Eine membranartige Darmatresie kann sekundär durch Zerreissung der Membran
in eine Stenose umgewandelt werden.

Umgekehrt kann eine strangförmige Darmstenose sich sekundär (durch Dehnung
etc.) in eine Atresie umwandeln (vgl. Fig. 299). Dieses erklärt nach Hj. FORSSNER

(1906) die Tatsache, dass unter Umständen unterhalb einer Atresie (z. B. im Jejunum) Meconium gefunden worden ist.

In dem Inneren des die normalen Darmpartien verbindenden Stranges, welcher stets Serosa, Muskularis und Submukosa enthält, findet man unter Umständen vereinzelte Epithelreste (Fig. 299 C).

Durch Dehnung kann (schon während des Fetallebens) eine strangförmige Verbindung zerreissen und als solche vollständig verschwinden (vgl. Fig. 298). Auf diese Weise kann die Darmunterbrechung sekundär vollständig werden (FORSSNER).

Die Stenosen und Atresien kommen im Dünndarm viel häufiger als im Colon vor. Am allerhäufigsten findet man sie im Duodenum und zwar entweder oberhalb oder unterhalb der Papilla VATERI oder an der analen Grenze des Duodenum (an der Flexura duodeno=jejunalis).

Im Jejunum sind sie ebenfalls in der Nähe der Flexura duodeno=jejunalis zu erwarten.

Im Ileum findet man sie meistens unmittelbar oberhalb der Valvula iliocoecalis oder an einer, der Abgangsstelle des Dotterblasenstieles entsprechenden Stelle. Den letzt= genannten Verschluss bezieht SUTTON (1890) auf Anomalien des Dotterblasenstieles und der Reduktion desselben.

Im Colon findet man nach BIRNBAUM (1909) Stenosen und Atresien meist im Bereich der Flexura sigmoidea. Nach KIRMISSON (1899) hat man sie ausserdem im mittleren Teile des Dickdarmes beobachtet.

Praktisch ganz besonders wichtig sind die Stenosen und Atresien im Bereiche des Rektums und der Analöffnung.

Von den Atresien des Enddarmes unterscheiden wir folgende Formen:

1. Atresia ani simplex (Fig. 300 A). Die Analöffnung fehlt. Ihre normale Stelle ist entweder gar nicht markiert oder sie ist durch runzelige Haut, eine seichte Ver= tiefung oder eine flache Erhebung (vgl. Fig. 185, S. 224) gekennzeichnet. — Diese Miss= bildung ist entweder dadurch entstanden, dass eine Aftergrube sich nie gebildet hat, oder dadurch, dass die schon gebildete Aftergrube sekundär eine Epithelokklusion erfahren hat. Durch einwachsendes Bindegewebe kann diese Epithelokklusion dann verstärkt werden.

Nicht immer findet aber eine bindegewebige Verstärkung der betreffenden Epithelmembran statt. Dieselbe kann dann sehr leicht mit dem Finger durchbrochen werden. Die bindegewebigen Analatresien können selbstverständlich nur durch chirurgische Eingriffe beseitigt werden.

2. Atresia recti simplex (Fig. 300 C). Die Analöffnung und die ektodermale Partie des Rektums haben sich normal entwickelt, die entodermale Enddarmpartie kommuniziert aber nicht mit denselben, sondern endigt blind. — Diese Missbildung ist entweder dadurch entstanden, 1. dass die entodermale Enddarmanlage sich nie mit dem Ektoderm ver= bunden hat, oder 2. dadurch, dass diejenige Epithelmembran, die primär an der Grenze zwischen entodermaler und ektodermaler Enddarmanlage liegt und die physiologisch von entodermalen Epithelzellen verdickt wird, durch einwachsendes Bindegewebe persistierend gemacht worden ist.

3. Atresia ani et recti (Fig. 300 B). Der ganze ektodermale Enddarmteil und die kaudale Partie der entodermalen fehlen vollständig oder sind nur durch einen bindegewebigen Strang repräsentiert.

Diese Missbildung stellt eine Kombination der Atresia ani mit der Atresia recti dar. Ihre Entstehung lässt sich also in derselben Weise wie die Entstehung dieser Miss=

bildungen erklären. Findet man an Stelle des fehlenden Darmteiles einen bindegewebigen Strang, so ist es anzunehmen, dass die betreffende Darmpartie embryonal angelegt wurde und erst sekundär durch Epithelokklusion und nachfolgende Einwachsung von Binde= gewebe obliterierte.

Wenn die bindegewebige Verstärkung einer Epithelokklusion nicht vollständig wird, so entsteht, wie erwähnt, anstatt einer Atresie eine Stenose.

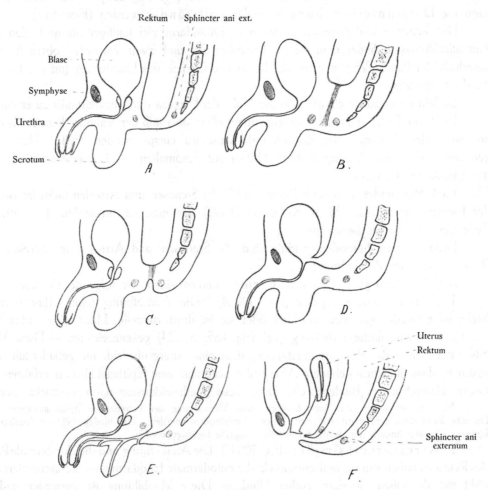

Fig. 300.

Schemata der Anal= und Rektalatresien. Nach ROTTER (1901). *A* Atresia ani, *B* Atresia ani et recti, *C* Atresia recti, *D* Atresia ani cum fistula vesicali, *E* Atresia ani cum fistula perineali, scrotali, suburethrali, *F* Atresia ani cum fistula vestibulari (= vulvari).

Die Stenosen des Mastdarmes und der Analöffnung sind viel gewöhnlicher als die Atresien derselben.

Wenn sie zu hartnäckiger Obstipation Anlass geben, verlangen sie Dilatation.

Dass die Darmatresien operative Eingriffe nötig machen, ist selbstverständlich. Nach ROTTER (1901) soll diese Operation am besten am dritten Tage nach der Geburt ausgeführt werden.

Die Analatresien kombinieren sich oft mit abnormen Darmöffnungen.

Entstehung abnormer Darmöffnungen.

Wenn sich das Septum uro=rectale mangelhaft entwickelt und nie mit der Kloakenplatte verschmilzt, persistiert die entodermale Kloake, d. h. der Enddarm bleibt mit dem Sinus urogenitalis in Verbindung. Wenn ausserdem die Trennung der Kloakengrube in Aftergrube und Urogenitalgrube ausbleibt und nachher die Kloaken= platte zugrunde geht, so entsteht eine gemeinsame Anal= und Urogenitalöffnung, welche der Kloake der niederen Wirbeltiere gleichzustellen ist.

Wenn aber die Kloakenplatte teilweise oder ganz persistiert und von Mesenchym durchwachsen wird, entsteht Atresie der Darmöffnung, der Urogenitalöffnung oder beides. Im letztgenannten Falle münden Rektum und Sinus urogenitalis in einen ge= meinschaftlichen, durch Meconium und Harn ausgedehnten Hohlraum. — Wenn dagegen die Urogenitalöffnung normal ausgebildet wurde, kann sich der Darminhalt durch dieselbe entleeren. Diese Missbildung soll am häufigsten bei männlichen Individuen vorkommen. Gewöhnlich mündet der Enddarm in die aus dem Sinus urogenitalis hervorgegangene Pars membranacea urethrae (Atresia ani urethralis), viel seltener in die höher gelegene Urethralpartie oder in die Blase (Atresia ani vesicalis).

Bei der entsprechenden Missbildung beim weiblichen Geschlecht mündet der End= darm in die hintere Partie der Vulva, in das aus dem Sinus urogenitalis hervor= gegangene Vestibulum vaginae (Atresia ani vulvaris s. vestibularis).

Wenn die Kommunikation des Enddarmes mit dem Urogenitalrohr nur sehr eng ist, wird sie Fistel genannt. Die oben erwähnten Missbildungen heissen dann: Atresia ani cum fistula urethrali, cum fistula vesicali (Fig. 300 D) oder cum fistula vestibulari (Fig. 300 F).

Alle diese Missbildungen sind als reine Hemmungsmissbildungen zu betrachten.

Schwieriger sind diejenigen Analatresien zu erklären, bei welchen der Enddarm in die Vagina (Atresia ani vaginalis) in den Uterus (Atresia ani uterina) oder in einen der Ureteren (Atresia ani ureterica) mündet. Diese Kommuni= kationen des Enddarmes sind wohl alle durch abnorme, sekundäre Verbindungen zustande gekommen.

Auch die kongenitalen, äusseren Fistelbildungen des Enddarmes sind nicht als einfache Hemmungsbildungen zu betrachten. Bei der Bildung des Dammes durch mediane Verwachsung der paarigen Dammanlagen bleibt eine mit dem ektodermalen Enddarm= teil kommunizierende, ektodermale Rinne eine Zeitlang offen. In einigen Fällen schliesst sich nun nicht diese Rinne ganz und gar, sondern nur oberflächlich, und es entsteht so ein dünner Fistelgang, welcher sich in der Raphe des Dammes öffnet (Atresia ani cum fistula perineali). Bei männlichen Individuen kann sich diese Fistelbildung subcutan am Scrotum oder selbst an der Unterseite des Penis (der Urethra parallel) fortsetzen (Atresia ani cum fistula scrotali bezw. cum fistula suburethrali) (vgl. Fig. 300 E). Bei weiblichen Individuen können sich solche Fisteln auch in die hintere Partie der Vulva öffnen und von der oben beschriebenen einfachen Hemmungsmissbildung (Atresia ani cum fistula vestibulari, Fig. 300 F) schwer zu unterscheiden sein.

In sehr seltenen Fällen scheint der Canalis neurentericus (vgl. Fig. 65 A, S. 118) ganz oder teilweise persistieren zu können. Wenn gleichzeitig die Medullarrinne offen bleibt, so lässt sich denken, dass eine dorsale Darmöffnung entsteht. Auf diese Weise hat man eine Missbildung zu erklären versucht, bei welcher der Mastdarm nach Perforation des Kreuzbeines dorsal mündete.

Zuletzt ist hier zu erwähnen, dass in seltenen Fällen eine Darmöffnung am Nabel entstehen kann. Wenn nämlich der Dotterblasenstiel nicht an seiner Darm= insertion, sondern erst ausserhalb des Nabels abgeschnürt wird, so kann er bei der Unter= bindung des Nabelstranges mit unterbunden werden. Beim Abfallen des Nabelstranges entsteht dann ein Anus praeternaturalis am Nabel. — Findet die embryonale Ab= schnürung des Dotterblasenstiels gerade im Nabel statt, so kann das blinde Ende des= selben mit dem Nabel bindegewebig verbunden werden und später durch Eiterung am Nabel gesprengt werden (SEITZ). Auch in diesem Falle entsteht also ein Anus praeternaturalis am Nabel. Wenn die betreffende Öffnung nur klein ist, nennt man sie Divertikelfistel.

Solche Fistelbildungen heilen leicht spontan, wenn sie nicht mit Darmatresien (einschliesslich Anal= atresien) kombiniert sind.

Grössere Darmdefekte

kommen fast nur neben anderweitigen schweren Missbildungen vor. In diesen Fällen ist die Ursache wahrscheinlich in mangelhaftem Bildungsmaterial zu suchen.

Angeborene Darmerweiterungen

kommen sowohl im Dünn= wie im Dickdarme vor.

Regelmässig entstehen mehr oder weniger beträchtliche Erweiterungen durch Me= coniumanhäufung oberhalb Stenosen und Atresien.

Aber auch ohne solche kann der embryonale Darm abnorm erweitert werden.

So beobachtete TORKEL (1905) eine angeborene zylindrische Erweiterung eines Jejunumabschnittes bei Mangel jeglichen Hindernisses in den weiter abwärts gelegenen Darmteilen[1]). Da die erweiterte Darmwand normal gebaut war, so lässt sich die be= treffende Veränderung nur auf eine anomale Steigerung des Wachstums zurückführen.

Ein solcher partieller Riesenwuchs kann auch das Colon descendens mit der Flexura sigmoidea betreffen. Hierbei handelt es sich gewöhnlich nicht nur um eine Erweiterung, sondern auch um eine oft beträchtliche Verlängerung der betreffenden Dickdarmpartie (bis zu 25 cm und darüber beim Neugeborenen) (HIRSCHSPRUNG, 1888). In vielen solchen Fällen erscheint es indessen fraglich, ob eine wahre Darmhypertrophie vorkommt, denn sie verlaufen unter dem Bilde einer hochgradigen Stuhlverstopfung mit Auftreibung (Meteorismus) des Leibes, und die Kinder gehen oft infolge dieser Anomalie zugrunde (sog. „HIRSCHSPRUNG'sche Krankheit"). Man bekommt daher den Eindruck, als wäre die Darmvergrösserung ganz oder teilweise durch Lähmung der Darmmus= kulatur bedingt.

Diejenige Stelle des Ileum, wo der Dotterblasenstiel anfangs kurze Zeit inseriert (vgl. Fig. 209, S. 239), zeigt unmittelbar nach der Abschnürung des Stieles eine spindel= förmige Erweiterung. In der Folge verschwindet aber regelmässig diese Erweiterung wieder. Es lässt sich aber, meiner Meinung nach, denken, dass diese Ileumerweiterung unter Umständen persistieren könne.

---

[1]) Cit. nach BIRNBAUM.

Wenn die Schleimhautklappe, die normalerweise das Eindringen des Meconiums in die Appendix vermiformis verhindert, unentwickelt bleibt, so kann die Appendix= anlage so stark ausgedehnt werden bezw. zuwachsen, dass sie die Weite des Coecums bekommt und also mit diesem einverleibt wird. In solchen Fällen ist der Blinddarm relativ lang und die Appendix vermiformis fehlt.

Ist aber bei fehlender Appendix der Blinddarm relativ kurz, so lässt sich wohl eher annehmen, dass eine Appendixanlage nie gebildet wurde.

Partielle Duplizität des Darmes

kommt nur sehr selten, wenn überhaupt jemals bei einfachen Individuen vor.

Bei gewissen Doppelmonstren (mit Duplicitas inferior) ist dagegen Verdoppelung des Darmes eine regelmässige Erscheinung (vgl. Fig. 144, S. 189).

Abnorme Länge bezw. Kürze des Darmes.

Bei normalem Dickenwachstum kann das Längenwachstum des ganzen Darmes bezw. einzelner gut abgrenzbarer Teile desselben (z. B. des Colon transversum) ent= weder abnorm stark oder abnorm schwach sein. Das Endresultat wird natürlich dann, dass der Darm entweder ungewöhnlich lang oder ungewöhnlich kurz wird. Allerdings ist hierbei die Grenze zwischen dem Normalen und dem Abnormen oft nicht leicht zu ziehen. Denn das Längenwachstum des Darmes wechselt physiologisch bei verschiedenen Individuen stark, besonders wenn sie in den Kinderjahren verschiedene Nahrung (haupt= sächlich vegetabilische Nahrung oder hauptsächlich Fleischnahrung) bekommen.

Selbstverständlich wird im allgemeinen die Folge eines abnormen Längenwachstums des Darmes die, dass die betreffende Darmpartie abnorme Schlingen bildet oder in anderer Weise abnorme Lage bekommt. Von praktischem Interesse ist, dass, wie oben erwähnt (S. 343), das Colon transversum bei abnorm starker Verlängerung 1—2 V=förmige Knickungen macht (vgl. Fig. 287, S. 344), die für die Fortbewegung des Darm= inhaltes sehr ungünstig sind.

Persistenz des Schwanzdarmes.

In seltenen Fällen kann der Schwanzdarm (vgl. Fig. 280 *A* u. *B*, S. 337) wenigstens teilweise persistieren.

Abgeschnürte Schwanzdarmpartien können zu faustgrossen, mit wässeriger Flüssig= keit gefüllten Cysten („Enterokystome") anwachsen, welche auf der ventralen Seite des Steiss= oder Kreuzbeines sitzen.

Persistenz des Dotterblasenstieles.

In etwa zwei Prozent der Fälle (Thomson, 1891) wird der Dotterblasenstiel nicht unmittelbar am Ileum abgeschnürt, sondern an einer vom Darme mehr oder weniger entfernten Stelle.

Die auf diese Weise mit dem Ileum in Verbindung bleibende Stielpartie entwickelt sich dann wie ein Ileumteil weiter. Er stellt die beim Erwachsenen unter dem Namen Diverticulum ilei (Meckeli) bekannte Divertikelbildung dar (Fig. 301).

Die Länge solcher Divertikeln wechselt zwischen 3 und 30 cm, der Durchmesser zwischen 1¼—5 cm.

Beim Erwachsenen geht das Diverticulum ilei ½—1 oder höchstens 2 Meter ober= halb der Valvula ileocoecalis vom Darmrohr aus und zwar immer an dem freien, dem Mesenterialansatze entgegengesetzten Umfange. Beim Neugeborenen soll es nur 3—4 cm oberhalb der Klappe zu finden sein (BIRNBAUM).

Das blinde Ende des Divertikels ist abgerundet und gewöhnlich frei. „Selten geht von diesem blinden Ende ein Bindegewebsstrang aus, welcher das Divertikel mit dem Nabel verbindet" (MERKEL). Derselbe ist dadurch entstanden, dass das Lumen der distalen

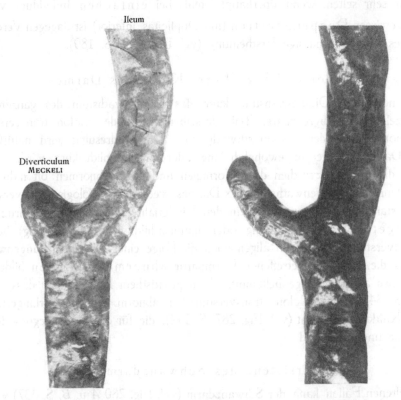

Fig. 301.
Zwei MECKEL'sche Divertikel von Erwachsenen. (Museum anatomicum, Lund.)

Partie des intraabdominalen Dottergangteils vollständig zugrunde gegangen ist, während die Wände dieser Gangpartie — wenn auch mehr oder weniger atrophiert — als solider Strang noch fortbestehen.

Dass unter Umständen die ganze intraabdominale Dottergangpartie (mit Lumen) bestehen und dann mit dem Nabel in direkter Verbindung bleiben kann, wurde schon oben (S. 358) erwähnt.

Solche lange, mit dem Nabel direkt oder indirekt (d. h. durch Vermittelung eines soliden Stranges) verbundenen Ileumdivertikel können unter Umständen zu Ileus durch Strangulation („innere Einklemmung") Anlass geben. Auch wenn sie sich sekundär vom Nabel ablösen, können sie durch Knotenbildungen um naheliegende Darmschlingen herum verhängnisvoll werden.

Schliesslich kann das Ileumdivertikel sich auch in das Lumen des Ileum umstülpen (sog. „Intus=susception" des MECKEL'schen Divertikels) und auf diese Weise Ileussymptome hervorrufen.

Meistens stellt aber das Ileumdivertikel eine harmlose Anomalie dar.

Unter Umständen können von dem epithelialen Dotterblasenstiel Reste persistieren, die sich, obgleich von der Darmschleimhaut abgeschnürt, weiter entwickeln. Auf diese Weise entstehen kleinere oder grössere C y s t e n , die mit wässeriger Flüssigkeit gefüllt sind.

Das Ileumdivertikel bildet eine sichere Marke, die die Umbiegungsstelle der ersten embryonalen Darmschlinge noch beim Erwachsenen markiert. Bei der Bildung dieser Darmschlinge bekommt selbstverständlich die Umbiegungsstelle das am längsten ausge=zogene Mesenterium.

Noch beim Erwachsenen ist an dieser Stelle das Mesenterium des Dünndarmes am längsten geblieben. (Ich habe mich hierüber durch Messungen der Mesenterien in zwei Fällen von MECKEL'schem Divertikel überzeugen können.)

Daraus erklärt sich die Tatsache, dass gerade der betreffende Ileumteil relativ oft in Bruchsäcken zu finden ist.

P e r s i s t e n z d e s N a b e l s c h n u r b r u c h e s b e z w. d e s N a b e l s c h n u r b r u c h s a c k e s .

In abnormen Fällen wird, wie oben (S. 222) erwähnt, der embryonale, physiolo=gische Nabelschnurbruch nicht definitiv reponiert.

Die Ursache hiervon kann sein:

I. dass die physiologische Reposition des Bruches nie zustande kommt, entweder

a) weil der Dotterblasenstiel nicht vollständig abgeschnürt wird und daher den Bruch im Bruchsack festhält, oder

b) weil sekundäre Verwachsungen zwischen Bruchsackwand und Bruchsackinhalt stattfinden, oder

c) weil der physiologische Repositionsmechanismus nicht normal funktioniert (z. B. wenn die Leber sich nicht stark genug kaudalwärts vergrössert), oder

d) wenn die Bruchpforte (= der sog. Nabelring) relativ allzu klein wird, ehe die physiologische Reposition stattgefunden hat. (Normalerweise scheint in der Enge der Bruchpforte ein Repositionshindernis zu existieren, das, abnorm vergrössert, wohl leicht gegenüber dem Repositionsmechanismus übermächtig sein könnte.)

II. dass der schon normal reponierte Nabelstrangbruch sekundär wieder auftritt,

a) weil sowohl der Bruchsack wie die Bruchpforte weit offen bleibt, bis der intraabdominale Druck positiv wird, oder

b) weil der Nabelring sich bis zu dieser Zeit nicht genügend zusammenzieht.

Besonders wenn die intraabdominale Drucksteigerung abnorm stark wird, ist es an=zunehmen, dass auch das letztgenannte Moment zu der Entstehung von Hernien mit=wirken kann.

Viele Befunde deuten nun darauf hin, dass schon im vierten Embryonalmonat der intraabdominale Druck regelmässig p o s i t i v wird.

Es lässt sich daher sehr wohl denken, dass unter Umständen schon von dieser Zeit ab eine sekundäre Nabelschnurhernie entstehen könne.

Bei mangelhafter Ausbildung einer grösseren Partie der vorderen Bauchwand müsste zu dieser Zeit auch die sog. E v e n t r a t i o n (vgl. oben S. 223) entstehen.

Entstehung des „Nabelbruches im engeren Sinne".

Der Nabelbruch im engeren Sinne entsteht erst einige Wochen oder Monate nach der Geburt.

Der Entwicklungsmechanismus dieses Bruches fällt mit demjenigen des oben unter IIb angeführten Nabelschnurbruches zusammen.

Der Nabelring ist also in diesen Fällen relativ gross und das ihn ausfüllende Binde= gewebe (die Nabelgrundnarbe) ist wenig elastisch und wenig widerstandsfähig. Wenn nun abnorme Steigerungen des intraabdominalen Druckes hinzukommen (z. B. durch Krankheiten, die zu stetigen Anstrengungen der Bauchpresse oder zu übermässiger Aus= dehnung des Darmes [Meteorismus] führen), so wölbt sich allmählich die Nabelgrund= narbe tumorähnlich nach aussen und es entsteht ein (gewöhnlich kleiner) Nabelbruch.

Andere angeborene Hernien.

Dass der positive intraabdominale Druck auch an anderen Stellen zu Hernien An= lass geben kann, ist fast selbstverständlich.

Diese Möglichkeit liegt besonders an solchen Stellen vor, wo durch Entwicklungs= hemmung die Bauchhöhle mit anderen Höhlen in direkter Verbindung bleibt, oder wo die diese Höhle begrenzenden Wände abnorm schwach sind.

So z. B. entstehen Zwerchfellhernien ohne Bruchsack (Fig. 302), wenn sich die primären Kommunikationsöffnungen zwischen Peritoneal= und Pleurahöhlen nicht schliessen, und Zwerchfellhernien mit Bruchsack (Fig. 303), wenn die eine Zwerchfellshälfte nicht muskulös wird.

Wenn der im Inguinalkanal verlaufende Processus vaginalis peritonei offen bleibt, so kann schon während der Fetalzeit eine Inguinalhernie entstehen. In den allermeisten Fällen bilden sich aber die sog. angeborenen Inguinalhernien erst nach der Geburt (wenn die Bauchpresse in stärkere Aktion tritt) aus. Nur der Bruchsack, nicht der Bruch selbst, ist also — streng genommen — in diesen Fällen angeboren.

Auch Cruralhernien sollen, wenn auch sehr selten, angeboren vorkommen können (AHLFELD).

Komplikationen der Mesenterien durch die Bildung der Bursa omentalis und des Omentum majus sowie durch sekundäre Verwachsungen.

Entstehung der gemeinsamen Anlage der Bursa omentalis und der Bursa infracardiaca.

Wir haben oben (S. 241) schon die Entwicklung der Mesenterien bis zu dem Stadium verfolgt, in welchem der Digestionskanal ein nur unvollständiges ventrales Mesenterium (nur oberhalb des Nabels), aber ein vollständiges, von der dorsalen Mittellinie der Körperwand ausgehendes, dorsales Mesenterium besitzt.

Diese relativ einfachen mesenterialen Verhältnisse werden nun frühzeitig durch das Auftreten von taschenähnlichen Mesenterialrezessen kompliziert, die die Auf= gabe zu haben scheinen, andere im Mesenterium sich entwickelnde Organe (Lungen, Leber, Pankreas und Milz) von dem Digestionskanal relativ frei zu machen.

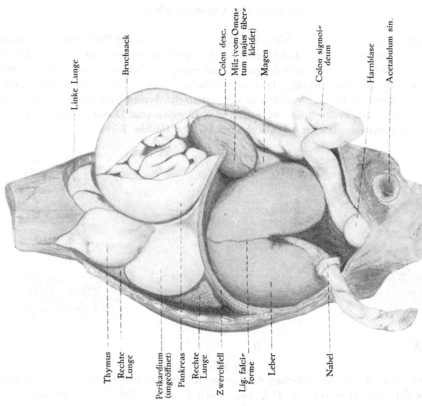

Thymus
Rechte Lunge
Perikardium (ungeöffnet)
Pankreas
Rechte Lunge
Zwerchfell
Lig. falci=forme
Leber
Nabel

Linke Lunge
Bruchsack
Colon desc.
Milz (vom Omen=tum majus über=kleidet)
Magen
Colon sigmoi=deum
Harnblase
Acetabulum sin.

Fig. 303.

Hernia diaphragmatica vera (= mit Bruchsack) sin. (Die Gelegen=heit, diesen Fall zu untersuchen, verdanke ich Herrn Prof. BENDZ.)

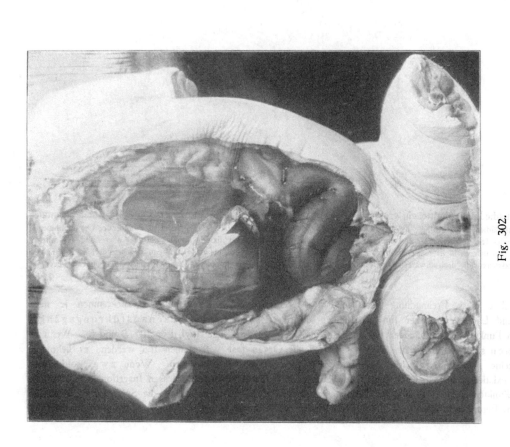

Fig. 302.

Hernia diaphragmatica spuria (= ohne Bruchsack) sin. Nach einem Präparat von Herrn Prof. FIBIGER; phot. von Prof. HANSEN.

Die Entstehungsursache der Mesenterialrezesse ist — in der Phylogenese — wahrscheinlich darin zu suchen, „dass der Digestionskanal bei seinen peristaltischen Bewegungen die ursprünglichen, breiten, bindegewebigen Verbindungen desselben mit den grossen und wenig beweglichen Organen (Leber, Pankreas und Milz) allmählich auflockert und ausdehnt. Dies führt natürlich — wenn die betreffende Bindegewebspartie nicht an Masse zunimmt — zu einer Verdünnung der ursprünglich breiten Verbindung und zu einer mehr oder weniger vollständigen Freimachung des betreffenden Organes vom Darme (vgl. Fig. 304). — Die selbständigen Bewegungen der Lungen haben wahrscheinlich eine ähnliche Wirkung".

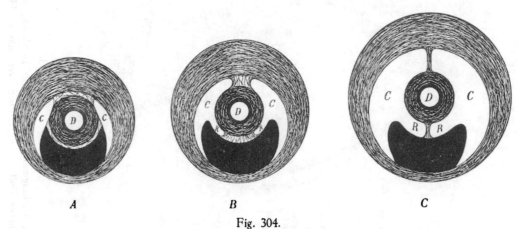

A   B   C

Fig. 304.

Drei schematische Querschnitte, die Isolierung des Darmes (*D*) von einem grossen Organ (schwarz) durch Rezessbildungen (*RR*) zeigend. *C* Cölom. Nach BROMAN (1904): Bursa omentalis.

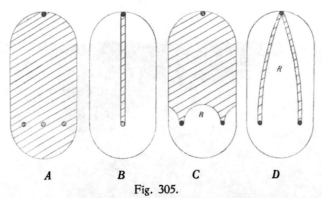

A   B   C   D

Fig. 305.

Schematische Längsschnitte, ein grosses Organ vom Darme isolierend. Nach BROMAN (1904): Bursa omentalis.
Die Schnittflächen sind schraffiert, die freien Flächen des Organes sind weiss. Die stärker fixierten Punkte der Organfläche sind schwarz oder fein schraffiert. — *A* Anfangsstadium. Wenn es nur zwei stärker fixierte Punkte gibt (der obere und der mittlere von den drei unteren in *A*), entsteht durch die Rezessbildung ein einfaches Ligament (*B*). Wenn dagegen drei stärker fixierte Punkte existieren (die drei schwarzen Punkte in *A*) entsteht ein taschenförmiger Rezess (*R*), welcher von zwei Ligamenten begrenzt wird (*C* und *D*).

„Die diese Freimachung vermittelnden Mesenterialrezesse (Fig. 304 *R R*) bekommen je nach Zahl und Lage der stärker (im allgemeinen durch Gefässe oder Drüsenausführungsgänge) fixierten Punkte des betreffenden Organs ein verschiedenes Aussehen (vgl. Fig. 305 *D* und *B*). Wenn es nur einen solchen Punkt gibt, kann das betreffende Organ fast vollkommen frei werden, es bekommt dann keine membranösen Ligamente, wie z. B. die Lungen der Anuren. Wenn zwei solche fixe Punkte existieren, bekommt das betreffende Organ ein einfaches Ligament, dessen Insertionslinie zwischen diesen Punkten liegt (Fig. 305 *B*). Finden sich drei fixe Punkte, welche die Spitzen einer triangel- förmigen Figur einnehmen, bekommt das Organ zwei Ligamente, welche sich an der einen Spitze des

Triangels vereinigen (vgl. Fig. 305 C und D), in diesem Falle ist eine Bedingung für die Entstehung eines taschenförmigen Rezesses vorhanden" (BROMAN, 1904).

Von den beim menschlichen Embryo auftretenden Mesenterialrezessen sind diejenigen beiden schon beschrieben worden (S. 244), welche die mesodermalen Lungenanlagen vom Digestionskanal isolieren und daher Recessus pneumato-enterici genannt worden sind. Dort wurde auch erwähnt, dass der linke Rezess sehr frühzeitig vollständig zugrunde geht, während der rechte zeitlebens persistiert.

An der linken Seite des Mesenteriums entstehen keine anderen taschenförmigen Rezesse (Fig. 306).

An der rechten Seite des Mesenteriums entstehen dagegen fast unmittelbar kaudalwärts vom Recessus pneumato-entericus dexter noch zwei bedeutende taschenförmige Rezesse, von welchen der eine ventralwärts vordringt und die Leber vom Digestionskanal isoliert, der

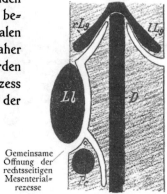

Fig. 306.

Schematischer Frontalschnitt durch das Mesenterium eines menschlichen Embryos, die ursprünglichen Organbeziehungen der taschenförmigen Mesenterialrezesse zeigend. Nach BROMAN (1904): Bursa omentalis. D Darm; Lb Leber; l Lg linke, r Lg rechte Lunge; Pc Pancreas.

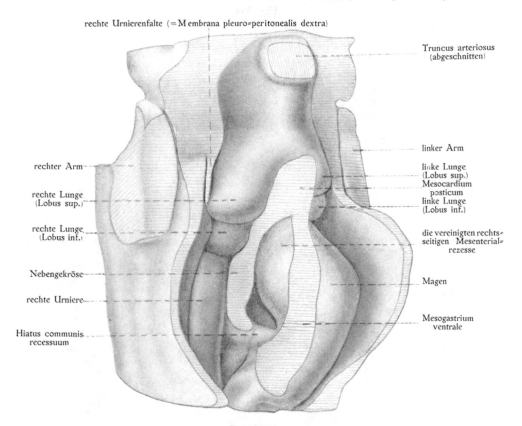

Fig. 307.

Rekonstruktionsmodell, die kraniale Partie der Pleuro-Peritonealhöhle eines 8 mm langen Embryos zeigend. Die Schnittflächen sind schraffiert. $\frac{50}{1}$. Nach BROMAN (1904): Bursa omentalis.

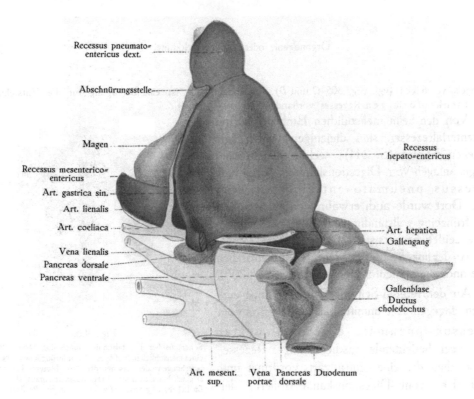

Fig. 308.

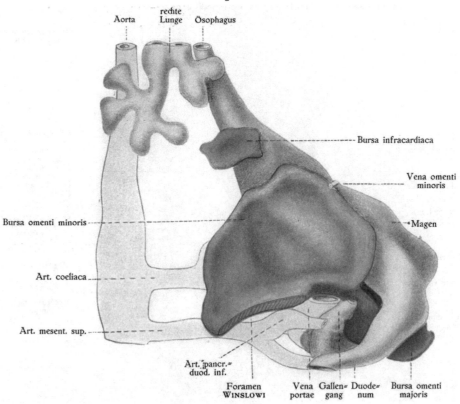

Fig. 309.

Fig. 308 und 309.

Zwei Rekonstruktionsmodelle, die Abschnürung der Bursa infracardiaca von der Bursa omentalis zeigend. $\frac{50}{1}$. Fig. 308 von einem 11,7 mm langen Embryo. Fig. 309 von einem 13,2 mm langen Embryo. Nach Broman (1904): Bursa omentalis.

andere dorsalwärts gerichtet wird und die Pankreasanlage (und die Milzanlage) vom Digestionskanal trennt (siehe Fig. 306).

Diese beiden Mesenterialrezesse können wir also mit dem Namen Recessus hepato=entericus bezw. Recessus pancreatico=entericus (= „Recessus mesenterico=entericus") bezeichnen.

Die Ursache, dass diese beiden letztgenannten Mesenterialrezesse unpaar sind, d. h. nur an der rechten Seite des Mesenteriums angelegt werden, „ist wahrscheinlich in der Asymmetrie der Gefässe und der wohl hierdurch bedingten Asymmetrie der Leber und des Digestionskanals zu suchen" (BROMAN, 1904).

Die Eingangsöffnungen der drei in verschiedene Richtungen hin vorgedrungenen rechtsseitigen Mesenterialrezesse liegen einander von Anfang an recht nahe.

In den folgenden Entwicklungsstadien wird nun der zwischen diesen drei Eingangs= öffnungen gelegene Teil der grossen Körperhöhle in die Rezessbildung sozusagen hinein= gezogen, indem die Leber in die kaudalste Partie der mesodermalen Lungenanlage hineinwächst und die= selbe bei ihrer weiteren Vergrösserung kaudalwärts verschiebt.

Auf diese Weise verschmelzen die rechtsseitigen Mesenterialrezesse zu einer einzigen Tasche mit einer ein= zigen Eingangsöffnung (Fig. 307). Diese grosse Tasche stellt die gemein= same Anlage der Bursa omentalis und der Bursa infracardiaca dar. Die gemeinsame Eingangsöffnung ist das Foramen epiploicum WINS= LOWI.

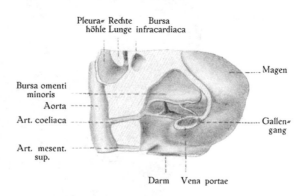

Fig. 310.

Rekonstruktionsmodell der mittleren Partie des Mesenteriums von einem 13,2 mm langen Embryo. Die Schnittflächen sind schraffiert. $\frac{2.5}{1}$. Nach BROMAN (1904): Bursa omentalis.

Entwicklung der Bursa infracardiaca.

„Bei der Ausbildung der dorsalen Zwerchfellanlage (oder näher bestimmt: bei der Entstehung der beiden sog. „kaudalen Begrenzungsfalten" der Pleurahöhlen) werden die Wände des Recessus pneumato=entericus dexter an einer umschriebenen Stelle wahr= scheinlich stark gegeneinander gepresst und verwachsen hier mit einander. Durch diese Verwachsung, welche bei etwa 12 mm langen Embryonen stattfindet, wird die kraniale Partie des ursprünglichen Recessus pneumato=entericus dexter von den vereinigten Re= zessen abgeschnürt (vgl. Fig. 308 und 309) und bildet so die Bursa infracardiaca (Fig. 310). Die kaudalwärts von der Abschnürungsstelle gelegene Partie der vereinigten Rezesse bildet die Bursa omentalis" (BROMAN, 1904).

„Unmittelbar nach der Abschnürung bildet die Bursa infracardiaca eine an der rechten Seite des Ösophagus gelegene, von den Seiten her plattgedrückte Höhle, deren linke Wand vom (mesodermalen) Ösophagus, deren rechte Wand von der Zwerchfellsanlage und zum Teil auch von der rechten Lunge ge= bildet wird. Wenn später die kaudale Partie der Lunge sich von dem Mediastinum mehr frei macht und mit ihm nur durch ein einfaches Ligamentum pulmonale in Verbindung bleibt, verliert sie bei ihrer gleich= zeitigen Dorsalwärtsverschiebung oft ganz und gar ihre direkte Beziehung zur Bursa infracardiaca. Die früher von der Lunge gebildete laterale Wandpartie der Bursa wird dann nur von einer dünnen Membran gebildet, von welcher dorsalwärts das Ligamentum pulmonale am Mediastinum inseriert. In anderen Fällen inseriert das Ligamentum pulmonale eben an der rechten Seite der membranösen Bursawand, und die Lunge bleibt also dann durch Vermittelung des Ligamentes in gewisser Relation zu der Bursa infra= cardiaca" (BROMAN, 1904).

Bei einzelnen Individuen obliteriert die kraniale Partie des Recessus pneumato= entericus dexter anstatt als eine geschlossene Bursa abgeschnürt zu werden, und zwar wahrscheinlich weil sie sich in diesen Fällen primär nicht oberhalb der dorsalen Zwerch= fellsanlage erstreckte.

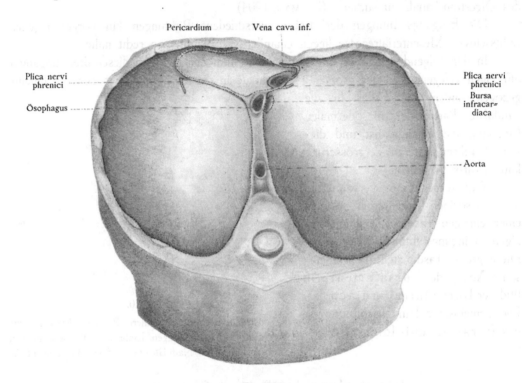

Fig. 311.

Zwerchfell eines neugeborenen (52 cm langen) Kindes, von der dorso=kranialen Seite gesehen. Die Schnitt= fläche der Serosa ist schwarz punktiert. $\frac{5}{6}$. Nach BROMAN (1904): Bursa omentalis.

In anderen Fällen wird die Bursa infracardiaca so klein, dass sie makroskopisch nicht zu finden ist.

Im allgemeinen vergrössert sich aber die Bursa infracardiaca etwa in demselben Masse, wie der Ösophagus dicker wird (Fig. 311), und ist, wie ich habe zeigen können und wie neulich von FAVARO (1910) bestätigt wurde, noch beim Erwachsenen als ein etwa markstückgrosser Spaltraum zwischen Zwerchfell und Ösophagus zu finden.

Beim Menschen hat also offenbar die Bursa infracardiaca ihre ursprüngliche Be= deutung (die rechte Lunge vom Digestionskanal zu isolieren) verloren und eine neue Funktion (die Durchtrittsstelle des Ösophagus vom Zwerchfell freier zu machen) bekommen.

Von grosser praktischer Bedeutung ist sie allerdings nicht mehr. Theoretisch ist sie aber eine hochinteressante Bildung, die bei vielen Säugetieren noch eine beträchtliche

Höhle, die sog. „dritte Pleurahöhle" darstellt, die den Lobus infracardiacus der rechten Lunge noch vom Ösophagus isoliert und also offenbar ihre ursprüngliche Funktion teilweise beibehalten hat.

Entwicklung der Bursa omentalis und der Netze.

Die kaudalwärts von der Abschnürungsstelle der Bursa infracardiaca (d. h. kaudalwärts vom Zwerchfell) gelegene, grössere Partie der vereinigten, rechtsseitigen Mesenterialrezesse stellt — wie schon erwähnt — die Anlage der Bursa omentalis (Fig. 309) dar. Die gemeinsame Eingangsöffnung der vereinigten Mesenterialrezesse bleibt als Eingangsöffnung der Bursa omentalis bestehen.

Aus der oben gegebenen Schilderung über die Entstehung und Verschmelzung der rechtsseitigen Mesenterialrezesse, geht es hervor, dass die Entstehung der Bursa omentalis von den Lageveränderungen des Magens vollständig unabhängig ist.

Dagegen wird die Form und Lage der Bursa omentalis nicht unbeträchtlich von den Lageveränderungen des embryonalen Magens beeinflusst.

Durch die Rotation des Magens wird die dorsalwärts vom Magen gelegene Partie der Bursa omentalis auf Kosten der ventralwärts von ihm gelegenen Bursapartie vergrössert.

Bei der Kaudalwärtsverschiebung und Querlagerung des Magens wird die früher dorsale Wandpartie desselben kaudalwärts gerichtet. Die früher rein dorsalwärts vom Magen gelegene Bursapartie kommt hierbei mehr an die kaudale Magenseite zu liegen (vgl. Fig. 312—314).

Bei dieser Kaudalwärtsverschiebung kommt der Magen bald in die Höhe der Arteria coeliaca herab (Fig. 313), und da die Verschiebung fortfährt, hebt dieses Gefäss (zusammen mit seinem einen Zweig, der Arteria hepatica) eine Falte — die Plica arteriae coeliacae — auf, welche die Bursa omentalis in eine linke Abteilung, die Bursa omenti majoris, und eine rechte Abteilung, die Bursa omenti minoris (Fig. 309), sondert.

Die Bursa omenti minoris wird anfangs nur sehr wenig vom ventralen Mesenterium begrenzt, denn dieses stellt dann nur eine unmittelbare Verbindung zwischen Leber und Magen dar. Erst wenn der die Bursa omentalis begrenzende Lobus caudatus SPIGELI anfängt, stark nach links auszubuchten, wird die erwähnte kurze Verbindung ausgedehnt und so in das Omentum minus umgewandelt (Fig. 315).

Das anfangs von der Mittellinie schief nach vorn und rechts verlaufende Omentum minus nimmt später eine hauptsächlich frontale Stellung an. Die Ursache hiervon ist zum Teil in der stärkeren Hervorwölbung des Lobus caudatus der Leber nach links und zum Teil in der allmählich mehr frontalen Stellung des Magens zu suchen.

In der späteren Entwicklungszeit verdünnt sich die kaudale Partie des Omentum minus und nimmt durch Lückenbildung ein netzartiges Aussehen an („Pars flaccida"). Die kraniale Partie, welche weniger stark ausgespannt wird, bleibt dicker und ohne Lücken („Pars condensa"). — Diese Teile des Omentum minus sind schon am Anfang des vierten Embryonalmonats (TOLDT) zu unterscheiden. Die Lückenbildung der Pars flaccida entsteht aber erst nach dem fünften Lebensjahr (TOLDT).

Gewöhnlich geht die kaudalwärts vom Ductus choledochus gelegene Partie des ventralen Mesenteriums zugrunde. Man findet daher im allgemeinen schon früh-

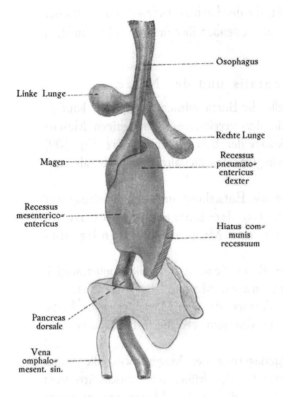

Fig. 312.

Rekonstruktionsmodell des entodermalen Vorderdarmes mit Ab=
guss der angrenzenden vereinigten Mesenterialrezesse (blau)
von einem 5 mm langen Embryo. Von hinten gesehen. $\frac{50}{1}$.
Nach BROMAN (1904): Bursa omentalis.

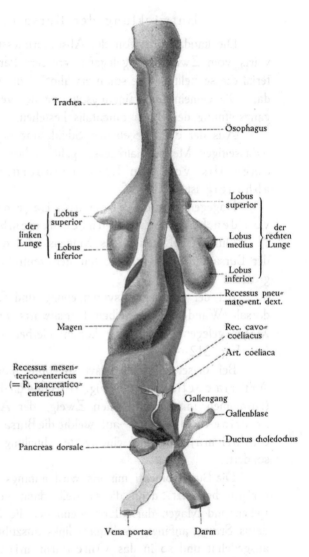

Fig. 313.

Ähnliches Rekonstruktionsmodell von einem 8 mm langen
Embryo. Von hinten gesehen. $\frac{50}{1}$. Nach BROMAN (1904):
Bursa omentalis. — Der Recessus cavo=coeliacus
(zwischen der Plica venae cavae und der Plica
arteriae coeliacae liegend) stellt die erste deutlich ab=
grenzbare Anlage des Atrium bursae omentalis dar.

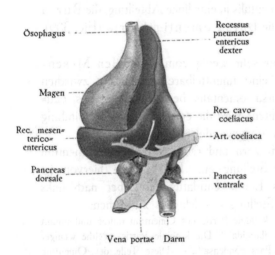

Fig. 314.

Rekonstruktionsmodell des entodermalen Magens und Duodenums
von einem 8,3 mm langen Embryo mit anhaftendem Abguss
(blau) der vereinigten Mesenterialrezesse. Von hinten gesehen.
$\frac{50}{1}$. Nach BROMAN (1904): Bursa omentalis.

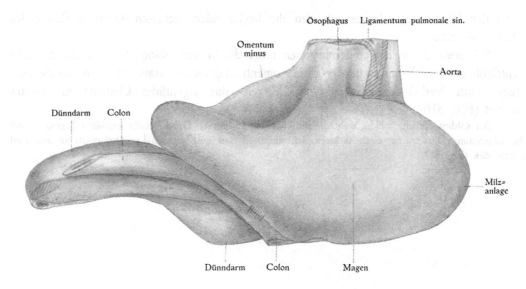

Fig. 315.

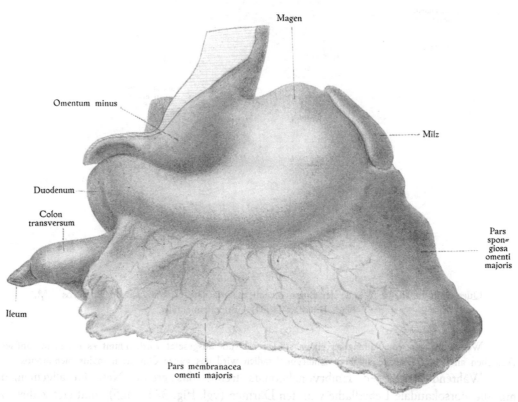

Fig. 316.

Fig. 315 u. 316.
Rekonstruktionsmodelle des Magens und der Omente. Von vorn und links gesehen. Fig. 315 von einem
21 mm langen Embryo, $\frac{25}{1}$. Fig. 316 von einem 70 mm langen Embryo, $\frac{10}{1}$. Nach Broman (1904):
Bursa omentalis.

zeitig den Ductus choledochus mit den ihn begleitenden Gefässen im freien Rande des Omentum minus.

Bei etwa 5 cm langen Embryonen fängt die in der Nähe der Curvatura major ventriculi gelegene Wandpartie der Bursa omenti majoris an, stark zu wachsen, sie verlängert sich hierbei kaudalwärts vom Magen, das eigentliche Omentum majus bildend (Fig. 316).

An solchen Stellen, welche wahrscheinlich vor einem starken Druck relativ geschützt liegen, nimmt das Omentum majus zuerst einen lockeren, schwammigen Bau (mit grossen Lymphräumen) an und wird relativ dick (Fig. 317).

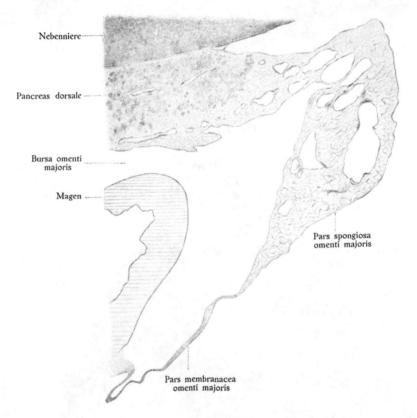

Fig. 317.

Querschnitt durch die Wände der Bursa omenti majoris eines 70 mm langen Embryos. $\frac{30}{1}$.

Nach BROMAN (1904): Bursa omentalis.

Wo es dagegen von Anfang an einem stärkeren Druck ausgesetzt wird, nimmt es ein membranöses Aussehen an (Fig. 317). In späteren Embryonalstadien wird das ganze Omentum majus membranös.

Während des 4.—8. Embryonalmonats trennt das grosse Netz im allgemeinen nur die dorsokaudale Leberfläche von den Därmen (vgl. Fig. 323—325), und erst während der letzten zwei Embryonalmonate wird es so beträchtlich vergrössert, dass es auch zwischen der ventralen Bauchwand (bis zum Nabel herab) und den Därmen zu liegen kommt.

Diese Verlängerung des Omentum majus ist allerdings teilweise nur relativ und zwar dadurch verursacht, dass die Leber gleichzeitig relativ kleiner wird (vgl. Fig. 340 und 341, Taf. IV).

Hand in Hand mit der Vergrösserung des Omentum majus wird auch die Bursa omenti majoris entsprechend vergrössert.

Die Entwicklungsgeschichte und die komparative Anatomie lehren, dass das Omentum majus ein aktiv auftretendes lymphoides Organ ist, das

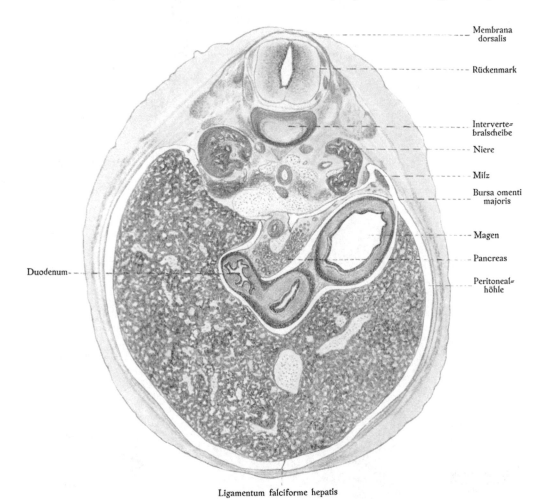

Fig. 318.
Querschnitt eines 25 mm langen Embryos in der Höhe der Leber etc. $\frac{15}{1}$.
Nach einem Originalpräparat von VAN DER STRICHT.

den Säugetieren eigen ist. Das konstante Auftreten dieses Organs bei allen Säugetieren deutet darauf hin, dass es ein wichtiges Organ darstellt. Wahrscheinlich ist das Omentum majus als ein lymphoides Schutzorgan gegen allgemeine Peritonitis zu betrachten.

Sekundäre Verwachsungen in der Bauchhöhle.

Im dritten und vierten Embryonalmonat treten in der Bauchhöhle sekundäre Verwachsungen auf, welche den Mesenterien ganz neue Verbindungen bezw. Ausgangslinien geben.

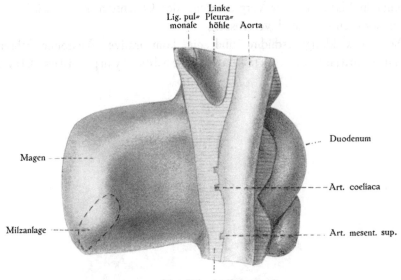

Fig. 319.

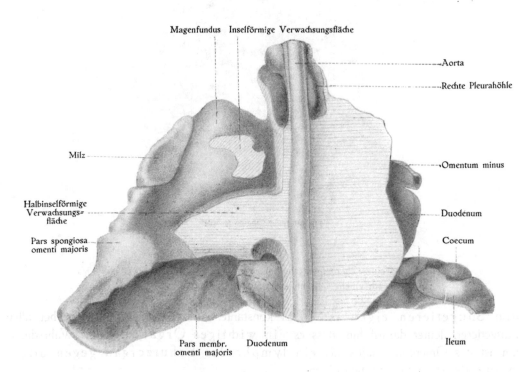

Fig. 320.

Fig. 319 u. 320.

Rekonstruktionsmodelle, die dorsale Wand der Bursa omenti majoris zeigend. Fig. 319 von einem 21 m langen Embryo, $\frac{2.5}{1}$. Fig. 320 von einem 70 mm langen Embryo. Nach BROMAN (1904): Bursa omental

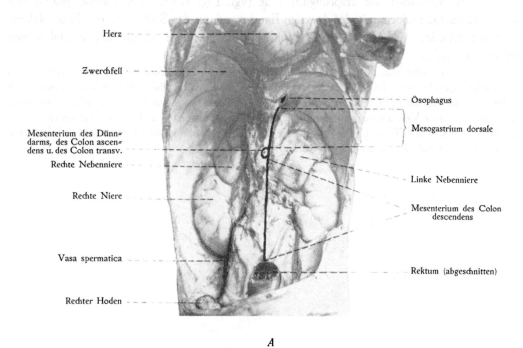

Herz

Zwerchfell

Ösophagus

Mesogastrium dorsale

Mesenterium des Dünn=
darms, des Colon ascen=
dens u. des Colon transv.

Rechte Nebenniere

Linke Nebenniere

Rechte Niere

Mesenterium des Colon
descendens

Vasa spermatica

Rektum (abgeschnitten)

Rechter Hoden

A

Ösophagus

Mesogastrium dorsale

Flexura coli sin.

Art. mes. sup.

Lig. phrenico=colicum

Duodenum

Colon descendens

Colon ascendens

Mesenterium des
Dünndarms

Vasa spermatica

Vasa spermatica

Rektum

Rechter Hoden

B

Fig. 321.

Schemata die Ausgangsstellen der dorsalen Mesenterien von der dorsalen Bauchwand zeigend.
A vor und *B* unmittelbar nach den sekundären Verwachsungen der Mesenterien.

Zuerst verwächst die ursprünglich freie (vgl. Fig. 318 u. 319) dorsale Wandpartie der Bursa omenti majoris mit der dorsalen Bauchwand an der Stelle, wo die linke Neben= niere hervorbuchtet. Diese Verwachsung tritt schon bei etwa 33 mm langen Embryonen auf und ist anfangs oft doppelt (Fig. 320).

Solchenfalls findet man in der Höhe des Pankreas eine halbinselförmige und kranialwärts hiervon eine inselförmige (BROMAN, 1904) Verwachsungsfläche (Fig. 320). Die halbinselförmige Verwachsungsfläche verbindet zuerst nur die das Corpus pancreatis einschliessende Bursawandpartie mit der linken Nebenniere. Später schreitet diese Verwachsung lateralwärts weiter und verbindet dann auch die Cauda pancreatis mit der dorsalen Bauchwand (TOLDT). Die inselförmige Verwachsungsfläche verbindet die kranialste Wandpartie der Bursa omenti majoris mit der linken Nebenniere.

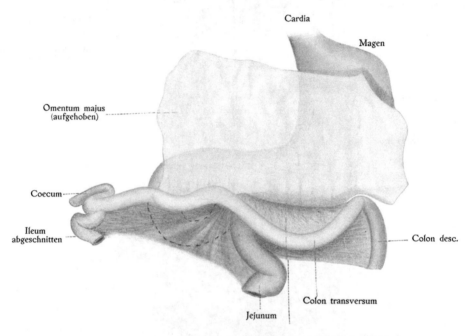

Fig. 322.
Magen, Omentum majus (aufgehoben, um die Relationen zum Mesocolon transversum zu zeigen) und Colon transversum von einem 105 mm langen Embryo. Der Verlauf des Duodenum ist punktiert angegeben. $\frac{5}{1}$. Nach BROMAN (1904): Bursa omentalis.

In späteren Entwicklungsstadien vergrössern sich diese beiden Verwachsungsflächen und verschmelzen mit einander (bei etwa 10 cm langen Embryonen). Schon bei etwa 13 cm langen Embryonen erreicht die Verwachsung der Bursawand mit der dorsalen Bauchwand ihre definitive Ausbreitung.

Durch diese Verwachsung bekommt das dorsale Mesogastrium eine ganz neue Insertion nach links von der Mittellinie (Fig. 321 B).

Die Verwachsung der dorsalen Bursawand mit der dorsalen Bauchwand erreicht bald die Ausgangsstelle des Mesocolon transversum und setzt sich jetzt (bei etwa 7,5—8 cm langen Embryonen) auf dieses fort.

Diese Verwachsung der dorsalen Bursawand mit dem Mesocolon transversum fängt gewöhnlich rechts (in der Pylorusgegend) an (Fig. 322) und schreitet von hier aus allmählich nach links fort. Bei etwa 13 cm langen Embryonen erreicht sie das Mesocolon der Flexura coli sinistra. Etwas später verwächst die dorsale Bursawand auch mit dem Colon transversum selbst.

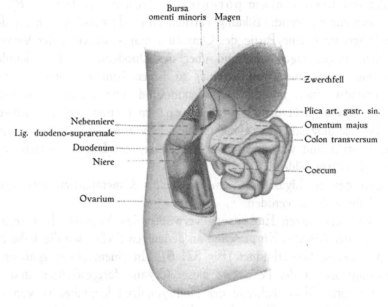

Fig. 323.

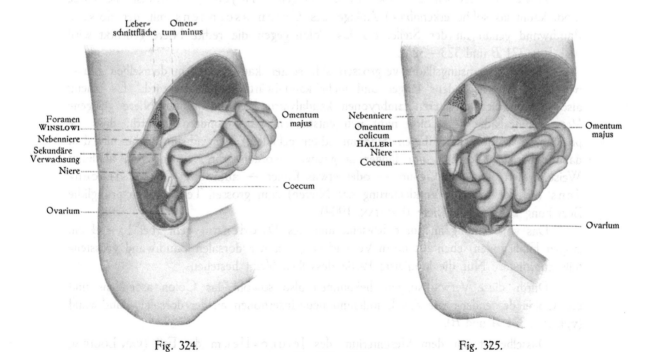

Fig. 324.   Fig. 325.

Fig. 323—325.

Die embryonale Bauchhöhle von rechts und vorn gesehen. Fig. 323 von einem 105 mm langen Embryo, Fig. 324 von einem 135 mm langen Embryo, Fig. 325 von einem 140 mm langen Embryo. ♀/♂.

Nach BROMAN (1904): Bursa omentalis.

Wenn die Verwachsung der dorsalen Bursawand mit dem Colon transversum die Flexura coli sinistra erreicht hat, setzt sie sich im allgemeinen von hier aus auf das Zwerchfell fort. Auf diese Weise entsteht (bei etwa 35 cm langen Feten) aus dem Omentum majus das Ligamentum phrenico=colicum (vgl. Fig. 321 *B*).

Eine gewissermassen ähnliche Bildung entsteht unter Umständen auch an der rechten Seite, wenn zufälligerweise eine Partie des Omentum majus während der Verwachsungs= periode nach oben umgeschlagen wird und über das Duodenum und die kaudale Partie des Omentum minus (bis zur Porta hepatis) zu liegen kommt. Diese umgeschlagene Omentpartie verwächst dann mit dem Duodenum und dem Omentum minus bis zur Porta hepatis hinauf und stellt dann ein Ligamentum hepato=duodeno=epiploi= cum dar. Wenn die umgeschlagene Omentpartie relativ gross ist, kommt sie auch mit der Gallenblase in Kontakt und verwächst dann mit dieser, ein Ligamentum cystico= duodeno=epiploicum bildend.

Das Lumen der zu Ligamenten umgewandelten Omentpartien scheint überhaupt konstant und relativ früh zu veröden.

Bei etwa 13,5 cm langen Embryonen verwächst das Mesocolon resp. Colon descendens mit der dorsalen Körperwand an derjenigen Stelle, wo die linke Niere und Nebenniere am stärksten hervorbuchten (Fig. 321 *B*). In einem etwas späteren Stadium ist die Verwachsung bis zu der Peripherie dieser Organe fortgeschritten und setzt sich dann nicht weiter fort. Was während der Embryonalzeit kaudalwärts von der Niere liegt, bleibt frei und bildet das Colon bezw. Mesocolon sigmoideum.

Etwa zu derselben Zeit (bei 14 cm langen Embryonen) verwächst die kurze (noch kaum als solche erkennbare) Anlage des Colon ascendens mit der dorsalen Bauchwand genau an der Stelle, wo das Colon gegen die rechte Niere gedrückt wird (vgl. Fig. 321 *B* und 323—325).

Diese Verwachsungsfläche vergrössert sich später kaudalwärts in demselben Masse wie das Colon ascendens länger und mehr kaudalwärts verschoben wird. Es scheint also, als ob die bei älteren Embryonen kaudalwärts von der rechten Niere gelegene Verwachsungsfläche des Colon nicht neu entstanden wäre, sondern dadurch, dass die primäre (d. h. im ersterwähnten Stadium schon gebildete) Verwachsungsfläche mit dem dazu gehörigen Colonteil nur länger ausgezogen worden wäre. — In etwa ähnlicher Weise verliert nach der Geburt — oder etwas früher — auch das Colon descen= dens (bei der relativen Verkleinerung der Nieren) zum grossen Teil seine ursprüngliche Beziehung zur rechten Niere (BROMAN, 1904).

Das von Anfang an kurze Mesenterium des Duodenum geht (bei 13—14 cm langen Embryonen) ebenfalls durch Verwachsung mit der dorsalen Bauchwand grössten= teils zugrunde. Nur die kranialste Partie desselben bleibt bestehen.

Durch diese Verwachsungen bekommt also sowohl das Colon ascendens und das Colon descendens wie das Duodenum neue Insertionen an der dorsalen Bauchwand (vgl. Fig. 321 *A* und *B*).

Dasselbe ist mit dem Mesenterium des Jejuno=Ileum der Fall (VAN LOGHEM, 1903). „Bei einem etwa 10 cm langen menschlichen Embryo — bei welchem ein Mesenterium commune des Darmes noch existiert — inseriert das für die Anlage des Colon ascendens einschliesslich des Coecums und der Appendix, für die rechte Hälfte des Colon transversum und für das ganze Jejuno-Ileum gemeinsame Gekröse fast punktförmig in der Höhe der Flexura duodeno=jejunalis. Diese punktförmige Insertion geht aber bald — bei der Verwachsung des Mesocolon ascendens mit der dorsalen Bauchwand — in eine s c h i e f e l i n e a r e I n s e r t i o n über, deren oberes Ende von der ursprünglichen, punktförmigen Insertion gebildet wird, deren unteres Ende aber mit der unteren Grenze von der sekundären Verwachsung des Mesocolon ascendens zu= sammenfällt (BROMAN, 1906) (Fig. 321).

Betreffs der erst im extrauterinen Leben stattfindenden Verwachsungen zwischen den beiden Wänden des Omentum majus unter sich ist es — meiner Meinung nach — am wahrscheinlichsten, dass sie, obwohl so gewöhnlich, nicht physiologisch, sondern p a t h o = l o g i s c h sind und mit den auch sehr gewöhnlichen, aber anerkannt pathologischen Adhärenzbildungen zwischen der Pleura visceralis und der Pleura parietalis in e i n e Linie zu stellen sind.

Über die Ursachen der physiologischen Verwachsungen in der Bauchhöhle.

Einander berührende Peritonealflächen haben wahrscheinlich überall in der Bauch= höhle eine gewisse Tendenz, miteinander zu verwachsen, sobald sie 1. l ä n g e r e Z e i t u n b e w e g l i c h sind und 2. m i t e i n e r g e w i s s e n I n t e n s i t ä t g e g e n e i n a n d e r g e = d r ü c k t w e r d e n.

Während der betreffenden embryonalen Entwicklungsperiode, in welcher die aller= meisten physiologischen Verwachsungen stattfinden, werden die Dünndärme vom Meconium ausgespannt und in allen Dimensionen beträchtlich vergrössert. Hierdurch wird wahr= scheinlich der allgemeine intraabdominale Druck erhöht, was wiederum sekundäre Ver= wachsungen begünstigen muss.

Dass nicht alle Bauchorgane mit den Bauchwänden und unter sich verwachsen, hängt wohl einesteils davon ab, dass der allgemeine positive, intraabdominale Druck nicht gross genug ist, um a l l e i n eine Verwachsung zu veranlassen, sondern dass es dafür nötig ist, dass der allgemeine Druck an den betreffenden Stellen durch a k t i v h e r v o r b u c h t e n d e O r g a n e vermehrt wird. Dadurch erklärt sich die Tatsache, dass die Verwachsungen immer in der Höhe von Nieren, Nebennieren und Pankreas etc. beginnen.

Andererseits ist anzunehmen, dass die Bauchorgane nicht alle genügend unbeweglich sind, um eine Verwachsung zu gestatten. So ist es höchst wahrscheinlich, dass der Magen und die relativ stark entwickelten Dünndärme schon zu dieser Zeit p e r i s t a l = t i s c h e B e w e g u n g e n ausführen, während der unbedeutende und noch leere Dickdarm relativ unbeweglich ist.

An allen Stellen, wo nicht b e i d e Verwachsungsbedingungen gleichzeitig existieren, können — meiner Ansicht nach — keine Verwachsungen auftreten. So ist es, glaube ich, zu erklären, dass weder der Magen noch die Dünndärme an den Stellen, wo lokale Druckerhöhungen zu vermuten sind, adhärent werden, da sie ja wahrscheinlich an diesen Stellen nicht unbeweglich liegen. — Dass andererseits, wenn Unbeweglichkeit eines Organs existiert, ohne dass gleichzeitig an der betreffenden Stelle eine lokale Druck= erhöhung zu konstatieren ist, keine Verwachsung stattfinden kann, dafür gibt die freie Lage des Colon resp. Mesocolon sigmoideum ein gutes Beispiel.

Anomalien und Missbildungen der Mesenterien.

Wenn bei einem Embryo der allgemeine intraabdominale Druck abnorm klein bleibt, so wird — auch gegenüber hervorbuchtenden Organen — die Druckintensität nicht gross genug, um sekundäre Verwachsungen hervorrufen zu können. Die dorsalen Mesenterien des Magens und der Därme behalten dann zeitlebens ihr ursprüngliches Aussehen. Sie gehen, mit anderen Worten, alle von der dorsalen Mittellinie aus (Fig. 321 A). Der Magen, der Dünndarm und der Dickdarm besitzen also ein gemeinsames Mesenterium, ein sog. Mesenterium commune.

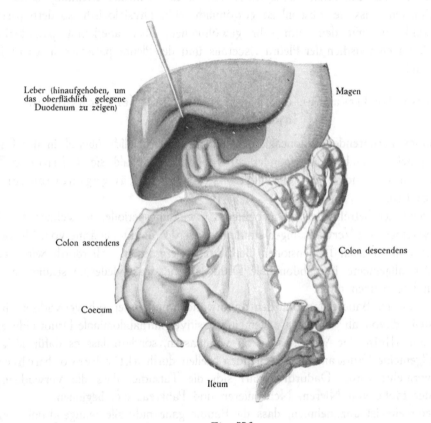

Leber (hinaufgehoben, um das oberflächlich gelegene Duodenum zu zeigen)

Magen

Colon ascendens

Colon descendens

Coecum

Ileum

Fig. 326.
Kongenitale Retroposition des Dickdarmes bei einem 12jährigen Mädchen. Die grössere Dünndarmpartie ist weggeschnitten. Nach STREHL (1908): Archiv f. klin. Chirurgie, Bd. 87.

Diese Hemmungsmissbildung kann vielleicht auch dadurch entstehen, dass bei einem Individuum die allgemeine Verwachsungstendenz der Serosa abnorm schwach ausgeprägt ist, so dass trotz normaler Druck= verhältnisse keine Verwachsungen zustande kommen können.

Die Mesenterien können abnorm kurz bleiben oder sich abnorm stark verlängern. In seltenen Fällen bildet sich das grosse Netz gar nicht oder nur schwach aus. In anderen Fällen kann es ungewöhnlich gross werden und sich — wie normalerweise bei Raub= tieren — bis ins kleine Becken herab verlängern.

Wenn das grosse Netz sich relativ frühzeitig mit der rechten Partie des Colon transversum verbindet, so wird es bei der zu dieser Zeit stattfindenden relativ starken

Verlängerung dieses Colonteils nach rechts hin ausgezogen und bildet so das sog. Omentum colicum HALLERI (Fig. 325).

Je nachdem die erwähnte Verbindung des Omentes mit dem Colon früh oder spät eintritt, wird das Omentum colicum HALLERI gross oder klein, und wenn diese Verbindung sich besonders spät ausbildet, wird gar kein Omentum colicum HALLERI gebildet.

Wenn die Anlage des Colon ascendens schon früh so lang geworden ist, dass das Coecum sich kaudalwärts von der rechten Niere befindet, ehe sekundäre Verwachsungen an dieser Seite eingetreten sind, so verwächst das Coecum nie mit der dorsalen Bauch= wand, sondern behält (in Übereinstimmung mit dem Colon sigmoideum an der linken Seite) sein Mesenterium zeitlebens bei.

Das Foramen epiploicum WINSLOWI wird in frühen Embryonalstadien normalerweise absolut verkleinert. Unter Umständen kann diese Verkleinerung abnorm stark werden und sogar (wie normalerweise bei gewissen niederen Wirbeltieren) in eine vollständige Obliteration der betreffenden Öffnung übergehen.

Von dem ventralen Mesenterium persistiert in Ausnahmefällen eine Partie unmittel= bar kaudalwärts von dem normalen Omentum minus. Kaudalwärts von dem sonst im freien Rande des Omentum minus verlaufenden Ductus choledochus setzt sich in diesen Fällen das kleine Netz in ein Ligamentum hepato=duodenale (inferius) fort, das weder mit dem normalen Ligamentum hepato=duodenale superius (oberhalb des Ductus choledochus) noch mit dem oben erwähnten (S. 378) Ligamentum hepato=duodeno=epi= ploicum zu verwechseln ist.

In sehr seltenen Fällen geschieht die Drehung der im Nabelstrangcölom (zur Zeit des physiologischen Nabelbruches) liegenden Dünndarmpartie nicht, wie normalerweise unterhalb, sondern oberhalb der Colonanlage (vgl. Fig. 96, S. 143), was zur Folge hat, dass das Duodenum (nach der Reposition des Nabelbruches) oberflächlicher als das Colon transversum zu liegen kommt. — Dass diese Abnormität der Darmlage, die sog. Retroposition des Dickdarmes (Fig. 326), auch zu abnormen mesenterialen Verhältnissen führen muss, ist selbstverständlich.

Entwicklung der Leber.

Die Entstehung und allererste Entwicklung der Leberanlage wurde schon oben (S. 334) geschildert.

Wir lernten dort, dass die epitheliale Leberanlage mit Gallengang und Gallenblase von dem entodermalen Vorderdarm stammt und (etwa in der Höhe der kaudalen Herzgrenze) in das ventrale Mesenterium hineinwächst.

Von hier aus wachsen die Leberzelltrabekel in eine quergestellte Mesenchymmasse ein, die die kaudale Partie der Perikardialhöhle von den beiden Pleuro=peritonealhöhlen sondert und unter dem Namen Septum transversum (Fig. 327) bekannt ist.

Das Septum transversum ist anfangs fast frontal gestellt. Von Anfang an ist es lateralwärts mit den beiden lateralen Körperwänden und dorsalwärts (in der Median= ebene) mit dem ventralen Mesenterium verbunden. Kaudal geht es von der ventralen Körperwand (zwischen Nabel und Perikardialhöhle) aus. Kranial endigt es mit freiem Rande, oberhalb dessen die Perikardialhöhle noch eine Zeitlang mit den Pleuroperitoneal= höhlen kommuniziert.

Die kraniale Partie des Septum transversum wird von einem grossen venösen Sinus, dem Sinus venosus des Herzens, eingenommen. Die kaudale Partie des Septum transversum ist es dagegen, die mit entodermalem Lebergewebe ausgefüllt wird und sich

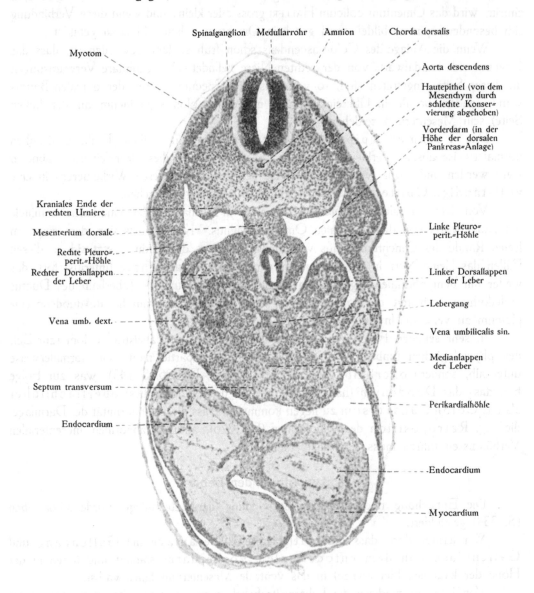

Fig. 327.
Querschnitt in der Höhe der Leberanlage von einem 3 mm langen Embryo. $\frac{80}{1}$.

also grösstenteils in eine quergestellte Lebermasse, den sog. Medianlappen (Fig. 327) umwandelt. Diese Septumpartie stellt, mit anderen Worten, die erste mesenchymatöse Leberanlage dar.

Von dem Medianlappen der Leberanlage aus wachsen schon in der dritten Embryonalwoche zwei kleinere Dorsallappen (Fig. 327) hervor, die zu beiden Seiten der

mesenterialen (den Darm einschliessenden) Scheidewand dorsalwärts in je eine Pleuroperi=
tonealhöhle emporragen.

In diesem Entwicklungsstadium befindet sich die in Fig. 328 abgebildete Leber eines
3 mm langen menschlichen Embryos. Schon in diesem Stadium ist der rechte Dorsal=
lappen deutlich grösser als der linke, was offenbar davon abhängt, dass die Anlage der
Vena portae an der medialen Seite des rechten Dorsallappens mündet und also diesen
Lappen in erster Linie mit Nahrung versorgt [1]).

Der rechte Dorsallappen unterscheidet sich ausserdem dadurch von dem linken, 1. dass er sich teil=
weise in dem Mesenchym des Mesenteriums entwickelt hat, während der linke von dem Mesenterium voll=
ständig frei ist (Fig. 327), und 2. dass er durch eine (transitorische) Furche in zwei „Nebenlappen" ge=
sondert ist (Fig. 328).

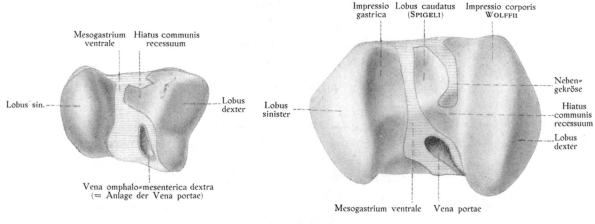

Fig. 328.

Fig. 329.

Fig. 328 u. 329.

Rekonstruktionsmodelle der Leberanlagen (von der dorsalen Seite gesehen). $\frac{50}{1}$. *A* von einem 3 mm langen
Embryo, *B* von einem 5 mm langen Embryo. Nach BROMAN (1904): Bursa omentalis.

Anfang der vierten Embryonalwoche verbindet sich die linke Nabelvene
(Vena umbilicalis sinistra, Fig. 327) mit den Lebergefässen und übernimmt dann die
Ernährung der Leber.

Hierbei wird aber nicht die linke Leberpartie reichlicher als die rechte mit Nahrung
versorgt. Denn die Nabelvene verbindet sich zunächst mit der Vena=portae=Anlage,
deren alten Zweige also jetzt vornehmlich Nabelvenenblut zu führen anfangen.

Aus dieser Tatsache, dass das Nabelvenenblut in der Leber durch alte Blutbahnen
verteilt wird, von denen diejenigen des rechten Lappens schon im voraus grösser
waren, erklärt es sich, dass der rechte Leberlappen auch in den folgenden Stadien seinen
Vorsprung an Grösse beibehält.

Dass der rechte Leberlappen schon frühzeitig bedeutend grösser als der linke Leberlappen wird, ist
für die definitive Lage und Form der angrenzenden Organe sehr bedeutungsvoll. Wahrscheinlich gibt
nämlich diese Asymmetrie der Leber zu den linksseitigen Verschiebungen der Magen= und Herzanlagen Anlass.

Eine umgekehrtes Verhältnis der Leberasymmetrie führt wahrscheinlich zu rechtsseitiger Ver=
schiebung der Magen= und Herzanlagen etc. (sog. Situs inversus, Fig. 276, S. 332).

---

[1]) Andere zuführende Lebergefässe existieren in diesem Stadium noch nicht.

Überhaupt scheint das Wachstum der Leber dort am besten vor sich zu gehen, wo die Ernährung am besten ist, oder wo die mechanischen Hindernisse eines Hervorwachsens am kleinsten sind.

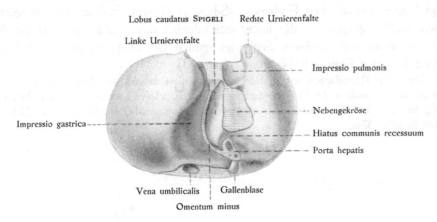

Fig. 330. $\frac{3\,0}{1}$.

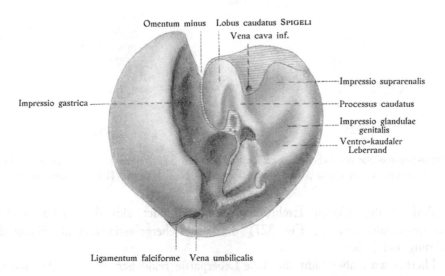

Fig. 331. $\frac{1\,5}{1}$.

Fig. 330 und 331.

Zwei Lebermodelle von der dorso=kaudalen (Fig. 330) bezw. kaudalen Seite (Fig. 331) gesehen. Fig. 330 von einem 8,3 mm langen Embryo. Fig. 331 von einem 21 mm langen Embryo. Nach BROMAN (1904): Bursa omentalis.

So ist es für die erste Entwicklung der Leber charakteristisch, dass die Zentra des stärksten Leberwachstums zu verschiedenen Zeitpunkten sehr verschieden liegen können, und dass das epitheliale Lebergewebe allmählich in fast alle angrenzenden Mesenchym= massen hineinwächst.

Das letztgenannte hat zur Folge, erstens dass die Leber in der betreffenden Höhe das Lumen der beiden Pleuroperitonealhöhlen immer mehr verkleinert und zuletzt vernichtet.

(Die Leber vermittelt also die Trennung der Peritonealhöhle von den beiden Pleurahöhlen.) Zweitens wird die Folge dieser Wachstumsart die, dass die Leber anfangs sehr ausgedehnte Verbindungen mit den angrenzenden Bauchwänden hat, die erst sekundär zu den definitiven Leberligamenten verkleinert werden.

Bei dieser Wachstumsart der embryonalen Leber ist es selbstverständlich, dass die Form und die Relationen dieses Organs während der Entwicklung stark wechseln müssen (vgl. Fig. 328—338). Dieses ist um so mehr der Fall, als die Leberanlage sehr leicht Impressionen von angrenzenden Organen bekommt, die teilweise nur vorübergehend in unmittelbarer Nähe der Leber liegen, teilweise erst sekundär mit der Leber in Berührung kommen.

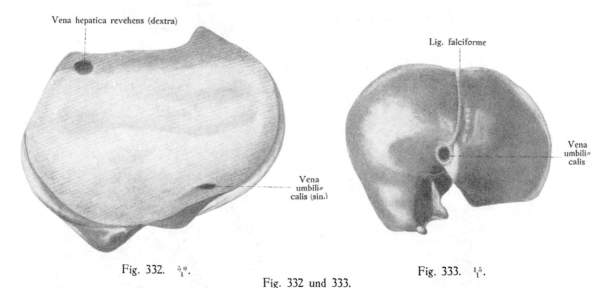

Fig. 332. $\frac{5}{1}^{0}$.

Fig. 333. $\frac{15}{1}$.

Fig. 332 und 333.

Zwei Lebermodelle (von der ventralen Seite gesehen), die Entwicklung des L i g a m e n t u m f a l c i f o r m e h e p a t i s zeigend. Fig. 332 von einem 8 mm langen Embryo. Fig. 333 weniger stark vergrössert, von einem 21 mm langen Embryo. Die Schnittflächen sind schraffiert.

Als solche t r a n s i t o r i s c h e Impressionen an der Leberoberfläche sind zu erwähnen: die L u n g e n = i m p r e s s i o n e n (Fig. 330), I m p r e s s i o c o r p o r i s W o l f f i i (Fig. 329), die G e s c h l e c h t s d r ü s e n = i m p r e s s i o n e n (Fig. 331) und die J e j u n a l i m p r e s s i o n e n (Fig. 331).

Relativ spät (erst im dritten bis vierten Embryonalmonat) entsteht die I m p r e s s i o r e n a l i s.

Entwicklung der Leberligamente.

Wie schon erwähnt, ist die Leberanlage eines 3 mm langen Embryos nicht nur mit dem ventralen Mesenterium, sondern auch mit dem S e p t u m t r a n s v e r s u m und mit den lateralen Körperwänden breit verbunden (vgl. Fig. 327, S. 382).

In der vierten Embryonalwoche vergrössert sich die (zwischen Nabel und Perikardialhöhle liegende) untere Leberpartie relativ stark. Hand in Hand hiermit entsteht die supraumbilikale Bauchwandpartie, mit welcher die Leberanlage primär breit verbunden ist (vgl. Fig. 209 u. Fig. 210, S. 240).

Auch mit der dorsalen Zwerchfellanlage ist die Leber primär breit verbunden.

Diese breiten Leberverbindungen beginnen indessen schon in der fünften Em=
bryonalwoche allmählich reduziert zu werden und zwar nicht nur relativ, sondern auch
absolut, indem die Leber durch hervordringende Peritonealrezesse von den betreffenden
Bauchwandpartien sozusagen lospräpariert wird (vgl. Fig. 332 u. 333).

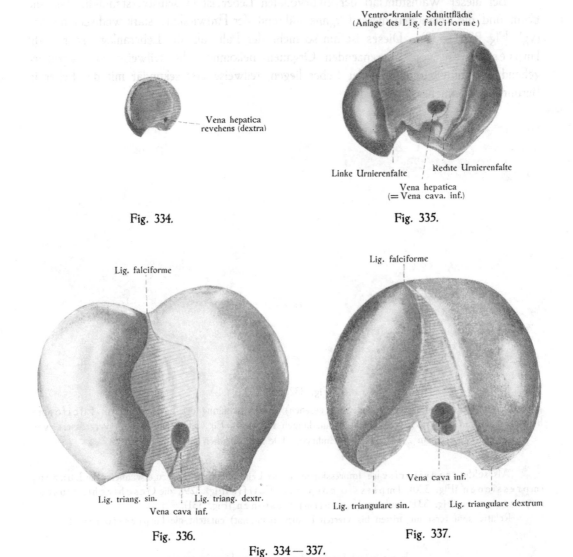

Fig. 334.   Fig. 335.

Fig. 336.   Fig. 337.

Fig. 334—337.

Vier Lebermodelle (von der kranialen Seite gesehen), die Entwicklung des Ligamentum coronarium
hepatis zeigend. Fig. 334 von einem 8 mm langen Embryo. Fig. 335 von einem 11,7 mm langen
Embryo. Fig. 336 von einem 18 mm langen Embryo. Fig. 337 von einem 21 mm langen Embryo.
Die Schnittflächen sind schraffiert. $\frac{1,5}{1}$.

Diese Lospräparation der Leber schreitet während des zweiten Embryonalmonats
so weit fort, dass schon am Anfang des dritten Embryonalmonats von den
breiten Leberverbindungen nur die definitiven Leberligamente zurückgeblieben sind
(vgl. Fig. 334—337).

Zuerst verliert die Leberanlage ihre direkte Verbindung mit der linken Körperwand, indem die Perikardialhöhle sich asymmetrisch in die linke Körperwand herab verlängert. Das Septum transversum vergrössert sich also auf Kosten der linken Körperwand und übernimmt die betreffende Leberverbindung, die jetzt der oberen (vorderen) Leberfläche zu gehören kommt.

Die Isolierung der Leberanlage von der rechten Körperwand geht in ganz anderer Weise vor sich, nämlich dadurch, dass die Peritonealhöhle zwischen Körperwand und Lebersubstanz hervordringt. Diese Isolierung schreitet von hinten nach vorn fort und greift bald auf die vordere Körperwand über.

Hier schreitet der isolierende offene Peritonealrezess medialwärts fort, bis er — etwas nach links von der Medianebene — einem ähnlichen Peritonealrezess begegnet, der die linke Partie der Lebervorderseite von der Körperwand isoliert hat. Die beiden Peritonealrezesse verschmelzen indessen nicht miteinander, sondern lassen zwischen sich eine kleine Bindegewebsbrücke persistieren, die die untere Partie des Liga = mentum falciforme hepatis darstellt (Fig. 332 u. 333). Die obere Partie desselben Ligamentes entsteht gleichzeitig oder etwas später und zwar dadurch, dass dieselben Peritonealrezesse sich kranialwärts fortsetzen und die Leber von dem Septum transversum in ähnlicher Weise isolieren Fig. 334—337).

Dorsalwärts dringen diese beiden Peritonealrezesse nicht ganz bis zur Grenze zwischen der oberen und dorsalen Leberfläche hervor. Hier bleibt also eine frontal gestellte Bindegewebsbrücke zwischen Zwerch = fell und Leber als Ligamentum coronarium hepatis (einschliesslich der Ligamenta triangu = laria) bestehen (Fig. 334 – 337).

Die ursprüngliche, von dem ventralen Mesenterium gebildete Verbindung zwischen der Leber einerseits und dem Magen + Duodenum andererseits ist anfangs sehr kurz und breit. Später wird sie, wie erwähnt, in die Länge ausgezogen und fast frontal gestellt. Von nun ab nennen wir sie Omentum minus (Fig. 328 – 331).

Entwicklung der definitiven Leberlappen.

Die Anlagen der beiden definitiven Hauptlappen der Leber können schon in der dritten Embryonalwoche erkannt werden, wenn sie auch zu dieser Zeit eine ganz andere Form und ganz andere Verbindungen besitzen und nach vorne von einander nicht ganz scharf abzugrenzen sind.

Als Anlage des rechten definitiven Hauptlappens können wir nämlich schon jetzt etwa die rechte Hälfte des sog. Medianlappens + dem rechten Dorsallappen bezeichnen. Etwa die linke Hälfte des Median = lappens mit dem davon ausgehenden linken Dorsallappen stellt also die Anlage des linken definitiven Hauptlappens dar (vgl. Fig. 327, S. 382).

Sobald aber das Ligamentum falciforme hepatis sich entwickelt hat, ist selbstverständlich auch die vordere Grenze zwischen den beiden Hauptlappen deutlich (Fig. 333).

Von den Nebenlappen des rechten Hauptlappens wird der Lobus caudatus Spigeli zuerst abgrenzbar. Derselbe ist schon Anfang der vierten Embryonalwoche zu erkennen und zwar als eine die Bursa = omentalis = Anlage begrenzende Fläche des rechten Dorsallappens (Fig. 329).

Zu der Bursa = omentalis = Anlage kommt die Leber zum Teil bei der Entstehung des Recessus hepato = entericus in Relation, zum Teil aber dadurch, dass Lebersubstanz in die laterale Wand des Recessus pneumato = entericus dexter (von vorn nach hinten) hineinwächst.

In der vierten Embryonalwoche wächst die betreffende Leberpartie relativ stark in caudo = cranialer Richtung, und der Lobus caudatus wird daher jetzt in dieser Richtung lang ausgezogen (Fig. 328—330).

Während des zweiten Embryonalmonats wächst dagegen die Leber relativ stark in horizontaler Richtung und hierbei verändern sich die Proportionen des Lobus caudatus derart, dass der sagittale Durch = messer dieses Lappens sogar etwas länger als der kranio = kaudale Durchmesser desselben wird (Fig. 330—331).

Etwa gleichzeitig buchtet die anfangs konkave Oberfläche des Lobus caudatus immer stärker in das Lumen der Bursa omentalis hervor. Die das Foramen epiploicum Winslowi teilweise begrenzende Partie bildet sich hierbei zu dem sog. Processus caudatus aus, und nach links von diesem buchtet der Processus papillaris gegen die Eingangsöffnung der Bursa omenti majoris hervor. Bei seiner folgenden Vergrösserung füllt der Processus papillaris diese Öffnung vollständig aus und dringt im späteren Fetalleben sogar ein Stückchen weit in die Bursa omenti majoris hinein. Hierbei entsteht nach ERIK MÜLLER (1897) aus dem Processus papillaris konstant bei etwa 40 cm langen Embryonen ein nicht unbeträchtlicher Lobus posterior (Fig. 338), der sich hinter dem Magen nach links erstreckt.

Dieser Lobus posterior der Leber wird indessen in der folgenden Entwicklungsperiode wieder zu einem immer kleiner werdenden Processus papillaris reduziert.

Der Lobus quadratus wird relativ spät an der Leberoberfläche abgegrenzt. Seine eine Begrenzung, die Vena umbilicalis, verläuft nämlich anfangs (wenigstens bis zum dritten Embryonalmonat, Fig. 331) in der Tiefe der Leber und wird erst später durch Atrophie des sie unten deckenden Lebergewebes oberflächlich. Nicht selten persistiert noch zur Zeit der Geburt eine die Vena umbilicalis unten teilweise deckende Brücke von Lebersubstanz, die sog. Pons hepatis.

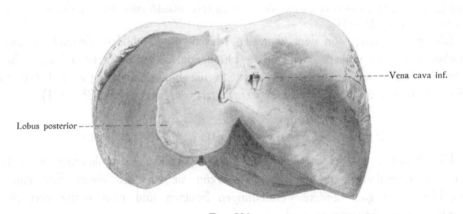

Fig. 338.

Leber eines 42 cm langen Embryos, den Lobus posterior hepatis zeigend. Nach ERIK MÜLLER: Beiträge z. Anat. d. menschl. Fetus. — K. Svenska Vetensk.=Akads. Handl., Bd. 29 (1897).

Die andere Begrenzung des Lobus quadratus, die Gallenblase, liegt noch während der vierten Embryonalwoche in dem Mesenchymgewebe des ventralen Mesen= teriums eingebettet.

Erst wenn Anfang des zweiten Embryonalmonats diese unmittelbar kaudalwärts von der Leber gelegene Mesenterialpartie verschwindet, bekommt die Gallenblase eine oberflächliche Lage (Fig. 330).

Anfang des dritten Embryonalmonats verliert indessen wieder die Gallenblase ihre oberflächliche Lage, und zwar dadurch, dass bei der jetzt eintretenden besonders starken Vergrösserung der Leber die Gallenblase von angrenzenden Lebergewebsmassen vollständig gedeckt und also in die Tiefe der Leber verlagert wird (Fig. 331).

Eine solche verborgene Gallenblase (Vesica fellea occulta) findet man nicht gerade selten noch bei Embryonen aus dem fünften Embryonalmonat.

Im allgemeinen scheint aber die Gallenblase schon am Ende des dritten Em= bryonalmonats (bei etwa 9 cm langen Embryonen) wieder an der unteren Leberober= fläche zum Vorschein zu kommen.

Additional material from *Normale und abnorme Entwicklung des Menschen,*
ISBN 978-3-642-51221-6 (978-3-642-51221-6_OSFO1),
is available at http://extras.springer.com

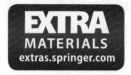

Als Ursache hiervon ist wahrscheinlich der zu dieser Zeit stark vermehrte intraabdominale Druck zu betrachten. Dieser führt nämlich zu einer Druck= atrophie u. a. von den die Gallenblase deckenden Lebermassen, von welchen nur einzelne Gallengänge als sog. „Vasa aberrantia" persistieren.

Für das Lebergewebe scheint es charakteristisch zu sein, dass gegen Druck die Leberzellen sehr empfindlich, die Gallengänge dagegen sehr resistent sind. Daraus erklärt sich, dass man noch beim Er= wachsenen „Vasa aberrantia" an allen solchen Stellen finden kann, wo Druckatrophie stattgefunden hat.

Die Grösse der Leber zu verschiedenen Entwicklungsperioden ist sehr verschieden.

Am stärksten scheint die Leber sich in der ersten Hälfte des dritten Embryonal= monats zu vergrössern. Zu dieser Zeit wächst die Leber besonders stark in kaudaler Richtung herab. Wo keine Hindernisse sind, dringen die beiden Hauptlappen der Leber jetzt bis zum Becken herab. In der Mittellinie aber, wo die den physiologischen Nabel= bruch bildenden Gedärme von der dorsalen Bauchwand bis zum Nabel sagittal ausge= spannt sind, kann die Leber sich nicht frei ausdehnen. Hier entsteht daher eine während dieser Zeit immer tiefer werdende Incisur (Fig. 333), in welcher die erwähnte Darm= schlinge eingelagert liegt.

Diese Darmschlinge bleibt aber nicht, wie oben (S. 341) hervorgehoben wurde, von der Leber unbeeinflusst. Ihre intraabdominale Partie wird allmählich kaudalwärts gebogen und in die Länge gedehnt.

Diese Dehnung der Darmschlinge durch die Leber spielt, wie erwähnt, wahrschein= lich eine wichtige Rolle bei der Reposition des Nabelbruches.

Nach der Reposition des Nabelbruches vergrössert sich die Leber, wie es scheint, nur kurze Zeit unbehindert weiter. Sie beginnt jetzt (Anfang des vierten Embryonal= monats) Galle abzusondern, was wiederum bald zur Bildung von Meconium im Darme führt.

Die Anhäufung von Meconium im Darme gibt nicht nur zu einer Dehnung des Darmes Anlass, sondern reizt den Darm, wie es scheint, auch zum rapiden aktiven Wachstum an.

Hierbei scheinen die Bauchwände nicht mehr im Wachstum gleichen Schritt mit dem Bauchinhalt halten zu können. Auf diese Weise entsteht zwischen dem Raum und dessen Inhalt ein Missverhältnis, das sich in einem erhöhten, positiven Intra= abdominaldruck kundgibt.

Da nun die Leber, wie erwähnt, gegen Druck besonders empfindlich und ausser= dem sehr modellierbar ist, so darf es nicht wundernehmen, dass eben zu dieser Zeit eine deutliche Druckatrophie an gewissen Stellen der Leber anfängt und dass die Leber sich den neuen Verhältnissen durch Umformung anpasst.

Dass die Leber während der letzten Hälfte des Embryonallebens in der Median= ebene kleiner wird, hat MERKEL (1894) auf Medianschnitten menschlicher Embryonen gefunden (vgl. Fig. 340 u. 341, Taf. IV). — Da nun gleichzeitig der Embryonalkörper sich stetig vergrössert, so ist es selbstverständlich, dass die relative Verkleinerung der Leber während dieser Zeit beträchtlich sein muss.

Die Druckatrophie und die relative Verkleinerung scheinen anfangs die beiden Leber= hauptlappen etwa gleichmässig zu betreffen. Noch bei 20 cm langen Embryonen ist

daher der linke Leberlappen von vorne gesehen etwa von derselben Grösse wie
der rechte. In der folgenden Embryonalzeit verkleinert sich dagegen der linke Leberlappen
relativ am stärksten (ERIK MÜLLER), so dass die Leber auch von vorne gesehen, immer
stärker asymmetrisch wird.

Zur Zeit der Geburt beträgt das absolute Gewicht der Leber etwa 140 g. Während
der extrauterinen Entwicklungsperiode wächst die Leber, so dass sie beim Erwachsenen
etwa 13 mal mehr wiegt (H. VIERORDT). Da aber der Gesamtkörper des Erwachsenen etwa
21 mal mehr als derjenige des Neugeborenen wiegt, so ergibt sich daraus, dass die Leber
während der extrauterinen Entwicklungsperiode relativ zum Körper fast doppelt kleiner wird.

Über das absolute Gewicht der Leber in verschiedenen Stadien der extrauterinen Entwicklungsperiode gibt folgende Tabelle (hauptsächlich nach VIERORDT) Aufschluss:

Absolutes Gewicht der Leber:

im Alter von	bei männlichen Individuen	bei weiblichen Individuen
0 Monat	etwa 140 g	etwa 160 g
1 „	„ 100 „	„ 100 „
1 Jahr	„ 333 „	„ 275 „
2 Jahren	„ 430 „	„ 415 „
3 „	„ 480 „	„ 444 „
4—5 „	„ 580 „	„ 555 „
6 „	„ 600 „	„ 625 „
7—8 „	„ 700 „	„ 700 „
9 „	„ 700 „	„ 800 „
10—12 „	„ 870 „	„ 800 „
13 „	„ 1000 „	„ 810 „
18 „	„ 1500 „	„ 1500 „
25 „	„ 1800 „	„ 1650 „

Über die Entwicklung der Lebergefässe.

Die Entwicklung der Leber und speziell die Histogenese derselben ist mit der Lebergefässentwicklung
sehr eng verknüpft. Ehe ich zu der Schilderung der Leberhistogenese übergehe, schicke ich daher hier eine
Beschreibung der Entwicklung der Lebergefässe voraus.

Durch das mesenchymatöse Septum transversum passieren anfänglich zwei
relativ grosse, symmetrische Venen, welche von der Dotterblasenwand kommen und —
dem Dotterblasenstiel dorsalwärts folgend — zuletzt innerhalb des Mesenteriums bezw.
des Septum transversum, den Sinus venosus des Herzens erreichen. Diese Venen werden
daher Venae omphalomesentericae (Fig. 342 v. o. m.) genannt. Sie führen die
in der Dotterblase aufgespeicherte Nahrung zum Embryo.

Bei der Entstehung des Medianlappens der Leber (d. h. bei der gegenseitigen
Durchwachsung der entodermalen und der mesenchymalen Leberanlagen) werden die
innerhalb des Septum transversum verlaufenden Venenpartien in je ein Gefässnetz zersplittert.

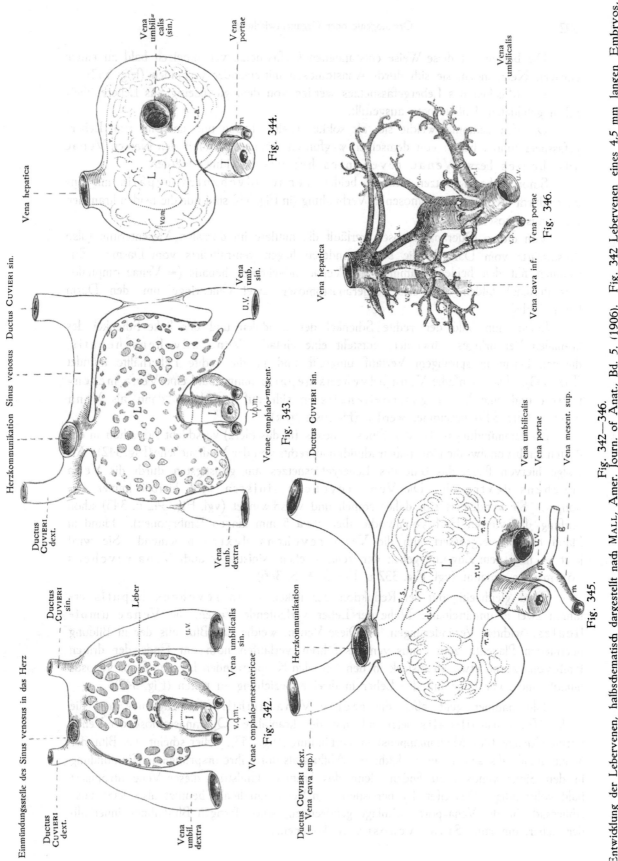

Fig. 342—346.

Entwicklung der Lebervenen, halbschematisch dargestellt nach MALL, Amer. Journ. of Anat., Bd. 5. (1906). Fig. 342 Lebervenen eines 4,5 mm langen Embryos, Fig. 343 Lebervenen eines 4 mm langen Embryos, Fig. 344 Lebervenen eines 6,5 mm langen Embryos, Fig. 345 Lebervenen eines 9 mm langen Embryos, Fig. 346 Lebervenen eines 20 mm langen Embryos. — d. v. Ductus venosus ARRANTII, I. Darm, L. Leber, g. Vena gastrica.

Die beiden auf diese Weise entstandenen Gefässnetze verschmelzen bald zu einem
einzigen Netz, indem sie sich durch Anastomosen mit einander verbinden (Fig. 342).

Die Maschen des Lebergefässnetzes werden von dem gleichzeitig aus Leberepithel=
zellen gebildeten Trabekelnetz ausgefüllt.

Die Venenstämme, welche sich als solche erhalten haben und das Blut zum Leber=
gefässnetz führen bezw. von demselben wegführen, können jetzt mit den Namen Venae
advehentes bezw. Venae revehentes hepatis bezeichnet werden.

Schon frühzeitig setzen sich die beiden Venae advehentes hepatis mit ein=
ander durch drei Queranastomosen in Verbindung (in Fig. 342 sind nur die beiden kranialen
Queranastomosen sichtbar).

Von diesen Queranastomosen verläuft die mittlere im dorsalen Mesenterium (also
dorsalwärts vom Darme), die beiden anderen liegen ventralwärts vom Darme. Zu=
sammen mit den beiden Stämmen der Venae advehentes hepatis (= Venae omphalo=
mesentericae) bilden also diese Queranastomosen zwei Venenringe um den Darm
herum (His).

Indem nun bald der rechte Schenkel des kaudalen und der linke Schenkel des
kranialen Venenringes schwindet, entsteht eine einfache Vena advehens hepatis,
die den Darm in spiraligem Verlauf umgreift und in die rechte Leberhälfte mündet
(Fig. 343). Diese einfache Vena advehens hepatis nimmt bald eine Vena mesen=
terica und eine Vena gastro=lienalis in sich auf und kann dann als Vena
portae (Fig. 345) bezeichnet werden (Hochstetter).

Die Einmündungsstelle des Sinus venosus (in das Herz) verschiebt sich schon in der
dritten Embryonalwoche nicht unbeträchtlich nach rechts von der Medianebene (Fig. 342). Als
Folge hiervon fliesst das Blut des Lebergefässnetzes am günstigsten durch die Vena
revehens dextra ab. Die Vena revehens sinistra wird hierbei immer un=
nötiger. Sie verkleinert sich daher schnell und verschwindet (vgl. Fig. 342 u. 343) schon
Anfang der vierten Embryonalwoche (bei etwa 5 mm langen Embryonen). Hand in
Hand hiermit vergrössert sich die Vena revehens dextra bedeutend. Sie wird
jetzt — nach dem Zugrundegehen der Vena revehens sinistra — auch Vena revehens
communis genannt (vgl. Fig. 332 u. Fig. 334, S. 386).

Etwa gleichzeitig mit der Reduktion der linken Vena revehens hepatis er=
fahren zwei in unmittelbarer Nähe der Leber verlaufende Venen, die Venae umbi=
licales, wichtige Veränderungen. — Diese Venen, welche das Blut aus der in Bildung
begriffenen Placenta zum Sinus venosus führen, verlaufen noch am Ende der dritten
Embryonalwoche etwa gleichstark in den lateralen Körperwänden bis zum Sinus venosus
hinauf, und zwar ohne mit der Leber in direkte Beziehung zu treten (Fig. 342).

Bald nachher geht aber die rechte Vena umbilicalis zugrunde und die
linke Vena umbilicalis setzt sich mit der kranialsten Queranastomose der Vena=
portae=Anlage (des Medianlappens) in Verbindung (Fig. 343). Hier scheint das Blut der
Vena umbilicalis sinistra einen leichteren Abfluss als durch ihre ursprüngliche Einmündung
in den Sinus venosus zu finden, denn das kraniale Endstück dieser Vene atrophiert
bald vollständig. Das Blut der persistierenden Vena umbilicalis benutzt also jetzt aus=
schliesslich die der Vena=portae=Anlage gehörenden, schon fertigen Blutbahnen innerhalb
der Leber, um zum Sinus venosus zu kommen.

Wie schon oben (S. 383) hervorgehoben wurde, erblicke ich hierin die nächste Ursache dazu, dass der rechte Leberlappen seinen Vorsprung im Grössenwachstum behält.

Hand in Hand damit, dass die Placenta sich besser ausbildet, wird die persistierende Vena umbilicalis immer mächtiger. Unter dem Drucke der grossen Blutmenge, die diese Vene der Leber zuführt, vergrössert sich innerhalb der Leber besonders diejenige Blut= bahn, die den nächsten Weg zwischen der Eintrittsstelle der Vena umbilicalis (sin.) und der Austrittsstelle der Vena revehens communis (oder dextra) bildet. Auf diese Weise entsteht der Ductus venosus Arrantii (Fig. 345 u. 346 d. v.).

Nach der Bildung dieses Gefässes geht ein grosser Teil des Nabelvenenblutes durch dasselbe direkt zum Sinus venosus und nur ein kleinerer Teil desselben passiert durch die Leberkapillaren.

Schon in der vierten Embryonalwoche wächst von der Vena revehens dextra (= communis) eine kleine Vene (vgl. Fig. 349 A, S. 396!) kaudalwärts in eine dorsale Mesenterialfalte (die von mir sog. Plica mesogastrica, Fig. 212, S. 243) herab. Bald nachher wächst auch Lebersubstanz in dieselbe Falte herab. Die betreffende Vene macht daher den Eindruck eines kleinen Lebergefässes.

In einem folgenden Stadium verlängert sich aber diese kleine Vene kaudalwärts von der Leber herab und verbindet sich durch quere Anastomosen mit den kaudalen Partien der Venae cardinales inferiores (vgl. das Kapitel über die Gefäss= entwicklung!).

Von jetzt ab bildet die erstgenannte Vene für das aus der kaudalen Körperhälfte kommende Blut den direktesten Weg zum Herzen. Sie erweitert sich daher bald zu einem Hauptgefäss (das wir mit dem Namen Vena cava inferior primitiva [vgl. Fig. 349 A u. B] bezeichnen) gleichzeitig damit, dass die kranialen Partien der Venae cardinalis posteriores reduziert werden.

Nach der Ausbildung der Vena cava inferior (Fig. 346), in welcher auch die Stammpartie der Vena revehens communis aufgeht, stellen die Hauptzweige der Vena revehens communis die definitiven in die Vena cava inferior mündenden Venae hepaticae dar.

Die feineren Veränderungen der Lebergefässanordnung in späteren Embryonalstadien lassen sich am besten in Zusammenhang mit der Histogenese der Leber studieren und sollen daher erst im folgenden Kapitel erwähnt werden.

Als Zweig der Arteria coeliaca entsteht schon in der vierten Embryonalwoche eine Arteria hepatica (Fig. 242 u. 243, S. 295), die in die Porta hepatis eindringt und sich in dem die Portazweige umgebenden Bindegewebe (der Anlage der sog. Capsula Glissoni) verzweigt. — Die Arteria hepatica ist von Anfang an ein relativ kleines Gefäss und bleibt dies auch in den folgenden Entwicklungsperioden.

Veränderungen der grossen Lebergefässe nach der Geburt.

Nach der Geburt wird der Leber kein Blut mehr durch die Vena umbilicalis zugeführt. Diese Vene und ihre direkte Fortsetzung, der Ductus venosus Arrantii, obliterieren dann und stellen nachher nur bindegewebige Stränge dar, das sog. Ligamentum teres hepatis (= obliterierte Vena umbilicalis) bezw. Ligamentum venosum (= obliterierten Ductus venosus Arrantii).

Die lange Zeit relativ unbedeutende Vena portae wird also jetzt das wichtigste zuführende Gefäss der Leber.

Histogenese der Leber.

Die entodermale Leberanlage sondert sich frühzeitig in eine kaudale (wenigstens teilweise), mit Lumen versehene Partie, die sog. Pars cystica, und eine kraniale, kompakte Partie, die sog. Pars hepatica (vgl. Fig. 278 u. 279, S. 335).

Aus der Pars cystica entsteht die Schleimhaut der Gallenblase, der Ductus cysticus, der Ductus hepaticus und der Ductus choledochus communis.

Aus der Pars hepatica wird das epitheliale Leberparenchym gebildet.

Die anfangs kompakte Pars hepatica wird durch einsprossendes Mesenchym, das Zweige der beiden Venae omphalomesentericae enthält, in ein Netzwerk von relativ dicken, soliden Leberzellbalken, sog. „Lebertrabeln", (Fig. 236, Taf. III) zerteilt.

Diese primären Leberzellbalken bekommen schon in der 4. Embryonalwoche je ein Lumen. Zu dieser Zeit besteht also das Leberparenchym aus einem Netzwerk hohler Epithel=Schläuche, das sich mit dem gefässhaltigen Mesenchymnetz durchdringt.

Indem sich diese beiden Netzwerke in einander gegenseitig verzweigen, werden sie beide immer feiner aufgeteilt.

Hierbei werden die zuerst bestehenden dicken Leberschläuche in sekundäre Leber= zellbälkchen zerteilt.

Die Anordnung dieser Leberzellbälkchen ist anfangs eine ganz unregelmässige (Fig. 347).

Auch die Anordnung der feineren Gefässe ist eine ganz andere als später. Die Zweige der Vena=hepatica=Anlage und diejenige der Vena=portae=Anlage sind nämlich anfangs in verschiedenen Leberpartien lokalisiert (Fig. 349 A). Später wachsen diese Gefässzweige derart zu, dass ihre Ausbreitungsgebiete immer mehr in= einander greifen (Fig. 349 B).

Die Zweige der Vena portae, die immer reichlicher als diejenige der Vena hepatica mit Bindegewebe umhüllt sind, teilen hierbei das Leberparenchym in sog. primäre Leberläppchen auf.

Diese primären Leberläppchen sind grösser als die definitiven. Sie enthalten je mehrere Zweige der Vena hepatica und zwischen denselben unregelmässig liegende Leberzellbälkchen.

Grösstenteils erst nach der Geburt wandeln sich diese primären Leberläppchen in die sekundären, definitiven Leberläppchen um und zwar dadurch, dass Fort= sätze des Mesenchymnetzwerkes, welche Anlagen neuer Pfortaderäste enthalten, in das Innere der primären Leberläppchen eindringen und diese in ebensoviele sekundäre Läppchen zerteilen, wie Lebervenenzweige innerhalb derselben vorhanden waren (Fig. 349 C). Die sekundären Leberläppchen bekommen — mit anderen Worten — nur je einen Leber= venenzweig, der im Zentrum des Läppchens zu liegen kommt (daher Vena centralis genannt). Um diese Vene herum ordnen sich jetzt die Leberzellenbälkchen regelmässig radiär. — Nur an vereinzelten Stellen in dem Inneren der Leber ist eine beginnende radiäre Anordnung der Leberzellenbälkchen schon am Ende des sechsten Embryonal= monats zu erkennen (Fig. 348).

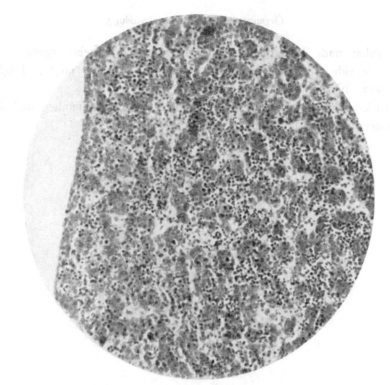

Fig. 347.

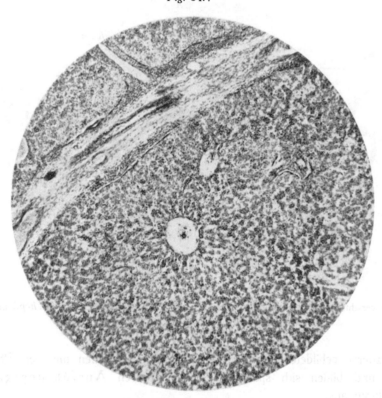

Fig. 348.
Fig. 347 und 348.
Querschnitte durch die Leber.
Fig. 347 eines 16 mm langen Embryos, $\frac{180}{1}$. Fig. 348 eines 29 cm langen Embryos, $\frac{60}{1}$.

Unmittelbar nach ihrer Bildung sind die sekundären Leberläppchen relativ klein. Sie vergrössern sich später so, dass sie zuletzt 1,1—2,3 mm lang und 0,8—1,5 mm breit (VIERORDT, 1906) werden.

An der Oberfläche der Leber bleibt nach CZERNY (bei Kaninchen und Ratte) lange Zeit ein embryonaler Zustand des Lebergewebes erhalten.

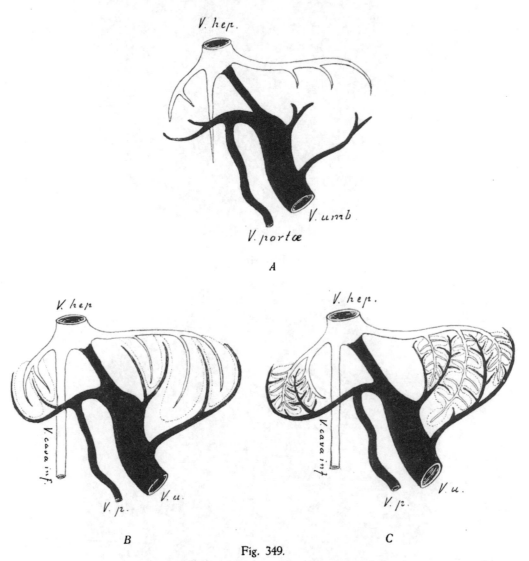

Fig. 349.

Schemata, die verschiedene Anordnung der Porta- (*V. p.*) und Hepatica-Zweige (*V. hep.*) in verschiedenen Entwicklungsstadien zeigend. *V. u.* Vena umbilicalis.

Die zuerst gebildeten, hohlen Leberschläuche verlaufen mit den Pfortaderästen zusammen und bilden sich später zu den grösseren Ausführungsgängen der Gallenkapillaren aus.

Die embryonalen Gallenkapillaren, die durch Verlängerung des Gallengang= lumens in die Leberzellbälkchen hinein entstehen, zeichnen sich dadurch aus, dass sie im

Querschnitt von wenigstens 3—4 Zellen gebildet werden d. h. wie gewöhnliche Drüsen=querschnitte aussehen. Von diesen unterscheiden sich die zuletzt gebildeten, definitiven Gallenkapillaren dadurch, dass ihr Lumen im Querschnitt von nur je zwei Leberzellen begrenzt wird.

Die älteren embryonalen Gallenkapillaren bilden sich wahrscheinlich zum grossen Teil in intrahepatische Gallenausführungsgänge um.

Das Mesenchymnetz der Leberanlage differenziert sich nach Mollier (1909) einerseits zu Blutstammzellen und Gefässen (vgl. unten!) und andererseits zu dem Stützgewebe (dem Gitterfasernetz und der Capsula Glissoni) der Leber.

Schon bei 3 cm langen Embryonen entsteht nach Mollier in dem zellulären Mesenchymnetz ein dichtes, aus sehr feinen, scharf geränderten Fibrillen bestehendes Fasernetz, das in Leberschnitten, die nach Bilschowski=Maresch versilbert worden sind, deutlich hervortritt. Diese Fibrillen sind anfangs intra=zellulär, werden aber bald selbständig, so dass dann zelliges und faseriges Netz getrennt und nebeneinander vorhanden sind.

Dieses faserige Netz hilft eine Zeitlang dem zellulären Mesenchymnetz, die darin gebildeten Blut=zellen zusammenzuhalten und erhält sich nach der Beendigung der blutbildenden Funktion der Leber dauernd als stützendes Gewebe derselben (Mollier).

Entwicklung der extrahepatischen Gallengänge (einschliesslich der Gallenblase).

Die ausserhalb der Leber liegenden Gallenwege entstehen aus der sog. Pars cystica der primären Leberanlage.

Aus dieser buchtet schon Ende der dritten Embryonalwoche die Anlage der Gallenblase (Fig. 279, S. 335) hervor. Diese ist meistens bis zur achten Embryonalwoche mehr oder weniger solide. Erst bei etwa 18 mm langen Embryonen scheint sie ein überall offenes Lumen zu bekommen (vgl. Keibel und Elze). Anfang des dritten Em=bryonalmonats beginnt die früher glatte Schleimhaut der Gallenblase ins Innere vor=springende Schleimhautleisten auszubilden.

Auch der anfangs sehr kurzen Anlage des Ductus cysticus scheint (bei etwa 8—15 mm langen Embryonen) fast regelmässig ein Lumen zu fehlen. Dasselbe ist zu derselben Zeit nicht selten sowohl mit dem Ductus hepaticus wie mit dem Ductus choledochus der Fall (vgl. Fig. 249, S. 306 u. Fig. 308, S. 366).

Anomalien und Missbildungen der Leber.

Wenn von dem Vorderdarm gar keine Leberbucht herauswächst oder wenn sich an der gebildeten Leberbucht keine Pars hepatica ausbildet, so entsteht natürlich auch keine Leber.

Wenn die Leberbucht sich abnorm hoch oder abnorm tief bildet, so bekommt die Einmündungsstelle des Ductus choledochus im Duodenum eine entsprechend ab=norme Lage (z. B. in unmittelbarer Nähe des Pylorus).

Unter Umständen entstehen zwei in unmittelbarer Nähe von einander liegende Leberbuchte, was zur Folge hat, dass der Ductus choledochus etc. doppelt wird. Dasselbe kann auch mit der Gallenblase der Fall sein.

Die histologische Entwicklung des ganzen Leberparenchyms oder einzelner Teile desselben kann gehemmt werden und auf einem niederen Stadium stehen bleiben. So

bilden sich z. B. unter Umständen keine normalen Leberlobuli aus. Als solche Miss=
bildungen geringsten Grades sind diejenigen nicht gerade selten auch beim Erwachsenen
zu beobachtenden Leberlobuli zu betrachten, welche je zwei Venae centrales besitzen.

Wenn die Lebergefässe sich abnorm entwickeln, so kann dies unter Umständen
für die Form und Lage sowohl der Leber selbst wie der angrenzenden Organe sehr
bedeutungsvoll werden.

Wenn z. B. anstatt der rechten die linke Vena omphalo=mesenterica ihre
direkten Verbindungen einerseits mit der Leber und andererseits mit dem Sinus venosus
behält, so kommt die Vena portae in den linken Dorsallappen zu münden. Als Folge
hiervon wird der linke Leberlappen grösser als der rechte, Magen, Milz und Herz
werden dann nach der rechten Seite hin anstatt nach links verschoben, die Bursa
omentalis bildet sich an der linken Seite des Mesenteriums aus etc., kurz gesagt: es
entsteht eine weitgreifende Lageveränderung ("Situs inversus") aller beim Erwachsenen
asymmetrisch liegenden Bauch= und Brustorgane (vgl. Fig. 276, S. 332).

Andere Gefässanomalien können zu einem abnorm starken bezw. zu einem abnorm
schwachen Wachstum einzelner Leberpartien Anlass geben.

Dass die Leberform hierdurch abnorm werden kann, ist selbstverständlich.

Abnorme Leberlappung.

Die Lappung der Leberoberfläche soll in seltenen Fällen gänzlich fehlen können.
Meistens handelt es sich aber nur um ein Fehlen des Lobus quadratus, das einfach
dadurch zustande kommt, dass die Vena umbilicalis (bezw. Lig. teres hepatis) und die
Gallenblase auch beim Erwachsenen in der Lebersubstanz versenkt bleiben.

Bisweilen entwickeln sich überzählige Leberlappen. Dieselben können ent=
weder atavistisch sein, oder ganz zufällig entstehen.

Als Beispiele atavistischer Leberlappen, d. h. solcher, welche bei gewissen niederen
Wirbeltieren noch heute normal vorkommen und wohl auch bei den menschlichen Vor=
fahren einmal zur regelmässigen Entwicklung kamen, sind zu erwähnen der Lobus
posterior (durch den Hiatus bursae omenti majoris passierend und hinter dem Magen
liegend, vgl. Fig. 338, S. 388) und der Lobus venae cavae (der Vena cava inferior
kaudalwärts folgend).

Zufällige überzählige Leberlappen entstehen wohl (bei im übrigen normalen Ver=
hältnissen) meistens dadurch, dass die physiologische Druckatrophie der Leber durch
zufällige Lageanomalien angrenzender Organe unregelmässig verläuft. Hierdurch können
mehr oder weniger tiefe Incisuren des unteren, vorderen Leberrandes entstehen, die
anomale Lappen abgrenzen. Dieselben können mit den Hauptlappen der Leber breit
verbunden sein oder gestielte, polypöse Bildungen darstellen. Sie können auch so voll=
ständig von der Hauptmasse der Leber abgeschnürt werden, dass sie mit dieser nur durch
Bindegewebe, Gallengänge und Gefässe in Verbindung bleiben (sog. "Nebenlebern").

Bei grösseren Zwerchfelldefekten und Nabelbrüchen kommt es fast regelmässig vor,
dass die Leber sich ausserhalb der Bauchhöhle erstreckt und zwar mit grösseren oder
kleineren Partien, die oft lappenartig abgegrenzt sind.

Abnorme Entwicklung der Gallengänge.

Wenn die Leberzellbälkchen nicht kontinuierlich, sondern nur stellenweise mit Lumen versehen werden und also an den zwischenliegenden Stellen kompakt bleiben, so können zahlreiche Hohlräume entstehen, die sich später cystisch erweitern.

Auch lässt es sich denken, dass ähnliche Cystenbildungen unter Umständen dadurch entstehen können, dass einmal gebildete, kontinuierliche Gallenganglumina an einer Stelle oder an mehreren wieder durch Obliteration zugrunde gehen.

In beiden Fällen entstehen sog. kongenitale Cystenlebern.

Die cystische Degeneration der Leber ist nicht selten mit cystischer Entartung der Nieren, der Ovarien und anderer Organe verbunden. Sie führt nicht selten zu einer beträchtlichen Vergrösserung der Leber.

Auch das Lumen des Ductus hepaticus, des Ductus cysticus oder des Ductus choledochus communis kann, wenn die während früher Embryonalzeit existierende Obliteration persistiert, definitiv zugrunde gehen.

Die Gallenblase wird in seltenen Fällen gar nicht angelegt. In anderen Fällen bleibt sie solide und wird nur rudimentär ausgebildet.

Mit der oben erwähnten, in Lebersubstanz versteckt gebliebenen Gallenblase („Vesica fellea occulta") darf der wahrscheinlich viel seltener vorkommende totale Mangel der Gallenblase nicht verwechselt werden.

Kongenitale Lebersyphilis kommt relativ häufig vor und soll daher hier mit einigen Worten erwähnt werden.

Die Krankheit tritt in zwei Hauptformen auf, nämlich 1. in Form einer diffusen, kleinzelligen Infiltration der ganzen Leber, die anfangs nicht selten bedeutend (2—3 fach) vergrössert wird, und 2. als herdförmige Erkrankung mit der Bildung von Gummata (die aber selten besonders gross werden).

Bei Lokalisation des krankhaften Prozesses in der Capsula Glissoni (= im periportalen Bindegewebe) kommt es nicht selten zu Störungen der Pfortaderzirkulation mit Ascites und Milzanschwellung.

Angeborene Lebergeschwülste.

In seltenen Fällen findet man in der Leber des Neugeborenen haselnuss= bis walnussgrosse kavernöse Angiome. Dieselben springen meist kaum über die Leberoberfläche hervor und kommen daher nicht immer zur Beobachtung. Beim Einschneiden kollabieren sie. — Unter Umständen können sie während des Partus platzen und zu einer tödlichen Blutung Anlass geben (HAMMER).

Leberruptur und subperitoneale Leberblutungen während der Geburt.

Leberruptur während des Partus mit innerer Verblutung kommt bei falscher Anwendung der geburtshilflichen Handgriffe auch ohne pathologische Veränderungen der Leber vor.

Subperitoneale Leberblutungen entstehen nicht selten bei asphyctischen Feten infolge hoch= gradiger venöser Stauung in der Leber.

Entwicklung der Bauchspeicheldrüse.

Die Entstehung der entodermalen Pankreasanlage aus einem dorsalen und einem ventralen Vorderdarmdivertikel wurde schon oben (S. 336) beschrieben. Dort wurde auch erwähnt, dass die ventrale Pankreasanlage bei dem ungleichen Wachstum der Duo= denalwände zuerst nach rechts und dann dorsal= und kranialwärts verschoben wurde (vgl. Fig. 242 und 243, S. 295).

Auf diese Weise kam die ursprünglich v e n t r a l e Pankreasanlage schon früh in das d o r s a l e Mesenterium des Duodenum hinein. In diesem lag (etwas weiter kranial= wärts) schon vorher die zuerst gebildete d o r s a l e P a n k r e a s a n l a g e (Fig. 269, S. 327).

Gleichzeitig mit der Kaudalwärtsverschiebung des Magens wird auch die dorsale Pankreasanlage mit ihrer Hauptmasse so weit kaudalwärts verschoben, dass sie (Ende des ersten Embryonalmonats) etwa in derselben Höhe, ja, teilweise sogar etwas mehr kaudal zu liegen kommt als die ventrale Pankreasanlage (Fig. 237, Taf. III).

Bei der folgenden Vergrösserung der beiden Pankreasanlagen kommen sie einander bald bis zur Berührung nahe und verschmelzen zuletzt (bei etwa 12—13 mm langen Embryonen), indem Drüsengänge miteinander ventralwärts von dem Pfortaderstamm (SWAEN) anastomosieren.

Diese Verschmelzung findet zwischen der noch relativ sehr kleinen, ventralen Pankreas= anlage und dem kranialen Rande der 4—5 mal grösseren dorsalen Pankreasanlage statt.

Kurze Zeit nach der Verschmelzung sind die beiden Pankreasanlagen noch von einander abzugrenzen. Zu dieser Zeit lässt es sich erkennen, dass die dorsale Pankreas= anlage nicht nur das C o r p u s und die C a u d a des fertigen Pankreas, sondern auch die kaudale Partie des C a p u t p a n c r e a t i s bildet.

Der von der Duodenalschlinge umgebene P a n k r e a s k o p f wird also in seinem oberen Teil von dem P a n c r e a s v e n t r a l e, in seinem unteren Teil von dem P a n = c r e a s d o r s a l e gebildet.

Die aus dem P a n c r e a s d o r s a l e allein gebildeten Anlagen des C o r p u s und der C a u d a strecken sich zuerst gerade dorsalwärts in das (die linke Wand der Bursa omentalis bildende) dorsale Mesogastrium hinein. Bei der Rotation des Magens und bei seiner Verschiebung nach links wird aber bald die Pankreasanlage mit ihrem freien Ende nach links verschoben und mit ihrer Längsachse frontal gestellt (Fig. 350).

Solange das dorsale Mesogastrium noch von der dorsalen Mittellinie des Körpers aus= geht, ist sowohl die vordere wie die hintere Seite des Pankreas von Peritoneum bekleidet.

Bei der schon oben (S. 376) geschilderten sekundären Verwachsung des dorsalen Mesogastriums mit der linken Hälfte der dorsalen Körperwand geht aber selbstverständ= lich die dorsale Peritonealbekleidung des Pankreas zugrunde (vgl. Fig. 317 u. 318, S. 372). Nach dieser Zeit rechnen wir daher das Pankreas nicht mehr zu den intraperitonealen, sondern zu den r e t r o p e r i t o n e a l e n Organen.

Nach der Verschmelzung der beiden Pankreasanlagen persistieren noch eine Zeit= lang ihre beiden Ausführgänge. Früher oder später löst sich aber beim Menschen ge= wöhnlich der ursprüngliche Ausführgang der dorsalen Pankreasanlage vom Duodenum ab, und der gemeinsam mit dem Ductus choledochus mündende Ausführgang des Pancreas ventrale führt also jetzt das Sekret des ganzen Pankreas in den Darm ein.

Ähnliche Verhältnisse finden wir z. B. beim S c h a f und bei den A n u r e n.

Bei anderen Tieren können b e i d e A u s f ü h r g ä n g e zeitlebens persistieren, so z. B. beim P f e r d, Hund und bei den U r o d e l e n.

Bei anderen wiederum, z. B. beim R i n d und S c h w e i n, wird der Ausführgang der ventralen Pankreasanlage zurückgebildet.

Auch die C y c l o s t o m i und die S e l a c h i e r besitzen nur e i n e n Pankreasausführgang, der wie beim Rind und Schwein mündet. Bei jenen Tieren entwickelt sich aber das Pankreas aus e i n e r e i n z i g e n und zwar einer d o r s a l e n A n l a g e. Die dorsale Pankreasanlage ist wohl also als d i e p h y l o g e n e = tisch ältere von den beiden Pankreasanlagen des Menschen zu betrachten.

Histogenese des Pankreas.

Schon Anfang des zweiten Embryonalmonats fangen die entodermalen Pankreas=anlagen an, sich zu verzweigen.

Die Zweige scheinen unmittelbar nach ihrer Entstehung kompakt zu sein, bekommen aber bald Lumen (Fig. 350).

Durch fortgesetzte Verzweigung werden die Drüsenanlagen immer mehr zusammen=gesetzt.

An den Drüsenröhrchen entwickeln sich zuletzt zahlreiche Epithelknospen zweierlei Art. Die einen bekommen Lumen und bilden sich zu den sezernierenden Acini der Drüse aus.

Die anderen bleiben kompakt und schnüren sich von den Drüsenzweigen vollständig ab. Sie stellen die Anlagen der intertubulären Zellhäufchen dar, die auch unter dem Namen LANGERHANS'sche Zellinseln bekannt sind und wahrscheinlich eine wichtige innere Sekretion vermitteln. — Die Zellen dieser Inselanlagen zeichnen sich schon lange vor der Abschnürung der betreffenden Knospen durch ein dunkleres, feingranuliertes Protoplasma und durch etwas grössere Kerne von den übrigen Drüsenzellen aus.

Einige dieser Inselanlagen scheinen zugrunde zu gehen, ehe sie vollständig entwickelt sind. (LAGUESSE.)

Die mesodermale Anlage des Pankreas wird von dem Mesenchym des dorsalen Mesenteriums gebildet. In dem Inneren des Pankreas entwickelt sich dieses Mesenchym zu lockerem Bindegewebe, das stellenweise relativ reichlich wird und daher dem Organ ein lobuliertes Aussehen verleiht. — In der Peripherie des Pankreas häuft sich das Bindegewebe zu einer derben straffen Kapsel an.

Anomalien und Missbildungen der Bauchspeicheldrüse.

In sehr seltenen Fällen kommen gar keine Pankreasanlagen zur Entwicklung.

Auch lässt sich denken, dass unter Umständen nur die eine Pankreasanlage zur Entwicklung kommt.

Gewöhnlicher scheint es aber zu sein, dass sich mehr als zwei Pankreasanlagen entwickeln. Dieselben sollen nicht nur am Duodenum, sondern auch an anderen Dünn=darmpartien oder am Magen entstehen können. Ein solches Nebenpankreas (Pan=creas accessorium) ist gewöhnlich mark= bis talergross und besitzt einen besonderen Ausführgang (BIRNBAUM).

Unter Umständen können wahrscheinlich die beiden normalen Pankreasanlagen es unterlassen, miteinander zu verschmelzen.

In anderen Fällen können von dem schon einheitlich gewordenen Pankreas einzelne Partien mehr oder weniger vollständig abgeschnürt und isoliert werden.

Von dem Pankreaskopf aus können sich Drüsenzweige ringförmig in der Duodenal=wand verbreiten. Diese Anomalie ist besonders interessant, denn sie kann sowohl makro= wie mikroskopisch Duodenalcancer vortäuschen.

Wenn die Cauda pancreatis relativ lang auswächst, kann sie in das Gebiet der Milz hineinkommen und abgesprengte Milzpartien (sog. Nebenmilzen) in sich ein=schliessen.

Wenn abnormerweise das dorsale Mesogastrium nicht mit der dorsalen Körperwand verwachsen sollte, so bleibt selbstverständlich das Pankreas ein intraperitoneales Organ.

Wenn abnorme Verschiebungen des dorsalen Mesogastriums (z. B. bei gewissen Zwerchfells= und Nabelbrüchen) in einer Entwicklungsperiode stattfinden, wenn das Pankreas noch |frei beweglich ist, so werden sowohl Form wie Lage des Pankreas leicht abnorm (vgl. Fig. 303, S. 363).

In ähnlicher Weise wie die Leber kann auch das Pankreas cystös entarten.

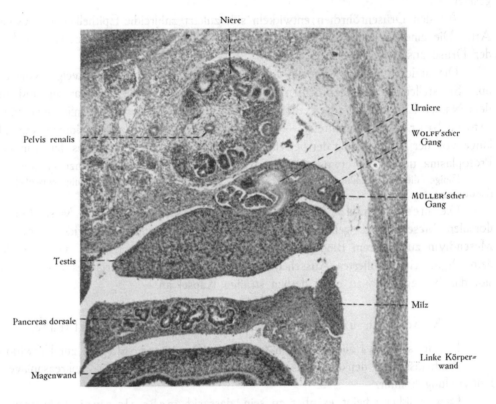

Fig. 350.
Querschnitt in der Milzgegend von einem 16 mm langen Embryo. $\frac{25}{1}$.

Kongenitale Pankreassyphilis kommt in zwei Hauptformen vor: 1. diffuse, kleinzellige Infiltrationen und 2. herdförmige Erkrankung in Form von Gummata.

Angeborene Pankreasblutungen können ebenfalls zweierlei Art sein, nämlich 1. ausge= dehnte Blutungen, infolge ungeschickter Hilfeleistung bei der Geburt (IPSEN) und 2. kleinere, disseminierte Blutungen infolge von Erstickung des Kindes während der Geburt.

Entwicklung der Milz.

Die erste Anlage der Milz lässt sich schon am Ende des ersten Embryonal= monats (bei 6,75—8 mm langen Embryonen) erkennen und zwar als eine kaum ·ab= grenzbare Verdickung der dorsalen Bursa=omentalis=Wand in der Nähe der Curvatura major ventriculi und der dorsalen Pankreasanlage.

Histologisch ist aber die Milzanlage zu dieser Zeit noch gar nicht markiert, wenn wir davon absehen, dass das ihre Aussenfläche deckende Cölomepithel etwas verdickt und gegen das Mesenchym undeutlich abgegrenzt erscheint.

Erst bei etwa 13—14 mm langen Embryonen beginnt die Milzverdickung sich histologisch zu differenzieren, indem sie allmählich z e l l e n r e i c h e r als die angrenzende Bursawandpartie wird (Fig. 350).

Die Zellen der Milzanlage werden an Zahl vermehrt wahrscheinlich nicht nur durch Proliferation der Mesenchymzellen, sondern auch dadurch, dass zahlreiche Epithelzellen aus dem Verbande des Cölom= epithels austreten und sich in das Mesenchym einsenken. (CHORONSCHITZKY 1900, TONKOFF 1900, KOLLMANN 1900).

Anfang des dritten Embryonalmonats (bei etwa 20—23 mm langen Embryonen) oder in einzelnen Fällen etwas früher (vgl. Fig. 350), beginnt die Milzanlage sich von der Bursawand partiell frei zu machen. Die Abschnürung schreitet bald bis auf die Stelle des späteren Hilus fort, wo die Blutgefässe in das Organ eintreten (Fig. 275, S. 331).

Jetzt (bei etwa 25—30 mm langen Embryonen) treten hier und da an der Milzoberfläche Incisuren auf, die mehr oder weniger tief in das Organ einschneiden. Solche Incisuren findet man während der letzten Hälfte des dritten Embryonalmonats und im vierten Embryonalmonat nicht nur am vorderen, sondern auch am hinteren Rand des Organs. Am tiefsten werden sie gewöhnlich in der kaudalen Partie der Milz, wo sie nicht selten (schon bei 5—6 cm langen Embryonen) kleinere Milzpartien (sog. N e b e n m i l z e n) von der Hauptmilz vollständig isolieren (Fig. 351).

In späteren Entwicklungsstadien verschwinden die seichteren Milzincisuren wieder vollständig. Die tieferen und zwar besonders diejenigen des vorderen Randes werden auch an Tiefe reduziert, bleiben aber meistens zeitlebens als E i n k e r b u n g e n bestehen.

Die äussere Form der Milz wechselt nicht unbeträchtlich während der Entwicklung, was nicht Wunder nehmen kann, da das Organ weich und modellierbar ist und zu ver= schiedenen Entwicklungsperioden teilweise verschiedene Organrelationen besitzt. So z. B. grenzt die Milz im zweiten Embryonalmonat unmittelbar an der linken Urniere und an der linken Geschlechtsdrüse (vgl. Fig. 350), welche Organe zu dieser Zeit Impressionen an der Milz hervorrufen, Impressionen, die nach der Reduktion bezw. Kaudalwärts= verschiebung der genannten Organe wieder verschwinden.

Schon Ende des dritten Embryonalmonats erreicht indessen die Milz beinahe ihre definitive Form und ihre definitiven Proportionen.

Die G r ö s s e d e r M i l z nimmt während des Embryonallebens allmählich zu. Die L ä n g e des Organs beträgt

bei 7 cm langen Embryonen etwa 1,5 mm
„ 12 „ „ „ „ 6,5 „
„ 28 „ „ „ „ 20 „
„ 53 „ „ „ „ 47 „

Das G e w i c h t d e r M i l z beträgt zur Zeit der Geburt etwa 10—11 g.

Über die Vergrösserung des Milzgewichtes während der extrauterinen Entwick= lungsperiode gibt folgende Tabelle (etwas vereinfacht nach VIERORDT) Aufschluss:

Absolutes Gewicht der Milz:

im Alter von	bei männlichen Individuen	bei weiblichen Individuen
0 Monat	etwa 10,7 g	etwa 10,8 g
1 Jahr	„ 20,3 „	„ 20,5 „
2 Jahren	„ 43,2 „	„ 38,6 „
3 „	„ 43,4 „	„ 42,2 „
4—5 „	„ 53—56 „	„ 50—60 „
6 „	„ 56,7 „	„ 52,2 „
7—8 „	„ 60—63 „	„ 59—65 „
9 „	„ 62,5 „	„ 67,5 „
10—12 „	„ 70—88 „	„ 85—127 (?) „
13 „	„ 88,3 „	„ 67,5 „
18 „	„ 174,4 (?) „	„ 136 „
25 „	„ 161,5 „	„ 174,3 „

Histogenese der Milz.

Wie schon erwähnt (S. 403), beginnt die histologische Differenzierung der Milz im zweiten Embryonalmonat und zwar dadurch, dass die Milzverdickung allmählich zellen= reicher als die übrige Bursawand wird (Fig. 350).

Die Kerne der neugebildeten Milzzellen sind zwar etwas kleiner als diejenigen der Mesenchymzellen in der übrigen Bursawand; da sie indessen mit Hämatoxylin ein wenig stärker als diese gefärbt werden und ausserdem dichter liegen, so markiert sich die Milzanlage jetzt an mit Hämatoxylin gefärbten Präparaten als eine dunkle, scharf ab= gegrenzte Verdichtung in der Bursawand (Fig. 275, S. 331).

Die Einwanderung der Peritonealepithelzellen in das Innere der Milzanlage scheint schon während des zweiten Embryonalmonats beendigt zu werden. Nach dieser Zeit wird das die Milzanlage bekleidende Peritonealepithel einschichtig und gegen das unterliegende Milzgewebe scharf abgegrenzt.

Die Zellen der Milzanlage liegen Anfang des dritten Embryonalmonats noch dicht zusammengepackt, ohne sichtbare Zwischenräume. Bald treten aber in der Zellenmasse Spatien auf, die dieselbe in ein Netzwerk von Zellenbälkchen umbilden.

Innerhalb der Spatien liegen zahlreiche Zellen, welche wahrscheinlich von den ein= gewanderten Peritonealepithelzellen stammen und sich zu Leukocyten aus= bilden.

Das Mesenchym der Milzanlage bildet sich teilweise in gewöhnliches Bindegewebe um, das um das ganze Organ herum eine dicke Kapsel bildet und von hier aus Binde= gewebszüge (sog. Trabekel) in das Innere des Organs sendet. (Solche Trabekel sind am Ende des dritten Embryonalmonats zu erkennen.)

Die spezifisch veränderten Partien des Milzmesenchyms wandeln sich in retiku= läres Bindegewebe um.

Aus solchem Bindegewebe werden also die Milzpulpa=Bälkchen gebildet, die durch die oben erwähnten Spatien voneinander getrennt werden.

Die Spatien fliessen bald zu einem Netzwerk zusammen, das sich zuerst mit der Vena lienalis und später auch mit der Arteria lienalis in Verbindung setzt. Sie bilden dann die weiten venösen Kapillaren der Milz.

Um die feineren Zweige der Arteria lienalis herum wird das retikuläre Binde= gewebe dichter. Besonders an den Verzweigungsstellen derselben sammelt es sich zu makroskopisch sichtbaren Herden, die, da sie keine blutgefüllte Spatien, sondern nur dünne arterielle Kapillaren enthalten, makroskopisch heller [1]) als die übrige Milzpulpa aussehen. Diese unter dem Namen der MALPIGHI'schen Körperchen (Noduli lymphatici lienales) bekannten Bildungen, beginnen schon im sechsten Embryonalmonat (MINOT) mikroskopisch sichtbar zu werden.

Erst Ende des dritten Embryonalmonats werden die venösen Spatien der Milz= anlage stärker mit roten Blutkörperchen ausgefüllt. Als Folge hiervon nimmt die Milz jetzt ihre charakteristische blaurote Farbe an.

Die embryonale Milz gehört zu den wichtigeren Blutbildungsstätten des Körpers. In derselben vermehren sich sowohl die roten wie die weissen Blutkörperchen durch wiederholte Teilungen.

Entwicklung der Milzligamente.

Die definitiven Milzligamente stammen von der Wand der Bursa omenti majoris her. Mit dieser bleibt nämlich die Milz an ihrem Hilus in Verbindung (Fig. 275, S. 331).

Wenn die Bursawand sich zu dem Omentum majus vergrössert, kommt die Milz am linken Rande desselben zu liegen, wo die dorsale Wandpartie in die ventrale scharf umbiegt. Wenn (nach der Geburt) diese beiden Bursawände zwischen dem Milzhilus und der Curvatura major ventriculi miteinander verwachsen (TOLDT), so entsteht das definitive Ligamentum gastro=lienale.

Das Ligamentum phrenico=lienale entsteht aus der dorsalen Bursawand, wenn diese mit der dorsalen Bauchwand bis zum lateralen Lumbalteil des Zwerchfells verwächst (vgl. Fig. 320 u. 321 B, S. 375).

Anomalien und Missbildungen der Milz.

Angeborener Mangel der Milz, Alienie, kann in seltenen Fällen entstehen, indem die Milz entweder gar nicht angelegt wird oder schon in frühen Entwicklungsstadien in ihrer Entwicklung gehemmt wird.

Entwicklungshemmungen können auch zu einer abnormen Kleinheit der Milz führen.

Abnorme Grösse der Milz lässt sich als partieller Riesenwuchs denken. Meistens wird man aber wohl eine angeborene Vergrösserung der Milz von Blutstauung, Lues, Malaria oder anderen Infektionen herleiten können.

Dass die im dritten und vierten Embryonalmonat entstehenden physiologischen Einkerbungen der Milz nicht gerade selten tief abnorm werden, so dass die Milz in zwei

---

[1]) An gefärbten Präparaten erscheinen sie dagegen dunkler, weil die Zellen hier dichter als in der übrigen Milzpulpa gedrängt liegen.

oder mehrere Stücke gespalten wird, wurde schon oben erwähnt. Hierbei entstehen sog. Nebenmilzen oder, wenn die Spaltung einfach war und in der Mitte der Milz stattfand, „doppelte Milzen".

Die Nebenmilzen liegen gewöhnlich in unmittelbarer Nähe des kaudalen Milzendes (Fig. 351) in dem Ligamentum gastrolienale oder in einer anderen naheliegenden

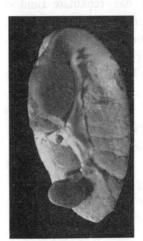

Partie des Omentum majus. Unter Umständen können, wie erwähnt, solche abgeschnürte Milzpartien in dem linken Endteil des Pankreas eingebettet werden.

In Fällen von Hernia diaphragmatica congenita, die gewöhnlich an der linken Seite vorkommt und zu Dislo= kation des Omentum majus und der Milz führt, sollen Neben= milzen besonders häufig vorkommen.

Diejenigen Fälle, in welchen Nebenmilzen im Pankreaskopf oder sehr zahlreiche (bis zu 400) über das ganze Bauchfell verstreut gefunden wurden, sind wohl derart zu deuten, dass an den betreffenden Stellen abnormer= weise Milzanlagen entstanden.

Ehe die dorsale Wand der Bursa omenti majoris mit der dorsalen Bauchwand verwachsen ist, ist die Milz relativ sehr beweglich und kommt zu dieser Zeit leicht in Bruchsäcke (bei Zwerchfellshernien, Nabelschnurhernien und Bauchspalten) hinein (vgl. Fig. 303, S. 363).

Fig. 351.

Milz mit Nebenmilz von einem 25 cm langen Em= bryo. $\frac{3}{1}$.

Dass die Form der Milz unter diesen abnormen Lage= und Druckverhältnissen auch mehr oder weniger abnorm werden muss, ist leicht zu verstehen.

Kongenitale Syphilis der Milz ist in der diffusen Form relativ gewöhnlich, in der zirkumskripten (mit Gummata) dagegen seltener. Meistens ist die Milzsyphilis mit beträchtlicher (2—10maliger) Vergrösserung des Organs verbunden.

Angeborene Milzrupturen kommen nur sehr selten vor und zwar nur bei falscher und roher Anwendung der Handgriffe bei der Extraktion des Kindes am Beckenende.

Entwicklung der Nebennieren.

Die Nebennieren des Erwachsenen sind bekanntlich aus zwei histologisch ver= schiedenen Substanzen aufgebaut, von welchen die eine das Mark, die andere die Rinde des Organs bildet.

Die Marksubstanz ist vor allem dadurch charakterisiert, dass sie nach Behandlung mit chromsauren Salzen eine dunkelbraune Chromfärbung annimmt (HENLE). Die Haupt= masse dieser Substanz wird nämlich von chromaffinen Elementen, sog. phäochromen Zellen (KOHN) gebildet.

Die Zellen der Rindensubstanz zeigen bei Chrombehandlung keine solche Farbenreaktion. Sie sind im wesentlichen dadurch charakterisiert, dass sie reichlich fett= ähnliche Körnchen, sog. Lipoidkörnchen oder Rindenkörner (HULTGREN u. O. ANDERSSON) einschliessen.

Bei niederen Wirbeltieren bilden Mark= und Rindensubstanz jederseits keine einheitliche Nebenniere, sondern zwei räumlich getrennte Organe: 1. das Interrenalorgan (oder die Zwischen= niere), das der Rindensubstanz entspricht und 2. das Suprarenalorgan, das der Marksubstanz homolog ist.

Entstehung der Rindenanlage (= der „Zwischenniere").

In der vierten Embryonalwoche (bei etwa 5—6 mm langen menschlichen Em=
bryonen) entsteht die erste Anlage der Nebennierenrinde und zwar als
mehrere knospenähnliche Verdickungen im Cölomepithel jederseits der Gekrösewurzel
(Soulié, Poll).

Diese sog. Zwischennierenknospen schnüren sich bald von dem Cölom=
epithel vollständig ab und verschmelzen jederseits unter sich zu einer einheitlichen Zellen=
masse, der sog. Zwischenniere (oder Nebennierenrinden=Anlage).

Die einheitliche Zwischenniere ist schon Ende der vierten Embryonalwoche
(bei etwa 8 mm langen Embryonen) zu erkennen. Sie liegt als eine etwa 0,1 mm
lange Epithelzellenmasse im Mesenchym zwischen dem kranialen Ende der Urniere und
der Aorta, ventral von der Kardinalvene und dorsal von der inzwischen entstandenen
Geschlechtsdrüsenanlage.

Die Begrenzung der Zwischenniere ist noch am Anfang des 2. Embryonalmonats (bei 9 mm langen
Embryonen) „keine ganz scharfe, sondern nur in der Dichtigkeit der Zellanhäufung gegeben. Eine eigentliche
bindegewebige Kapsel fehlt völlig" (Wiesel). Die Zwischenniere besteht in diesem Stadium „aus eng
nebeneinander liegenden, rundlichen, durchaus gleichartigen Zellen mit wenig Protoplasma und grossem
Kern. Eine Anordnung in Schichten fehlt vollständig" (Wiesel).

Entstehung und histologische Entwicklung der Markanlage.

Die Anlage des Markes der werdenden Nebenniere wird später als die oben
beschriebene Rindenanlage und ausserhalb dieser gebildet. Sie entsteht aus Sympa=
thicuselementen (Fig. 352), die — den naheliegenden Sympathicusstamm verlassend —
sich (zuerst bei etwa 10 mm langen Embryonen) dorso=medial von der Rindenanlage
sammeln und später (in kleinen, ballenähnlichen Gruppen) allmählich in das Zentrum
dieser Anlage hineinwandern.

Diese Einwanderung der Sympathicuselemente in das Innere der Zwischenniere beginnt bei 14—20 mm
langen menschlichen Embryonen und setzt sich bis zur Geburt oder noch länger fort. Der Strom der
eindringenden Sympathicuselemente beginnt indessen schon am Ende des 3. Embryonalmonats bedeutend
schwächer zu werden.

Die am frühesten eingewanderten Sympathicuselemente erreichen zuerst die zen=
tralen Teile der Zwischenniere. Hier werden sie zunächst noch durch grosse Zwischen=
nierenpartien von einander geschieden, die sie aber nach und nach immer mehr aus dem
Zentrum verdrängen.

Im rein topographischen Sinne kann das eingewanderte, sympathische Gewebe nun=
mehr als Marksubstanz bezeichnet werden (Poll).

Von nun ab können wir auch von einer wahren Nebenniere (mit Mark und
Rinde) beim menschlichen Embryo sprechen.

Die einwandernden Sympathicuselemente bestehen zum grösseren Teil aus Zellen,
zum kleineren Teil aus Nervenfasern. Durch die letztgenannten wird die Nebenniere
dauernd mit dem Sympathicus verbunden. Die Zellen, welche zur Zeit des Einwan=
derns alle ein einheitliches Aussehen haben (Wiesel), werden Sympathogonien ge=
nannt (Poll). Diese entwickeln sich aber in der Folge nach sehr verschiedenen Rich=
tungen hin, indem sich einige zu sympathischen Nervenzellen weiter ausbilden,

während andere (und zwar die allermeisten) sich zu chromaffinen Markzellen differenzieren.

Die betreffende cytologische Differenzierung beginnt nach Kohn schon in der ersten Hälfte des 3. Embryonalmonats (bei etwa 27 mm langen Embryonen), indem zu dieser Zeit schon einzelne der eingewanderten Sympathogonien sich zu grossen, helleren (chromatinärmeren) Zellen (sog. „Phäochromo= blasten") umwandeln, die ein Übergangsstadium zu den späteren phäochromen Zellen darstellen.

Die Umbildung der eingewanderten Sympathogonien in Phäochromoblasten macht in der Folge langsame, aber stetige Fortschritte.

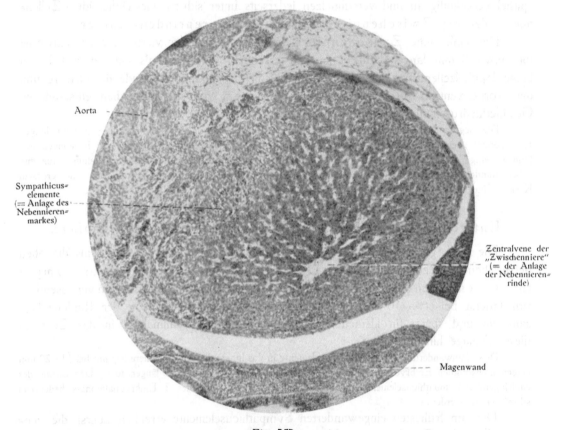

Fig. 352.
Querschnitt der linken Nebennieren=Anlage eines 16 mm langen Embryos. $\frac{60}{1}$.

In der ersten Hälfte des 4. Embryonalmonats beginnen einzelne der zuerst gebildeten Phäochromo= blasten sich in fertige phäochrome Zellen (die sich durch Chromsalze braun färben) umzuwandeln. Nach dieser Zeit findet man während des ganzen übrigen Embryonallebens „alle drei Entwicklungsstufen (Sympathogonien, Phäochromoblasten und fertige phäochrome Zellen) unmittelbar nebeneinander und hier= durch kommt das wechselvolle, bunte und unklare Bild der Nebenniere in den späteren Fetalmonaten wesentlich zu stande" (Poll).

Weitere Ausbildung der Rindenanlage.

Anfang des zweiten Embryonalmonats vergrössern sich die beiden Zwischennieren beträchtlich und wachsen hierbei (bei etwa 12 mm langen Embryonen) teilweise in die kaudalen Begrenzungsfalten der Pleurahöhlen hinein.

Noch bei etwa 1 cm langen Embryonen ist die Zwischenniere durchweg gleich=
förmig gebaut.

Eine bindegewebige Kapselanlage fehlt zu dieser Zeit noch vollständig, sie be=
ginnt erst bei 12—13 mm langen Embryonen erkennbar zu werden (WIESEL, 1902).
Die Begrenzung des Organs wird jetzt deutlicher (Fig. 352).

Die Zellen der Zwischenniere liegen anfangs ohne erkennbare Ordnung. Bei etwa
14 mm langen Embryonen (SOULIÉ) beginnen sie sich aber allmählich und stellenweise
zu Strängen zu gliedern, die in geradem Verlauf gegen das Zentrum der Zwischenniere
konvergieren. Auf diese Weise entsteht die erste Andeutung der Zona fascicularis
der Nebennierenrinde (Fig. 352).

Im Zentrum der Zwischenniere entsteht etwa gleichzeitig ein Netzwerk von relativ
grossen Venen. Indem sich nun die hier gelegenen Zwischennierenzellen netzförmig um
die Venen ordnen, wird die Anlage der Zona reticularis der Nebennierenrinde ge=
bildet (Fig. 352).

Unmittelbar unter der bindegewebigen Kapsel beginnen (bei etwa 30 mm langen
Embryonen) hier und da ballenähnliche Zellgruppen aufzutreten, die später (bei 50—60 mm
langen Embryonen) zahlreicher werden und eine zusammenhängende, periphere Schicht,
die Zona glomerulosa, bilden.

Inzwischen haben sich die Zellen der Zwischenniere cytologisch weiter differenziert,
schon bei 5 cm langen Embryonen beginnen in der äussersten Plasmazone jeder Rinden=
zelle Lipoidkörner aufzutreten.

Der Körnerreichtum der Rindenzellen steigt in den folgenden Entwicklungsstadien immer mehr an.
In der zweiten Hälfte des ersten Lebensjahres erreicht er sein Maximum (PLECNIK, 1902). Nach dieser Zeit
nimmt die Zahl der Lipoidkörner allmählich ab, ohne jedoch auch in hohem Alter vollständig zu schwinden.

Pigmentkörner in den Rindenzellen fand PLECNIK (1902) zum ersten Male bei einem sechs Tage
alten Kinde. Im Alter nimmt die Menge dieses Pigmentes besonders in der Zona reticularis an der
Rindenmarkgrenze gewöhnlich beträchtlich zu. Hierbei wird selbstverständlich diese, in jungen Jahren noch
undeutliche Grenze immer schärfer markiert.

Entwicklung der Nebennierengefässe.

Zu den Zwischennieren werden schon bei 1 cm langen Embryonen kleine Zweige
von den in der betreffenden Höhe verlaufenden Urnierenarterien abgegeben. Da die
Zwischennieren zu dieser Zeit relativ gross sind und relativ hoch liegen, können jeder=
seits nicht weniger als sechs Urnierenarterien, welche von den 14.—16. Aortensegmenten
ausgehen, Zweige auch zu den Zwischennieren senden.

Gerade diese Urnierenarterien gehen aber schon in der ersten Hälfte des zweiten
Embryonalmonats (bei etwa 13 mm langen Embryonen) vollständig zugrunde. Gleich=
zeitig hiermit bekommen indessen die zu dieser Zeit kaudalwärts wandernden Zwischen=
nieren neue Arterienverbindungen und zwar mit den von den 17.—19. Aortensegmenten
ausgehenden Urnierenarterien.

„Auch diese atrophieren aber bald und ihre Nebennierenzweige werden durch solche
von mehr kaudal ausgehenden Urnierenarterien ersetzt. Bei etwa 16 mm langen Em=
bryonen sind es jederseits gewöhnlich 2—3 von dem 20. und 21. Aortensegment
kommende Urnierenarterien, welche auch die Nebennieren mit Blut versorgen" (Fig. 354).

„Indem nun die zu den Urnieren gehenden Hauptzweige dieser Arterien Hand in Hand mit den betreffenden Urnierenpartien der Atrophie anheimfallen, während sich gleichzeitig die zu den Nebennieren gehenden Nebenzweige vergrössern, so wandeln sich die betreffenden Urnierenarterien (bei etwa 20 mm langen Embryonen) in die definitiven Arteriae suprarenales um" (BROMAN, 1908). Diese gehen alle (bezw. beide) von der Aorta direkt aus.

Die kranialste Nebennierenarterie sendet indessen oft zu der betreffenden Zwerchfellshälfte einen Nebenzweig aus, der später so gross wird, dass er als Hauptzweig erscheint. „Wir sind daher gewohnt, die Arteria suprarenalis superior beim Erwachsenen als Zweig der Arteria phrenica inferior zu beschreiben. Entwicklungsgeschichtlich ist es aber umgekehrt".

„Oft geht aber die Arteria phrenica inferior nicht von einer Arteria suprarenalis superior, sondern von der Arteria coeliaca heraus. Sie hat natürlich dann nichts mit den ursprünglichen Urnieren= arterien zu tun (FRÉDÉRIC) und der Nebennierenzweig, den sie trotzdem aussenden kann, ist nur als ein spätembryonales Gefäss zu betrachten".

„In ähnlicher Weise wie die kranialste Nebennierenarterie sendet auch die kaudalste — und zwar, wie es scheint, viel öfter — einen Nebenzweig heraus, welcher später zum Hauptzweig wird. Dieser Zweig geht zur Niere" (BROMAN, 1908) (vgl. Fig. 354).

Schon in der Mitte des zweiten Embryonalmonats (bei etwa 14 mm langen Em= bryonen) tritt im Zentrum der Zwischenniere ein grobes Venennetz auf, das sich zu einer Zentralvene (Fig. 352) sammelt. Diese Vene setzt sich als Vena suprarenalis ausserhalb des Organs fort und mündet in die Vena cava inferior.

Bei der Einwanderung der definitiven Marksubstanz wird dieses Venennetz zusammen mit der Zona reticularis peripherwärts verdrängt.

„Die einwandernden Sympathogonieballen werden von besonderen kleineren Arterien versorgt, die sich — — — im Ballen zu einem engmaschigen Plexus von weit engeren Kapillaren auflösen, als sie in der Rinde vorkommen" (POLL).

Beziehungen der Nebennieren während der Entwicklung.

Dass die Beziehungen der Nebennierenanlagen anfangs nicht die definitiven sind, wurde schon oben angedeutet.

Die engen Beziehungen, welche die Nebennierenanlagen anfangs zu den kranialen Enden der Urnieren und der Geschlechtsdrüsenanlagen besitzen, verlieren sie gewöhnlich vollständig schon am Anfang des dritten Embryonalmonats (bei etwa 25 mm langen Embryonen).

Bis zu der Mitte des zweiten Embryonalmonats liegen die Nebennierenanlagen von den Nierenanlagen weit entfernt (vgl. Fig. 353). Erst bei etwa 15 mm langen Embryonen ist die Kaudalwanderung der Nebennierenanlagen bezw. die Kranialwärts= wanderung der Nierenanlagen so weit fortgeschritten, dass diese beiden Organe sich berühren (Fig. 354).

Bei etwa 26 mm langen Embryonen liegen die Nebennieren in der Höhe des 10. Thoracal= bis 1. Lumbalwirbels (KEIBEL und ELZE).

Zu der Zwerchfellsanlage treten die Nebennierenanlagen schon bei etwa 12 mm langen Embryonen in enge Beziehung, indem sie, wie erwähnt, zu dieser Zeit teilweise in die kaudalen Begrenzungsfalten der Pleurahöhlen einwachsen. Vielleicht tragen sie hierbei zur Verengerung der Kommunikationsöffnungen zwischen Peritoneal= und Pleura= höhlen bei.

Am Ende des 2. Embryonalmonats hängt die rechte Nebenniere mit ihrer Bauchfläche an der Vena cava inferior, die linke an der dorsalen Magenwand. Später (bei 24 mm langen Embryonen nach Soulié) wird die rechte Nebenniere an ihrem oberen Ende immer mehr von der Leber umwachsen, deren linker Lappen bis an die laterale Seite des linksseitigen Organs reicht. (Poll.)

Die wichtigeren übrigen Beziehungen der Nebennieren sind schon in anderem Zu= sammenhang (vgl. S. 376) erwähnt worden.

In der Mitte des dritten Embryonalmonats besitzt die Nebenniere nahezu die= selben syntopischen Beziehungen, wie sie dem ausgebildeten Organe zukommen (Poll).

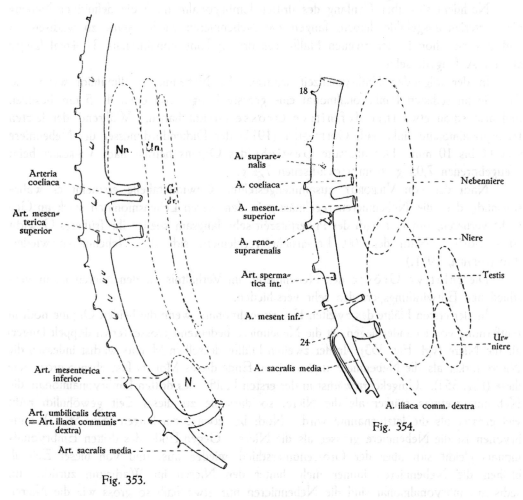

Fig. 353.

Fig. 354.

Fig. 353 und 354.
Halbschematische Sagittalrekonstruktion der Bauchaorta. $\frac{1}{10}$. Fig. 353 von einem 11,7 mm langen Embryo. Fig. 354 von einem 21,1 mm langen Embryo. Die Länge und die Höhelage der Urnieren (*Un*), Geschlechts= drüse (*Gdr*), Nebenniere (*Nn*) und Niere (*N*) sind durch punktierte Linien schematisch angegeben.
Nach Broman: Anat. Hefte, Bd. 36 (1908).

Über die Grösse der Nebennieren in verschiedenen Entwicklungs= perioden.

Ende des ersten Embryonalmonats (bei etwa 8 mm langen Embryonen) be= trägt die Länge der Nebennierenanlage — wie erwähnt — nur $^1/_{10}$ mm (Soulié). Anfang des zweiten Embryonalmonats wächst die Nebennierenanlage aber so stark, dass sie schon bei etwa 12 mm langen Embryonen millimeterlang wird.

Während der zunächst folgenden Entwicklungsperiode wachsen die Nebennieren fast gar nicht, so dass man sie gewöhnlich noch am Anfang des dritten Embryonalmonats (bei etwa 20 mm langen Embryonen) noch nur millimeterlang findet (vgl. Fig. 353 u. 354).

Die Ursache hiervon ist, meiner Ansicht nach, in der oben erwähnten Tatsache zu suchen, dass die Urnieren zu dieser Zeit kaudalwärts wandern und hierbei ihre zuführenden Gefässe stetig umtauschen, was wohl für die ungestörte Ernährung der Organe ungünstig ist.

Nachdem sich aber (Anfang des dritten Embryonalmonats) die definitiven Neben= nierenarterien ausgebildet haben, fangen die Nebennieren wieder stark zu wachsen an und werden schon in der zweiten Hälfte des dritten Embryonalmonats 3—4 mal länger als am Anfang desselben.

In der folgenden Embryonalzeit wachsen die Nebennieren allmählich weiter, so dass sie im sechsten Embryonalmonat eine grösste Länge von etwa 4—5 cm besitzen und also schon etwa ihre definitive Grösse erreicht haben. Während der letzten Embryonalmonate sinkt nach GOLDZIEHER (1911) der Dickendurchmesser der Nebenniere von 11 bis 10 mm. Das absolute Gewicht des Organs beträgt nach VIERORDT beim Neugeborenen 7,05 g, beim Erwachsenen 7,4 g.

Nach der von VIERORDT zusammengestellten Gewichtstabelle erscheint es wahr= scheinlich, dass die Nebennieren regelmässig in den ersten Lebensmonaten stark an Ge= wicht verlieren, um erst nach der Pubertätszeit sehr langsam wieder ihr früheres Gewicht zu erreichen. Nach dem 60. Lebensjahr verkleinern sich die Nebennieren wieder. (GOLDZIEHER, 1911.)

Die relative Grösse der Nebennieren im Verhältnis zu den Nieren ist in ver= schiedenen Entwicklungsperioden sehr verschieden.

In der ersten Hälfte des zweiten Embryonalmonats, wenn die beiden Organe noch in Entfernung von einander liegen, ist die Nebenniere bedeutend grösser (etwa doppelt länger) als die Niere (vgl. Fig. 353). In der zweiten Hälfte desselben Monats wächst indessen die Niere stärker als die Nebenniere und wird am Ende dieses Monats fast ebenso gross wie diese (Fig. 354). Umgekehrt wächst in der ersten Hälfte des dritten Embryonalmonats die Nebenniere etwas stärker als die Niere, so dass sie zu dieser Zeit gewöhnlich recht viel grösser als die letztgenannte wird. Noch bei etwa 5 cm langen (Sch.=St.=L.) Em= bryonen ist die Nebenniere grösser als die Niere. Gegen Ende des dritten Embryonal= monats gleicht sich aber der Grössenunterschied wieder aus, und von dieser Zeit ab bleiben die Nebennieren immer mehr hinter den Nieren im Wachstum zurück. Im sechsten Embryonalmonat sind die Nebennieren nur etwa halb so gross wie die Nieren und verhalten sich dem Gewichte nach zu diesen wie 1:2,5; beim geburtsreifen Fetus wie 1:3 und beim Erwachsenen wie 1:28 (MECKEL, 1815—20).

Anomalien und Missbildungen der Nebennieren.

In seltenen Fällen findet man bei Totgeborenen, dass die Nebennieren entweder vollständig fehlen oder nur stark verkümmert vorhanden sind. Meistens handelt es sich hierbei um missgebildete Feten, bei denen gewisse Grosshirndefekte (ZANDER) vorhanden sind. — In einigen von diesen Fällen lässt es sich denken, dass die Neben=

nieren ganz oder teilweise nie angelegt wurden, in anderen, dass die Nebennierenanlagen embryonal in ihrer Entwicklung gehemmt oder sogar mehr oder weniger vollständig rückge= bildet wurden.

Auch lassen sich Fälle denken, in welchen Rindenanlage und Markanlage sich nicht zur normalen Nebenniere kombinieren, sondern entweder ganz getrennt bleiben, oder sich nur mangelhaft miteinander verbinden.

Die Hypoplasie (mangelhafte Entwicklung) der Nebennieren scheint oft mit Unterentwicklung der Geschlechtsorgane, aber mit Vergrösserung der Thymusdrüse und der Lymphdrüsen des ganzen Körpers („Status thymico=lymphaticus") kombiniert vor= zukommen (WIESEL, GOLDZIEHER).

Im Anfang des dritten Embryonalmonats findet man fast regelmässig, dass die Markanlage der linken Nebenniere mit derjenigen der rechten durch Sympathogonien= ballen direkt verbunden ist. In seltenen Fällen kann diese Verbindung zeitlebens fortbestehen und zu der Entstehung einer sog. Hufeisennebenniere Anlass geben.

Sog. Beizwischennieren oder akzessorische Interrenalkörperchen stellen eigentlich, wenn sie in unmittelbarer Nähe des Hauptorganes liegen, fast normale Bildungen [1]) dar. Sie bestehen ausschliesslich aus Rindensubstanz. Ihre Grösse wechselt gewöhnlich zwischen dem Umfang kaum wahrnehmbarer Körnchen und dem= jenigen einer Haselnuss.

Die Zellen dieser Beizwischennieren können ganz unregelmässig liegen. Meistens liegen sie aber wie die Zellen der Zona fasciculata oder der Zona glomerulosa, seltener wie diejenigen der Zona reticularis der Nebennierenrinde geordnet. Am seltensten zeigen sie die vollkommene Dreischich= tung der normalen Nebennieren=Rinde.

Solche Beizwischennieren entstehen entweder

1. primär, indem sich nicht alle Zwischennierenknospen zu einer einheitlichen Zwischenniere zusammenschliessen, oder

2. sekundär durch Trennung kleinerer Partien von dem schon einheitlich gewor= denen Hauptorgan.

Die abgetrennten Zwischennierenpartien können in der Folge mit dem Hauptorgan wieder verschmelzen oder von demselben getrennt bleiben. Im letzteren Falle können sie sich entweder

a) progressiv weiterentwickeln oder

b) regressiv werden.

Die progressive Weiterentwicklung der Beizwischennieren kann sich sehr verschieden gestalten. Sie kann unter Umständen, bei Funktionsausfall der Nebennieren= rinde, zu einer kompensierenden Vergrösserung der Beizwischennieren führen. In anderen Fällen dagegen kann sie verhängnisvoll werden, indem sie in pathologische Bahnen ein= gelenkt wird und zu malignen Geschwulstbildungen führt.

Die regressiven Veränderungen der Beizwischennieren bestehen gewöhnlich entweder in Zersprengung der Epithelzellhaufen durch einwachsende Blutgefässe oder in einem zentralen Verfall derselben unter Cystenbildung.

Um die Entstehung der definitiven Lokalisation der Beizwischennieren ver= stehen zu können, müssen wir uns erinnern, dass die Zwischenniere bis zum Anfang

---

[1]) Nach SCHMORL sollen sie in 92 % aller Sektionen zu finden sein.

des dritten Embryonalmonats sowohl mit der U r n i e r e wie mit der G e s c h l e c h t s = d r ü s e sehr intim verbunden ist.

Wenn nun in der Folge diese letztgenannten Organe ihre normale Kaudalwärts= wanderung ausführen, so können kleine Beizwischennieren sehr leicht mehr oder weniger weit fort von ihrem ursprünglichen Sitze verschleppt werden. (MARCHAND, 1883.) Auf diese Weise können sie entweder in der G e s c h l e c h t s d r ü s e n r e g i o n selbst oder irgendwo auf dem Wege lokalisiert werden, den die Geschlechtsdrüsen bei ihrer normalen Kaudalwärtswanderung zurückgelegt haben.

Zuerst wurden solche Beizwischennieren im Ligamentum latum uteri nahe dem Parovarium von MARCHAND (1883) gefunden. In der Literatur gehen sie daher oft unter dem Namen „MARCHAND's c h e N e b e n n i e r e n". — Nachher sind sie auch an folgenden von den Nebennieren e n t f e r n t e n Stellen ge= funden worden:

I. beim männlichen Geschlecht: im Rete testis, zwischen Hoden und Nebenhoden, in der Paradidýmis und am Samenstrang im Leistenkanal, ober= oder unterhalb desselben;

II. beim weiblichen Geschlecht: in den Ovarien [1]) und an der Tube.

III. Bei beiden Geschlechtern: im retroperitonealen Gewebe unterhalb des unteren Nierenpoles, längs der Vena spermatica interna (bezw. Vena ovarica), am Ileopsoas in der Höhe des Beckenkammes und an der Synchondrosis sacro=iliaca.

In der N ä h e d e r N e b e n n i e r e n sind Beizwischennieren gefunden worden:

in der Rinden= und Marksubstanz der Nebenniere selbst und in der bindegewebigen Kapsel derselben; häufig an und in der Niere; an angrenzenden Gefässwänden, im Plexus solaris oder renalis des Sym= pathicus; zwischen Colon transversum und Milz; im rechten Leberlappen und im Pankreas.

E c h t e B e i n e b e n n i e r e n oder a k z e s s o r i s c h e N e b e n n i e r e n, die sowohl Rinden= wie Marksubstanz enthalten, kommen nur selten vor. Sie sind mit Sicherheit nur aus dem Plexus solaris des Sympathicus bekannt. „Doch ist ihr Vorkommen an allen den Stellen denkbar, wo Fundorte von Beizwischennieren in der Nähe des Sym= pathicus und seiner Ausbreitungen liegen" (POLL).

Theoretisch würde man auch von der Existenz a k z e s s o r i s c h e r S u p r a r e n a l = k ö r p e r c h e n sprechen können. Da aber solche meistens nur an denjenigen Stellen zu erwarten sind, wo normalerweise schon andere aus dem Sympathicus stammende P h ä o = c h r o m k ö r p e r c h e n vorkommen (vgl. unten das Kapitel über Sympathicus!), so lassen sie sich im allgemeinen wohl nicht von diesen als Nebennierenteile unterscheiden.

Im Gegensatz zu den Beizwischennieren und den Beinebennieren verändern die Nebennieren, nachdem· ihre embryonale, normale Kaudalwärtswanderung abgeschlossen ist, nur sehr selten ihre Lage. Vor allem ist hervorzuheben, dass sie die abnormen Verlagerungen der Nieren fast nie mitmachen.

Entwicklung des Urogenitalsystems.

Überblick über die Phylogenese des Urogenitalsystems.

Schon in den allerersten phylogenetischen Entwicklungsstadien waren aller Wahrscheinlichkeit nach die Harn= und Geschlechtsorgane miteinander kombiniert. Wir nehmen nämlich an, dass sie anfangs beide durch das C ö l o m dargestellt wurden, dessen Wände überall G e s c h l e c h t s z e l l e n produzierten und ausserdem eine e x k r e t o r i s c h e F u n k t i o n hatten.

---

[1]) Hier liegen allerdings wohl meistens Verwechslungen zwischen geschrumpften C o r p o r a l u t e a und wahren Beizwischennieren vor. Die Zellen dieser beiden Bildungen besitzen nämlich eine überraschende Ähnlichkeit miteinander.

In jedem Körpersegment wurden wahrscheinlich paarige Cölomhöhlen (sog. „Gonaden") angelegt, welche durch je ein quer verlaufendes Kanälchen an der Körperoberfläche mündeten (FELIX).

Diese segmentalen Querkanälchen verbanden sich in späteren Entwicklungsstadien jederseits zu einem longitudinal verlaufenden Ausführungsgang, welcher sich in der kaudalen Körperpartie öffnete und also die zahlreichen äusseren Mündungen der Querkanälchen unnötig machte und auch allmählich zur Atrophie brachte.

Indem dann auch die segmentalen Scheidewände zwischen den hintereinander liegenden Cölomhöhlen zugrunde gingen und jederseits eine für alle Segmente gemeinsame Cölomhöhle ausgebildet wurde, wurden auch die übrigen Partien der Querkanälchen teilweise unnötig. Sie atrophierten dann bis auf einige wenige, ja unter Umständen bis auf eine einzige oder sogar vollständig.

In diesen höheren Entwicklungsstadien wurde eine gewisse Partie der Cölomhöhlenwand für die Geschlechtsfunktion und eine andere Partie derselben für die exkretorische Funktion speziell reserviert. So entstanden Geschlechtsdrüsen und Nieren (Vornieren). Die Produkte dieser beiden Organe wurden fortwährend lange durch den gemeinsamen Ausführungsgang nach aussen befördert, und erst in den höchsten Entwicklungsperioden bekamen die beiden Drüsen mehr oder weniger vollständig getrennte Ausführungsgänge.

Die Trennung dieser Gänge geht aber nicht weiter, als dass sie sich gemeinsam oder in unmittelbarer Nähe von einander in die äussere Geschlechtsteilen öffnen. Es besteht also noch bei den höchststehenden Tieren die Berechtigung, die Harn- und Geschlechtsorgane als ein gemeinsames Organsystem zu betrachten.

Entwicklung des Harnapparates.

Die Entwicklung des Harnapparates der höheren Wirbeltiere wird vor allem dadurch kompliziert, dass nicht weniger als zwei provisorische Harnorgane, die Vorniere und die Urniere, nacheinander gebildet werden, ehe die definitive Niere, die Nachniere, angelegt wird.

Bei Amphioxus und vielleicht bei den Myxinoiden stellt die Vorniere das bleibende Harnorgan dar. Bei Fischen und Amphibien atrophiert die Vorniere und wird durch die besser organisierte Urniere als bleibendes Harnorgan ersetzt. Und bei den Amnioten wird auch die Urniere zurückgebildet, um durch die noch mehr funktionsmächtige Nachniere ersetzt zu werden.

In der menschlichen Phylogenese haben die provisorischen Harnorgane je zu ihrer Zeit offenbar eine sehr wichtige Rolle als Exkretionsorgane gespielt.

In der Ontogenese des Menschen ist dies aber nicht der Fall. Die Vorniere wird beim menschlichen Embryo nie funktionsfähig ausgebildet. Und viele Gründe (vgl. unten S. 421) sprechen dafür, dass auch die menschliche Urniere — obgleich in einer gewissen Periode histologisch hoch differenziert — nie als Exkretionsorgan tätig ist. Bei der Ausbildung dieser provisorischen Harnorgane beim menschlichen Embryo spielt also die Erblichkeit als Entstehungsursache die wichtigste, wenn nicht die einzige Rolle.

Jedes Harnorgan hat eine doppelte Aufgabe:

1. die schädlichen Ausscheidungsprodukte des übrigen Körpers auszuwählen, zu bereiten und von dem Blute und dem Körper abzuführen: die exkretorische Funktion, und

2. das überflüssige Wasser der Körpersäfte durchzulassen und vom Körper zu entfernen: die filtratorische Funktion.

Das primitivste Harnorgan, die Leibeshöhle, genügte wahrscheinlich beiden Aufgaben, indem jede einzelne Cölomzelle als Nierenepithel funktionierte und die Cölomzellen in ihrer Gesamtheit eine für Wasser durchlässige Membran bildeten (FELIX, 1904).

Während des Vornierenstadiums wurde die filtratorische Tätigkeit zuerst fortwährend von einer Partie der Leibeshöhlenwand besorgt, welche speziell reichlich mit Gefässen versehen wurde und in die Körperhöhle einbuchtend einen „äusseren" Glomerulus, Vornierenglomerulus, bildete. Die exkretorische Funktion wurde dagegen von den Querkanälchen übernommen, deren auskleidendes Epithel sich dafür speziell ausbildete.

In späteren Entwicklungsstadien wurde auch die filtratorische Tätigkeit von der Niere übernommen, in welcher sich speziell für diese Funktion besondere Apparate (die Vornierenkämmerchen der Vorniere und die MALPIGHI'schen Körperchen der Urniere und Nachniere) ausbildeten. Von nun ab behielt das Cölom nur eine Funktion, welche ursprünglich nur als Nebenfunktion betrachtet werden muss: die Funktion, bewegliche Organe (Herz und Darmkanal etc.) unter sich, von anderen Organen und von den Körperwänden frei zu machen (vgl. oben S. 243).

Kommunikationen zwischen den Nierenkanälchen und dem Cölom waren nun nicht mehr für die Nierentätigkeit vonnöten. Sie verschwanden daher auch, falls sie nicht für andere Zwecke verwendet wurden.

Sowohl die provisorischen wie die definitiven Nieren sind Derivate des Mesoderms, und zwar entstehen sie alle aus den Ursegmentstielen (vgl. Fig. 69—71, S. 125). Mit Recht kann man daher auch die Vorniere, die Urniere und die Nachniere nur als drei zeitlich verschieden auftretende und verschieden hoch ausgebildete Abteilungen eines einheitlichen Exkretionsorgans betrachten.

Entwicklung der Vorniere (Pronephros).

In der dritten Embryonalwoche treten auch beim menschlichen Embryo in einzelnen, weit kranialwärts liegenden Körpersegmenten Querkanälchen auf, welche als Rudimente einer Vorniere gedeutet werden. Diese Vornierenkanälchen entstehen (nach unseren Erfahrungen bei Säugetierembryonen zu urteilen) je aus einem Ursegmentstiel, welcher seine Verbindung mit dem Ursegment verliert, aber mit der Seitenplatte in Verbindung bleibt. Mit ihren proximalen Enden öffnen sich die Vornierenkanälchen in die allgemeine Leibeshöhle, die sog. „Vornierentrichter" bildend, mit ihren distalen Enden verbinden sie sich frühzeitig mit einander zu einem longitudinal verlaufenden Ausführungsgang, dem primären Harnleiter (Fig. 71, S. 125).

Der primäre Harnleiter wächst nun in kaudaler Richtung allmählich so lang aus, dass er zuletzt (Ende der dritten Embryonalwoche) bis zu der Kloake herabreicht und sich mit dieser verbinden kann.

Der primäre Harnleiter stellt ursprünglich einen kompakten Zellenstrang dar, welcher erst bei etwa 3 mm langen Embryonen hohl wird (JANOSIK).

Seine Bildung wird dadurch kompliziert, dass er eine Zeitlang mit dem Ektoderm intim verbunden ist. Ob er jederzeit selbständig in die Länge wächst, oder ob er eine Zeitlang auch vom Ektoderm Zellenmaterial für das Längenwachstum bekommt, ist daher schwer zu entscheiden.

Jederseits von der Insertionslinie des dorsalen Mesenteriums entsteht auch ein (rudimentärer) äusserer Vornierenglomerulus. Sowohl dieser wie die Querkanälchen gehen aber schon vor dem Ende des ersten Embryonalmonats restlos zugrunde, und zwar ohne jemals funktionsfähig gewesen zu sein. Der primäre Harnleiter besteht dagegen fort, um zunächst in den Dienst des Vornieren=Nachfolgers (der Urniere) zu treten.

Sehr wahrscheinlich finde ich es, dass die Vornierenkanälchen beim menschlichen Embryo nicht konstant auftreten. Denn ich habe sie bei mehreren Embryonen vom Ende der dritten bezw. Anfang der vierten Woche vollständig vermisst. Indessen besteht ja auch die Möglichkeit, dass sie bei diesen Embryonen vorhanden gewesen, aber schon zugrunde gegangen waren.

Entwicklung der Urniere (Mesonephros).

Diejenigen Ursegmentstiele, welche kaudalwärts von der Vorniere liegen, schliessen sich bei den Säugetierembryonen jederseits sehr früh zu einem langen Blastem= oder Ge=

websstrang zusammen.   Aus diesem Blastemstrang geht später das sezernierende Paren=
chym sowohl der Urniere wie der Nachniere hervor, der betreffende Strang wird
daher auch von Anfang an mit dem Namen „der nephrogene Gewebsstrang"
bezeichnet.

Der einfach gewordene nephrogene Gewebsstrang wird indessen bald wieder segmen=
tiert und in eine Kette von Zellkugeln umgewandelt.   Die Zellkugeln vergrössern sich,
schnüren sich von einander ab und wandeln sich, indem sie je ein Lumen bekommen,
in Bläschen um (Fig. 355, kaudalwärts).

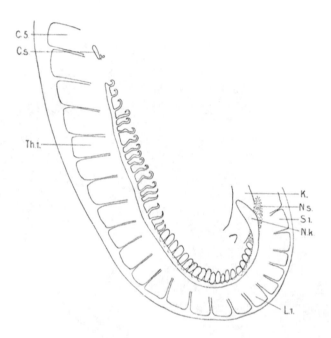

Fig. 355.

Sagittalrekonstruktion der rechten Urniere eines 4,9 mm langen Embryos.   Nach INGALLS: Archiv f. mikr.
Anat., Bd. 70 (1907).   *C. 5* fünftes Hals=, *Th. 1* erstes Brust=, *L. 1* erstes Lenden=, *S. 1* erstes Sakral=
segment, *C s* isolierter Anfangsteil des WOLFF'schen Ganges (mit Glomerulusanlage), *N k* erste Anlage
der Nierenknospe, *N s* nephrogener Blastemstrang, *K* entodermale Kloake.

Jedes Zellbläschen verändert nun seine Form, indem es dorso=lateralwärts eine Aus=
stülpung (das sog. Haupt= oder Querkanälchen) bekommt und ventro=medialwärts
abgeplattet wird.   Die letztgenannte Blasenpartie wird durch einen Gefässknäuel (Glo=
merulus) eingestülpt und bildet sich unter Abplattung ihrer Wandzellen in eine BOWMAN=
sche Kapsel um.   Die erstgenannte Blasenpartie (das Haupt= oder Querkanälchen), welche
hohe Zylinderzellen bekommt, verlängert sich rohrförmig [1]), bis sie den primären Harn=
leiter erreicht und sich mit ihm verbindet (Fig. 355, kranialwärts).

Schon früh (bei etwa 4—5 mm langen menschlichen Embryonen) wird jedes Quer=
kanälchen durch sein starkes Längenwachstum gezwungen, sich in drei hintereinander ge=
legenen Windungsabschnitten, einem ventralen, einem intermediären und einem dorsalen

---

[1]) Ein deutliches Lumen fehlt jedoch anfangs.

zu legen. (Der dorsale Abschnitt ist es, welcher in den primären Harnleiter mündet.)
Diese Windungen drehen sich aber bald so, dass der ventrale Abschnitt zum medialen
und der dorsale zum lateralen wird.

Der letztgenannte Windungsabschnitt bildet sich zum Tubulus collectivus aus,
indem er eng bleibt und von kubischen Epithelzellen ausgekleidet wird. Die anderen
beiden Windungsabschnitte differenzieren sich dagegen zu einem Tubulus secretorius,
welcher bedeutend weiter als der Tubulus collectivus wird und hohe cilientragende
(NICOLAS, 1888) Zylinderzellen mit schwer färbbaren Kernen bekommt (Fig. 356).

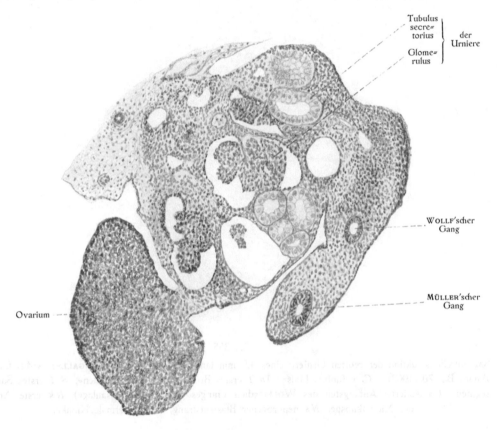

Fig. 356.
Querschnitt der linken Urniere und Geschlechtsdrüse von einem 25 mm langen Embryo. $\frac{100}{1}$.

Ehe diese Differenzierung der drei Hauptwindungen vollbracht worden ist, ent=
stehen durch fortgesetztes Längenwachstum der Tubuli auch mehrere Nebenkrümmungen
derselben.

Die ersten Urnierenbläschen treten bei menschlichen Embryonen von etwa 2,5—3 mm
Länge (also in der dritten Woche) auf, und zwar ehe noch der primäre Harnleiter die
Kloake erreicht hat (HIS, KEIBEL).

Die Glomeruli (Fig. 356) beginnen Anfang der vierten Embryonalwoche angelegt
zu werden und sind Ende derselben Woche (bei 8 mm langen Embryonen) überall in
der Urniere ausgebildet. Jeder Glomerulus bekommt ein Vas afferens aus der

Aorta und ein Vas efferens, das in die Vena cardinalis inferior einmündet (HIS, 1880).

Die Glomeruli setzen im zweiten Embryonalmonat ihr Wachstum fort und erreichen zuletzt (bei etwa 2 cm langen Embryonen, vgl. Fig. 356!) eine so beträchtliche Grösse (0,2—0,35 mm), dass sie unter Umständen schon mit freiem Auge erkannt werden können.

Um den grossen Ansprüchen gerecht zu werden, welche während der Phylogenese offenbar auf die Urniere gestellt wurden, genügte wahrscheinlich nicht die Zahl der ursprünglich segmentalen Urnieren= kanälchen. Diese wurde dann vermehrt und zwar dadurch, dass neue Kanälchen zwischen den alten ent= weder von Überresten aus dem nephrogenen Gewebsstrang oder als Divertikelbildungen von den alten Kanälchen entstanden.

In ähnlicher Weise entstehen auch während der menschlichen Ontogenese zwischen den erstgebildeten segmentalen Urnierenkanälchen neue, nicht=segmentale Kanäl= chen. Sowohl hierdurch wie durch die starke Ausbildung der ursprünglichen Kanälchen verliert die Urniere bald ihr metameres Aussehen und buchtet jederseits als ein einheit= licher, unsegmentierter Körper, die Urnierenfalte oder der WOLFF'sche Körper genannt, ventralwärts in die Leibeshöhle hervor (vgl. Fig. 215, S. 245).

Die WOLFF'schen Körper sind schon Ende der dritten Embryonalwoche (bei etwa 3 mm langen Embryonen) als zwei jederseits von dem dorsalen Mesenterium liegende Wülste der dorsalen Leibeshöhlenwand zu erkennen (Fig. 212, S. 243). In den folgenden Stadien werden sie allmählich mehr lateralwärts gerichtet, indem ihre früher rein dorsale Anheftung bei der weiteren Ausbildung der Körperhöhle medial wird (Fig. 350, S. 402).

In der lateralen Partie jeder Urnierenfalte verläuft der von der Vorniere über= nommene Ausführungsgang, der primäre Harnleiter oder — wie er jetzt auch ge= nannt wird — der WOLFF'sche Gang. In der medialen Urnierenpartie sind die Glomeruli (mit den sie umgebenden BOWMAN'schen Kapseln) und in der intermediären Urnierenpartie die gewundenen Urnierenkanälchen gelagert (Fig. 356).

Die Autoren geben allgemein an, dass die kranialen Urnierenbläschen bezw. die aus diesen hervorgehenden Kanälchen und BOWMAN'schen Kapseln zuerst gebildet werden, und dass also die Ent= wicklung der kaudalen Urnierenpartie nach derjenigen der kranialen nachkommt.

Bei menschlichen Embryonen aus dem Anfang der vierten Embryonalwoche ist es auch leicht zu konstatieren, dass die kaudalsten Urnierenkanälchen weniger ausgebildet sind als die kranialen (vgl. Fig. 355!).

Dies ladet zu der Annahme ein, dass das kraniale Urnierenende stationär ist, und dass die Urniere sich ausschliesslich kaudalwärts verlängert. Nach dem mir zugänglich gewesenen Material zu urteilen, ist dies aber beim menschlichen Embryo nicht der Fall. Bei 3—4,5 mm langen Embryonen habe ich nämlich die kraniale Urnierengrenze in der Höhe des zehnten oder neunten Körpersegmentes gefunden, während sie bei etwa 8 mm langen Embryonen in der Höhe des sechsten Körpersegmentes zu finden ist. Ob hierbei nur eine Kranialwärtsverschiebung stattgefunden hat, oder ob die menschliche Urniere sich auch kranialwärts durch Neubildung verlängert, müssen kommende Untersuchungen lehren.

Ende des ersten Embryonalmonats (bei etwa 8 mm langen Embryonen) hat die menschliche Urniere ihre relativ grösste Länge erreicht. Sie erstreckt sich jetzt von der Höhe der kaudalen Lungenpartie aus kaudalwärts durch etwa 14 Körpersegmente hin= durch und erhält von der lateralen Aortaseite nicht weniger als etwa 20 Arterien.

Rückbildung der Urniere.

Anfang des dritten Embryonalmonats beginnt (nach BEAUREGARD, 1877 und VAN ACKEREN, 1889) die Rückbildung der Urniere und zwar zuerst in den kranialsten Körpersegmenten, von wo sie kaudalwärts fortschreitet. Die diese kraniale Urnieren=

27*

partie umgebende Peritonealfalte wird bei der Atrophie ihres Inhaltes dünn und ligamentähnlich und stellt jetzt das sog. Zwerchfellsband der Urniere dar.

In den nächstfolgenden Stadien findet auch in der kaudalsten Urnierenpartie (MAC CALLUM, 1902) eine (kranialwärts fortschreitende) Rückbildung statt. Die mittlere Ur=

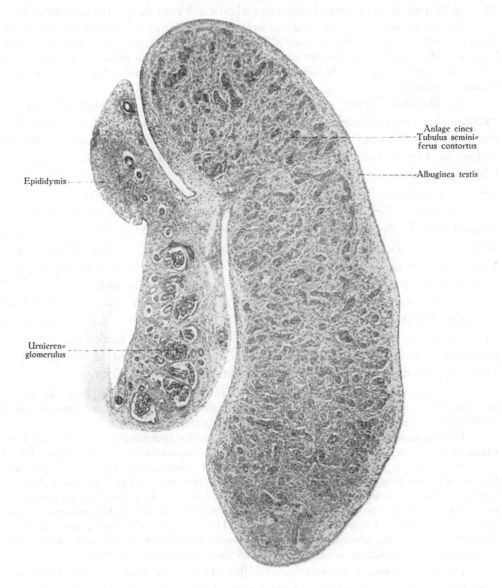

Anlage eines
Tubulus semini=
ferus contortus

Albuginea testis

Epididymis

Urnieren=
glomerulus

Fig. 357.

Längsschnitt durch Testis und Epididymisanlage eines 5 cm langen Embryos. $\frac{60}{1}$.

nierenpartie persistiert also am längsten. Von dieser wird der kraniale Teil auch der Geschlechtsteil der Urniere genannt (FÜRBRINGER), weil er mit der betreffenden Geschlechtsdrüse in Verbindung tritt und, teilweise persistierend, gewisse Partien der Geschlechtsteile bildet (vgl. Fig. 357). Erst Ende des vierten Embryonalmonats ist die

Rückbildung der Urniere definitiv vollendet (v. MIHALKOVICS, 1885). Nach dieser Zeit persistieren von der ganzen Urniere hauptsächlich nur diejenigen Kanalpartien, welche in= zwischen in den Dienst des Geschlechtsapparats getreten sind.

Histologisch findet die Rückbildung der Urniere in der Weise statt, dass zuerst die Epithelzellen der Tubuli secretorii, dann diejenigen der Tubuli collectivi und im allgemeinen zuletzt diejenigen der BOWMAN'schen Kapseln fettig degenerieren, zerfallen und durch Bindegewebe ersetzt werden. Gleich= zeitig mit den sie umgebenden BOWMAN'schen Kapseln gehen auch die Glomeruli zugrunde. Die Rück= bildung der Glomeruli beginnt nach NAGEL (1889) bei menschlichen Embryonen von etwa 3 cm Länge.

Über die verschiedene Ausbildung der Urniere bei verschiedenen Säugetieren.

Die Urniere bekommt bei verschiedenen Säugetierarten eine sehr verschiedene Ausbildung. So werden z. B. bei der Ratte gar keine Glomeruli der Urniere ausgebildet, und das ganze Organ macht auch zur Zeit seiner höchsten Ausbildung den Eindruck, rudimentär zu sein. Bei Schweinsembryonen dagegen bilden sich die Urnieren zu wahren Riesenorganen aus, welche erst bei etwa 10 cm langen Embryonen anfangen, allmählich zurückgebildet zu werden. — Beim menschlichen Embryo zeigen die Urnieren eine mittelstarke Entwicklung.

Sondern die Urnieren des menschlichen Embryos Harn ab?

Die Frage, ob die menschlichen Urnieren in der Ontogenie als Exkretionsorgane funktionieren oder nicht, ist nicht leicht definitiv zu beantworten. Nach WEBER (1897) ist es aber am wahrscheinlichsten, dass die menschliche Urniere nie funktioniert [1]). Denn obwohl der Sinus urogenitalis, in welchem die primären Harnleiter (WOLFF'schen Gänge) nach der Aufteilung der entodermalen Kloake münden, sich erst bei 14 mm langen Embryonen nach aussen öffnet, findet man in den nächst vorhergehenden Ent= wicklungsstadien nirgends Stauungserscheinungen, was ja sonst zu erwarten wäre, da die Urnieren schon bei 8 mm langen Embryonen — histologisch gesehen — funktionsfähig erscheinen. Gegen eine Exkretionsfunktion spricht auch die Tatsache, dass Degenerations= erscheinungen schon bei 22 mm langen Embryonen auftreten, trotzdem dass ausgebildete Glomeruli in der Nachniere erst bei 30 mm langen Embryonen zu finden sind. Denn wenn die Urnieren als Exkretionsorgan funktionierten, wäre doch die Tatsache allzu merkwürdig, dass in einer Zeit, in welcher der menschliche Embryo um etwa ein Drittel seiner bisherigen Grösse zunimmt, die exkretorische Tätigkeit abnehmen sollte (FELIX, 1905). Wahrscheinlicher ist es wohl dann, dass die embryonalen Urnieren nur als Repetition der in der Phylogenie einmal wichtigen Organe entstehen, und dass die Exkretions= produkte des Embryos ausschliesslich durch die Nieren der Mutter abgeschieden werden.

Entwicklung der **Nachniere** (Metanephros).

Die definitive Niere oder Nachniere hat gleich wie die Urniere einen doppel= ten Ursprung.

Das eigentliche, aus gewundenen Kanälchen bestehende Drüsen= parenchym, an welches sowohl die filtratorische wie die exkretorische Tätigkeit ge= knüpft ist, stammt nämlich -- wie schon oben angedeutet wurde — aus dem

---

[1]) Sogar die viel stärker entwickelten Urnieren der Schweinsembryonen funktionieren nach FELIX (1905) wahrscheinlich nicht.

nephrogenen Gewebsstrang her, während das aus gerade verlaufenden Kanälchen bestehende Ausführungsgangsystem durch wiederholte Verzweigung des Ureters entsteht und wie dieser ein Produkt des primären Harnleiters (des Wolff'schen Ganges) darstellt.

Entstehung des Ausführungsgangsystems.

Anfang der vierten Embryonalwoche (bei etwa 4 mm langen Embryonen) verdickt sich die kaudale winkelig gebogene Partie des Wolff'schen Ganges spindelförmig (vgl.

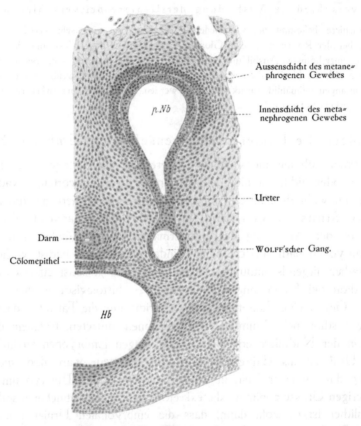

Fig. 358.
Schnitt durch die hintere Nierenanlage eines etwa 4 Wochen alten Embryos. $\frac{120}{1}$. Nach Schreiner, Zeitschr. f. wiss. Zool., Bd. 71 (1902). *Hb.* Harnblase; *p. Nb.* Primäres Nierenbecken.

Fig. 355, S. 417 *N. k.*) Von der dorso=medialen Seite dieser verdickten Gangpartie wächst bald (bei etwa 4,2 mm langen Embryonen mit 35 Ursegmentpaaren nach Keibel=Elze) eine kleine, ausgehöhlte Knospe, die Ureterknospe, heraus (Fig. 280 *B*, S. 337 Nierenknospe).

Diese wächst zunächst rein dorsal auf die Anlage der Wirbelsäule zu aus. Sobald die Ureterknospe eine gewisse Länge erreicht hat, wird sie pilzförmig, d. h. sie zeigt einen kurzen Stiel und ein endständiges Bläschen (Fig. 358).

Der Stiel der Ureterknospe stellt die eigentliche Ureteranlage dar. Das Endbläschen können wir bis auf weiteres mit dem Namen primitives Nierenbecken bezeichnen.

Bei der Verlängerung der Ureteranlage wird das primitive Nierenbecken bald gegen die Wirbelsäulenanlage abgeplattet. Von nun ab vergrössert sich dasselbe nicht mehr gleichmässig, sondern es wächst in einen kranialen und einen kaudalen Schenkel aus (Fig. 359).

Diese beiden Nierenbeckenschenkel können als Sammelröhre erster Ordnung betrachtet werden. Sie stellen die Anlagen der Calyces majores des definitiven Nierenbeckens dar. Zwischen denselben bilden sich oft noch zwei Nierenbeckenzweige aus, die wir (obwohl sie etwas später auftreten) mit FELIX ebenfalls als Sammelröhre erster Ordnung bezeichnen. Aus diesen gehen zwei zentrale Calyces majores hervor, die von den zuerst gebildeten polaren Calyces majores zu unterscheiden sind.

Durch wiederholte Verzweigungen dieser 2—4 Sammelröhren erster Ordnung gehen nun in der Folge die übrigen Sammelröhren (2.—12. oder noch höherer Ordnung) der definitiven Niere hervor.

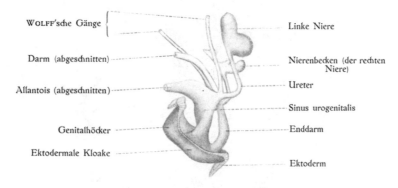

Fig. 359.

Rekonstruktionsmodell der Urogenitalorgane eines 10,3 mm langen Embryos. $\frac{25}{1}$. Nach HAMMAR aus KEIBEL-ELZE, Normaltafel zur Entwicklungsgesch. des Menschen. Jena, 1908.

Entstehung der Harnkanälchen aus dem nephrogenen Gewebsstrang.

Die kraniale, grössere Partie des nephrogenen Gewebsstranges wurde, wie (S. 417) erwähnt, für die Bildung der Querkanälchen der Urniere verwendet.

Unmittelbar kaudalwärts von der fertigen Urniere bleibt aber in etwa 3 Segmenten (30.—32. Segment) eine kleine Partie des nephrogenen Gewebsstranges (vgl. Fig. 355, S. 417) zurück, die für den Aufbau der definitiven Niere (Metanephros) reserviert ist, und daher das metanephrogene Gewebe genannt wird.

Dieses metanephrogene Gewebe zeigt anfangs keine besondere Differenzierung und hebt sich von seiner Umgebung nur durch die dichtere Stellung der Zellen etwas ab.

Dasselbe liegt zuerst der medialen Wand der sich spindelförmig verdickenden Partie des primären Harnleiters dicht an. Wenn aber später die Ureterknospe auswächst, wird das metanephrogene Gewebe durch diese von dem primären Harnleiter isoliert und dorsalwärts verschoben.

Das metanephrogene Gewebe überzieht jetzt mützenähnlich die Ureterknospe. Wenn diese sich bald in Ureteranlage und primäres Nierenbecken differenziert, überzieht das metanephrogene Gewebe aber nur das letztgenannte (Fig. 358).

Zu dieser Zeit differenziert sich das metanephrogene Gewebe in zwei Schichten: eine epithelähnliche Innenschicht und eine mesenchymatöse Aussenschicht (Fig. 358).

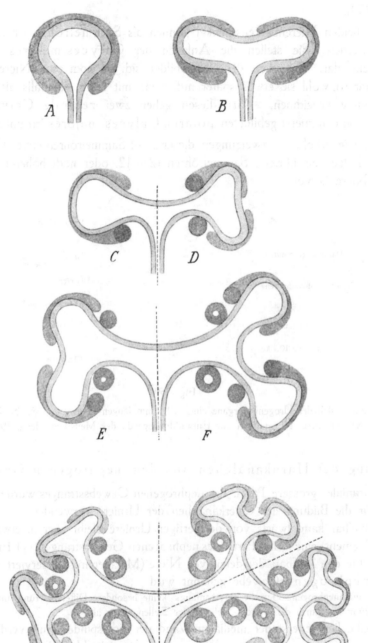

Fig. 360.

Schema der Nierenkanälchen=Entwicklung. Nach SCHREINER: Zeitschr. f. wiss. Zool., Bd. 71, 1902.

Die Aussenschicht stellt die Anlage des Nierenbindegewebes (ein=
schliesslich der Nierenkapsel) dar.

Aus der Innenschicht gehen dagegen die gewundenen Harnkanälchen
hervor.

Bei der Bildung der Sammelröhre
erster Ordnung (Calyces majores) wird die
Innenschicht in ebenso viele kleinere Zell=
mützen zersplittert, die die Blindenden je
eines Sammelrohres bekleiden.

Wenn nun in der Folge die zuerst
gebildeten Sammelrohre sich wiederholt ver=
zweigen, so teilen sich etwa gleichzeitig die
schon vorhandenen metanephrogenen Zell=
mützen in entsprechend viele neue Zell=
mützen, die den blinden Enden der jeweiligen
jüngsten Sammelröhren aufsitzen (Fig. 360).

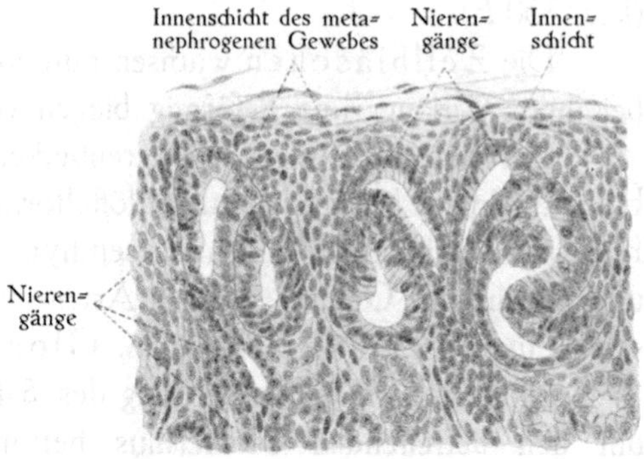

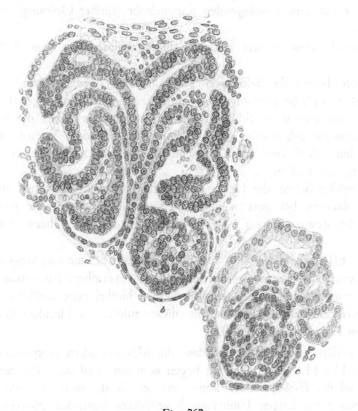

Fig. 361.
Schnitt durch die Niere eines 7 Monate alten
Embryos. Nach SCHREINER (1902).

Diese metanephrogenen Zellenmützen haben
offenbar einen cytotrophischen Einfluss auf die Ver=
zweigung der Sammelröhren. Denn in demselben Moment, wo ein Sammelrohr seine metanephrogene
Mütze verliert, „verliert es auch die Fähigkeit, neue Sammelröhren zu bilden". (FELIX.)

Fig. 362.
Drei Entwicklungsstadien von MALPIGHI'schen Körperchen samt Kanälchen (a, b, c). Nach STOERK (1904).

Ende des zweiten Embryonalmonats (bei etwa 2 cm langen Embryonen) schnüren sich von den metanephrogenen Zellmützen kleinere Zellgruppen ab in Form von 1—2 kompakten Zellkugeln neben jedem Sammelrohr (Fig. 360 D). Die Zellkugeln bekommen bald ein Lumen und wandeln sich in eiförmige Zellbläschen um (Fig. 360 E).

Die Zellbläschen wachsen nun zu Röhrchen, „Harnkanälchen" aus, welche sich bei ihrer Verlängerung S-förmig biegen (Fig. 361).

Der untere (d. h. dem Nierenbecken am nächsten liegende) Bogen des S-förmigen Harnkanälchens breitet sich zuerst löffelförmig aus (Fig. 363). In dem die Vertiefung dieser Kanälchenpartie ausfüllenden Mesenchym entstehen Gefässkapillaren, die sich durch zu- und abführende Gefässe mit den Arter- und Venensystemen des Körpers in Verbindung setzen und sich zu Gefässknäueln, Glomeruli, ausbilden (Fig. 362).

Die löffelförmige Verbreitung des S-förmigen Kanälchens wächst immer vollständiger um den betreffenden Glomerulus herum und bildet sich so zu einer BOWMAN'schen Kapsel um.

Der Glomerulus und die ihn umgebende BOWMAN'sche Kapsel stellen zusammen ein Corpusculum renale (MALPIGHI'sches Körperchen) dar.

In der BOWMAN'schen Kapsel wird auch das Mittelstück des S-förmigen Kanälchens eingezogen.

Der obere (d. h. der Nierenperipherie am nächsten liegende) Bogen dieses Kanälchens verwächst mit dem naheliegenden Sammelrohr (fünfter Ordnung) und öffnet sich bald in dieses.

Von nun ab kommuniziert also das Harnkanälchen mit dem Ausführungsgang-system.

Der obere Bogen des S-förmigen Harnkanälchens wächst besonders stark in die Länge aus und wird hierbei gezwungen, sich in mehrere Schlingen zu biegen (Fig. 364 u. 365).

Eine der mittleren dieser Schlingen kommt bald in das Gebiet der Sammelröhrchen hinein und verlängert sich nachher (aus mechanischen Gründen) geradlinig gegen das Nierenbecken hin. Auf diese Weise entsteht die sog. HENLE'sche Schlinge des Harn-kanälchens (Fig. 367 u. 368).

Die zu beiden Seiten der HENLE'schen Schlinge liegenden Partien des Harnkanäl-chens werden dagegen bei ihrer weiteren Verlängerung immer mehr gewunden. Aus ihnen gehen die gewundenen Nierenkanälchen erster bezw. zweiter Ord-nung hervor.

Die zu Zellkugeln etc. nicht verbrauchten Reste der metanephrogenen Zellmützen werden von neuen Sammelrohrzweigen immer weiter peripherwärts getragen. An jeder neuen Verzweigungsstelle der Sammelröhre werden hierbei neue Zellkugeln etc. aus den metanephrogenen Zellmützen gebildet, bis diese zuletzt zu Harnkanälchen ganz ver-braucht werden (vgl. Fig. 360 F—H).

Daraus erklärt sich die Tatsache, dass die MALPIGHI'schen Körperchen in mehreren (wahrscheinlich 11—14—18) Etagen zu liegen kommen, und dass die zentralsten Kör-perchen während der Embryonalzeit immer grösser als die peripheren sind. Die zuerst (schon bei etwa 3 cm langen Embryonen) gebildeten zentralen Nierenkörperchen be-halten nämlich während dieser Zeit in ihrem Wachstum Vorsprung (vgl. Fig. 369 u. 370).

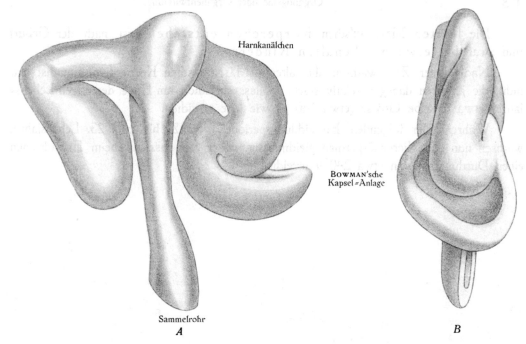

Harnkanälchen

BOWMAN'sche
Kapsel=Anlage

Sammelrohr
A

B

Fig. 363.

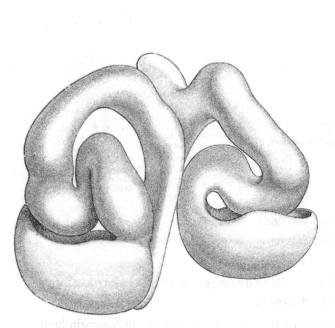

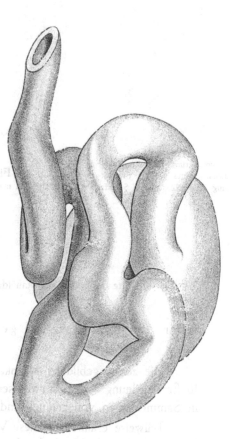

Fig. 364.

Fig. 365.

Fig. 363—365.
Rekonstruktionsmodelle der sich entwickelnden Harnkanälchen. $\frac{800}{1}$. Nach STOERK (1904).

Die letzten MALPIGHI'schen Körperchen entstehen erst nach der Geburt und zwar bei etwa wochenalten Kindern.

Nach dieser Zeit wachsen die älteren MALPIGHI'schen Körperchen zunächst gar nicht, die jüngeren dagegen relativ stark, so dass sie schon am Ende des ersten Lebens= jahres etwa dieselbe Grösse (etwa 140 μ) wie jene erreichen.

Während der folgenden Entwicklungsperiode (vom 2. bis zum 23. Lebensjahre) wachsen nun alle Nierenkörperchen gleichmässig weiter, so dass sie beim Erwachsenen einen Durchmesser von etwa 240 μ erreichen.

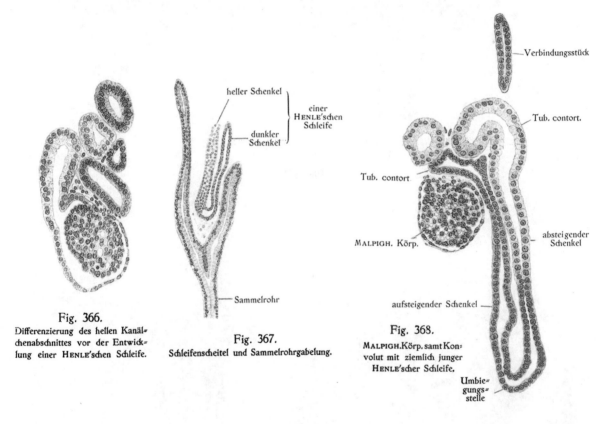

Fig. 366.
Differenzierung des hellen Kanäl=
chenabschnittes vor der Entwick=
lung einer HENLE'schen Schleife.

Fig. 367.
Schleifenscheitel und Sammelrohrgabelung.

Fig. 368.
MALPIGH.Körp. samt Kon=
volut mit ziemlich junger
HENLE'scher Schleife.

Fig. 366—368.
Schnitte durch das Harnkanälchenepithel embryonaler Nieren.   Nach STOERK (1904).

Über die peripherwärts gerichtete „Wanderung" der Harnkanälchen= mündungen.

Die zuerst gebildeten Harnkanälchen münden — wie erwähnt — in Sammelröhren fünfter Ordnung. Beim Erwachsenen findet man dagegen Harnkanälchenmündungen erst in Sammelröhren von zehnter und höherer Ordnung.

Teilweise erklärt sich diese Verschiedenheit daraus, dass die zuerst gebildeten Harn= kanälchen schon während der Embryonalzeit (im fünften Embryonalmonat) wieder zu= grunde gehen.

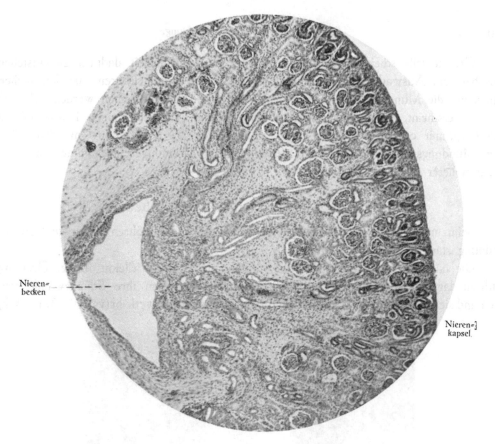

Nieren=
becken

Nieren=]
kapsel

Fig. 369.

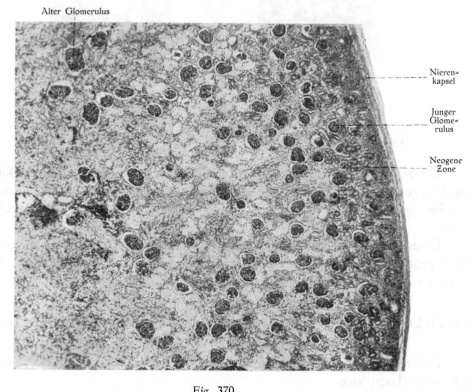

Alter Glomerulus

Nieren=
kapsel

Junger
Glome=
rulus

Neogene
Zone

Fig. 370.
Fig. 369 u. 370.
Frontalschnitte durch die Niere. Fig. 369 eines 13 cm langen Embryos, $\frac{6,0}{1}$, Fig. 370 eines 29 cm langen
Embryos, $\frac{6,0}{1}$.

Grösstenteils scheint aber die betreffende Verschiedenheit dadurch zu entstehen, dass bei dem Auswachsen einer neuen Generation von Sammelröhren aus den vorher= gehenden „die Mündungsstellen der Harnkanälchen mit emporgehoben werden" (FELIX).

Es erscheint, mit anderen Worten, wahrscheinlich, dass diejenigen Harnkanälchen, welche (primär oder sekundär) in die Sammelröhren 6.—9. Ordnung münden, diese alten Mündungsstellen verlieren und allmählich neue Mündungen in Sammelröhren von nächst höherer Ordnung bekommen.

Entwicklung des definitiven Nierenbeckens.

Beim menschlichen Embryo vergrössern sich die Sammelröhren erster und zweiter Ordnung stark nach allen Richtungen.

Die nächstfolgenden Sammelröhren (dritter, vierter und vielleicht fünfter Ordnung) wachsen dagegen stark nur in die Breite zu. Hierbei gehen ihre Scheidewände ver= loren und sie werden mit den Sammelröhren zweiter Ordnung einverleibt (vgl. Fig. 371 u. 372).

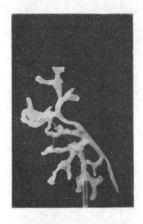 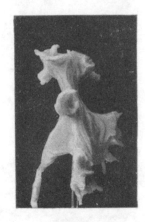

Fig. 371.   Fig. 372.

Fig. 371 und 372.

Rekonstruktionsmodelle des Nierenbeckens. Fig. 371 von einem $2^1/_2$ Monate alten Embryo. $\frac{2}{1}$.
Fig. 372 von einem $4^3/_4$ Monate alten Embryo. $\frac{1}{1}$. Nach HAUCH (1903).

Die vergrösserten Sammelröhren erster Ordnung stellen, wie schon erwähnt, die sog. Calyces majores des definitiven Nierenbeckens dar. Die Calyces minores desselben gehen aus der Verschmelzung der Sammelröhre 2.—4. (bis 5.) Ordnung hervor.

Daraus erklärt sich die Tatsache, dass sich in jeder Calyx minor der fertig gebildeten Niere nicht 2—4 (wie ursprünglich in jedem Sammelrohr zweiter Ordnung), sondern immer mehrere Sammelröhren direkt öffnen.

Entwicklung der Nierenlappen („Renculi") und der „Columnae renales" (BERTINI).

Die embryonale Niere ist zuerst oval und mit glatter Oberfläche versehen, d. h. ohne Lappung.

Ein jedes der 2—4 Sammelröhren erster Ordnung bildet indessen von Anfang an mit seinen Verzweigungen und mit den darin sich öffnenden Harnkanälchen ein Rohr= system für sich.

Da nun diese Rohrsysteme je für sich fächerförmig angeordnet sind und gegen die Nierenperipherie hin immer voluminöser werden, so beginnen sie sich bald (bei 4—6 cm langen Embryonen) in der Nierenperipherie von einander abzugrenzen.

Von nun ab erscheint also die Niere in 2—4 konische Primärlappen oder primäre Renculi gesondert, die durch immer tiefer werdende Furchen voneinander getrennt werden.

Gleichzeitig beginnt die Nierenanlage ihre definitive charakteristische Totalform („Bohnenform") anzunehmen und zwar dadurch, dass die peripheren Renculuspartien sich nach den freien Seiten stärker entfalten. Hierbei krümmt sich nämlich die ganze Niere um den Uretereintritt und bildet eine konvexe periphere Seite und eine konkave Hilusseite aus. Die ersten Ureterverzweigungen, die Calyces majores et minores, kommen selbstverständlich dadurch in den Nierenhilus zu liegen (FELIX).

Jeder Renculus enthält also zentral= und hiluswärts das fächerförmig geordnete, ältere Sammelrohrsystem und peripherwärts eine Parenchym= schicht, worin die Verzweigung der jüngeren Sammelröhre und die Neubildung der Harnkanälchen vor sich geht (vgl. Fig. 369). Diese Neubildungszone (oder „neogene Zone", Fig. 370) bildet also eine Rindenschicht, die das pyramidenförmige Sammel= ... em halbkugelförmig umgibt.

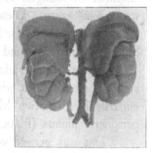

vischen den aneinander grenzenden Nierenlappen streckt Mesenchymstreifen von der Nierenkapsel zentralwärts Sinus renalis hinein.

beiden Seiten dieses (später immer undeutlicher wer= aenden) Mesenchymstreifens liegen die Neubildungszonen der hier zusammenstossenden Nierenlappen. Diese beiden Neu= bildungszonen (= Rindenpartien) kommen auch bis an den Sinus renalis heran und bilden (Ende des dritten Embryonalmonats) zusammen eine sog. pri= märe Columna renalis BERTINI.

Innerhalb der primären Nierenlappen findet bald (bei etwa 7 cm langen Embryonen) in ähnlicher Weise eine Sonderung in sekundäre Nierenlappen statt, welche den Calyces minores entsprechen. Die neuen Teilstücke gewinnen allmählich wieder Halbkugelgestalt und kehren sich schliesslich ihre Neubildungszonen zu, so dass sekundäre Columnae renales BERTINI entstehen.

Später beginnen die grösseren sekundären Nierenlappen sich in tertiäre Lappen zu sondern. Diese Sonderung wird aber im allgemeinen nie vollständig. Die hierbei gebildeten tertiären Columnae renales BERTINI schreiten mit anderen Worten zentral= wärts nicht sehr weit fort und erreichen gewöhnlich nie den Sinus renalis.

Auf diese Weise bleiben die sekundären Nierenlappen gegen den Sinus renalis hin einfach, während sie peripherwärts zusammengesetzt werden.

Die Niere hat jetzt (bei etwa 20 cm langen Embryonen) ihre maximale Lappung erreicht, und zeigt an ihrer Oberfläche etwa 20, durch Furchen getrennte, konvexe Lappenbasen (Fig. 373).

Diese Furchen sind (besonders beim Abtragen der Nierenkapsel) noch zur Zeit der Geburt und in den ersten Kinderjahren sehr deutlich. Nach dem 4.—5. Lebensjahre pflegen sie indessen zu verschwinden.

Entwicklung von Mark und Rinde der Niere.

In jedem Nierenlappen markiert sich bald die hauptsächlich aus gewundenen Harn= kanälchen mit MALPIGHI'schen Körperchen bestehende Rinde von dem zentralen, aus= schliesslich aus gerade verlaufenden Sammelröhren bestehenden Mark.

Die periphere Grenze der Nierenrinde ist durch die sehr früh (bei 12—20 mm langen Embryonen) auftretende bindegewebige Nierenkapsel gegeben. Ihre zentrale Grenze gegen das Mark wird durch die erste Etage der MALPIGHI'schen Körperchen angedeutet.

Zentralwärts von dieser Etage bildet sich nach HAMBURGER (1890) frühzeitig ein Bindegewebsnetz aus, durch dessen Maschen sich die gewundenen Harnkanälchen nicht hindurch zu drängen vermögen, wenn sie sich nicht innerhalb der Markstrahlen zentral= wärts verlängern. Dieses Bindegewebsnetz „funktioniert also als eine Art von Sieb" (FELIX), das nur Faszikeln von gerade verlaufenden Sammelröhren und HENLE'sche Schlingen durchlässt und auf diese Weise die Grenze zwischen Mark und Rinde scharf hält.

Solche aus gerade verlaufenden Sammelröhren gebildete Faszikeln (sog. Mark= strahlen) beginnen schon bei 9—13 cm langen Embryonen vom Marke in die Rinde einzustrahlen. Etwa Mitte des Embryonallebens verlängern sie sich bis zur Nieren peripherie hinaus (HAUCH).

Das aus gerade verlaufenden Sammelröhren gebildete Nierenmark ist nur schwach entwickelt. Bei der Entstehung der Nierenlappen wird dasselbe in kleinere Gruppen, sog. Nierenpyramiden, zersplittert.

In der Folge (im 3.—6. Embryonalmonat) nehmen diese[1]) relativ stark an Höhe zu und verlängern sich hierbei papillenartig in die Calyces minores hinein.

Die betreffende Verlängerung der Pyramiden findet hauptsächlich durch starkes Längenwachstum der Sammelröhre mittlerer Ordnung statt. Daraus erklärt sich die Tatsache, dass beim Erwachsenen die meisten Verzweigungen der Sammelröhre entweder in den Papillen (= Pyramidenspitzen) oder in den Markstrahlen lokalisiert sind.

Anfangs sind die Mark=Pyramiden sehr schmal und erscheinen deshalb relativ lang, in späteren Embryonalstadien werden sie dicker und relativ kürzer vor allem dadurch, dass HENLE'sche Schleifen in dieselben einwachsen.

Im Verhältnis zu der Rinde nimmt indessen während des Embryonallebens die aus den Pyramiden gebildete Marksubstanz relativ sehr stark an Dicke zu.

Zur Zeit der Geburt beträgt die Dicke der Nierenrinde etwa 2,5 mm, diejenige (= die Höhe) der Nierenpyramiden etwa 9 mm.

Während des 1.—7. Lebensjahres bleibt das Mark fast vollständig im Wachstum stehen, während gleichzeitig die Rinde an Dicke stetig zunimmt.

Nach dieser Zeit wachsen Mark und Rinde fast gleichmässig weiter, bis sie ihre definitive Dicke erreicht haben.

---

[1]) = die sekundären Nierenpyramiden.

Weitere Ausbildung der Harnkanälchen.

Etwa gleichzeitig mit der Entstehung der HENLE'schen Schleifen beginnt in den Wänden der Harnkanälchen die histologische Differenzierung.

Dieselbe geht von der BOWMAN'schen Kapsel aus und reicht zunächst etwa zur Umbiegungsstelle der HENLE'schen Schleife. In diesem Abschnitt des Harnkanälchens erweitert sich die Lichtung, und das bisher spärliche und dunkle Protoplasma der Wand= zellen wird lichter und reichlicher, so dass die Zellen heller erscheinen (vgl. Fig. 367). Gleichzeitig rücken die Kerne der Zellen aus ihrer zentralen Lage in eine mehr basale Lage über. Die übrigen Abschnitte des Harnkanälchens „behalten das alte, dunkle Epithelkleid bei" (FELIX) (vgl. Fig. 366—368).

Die Tubuli contorti erhalten ihr charakteristisches Nierenepithel im dritten Em= bryonalmonat (nach TOLDT, 1874) oder sogar noch früher (STOERK).

Die Grenze zwischen hellem und dunklem Nierenepithel liegt, wie erwähnt, anfangs am Scheitel der HENLE'schen Schleife (Fig. 367). „Sehr bald eilt aber der distale (vom MALPIGHI'schen Körperchen aus berechnet) Schenkel dem proximalen im Wachstum voraus, so dass der Schleifenscheitel meist von dem dunkleren, aufsteigenden Schenkel gebildet wird". (FELIX.) (Fig. 368.)

Die zuerst gebildeten Harnkanälchen erreichen in kurzer Zeit eine bedeutende Grösse. Die dazu gehörenden MALPIGHI'schen Körperchen stellen Riesenbildungen dar, die sogar grösser als diejenigen der erwachsenen Niere werden können. Sie haben indessen nur ein kurzes Dasein. Bereits bei Embryonen des sechsten Embryonalmonats sind sie nicht mehr nachzuweisen (FELIX).

Man bekommt daher leicht den Eindruck, als ob es „bei ihrer Entwicklung lediglich darauf ankam, schnell ein funktionierendes Harnorgan zu schaffen, welches für einen kurzen Zeitraum bestimmt ist und welches dem Untergang anheimfällt, sobald eine genügende Menge neuer Harnkanälchen in Funktion treten konnte". (FELIX.)

Zu dieser Hypothese möchte ich indessen bemerken, dass sie wohl nur für die Phylogenese der Niere giltig sein kann, da ja — wie unten näher zu erörtern ist — eine Harnabsonderung der Niere während der Embryonalzeit nicht vonnöten zu sein scheint.

Die zuerst gebildeten HENLE'schen Schleifen verlängern sich (schon in der Mitte des Embryonallebens) weit in die Pyramidenpapillen hinein. Die später entstehenden Schleifen dringen dagegen nur eine relativ kurze Strecke in die Pyramiden hinein.

Die gewundenen Kanälchen bleiben, wie erwähnt, alle im Rindengebiet liegen und stellen die Hauptmasse der Nierenrinde, die sog. Nierenlabyrinthsubstanz dar. In dieser Labyrinthsubstanz strecken sich die Markstrahlen eine Zeitlang bis zur Nierenperipherie heraus. Die in einem Schnitte zwischen zwei angrenzenden Mark= strahlen liegende Partie der Labyrinthsubstanz wird Sepiment genannt.

Da das gewundene Kanälchen erster Ordnung und dasjenige zweiter Ordnung beide aus demselben Knäuel des Harnkanälchens hervorgehen, so ist es leicht zu verstehen, dass sie sich von Anfang an innig durchflechten und immer beide in demselben Sepiment zu liegen kommen.

Bei wochenalten Kindern liegen die MALPIGHI'schen Körperchen der Niere etwa fünfmal dichter als beim Erwachsenen.

Nach dieser Zeit nehmen, wie erwähnt, die MALPIGHI'schen Körperchen nicht mehr an Zahl zu. — Dagegen wachsen jetzt die gewundenen Harnkanälchen (sowohl erster wie zweiter Ordnung) stark sowohl in Länge wie in Dicke zu.

Hierbei vermehrt sich die Masse der Nierenlabyrinthsubstanz relativ stark und braucht immer mehr Raum. Auf diese Weise werden die MALPIGHI'schen Körperchen

immer mehr von einander entfernt und die Sepimente werden relativ breiter, peripher=
wärts von den Markstrahlen entsteht eine aus lauter gewundenen Kanälchen bestehende
Schicht (Regio suprafascicularis oder Cortex corticis) und die lappentrennen=
den Furchen der Nierenoberfläche werden ausgeglichen.

Die Nieren nehmen hierbei allmählich ihre definitiven Proportionen an. Während
des ersten Lebensjahres wachsen die Nieren relativ wenig, während der Pubertätszeit
relativ stark.

Das Nierenwachstum soll erst im 37. Lebensjahr beendigt sein (Thoma).

Bis zum 25. Lebensjahr wächst der Körper indessen bedeutend stärker als die Nieren, so dass das
relative Gewicht dieser Organe im Verhältnis zu demjenigen des Körpers nach der Geburt etwa dreimal
kleiner wird.

Die linke Niere wird gewöhnlich schon im sechsten Embryonalmonat etwas grösser
als die rechte.

Lageveränderungen der Nieren während der Entwicklung.

Bei der Verlängerung der Ureteranlage wird die Nierenanlage allmählich aus der
Beckenregion entfernt und in die Bauchregion hinaufgeschoben.

Hierbei kommt die Nierenanlage bald (bei etwa 16 mm langen Embryonen) mit
der Nebenniere in Berührung (vgl. Fig. 353 u. 354, S. 411).

Ende des zweiten Embryonalmonats liegt die Nierenanlage in der Höhe der
1.—4. Lendenwirbel. In der nächstfolgenden Zeit (bis zur Mitte des Embryonallebens)
„behält der kaudale Pol der Niere stets seine Beziehung zum vierten Lendenwirbel bei,
während der kraniale sich immer höher empordrängt" und am Ende des dritten Em=
bryonalmonats die zwölfte Rippe, am Ende des fünften Embryonalmonats die elfte
Rippe erreicht. Diese letztgenannte Kranialwärtsverschiebung hängt also von der eigenen
Vergrösserung der Niere ab (Felix).

Nach Chievitz (1899) haben die Nieren schon zur Zeit der Geburt ihre definitive
Höhelage erreicht.

In der zweiten Hälfte des zweiten Embryonalmonats führt die Nierenanlage um
ihre Längsachse eine Rotation aus und zwar derart, dass der bisher ventralwärts
gerichtete Nierenhilus gerade medialwärts gerichtet wird.

Später findet indessen wieder eine Drehung statt, aber in entgegengesetztem Sinne,
so dass (im 3.—4. Embryonalmonat) der quere Durchmesser der Niere ungefähr in die
Mitte zwischen frontaler und sagittaler Ebene gestellt wird. Die Ursache hiervon ist
wahrscheinlich in der zu dieser Zeit stattfindenden stärkeren Entwicklung der Lumbal=
wirbelkörper und der Psoasmuskeln zu suchen.

Gleichzeitig und aus demselben Grunde beginnen die Längsachsen der beiden
Nieren (die bei 5 cm langen Embryonen fast vertikal stehen und früher sogar kaudal=
wärts konvergierten) kaudalwärts voneinander zu divergieren.

Entwicklung der Nierengefässe.

Die Nierenarterien entstehen, nach Hochstetter (1892) erst dann, wenn die Nieren
ihre definitive Lage fast erreicht haben.

Vor dieser Zeit fehlen ihnen aber nicht, wie man früher glaubte, Blutgefässe (BROMAN, 1907). Diese stellen aber wahrscheinlich alle venöse Gefässe dar, welche einem vorübergehenden Nierenpfortadersystem angehören[1]).

Erst bei etwa 2 cm langen Embryonen kann (in Schnittserien) eine Arterie in die Niere hinein verfolgt werden (Fig. 354). Diese Arterie stellt in der Regel einen Neben= zweig von der kaudalsten Arteria suprarenalis dar. Indem sich aber dieser Nebenzweig später stark vergrössert, imponiert er zuletzt als Hauptzweig.

„Anstatt zu sagen, dass sich die Arteria renalis von der Arteria suprarenalis abzweigt, betrachten wir daher beim Erwachsenen umgekehrt die Arteria suprarenalis inferior als „Zweig der Arteria renalis" (BROMAN, 1908).

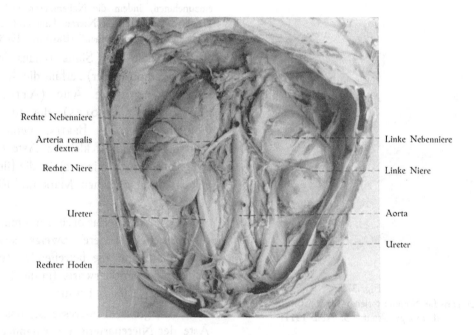

Fig. 374.
Nieren und Nebennieren in situ von einem etwa 20 cm langen Embryo. $\frac{2}{1}$.

In letzter Instanz stammt also die normale Arteria renalis (Fig. 374) von einer ursprünglichen Urnierenarterie ab. Gewöhnlich geht sie vom 21. Aorten= segment heraus.

Nicht selten „scheinen auch eine oder mehrere der kaudalwärts von den Nebennieren liegenden Ur= nierenarterien zu den Nieren Zweige zu senden, welche zusammen mit den Stammpartien der betreffenden Urnierenarterien (nach dem Zugrundegehen der Urniere) als überzählige Nierenarterien persistieren können" (BROMAN, 1908). Die auf diese Weise gebildeten überzähligen Nierenarterien (Fig. 375) kommen vom 21. und 22. Aortensegment. — „Weiter kaudal von der Aorta, der Arteria sacralis media oder den

---

[1]) Seitdem dieses geschrieben wurde, haben EVANS und HELMINA JEIDELL (1911) Untersuchungen an injizierten Schweinsembryonen publiziert, welche zeigen, dass bei diesem Objekt die Nieren= anlagen während ihrer Kranialwärtswanderung von kleinsten (ohne Injektion unsichtbaren) Zweigen der Arteria sacralis media und der Arteria mesenterica inferior mit Blut versorgt werden. — Ich muss daher die Möglichkeit offen lassen, dass ähnliche transitorische Nierenarterien vielleicht auch beim menschlichen Embryo noch zu entdecken sind.

Arteriae iliacae ausgehende Arteriae renales stammen dagegen im allgemeinen nicht von Ur=
nierenarterien ab, sondern sind als jüngere Gefässe [1]) zu betrachten" (BROMAN, 1908).

Die normalen Arteriae renales verlaufen zuerst mehr oder weniger stark descendent (vgl.
Fig. 374) zu den Nieren (BROMAN, 1908), eine Tatsache, die sich wohl am einfachsten folgendermassen
erklären lässt:

„Die kaudalste Nebennierenarterie, welche ursprünglich transversal verlief, wird Anfang des dritten
Embryonalmonats allmählich descendent, und zwar dadurch, dass die Nebenniere nach der Schliessung des
Zwerchfells sich bei ihrem Wachstum relativ stark kaudalwärts ausbreiten muss. Da es nun dieselbe Arterie
ist, welche auch die Niere versorgt und später als die Arteria renalis bezeichnet wird, so erklärt sich
daraus, dass die Arteria renalis zu ihrem Ziel descendent verläuft, obgleich die Nieren nicht kaudal=
wärts, sondern ganz umgekehrt verlagert worden sind. Ende des dritten bis Anfang des fünften Embryo=
nalmonats beginnen die Arteriae renales indessen gewöhnlich ihre definitive transversale Lage
einzunehmen, indem die Nebennieren relativ
kleiner werden und die Nieren dann noch etwas
höher hinaufrücken können" (BROMAN, 1908).

Innerhalb des Sinus renalis (oder
teilweise schon früher) zerfällt die Arteria
renalis in grössere Äste (Arteriae
arciformes majores), die auf den
Columnae renales BERTINI verlaufen.
Von diesen dringen kleinere Äste (Ar=
teriae arciformes minores) in die Binde=
gewebsschicht zwischen Mark und Rinde
hinein.

Von den Arteriae arciformes minores
gehen weiter kleinere Zweige sowohl
zentralwärts (in die betreffende Pyra=
mide) wie peripherwärts (in die Sepi=
mente der Rinde) heraus.

Von grossem Interesse ist, dass die
Äste der Nierenarterie mit einander ge=

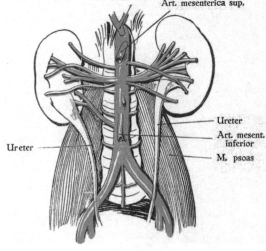

Fig. 375.
Akzessorische Nierenarterien. Nach CORNING: Lehrb.
d. topogr. Anat. 3. Aufl. 1911.

wöhnlich nicht anastomosieren, sondern sog. Endarterien darstellen.

Die primitiven Nierenvenen, welche dem oben erwähnten, temporären Nieren=
pfortadersystem angehören, kommen einerseits von den unteren Kardinalvenen und
münden andererseits in die Venae revehentes der Urnieren.

Zur Zeit der Entstehung der Nierenarterien scheinen sie alle zugrunde zu gehen
und jederseits durch eine laterale Fortsetzung der oberen Queranastomose der hinteren
Kardinalvenen ersetzt zu werden. Das auf diese Weise entstandene Gefäss stellt die
definitive Nierenvene dar.

Wann fangen die Nieren an, Harn abzusondern?

Nach ZUNTZ und COHNSTEIN sind in den fetalen Nieren die Blutdruckverhältnisse
für eine Sekretion sehr ungünstig und zwar um so ungünstiger, je jünger der Fetus

---

[1]) Dies natürlich vorausgesetzt, dass beim menschlichen Embryo keine anderen Nierenarterien vor=
kommen, als die im Schnitte (ohne Injektion) sichtbaren.

ist, da der arterielle Blutdruck kaum die Hälfte des Blutdruckes nach der Geburt beträgt, und der venöse Blutdruck viel höher ist (Felix).

Auch kann eine Funktion der embryonalen Nieren nicht als notwendig für das intrauterine Wachstum des Embryos betrachtet werden, denn Feten mit völligem Mangel beider Nieren können trotzdem geburtsreif werden (Ahlfeld).

Andererseits kann aber jeder Geburtshelfer die Tatsache konstatieren, dass mehr= mals die Kinder unmittelbar nach der Geburt — und bei Steiss= und Fuss=Geburten sogar noch vor der Geburt des Kopfes — eine ziemliche Menge Urin von sich geben.

„Also muss", sagt Preyer (1885), „die embryonale Niere tätig sein, freilich in geringerem Grade, vielleicht ausgiebig nur gegen Ende der intrauterinen Zeit, und in etwas anderer Weise als später."

Die hauptsächliche, lebenswichtige Ausscheidung der Stoffwechselprodukte des Em= bryos geschieht aber offenbar unter Vermittlung der Placenta durch die Nieren der Mutter.

Die Exkretion der fetalen Nieren können wir daher mehr als eine Funktion p r o e x e r c i t i o betrachten, d. h. als eine Vorbereitung zu der unmittelbar nach der Geburt einzusetzenden lebenswichtigen Exkretion.

Als ein Ausdruck dafür, dass die Nieren des Neugeborenen nur mit Mühe ihre filtratorische Funktion erfüllen können, ist wohl der sog. H a r n s ä u r e i n f a r k t zu be= trachten. Derselbe besteht aus Harnsäure= und Uratniederschlägen, die sich in den Sam= melröhren anhäufen und hier makroskopisch sichtbare, hellgelbliche bis ziegelrote Streifen hervorrufen.

Der Harnsäureinfarkt erreicht am ersten oder zweiten Tage nach der Geburt seinen Höhepunkt. Nach dieser Zeit verschwindet er (gewöhnlich bis zum sechsten Tage) wieder allmählich, indem die Niederschläge von dem kräftiger werdenden Harn= strom fortgeschwemmt werden.

Anomalien und Missbildungen der Nieren.

Wenn die metanephrogene Gewebsmasse fehlt oder zugrunde geht, so können nach unserer jetzigen Auffassung weder Harnkanälchen noch Malpighi'sche Körperchen entstehen. Die Ureteranlage kann trotzdem auswachsen, kann sich aber nicht verzweigen.

Wenn keine Ureterknospe von dem Wolff'schen Gange auswächst, so können weder Ureter, Nierenbecken oder feinere Sammelröhren entstehen. Wenn gleichzeitig die metanephrogene Gewebsmasse nicht zur Entwicklung kommt, (was wohl im allgemeinen, ja vielleicht immer unter solchen Verhältnissen der Fall ist), so entsteht an der betreffenden Seite selbstverständlich keine Niere.

Dieser v o l l k o m m e n e N i e r e n d e f e k t ist meistens einseitig und tritt fast immer an der l i n k e n S e i t e auf. Die Mehrzahl der bisher beobachteten Fälle betreffen das männliche Geschlecht.

Bei einseitigem Nierendefekt pflegt d i e e x i s t i e r e n d e N i e r e w ä h r e n d d e r E m b r y o n a l z e i t n o r m a l g r o s s zu sein. Nach der Geburt beginnt sie aber allmählich zu h y p e r t r o p h i e r e n, so dass sie zuletzt etwa dasselbe Gewicht wie zwei normale Nieren zusammengenommen bekommt.

In seltenen Fällen kann der totale Nierendefekt doppelseitig sein. Solche Feten sind aber selbstverständlich extrauterin nicht lebensfähig.

Partieller Nierendefekt kann vielleicht dadurch entstehen, dass die meta= nephrogene Gewebsmasse in ungenügender Menge vorhanden ist.

Unter Umständen können von jedem primären Harnleiter (oder von dem einen) doppelte Ureterknospen auswachsen. Eine anfangs einfache Ureterknospe scheint sich auch abnorm früh verzweigen zu können, so dass daraus oben doppelte Ureteren entstehen.

Meistens werden in diesen Fällen die beiden primären Nierenbecken derselben Seite von einer gemeinsamen metanephrogenen Blastemmasse umgeben, und dann ent= wickelt sich gewöhnlich eine einfache Niere mit doppelten Ureteren.

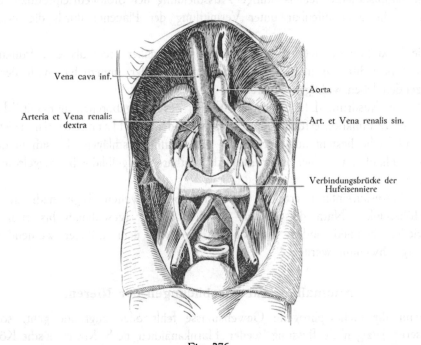

Fig. 376.
Hufeisenniere in situ. Nach CORNING: Lehrb. d. topogr. Anat. 3. Aufl. (1911).

In Ausnahmefällen trennt sich aber die metanephrogene Gewebsmasse in zwei Abteilungen, die je ein primäres Nierenbecken umgeben. Solchenfalls können (wenn keine sekundäre Verschmelzung der beiden Nierenanlagen zustande kommt) wahre über= zählige Nieren entstehen.

Wenn die Ureteranlage sich nicht normal verlängert, so bleibt die Niere in der Beckenhöhle (oder auf dem Wege nach oben) liegen. Eine solche „primäre Becken= niere" ist von der sekundären Beckenniere oder „Wanderniere" vor allem dadurch zu unterscheiden, dass sie ihre Arterie von der Arteria iliaca oder von der Arteria sacralis media bekommt, während die Wandernierenarterie von der normalen Stelle aus= zugehen pflegt.

In frühen Entwicklungsstadien[1]) können sich die beiden sonst normalen Nieren=
anlagen in der Medianebene berühren und miteinander mehr oder weniger ausgiebig
verwachsen. Meistens handelt es sich hierbei um eine Verwachsung der kaudalen
Nierenpole (sog. „Hufeisenniere", Fig. 376), was sich einfach daraus erklärt,
dass diese einander anfangs normalerweise näher als die kranialen Nierenpole liegen.

Die Lappung der Nierenoberfläche (vgl. Fig. 373, S. 431) kann abnorm lange, ja
sogar zeitlebens persistieren. Vielleicht ist die Ursache hiervon in einem relativschwachen
Wachstum der gewundenen Nierenkanälchen zu suchen.

Die bindegewebigen Scheidewände zwischen angrenzenden Nierenlappen werden
gewöhnlich während der Entwicklung an Dicke stark reduziert. In abnormen Fällen
können sie aber relativ dick bleiben, ja sich sogar ansehnlich verdicken und zu einer
Abtrennung einzelner Nierenlappen Anlass geben.

Auf diese Weise können sog. „verirrte" oder „isolierte Nieren" entstehen,
die unter Umständen mit den oben erwähnten wahren überzähligen Nieren verwechselt
werden können.

Das Lumen der Ureteranlage kann an grösseren oder kleineren Strecken relativ
klein bleiben (angeborene Ureterstenosen) oder sogar obliterieren (angeborene
Ureteratresien).

Als Folge hiervon entsteht nachher eine mehr oder weniger ausgesprochene Er=
weiterung des Nierenbeckens etc. mit konsekutivem Schwund der Nierensubstanz (sog.
Hydronephrose).

Sowohl theoretisch wie praktisch von sehr grossem Interesse ist die sogenannte

angeborene Cystenniere.

Die angeborene cystische Degeneration der Nieren scheint fast immer doppel=
seitig aufzutreten. Die Cysten sind gewöhnlich auf der Nierenlabyrinthsubstanz be=
schränkt, der sie das Aussehen eines feinporösen Schwammes verleihen (Fig. 377). Das
normale Nierenparenchym kann entweder vollständig fehlen oder in Form von Inseln oder
Streifen zwischen den degenerierten Partien vorhanden sein.

Meistens sind die cystisch degenerierten Nieren mehr oder weniger vergrössert und
zwar unter Umständen so stark, dass sie ein Geburtshindernis darstellen können.

Die Cystenwände bestehen aus faserigem Bindegewebe, welches nach innen mit einer Lage mehr
oder weniger abgeplatteter Epithelzellen ausgekleidet ist, die in den kleineren Cysten noch den normalen
Epithelzellen der gewundenen Harnkanälchen gleichen können.

An der Innenseite der Cyste findet man oft einen deutlichen Glomerulus (Fig. 377).

Der Inhalt der Cysten ist meistens serös, urinähnlich, ungefärbt oder gelblich. Man
bekommt daher den Eindruck, dass es sich um eine Art Retentionscysten handeln muss.

In seltenen Fällen kann wahrscheinlich die angeborene Cystenniere eine ge=
schwulstartige Neubildung darstellen, ein multilokuläres Cystadenom, das sich
aus atypischen Drüsenwucherungen entwickelt hat (Birch=Hirschfeld u. a.).

An den gewundenen Kanälchen zweiter Ordnung finden sich normalerweise Ausbuchtungen, die
sich vielleicht abnormerweise ganz abschnüren und zu Cysten ausbilden können.

---

[1]) Auf der Anatomen=Versammlung in Leipzig demonstrierte neulich Bonnet (1911) eine deutliche
Hufeiseniere bei einem 19 mm langen menschlichen Embryo.

Auch lässt es sich wohl denken, dass unter Umständen sekundär ein Abfluss=
hindernis in einzelnen Sammelröhren entstehen kann, das zur Bildung von einzelnen
grösseren Retentionscysten führt.

Die typischen angeborenen Cystennieren stellen dagegen wahrscheinlich
Hemmungsmissbildungen dar. Dafür spricht nicht nur das Aussehen dieser
Nieren im Schnitte, sondern auch die nicht seltene Koinzidenz der Cystenniere mit
anderen Missbildungen und die Tatsache, dass oft mehrere Kinder derselben Eltern
Cystennieren haben.

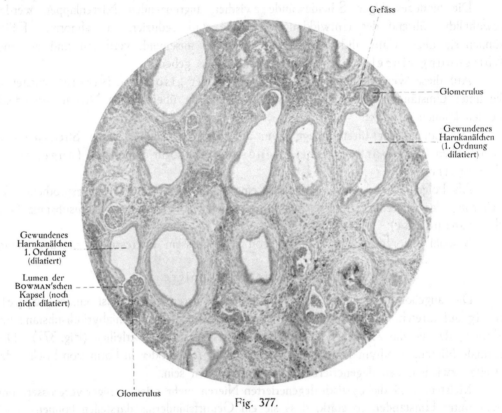

Fig. 377.

Schnitt durch eine angeborene Cystenniere. $\frac{1,5}{1}$. (Nach einem Präparat von Herrn Prof. FORSSMAN.)
Zu beobachten ist, dass die BOWMAN'schen Kapseln noch nicht dilatiert sind.

Theoretisch lässt es sich denken, dass Cystennieren in folgenden Fällen durch Entwicklungshemmung
entstehen können,

1. wenn die metanephrogenen Zellenblasen als Blasen persistieren;
2. wenn die S=förmigen Harnkanälchen sich nie in Sammelröhren öffnen;
3. wenn die Harnkanälchen nach Abschnürung von Sammelröhren niederer Ordnung sich nicht
   in Sammelröhren höherer Ordnung öffnen;
4. wenn die Lumenbildung verspätet wird und unregelmässig auftritt, so dass die metanephrogenen Zellkugeln zuerst zu je einem kompakten Zellzylinder auswachsen, in welchem später
   mehrere Lumina entstehen, die nicht zusammenfliessen.

Die letztgenannte hypothetische Genese stimmt mit derjenigen der angeborenen Cystenleber bezw.
des Cystenpankreas überein, was zu beachten ist, da cystische Degeneration der Leber, des Pankreas
und der Nieren nicht selten bei demselben Fetus vorkommen.

In diesem letztgenannten Falle würde die Zahl der Cysten bedeutend grösser als in den drei ersten Fällen werden.

Die cystische Degeneration der Nieren kann schon im dritten Embryonalmonat anfangen (BIRNBAUM, 1909).

Angeborene Sarkome der Niere sind sehr selten, und noch seltener sind in diesem Organ an= geborene Karzinome.

Bei kongenitaler Syphilis wird oft die Niere und zwar besonders oft die Rinde von kleinzelliger, diffuser (oder herdweiser) Infiltration betroffen. Durch sekundäre Kompression der Sammelröhre entstehen hierbei nicht selten Retentionscysten.

Entwicklung der Geschlechtsorgane.

Entwicklung der Geschlechtsdrüsen.

Phylogenese. Wir nehmen an, wie oben (S. 414) erwähnt, dass die Cölomwände ursprünglich die Fähigkeit besassen, überall Geschlechtszellen zu produzieren. In späteren phylogenetischen Entwicklungs= stadien wurden indessen einzelne Cölomwandpartien für diese Funktion speziell hoch ausgebildet, während Hand in Hand hiermit die übrigen Cölomwandpartien die Geschlechtsfunktion verloren.

Auf diese Weise entstanden die Geschlechtsdrüsen. — Ursprünglich segmental angelegt, hatten diese (nach stattgefundener Verschmelzung ihrer Segmente) aller Wahrscheinlichkeit nach eine ansehn= liche Länge, indem sie sich jederseits vom vorderen bis zum hinteren Pole des jederseits einheitlich ge= wordenen Cöloms erstreckten (FELIX, 1906). In späteren Entwicklungstadien wurden indessen die Geschlechts= drüsen mehr oder weniger stark verkürzt. Die höher entwickelten Tiere brauchten für die Erhaltung ihrer Art nicht mehr eine so grosse Menge von Geschlechtszellen wie früher zu produzieren, und da ausser= dem die starke Entfaltung anderer Bauchorgane vermehrten Raum beanspruchen müsste, so wurde dieser Raum teilweise durch Reduktion gewisser Partien der Geschlechtsdrüsen gewonnen.

Wahrscheinlich waren die Geschlechtsdrüsen ursprünglich hermaphroditisch, d. h. jede Geschlechts= drüse hatte die Fähigkeit, sowohl männliche Geschlechtszellen (Spermien) wie weibliche Geschlechtszellen (Eier) zu produzieren.

Zuerst wurden sowohl Eier wie Spermien in die Körperhöhle entleert und durch einen gemeinsamen Ausführungsgang, den primären Harnleiter, nach aussen befördert. Da es indessen für die Ausbildung von immer vollkommener organisierten Individuen nötig war, die Selbstbefruchtung eines Tieres zu verhindern, mussten verschiedene Ausführungsgänge für den männlichen bezw. für den weiblichen Drüsen= teil geschaffen werden. So wurde der primäre Harnleiter (der sog. WOLFF'sche Gang) als Ausführungs= gang der männlichen Geschlechtsdrüsenpartie reserviert und die weibliche Geschlechtsdrüsenpartie bekam einen ganz neuen Ausführungsgang, den weiblichen Genitalgang (= den sog. MÜLLER'schen Gang). Gleichzeitig wurde durch eine geschlossene Verbindung zwischen der männlichen Geschlechtsdrüsenpartie und dem primären Harnleiter dafür gesorgt, dass die Spermien nicht mehr in die Bauchhöhle entleert werden konnten.

In höheren Entwicklungsstadien wurden nun die beiden Geschlechter getrennt, d. h. zu verschiedenen Individuen verlegt, und zwar dadurch, dass von den hermaphroditischen Geschlechtsdrüsenanlagen bei einigen Individuen nur die männlichen, bei anderen Individuen nur die weiblichen Geschlechtsdrüsen zur Reifung gelangten. Die unreif gebliebene Geschlechtsdrüsenpartie (im ersten Falle die weibliche, im zweiten die männliche) nebst den dazu gehörigen Ausführungsgängen atrophierten dann mehr oder weniger vollständig.

Ontogenese.

Ende des ersten Embryonalmonats entsteht an der medio=ventralen Oberfläche jeder Urniere eine epitheliale Verdickung, welche von mehrschichtigem Cölomepithel gebildet wird. Diese Epithelverdickung hebt sich bald (Anfang des zweiten Embryonal=

monats) [1]) als ein langer (sich fast über die ganze Länge der Urniere erstreckender), schmaler Streifen, die Genitalleiste, auf (vgl. Fig. 353, *G. dr.*, S. 411).

Die Genitalleiste wird in den folgenden Stadien allmählich immer höher, und zwar nicht nur durch rasche mitotische Vermehrung der betreffenden Cölomepithelzellen, sondern auch dadurch, dass Mesenchymgewebe aus der Urniere in die Genitalleiste hineinwächst.

Von den Epithelzellen der Genitalleiste behalten die meisten ihr ursprüngliches Aussehen als gewöhnliche Cölomepithelzellen, einzelne vergrössern sich aber schon in diesen frühen Entwicklungsstadien stark und werden zu Genitalzellen. Solche sind

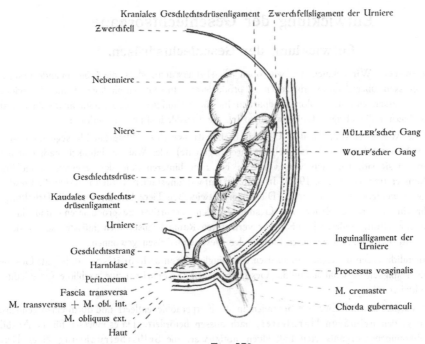

Fig. 378.
Schema der Urnieren= und Geschlechtsdrüsenligamente.

nach NAGEL (1889) schon bei 12 mm langen menschlichen Embryonen zu erkennen. Von diesem Stadium ab wird das Epithel der Genitalleiste Keimepithel genannt, unter welchem Namen wir also ein Gemisch von Cölomzellen und Genitalzellen verstehen (FELIX, 1906).

Hervorzuheben ist indessen, dass normalerweise nur die mittlere Partie der Genital= leiste die Fähigkeit besitzt, Genitalzellen zu produzieren. Sowohl die kaudale wie die kraniale Genitalleistenpartie haben während der Phylogenese diese Fähigkeit verloren.

In der Folge atrophiert die kaudale Genitalleistenpartie fast vollständig. Aus ihr geht nur das kaudale Geschlechtsdrüsenligament (Lig. ovarii bezw. Lig. testis) hervor (Fig. 378).

In die kraniale Genitalleistenpartie sendet das Cölomepithel netzförmig verbundene Zellstränge hinein, welche bald von dem Oberflächenepithel vollständig ab=

---

[1]) Bei etwa 8,3 mm langen Embryonen.

geschnürt werden. Später werden diese Netzbildungen kaudalwärts verschoben, bis sie die Höhe der mittleren Genitalleistenpartie erreichen. Sie stellen die Anlage des R e t e t e s t i s bezw. des R e t e o v a r i i dar. Nach der Kaudalwärtsverschiebung dieser Netz= bildungen atrophiert auch die kraniale Genitalleistenpartie als solche und wandelt sich in das k r a n i a l e G e s c h l e c h t s d r ü s e n l i g a m e n t um (Fig. 378).

Nur die mittlere Genitalleistenpartie bildet sich also normalerweise zur eigentlichen G e s c h l e c h t s d r ü s e aus. Die am tiefsten gelegenen Schichten des Keim= epithels gruppieren sich hier zu mehr oder weniger deutlich getrennten Strängen, den K e i m s t r ä n g e n, welche durch spärliches Mesenchymgewebe von einander abgegrenzt werden.

Die weitere Ausbildung der Geschlechtsdrüse gestaltet sich nun verschieden, je nachdem sie sich zu T e s t i s oder zu O v a r i u m differenzieren soll.

Das Stadium der indifferenten Geschlechtsdrüsenanlage dauert nicht lange. Dasselbe fällt etwa in die erste Hälfte des zweiten Embryonalmonats ein.

Schon Mitte des zweiten Embryonalmonats (bei etwa 15 mm langen Embryonen) [1]) werden nämlich in der männlichen Geschlechtsdrüsenanlage die K e i m s t r ä n g e kräftig entwickelt und deutlich abgegrenzt (Fig. 350, S. 402), während die weibliche Geschlechts= drüse noch eine Zeitlang ein mehr homogenes Aussehen behält (Fig. 356, S. 418). Bei gut konservierten Embryonen lässt sich also schon zu dieser Zeit das Geschlecht durch histologische Untersuchung der Geschlechtsdrüsenanlage bestimmen.

Die ursprünglich breite Verbindung der Geschlechtsdrüsenanlage wird allmählich dünner und mesenteriumähnlich ausgezogen. Auf diese Weise entsteht das M e s o r= c h i u m bezw. das M e s o v a r i u m (Fig. 356).

Ihr Blut bekommt die Geschlechtsdrüsenanlage von den auf der betreffenden Höhe ausgehenden Urnierenarterien. Bei einem 10 mm langen Embryo habe ich jederseits d r e i U r n i e r e n a r t e r i e n zur eigentlichen Geschlechtsdrüsenanlage verfolgen können. Die Zahl der Geschlechtsdrüsenarterien wird indessen bald reduziert. Ende des zweiten Embryonalmonats (bei etwa 2 cm langen Embryonen) findet man gewöhnlich jederseits nur e i n e Arteria spermatica interna.

Entwicklung des Testes.

Bei der Ausbildung der männlichen Geschlechtsdrüsen aus den indifferenten An= lagen scheint eine relativ starke Entwicklung des eingewanderten Mesenchymgewebes eine wichtige Rolle zu spielen. Durch diese starke Mesenchymentwicklung werden die Keimstränge von einander deutlich abgegrenzt (Fig. 350, S. 402). Zwischen den Keim= strängen dringt das Mesenchymgewebe bald bis zur oberflächlichsten Keimepithelschicht hervor und sammelt sich unter ihr zu einer dicken Bindegewebskapsel, der sog. T u n i c a a l b u g i n e a, des Hodens. Hand in Hand mit der Bildung der Albuginea werden die Keimstränge von der oberflächlichsten Keimepithelschicht abgeschnürt und von ihr durch die Albuginea getrennt.

Durch die Ausbildung dieser A l b u g i n e a unmittelbar unter einem niedrigen, e i n= s c h i c h t i g e n K e i m e p i t h e l und durch die Entstehung von kräftigen, deutlich ab=

---

[1]) Nach N a g e l (1889—1894) sogar bei 11—13 mm langen Embryonen.

gegrenzten Keimsträngen bekommen die Hoden schon Anfang des dritten Em=
bryonalmonats ein sehr charakteristisches histologisches Aussehen (Fig. 357, S. 420). Auch
makroskopisch sind sie früh von den Ovarien zu unterscheiden, indem sie bald grösser,
rundlicher und mehr weissglänzend als diese werden.

Unmittelbar nach ihrer Abschnürung vom Oberflächenepithel· stellen die Keim=
stränge kompakte, etwas verzweigte Zellenstränge dar, welche meistens fast gerade und
zwar senkrecht zur Oberfläche verlaufen.   Sie konvergieren gegen den angehefteten
Hodenrand zu, welcher von reichlichem Bindegewebe (dem sog. Mediastinum testis)
ausgefüllt wird.

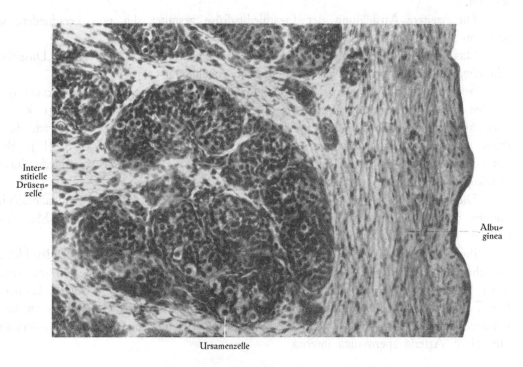

Fig. 379.
Schnitt durch den Hoden eines 36 cm langen Embryos.

In diesem Mediastinalgewebe liegt das wahrscheinlich von dem Epithel der kra=
nialen Genitalleistenpartie stammende Rete testis. Dieses wird ebenfalls aus kompakten
Zellensträngen gebildet. Von den Marksträngen unterscheiden sich diese Retestränge da=
durch, dass sie bedeutend dünner sind und durch Querzweige reichlicher mit einander
verbunden werden, ausserdem sind sie von kleineren, stärker färbbaren Zellen zusammen=
gesetzt und enthalten — wie schon oben erwähnt — keine Genitalzellen.

Von dem Rete testis aus wachsen kurze gerade Ausläufer, die Anlagen der Tubuli
recti des Hodens, den Marksträngen entgegen und verschmelzen mit diesen.   In späteren
Stadien wachsen andere Ausläufer des Rete durch das Mesorchium hindurch bis zu den in
der Nähe liegenden Urnierenquerkanälchen (welche die Anlage des Nebenhodenkopfes [vgl.
Fig. 357, S. 420] darstellen) und verbinden sich mit ihnen.   Unter Vermittlung vom Rete

testis werden also die Markstränge des Hodens in epitheliale Verbindung mit der Urniere gebracht.

Die das Rete testis zusammensetzenden Zellenstränge ebenso wie die daraus stammenden Tubuli recti werden während den 8—10 Embryonalmonaten zu Kanälchen ausgehöhlt, deren Wände von einer einfachen Epithelschicht gebildet werden.

Die Keimstränge stellen die Anlagen der Tubuli seminiferi contorti (Fig. 357, S. 420) dar. Sie wachsen als kompakte, dicke Zellenstränge stark in die Länge und nehmen hierbei einen immer mehr geschlängelten Verlauf an. Hierdurch ebenso wie durch starke Verzweigung nehmen sie allmählich den gegebenen Raum so vollständig ein, dass bei der Geburt nur spärliches Bindegewebe die aus einem Keimstrange hervorgegangenen Kanälchen trennt. Diese stellen nun eine auch makroskopisch gesehen einheitliche Bildung, einen Lobulus testis dar.

Zwischen den einzelnen Lobuli testis bleiben die Bindegewebsschichten dicker. Sie radiieren von dem Mediastinum testis aus bis zur Albuginea und werden Septula testis genannt.

Einzelne zwischen den Anlagen der Tubuli contorti liegende Bindegewebszellen bilden sich schon früh (nach TOURNEUX und NAGEL sogar schon bei 5—10 cm langen Embryonen) zu sogenannten interstitiellen Hodenzellen (Fig. 379) aus, indem sie sich stärker vergrössern, gelbliche Pigmentkörnchen im Zellkörper aufnehmen und ihre Kernstruktur verändern. Solche interstitiellen Hodenzellen sollen im vierten Embryonalmonat bezw. in der Pubertätszeit relativ zahlreich sein. Wir nehmen an, dass sie eine innere Sekretion einer das allgemeine Wachstum fördernden Substanz[1]) besitzen.

Die Anlagen der Tubuli seminiferi contorti bleiben bis zum Ende der Fetalzeit solid. In denselben sind zwei Arten von Zellen zu unterscheiden: 1. grössere Ursamenzellen (= Genitalzellen), welche sich in der Pubertätszeit zunächst zu Spermiogonien ausbilden, und 2. kleinere, indifferente Stützzellen, welche die Anlagen der SERTOLI'schen Zellen darstellen (vgl. Fig. 379, 1 und 2, S. 9).

Vielleicht können die Zellen der letztgenannten Kategorie sich — wenigstens während der frühzeitigen Entwicklungsperioden — unter Umständen auch in Genitalzellen umwandeln.

Nach dem Auftreten des Lumens stellen die Tubuli seminiferi contorti charakteristische Röhrchen dar, deren Wände von mehrschichtigem Keimepithel gebildet werden. Ihre volle Entwicklung erreichen sie indessen erst mit dem Anfangen der Spermiogenese, also während der Pubertätszeit (vgl. oben, S. 10!).

Entwicklung der Ovarien.

Bei schwacher Vergrösserung zeigen die Ovarien lange etwa dasselbe histologische Aussehen wie die indifferenten Keimdrüsen (Fig. 356, S. 418). Keimstränge bilden sich aus, werden aber nie deutlich abgegrenzt und markieren sich daher bei schwacher Vergrösserung fast gar nicht. Das zwischen denselben liegende Mesenchymgewebe dringt zwar peripherwärts hervor und sammelt sich zu einer sog. „primären Albuginea" (Fig. 380). Diese liegt aber viel tiefer als in den Hoden, und zwar von einem mehrschichtigen Keimepithel, der sog. Rindenschicht, bedeckt. Mit dieser Rindenschicht bleiben die Keimstränge längere Zeit in Verbindung.

---

[1]) Eine ähnliche Wirkung soll das Thymussekret besitzen.

Bis zum siebenten Embryonalmonat persistiert die „primäre Albu=
ginea" (vgl. Fig. 380 u. 381) und scheidet (jedoch unvollständig) die aus verdicktem
Keimepithel bestehende Rindenschicht von der aus Mesenchym mit eingebetteten
Keimsträngen gebildeten Markschicht ab.

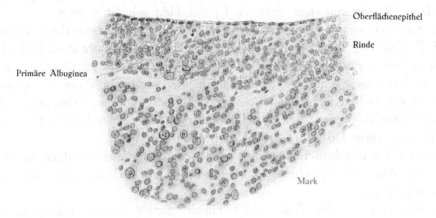

Fig. 380.
Schnitt durch den Eierstock eines menschlichen Embryos aus dem 4. Monat. Nach BÜHLER aus HERTWIGS
Handb. d. Entwicklungsgesch., Bd. III, 1.

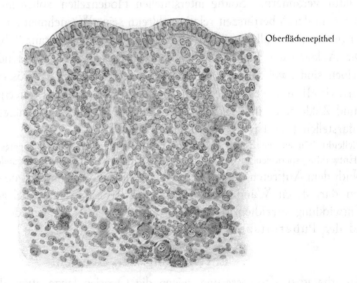

Fig. 381.
Schnitt durch den Eierstock eines menschlichen Embryos aus dem 7. Monat. Nach BÜHLER (1906)
aus VEIT's Handb. d. Gynäk., Bd. V.

Die Markschicht mit ihren Keimsträngen oder Marksträngen wird von einigen Autoren als
Homologon der Hodensubstanz betrachtet. Die Markstränge haben nämlich, obwohl schwächer ausgebildet,
grosse Ähnlichkeit mit den Tubuli seminiferi contorti des Hodens. Wenn diese Hypothese richtig ist,
würde also das Ovarium den — wie wir annehmen — ursprünglicheren Bau als Zwitterdrüse besser
als der Hoden beibehalten haben, und zwar wäre die Markschicht als Anlage des männlichen, und
die Rindenschicht als Anlage des weiblichen Teils der hermaphroditischen Geschlechtsdrüse zu betrachten.

Die erwähnte Hypothese findet eine gute Stütze in der Tatsache, dass in der kranialen Hiluspartie des menschlichen Ovariums ein Rete („Rete ovarii") zur Entwicklung kommt, das sich sowohl mit den Mark= strängen wie mit den naheliegenden Urnierenkanälchen in Verbindung setzt und also die Anlage eines Ausführungsgangsystems darstellt, das — aller Wahrscheinlichkeit nach — als eine atavistische, männliche Bildung zu betrachten ist.

Das Rete ovarii hat keine physiologische Funktion. Bei einigen Säuge= tieren, z. B. bei Fledermäusen (VAN BENEDEN) kann dasselbe zeitlebens persistieren. Beim Menschen verfällt dasselbe gewöhnlich frühzeitig (Ende der Fetalzeit oder in den ersten Kinderjahren) der Rückbildung anheim. Nur in seltenen Fällen hat man es bei Erwachsenen persistierend gefunden (V. FRANQUÉ, RIELÄNDER). Persistierende Reste des= selben zeigen oft Neigung zu cystischer Entartung, und das Rete ovarii kann also unter Umständen von pathologischer Bedeutung werden.

Die Rindenschicht des Ovariums nimmt etwa Mitte der Embryonalzeit stark an Dicke zu und wird gleichzeitig von spärlichen Bindegewebszügen durchdrungen (vgl. die halbschematische Fig. 11, S. 28!). Auf diese Weise entstehen aus der ursprünglich homogenen Rindenschicht grössere Keimepithelzellgruppen, die sog. Eiballen von WALDEYER (1870), welche durch feine Bindegewebszüge von einander getrennt werden.

Diese Zellengruppen sind bei gewissen Tieren wirklich ballenförmig abgerundet und von einander deutlich abgegrenzt. Hervorzuheben ist indessen, dass dieses beim menschlichen Embryo nicht der Fall ist. Wie BÜHLER (1906) hervorgehoben hat, und wie ich bestätigen kann, bildet die Rinde hier mehr ein regelloses Gemenge von Keimepithel mit feinen Bindegewebsfibrillen.

Durch gegenseitige Durchwachsung von Keimepithel und Bindegewebe werden so= wohl die Markstränge wie die Eiballen in kleinere Zellengruppen zerteilt. Die tieferen Partien der epithelialen Rindenschicht dringen hierbei in die primäre Albuginea hinein und vernichten sie bald (im siebenten Embryonalmonat) als solche (vgl. Fig. 380 u. 381!). Das Bindegewebe der primären Albuginea wird mit anderen Worten in kleinere Züge zersplittert und eine Grenze zwischen Mark und Rinde ist im Ovarium längere Zeit nicht mehr zu erkennen.

Die Zersplitterung der Markstränge und der Eiballen fährt fort, bis sie alle in kleine, durch Bindegewebe isolierte Zellengruppen zerteilt sind, welche nur je eine einzige Genitalzelle, die Oogonie, enthalten (vgl. Fig. 11, S. 28). Um die Oogonie herum bilden die indifferenten Epithelzellen der betreffenden Zellengruppe eine einfache Schicht. Eine solche Zellengruppe wird Primärfollikel genannt; die die Oogonie umgebenden kleineren Epithelzellen heissen Follikelepithelzellen (Fig. 12, S. 29).

Die Entstehung der Primärfollikel beginnt während der letzten Embryonalmonate in der Tiefe des Ovariums und schreitet von hier aus allmählich nach der Oberfläche desselben hervor. Im dritten Lebensjahre soll, wie erwähnt (S. 30), die Bildung der Primärfollikel (und hiermit auch die Bildung von neuen Oogonien) beim Menschen be= endigt sein.

Zu dieser Zeit ist von der dicken Rindenschicht nur eine einfache Epithelzellen= schicht als Hülle übrig geblieben, und dieses Oberflächenepithel hat seine frühere Fähig= keit, Genitalzellen zu produzieren, vollständig verloren. Unmittelbar unter diesem Ober= flächenepithel sammelt sich langsam eine Bindegewebsschicht, welche beim Erwachsenen gewöhnlich im Schnitte makroskopisch zu erkennen ist, im höheren Alter immer dicker wird, und die sog. sekundäre oder definitive Albuginea des Ovariums bildet.

Schon während der letzten Fetalzeit beginnen, wie erwähnt (S. 30), einzelne der zuerst gebildeten Primärfollikel, sich in Sekundärfollikel oder sog. GRAAF'sche Follikel (Fig. 12—14, S. 31) umzuwandeln. Diese Umwandlung findet in folgender Weise statt: Durch wiederholte Teilungen vermehren sich die Follikelepithelzellen stark und bilden eine dicke, mehrschichtige Hülle um die Eizelle umher (Fig. 12 B).

In einer gewissen Entfernung vom Ei entsteht nun durch Absonderung oder Filtration der Zellen im Follikelepithel eine mit wasserheller Flüssigkeit gefüllte Höhle, welche zuerst nur eine kleine Spalte zwischen den von einander getrennten Follikelzellen darstellt (Fig. 12 C), später aber stark an Grösse zunimmt. Bei der Spannung der immer reichlicher abgesonderten Follikelflüssigkeit nimmt die Höhle allmählich eine fast sphärische Form an. Nur diejenige Wandpartie, welche die inzwischen vergrösserte Eizelle enthält, buchtet halbkugel= und später kugelförmig in die Follikelhöhle hinein, den sogenannten Cumulus ovigerus (s. oophorus) bildend (Fig. 14). Durch Auflockerung der Stiel= zellen des Cumulus soll sich dieser mit dem Ei zuletzt von der Follikelwand ablösen und in die Follikelflüssigkeit frei zu liegen kommen.

Bei der starken Vergrösserung des Sekundärfollikels (derselbe bekommt einen Durch= messer von 0,5—12 mm) erreicht derselbe bald die Oberfläche des Ovariums, und wenn er zuletzt an der der Eierstockoberfläche zugekehrten Seite berstet, wird also die Eizelle in die Bauchhöhle entleert. Hier wird sie von dem Eileiter aufgenommen und weiter befördert.

Es wurde oben erwähnt, dass die Grenze zwischen Mark und Rinde des Ovariums etwa im siebenten Embryonalmonat verwischt wurde, indem die sie trennende, primäre Albuginea als solche zugrunde ging, und die Marksubstanz etwa dasselbe Aussehen wie die Rindensubstanz bekam (vgl. Fig. 380 u. 381). Da indessen in den folgenden Entwick= lungsstadien die Primärfollikel der ehemaligen Marksubstanz in erster Linie vernichtet werden — indem sie sich zuerst entweder zu reifen Sekundärfollikeln etc. entwickeln oder durch regressive Metamorphose zugrunde gehen (vgl. oben S. 38!) —, so ist zuletzt allmählich eine Markpartie des Ovariums wieder von der Rindenpartie desselben zu unterscheiden. Die Grenze wird indessen nie scharf. — Das auf diese Weise entstandene sekundäre Mark des Ovariums besteht nur aus gefässreichem Bindegewebe, während die sekun= däre Ovarialrinde allein die Follikel enthält.

Das fetale Ovarium ist ein längliches, bisweilen fast bandförmiges Gebilde (Fig. 385) von rötlicher Farbe, welches im allgemeinen schon makroskopisch von dem grösseren, mehr rundlichen und weissglänzenden Hoden leicht zu unterscheiden ist.

Zur Zeit der Geburt hat das Ovarium zwar fast dieselbe Länge wie der Hoden desselben Stadiums (10—12 mm), ist aber schmäler und vor allem bedeutend dünner als dieser.

Entwicklung der primären Eileiter (= der MÜLLER'schen Gänge).

In der fünften Embryonalwoche (bei etwa zentimeterlangen Embryonen), ehe noch die Geschlechtsdifferenzierung der Keimdrüsen deutlich geworden ist, beginnen die pri= mären Eileiter, die sog. MÜLLER'schen Gänge, angelegt zu werden.

Die erste Anlage des MÜLLER'schen Ganges tritt als eine longitudinale, rinnen= förmige Einsenkung des Cölomepithels am kranialen Urnierenende auf (Fig. 382). Die kaudale Partie dieser Rinne vertieft sich bald; ihre Ränder kommen hierbei mit einander in Berührung und verwachsen dann zu einem kaudalwärts blind endigenden Gang, welcher von seinem Mutterboden abgeschnürt wird. Die ganze Anlage des MÜLLER'schen Ganges stellt jetzt ein trichter= oder dütenförmiges Gebilde dar, deren Öffnung von der offen gebliebenen, kranialen Rinnenpartie, deren Spitze von der abgeschnürten, kaudalen Rinnen= partie gebildet worden ist.

Durch selbständiges Auswachsen der Trichterspitze verlängert sich nun die Anlage des MÜLLER'schen Ganges kaudalwärts innerhalb des freien Randes der Urnierenfalte. Etwas weiter von diesem Rande entfernt liegt in unmittelbarer Nähe der WOLFF'sche Gang, welcher so zu sagen als Leitband für den MÜLLER'schen Gang funktioniert, jedoch ohne zum Längenwachstum desselben durch Zellenmaterial beizutragen.

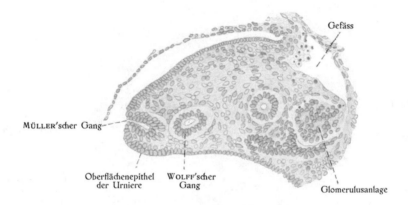

Fig. 382.

Querschnitt der Urniere eines 22 mm langen Embryos (die erste Anlage des MÜLLER'schen Ganges zeigend). Nach NAGEL (1897) aus VEIT's Handb. d. Gynäk., Bd. V.

Unter freiem Rande der Urnierenfalte verstehe ich hier denjenigen Rand, welcher dem Anheftungsrand der Urnierenfalte gegenüberliegt. Hervorzuheben ist nun, dass dieser Anheftungsrand, welcher in der kranialen Hauptpartie der Urniere medio=dorsalwärts gerichtet ist, kaudalwärts zuerst auf die dorsale und weiter kaudalwärts auf die laterale Körperwand übergeht. Als Folge hiervon sieht der freie — den MÜLLER'schen und den WOLFF'schen Gang einschliessende — Rand der Urnierenfalte (vgl. Fig. 350, S. 402) in der kranialen Hauptpartie ventrolateralwärts, weiter unten rein ventralwärts und noch weiter kaudal gerade medialwärts.

Die letztgenannte Partie der Urnierenfalte enthält keine Querkanälchen der Urniere, sondern nur den WOLFF'schen Gang. Von WALDEYER ist diese kaudale Partie der Ur= nierenfalte mit dem Namen Urogenitalfalte bezeichnet worden.

Die medialwärts gerichteten freien Ränder der beiden Urogenitalfalten wachsen nun (etwa Mitte des zweiten Embryonalmonats) miteinander zusammen. Auf diese Weise entsteht aus den beiden Urogenitalfalten eine einheitliche Bildung, welche die Form eines frontal gestellten Septums besitzt und unter dem Namen des Genitalstranges (THIERSCH) bekannt ist.

Kaudalwärts geht dieses frontale Septum in den Boden der Beckenhöhle über, kranialwärts endigt dasselbe mit winkelgebogenem, freiem Rande (vgl. 280 *D*, S. 337), welcher sich kranialwärts in die freien Ränder der beiden Urnierenfalten fortsetzt.

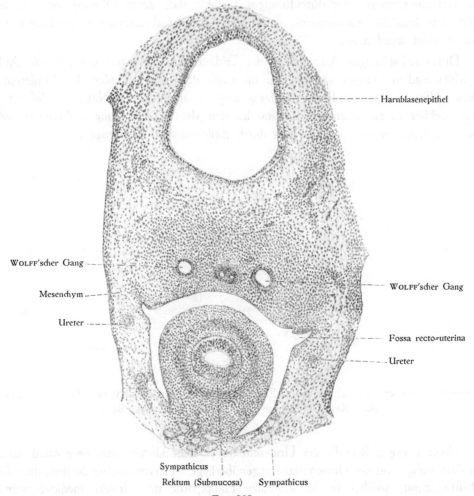

Harnblasenepithel

Wolff'scher Gang

Mesenchym

Ureter

Wolff'scher Gang

Fossa recto=uterina

Ureter

Sympathicus

Rektum (Submucosa)   Sympathicus

Fig. 383.

Querschnitt (unmittelbar kaudalwärts von der Fossa vesico=uterina) durch Blase, Rektum, Wolff'sche und Müller'sche Gänge (verschmolzen) etc. eines 25 mm langen Embryos. $\frac{8}{1}^0$. Nach einem Original=präparat von O. Van der Stricht.

Durch dieses Septum wird die seröse Beckenhöhle in zwei kaudalwärts getrennte Vertiefungen, die Anlagen der Fossa Douglasi oder recto=uterina (Fig. 383) bezw. der Fossa vesico=uterina, geteilt.

Oben wurde hervorgehoben, dass sowohl der Wolff'sche Gang wie der Müller=sche Gang in der Nähe des freien Urnierenrandes verlaufen und zwar so, dass der Müller'sche Gang von dem Anheftungsrand der Urniere am weitesten entfernt liegt (vgl. Fig. 350, S. 402).

Wenn man dies weiss und auch den oben beschriebenen Verlauf der Urnierenfalte kennt, so versteht sich von selbst, dass die MÜLLER'schen Gänge zuerst (d. h. in ihren kranialen Partien) ventro=lateralwärts, dann ventralwärts und zuletzt (mit ihren kaudalen Partien) medialwärts von den WOLFF'schen Gängen verlaufen müssen.

Diese medialwärts gerichteten Partien der MÜLLER'schen Gänge sind es eben, welche in dem Genitalstrang zu liegen kommen (Fig. 383).

Anfangs wachsen die MÜLLER'schen Gänge nur langsam in die Länge. In der Regel erreichen sie die Urogenitalfalten erst, nachdem diese schon zu dem Genitalstrang ver= schmolzen sind.

Ende des zweiten oder Anfang des dritten Embryonalmonats (bei 17,5 [N.=L.] — 25 mm [Tot.=L.] langen Embryonen) wachsen sie in den Geschlechtsstrang hinein und erreichen schnell das kaudale Ende desselben. An die dorsale Wand des Sinus uro= genitalis angelangt (bei etwa 28 mm langen Embryonen), verschmelzen ihre blinden Enden mit dem Epithel des Sinus urogenitalis. Im allgemeinen dauert es aber noch einige Zeit (2—6 Wochen), ehe das Lumen der MÜLLER'schen Gänge in dasjenige des Sinus urogenitalis durchbricht.

Ehe dieser Durchbruch stattgefunden hat, be= ginnen die Genitalstrangpartien der beiden MÜLLER= schen Gänge mit einander zu verschmelzen. Die Verschmelzung beginnt (bei etwa 2,5 cm langen Embryonen, vgl. Fig. 383) gewöhnlich am Über= gang des mittleren in das kaudale Drittel des Genitalstranges (vgl. Fig. 384), entsprechend der späteren Grenze zwischen Uterus und Vagina. In dieser Höhe liegen nämlich die beiden MÜLLER'schen Gänge einander am nächsten. Von hier aus schreitet die Verschmelzung sowohl kaudal= wie kranialwärts weiter und zwar etwas schneller in kaudaler Richtung.

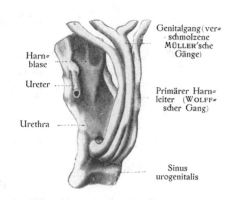

Genitalgang (ver=
schmolzene
MÜLLER'sche
Gänge)

Harn=
blase

Ureter

Primärer Harn=
leiter (WOLFF=
scher Gang)

Urethra

Sinus
urogenitalis

Fig. 384.

Rekonstruktionsmodell der kaudalen Partien der teil=
weise verschmolzenen MÜLLER'schen Gänge etc. eines
29 mm langen weiblichen Embryos. Nach KEIBEL
(1896) aus VEIT's Handb. d. Gynäk., Bd. V.

Zunächst behalten die epithelial verschmolzenen MÜLLER'schen Gänge je ihr Lumen (Fig. 383). Indem aber die epitheliale Scheidewand normalerweise bald zugrunde geht, findet ein Zusammenfluss der beiden Lichtungen statt: Aus den Genitalstrangpartien der beiden MÜLLER'schen Gänge wird dann ein einfacher Utero=vaginalkanal (TOURNEUX), welcher die Anlage der ganzen Vagina und des Cervixteils des Uterus darstellt.

Bis zu diesem Stadium [1]) entwickeln und verhalten sich die MÜLLER'schen Gänge beim männlichen Menschenembryo in vollständig ähnlicher Weise wie bei dem weiblichen (NAGEL u. a.). Dasselbe ist mit den Urogenitalfalten und dem Genitalstrang der Fall. Zu dieser Zeit sind ausserdem die äusseren Geschlechtsteile der verschiedenen Geschlechter einander noch vollständig ähnlich. Vor Verwechslung kann also nur eine histologische Untersuchung der Keimdrüse retten (vgl. oben, S. 444 u. 445).

_____

[1]) Bei menschlichen Embryonen aus der zehnten Woche (3,5—4,5 cm Sch.=St.=L.).

Die weitere Ausbildung der Müller'schen Gänge beim weiblichen Embryo. Entwicklung des **Uterus** und der **Vagina**.

Der Müller'sche Gang kann in eine kraniale, innerhalb der eigentlichen Urniere verlaufende Hauptpartie und eine kaudale — innerhalb der Urogenitalfalte (bezw. des Genitalstranges) verlaufende — Hauptpartie geteilt werden. Die erstgenannte stellt die Anlage des Eileiters dar, die letztgenannte bildet die gemeinsame Anlage der betreffenden Hälfte des Uterus und der Vagina. Die Grenze zwischen diesen beiden Hauptpartien wird durch die Ausgangsstelle des schon früh (bei etwa 24 mm langen Embryonen) gebildeten Inguinalligamentes der Urniere (Fig. 378, S. 442) markiert.

Dieses Inguinalligament der Urniere bildet sich später beim weiblichen Embryo zum Ligamentum teres uteri (Fig. 385), beim männlichen Embryo zum Gubernaculum testis aus.

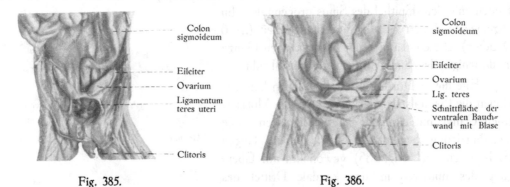

Colon sigmoideum

Eileiter
Ovarium
Ligamentum teres uteri

Clitoris

Colon sigmoideum

Eileiter
Ovarium
Lig. teres
Schnittfläche der ventralen Bauchwand mit Blase

Clitoris

Fig. 385.   Fig. 386.

Fig. 385 und 386.

Eileiter und Ovarien in situ. Fig. 385 eines 9 cm langen Embryos, $\frac{2}{1}$, Fig. 386 eines 10,5 cm langen Embryos, $\frac{2}{1}$.

Nachdem die beiden Urogenitalfalten bis zu einer gewissen Höhe mit einander zum Genitalstrang verschmolzen sind, hört die Verwachsung derselben beim männlichen Embryo definitiv auf. Beim weiblichen Menschenembryo setzt sich dagegen diese Verwachsung kranialwärts weiter fort, bis auch die kranialsten Urogenitalfaltenpartien mit einander zu einem einfachen Genitalstrang verschmolzen sind.

Diese zuletzt gebildete Genitalstrangpartie enthält eben die paarigen Epithel-Anlagen des Corpus uteri, welche nun auch bald zu dem einfachen Uteruskörper verschmelzen.

Mit anderen Worten: der (Mitte des dritten Embryonalmonats) zweihörnige Uterus (Uterus bicornis) geht (Ende desselben Monats) in einen Uterus simplex über. Die Funduspartie des einfach gewordenen Uterus bleibt indessen noch einige Monate mehr oder weniger stark eingesattelt (Uterus arcuatus s. fetalis) und geht erst Ende des Fetallebens in den geraden Fundus des Uterus infantilis über.

Unmittelbar nach der Verschmelzung der beiden Uterushörner zu dem einfachen Uteruskörper ist die Grenze zwischen den Eileiteranlagen und der Utero-vaginalanlage — auch ohne Zuhilfenahme des Inguinalligamentes der Urniere — natürlich leicht zu setzen und zwar dort, wo die verschmolzenen Partien der MÜLLER'schen Gänge in die unverschmolzen gebliebenen Partien derselben übergehen.

Dagegen ist zu dieser Zeit die Utero=Vaginalgrenze noch nicht zu erkennen. Diese Grenze wird erst Anfang oder Mitte des vierten Embryonalmonats erkennbar, und zwar dadurch, dass die Uterusanlage ihr Lumen behält, während das Lumen der Vaginalanlage durch kubische Epithelzellen vollständig ausgefüllt wird (Fig. 387 u. 388). Ausserdem tritt zu gleicher Zeit an der Uterovaginalgrenze eine Winkelbiegung ein, welche den Uterus antevertiert. Der Uterus und die Vagina stellen sich mit anderen Worten schon zu dieser Zeit in die Beckenachse ein.

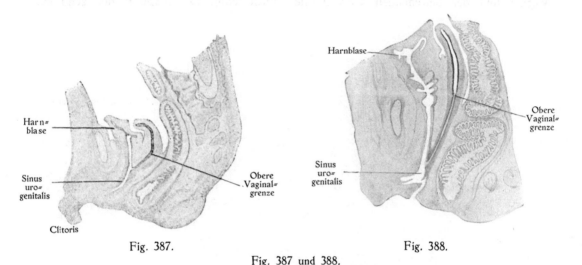

Fig. 387. Fig. 388.

Fig. 387 und 388.

Medianschnitt durch das Becken. Fig. 387 eines 6 cm langen Embryos, Fig. 388 eines 10 cm langen Embryos. Nach NAGEL (1896) aus VEIT's Handb. d. Gynäk.

Die Obliteration des Vaginallumens führt bis zur Mitte des Embryonallebens fort. Während dieser Obliterationsperiode vermehrt sich das Vaginalepithel sehr stark. Diese Epithelproliferation führt einerseits zur Verlängerung und zur Verdickung der soliden Vaginalanlage und andererseits zur Entstehung von quer gelagerten Epithelausbuchtungen derselben.

Diese Epithelausbuchtungen geben, wenn sie später ausgehöhlt werden, zu der Entstehung der queren Vaginalfalten (Rugae) Anlass.

Mitte der Embryonalzeit bilden sich in der kranialsten Vaginalpartie zwei ähnliche, aber besonders grosse, mit einander ringförmig zusammenhängende Epithelausbuchtungen aus, welche die Anlagen der Fornices vaginae darstellen (Fig. 389).

Wenn die solide Vaginalanlage sich zu verdicken beginnt, bleibt die Mündungs= partie derselben (in den Sinus urogenitalis) dünn. Auf diese Weise entsteht hier all= mählich eine von Epithel bekleidete Bindegewebsfalte, welche die enge Vaginalmündung umrahmt. Diese Falte stellt die Anlage des Hymens dar. — Ursprünglich wohl im allgemeinen gleichmässig ringförmig (Hymen annularis), wird die Hymenalfalte später in ihren hinteren Partien oft stärker als in den vorderen ausgebildet. Ausserdem kann eine Reduktion der schon gebildeten vorderen Faltenpartie stattfinden. Dadurch entsteht der sog. Hymen semilunaris, welcher von vielen Autoren als die beim Erwachsenen gewöhnlichste Form der Hymenalfalte betrachtet wird. Indessen ist auch der Hymen annularis sehr oft bei Erwachsenen mit unverdorbener Hymenalfalte zu finden.

Die oben gegebene Beschreibung, nach welcher die Uterushöhle persistiert, während das Vaginallumen temporär obliteriert, muss in einem Punkte modifiziert werden: Ein kleines Stückchen der Uterushöhle und zwar die kaudalste Partie des Cervixlumens wird in ähnlicher Weise wie das Vaginallumen von kubischen Epithelzellen temporär ausgefüllt (vgl. Fig. 389).

Wenn nun — etwa Mitte des Embryonallebens — das definitive Lumen der Vagina und der betreffenden Cervixpartie (durch fettige Degeneration der zentralen

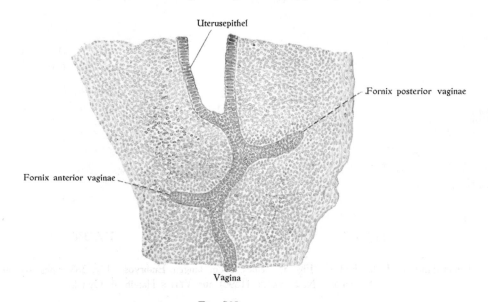

Uterusepithel

Fornix posterior vaginae

Fornix anterior vaginae

Vagina

Fig. 389.
Sagittalschnitt durch den mittleren Teil des Geschlechtsstranges eines 17 cm langen (Sch.=St.=L.) weiblichen Embryos. Nach NAGEL (1897) aus VEIT's Handb. d. Gynäk.

Epithelzellen und nachfolgende Detritusbildung) auftritt, so zeigt es sich, dass die einmal obliteriert gewesenen Kanalpartien geschichtetes Plattenepithel bekommen, während die Uterushöhle von Zylinderepithel ausgekleidet bleibt.

Unmittelbar nach der Verschmelzung der MÜLLER'schen Gänge bildet sich das die epitheliale Utero=Vaginalanlage umgebende Mesenchym in zellenreiches Blastem (Fig. 383, S. 450) um. Dieses Blastem stellt die Anlage der eigentlichen muskulösen und bindegewebigen Wand des Utero=Vaginalrohres dar.

Das betreffende Blastem differenziert sich bald in eine innere, dichtere Schicht, die Anlage des Stratum proprium mucosae, und in eine äussere, mehr lockere Schicht mit grösseren, kurzspindeligen Zellen.

In dieser äusseren Blastemschicht bilden sich Mitte des vierten Embryonalmonats glatte Muskelzellen aus, welche alle einen zirkulären Verlauf zeigen. Sie werden nur in der Höhe des Uterus gebildet. Nach aussen von dieser zirkulären Muskel= schicht entsteht Mitte der Embryonalzeit eine longitudinale Muskelschicht welche nicht nur die Uterusanlage, sondern auch die Vaginalanlage umgibt. Erst Ende des sechsten Embryonalmonats treten auch in der Vaginalwand ringförmig gruppierte Muskelzellen auf.

Hervorzuheben ist, dass obwohl die muskulöse Uteruswand während der letzten Embryonalzeit sowohl an der inneren wie an der äusseren Seite durch neu entstandene Muskelschichten verdickt wird, sie in den letzten Fetalmonaten trotzdem kaum dicker ist als die muskulöse Vaginalwand. Diese relativ starke Dicke der muskulösen Vaginalwand bleibt bis in die ersten Lebensjahre fortbestehen.

Die Vaginalanlage war ursprünglich kürzer als die Uterusanlage. Im fünften Embryonalmonat wächst aber die Vaginalanlage relativ stark in die Länge und wird von dieser Zeit ab etwas länger als die Uterusanlage.

Das Vaginalepithel bildet keine Drüsen.

Das Wachstum des embryonalen Uterus ist kein gleichmässiges. Der Cervixteil wächst schneller als der Corpusteil. Hierdurch entsteht etwa Mitte des Embryonallebens die typische Form des Uterus fetalis mit dem grossen Cervixteil und dem kleinen, eingesattelten Corpus.

Auch das Epithel des Cervixteils wächst stärker als dasjenige des Corpusteils, was zu einer Verdickung des Cervixepithels und zu der Bildung von scharf markierten quer= oder schräggestellten Buchten und Leisten desselben führt. Diese Querleisten gehen an der vorderen bezw. an der hinteren Cervixwand in je eine mediane Längsleiste über, welche den Rest der Verschmelzungslinie der beiden MÜLLER'schen Gänge darstellt, zusammen mit diesen Längsleisten bilden sie (nach BAYER, 1903, u. a.) die unter dem Namen Plicae palmatae bekannten Konfigurationen der Cervixschleimhaut.

Von den Faltentälern aus senken sich in das umgebende Mesenchymgewebe Epithel= zapfen hinein, welche sich in der zweiten Hälfte der Embryonalzeit zu den verzweigten Schleimdrüsen des Cervixteils ausbilden. Ende der Embryonalzeit bildet das Cervix= epithel auch Becherzellen.

Auch die Schleimhaut des Corpusteils bildet während der letzten Fetalmonate schräg verlaufende Falten aus. Diese sind aber nur schwach markiert und stellen vergängliche Bildungen dar. Vor Eintritt der Pubertät werden sie wieder ausgeglichen.

Die Drüsen der Corpusschleimhaut werden postfetal (im 1.—5. Kinderjahre) an= gelegt und gelangen erst zur Pubertätszeit zur vollen Ausbildung.

Die Flimmerhaare des Uterusepithels sollen ebenfalls postfetal und zwar erst zur Pubertätszeit angelegt werden.

Zur Zeit der Geburt ist der Cervixteil des Uterus sowohl länger wie dicker als der Corpusteil. Der Fundus ist nicht gewölbt und die Portio vaginalis uteri tritt weniger als später hervor.

Sehr bemerkenswert ist die von FRIEDLÄNDER (1898) und speziell von BAYER (1903) hervorgehobene Tatsache, dass der Uterus im ersten Kinderjahre absolut kleiner wird. Derselbe pflegt während dieser Zeit um mehr als ein Viertel kleiner zu werden.

Das weitere Wachstum des Uterus ist ein sprunghaftes mit zwei Perioden rascheren Wachsens (im 6. bezw. im 10.—15. Lebensjahr) zwischen solchen von Stillstand oder allmählichem Wachsen. In der letzten Wachstumsperiode (unmittelbar vor der Pubertäts= zeit) entwickelt sich besonders das Corpus uteri stark, während der Cervixteil im Wachsen

nachbleibt. Gleichzeitig wird der Fundus uteri nach oben gewölbt, die Corpusschleim=
haut verliert ihre Falten und bildet ihre Drüsen vollständig aus, und die Flimmerhaare
des Uterusepithels treten auf. Auf diese Weise wandelt sich der infantile Uterus
in den ausgebildeten virginellen Uterus um.

Entwicklung des definitiven Eileiters.

Wie schon erwähnt, bilden sich die beiden definitiven Eileiter aus den kranialen
Partien der primitiven Eileiter (= der MÜLLER'schen Gänge) aus. Das dieselben um=
gebende Mesenchym differenziert sich in eine innere Bindegewebsschicht und eine
äussere Schicht, aus welcher die Eileitermuskulatur hervorgeht. Etwa Mitte der Em=
bryonalzeit bildet sich hier eine Ringmuskelschicht aus, welche nach der Geburt
(SOBOTTA, 1891) an ihrer Aussenseite von einer Längsmuskelschicht bedeckt wird.

An der Innenseite der ursprünglich im Querschnitt zirkelförmigen Eileiteranlage
treten Anfang des vierten Embryonalmonats 4—6 primäre Längsfalten auf, an
welchen später (vom siebenten Embryonalmonat an) sich zahlreiche Sekundärfalten aus=
bilden. Diese Längsfalten treten zuerst in der sich erweiternden Extremitas abdominalis
(d. h. die ursprünglich kraniale Partie) der Eileiteranlage auf und werden hier auch am
grössten und am zahlreichsten.

Etwa gleichzeitig mit dem Auftreten der erwähnten inneren Längsfalten wird auch
die früher glatte Abdominalmündung der Eileiteranlage mit fransenähnlichen Auswüchsen,
Fimbrien, versehen und zwar zuerst mit 4—6 primären Fimbrien, auf welche sich
dann eine grössere Zahl sekundärer Fimbrien ausbilden. Diese Fimbrien sind als die
freien Endpartien der inneren Tubarfalten zu betrachten. Ende der Embryonalzeit (im
9.—10. Embryonalmonat) bekommt das Oberflächenepithel sowohl der Fimbrien wie
der ganzen Innenseite des Eileiters Cilien, welche einen nach dem Uterus zu gerichteten
Flimmerstrom erzeugen. — Ähnliches Flimmerepithel bildet sich auch an dem kranialen
Geschlechtsdrüsenligament aus, das das freie Tubarende mit dem Ovarium verbindet.
Dieses Ligament wird hierbei in die sog. Fimbria ovarica umgewandelt.

In Übereinstimmung mit dem Vaginalepithel bildet das Tubarepithel keine Drüsen.

Hand in Hand mit dem Descensus ovariorum werden die ursprünglich kranialen
Tubarenden lateral= und kaudalwärts verlagert, bis die Hauptrichtung der Eileiter zuletzt
(im 4.—5. Embryonalmonat) fast transversal wird (Fig. 399). In der zweiten Hälfte
der Embryonalzeit nehmen die Eileiter relativ stark an Länge zu, was bei dem
beschränkten Raum zu einer starken Schlängelung derselben führt, eine Schlängelung,
welche indessen im Laufe der Kinderzeit (bei dem Breiterwerden des Beckens) all=
mählich wieder — wenigstens teilweise — ausgeglichen wird.

Entwicklung der Ligamente des Uterus und der Ovarien.

Nach der Atrophie der Urniere stellt die Urnierenfalte eine wahre, dünne Peritoneal=
falte dar, in deren freiem Rande der Eileiter verläuft. Kaudalwärts setzt sich jederseits
diese Urnierenfalte in das aus den verschmolzenen Urogenitalfalten gebildete frontale
Septum fort, welches oben unter dem Namen des Genitalstranges beschrieben wurde.

Nur die mittlere Partie dieses Genitalstranges bildet sich zu dem Uterus bezw. der Vagina aus, die lateralen Partien desselben bilden zusammen mit den die beiden Eileiter einschliessenden Urnierenfalten die Anlage des Ligamentum uteri latum.

An jeder Urnierenfalte inseriert als eine kleinere Peritonealfalte zweiter Ordnung das Mesovarium, in dessen freiem Rande 1. das kraniale Ovarialligament (= die Fimbria ovarica), 2. das Ovarium und 3. das kaudale Ovarialligament (= das Ligamentum ovarii proprium) zu finden sind (vgl. Fig. 378, S. 442).

Noch Ende des dritten Embryonalmonats bildet die Anlage des Ligamentum uteri latum eine U-förmige Falte, deren peripherer Rand kaudalwärts an dem Beckenboden und lateralwärts an den Seitenwänden der Becken= bezw. der Bauchhöhle fixiert ist. Der zentralwärts gerichtete Rand der U=Falte ist frei und enthält den Fundus uteri mit den beiden Eileitern (Fig. 385, S. 452).

In den folgenden Entwicklungsstadien verschieben sich indessen (Hand in Hand mit der Kaudalwärtsverschiebung der kranialen Eileterenden) die kranialen Partien der beiden lateralen Insertionslinien des Ligamentum latum kaudalwärts. Auf diese Weise wird der U=förmig gebogene, freie Rand des Ligamentum uteri latum allmählich fast gerad= linig in die Quere gestellt. Der ganze freie Rand wird — mit anderen Worten — kranialwärts gerichtet.

Bei der postfetalen Vergrösserung der Höhle des kleinen Beckens senken sich sowohl der Uterus mit den Eileitern wie die Ovarien in das Gebiet dieser Höhle voll= ständig herab. Gleichzeitig verliert auch das Ligamentum uteri latum grösstenteils seine Anheftungen an die Seitenwände der Bauchhöhle. Als Rest hiervon persistiert jeder= seits nur das sog. Lig. suspensorium ovarii.

Das Zwerchfellsligament der Urniere verschwindet schon frühzeitig.

Das Inguinalligament der Urniere persistiert dagegen zeitlebens und bildet — wie schon erwähnt — das Ligamentum teres (oder rotundum) uteri. In diesem zuerst nur aus Bindegewebe gebildeten Ligament (Fig. 400) beginnen (im 7.—8. Em= bryonalmonat) glatte Muskelzellen aufzutreten.

Entwicklung der Fossa recto=uterina und der Fossa vesico=uterina.

Die seröse Beckenhöhle wird — wie erwähnt — durch das Ligamentum uteri latum in eine vordere Tasche, die Fossa vesico=uterina, und eine hintere Tasche, die Fossa recto=uterina geteilt (Fig. 280 D, S. 337). Von diesen ist die Fossa vesico= uterina die seichtere. Sie bekommt schon Mitte des Embryonallebens ihre definitiven Beziehungen zu den angrenzenden Organen und erreicht nicht die kaudale Uterusgrenze.

Die Fossa recto=uterina (Fossa Douglasi) dringt viel tiefer ins Becken herab. Bei etwa 3 cm langen Embryonen streckt sie sich weiter kaudalwärts als die Mündungsstelle der Müller'schen Gänge in den Sinus urogenitalis herab (Keibel, 1896), d. h. ihre seröse Wand bekleidet die ganze Dorsalwand der Utero=Vaginalanlage (Fig. 280 D). In späteren Entwicklungsstadien wird diese Tasche immer flacher und zwar nach Zuckerkandl (1891) wahrscheinlich durch kranialwärts fortschreitende Verwachsung der Taschenwände. — Noch beim Erwachsenen streckt sie sich aber so tief ins Becken herab, dass ihre seröse Ventralwand das hintere Fornix vaginae bekleidet.

Das Schicksal der MÜLLER'schen Gänge beim männlichen Embryo.

Bei etwa 5—8 cm langen (Sch.=St.=L.) männlichen Embryonen fallen die MÜLLER= schen Gänge relativ schnell der Rückbildung anheim. Ihre Epithelzellen degenerieren, die daraus gebildeten Detritusmassen werden resorbiert und durch Bindegewebe ersetzt. Auf diese Weise verschwinden gewöhnlich spurlos die unverschmolzenen kranialen Haupt= partien der beiden Gänge, ebenso wie der kraniale Teil des einfachen Utero=vaginal= rohres (Fig. 390 B).

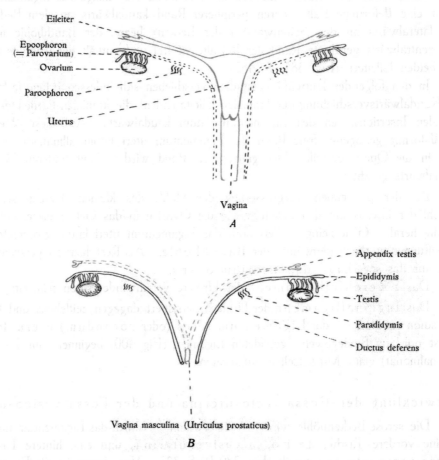

Fig. 390.
Schicksal der Urnieren (schwarz) und der MÜLLER'schen Gänge (rot). A beim weiblichen Embryo, B beim männlichen Embryc.

Nur die kaudale Partie des Utero=vaginalrohres, welche etwa der Vaginalanlage des weiblichen Embryos entspricht, persistiert konstant.

Gleich wie die Vagina feminina büsst sie während des vierten Embryonalmonats vorübergehend ihr Lumen ein und bekommt dasselbe durch Detritusbildung der zentralen Zellen wieder (PALLIN, 1901).

Sie öffnet sich später in den Sinus urogenitalis, bleibt aber klein[1]) und wird bei

---

[1]) Bei einem etwa 65 mm langen Embryo (Sch.=St.=L.) war die Vagina masculina 0,29 mm lang. Beim Erwachsenen pflegt sie nur zentimeterlang zu werden.

der folgenden starken Entwicklung der Prostata ganz und gar in diese Drüse ein=
geschlossen. Sie bildet so die Vesicula prostatica oder Vagina masculina
(Fig. 390 *B*), welcher offenbar nur die Bedeutung einer rudimentären, atavistischen Bildung
zukommt.

In etwa einem Viertel der Fälle[1]) persistieren indessen von den MÜLLER'schen
Gängen auch die kranialsten Endpartien (Fig. 390 *B*). Diese sollen dann jederseits an
den kranialen Testispol fixiert werden und die sog. ungestielte Hydatide des Hodens
(den Appendix testis) bilden. Dass diese Hydatide wirklich dem kranialen Eileiter=
ende entspricht, wird besonders dadurch wahrscheinlich gemacht, dass sie von Flimmer=
epithel bedeckt wird und auch oft ein von Flimmerepithel ausgekleidetes (bisweilen frei
mündendes) Kanälchen einschliesst.

Das weitere Schicksal der Urniere.

Bei der Beschreibung der Urnierenrückbildung wurde schon oben (S. 420) ange=
geben, dass gewisse Urnierenpartien persistieren und in den Dienst des Geschlechts=
apparats treten. Sie bildeten sich in der Phylogenese wahrscheinlich anfangs bei allen
Individuen in gleicher Weise zu einem Ausführungsgangsystem des männ=
lichen Geschlechtsdrüsenteils aus.

Wenn aber in einem späteren phylogenetischen Entwicklungsstadium die herma=
phroditischen Geschlechtsdrüsen in Hoden bezw. Ovarien umgewandelt wurden, so brauchte
das betreffende Ausführungsgangsystem natürlich nur beim männlichen Geschlecht
fortzubestehen. Und in der Tat wurde dasselbe auch von nun ab beim weiblichen Ge=
schlecht mehr oder weniger vollständig zurückgebildet (Fig. 390 *A*).

Das Schicksal der Urnieren und der WOLFF'schen Gänge beim männ=
lichen Embryo. Entwicklung des Epididymis, des Paradidymis und
des Ductus deferens.

Die kranialsten Quergänge der Urniere gehen — wie schon S. 419 erwähnt —
gewöhnlich zugrunde. Unter Umständen können aber einzelne derselben persistieren und
sich zu gestielten Hydatiden des Epididymiskopfes entwickeln (Fig. 390 *B*).

Die danach folgenden 8—9 (—15) Urnierenquergänge, welche mit der dazu
gehörigen Partie des WOLFF'schen Ganges den sog. „Sexualteil" der Urniere darstellen,
persistieren dagegen zeitlebens und werden unter Vermittlung von dem Rete testis
mit den Tubuli seminiferi contorti des Testis in Verbindung gesetzt. Ihre Glomeruli
werden zurückgebildet, und ihr Lumen bekommt überall etwa die gleiche Weite. Sie
wachsen (im vierten und fünften Embryonalmonat) stark in die Länge und werden
hierbei noch mehr als früher geschlängelt. Sie werden alle in eine gemeinsame, straffe
Bindegewebsmasse eingehüllt und stellen mit dieser zusammen die Anlage des Caput
epididymidis dar.

Von dem unmittelbar kaudalwärts vom Sexualteil liegenden Querkanälchen der Urniere atrophieren
die meisten vollständig. Einige persistieren jedoch und bilden, nachdem sie ihre Verbindung mit dem
WOLFF'schen Gange verloren haben, das sog. GIRALDÈ's Organ oder Paradidymis (Fig. 390 *B*).

---

[1]) In 27,6 % der Fälle nach TOLDT (1891).

Dasselbe scheint eine rudimentäre Bildung ohne physiologische Bedeutung zu sein. Von theoretischem Interesse ist, dass in Paradidymis die Urnieren=Glomeruli sich längere Zeit erhalten können.

Die kaudalsten Urnierenquergänge pflegen schon früh vollständig zu degenerieren. Oft persistiert aber von denselben ein Gang, welcher den Zusammenhang mit dem WOLFF'schen Gang behält und den sog. Ductus aberrans HALLERI bildet.

Ähnliche aberrante Gänge können sich unter Umständen auch aus höher gelegenen Urnierenquer= kanälchen ausbilden.

Die kranialste Partie des WOLFF'schen Ganges scheint bisweilen atrophieren zu können. Oft persistiert er aber und bildet sich zu einer gestielten Hydatide des Epidi= dymis (Fig. 390 B) aus.

Die nächstfolgende Hauptpartie des WOLFF'schen Ganges wächst stark in die Länge und wird hierbei in zahlreiche Windungen gelegt. Von diesen nehmen die kranialsten an der Bildung des Caput epididymidis Teil; die mittleren und die kaudalen Windungen werden von derselben Bindegewebsmasse wie der Nebenhodenkopf umhüllt und bilden das Corpus bezw. die Cauda des Nebenhodens.

Die ursprünglich kaudale Hauptpartie des WOLFF'schen Ganges, welche in der be= treffenden Urogenitalfalte bezw. im Genitalstrang verläuft, bildet sich grösstenteils zu dem Ductus deferens (einschliesslich des Ductus ejaculatorius, der Ampulla ductus deferentis und der Vesicula seminalis) aus. Nur der kaudalste, kaudalwärts von der Ausgangsstelle des Nierenganges gelegene Teil des WOLFF'schen Ganges wird nicht als Ausführungsgang der Geschlechtsdrüse benutzt; derselbe wird nämlich erweitert und in die Dorsalwand der Blase und der Urethra einverleibt (vgl. unten!).

Die Grenze zwischen dem Ductus epididymidis und dem Ductus deferens wird einerseits durch die Insertionsstelle des Ligamentum testis (caudale) und anderer= seits durch die Ausgangsstelle des Gubernaculum testis (= des Inguinalligamentes der Urniere) markiert (vgl. Fig. 378, S. 442).

Die Anlage des Epididymis ist von Anfang an mit dem Testis durch ein kurzes Mesorchium verbunden. Dies wird kranialwärts durch das kraniale Testisligament oder das Lig. epididymidis sup. und kaudalwärts durch ein (wahrscheinlich sekundär entstandenes) Lig. epididymidis inf. ver= stärkt und breiter gemacht. Diese beiden Epididymisligamente begrenzen — schon vor der Mitte des Embryonallebens — eine zwischen Testis und Epididymis gelegene kleine Peritonealbucht, den Sinus epididymidis, dessen Boden von dem Mesorchium gebildet wird und dessen Eingangsöffnung ursprüng= lich ventralwärts gerichtet ist.

Das Epithel des Ductus epididymidis bildet sich zu mehrschichtigem Zylinderepithel aus. Die das Lumen begrenzenden Epithelzellen senden im siebenten Embryonalmonat an ihrer freien Oberfläche je einen kurzen Cytoplasmazapfen aus, welcher sich in den letzten Fetalmonaten bei gleichzeitiger Verdünnung zu einer cilienähnlichen Bildung verlängert.

In der aus Urnierenquerkanälchen gebildeten Kopfpartie des Epididymis bilden sich gewisse Zellen= gruppen zu ähnlichem "Flimmerepithel" aus, während in dazwischen liegenden Zellengruppen das Epithel kubisch und einschichtig bleibt und keine Cilien ausbildet.

Das Epithel des Ductus deferens bildet sich zu einem zwei= bis mehrschichtigen Epithel ohne Cilien aus. Dasselbe wird von einer dicken Mesenchymwand umgeben, in welcher sich mächtige Schichten glatter Muskulatur entwickeln. Eine Ausnahme hiervon bildet indessen nach FELIX (1901) die in der Prostata eingeschlossene Endpartie des Ductus deferens, der Ductus ejaculatorius, dessen Mesenchymwand keine (eigene) Muskulatur bildet.

Entwicklung der Vesiculae seminales.

Etwa Mitte des dritten Embryonalmonats nehmen die in dem Genitalstrang ein=
geschlossenen Partien der WOLFF'schen Gänge beträchtlich an Weite zu und bilden etwa
in der Höhe des „Harnblasenhalses" je eine laterale, hohle Ausbuchtung (Fig. 391 und
392). Diese Ausbuchtungen werden nach PALLIN (1901) in kaudaler Richtung von den

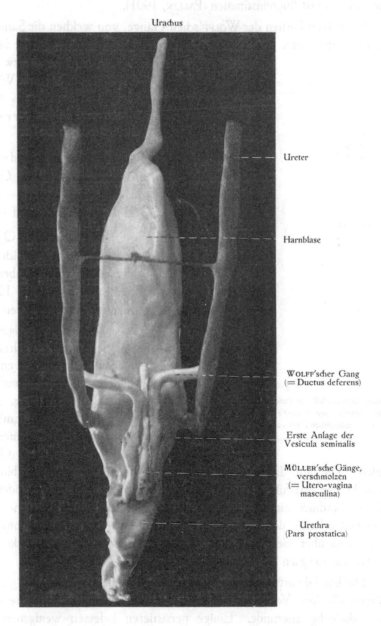

Uradus

Ureter

Harnblase

WOLFF'scher Gang
(= Ductus deferens)

Erste Anlage der
Vesicula seminalis

MÜLLER'sche Gänge,
verschmolzen
(= Utero=vagina
masculina)

Urethra
(Pars prostatica)

Fig. 391.

Blase und Urethra etc. eines 6 cm langen männlichen Embryos, von der dorsalen Seite gesehen. Nach
einem von Herrn cand. med. E. RIETZ unter meiner Leitung hergestellten Rekonstruktionsmodell. $\frac{2{,}5}{1}$.

WOLFF'schen Gängen teilweise abgeschnürt und stellen die Anlagen der Vesiculae seminales dar.

Die anfangs einfachen Samenblasenanlagen, welche kaudalwärts mit den WOLFF'schen Gängen in Verbindung bleiben, beginnen Ende des vierten Embryonalmonats kurze Zweige, sog. Divertikel auszusenden, und Mitte des Embryonallebens sind die Samen= blasen schon so weit entwickelt, dass sie der Form und Lage nach mit den Samenblasen des Erwachsenen fast übereinstimmen (PALLIN, 1901).

Diejenigen Partien der WOLFF'schen Gänge, von welchen die Samenblasen abgeschnürt wurden, bilden etwa gleichzeitig mit den Samenblasen ähnliche aber kürzere Divertikel wie diese aus. Sie entwickeln sich auch im übrigen in ähnlicher Weise wie die Samen= blasen und bilden so die sog. Ampullen der Ductus deferentes (PALLIN, 1901).

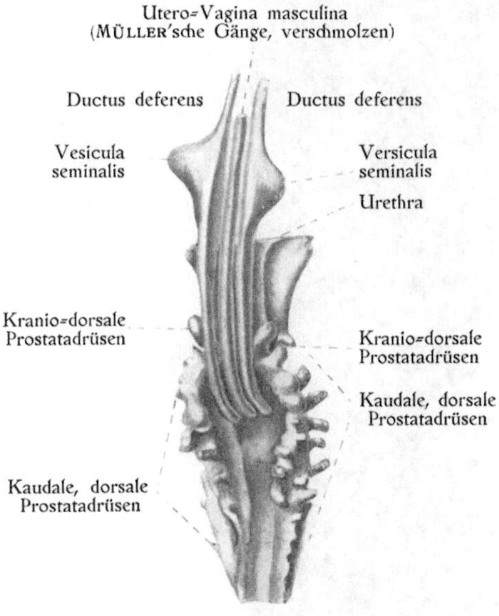

Utero=Vagina masculina
(MÜLLER'sche Gänge, verschmolzen)

Ductus deferens   Ductus deferens

Vesicula   Versicula
seminalis   seminalis

                          Urethra

Kranio=dorsale
Prostatadrüsen   Kranio=dorsale
                          Prostatadrüsen

                          Kaudale, dorsale
                          Prostatadrüsen

Kaudale, dorsale
Prostatadrüsen

Fig. 392.

Rekonstruktionsmodell der Pars prostatica urethrae und der kaudalen Partien der WOLFF'schen Gänge von einem etwa 6 cm langen männlichen Embryo. $\frac{20}{1}$. Nach PALLIN: Archiv f. Anat. u. Phys., Anat. Abt. (1901).

Das Schicksal der Urnieren und der WOLFF'schen Gänge beim weib= lichen Embryo. — Entwicklung des Epoophoron und des Paroophoron.

Die kranialsten Querkanälchen der Ur= niere gehen gewöhnlich zugrunde. Einzelne derselben können aber unter Umständen persistieren und zu Hydatiden des Liga= mentum latum werden (vgl. Fig. 390 A).

Die danach folgenden Querkanälchen des Sexualteils der Urniere persistieren zeit= lebens mehr oder weniger vollständig und bilden das im Mesosalpinx eingeschlossene Epoophoron (Fig. 390 A). Gleich wie beim männlichen Embryo büssen diese Kanälchen ihre Glomeruli ein und werden mit dem Rete der Geschlechtsdrüse ver=

bunden. Die auf diese Weise hergestellte offene Urogenitalverbindung wird indessen hier nicht zur Ausführung von Geschlechtszellen benutzt und verödet schon zur Zeit der Geburt. Nachher nimmt zwar das Epoophoron Hand in Hand mit der dasselbe ein= schliessenden Partie des Ligamentum latum an Grösse zu; eine physiologische Funktion bekommt es aber nie. Dasselbe ist also als ein dem Epididymiskopfe analoges, rudi= mentäres Organ zu betrachten.

Die kaudalwärts von dem Sexualteil der Urniere gelegenen Querkanälchen derselben verlieren alle ihre Verbindung mit dem WOLFF'schen Gange. Die meisten gehen schon früh vollständig zugrunde. Einige persistieren indessen wenigstens bis zur Mitte des Embryonallebens und bilden im Ligamentum latum (in der Nähe des Uterus) einge= schlossen das sog. Paroophoron. Dasselbe ist der Paradidymis des männlichen Embryos analog (vgl. Fig. 390) und bildet wie diese ein nunmehr physiologisch bedeutungsloses, rudimentäres Organ. Unter Umständen persistiert das Paroophoron zeitlebens. In demselben findet man oft persistierende Glomeruli.

Von dem WOLFF'schen Gange persistiert gewöhnlich die kraniale Partie und geht in der Bildung des Epoophoron ein.

In seltenen Fällen macht sich das kraniale Ende des Ganges vom Ligamentum latum frei und bildet sich dann zu einer Hydatis ligamenti lati aus.

Die kaudalwärts vom Sexualteil der Urniere gelegene Hauptpartie des WOLFF= schen Ganges geht dagegen frühzeitig zugrunde. Schon bei einem 8,5 cm langen Embryo (aus dem Ende des dritten Monats) habe ich sie vollständig vermisst.

Bisweilen soll indessen das kaudale, in den Sinus urogenitalis mündende Endstück des WOLFF'schen Ganges persistieren, einen kurzen, sog. SKENE'schen Gang bildend. Hervorzuheben ist indessen, dass in der Literatur unter diesem Namen auch Drüsengänge [1] ganz anderen Ursprungs beschrieben worden sind.

In atypischen Fällen können aber auch die mittleren Partien der WOLFF'schen Gänge zeitlebens persistieren. Diese Gangpartien sind unter dem Namen der GARTNER'schen Gänge bekannt. Bei der Bildung der Uterusmuskulatur werden sie gewöhnlich in dieser eingeschlossen.

Nur in sehr seltenen Fällen scheinen sie auch in der Höhe der Vagina fortdauern zu können.

Die Entwicklung der Kloake.

Die in der hinteren Partie der Area embryonalis median gelegene Primitivrinne wird durch die Ausbildung des Schwanzhöckers in zwei von diesem getrennte seichte Vertiefungen geteilt, eine kraniale Vertiefung, in welche der Canalis neurentericus mündet, und eine kaudale Vertiefung, welche die Anlage der ektodermalen Kloake darstellt.

Indem sich nun der Schwanzhöcker erhöht und weiter ausbildet und die Embryonal= platte sich in einen rohrförmigen Embryo mit freier Ventralfläche umbildet, wird all= mählich die Anlage der ektodermalen Kloake an die ventrale Seite des Embryos über= geführt (Fig. 280 A, S. 337).

Gleichzeitig hiermit entsteht der Hinterdarm, in dessen Ventralwand der Allantoisgang mündet und von dessen kaudalem Ende der Schwanzdarm auswächst (vgl. 280 A u. B!).

Diejenige aus der kaudalen Hinterdarmpartie gebildete Höhle, in welche also so= wohl der Hinterdarm wie der Schwanzdarm und der Allantoisgang primär münden, und in welche sich bald (Ende der dritten Embryonalwoche) auch die beiden WOLFF'schen Gänge öffnen, stellt die Anlage der entodermalen Kloake dar.

Die ventrale Wand der entodermalen Kloake ist nun von Anfang an mit dem Boden der ektodermalen Kloake intim verbunden. An dieser Stelle hat sich nämlich nie Mesenchymgewebe zwischen Ekto= und Entoderm entwickelt. Ekto= und Entoderm sind — mit anderen Worten — hier zu einer einheitlichen Membran, die Kloaken= membran, verschmolzen (Fig. 280 A u. B).

In der Peripherie der Kloakenmembran findet sich dagegen Mesenchymgewebe. Dieser mesenchymatöse Rahmen der Membran verdickt sich in den folgenden Stadien, treibt hierbei seine ektodermale Bekleidung nach aussen hervor und bildet so zusammen mit dieser eine Erhöhung, den Kloakenhöcker (Fig. 280 C, GH), in dessen Mitte die Kloakenmembran eingefasst sitzt.

---

[1] Paraurethrale, den kaudalen Prostatadrüsen analoge Drüsen.

Die Kloakenmembran hat zuerst eine relativ sehr grosse Ausdehnung, indem sie sich von der Schwanzbasis bis zum Nabel erstreckt (Fig. 280 *B*, S. 337).

Ursprünglich hat sie eine longitudinale, d. h. der Darmlängsachse parallele Lage und gehört der ventralen Körperwand an (vgl. Fig. 280 *A*). Indem sich aber die kraniale Partie des Kloakenhöckers stärker als die kaudale Partie desselben entwickelt, wird der ursprünglich kraniale Rand der Kloakenmembran allmählich ventral= und kaudalwärts verschoben, bis derselbe zuletzt etwa in derselben Höhe wie der kaudale Membran= rand zu liegen kommt (vgl. Fig. 280 *A*—*C*). Die ganze Kloakenmembran rotiert — mit anderen Worten — etwa 90°, so dass sie etwa senkrecht zur Darmachse zu sitzen kommt.

Anfang des zweiten Embryonalmonats (bei etwa 12 mm langen Embryonen) nimmt der ursprünglich kraniale Teil des Kloakenhöckers relativ stark an Länge zu und bildet sich so zu einem besonderen Zäpfchen, dem Genitalhöcker (Geschlechtshügel oder Phallus) aus (vgl. Fig. 280 *C* u. *D*). Derselbe stellt die erste Anlage des Penis bezw. der Clitoris dar.

An der unteren Seite des Genitalhöckers findet man in der Mittellinie desselben eine lang und dünn ausgezogene Kloakenmembranpartie, das sog. Urethralseptum. Dieses wandelt sich bald durch Zugrundegehen seiner zentralen Epithelzellen in eine nach unten offene Epithelrinne, die Urethralrinne, um (Fig. 393). Die diese Rinne begrenzenden Falten werden Urethrallippen (Fig. 403) oder Genitalfalten genannt und stellen beim weiblichen Embryo die Anlage der Labia minora, beim männ= lichen Embryo die Anlage des Corpus cavernosum urethrae dar.

Die Kloakenmembran erfährt sekundär eine starke Verdickung und zwar dadurch, dass die kaudale Partie der entodermalen Kloake durch starke Proliferation des Epithels von Entodermzellen vollständig ausgefüllt wird. Auf diese Weise geht die dünne Kloakenmembran in eine dicke Epithelplatte, die sog. Kloakenplatte, über.

Trennung der Kloake in Urogenitalrohr und Enddarm.

Die Trennung der entodermalen Kloake in ein ventrales Urogenitalrohr und ein dorsales Enddarmrohr beginnt schon in der vierten Embryonalwoche. Sie findet in der Weise statt, dass die lateralen Kloakenwände je eine longitudinale Falte, die Plica uro=rectalis (RETTERER, 1890) bildet, welche medialwärts in das Kloakenlumen einbuchtet.

Diese Falten stossen bald in der Medianebene zusammen und verschmelzen hier in kranio=kaudaler Richtung zu einem frontal gestellten Septum, dem Septum uro=rectale.

Anfang des zweiten Embryonalmonats ist die Aufteilung der Kloake durch dieses Septum bis in das Mündungsgebiet der WOLFF'schen Gänge vorgeschritten (KEIBEL). Etwa Mitte des zweiten Monats erreicht der kaudale, freie Rand des Septum uro=rectale die Kloakenplatte und verschmilzt mit ihr (Fig. 280 *C*, S. 337). Die entodermale Kloake ist also von nun ab in ein hinteres Rohr, das Rektum, und ein vorderes Rohr, in welches die WOLFF'schen Gänge münden, vollständig getrennt. Das letztgenannte Rohr, das Urogenitalrohr, stellt die gemeinsame Anlage der Blase, der Urethra und des Sinus urogenitalis dar.

Schon vorher ist die ektodermale Kloake durch Verschmelzung ähnlicher (aber kürzerer) Seitenfalten in eine hintere und eine vordere seichte Grube, die Analgrube bezw. Urogenitalgrube, aufgeteilt worden.

In die Urogenitalgrube bricht der Sinus urogenitalis schon bei etwa 16 mm langen Embryonen durch (KEIBEL, 1896). Von dieser Zeit ab existiert also eine wahre Urogenitalöffnung.

Die Analöffnung bildet sich erst viel später aus. Eine offene Kommunikation zwischen dem entodermalen Enddarm und der Analgrube habe ich erst bei einem 33 mm langen Embryo gesehen.

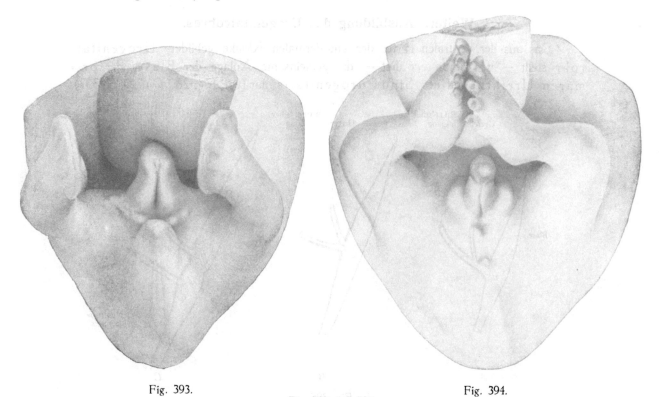

Fig. 393.   Fig. 394.
Fig. 393 und 394.
Kaudales Körperende. Fig. 393 eines 19 mm langen Embryos, Fig. 394 eines 25 mm langen Embryos.
Nach KOLLMANN's Handatlas d. Entwicklungsgesch., Bd. II, Jena 1907.

Die lateralen Partien des Kloakenhöckers erheben sich Anfang des zweiten Embryonalmonats zu paarigen Falten, den Genitalwülsten (Tori genitales). Ventralwärts gehen diese in die Basalpartie des Genitalhöckers über. Dorsalwärts vereinigen sie sich zuerst in der Mittellinie hinter der Kloakengrube. Bei der Aufteilung dieser Grube in Analgrube und Urogenitalgrube werden die Genitalwülste auch unmittelbar ventralwärts von der Analgrube mit einander verbunden (Fig. 394). In späteren Stadien verschwinden allmählich die die Analgrube umrahmenden Faltenpartien. Die persistierenden vorderen Partien der Genitalwülste verhalten sich nun bei den verschiedenen Geschlechtern verschieden, indem sie sich beim weiblichen Embryo zu den Labia majora (Fig. 402 u. 403), beim männlichen Embryo zum Scrotum (Fig. 404—407) ausbilden.

Bei beiden Geschlechtern beginnt (Anfang des dritten Embryonalmonats) die freie Endpartie des Genitalhöckers sich zu einer Glans=Anlage zu verdicken (Fig. 394). Durch Einwachsung des Oberflächenepithels wird (während des dritten Embryonalmonats) die Grenze zwischen Glans= und Corpus=Anlage noch stärker markiert (Fig. 397).

In dem Inneren des Genitalhöckers treten schon früh (Anfang des dritten Embryonalmonats) Gruppen von dicht liegenden Blastemzellen auf. Dieselben sind anfangs vollständig gefässlos, werden aber in späteren Entwicklungstadien durch Eindringen von Kapillaren reich vaskularisiert und wandeln sich so in die kavernösen Körper des Penis (Fig. 408) bezw. der Clitoris um.

Weitere Ausbildung des Urogenitalrohres.

Das aus der ventralen Partie der entodermalen Kloake gebildete Urogenital= rohr stellt — wie schon erwähnt — die gemeinsame Anlage der Blase, der pri= mären Urethra und des Sinus urogenitalis dar (vgl. Fig. 280 C u. D, S. 337).

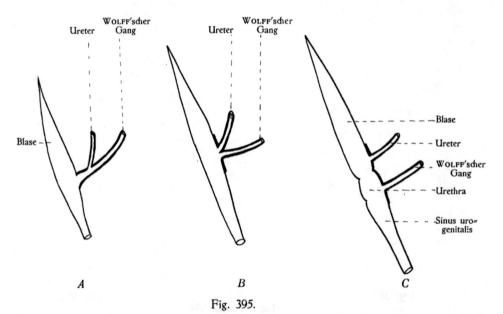

Fig. 395.

Schemata, die Verschiebung der Uretermündungen von den WOLFF'schen Gängen in die Blasenwand zeigend.

In dieses Urogenitalrohr münden — wie auch erwähnt — die beiden primären Harnleiter, die sog. WOLFF'schen Gänge (Fig. 280 B).

Die beiden definitiven oder sekundären Harnleiter münden dagegen ur= sprünglich nicht direkt in das Urogenitalrohr, sondern nur indirekt, und zwar unter Ver= mittlung der primären Harnleiter (Fig. 395 A).

Die definitiven Ureteren knospen nämlich von der dorso=medialen Seite jedes primären Harnleiters aus, und zwar ein Stückchen kranialwärts von dem kaudalen Ende des letztgenannten (Fig. 280 B, S. 337). Durch ungleiches Wachstum werden die Ureterenknospen bald auf die dorso=lateralen Seiten der primären Harnleiter hinübergeführt.

In den folgenden Stadien werden nun die kaudalen Endpartien der beiden WOLFF= schen Gänge trichterförmig so stark erweitert, dass sie zuletzt (etwa Mitte des zweiten

Embryonalmonats) vollständig in die Dorsalwand des Urogenitalrohrs aufgehen (vgl. Fig. 395 A u. B!).

Zu dieser Zeit (bei etwa 14 mm langen Embryonen) beginnen also die Ureteren direkt in das Urogenitalrohr zu münden. Zuerst befinden sich ihre Mündungsstellen in derselben Höhe wie diejenigen der (eng gebliebenen Hauptpartien der) WOLFF'schen Gänge. Ende des zweiten und Anfang des dritten Embryonalmonats nimmt aber die zwischen den Uretermündungen einerseits und den Mündungen der WOLFF'schen Gänge andererseits gelegene Wandpartie des Urogenitalrohres allmählich relativ stark an Länge zu. Und Hand in Hand hiermit werden die Uretermündungen in kranialer Richtung verschoben und von den Mündungen der WOLFF'schen Gänge immer mehr entfernt. (Fig. 395 C.)

Bald nachher beginnt eine schwache Einschnürung die Grenze zwischen der Urethra und der Blase zu markieren, und die Blasenanlage fängt an, dicker als die Urethralanlage zu werden.

Diese primäre Urethra bleibt noch lange sehr kurz. Ihre obere Grenze wird durch die eben erwähnte Einschnürung, ihre untere Grenze durch die Einmündungsstelle der WOLFF'schen (und der MÜLLER'schen) Gänge markiert. Die kaudalwärts von dieser Ein= mündungsstelle gelegene Partie des Urogenitalrohres stellt den (entodermalen) Sinus urogenitalis dar (vgl. Fig. 395 C und Fig. 280 D, S. 337!), welcher sich bei den ver= schiedenen Geschlechtern in sehr verschiedener Weise ausbildet.

Entwicklung der Blase.

Das Blasenepithel ist also zweifachen Ursprungs:

1. Die Hauptpartie desselben stammt vom Entoderm[1] her, und
2. eine kleinere dorso=kaudale Wandpartie desselben ist vom Mesoderm (= von den WOLFF'schen Gängen) herzuleiten (in Fig. 395 dicker gezeichnet).

Das ursprünglich dünne Blasenepithel wird im dritten Embryonalmonat mehr= schichtig. Drüsenanlagen beginnt dasselbe erst zur Zeit der Geburt zu produzieren.

Das die epitheliale Blasenanlage umgebende Mesenchymgewebe sondert sich An= fang des dritten Embryonalmonats in zwei Schichten: eine zentrale, lockere, und eine periphere, mehr kompakte Zellenschicht (Fig. 383, S. 450). In der letztgenannten beginnen sich — Mitte desselben Monats[2] — glatte Muskelzellen auszubilden.

Die zentralwärts von dieser Muskelschicht gelegene lockere Mesenchymschicht stellt die Anlage der Submucosa dar. Hervorzuheben ist nun, dass diese lockere Schicht, welche in der Hauptpartie der Blase sehr dick wird, sich in der dorso=kaudalen Wand= partie nur spärlich entwickelt. Die mesodermale Partie des Blasenepithels (vgl. Fig. 395 C) bekommt mit anderen Worten keine nennenswerte Submucosa, sondern wird fast unver= schieblich an die Muskelschicht fixiert. Auf diese Weise entsteht diejenige faltenlose Blasenwandpartie, welche unter dem irrationellen Namen „Blasenhals" bekannt ist, und hauptsächlich dem (zwischen der Urethramündung und den Uretermündungen liegenden) Trigonum vesicae entspricht.

---

[1] Ob die entodermale Blasenpartie ganz und gar aus der entodermalen Kloake stammt, oder ob die kraniale Blasenpartie von der Allantois herzuleiten ist, ist noch nicht endgültig festgestellt worden.

[2] Nach NAGEL (1889) bei 3—4 cm langen Embryonen.

30*

Die Blase behält lange die ausgezogene Spindelform (Fig. 391 u. 409) bei. Zur Zeit der Geburt ist sie — wenn mässig gefüllt — birnförmig mit kranialwärts gerichteter Spitze, wenn leer, hat sie aber noch Spindelform. Sie hat dann eine Länge von etwa 4 cm und liegt noch grösstenteils oberhalb der Symphyse.

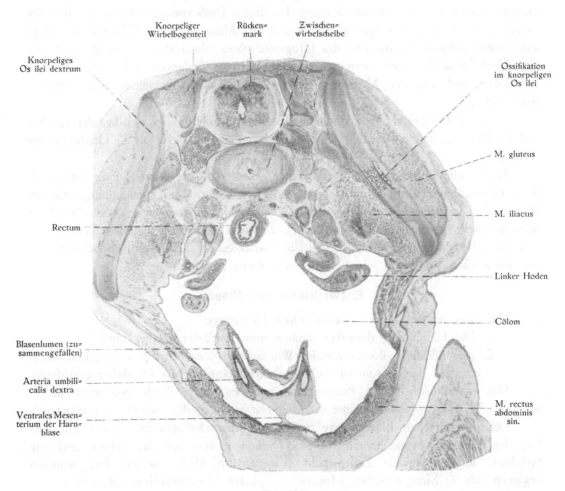

Fig. 396.
Querschnitt eines 5 cm langen Embryos in der Höhe der Blasenanlage. $\frac{10}{1}$.

Die Kapazität der Blase des Neugeborenen beträgt bei mässiger Füllung etwa 10 cm. Nach BALLANTYNE (1891) soll sie aber bei der Geburt selten mehr als 3—4 ccm Urin enthalten. Unter Umständen kann sie indessen — bei starker Ausdehnung — bis zu 100 ccm enthalten (WALDEYER).

Während der Kinderjahre wächst die Blase besonders stark in die Breite und wird so relativ kürzer. Da sie nun gleichzeitig auch im Verhältnis zu der Höhe des stark wachsenden kleinen Beckens kürzer wird, wird die Folge die, dass die kraniale Blasenspitze kaudalwärts verschoben wird. Noch mehr tragen aber dazu bei 1. die Kaudalwärtsverschiebung des Trigonum urogenitale, in welchem das kaudale Urethralende fixiert ist (DISSE, 1891) und 2. die relative Verkürzung der primären Urethra. Die letztgenannten beiden Faktoren bewirken zusammen eine Senkung der ganzen Blase.

Erst gegen Ende des zweiten Lebensjahres ist die Senkung der Blase so weit fortgeschritten, dass die kraniale Spitze (Vertex) derselben — bei kontrahierter Blase — hinter der Symphyse (in der Höhe der Conjugata vera) liegt[1]). Sobald sich die Blase füllt, steigt sie aber noch sofort über die Symphyse auf. Ihre definitive Lage scheint die Blase erst zur Pubertätszeit zu erreichen.

Hervorzuheben ist, dass die Senkung der Blase beim weiblichen Geschlecht beträchtlicher als beim männlichen wird, was wohl hauptsächlich von der Ausbildung der Prostata des Mannes abhängig ist.

Die Muskulatur der Blase wird nach DISSE (1889) ungefähr vom sechsten Kinderjahre an bedeutend stärker als früher, was — so lange die Urethra noch von der am tiefsten liegenden Blasenpartie ausgeht — zu einer beträchtlichen Steigerung der Austreibungskraft der Blase führt.

Ende des zweiten Embryonalmonats sind die Blasenanlage und die ihren Seitenwänden dicht anliegenden Arteriae umbilicales (Fig. 396) noch in die infraumbilikale Partie der vorderen Bauchwand eingeschlossen. Schon Anfang des dritten Embryonalmonats beginnen aber zwei weit offene medialwärts hervordringende Peritonealrezesse diese Bildungen von der Bauchwand zu isolieren. Bei etwa 3 cm langen Embryonen bleibt das Vordringen der beiden Rezesse nahe der Mittellinie stehen. Von diesem Stadium ab besteht also, wie CUNÉO und VEAU (1899) hervorgehoben haben und wie ich bestätigen kann, ein median gestelltes ventrales Blasenmesenterium[2]). Dasselbe kann unter Umständen sogar noch mehr als in Fig. 396 membranartig ausgezogen werden.

Die betreffende Peritonealfalte, welche also in ihrem dorsalen, freien Rande die Blase und die beiden Arteriae umbilicales enthält, geht indessen während des vierten Embryonalmonats gewöhnlich wieder vollständig zugrunde und zwar nach CUNÉO und VEAU (1899) durch sekundäre Verwachsung der ventralen Blasenwand mit der Bauchwand (vgl. Fig. 396 und Fig. 401, S. 475).

Von dieser Zeit ab fehlt der vorderen Blasenwand eine seröse Bekleidung. Die hintere Blasenwand bleibt dagegen grösstenteils frei und vom Peritoneum bekleidet. Nur die kaudalste Partie derselben wird durch sekundäre Verwachsung mit den naheliegenden Organen (Enddarm und Vesiculae seminales bezw. Vagina) verbunden (CUNÉO und VEAU, 1899).

Die drei Plicae vesico=umbilicales kommen erst im extrauterinen Leben zur Entwicklung, und zwar dadurch, dass der Urachus (Fig. 391, S. 461) und die obliterierten Arteriae umbilicales je eine Peritonealfalte in die Höhe heben.

Entwicklung der weiblichen Urethra.

Gleich wie die Blase ist auch die Urethra zweifachen Ursprungs. Hauptsächlich aus der entodermalen Kloake stammend, nimmt nämlich die Urethra auch die End=

---

[1]) Erst zu dieser Zeit bildet sich der Fundus vesicae aus.

[2]) Einige Autoren leugnen mit Unrecht die Existenz eines embryonalen Blasenmesenteriums.

partien der beiden WOLFF'schen Gänge (also mesodermale Bildungen) teilweise in sich auf (vgl. Fig. 395).

Beim weiblichen Geschlecht bildet sich diese primäre Urethra zu der definitiven Urethra aus. — Die weibliche Urethra ist zur Zeit der Geburt 1,5—1,8 cm lang und hat also schon dann etwa die Hälfte ihrer definitiven Länge erreicht. Ihr Aussehen stimmt auch im übrigen sehr viel mit demjenigen der entwickelten Urethra überein: Die Schleimhaut bildet Längsfalten, welche eine beträchtliche Erweiterung der Urethra ge= statten, und die in der kaudalen Urethralpartie befindlichen Drüsenmündungen sind schon zu dieser Zeit gross genug, um die Einführung einer Stecknadel zu gestatten.

Diese Urethraldrüsen, welche den oberen Prostatadrüsen beim männlichen Geschlecht analog sind, werden Ende des dritten Embryonalmonats (durch partielle Abschnürung longitudinaler Urethralfalten) angelegt (TOURNEUX, 1888, PALLIN, 1901).

Beim männlichen Geschlecht bildet die primäre Urethra nur die Anlage der kranialen (d. h. kranial= wärts von der Einmündungsstelle der Ductus ejaculatorii gelegenen) Partie der Pars prostatica urethrae.

Entwicklung des Sinus urogenitalis.

Der Sinus urogenitalis persistiert beim männlichen Geschlecht als enges Rohr und bildet sich zum unteren Teile der Pars prostatica und zu der ganzen Pars membra= nacea urethrae aus (vgl. Fig. 280 D, S. 337 und Fig. 398 B).

Beim weiblichen Geschlecht dagegen wandelt sich der enge, rohrförmige Sinus urogenitalis schon während der ersten Hälfte des Embryonallebens in das weite Vestibulum vaginae um. Diese Umwandlung findet statt:

1. dadurch, dass der Sinus urogenitalis des weiblichen Embryos bald aufhört, in die Länge zu wachsen,
2. dadurch, dass derselbe in die Quere und zwar besonders stark in sagittaler Rich= tung erweitert wird,
3. dadurch, dass das ursprünglich kraniale Ende des Sinus urogenitalis kaudalwärts verschoben wird. Hierbei werden auch die Mündungen der Vagina bezw. der Urethra, welche ursprünglich oberhalb des Beckenbodens lagen, (vgl. Fig. 280 D, S. 337!) durch das Trigonum urogenitale hindurch gezogen und in die Höhe der äusseren Geschlechtsteile verschoben (vgl. Fig. 387 u. 388, S. 453).

Hand in Hand mit der Ausbildung des Vestibulum vaginae verlieren also die Vagina und die Urethra ihren gemeinsamen, engen Ausführungsgang, den Sinus uro= genitalis, und sie münden — nachdem die betreffende Umwandlung zu Ende gebracht worden ist — je für sich unmittelbar in die Vulva.

Aus der dem unteren Prostatateil der männlichen Urethra entsprechenden Partie des Vestibulum vaginae bilden sich sog. paraurethrale Gänge aus, welche den unteren Prostatadrüsen analog sind. Diese Gänge münden meistens nach hinten und lateral= wärts von der Urethralmündung. Mit den selten vorkommenden kaudalen Restpartien der WOLFF'schen Gänge (den SKENE'schen Gängen), welche sich lateralwärts oder nach vorne von der Vaginalmündung öffnen, können sie leicht verwechselt werden.

Entwicklung der Glandulae vestibulares majores (Gl. BARTHOLINI).

Diese Drüsen entstehen Ende des dritten Embryonalmonats (bei 4—8 cm langen [Sch.=St.=L.] weiblichen Embryonen) und zwar nach VITALIS MÜLLER (1892) als paarige

Ausbuchtungen des Urogenitalsinusepithels. Die einfachen Drüsenanlagen verzweigen sich bald und werden in dem Mesenchymgewebe des Trigonum urogenitale eingebettet.

Entwicklung der Glandulae bulbo=urethrales (Gl. Cowperi).

In ähnlicher Weise wie die weiblichen Glandulae vestibulares majores werden die entsprechenden Glandulae bulbo=urethrales bei 4—5 cm langen männlichen Embryonen angelegt und zwar als Epithelsprossen aus dem entodermalen Sinus urogenitalis (Fig. 397). Bei der Verlängerung der Penisanlage wird die betreffende Sinuspartie auch stark in die

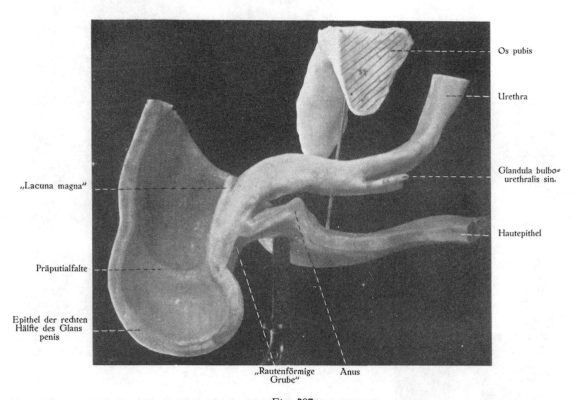

Fig. 397.

Urethra (mit den ersten Anlagen der Glandulae bulbo=urethrales und der Lacuna magna) eines 6 cm langen männlichen Embryos. $\frac{35}{1}$. Von links gesehen. Nach einem von Herrn cand. med. E. Rietz unter meiner Leitung hergestellten Rekonstruktionsmodell.

Länge ausgezogen, und die Mündungsstellen der Glandulae bulbo=urethrales werden hierbei scheinbar nach vorn verlagert, so dass sie zuletzt von einer Urethralpartie aus= gehen, der man gern ektodermale Herkunft hätte zuschreiben wollen.

Die ersten Seitensprossen der Glandulae bulbo=urethrales (Fig. 398 u. 399) treten Anfang des vierten Embryonalmonats auf und liegen in der Anlage des Corpus cavernosum urethrae eingebettet. Bei der folgenden Vergrösserung der beiden Drüsen kommen sie aber grösstenteils ausserhalb des Corpus cavernosum urethrae und zwar in dem Bindegewebe des Trigonum urogenitale zu liegen.

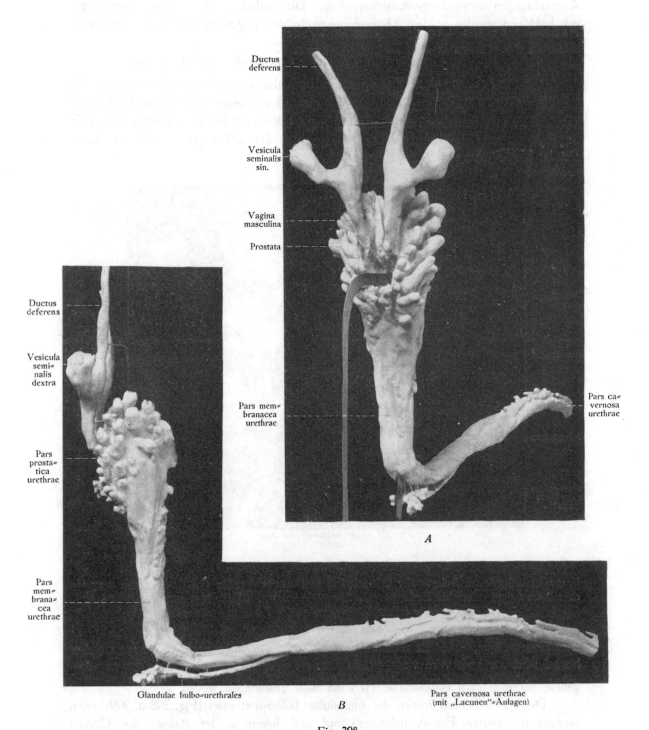

Ductus deferens

Vesicula seminalis sin.

Vagina masculina

Prostata

Pars membranacea urethrae

Pars cavernosa urethrae

A

Ductus deferens

Vesicula seminalis dextra

Pars prostatica urethrae

Pars membranacea urethrae

Glandulae bulbo=urethrales

Pars cavernosa urethrae (mit „Lacunen"=Anlagen)

B

Fig. 398.

Urethra eines 13 cm langen Embryos; *A* von der dorsalen und rechten Seite, *B* von der rechten Seite gesehen. Nach einem von Herrn cand. med. E. RIETZ (unter meiner Leitung) hergestellten Rekonstruktionsmodell. $\frac{25}{1}$.

Entwicklung der Prostata.

Die Prostata oder Vorsteherdrüse, welche die Pars prostatica der männ=lichen Urethra umgibt, stellt bekanntlich ein Aggregat von zahlreichen (etwa 50—70) Einzeldrüsen dar.

Diese Drüsen werden nach PALLIN (1901) etwa Mitte des dritten Embryonal=monats als solide Epithelfalten an der Aussenseite der epithelialen Pars prostatica urethrae angelegt (vgl. Fig. 391, 392 u. 398!). Von dieser werden die betreffenden Epithelfalten bald partiell abgeschnürt. Später (etwa Mitte des vierten Embryonalmonats) bekommen die Drüsenanlagen je ein in die Urethra mündendes Lumen.

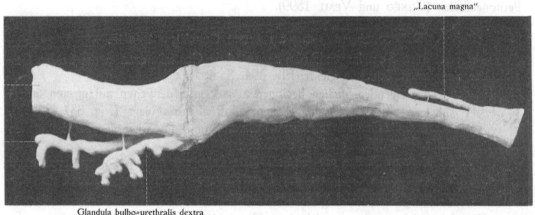

Urethra

Glandula
bulbo=
urethralis
sin.

Glandula bulbo=urethralis dextra

Fig. 399.

Pars cavernosa urethrae eines 17 cm langen Embryos, von rechts gesehen. Nach einem von Herrn cand. med. E. RIETZ (unter meiner Leitung) hergestellten Rekonstruktionsmodell. $\frac{25}{1}$.

PALLIN unterscheidet dorsale und ventrale Drüsenanlagen (Fig. 398 *B*). Die letztgenannten sind anfangs recht zahlreich. Im vierten Embryonalmonat wird aber konstant ihre Zahl reduziert, und in späteren Entwicklungsstadien gehen sie gewöhnlich mehr oder weniger vollständig zugrunde.

Die dorsalen Drüsenanlagen können in eine kraniale, von der primären Urethra aus=gehende, und eine kaudale, von dem Sinus urogenitalis stammende Gruppe gesondert werden (Fig. 392, S. 462). Die erstgenannten bilden die Hauptmasse der Basis prostatae, die letztgenannten bilden die seitlichen und hinteren Partien der Prostata=Seitenlappen.

Die Prostatadrüsen werden im allgemeinen als Drüsen entodermalen Ursprungs beschrieben. Dem=gegenüber möchte ich aber hervorheben, dass sie gerade aus solchen Wandpartien der Primärurethra bezw. des Sinus urogenitalis hervorgegangen sind, welche sich teilweise aus den erweiterten Endpartien der WOLFF'schen Gänge entwickelt haben (vgl. Fig. 395, S. 466). Ich finde es daher sehr wahrscheinlich, dass viele (vielleicht die meisten oder alle definitiven) Prostatadrüsen mesodermalen Ursprungs sind.

Die dorsalen Einzeldrüsen der Prostata wachsen in die kaudale Geschlechtsstrang=partie hinein und werden also von dem Mesenchymgewebe des Geschlechtsstranges zu einem einheitlichen Organ verbunden.

Gleich wie beim weiblichen Geschlecht differenziert sich das betreffende Mesenchym in Bindegewebe und glatte Muskulatur, welche Gewebsarten also an der Bildung der Prostata teilnehmen.

Dieser mesenchymale Prostatateil erreicht fast seine definitive Entwicklung schon während der Kinderzeit. Der drüsige Teil bleibt dagegen bis zur Pubertätszeit schwach entwickelt.

Die kranialwärts von der Prostataanlage gelegene Geschlechsstrangpartie bleibt (nach der Atrophie der MÜLLER'schen Gänge) im Wachstum zurück und verschwindet schon in der ersten Hälfte des Embryonallebens vollständig.

Dorsalwärts wurde die Prostataanlage ursprünglich vom Peritoneum bekleidet, indem die Fossa recto=vesicalis sich bis zur Höhe des Sinus urogenitalis heraberstreckte. Durch kranialwärts fortschreitende sekundäre Verwachsung ihrer serösen Wände wird indessen die Fossa recto=vesicalis immer seichter. Auf diese Weise verlieren die Prostata und die kaudalen Partien der Vesiculae seminales gewöhnlich ihre direkte Beziehung zur Peritonealhöhle (CUNÉO und VEAU, 1899).

Differenzierung der äusseren Geschlechtsteile.

Noch bei etwa 3 cm langen Embryonen sind die Genitalia externa der beiden Ge= schlechter einander vollkommen gleich (Fig. 394, S. 465).

In den nächstfolgenden Stadien beginnen aber Verschiedenheiten aufzutreten, indem

1. sich zuerst die Clitorisanlage mehr nach abwärts biegt (Fig. 387, S. 453), während die Penisanlage nahezu senkrecht zur Längsachse des Körpers stehen bleibt (Fig. 339, Taf. IV), und dann

2. die hinteren Partien der Genitalwülste beim männlichen Embryo (von etwa 4—5 cm Sch.=St.=L.) zu der Scrotalanlage verwachsen, während sie beim weiblichen Geschlecht getrennt bleiben.

Die Ausbildung der weiblichen Genitalia externa (der Vulva) aus den indifferenten Anlagen (Fig. 400—403) ist am einfachsten und soll daher hier zuerst be= schrieben werden.

Ohne grössere Veränderungen gehen nämlich die verschiedenen Komponenten der indifferenten Genitalia externa in diejenigen der weiblichen Genitalia externa über:

Die Genitalwülste persistieren in ihrer ganzen Ausdehnung, bleiben getrennt und bilden die Labia majora, die Genitalfalten bleiben ebenfalls frei und bilden die Labia minora (Fig. 403), und der Genitalhöcker wandelt sich in die Clitoris um.

Die Clitorisanlage bekommt in Übereinstimmung mit der Penisanlage und in der= selben Weise (vgl. S. 466 u. 478) eine Glans und ein Präputium[1), im Gegensatz zur Penisanlage wächst sie dagegen sehr langsam und scheint zeitweise sogar im Wachstum vollständig still zu stehen. Auf diese Weise wird die Clitoris bei der Vergrösserung der übrigen Vulva=Partien allmählich immer relativ kleiner, bis sie zuletzt (Ende des Embryonallebens) von den Labia majora vollständig verdeckt wird (vgl. Fig. 400, 401 u. 403!).

Die Labia minora sind ursprünglich bedeutend kleiner als die Labia majora. In den 6—8 Embryonalmonaten wachsen sie aber gewöhnlich so stark, dass sie höher als die Clitoris und — davon abgesehen, dass sie immer dünner bleiben — nicht viel kleiner als die Labia majora werden. Im letzten Embryonalmonat wachsen indessen

---

[1) Dasselbe beginnt Ende des dritten Embryonalmonats angelegt zu werden.

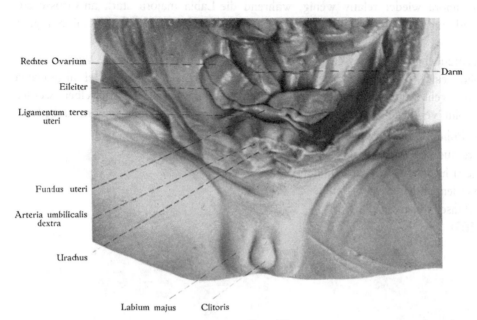

Rechtes Ovarium — Darm
Eileiter
Ligamentum teres uteri

Fundus uteri
Arteria umbilicalis dextra
Urachus

Labium majus   Clitoris

Fig. 400.

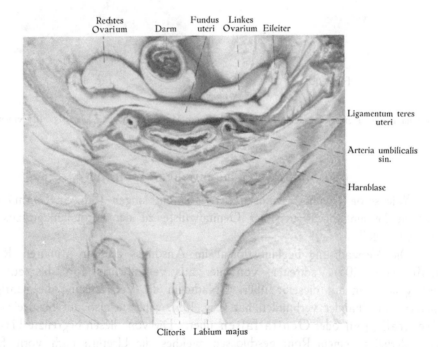

Rechtes   Fundus Linkes
Ovarium   Darm uteri Ovarium Eileiter

Ligamentum teres uteri

Arteria umbilicalis sin.

Harnblase

Clitoris Labium majus

Fig. 401.

Fig. 400 u. 401.

Geschlechtsorgane weiblicher Embryonen, Fig. 400 eines 21 cm langen, Fig. 401 eines 30 cm langen Embryos. $\frac{2}{1}$.

die Labia minora wieder relativ wenig, während die Labia majora stark an Grösse zu=
nehmen und zur Zeit der Geburt gewöhnlich sowohl Clitoris wie Labia minora ganz
verdecken.

Hervorzuheben ist indessen, dass die Labia majora ihre starke Vergrösserung
hauptsächlich einer bedeutenden Fettanhäufung zu verdanken haben. Bei allgemeiner
Abmagerung geht auch das Fettgewebe der Labia majora verloren. Dieselben werden
hierbei absolut verkleinert und lassen so wieder Clitoris und Labia minora unbedeckt.

Zur Pubertätszeit beginnen die
Schamhaare aus den Aussenseiten der
Labia majora hervorzusprossen. Bald
nachher werden auch der Mons pubis
und die Achselhöhlen behaart (vgl.
oben S. 165).

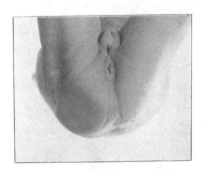

Fig. 402.

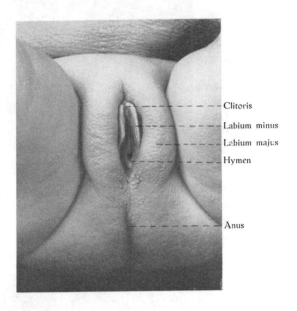

Clitoris

Labium minus

Labium majus

Hymen

Anus

Fig. 403.

Fig. 402 und 403.

Genitalia feminina externa.   Fig. 402 eines 12,3 cm langen Embryos, $\frac{2}{1}$.   Fig. 403 eines neugeborenen
Kindes, $\frac{1}{1}$.

Ausbildung der männlichen Genitalia externa.

Wie schon erwähnt, wachsen bei 4—5 cm langen (Sch.=St.=L.) männlichen Em=
bryonen die hinteren Partien der Genitalwülste zu der Scrotalanlage zusammen (vgl.
Fig. 404—407).

Die Verwachsung beginnt dorsal im Anschluss an der primären Raphe peri=
nealis (Fig. 405), schreitet von hier aus ventralwärts fort bis zur Penisanlage
und geht dann auf dieselbe über. Nachdem die Verwachsung die paarigen Scrotal=
anlagen mit einander verbunden hat (Fig. 405), geht sie also auf die freien Ränder der
Urethrallippen oder Genitalfalten über. Die von diesen begrenzte Urethralrinne
wird hierbei zu einem Rohr geschlossen, welches die Urethra nach vorn fortsetzt und
die Pars cavernosa derselben bildet.

Die erwähnte Verwachsung der Urethrallippen schreitet am Corpus penis schnell
fort, verzögert sich aber gewöhnlich an der Grenze zwischen dem Corpus und der
Glans. An dieser Stelle bleibt die Urethralrinne eine zeitlang in Form einer „rauten=

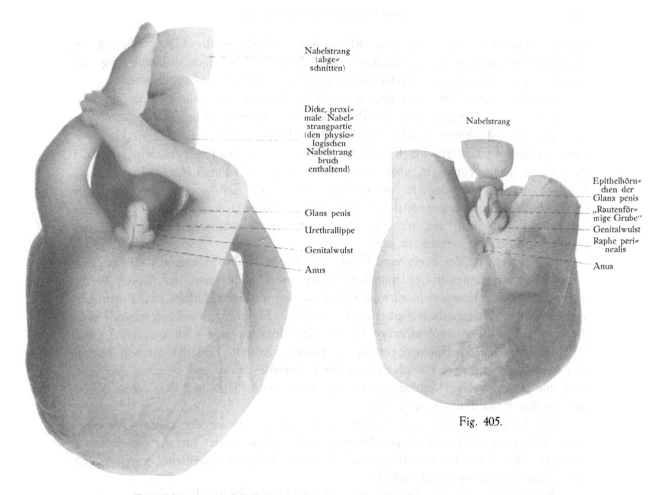

Nabelstrang
(abge=
schnitten)

Dicke, proxi=
male Nabel=
strangpartie
(den physio=
logischen
Nabelstrang
bruch
enthaltend)

Glans penis

Urethrallippe

Genitalwulst

Anus

Fig. 404.

Nabelstrang

Epithelhörn=
chen der
Glans penis

„Rautenför=
mige Grube"

Genitalwulst

Raphe peri=
nealis

Anus

Fig. 405.

Glans
penis

„Rauten=
förmige
Grube"

Scrotum

Raphe
peri=
nealis

Anus

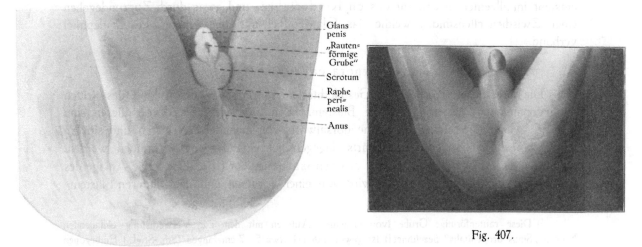

Fig. 407.

Fig. 406.

Fig. 404—407.

Genitalia masculina externa. Fig. 404 eines 33 mm langen Embryos, ⁵⁄₁. Fig. 405 eines 50 mm langen
Embryos, ⁵⁄₁. Fig. 406 eines 70 mm langen Embryos, ⁵⁄₁. Fig. 407 eines 130 mm langen Embryos, ³⁄₁.

förmigen Grube" [1]) weit offen (Fig. 405 u. 406). Auch an der Glans schreitet die definitive Verwachsung der Urethrallippen sehr langsam fort. Ihre definitive Lage an der Penisspitze bekommt die Urethralmündung erst im fünften Embryonalmonat.

Erst von dieser Zeit ab ist also die männliche Urethra vollständig als Rohr angelegt.

Die sog. Lacuna magna der Pars cavernosa urethrae (Fig. 397) entsteht aus einer oberen Epithelrinne, welche in akropetaler Richtung von der vorderen Urethral= partie partiell abgeschnürt wird (RETTERER). Anfang des fünften Embryonalmonats bildet die Lacuna magna ein enges, aber schon relativ langes (1,14 mm) Rohr. Die übrigen Lakunen der Urethra sind in vielen Fällen zu dieser Zeit noch kaum angedeutet (Fig. 399). — Noch später entstehen die Urethraldrüsen [2]), deren Mündungen mikro= skopisch klein bleiben und also mit den makroskopisch sichtbaren Lakunen (Schleim= hautgruben) nicht zu verwechseln sind.

Die Vorhaut des Penis wird (Ende des dritten Embryonalmonats) dadurch an= gelegt, dass eine ringförmige Epithelverdickung schief nach innen und hinten in die mesenchymatöse Penisanlage hineinwächst und so eine niedrige Hautfalte (das Präputium) von der hinteren Glanspartie isoliert (Fig. 397, S. 471). In dieser Entwicklungsperiode steht die oben beschriebene „rautenförmige Grube" der Urethralanlage noch weit offen, was für die Ausbildung des Epithelringes an der unteren Penisseite hinderlich zu sein scheint. Der betreffende Epithelring wird also an der Unterseite defekt und gestattet hier eine bleibende bindegewebige Verbindung zwischen Glans und Hautfalte. Auf diese Weise entsteht das Frenulum praeputii.

Die Hautfalte wächst später aktiv in die Länge, bis sie die ganze Glans be= deckt (Anfang des fünften Embryonalmonats) und dieselbe zuletzt (bei der Geburt) weit überragt. Bei dieser Vergrösserung des Präputiums bleibt die Innenseite desselben mit der Glansoberfläche epithelial verklebt.

Ein Präputialraum bildet sich also nicht gleichzeitig mit dem Präputium aus. Jener entsteht im allgemeinen erst im ersten Kinderjahre, und zwar durch Zugrundegehen einer Zwischenzellenschicht, welche das Glansepithel mit dem inneren Präputialepithel verband.

Corpora cavernosa.

Die kavernösen Körper des Geschlechtsgliedes werden schon Anfang des dritten Embryonalmonats als 4. gefässfreie Blastemmassen angelegt. Zwei von diesen sind paarige, zylindrische Bildungen, welche dorsalwärts von einander divergieren und sich an die Ossa ischii befestigen, ventralwärts dagegen mit einander eng verbunden werden. Sie stellen die Anlagen der Corpora cavernosa penis dar (Fig. 408). Die Anlage des Corpus cavernosum urethrae wird von einer vorderen und einer hinteren Blastem=

---

[1]) Diese rautenförmige Grube (von einzelnen Autoren mit dem zur Verwechslung einladenden Namen „Sinus urogenitalis" bezeichnet!) ist gewöhnlich bei etwa 5—7 cm langen (Sch.=St.=L.) Embryonen zu finden (Fig. 405 u. 406). In diesem Stadium pflegt das Urethralseptum der Glans noch nicht ge= spalten zu sein.

[2]) Die Urethraldrüsen werden in kleinere, muköse, und grössere, submuköse geteilt. Die letztgenannten treten nach HERZOG (1904) nicht überall, sondern nur nach vorn von der Einmündung der Glandulae COWPERI auf.

masse gebildet, welche bald verschmelzen. Die vordere ist rundlich und liegt in der Glans= anlage, die hintere ist länglich, rinnenförmig und wird grösstenteils in den Genitalfalten eingeschlossen. Wenn später diese Falten miteinander verwachsen, wird auch die An= lage des Corpus cavernosum urethrae zu einem die Urethra allseitig umgebenden Rohr umgeformt (Fig. 408).

Durch Eindringen von zahlreichen, sich stark erweiternden Gefässen wandelt sich das blastematöse Gewebe der Corpora cavernosa in kavernöses Gewebe um. Diese

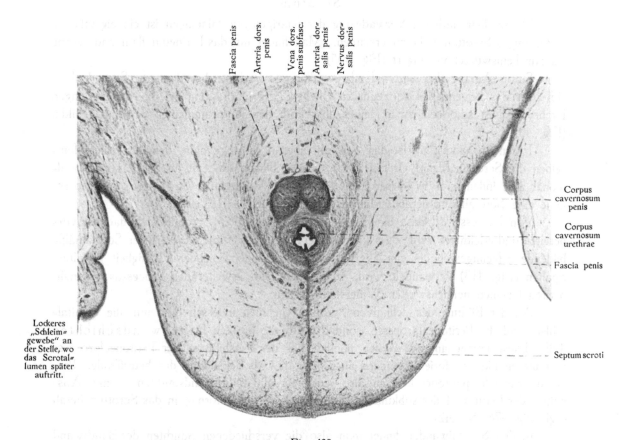

Fig. 408.
Frontalschnitt durch Penis und Scrotum eines 13 cm langen Embryos. $\frac{2,5}{1}$.

Umwandlung findet zuerst im Corpus cavernosum urethrae statt. Hier findet sich schon Ende des vierten Embryonalmonats kavernöses Gewebe, während zu dieser Zeit die Corpora cavernosa penis noch kompakt erscheinen (Fig. 408).

Die Tunicae albugineae der Corpora cavernosa penis und das durch ihre partielle Verschmelzung gebildete Septum pectiniforme sind schon Anfang des fünften Embryonalmonats stark entwickelt. Auch die dünne Albuginea des Corpus cavernosum urethrae und die gemeinsame Bindegewebshülle der Corpora cavernosa, die Fascia penis (Fig. 408) sind zu dieser Zeit deutlich entwickelt.

Die seitlich und nach vorne von der Penisanlage befindlichen Partien der Geschlechts= wülste, welche für die Bildung des Scrotums keine Verwendung finden, verschwinden

Anfang des vierten Embryonalmonats. Hervorzuheben ist aber, dass sie hierbei nicht in die Haut der angrenzenden Bauch= oder Beinpartien aufgehen. Bei der Verlängerung des Penis werden sie nämlich Ende des dritten Embryonalmonats in die basale Penis= partie aufgenommen. Sie nehmen also an der Bildung der Penishaut teil (vgl. Fig. 406).

Aus diesem gemeinsamen Ursprung der Haut der basalen Penispartie bezw. des Scrotums (aus den Geschlechtswülsten) erklärt sich einfach die starke Neigung des Scrotums, sich bei jeder Ausdehnung auf Kosten der Penishaut zu vergrössern.

Scrotum.

Unmittelbar nach der Verwachsung der paarigen Scrotalanlagen ist ein eigentliches, sackförmiges Scrotum nicht zu erkennen. Man findet nur das Perineum flach nach vorne bis zur Peniswurzel verlängert (Fig. 305).

Schon Anfang des vierten Embryonalmonats beginnt aber die flache Scrotalanlage sich über das Niveau des Perineum zu erheben (Fig. 406), und bei 12—13 cm langen Embryonen ist schon ein zwar kleines aber doch deutlich prominentes Scrotum gebildet (Fig. 407).

Eigentlich sackförmig ist das Scrotum aber noch lange nicht, denn es fehlen dem= selben die Scrotalhöhlen (vgl. Fig. 408). Diese bilden sich erst im 7.—9. Embryonal= monat aus, indem sich zu dieser Zeit die beiden Processus vaginales peritonei in je eine Scrotalhälfte herab verlängern (vgl. Fig. 410—413).

Von Interesse ist, dass die Entstehung der definitiven Scrotalhöhlen dadurch vor= bereitet und erleichtert wird, dass kurz vorher das die zentrale Masse jeder Scrotalhälfte bildende Schleimgewebe in ein Aggregat von (mit fadenziehender Flüssigkeit gefüllten) Spalten (Fig. 413) verwandelt wird, welche dem sich erweiternden Processus vaginalis peritonei keinen nennenswerten Widerstand leisten.

An der Bildung des definitiven Scrotums nehmen indessen nicht nur die Genital= wülste und die Peritonealprozesse, sondern auch die meisten Bauchwandschichten Teil. Diese letztgenannten werden nämlich bei der Ausbildung der Peritonealprozesse von diesen nicht perforiert, sondern ausgebuchtet. Als Bekleidung des betreffenden Pro= cessus vaginalis peritonei buchten also jederseits alle Bauchwandschichten — mit Aus= nahme der Haut und des subkutanen Bindegewebes — sackförmig in das Scrotum herab (vgl. Fig. 378, S. 442).

In den Scrotalwänden findet man also die verschiedenen Schichten der Bauchwand wieder, und zwar in der Scrotalscheidewand selbstverständlich in doppelter Zahl.

Hervorzuheben ist, dass die beiden Aussackungen der Bauchwand jederseits eine Stelle betreffen, in welcher — unter der Aponeurose des Musculus obliquus externus — der Musculus transversus mit dem Musculus obliquus internus zu einer einzigen Muskelschicht verschmolzen ist. Daraus erklärt sich, dass der Musculus obliquus externus nur von einer Bindegewebshaut, und die beiden anderen breiten Bauchmuskeln zusammen nur von einer einzigen Muskelschicht, dem sog. Musculus cremaster, im Scrotum repräsentiert werden.

Descensus testiculorum et ovariorum.

Die Geschlechtsdrüsen werden an den medialen Seiten der Urnieren (Fig. 378, S. 442) etwa in der Höhe der zwei oberen Lumbalwirbel angelegt.

Mit der betreffenden Urniere bleibt die Geschlechtsdrüse — wie schon erwähnt — sowohl durch eine mesenteriumähnliche Falte, das Mesorchium bezw. Mesovarium, wie durch ein kraniales und ein kaudales Geschlechtsdrüsenligament in Verbindung (vgl. Fig. 378, S. 442 und Fig. 410). Die Geschlechtsdrüsenligamente gehören insofern dem Geschlechtsdrüsenmesenterium an, als sie in je einer Wandpartie desselben eingeschlossen sind.

Die Urniere ist ihrerseits in ähnlicher Weise an die dorsale Körperwand fixiert:

1. in ihrer ganzen Ausdehnung durch eine mesenteriumähnliche Peritonealfalte,
2. kranialwärts durch das sog. Zwerchfellsligament der Urniere,
3. kaudalwärts
   a) durch das Inguinalligament der Urniere, und
   b) durch die Urogenitalfalte und den Genitalstrang (vgl. Fig. 378, S. 442).

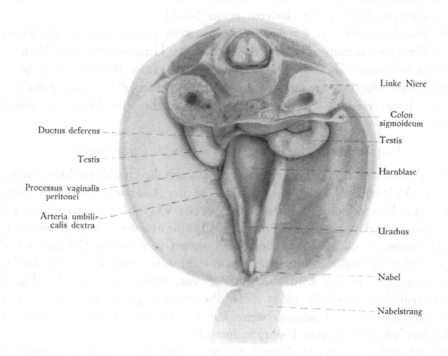

Fig. 409.
Untere Hälfte der Bauchhöhle (von oben gesehen) eines 5 cm langen Embryos, die Lage der männlichen Geschlechtsdrüsen zeigend. ⁵⁄₁.

Die ursprünglich longitudinal gestellten Urnieren beginnen nun im dritten Em= bryonalmonat Lageveränderungen zu erleiden, welche natürlich auch entsprechende Ver= schiebungen der mit ihnen intim verbundenen Geschlechtsdrüsen veranlassen.

Diese Lageveränderungen der Urnieren werden hervorgerufen:

1. Durch Stillstand im Wachstum und durch Atrophie der Urnieren selbst bei fortgesetztem Wachstum der dorsalen Körperwand, welche Faktoren, da die Urnieren kaudalwärts am stärksten befestigt sind, eine Kaudalwärtsverschiebung der kranialen Urnierenpartien bewirken müssen.

2. Durch die starke Vergrösserung der medialwärts von den oberen Urnieren=
partien liegenden Nieren und Nebennieren (vgl. Fig. 378, S. 442), welche
die oberen Urnierenenden lateralwärts verschieben.

3. Durch die Verschmelzung der beiden Urogenitalfalten zum Genitalstrang. Hier=
durch werden die ursprünglich kaudalen Urnierenenden medialwärts verschoben
und fixiert (Fig. 409).

4. Durch relative Verkürzung des Rumpfes bei gleichzeitiger Breitenausdehnung
desselben.

Die letztgenannten drei Faktoren laden zu einer Schief= oder sogar Querstellung
der ursprünglich longitudinal gestellten Urnieren ein. Sie sind auch alle als für die Kaudal=
wärtsverschiebung mitwirkende Faktoren zu betrachten. Die starke Entfaltung der die
obere Bauchhöhlenpartie einnehmenden Organe (speziell der Leber) hat wohl auch an
der Kaudalwärtsverschiebung der Urnieren etwas Schuld.

Alle diese Momente sind den beiden Geschlechtern gemeinsam, sie führen während
des dritten Embryonalmonats die Urnieren bezw. die Urnierenreste und hiermit auch
die an diesen befestigten Geschlechtsdrüsen in das grosse Becken bis in die Nähe
des Annulus inguinalis internus herab (Fig. 409). — Nach dieser Zeit gestalten sich
dagegen die Lageveränderungen der Geschlechtsdrüsen bei den beiden Geschlechtern
verschieden.

Entwicklung der Processus vaginales peritonei.

Schon Anfang des dritten Embryonalmonats, wenn die Geschlechtsdrüsen noch recht
hoch in der Abdominalhöhle liegen, entstehen in der kaudalen Partie der vorderen
Bauchwand zwei Peritonealtaschen, die sog. Processus vaginales peritonei (Fig 409).
Sie bilden sich eben dort aus, wo die Inguinalligamente der beiden Urnieren in die
Bauchwand inserieren, und verlängern sich nach aussen in derselben Richtung wie diese
Ligamente. Jedes Inguinalligament buchtet hierbei mehr oder weniger stark in das Lumen
des Vaginalprozesses ein und wird also teilweise vom Peritoneum bekleidet (Fig. 378).

Beim weiblichen Geschlecht bleibt dieser Processus vaginalis peritonei (= Canalis
Nuckii) relativ kurz und hat normalerweise nur ein kurzes Dasein. Er obliteriert
gewöhnlich hier schon im vierten Embryonalmonat.

Beim männlichen Geschlecht dagegen verlängert sich der Processus vaginalis stetig
zuerst durch die vordere Bauchwand und dann subkutan bis in das Scrotum herab
(vgl. Fig. 410—413). Hier persistiert auch zeitlebens die kaudale Prozesspartie. Die
kraniale Prozesspartie obliteriert gewöhnlich, aber erst nach der Geburt.

Descensus testiculorum.

Nachdem die männlichen Geschlechtsdrüsen die Eingangsöffnung des Processus
vaginalis peritonei (= den Annulus inguinalis internus) erreicht haben (Fig. 409),
hört der Descensus temporär auf. Die Hoden bleiben jetzt etwa drei Monate lang
(vom 4.—6. Embryonalmonat) intraabdominal (Fig. 410) in unmittelbarer Nähe des
Annulus inguinalis internus liegen [1].

---

[1] Nach Bramann (1884) u. a. soll der Hoden Ende des dritten Embryonalmonats sogar wieder
etwas nach oben rücken.

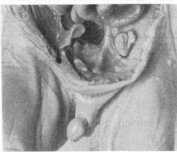

Kraniales Geschlechtsdrüsenligament
Testis
Kaudales Geschlechtsdrüsenligament
Processus vaginalis peritonei (geöffnet)

Colon sigmoideum
Epididymis
Testis
Processus vaginalis peritonei
Harnblase.

Penis Scrotum

Fig. 410.

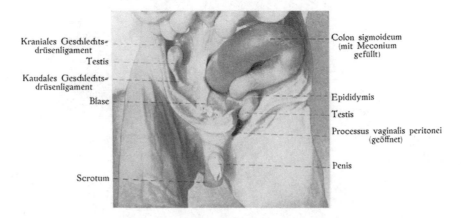

Kraniales Geschlechts=
drüsenligament
Testis
Kaudales Geschlechts=
drüsenligament
Blase

Scrotum

Colon sigmoideum
(mit Meconium
gefüllt)
Epididymis
Testis
Processus vaginalis peritonei
(geöffnet)
Penis

Fig. 411.

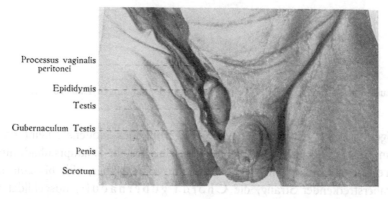

Processus vaginalis
peritonei
Epididymis
Testis
Gubernaculum Testis
Penis
Scrotum

Fig. 412.

Fig. 410—412.

Descensus testiculorum. Fig. 410. Lage der Testes bei einem 24 cm langen Embryo, $\frac{1}{1}$. Fig. 411. Lage der Testes bei einem 26,5 cm langen Embryo, $\frac{1}{1}$. Fig. 412. Lage der Testes bei einem 34 cm langen Embryo, $\frac{1}{1}$.

31*

Nach dieser Zeit setzt sich aber der Descensus testiculorum wieder fort und zwar so schnell, dass nach noch drei Monaten (7.—9. Embryonalmonaten) derselbe fast beendigt ist (vgl. Fig. 411—413).

Die Hoden werden hierbei subperitoneal — den im voraus gebildeten Processus vaginales peritonei entlang — zuerst durch die vordere Bauchwand und dann bis ins Scrotum herab verschoben.

Die diese Hodenverschiebung bewirkenden Kräfte sind noch nicht endgültig er= forscht worden. Wahrscheinlich spielen aber hierbei aktive und komplizierte Wachstums= vorgänge die Hauptrolle (EBERTH).

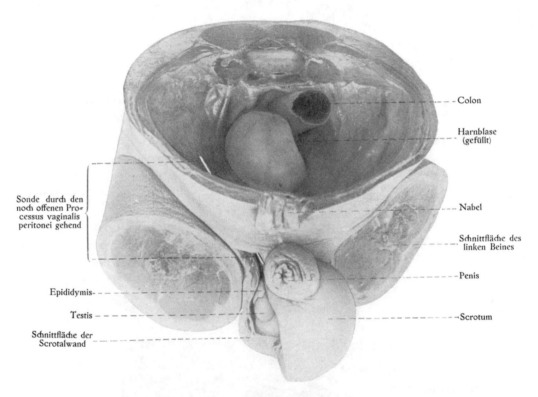

Fig. 413.

Descensus testiculorum. Lage der Testes bei einem 45 cm langen Embryo. ¼.

Eine wichtige Rolle bei der betreffenden Verlagerung des Hodens scheint das sog. Gubernaculum testis (Fig. 412) zu spielen. Dasselbe besteht 1. hauptsächlich aus dem Inguinalligament der Urniere, in welchem ein musculo=fibröser, sich bis zum Boden des Scrotums heraberstreckender Strang, die Chorda gubernaculi, ausgebildet wird, und 2. aus dem kurzen kaudalen Hodenligament, welches die kaudale Hodenpole an diejenige der Urniere bezw. des Nebenhodens fixiert (Fig. 378, S. 442). Da dieses Ligament kaudalwärts gerade an derjenigen Stelle inseriert, von welcher das Urniereninguinal= ligament ausgeht, so versteht man leicht, warum es von vielen Autoren nur als eine kraniale Fortsetzung des letztgenannten aufgefasst worden ist.

Schon ehe der Processus vaginalis peritonei das Scrotum erreicht und hiermit das Scrotallumen der betreffenden Seite gebildet hat, streckt sich die Chorda gubernaculi bis zum Scrotalboden herab. Die Chorda enthält — ausser Bindegewebe — auch glatte Muskelzellen, welche wohl durch ihre Kontraktion zum Descensus des betreffenden Hodens beitragen. Diese Muskelzellen können aber nicht allein die Verkürzung des Gubernaculum bewirken, denn dieses wird bei der Verkürzung nicht in entsprechendem Masse dicker, sondern sogar dünner als vorher[1]). Es ist daher anzunehmen, dass auch eine im Gubernaculum stattfindende Atrophie zu der Verkleinerung desselben und hiermit wohl auch zu der betreffenden Hodenverlagerung beiträgt.

Dass auch der hohe intraabdominale Druck und speziell lokale Druckerhöhungen einzelner in der Nähe der Hoden liegenden Darmpartien nicht ohne Bedeutung für die Hodenverlagerung sind, dafür spricht die Tatsache, dass der linke Hoden, der sich unter dem Druck der meconiumgefüllten Flexura sigmoidea[2]) befindet (vgl. Fig. 411), gewöhnlich zuerst die Bauchhöhle verlässt, um in das Scrotum herabzusteigen.

Wie oben erwähnt, sind die Hoden mit den Nebenhoden normalerweise schon Anfang des zehnten Embryonalmonats in das Scrotum herabgewandert (Fig. 413). Vollendeter Descensus testiculorum pflegt auch in der gerichtlichen Medizin als Zeichen der Geburtsreife betrachtet zu werden.

Dass man bei badenden, normalen Knaben so oft das Scrotum leer und die Hoden subkutan in der Höhe des Annulus inguinalis externus findet, hängt nicht von unvollständigem Descensus, sondern davon ab, dass die Cremastermuskeln sich in der Kindheit so besonders leicht und stark kontrahieren.

Diejenige Partie des Processus vaginalis peritonei, welche in der Abdominalwand ihren Platz hat (Fig. 413), obliteriert normalerweise bald nach der Geburt. Ihre frühere Lage wird von dem sog. „Canalis inguinalis" markiert. Hervorzuheben ist aber, dass diese Bildung kein wahrer Kanal ist. Es fehlt ihr nämlich ein Lumen. Erst wenn der Ductus deferens, welcher in der Mitte des Canalis inguinalis liegt und zeitlebens den von Hoden und Nebenhoden gewanderten Weg markiert, herauspräpariert wird, wird der Canalis inguinalis ein wahrer, mit Lumen versehener Kanal.

Von Interesse ist, dass der Inguinalkanal ursprünglich weniger schief verläuft und also relativ kürzer ist als später. Bei der starken Breitenzunahme des Beckens wird — durch ungleiches Wachstum der den Inguinalkanal umgebenden Bauchwandschichten — der Inguinalkanal allmählich immer schiefer gestellt und gleichzeitig länger ausgezogen. Beim weiblichen Geschlecht, bei welchem die Breitenzunahme des Beckens grösser als beim männlichen Geschlecht ist, wird daher auch der Inguinalkanal am schiefsten gestellt und am längsten ausgezogen.

Die in dem Funiculus spermaticus gelegene Partie des Processus vaginalis peri= tonei obliteriert ebenfalls, obgleich erst viel später als die Bauchwandpartie, am früh= zeitigsten findet diese Obliteration im zweiten Lebensjahre statt.

---

[1]) Anfang des siebenten Embryonalmonats hat das Gubernaculum nicht nur seine grösste Länge (12 mm), sondern auch seine grösste Dicke (3 mm). Ende desselben Monats ist es nur halb so lang und gleichzeitig ein Drittel dünner geworden. Zur Zeit der Geburt ist das Gubernaculum nur etwa 3,5 mm lang und verschwindet später fast vollständig.

[2]) Hervorzuheben ist, dass in der betreffenden Entwicklungsperiode die Flexura sigmoidea gewöhn= lich stärker als die übrigen hier in Betracht kommenden Darmschlingen von Meconium gefüllt zu sein pflegt.

Descensus ovariorum.

Bei der Verwachsung der beiden Uterushörner zu dem einfachen Uteruskörper werden die Ovarien von dem Annulus inguinalis aus ein wenig dorsalwärts verlagert und gleichzeitig fast transversal gestellt (Fig. 401, S. 475). Die Urniereninguinalligamente scheinen also hier ohne nennenswerten Einfluss auf die Verschiebungen der Geschlechtsdrüsen zu sein. Obgleich sie auch beim weiblichen Geschlecht in ihrem Inneren glatte Muskelzellen entwickeln, verkürzen sie sich aber hier nicht so wie beim männlichen Geschlecht, sondern verlängern sich zu den beiden Ligamenta uteri rotunda. Diesen Ligamenten, welche sich jederseits von der Utero=tubar=Grenze durch den Inguinalkanal zum Labium majus erstrecken, entsprechen also die Gubernacula testiculorum des männlichen Embryos.

Zur Zeit der Geburt liegen die relativ sehr grossen Ovarien noch transversal am Boden des grossen Beckens. Das ursprünglich kraniale Ende jedes Ovariums ist lateralwärts gerichtet und an die Beckenwand durch das Ligamentum suspensorium ovarii (= das kraniale Geschlechtsdrüsenligament) fixiert. Das ursprünglich kaudale Ovarialende liegt medialwärts in der unmittelbaren Nähe des Uterus und an ihm durch das Liga= mentum ovarii proprium (= das kaudale Geschlechtsdrüsenligament) befestigt.

Wie schon oben (S. 457) erwähnt wurde, wächst während der Kinderjahre das kleine Becken relativ stark zu, was eine Kaudalwärtsverschiebung des ganzen Uterus zur Folge hat. Hand in Hand hiermit werden auch die an ihm befestigten Ovarien kaudal= wärts verlagert. Da nun aber die lateralen Ovarialenden an die Beckenwände fixiert sind, können sie nur relativ wenig verschoben werden, während die medialen Ovarial= enden unbehindert dem Uterus folgen. Daraus wird die Folge, dass die Ovarien gleich= zeitig damit, dass sie ihren definitiven Platz im kleinen Becken erreichen, auch wieder eine vertikale Lage annehmen.

Phylogenese des Descensus testiculorum.

Dass die Geschlechtsdrüsen innerhalb der Peritonealhöhle weite Strecken kaudal= wärts verschoben werden, bietet insofern nichts speziell Merkwürdiges dar, als viele andere Organe (z. B. Herz, Magen, Milz etc.) während ihrer Entwicklung in ähnlicher Weise kaudalwärts disloziert werden.

Dagegen ist es als alleinstehend und sehr merkwürdig zu bezeichnen, dass so überaus wichtige Organe wie die Hoden ihre sichere, ursprüngliche Lage in der Bauch= höhle aufgeben, um zeitlebens in der Körperperipherie relativ ungeschützt zu liegen.

Die vergleichende Anatomie lehrt, dass diese Auswanderung der Hoden aus der Bauchhöhle erst in der Säugetierklasse auftritt, und zwar dass sie bei den niedersten Säugetieren (den Monotremata) noch nicht vorkommt.

Aber nicht nur bei den Monotremen, sondern auch bei einigen höheren Säugetieren[1], (z. B. bei den Elefanten), bleiben die Hoden zeitlebens innerhalb der Bauchhöhle liegen.

---

[1] Centetidae, Macroselidae, Chrysochloridae, Myrmecophagidae, Brady= podidae, Hyrax und Elephas. Alle diese Säugetiere, bei welchen die Hoden ihre primäre, intra= abdominale Lage beibehalten, werden echte Testiconda genannt. Ihnen fehlen primär Inguinalligament und Processus vaginalis peritonei, und ihre Vorfahren haben aller Wahrscheinlichkeit nach nie Descensus testiculorum gehabt. Diesen gegenüber stehen einige Säugetiere (Cetacea, Dasypodidae und viel= leicht Sirenia), deren Vorfahren wahrscheinlich Descensus testiculorum besassen, bei welchen aber dieser rückgängig geworden ist, so dass die Hoden jetzt in der Abdominalhöhle bleiben.

Bei den meisten Säugetieren wandern indessen die Hoden entweder periodisch oder dauernd aus der Bauchhöhle hinaus.

In der menschlichen Phylogenese wanderten die Hoden wahrscheinlich zuerst nur periodisch (beim Erwachsenen) aus der Bauchhöhle hinaus, um sich in je einen Cremastersack unter der Bauchhaut temporär zu lagern und sich dann (zu der Brunstzeit) wieder in die Bauchhöhle zurückzuziehen.

In späteren Entwicklungsstadien verlängerten sich die meisten Cremastersäcke medio=kaudalwärts, bis sie zuletzt in der Medianlinie zusammenstossen und in einen gemeinsamen Hautsack, das S c r o t u m aufgenommen wurden.

Zur Bildung des Scrotums wurden die verwachsenen Genitalwülste verwendet. Vielleicht handelte es sich hierbei zuerst nur um die vorderen Partien der Genitalwülste, welche sich zu einem präpenialen Scrotum ausbildeten. (Ein solches Scrotum besitzen noch die Marsupialia.) — Auf höheren Entwicklungsstadien gingen dagegen die vorderen Partien der Genitalwülste in die Penisbildung ein, und die früher flach verwachsenen Hinterpartien der Genitalwülste buchteten sich zu dem definitiven (postpenialen) menschlichen Scrotum aus.

Während dieser Ausbildung des definitiven Scrotums wurden wahrscheinlich die Kommunikationen der Cremastersäcke mit der Bauchhöhle und die Fähigkeit der Hoden, in die Bauchhöhle periodisch zurück= zutreten, längere Zeit beibehalten. Zuletzt wurde aber der Descensus testiculorum definitiv, d. h. die Hoden blieben zeitlebens in dem Scrotum liegen, und die Kommunikationen der Cremastersäcke mit der Bauchhöhle wurden sehr eng und zuletzt durch Verwachsung geschlossen.

Bei den jetzt lebenden Säugetieren findet man fast alle möglichen Kombinationen von verschiedener Lage der Cremastersäcke mit verschiedener Ausbildung des Descensus testiculorum.

Bei allen Säugetieren mit periodischem Descensus testiculorum bildet sich während der Embryonal= zeit in Zusammenhang mit dem Gubernaculum testis ein Conus inguinalis aus, welcher für das post= embryonale Austreten des betreffenden Hodens aus der Bauchhöhle sehr bedeutungsvoll ist.

Dieser Conus inguinalis wird hauptsächlich durch Einstülpung der Bauchmuskeln gebildet und er kann bei der Kontraktion dieser Muskeln wieder ausgestülpt werden. Er trägt also zu dem periodischen Descensus aktiv bei und ist wohl als die hierfür wichtigste Treibkraft zu betrachten.

Ein solcher Conus inguinalis wird nach neueren Untersuchungen (FRANKL, EBERTH) beim mensch= lichen Embryo gar nicht oder wenigstens nur rudimentär ausgebildet, was natürlich die mechanische Er= klärung des Descensus beim Menschen schwieriger macht.

Die wahre Ursache des Descensus testiculorum ist noch als ein vollständig uner= klärtes Mysterium zu betrachten. Anzunehmen ist wohl aber, dass das Austreten der Hoden aus der Bauchhöhle in irgend welcher Weise nützlich ist.

Vielleicht können die Hoden den bei gewissen Säugetieren existierenden, hohen intraabdominalen Druck während der Spermiogenese nicht vertragen und werden nach aussen verlagert, nur um unter mässigere Druckverhältnisse zu kommen. Nach dieser Richtung hin deutet — meiner Meinung nach — die Tatsache, dass in denjenigen Fällen, in denen die menschlichen Hoden zeitlebens in der Bauchhöhle oder im Leistenkanal liegen bleiben (Retentio testis, Kryptorchismus), sie gewöhnlich auch unfähig sind, Spermien zu produzieren, während solche Bauch= oder Leistenhoden, die rechtzeitig durch Operation in das Scrotum herabgezogen werden, bald nachher normal funktionieren können.

Daraufhin deutet auch die Tatsache, dass bei den Tieren mit periodischem Descensus die Hoden nur während der Brunstzeit intraabdominal liegen (WIEDERSHEIM). Zu dieser Zeit sind nämlich die dann zu verwendenden Spermien schon fertig gebildet. Sehr annehmbar finde ich es nun, dass die reifen Spermien einen höheren Druck als z. B. die jungen Spermiden vertragen können, und dass das betreffende temporäre Aufsteigen die Aufgabe hat, die Hoden während der streitvollen Paarungszeit speziell zu schützen. Viel= leicht wird die Ejakulation auch durch die abdominale Lage der Hoden erleichtert.

Anomalien und Missbildungen der Blase und Geschlechtsorgane.

Bauch-Blasenspalte (einschliesslich Epispadie) und andere Blasenmissbildungen.

Die ektodermale Kloake ist ursprünglich relativ sehr gross und erstreckt sich, wie erwähnt, an der ventralen Körperwand bis zum Nabel herauf (Fig. 280 B, S. 337). Auch die Kloakenmembran ist anfangs relativ grösser als später und wird aller Wahrscheinlichkeit nach zum Teil von der ventralen Wand der entodermalen Harnrohr=Blasen=Anlage gebildet. Wahrscheinlich besteht zu dieser Zeit die Anlage des Genital=höckers aus paarigen Mesenchym=Gewebsmassen, welche durch die Kloakenmembran voneinander getrennt sind.

In den folgenden Entwicklungsstadien geht nun — nehme ich an — die kraniale Partie der Kloakenmembran als solche zugrunde, und zwar dadurch, dass Mesenchym=gewebe hier zwischen den ekto= bezw. entodermalen Schichten dieser Membran hinein=wächst. Auf diese Weise wird — glaube ich — die entodermale Blasen=Harnrohr=Anlage vom Ektoderm freigemacht. Hand in Hand hiermit wird die subumbilikale Partie der mesenchymatösen Bauch= und Beckenwand in der ventralen Mittellinie geschlossen, und die paarigen Genitalhöckeranlagen verschmelzen zu einer einheitlichen Gewebsmasse, welche sich bald nachher papillenähnlich erhebt und die Anlage des Penis bezw. Clitoris darstellt.

Wenn diese normale Reduktion der Kloakenmembran gehemmt wird, können die ventralen Wände der Blasen= und Urethra=Anlagen mehr oder weniger vollständig mit der ventralen Bauch= bezw. Beckenwand in epithelialer Verbindung bleiben. Und wenn dann die Kloakenmembran überall, wo sie als epitheliale Membran persistiert, durch=brochen wird, bekommen die Blase oder die Urethra oder beide mehr oder weniger grosse, abnorme Öffnungen nach aussen.

Wenn die kraniale Kloakenmembranpartie von dieser Entwicklungshemmung be=troffen wird, entsteht die unter dem Namen Bauchblasenspalte oder Ectopia vesicae (vgl. Fig. 184, S. 224) bekannte Missbildung. Bei dieser — welche beim männlichen Geschlecht häufiger als beim weiblichen aufzutreten pflegt — reicht die Spaltung der ventralen Becken= und Bauchwand in der Regel bis zum Nabel hinauf[1]. „Die Schambeinäste stehen mehrere Zentimeter auseinander, die hintere Blasenwand wölbt sich pilzartig aus der Spalte hervor, ihre Schleimhaut ist lebhaft gerötet und blutet leicht bei Berührung, man erkennt deutlich die Mündungen der Ureteren, aus welchen zeitweise Urin abfliesst. Weil ausser Tätigkeit gesetzt, hat die blossgelegte hintere Harnröhrenwand ganz die Eigenschaften einer Schleimhaut verloren. — Der Damm mit der Analöffnung ist infolge des Gewebsausfalls an der vorderen Beckenwand nach vorn und oben gerichtet." (NAGEL, 1897.)

Wenn die Spaltung kaudalwärts in das Gebiet des Geschlechtshöckers reicht, tritt dieser als zwei getrennte Papillen auf, welche sich je zu einem (gewöhnlich rudimentären) Penis oder Clitoris entwickeln. („Doppelter Penis".)

---

[1] Der Nabel liegt also an dem oberen Rand der geschwulstähnlich hervorbuchtenden Blasenwand, in welche er oft so intim einbezogen ist, dass man ihn nur schwer zu erkennen imstande ist.

In anderen Fällen wird zwar der Genitalhöcker von der abnormen Spaltung be=
troffen, die Urethrallippen verwachsen aber trotzdem wie normal. Auf diese Weise
entsteht ein einfacher (aber gewöhnlich abnorm kleiner) Penis, an dessen Oberseite die
Pars cavernosa urethrae als eine offene Rinne verläuft (Epispadie). Diese Missbildung
ist gewöhnlich mit Fissura s. Ectopia vesicae kombiniert, kann aber in seltenen
Fällen auch bei normal entwickelter Blase vorkommen. Die Epispadie kann den ganzen
Penis betreffen oder auf die Glans penis beschränkt sein (Fig. 414). Andererseits können
aber auch die äusseren Geschlechtsteile sich vollständig normal ausbilden, obgleich die
kranialste Kloakenmembranpartie persistiert und zur Bildung einer mehr oder weniger
grossen Bauchblasenspalte Anlass gegeben hat.

Die inneren Geschlechtsteile (einschliesslich der Hoden) pflegen in ihrer Entwicklung
von den erwähnten Missbildungen nicht viel beeinflusst zu werden.

Ausgiebige Bauchblasenspalte mit fehlender Symphyse zeigt indessen beim weiblichen Geschlecht oft
auch tiefer die Folgen der ausgebliebenen Vereinigung der beiden Körperhälften, indem die beiden
MÜLLER'schen Gänge zeitlebens getrennt bleiben können. — Beim
männlichen Geschlecht kann die Prostata von der Missbildung betroffen
werden. Sie kann sich entweder rudimentär entwickeln oder ganz fehlen.

Auch wenn die Urethra sich vollständig normal entwickelt hat
und die vorhandene Blasenfissur nur die obere Blasenpartie betrifft
(Fissura vesicae superior), pflegt der Urin beständig aus der
Bauchblasenspalte, niemals in die Harnröhre zu fliessen. — Solche
Fälle sind relativ leicht durch Operation zu heilen, denn der Sphincter
urethrae pflegt sofort gut zu funktionieren. — Einzelne Fälle dieser
Art können sogar intrauterin spontan verheilen (SONNENBURG, 1901).

Eine Blasenmissbildung, welche funktionell der Fis=
sura vesicae superior nahe steht, ist die Fissura vesi=
cae umbilicalis oder die angeborene Blasennabel=
fistel (s. Urachusfistel), welche sich bald nach der
Geburt durch Harnträufeln aus dem Nabel erkenntlich
macht. Sie entsteht dadurch, dass der Urachus oder
Allantoisgang — anstatt zu obliterieren — offen bleibt.
Die Ursache hiervon sucht man gewöhnlich in mechani=

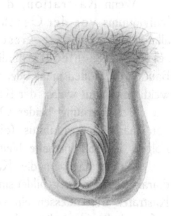

Fig. 414.

Epispadia glandis. Nach ADELMANN aus
AMMON: Die angeb. chir. Krankheiten.
Berlin 1839.

schen Hindernissen für die normale Harnentleerung, was mir indessen fraglich erscheint.

Vesica duplex. In der Literatur sind einige Fälle von doppelter Blase
beschrieben worden. Dieses Vorhandensein von zwei nebeneinander liegenden Blasen,
in welche je ein Ureter einmündet, ist indessen gewöhnlich mit so tiefgreifenden anderen
Missbildungen (speziell Spaltbildungen) verbunden, dass die betreffenden Individuen nur
kurze Zeit am Leben bleiben können. Beim Erwachsenen ist Vesica duplex nur
einmal beobachtet worden (BLASIUS).

Die Entwicklung dieser Missbildung ist in Dunkel gehüllt. Als Hemmungsmissbildung kann sie
— meiner Meinung nach — nicht betrachtet werden [1]. Eher ist wohl anzunehmen, dass sie durch ganz
abnorme Abschnürungsprozesse (vielleicht durch Amnionfäden veranlasst) entstehen.

Vesica bilocularis, d. h. eine zweiteilige Blase mit einer mehr oder weniger voll=
ständigen, senkrechten, sagittalen Scheidewand, die vom Blasenscheitel ausgeht, ist etwas

---

[1] Die normale Blase entsteht ja nicht — wie einzelne Autoren noch anzunehmen scheinen —
aus „ursprünglich paarigen Allantoisanlagen". Vgl. S. 464.

öfter beim Erwachsenen zu beobachten. Auch betreffs der Entstehung dieser Missbildung wissen wir nichts Bestimmtes. Anzunehmen ist wohl aber, dass dieselben Momente, welche die Vesica duplex veranlassen, wenn weniger ausgesprochen, eine Vesica bilocularis hervorgehen lassen können.

Eine ganz andere Form von Zweiteilung der Blase ist diejenige, wenn die Blase durch eine tiefe, quere Einschnürung in eine grössere, obere und eine kleinere, untere Abteilung getrennt ist. Marchand u. a. nehmen an, dass die betreffende Einschnürung an der Grenze zwischen der entodermalen und der mesodermalen Anlage der Blase auftritt.

Auch gewöhnliche Blasendivertikel scheinen sich unter Umständen — bei ungleich starker Entwicklung der Blasenwand=Muskulatur und beim Vorhandensein von einem hohen intravesikalen Druck — schon während der Fetalzeit ausbilden zu können.

Die Folgen der Kastration.

Wenn Kastration, d. h. vollständige Entfernung beider Geschlechtsdrüsen eines Individuums vor der Geschlechtsreife erfolgt, so bekommt das kastrierte Individuum allmählich sekundäre Geschlechtscharaktere, die denjenigen des entgegenge= setzten Geschlechts ähnlich sind. So nehmen bei männlichen Kastraten Brustkorb Bauch und Hüften mehr oder weniger vollständig weibliche Form an, die Muskeln bleiben weich, die Haut weiss, der Kehlkopf klein. Keine Barthaare sprossen hervor. Umgekehrt hat die Entfernung beider Ovarien die Entwicklung eines grossen, muskulösen Körpers von männlichem Habitus (ohne Busen und mit männlich geformtem Becken etc.) zur Folge. Die Schamspalte bleibt sehr eng und die Menstruation tritt nie ein.

Findet dagegen die Kastration statt, erst nachdem die sekundären Geschlechts= charaktere schon ausgebildet sind, so bleiben diese auch fortwährend bestehen. Bei weiblichen Kastraten tritt indessen ein vorzeitiges Klimakterium auf. Die Menstruation hört sofort auf, und die Genitalien schrumpfen.

Dass Sterilität die Folge jeder vollständigen Kastration sein muss, ist selbstver= ständlich. Alle Kastraten werden auch mehr oder weniger geistig verändert.

Hermaphroditismus.

I. Hermaphroditismus verus s. glandularis.

In sehr seltenen Fällen können sich die Geschlechtsdrüsen der Säugetiere (ein= schliesslich des Menschen) zu Zwitterdrüsen entwickeln. Niemals ist aber bisher beobachtet worden, dass bei einem und demselben Säugetierindividuum sowohl Hoden wie Eierstock funktionsfähig entwickelt wurden. Entweder ist der eine von diesen oder aber beide rudimentär geblieben.

Sichere Fälle von Hermaphroditismus glandularis sind bei der Ziege (RIELÄNDER, 1864), beim Schwein (PÜTZ, 1889, GARTH, 1894 u. a.) und beim Menschen (SALÉN, 1899, GARRÉ=SIMON, 1903)[1] beobachtet worden.

In dem Falle von SALÉN existierte linkerseits nur ein Ovarium, rechterseits war aber eine unzwei= deutige Zwitterdrüse, ein Ovotestis, vorhanden (Hermaphroditismus verus unilateralis). Diese

---

[1] Zit. nach BÜHLER.

Zwitterdrüse war auf einem infantilen Entwicklungsstadium stehen geblieben. In dem Falle von GARRÉ= SIMON war ein rechtsseitiger Ovotestis mit wohlentwickelter Testispartie bei rudimentärer Ovarialpartie vorhanden.

Seit längerer Zeit existiert betreffs des wahren Hermaphroditismus folgende Nomen= klatur:

I. Hermaphroditismus bilateralis. Sowohl Hoden wie Eierstock sind beiderseits (entweder getrennt oder miteinander verbunden [= „Ovotestis"]) vorhanden.

II. Hermaphroditismus unilateralis. An der einen Seite sind sowohl Hoden wie Eierstock vorhanden, an der anderen entweder nur Hoden oder nur Eierstock.

III. Hermaphroditismus alternans[1]). Auf einer Seite ist ein Hoden, auf der anderen ein Eierstock vorhanden.

Von allen diesen Variationen des Hermaphroditismus verus sind in der Literatur Fälle zu finden. Hervorzuheben ist aber, dass in den meisten von diesen Fällen die Diagnose eines Hermaphroditismus verus durch histologische Untersuchung der betreffenden Geschlechtsdrüsen nicht sichergestellt wurde[2]).

Der glanduläre Hermaphroditismus scheint bei den Säugetieren immer mit Miss= bildungen der Geschlechtsausführungswege und meistens auch der äusseren Genitalien kombiniert zu sein.

Bei den Wirbellosen kommt bekanntlich ausgebildeter Hermaphroditismus (d. h. mit Funktionsfähigkeit beider Geschlechtsdrüsenarten bei demselben Individuum) normalerweise sehr oft vor, bei den Wirbeltieren ist er dagegen eine seltene Erscheinung. Nur gewisse Knochenfische (Spariden und Serraniden) scheinen regelmässig ausgebildete Hermaphroditen zu sein.

Wie schon oben (S. 441) hervorgehoben wurde, sprechen viele Gründe dafür, dass die Säugetiervorfahren einmal Hermaphroditen waren, und noch in der menschlichen Ontogenese bezeugen sowohl der frühembryonale Bau der Geschlechtsdrüsen wie noch mehr die temporäre Ausbildung einer Urogenitalverbindung beim weiblichen und eines Eileiters beim männlichen Geschlecht, dass diese Vermutung aller Wahrscheinlichkeit nach richtig ist.

Wenn Hermaphroditismus bei einem Menschen auftritt, ist diese Missbildung also nur als eine Rückfallserscheinung zu deuten.

II. Hermaphroditismus falsus s. Pseudohermaphroditismus.

Unter diesem Namen verstehen wir diejenigen Missbildungen, wo — bei rein männlichem bezw. rein weiblichem Charakter der beiden Geschlechtsdrüsen — die Ge= schlechtsgänge oder die äusseren Geschlechtsteile gemischten oder entgegengesetzten Geschlechtstypus zeigen.

Nach dem Charakter der Geschlechtsdrüsen kann man den Pseudohermaphroditismus in einen männlichen und einen weiblichen sondern. Wenn also ein Individuum nur männliche Geschlechtsdrüsen besitzt, ist er also als Mann zu bezeichnen, auch wenn alle übrige Geschlechtszeichen weiblich sind.

---

[1]) Schlechter auch H. lateralis benannt.
[2]) Als sichere Charakteristika dürfen nur gelten:
    1. Für das Ovarium: Follikel mit Eizellen.
    2. Für den Hoden: Wohlentwickelte Tubuli seminiferi contorti mit Lumen und mehr= schichtigem Epithel (im reifen Hoden: Spermiogenese).

Die ausgesprochenen Pseudohermaphroditen gehören fast alle dem männlichen Geschlecht an (vgl. unten: männliche Hypospadie!). Indem hier die Penisanlage im Wachstum stehen bleibt, und weder Genitalwülste noch Urethrallippen verwachsen, entstehen — wenn ausserdem die Hoden intraabdominal liegen bleiben — äussere Geschlechtsteile, welche vollständig weiblich aussehen können. Gleichzeitig können neben den Vasa deferentia und der Prostata Vagina, Uterus und Tuben recht vollständig entwickelt sein. Gewöhnlich ist aber der rudimentäre Penis grösser als ein normalgrosser Clitoris, und der Sinus urogenitalis pflegt als enger Kanal zu persistieren. Ein männlicher Pseudohermaphrodit ist daher im allgemeinen leicht von einer normalen Frau zu unterscheiden. Dagegen kann unter Umständen eine Differentialdiagnose zwischen einem männlichen und einem weiblichen Pseudohermaphroditen (vgl. Fig. 415 u. 417) ohne mikroskopische Untersuchung der Geschlechtsdrüsen vollständig unmöglich sein, indem bei weiblichen Pseudohermaphroditen der Clitoris abnorm gross wird und der Sinus urogenitalis auch als enger Kanal persistiert (Fig. 418 B). — In seltenen Fällen können die Geschlechtsteile der weiblichen Pseudohermaphroditen denjenigen eines Mannes noch ähnlicher werden, indem sich zu den oben erwähnten Abnormitäten eine — wenn auch gewöhnlich unvollkommene — Scrotalbildung gesellt (Fig. 418). Die Ovarien können nämlich bis in die Labia majora herab verlagert werden und die letztgenannten können in der Mittellinie mit einander mehr oder weniger vollständig verwachsen. Auch die Labia minora (Urethrallippen) können mit ihren sonst freien Rändern nach vorne bis zur Glans clitoridis mit einander zu einer Harnrohrfortsetzung verwachsen, welche den vergrösserten Clitoris sehr penisähnlich macht.

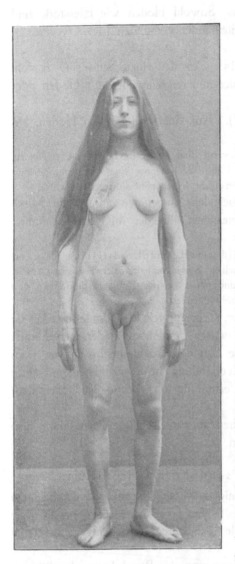

Fig. 415.
Männlicher Scheinzwitter mit weiblichen sekundären Geschlechtscharakteren. Aus NEUGEBAUER: Hermaphroditismus beim Menschen, Leipzig 1908.

Der äussere Habitus (Entwicklung des Bartes, der Mammae, der Stimme etc.) und die geschlechtliche Neigung eines Pseudohermaphroditen können eine Diagnose zwar stützen, aber nicht entscheiden, denn die geschlechtliche Neigung kann unter Umständen pervers sein und der äussere Habitus entspricht bisweilen (und zwar öfter) dem Aussehen der äusseren Genitalien (Fig. 415), bisweilen dem Charakter der Geschlechtsdrüsen (Fig. 416).

Bei dem Pseudohermaphroditismus sind im übrigen Mischungen der männlichen

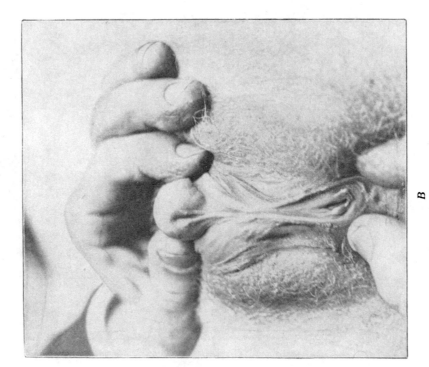

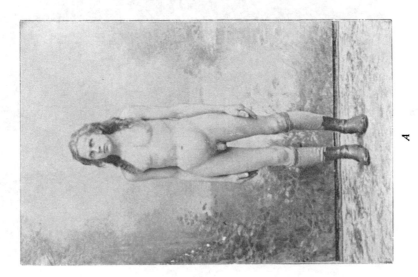

Fig. 416.

A Männlicher Scheinzwitter mit männlichen sekundären Geschlechtscharakteren. *B* Pseudovulva desselben
(= Hypospadia peni=scrotalis) aus NEUGEBAUER: Hermaphroditismus beim Menschen (1908).

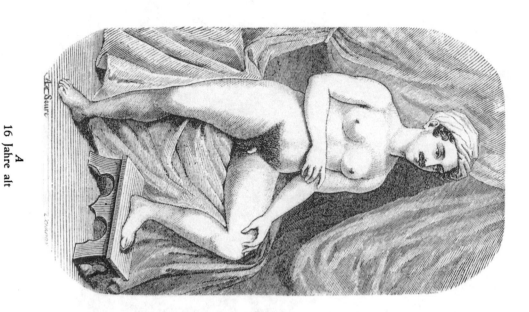

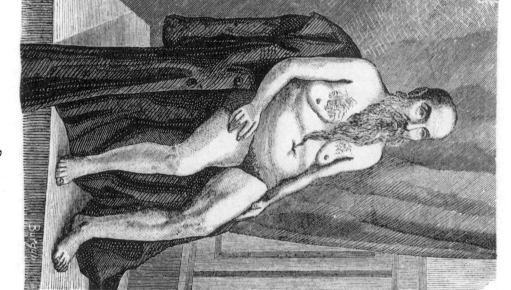

A
16 Jahre alt

Fig. 417.

B
65 Jahre alt

Weiblicher Scheinzwitter mit gemischten sekundären Geschlechtscharakteren. Nach DEBIERRE aus GUINARD, Précis de Tératologie. Paris 1893.

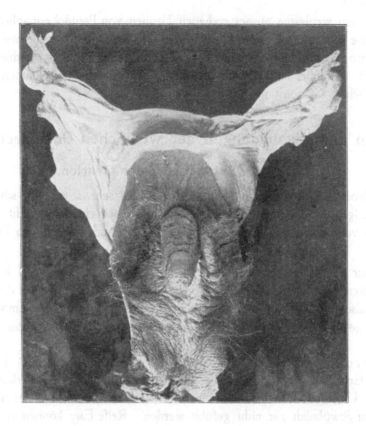

A

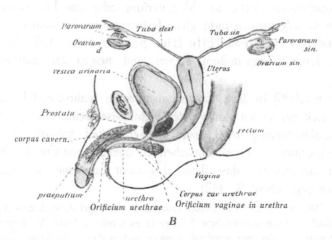

B

Fig. 418.

Pseudohermaphroditismus femininus completus mit Scrotum und penisartiger Clitoris. Nach FIBIGER (1905).
A Genitalia des als Mann erzogenen Scheinzwitters, *B* Halbschematischer Medianschnitt durch das Becken
desselben.

und der weiblichen Eigenschaften in fast allen Proportionen beobachtet worden (vgl. Fig. 415—418!).

Als die am wenigsten ausgesprochenen Formen von Pseudohermaphroditismus sind diejenigen Fälle zu betrachten, in welchen — bei sonst normaler Geschlechtsentwicklung — einzelne sekundäre Geschlechtscharaktere dem entgegengesetzten Geschlechtstypus angehören, z. B. weibliche, milchgebende Brüste bei sonst normalen Männern (Gynekomasten), Vollbart bei sonst normalen Frauen etc.

Anomalien und Missbildungen der weiblichen Geschlechtsorgane.

Abnorme Entwicklung der Ovarien.

Angeborener Mangel beider Ovarien ist sehr selten und scheint — nach unseren bisherigen Erfahrungen zu urteilen — nur bei einzelnen nicht lebensfähigen Missgeburten vorzukommen. In solchen Fällen pflegen auch alle übrigen Geschlechtsteile zu fehlen.

Auch der angeborene Mangel des einen Ovariums ist selten und im allgemeinen mit mangelhafter Entwicklung oder mit Atrophie des Müller'schen Ganges der betreffenden Körperseite (also mit Uterus unicornis der anderen Körperseite) kombiniert.

Physiologisch kommt eine solche Atrophie des einen (rechten) Ovariums bei den Vögeln regelmässig vor.

Rudimentär bleiben die Ovarien im allgemeinen nur als Teilerscheinung mangelhafter Entwicklung der inneren Geschlechtsteile überhaupt (bei Verkümmerung der Gebärmutter, Uterus fetalis, Uterus infantilis). Solche Ovarien können bei dem Lebenden gewöhnlich gar nicht gefühlt werden. Reife Eier können sie nicht produzieren. Auch fehlen im allgemeinen die Menstruationen.

Überzählige Ovarien treten unter Umständen in der Nähe der normalen Ovarien (am Ligamentum ovarii, am Mesovarium oder am Ligamentum latum uteri) auf. Sie werden im allgemeinen nicht gross (erbsengross oder kleiner), können sich aber histologisch normal entwickeln und reife Eier produzieren. Oft bleiben sie aber auf einem niedrigen Entwicklungsstadium stehen und neigen zu pathologisch=cystischer Entartung.

Nach Bühler (1906) ist ihre Entstehungsursache wahrscheinlich darin zu suchen, „dass schon zur Zeit der ersten Anlage der Keimdrüse kleine abgesprengte Inseln von Keimepithel im Cölomüberzug der Urniere sich entwickelt haben". Speziell die Entwicklung der am Ligamentum ovarii entstehenden überzähligen Ovarien ist leicht zu verstehen, wenn wir uns erinnern, dass dieses Ligament aus einer Geschlechtsdrüsenpartie hervorgegangen ist (vgl. oben, S. 442).

Nach Nagel (1897) sollen aber überzählige Ovarien in der Regel dadurch entstehen, dass die jederseits einfache Ovarialanlage durch peritonitische Stränge in zwei oder mehrere Abschnitte abgeschnürt wird. Die betreffende Peritonitis soll nicht nur postfetal, sondern auch während der letzten Zeit des intrauterinen Lebens auftreten können. Die meisten congenitalen Fälle von überzähligen Ovarien entstehen wohl aber als Entwicklungsanomalien und nicht durch im Fetalleben abgelaufene peritonitische Prozesse (Essen-Möller, 1901, u. a.).

Abnorme Entwicklung der Tuben, des Uterus und der Vagina.

Wenn die Entwicklung der MÜLLER'schen Gänge schon in den allerfrühesten Stadien gehemmt wird, entsteht vollständiger Mangel der Vagina, des Uterus und der unteren (= medialen) Tubenpartien. Wenn die MÜLLER'schen Gänge überhaupt nicht angelegt werden, fehlen selbstverständlich auch die oberen (= lateralen) Tubenpartien. Doppelseitige Entwicklungshemmungen dieser Art sind nur bei nicht lebensfähigen Missgeburten beobachtet worden.

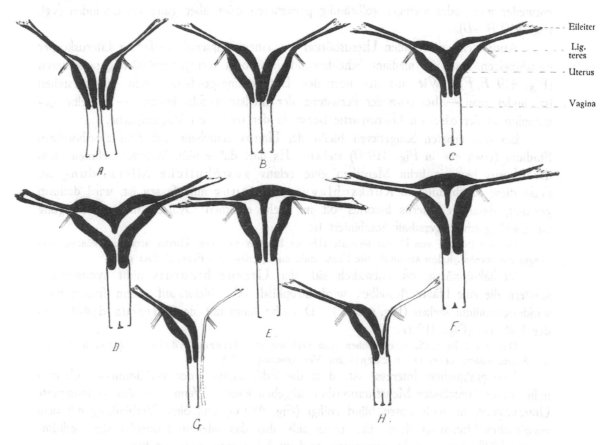

Eileiter
Lig. teres
Uterus
Vagina

Fig. 419.
Schema verschiedener Formanomalien des Uterus.

Bei Mangel des MÜLLER'schen Ganges der einen Körperseite kann sich dagegen derjenige der anderen Seite vollständig weiter entwickeln und aus sich sowohl eine Vagina wie einen Uterus und eine Tube hervorgehen lassen. Auf diese Weise ent= steht der wahre einhörnige Uterus, der Uterus unicornis.

Diese Fähigkeit jedes MÜLLER'schen Ganges, ohne Hilfe des MÜLLER'schen Ganges der anderen Seite, einen Uterus und eine Vagina zu bilden, kann in denjenigen seltenen Fällen, wenn kein Geschlechtsstrang gebildet wird — obwohl die beiden MÜLLER'schen Gänge sich im übrigen normal weiterentwickeln —, dazu führen, dass zwei vollkommen getrennte Uteri mit zwei vollkommen getrennten Vaginae gebildet werden (Fig. 419 A).

Bei der Beutelratte (Didelphys) kommen zwei solche getrennte Uteri unicornes physiologisch vor, weshalb die betreffende Missbildung beim Menschen mit dem Namen Uterus didelphys (Kussmaul) bezeichnet worden ist. — Beim Menschen hat man diese Missbildung bisher nur bei nicht lebensfähigen Missgeburten gefunden.

Wenn die Entwicklungshemmung in einem etwas späteren Stadium eintritt, und zwar erst nachdem der Geschlechtsstrang gebildet worden ist, so entstehen zunächst verschiedene Formen von Uterus bicornis. Die ursprüngliche Scheidewand zwischen den im Geschlechtsstrange eingeschlossenen Partien der Müller'schen Gänge kann hierbei entweder mehr oder weniger vollständig persistieren oder aber ganz verschwinden (vgl. Fig. 419 B—D).

Auch wenn die beiden Uterushörner zu einem äusserlich einfachen Uteruskörper verschmelzen, kann die mediane Scheidewand mehr oder weniger vollständig persistieren (Fig. 419 E, F). Wie aus der normalen Entwicklungsgeschichte leicht zu verstehen ist, findet man — bei partieller Persistenz der medianen Scheidewand — dieselbe gewöhnlich in der oberen Uteruspartie bezw. in der unteren Vaginalpartie.

Bei den meisten Säugetieren bleibt der Uterus zeitlebens auf dem zweihörnigen Stadium (etwa wie in Fig. 419 D) stehen. Es darf daher nicht Wunder nehmen, dass der Uterus bicornis beim Menschen eine relativ gewöhnliche Missbildung ist. Dass diese Missbildung als Rückschlagserscheinung aufzufassen ist, wird dadurch gestützt, dass der Uterus bicornis oft mit sehr eireichen Ovarien und mit Neigung zu Zwillingsschwangerschaft kombiniert ist.

Gewisse Formen von Uterus bicornis (Uterus bicornis unicollis, Uterus arcuatus) können verhängnisvoll werden, indem sie durch ihre Form leicht zu Querlage des Fetus Anlass geben.

Verhältnismässig oft entwickelt sich der Uterus bicornis nicht symmetrisch, sondern die eine Hälfte desselben wird atrophisch oder bleibt auf einem frühen Entwicklungsstadium stehen (Fig. 419 H). Dasselbe kann mit dem Uterus didelphys der Fall sein (Fig. 419 G).

Die entwickelte Hälfte eines solchen halb verkümmerten Uterus didelphys bezw. bicornis ist oft dem wahren Uterus unicornis zur Verwechslung ähnlich.

Von praktischem Interesse ist, dass die Schleimhaut einer verkümmerten Uterushälfte unter Umständen Menstruationsblut abgeben kann. Wenn nun das verkümmerte Uterovaginalrohr nach unten blind endigt (Fig. 419 G) und ohne Verbindung mit dem entwickelten Uterovaginalrohr ist, muss sich also das Menstruationsblut der verkümmerten Hälfte immer mehr ansammeln und zu Schmerzen Anlass geben.

Eine direkte Kommunikation der verkümmerten Uterushälfte (im Cervixgebiet) mit der entwickelten (Fig. 419 H) kann aber noch verhängnisvoller werden. Dann ist nämlich die Möglichkeit einer Schwängerung der verkümmerten Uterushälfte gegeben. Eine Schwangerschaft in diesem dünnwandigen Fruchthalter, welcher sich im allgemeinen den Erfordernissen des wachsenden Eies zuletzt nicht mehr anpassen kann, ist aber fast ebenso gefährlich wie eine Tubargravidität. Wenn nicht rechtzeitig Abortus eintritt, kann der Fruchthalter bersten und dann oft zu Verblutung Anlass geben. — Nur in sehr seltenen Fällen ist eine ausgetragene Schwangerschaft in einem verkümmerten Uterushorn beobachtet worden.

Uterus bicornis rudimentarius entsteht, wenn — nach Bildung des Geschlechtsstranges — die beiden Müller'schen Gänge sich mangelhaft weiter entwickeln. Die

Uterushörner bleiben dann so dünn, dass sie beim Lebenden gar nicht gefühlt werden können, und bei einer Präparatuntersuchung oft nur durch die Insertionsstellen der runden Mutterbänder von den dünnen Tuben abgegrenzt werden können.

Der gemeinsame Uterushals ist ebenfalls klein und von aussen her unfühlbar. Von der Vagina ist er oft nur undeutlich abgegrenzt.

Auch die Scheide ist mehr oder weniger rudimentär, ja bisweilen ganz obliteriert. In solchen Fällen kann indessen „das Vestibulum vaginae durch fortgesetzte Bemühungen des Gemahls so gedehnt werden, dass der Beischlaf möglich ist" (NAGEL, 1897). Es kommt aber auch nicht gerade selten vor, dass die Urethra bewusst oder unbewusst zur Kohabitation benutzt wird (FREUND, L. FÜRST u. a.).

Eine Fortpflanzungsfähigkeit existiert indessen auch bei ausgebildeter Vagina im allgemeinen nicht. Denn die Ovarien sind gewöhnlich rudimentär, und eine Eireifung ist daher in ihnen ausgeschlossen. Solchenfalls fehlen auch die Menstruationen. Meistens sind die Brüste und die Genitalia externa schwach entwickelt und die Pubes spärlich, unter Umständen können aber auch alle die sekundären Geschlechtscharakere wohl ausgebildet sein. Neigung zum männlichen Geschlecht kann vorhanden sein.

Wenn umgekehrt ausgesprochene Neigung zum weiblichen Geschlecht konstatiert werden kann, und besonders falls gleichzeitig eine „hypertrophierte Clitoris" sich findet, „so denke man in erster Linie daran, dass man vielleicht ein missgestaltetes männliches Individuum vor sich hat" (NAGEL). Denn die männliche Hypospadie kann dieser Missbildung sehr ähnlich sein.

Der Uterus fetalis kann, wenn eine Entwicklungshemmung bereits in den letzten Monaten der Schwangerschaft eintritt und dann fortdauert, noch beim Erwachsenen persistieren. Die übrigen Geschlechtsteile entsprechen dann im allgemeinen in ihrer Entwicklung dem Uterus. — Konzeptionsfähigkeit und Menstruation fehlen daher vollständig. In seltenen Fällen kann aber trotzdem der Geschlechtstrieb vorhanden sein und der allgemeine Körperbau ein normales Aussehen zeigen.

Noch öfter persistiert der infantile Uterus beim Erwachsenen. Man findet diese Anomalie bei allgemeiner Entwicklungshemmung während der Kinderjahre (Kretinismus). Aber auch bei im übrigen normal entwickeltem Körper kann ein abnorm kleiner Uterus vorhanden sein und zwar nicht selten als Endresultat einer schon während der Fetalzeit angefangenen Entwicklungshemmung.

Bei dem Uterus infantilis stellen sich die Menstruationen spät ein, sind sparsam, oft unregelmässig und mitunter von heftigen Schmerzen begleitet. Bisweilen treten statt der ausbleibenden Menstruation Blutungen aus anderen Körperteilen (aus der Nase, dem Munde, dem Magen, der Retina usw.), sog. „vikariierende Menstruation" ein.

Die Fortpflanzungsfähigkeit ist herabgesetzt, aber im allgemeinen vorhanden.

Angeborene Lageanomalien des Uterus. Wenn die eine Urogenitalfalte relativ breit, die andere aber relativ schmal ist, wird nach ihrer Verschmelzung die Uterusanlage nicht median gelagert, sondern der einen Seite mehr oder weniger genähert. Solche angeborene seitliche Verlagerungen des Uterus sind nicht besonders selten.

Wenn beide Urogenitalfalten relativ breit sind, können sie unter Umständen in der Weise mit einander verschmelzen, dass der eine MÜLLER'sche Gang im Geschlechtsstrang nach vorne von dem anderen zu liegen kommt. Solchenfalls wird die Gebärmutter mehr oder weniger schief, und wenn ein Septum im Uterus (bezw. in der Vagina) persistiert, kann dasselbe schief oder frontal stehen.

32*

Die nach NAGEL während der Embryonalzeit normal auftretende stumpfwinklige Anteflexion des Uterus (vgl. Fig. 387, S. 453) kann sich bisweilen schon vor der Geburt in eine anomale, spitzwinkelige Anteflexion steigern. Auch Retroversionen und Retroflexionen des Uterus können während der Fetalzeit auftreten.

Vorzeitige Entwicklung des Uterus kommt in seltenen Fällen vor und zwar bei Mädchen, deren Geschlechtsteile überhaupt frühreif sind. So können sich, wie oben (S. 39) erwähnt, schon in den ersten Lebensjahren die Mammae und die Pubes entwickeln und sich die Menstruationen einstellen. Solche frühreife Mädchen können unter Umständen sogar (wenigstens schon im 8. Jahre ist dieses beobachtet worden) geschwängert werden.

Anomalien an der Uterovaginalgrenze. Die Portio vaginalis uteri bildet sich bisweilen gar nicht oder nur unvollständig aus, und zwar dadurch, dass die Einwucherung des Vaginalepithels, welche zur Bildung der beiden Scheidengewölbe (und somit auch der Portio vaginalis uteri) führt (vgl. Fig. 389, S. 454), sich gar nicht oder nur schwach entwickelt. — Andererseits kann nach NAGEL (1897) diese Epithelwucherung unter Umständen auch doppelt (die eine etwas höher als die andere) auftreten, was zur Bildung von zwei ineinander geschachtelten Vaginalportionen des Uterus führt. (Ein ähnlicher Prozess scheint beim Schaf normal vorzukommen.)

Die Entwicklungsfehler der Vagina kommen meistens mit Entwicklungs= fehlern des Uterus kombiniert vor (vgl. Fig. 419) und sind daher schon oben zum Teil besprochen worden. Es erübrigt also hier, einige bisweilen isoliert vorkommende Vaginalanomalien zu erwähnen.

Bei einfacher, wohlgebildeter Gebärmutter entsteht nur sehr selten eine Vagina septa in der Weise, dass die kaudalsten Partien der MÜLLER'schen Gänge getrennt bleiben. Dagegen kann in späteren Entwicklungsstadien (Mitte der Embryonalzeit) ein Vaginalseptum in der schon einfach gewordenen Scheidenanlage entstehen, und zwar dadurch, dass die epitheliale Verbindung der Scheidenwände an einer Stelle brückenartig persistiert und von Bindegewebe durchwachsen wird. Ein auf diese Weise entstandenes Septum ist im allgemeinen nicht lang, zufälligerweise kann es eine mediane Lage haben, kann aber auch schief oder frontal verlaufen. In ganz ähnlicher Weise kann unter Um= ständen eine quer verlaufende Membran entstehen, welche die Scheide vollständig un= durchgängig macht (angeborene Scheidenatresie). Nach dem Eintritt der Ge= schlechtsreife macht sich ein solcher Scheidenverschluss zunächst dadurch bemerkbar, dass er ein Hindernis für den Abfluss des Menstrualblutes darstellt. Mit dem gewöhnlichen extrauterin erworbenen Scheidenverschluss ist der angeborene nicht zu verwechseln.

Anomalien des Hymens.

Die gewöhnlich einfache Hymenalöffnung kann unter Umständen durch zwei (Hymen biperforatus, Fig. 420 A) oder mehrere kleinere (Hymen cribriformis) Öffnungen ersetzt werden. Der freie Rand des Hymen ist gewöhnlich glatt, kann aber in seltenen Fällen angeborene Einkerbungen (H. lobatus, Fig. 420 C, H. denticu= latus, H. fimbriatus, Fig. 420 D) zeigen, welche mit den Einrissen eines Hymen defloratus nicht zu verwechseln sind.

Mitunter kann der Hymen so dick (bis zu 5 mm) und fest werden („Hymen carnosus"), dass er ein Hindernis für die Begattung darstellen kann. Andererseits kann der Hymen auch so dünn und nachgiebig werden, dass er bei der Begattung gar nicht einreisst („Hymen justo minor").

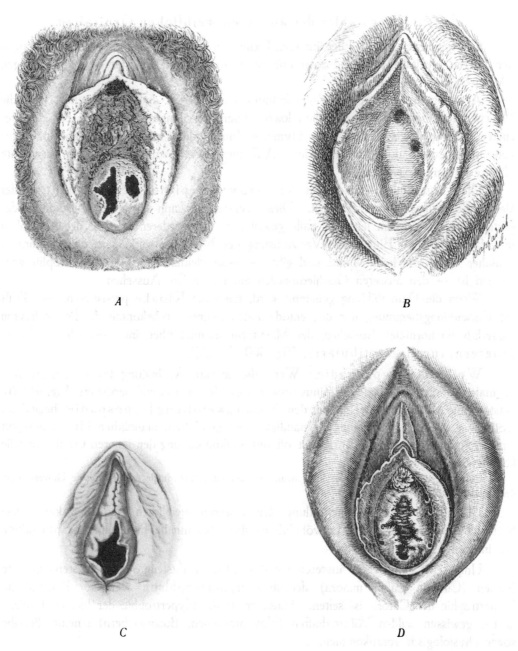

Fig. 420.

Hymenanomalien. *A* Hymen septus. Nach v. HOFFMANN. *B* Hymen microperforatus. Nach STUMPF (1907). *C* Hymen lobatus. Nach EDGAR aus v. WINCKEL's Handb. d. Geburtshülfe, Bd. III, 3. *D* Hymen fimbriatus. Nach v. HOFFMANN aus VEIT's Handb. d. Gynäk., Bd. IV, 2. Wiesbaden.

Die Hymenalöffnung kann von der Geburt an so gross sein, dass der Hymen kaum zu sehen ist, in anderen Fällen kann die Öffnung sehr fein, ja kaum sichtbar sein (H. microperforatus, Fig. 420 B). Diese Form bildet Übergang zu dem Hymen imperforatus (vgl. unten!).

Entwicklungsfehler der äusseren weiblichen Genitalien.

Vollkommener Mangel der äusseren Genitalien kommt nur bei gleichzeitigem Mangel der inneren Genitalien vor und zwar nur bei gewissen nicht lebensfähigen Missbildungen (Acephalen, Sirenen).

Angeborene Atresie der Vaginalöffnung kann erstens dadurch entstehen, dass die Müller'schen Gänge sich nie in die Kloake öffnen, zweitens dadurch, dass zur Zeit der embryonalen Epithelverklebung der Hymenalöffnung, die Hymenanlage ganz und gar von Bindegewebe durchwachsen wird. Auf diese Weise entsteht der oben erwähnte Hymen imperforatus.

Diese Missbildung ist nicht mit der angeborenen epithelialen Verklebung der kleinen Schamlippen zu verwechseln. Diese Verklebung kann entweder vollständig oder partiell sein, in welchem letzteren Falle gewöhnlich die vorderen Partien der Nymphen unverklebt werden. Eine solche Verwachsung der Nymphen verlängert die Urethra in ähnlicher Weise wie beim Manne und gibt — wenn gleichzeitig Clitorishypertrophie vor= handen ist — den äusseren Geschlechtsteilen ein männliches Aussehen.

Wenn die Dammbildung gehemmt wird, kann die Kloake persistieren. — Trifft die Entwicklungshemmung nur den entodermalen Damm, so bekommt die Perinealregion äusserlich ein normales Aussehen, der Mastdarm mündet aber im Vestibulum (Anus praeternaturalis vestibularis, Fig. 300, S. 356).

Weibliche Hypospadie. Wenn die normale Ausbildung des Septum urethro= vaginale behindert wird, und der Sinus urogenitalis als enger Kanal persistiert (Fig. 418 B), entsteht eine Missbildung, welche mit dem Namen „weibliche Hypospadie" bezeichnet worden ist. Diese Missbildung ist nämlich der eigentlichen, männlichen Hypospadie oft zur Verwechslung ähnlich, denn sie ist oft mit Verkümmerung der inneren Geschlechtsteile kombiniert.

Eine sichere Differentialdiagnose kann dann, wie erwähnt, nur durch mikroskopische Untersuchung der Geschlechtsdrüsen gestellt werden.

Die normale Pubertätsentwicklung der äusseren weiblichen Genitalien kann aus= bleiben (Vulva infantilis). Gewöhnlich ist dies aber nur bei mangelhafter Entwicklung der inneren Genitalien der Fall.

Umgekehrt können die äusseren weiblichen Geschlechtsteile oder wenigstens einzelne Partien (Clitoris, Labia minora) derselben hypertrophisch werden. Beträchtliche Hypertrophie der Clitoris ist selten. Häufiger ist die Hypertrophie der kleinen Labien, ja bei gewissen wilden Völkerschaften (Hottentottinnen, Buschweibern) scheint dieselbe sogar physiologisch vorzukommen.

Bei diesen Völkern können die Labia minora so lang werden, dass sie 10—25 cm nach unten von den grossen Labien herabhängen („Hottentottenschürze"). Da es indessen unter diesen Frauen offenbar eine „Modesache" ist, mit so langen Nymphen wie möglich „prahlen" zu können, so ist es nicht anzu= nehmen, dass die kleinen Labien eine so beträchtliche Länge von selbst erreichen.

Bei Europäerinnen kommen beträchtlich vergrösserte Nymphen als Entwicklungsanomalie nur selten vor. Nicht selten ist die Ursache der betreffenden Vergrösserung nur in Masturbation zu suchen. — Eine angeborene Nymphenhypertrophie kann aber auch schon in früher Kindheit zur Masturbation einladen.

Anomalien und Missbildungen der männlichen Geschlechtsorgane.

Abnorme Entwicklung und Lagerung der Hoden.

Vollständiges Fehlen der Hoden (Hoden=Aplasie s. Anorchidie) kommt sehr selten vor und wohl meistens mit Defekt des Nebenhodens und des Vas deferens kombiniert. In solchen Fällen ist wohl mangelhafte Entwicklung der betreffenden Urniere als die nächste Ursache der Missbildung zu betrachten. Bei doppelseitiger Anorchidie ist der Penis rudimentär und der virile Habitus fehlt.

Mangelhafte Entwicklung und Atrophie der Hoden kommen besonders als Folge= zustände von abnormer Lagerung der Hoden vor. Dieses gilt indessen nur, wenn die Hoden durch Hemmung des normalen Descensus in der Bauchhöhle (Retentio ab= dominalis) oder in dem Inguinalkanal (Retentio inguinalis) liegen geblieben sind. Wenn sie ausserhalb der Bauchhöhle und des Inguinalkanals verlagert („Ektopia testis") und keinen besonderen Insulten ausgesetzt werden, können sie sich ganz normal entwickeln.

Unter dem Namen Ektopia testis versteht man eine Hodenverlagerung ausserhalb der mus= kulären bezw. aponeurotischen Bauchwandpartie und ausserhalb des Scrotums. Die ektopischen Hoden liegen also subkutan und zwar entweder in der unteren Bauchgegend (Ektopia abdominalis), in der oberen (vorderen oder medialen) Schenkelgegend (Ektopia femoralis) oder in der Perinealgegend hinter dem Scrotum (Ektopia perinealis). In allen diesen Fällen haben die Hoden ihre Wanderung durch den Inguinalkanal normal durchgeführt. — Ausserdem kommt aber eine andere Form von Hoden=Ektopie vor, welche als Kombination von Retention und Ektopie zu betrachten ist. Mit Retentio abdominalis als Ausgangspunkt können nämlich die Hoden durch den Canalis femoralis hindurch in das obere Schenkelgebiet verlagert werden (Ektopia canalis femoralis). Diese Erscheinung ist aber, streng genommen, nur als ein Femoralbruch zu betrachten.

Dass wirklich die Retention der Hoden in vielen Fällen als die nächste Ursache der Hodenatrophie zu betrachten ist, beweist die Erfahrung, dass, wenn bei Retentio inguinalis die Hoden rechtzeitig (vor der Pubertät) durch Operation in das Scrotum herabgezogen und hier fixiert werden, sie sich gewöhnlich in normaler Weise weiter ent= wickeln und funktionsfähig werden. — Aller Wahrscheinlichkeit nach stellt, wie schon oben erwähnt, die Druckerhöhung, welcher die retinierten Hoden ausgesetzt sind, ein Hindernis für die normale Hodenentwicklung und Spermiogenese dar.

Wenn beide Hoden retiniert sind (Kryptorchismus), pflegt auch der betreffende Mann steril zu sein. Wenn dagegen nur der eine (am öftesten der rechte) Hoden im Abdomen oder im Inguinalkanal zurückgeblieben ist (Monorchismus), entwickelt sich der normal gelagerte Hoden oft so stark, dass er die normale Hodengrösse beträchtlich übertrifft (kompensatorische Hodenhypertrophie). Die Geschlechtsfunktionen eines solchen Mannes brauchen also in keiner Weise beeinträchtigt zu werden. — Sogar bei Kryptorchismus pflegt der Penis normal entwickelt zu sein.

Über die Ursachen der erwähnten abnormen Hodenlagen wissen wir nicht viel. Die Retentio testis ist zwar als eine typische Hemmungsmissbildung zu betrachten, allein diese Erklärung ist nicht befriedigend, da wir die Ursachen des normalen Descensus noch nicht genau kennen.

Auch die Ektopia abdominalis ist als Hemmungsmissbildung zu betrachten.

In diese Kategorie können aber weder die Ektopia perinealis noch die Ektopia femoralis aufgenommen werden. Einige Autoren nehmen an, dass mangelhafte Entwicklung oder Schrumpfung des Scrotums (bezw. der einen Scrotalhälfte) zu den letzterwähnten Missbildungen Anlass gibt. — Interessant ist, dass es Säugetiere gibt, bei welchen ähnliche Hodenektopien physiologisch vorkommen (z. B. Ektopia perinealis beim Schwein).

Hervorzuheben ist, dass bei gestörtem Descensus die Hoden zu Entzündungen und zur Entstehung von Neubildungen, ja sogar von bösartigen Geschwülsten (Sarkomen und Karzinomen) neigen.

Weniger Bedeutung haben diejenigen abnormen Hodenlagen, bei welchen die Hoden um die Längs= bezw. Querachse rotiert im Scrotum liegen (Inversio testis).

Vor dem Descensus auftretende abnorme Verhältnisse des Mesorchiums und der Hodenligamente sind wohl als die nächsten Ursachen dieser Missbildungen zu betrachten.

Überzählige Hoden kommen nur sehr selten vor (LOSSEN, 1899). Sie sind mit den überzähligen Ovarien analog und entstehen in ähnlicher Weise wie diese (vgl. S. 496).

Abnorme Entwicklung und Lagerung der Nebenhoden, der Ductus deferentes und der Vesiculae seminales.

Bei vollständigem Mangel des Hodens (Anorchidie) pflegen auch der Neben= hoden, der Ductus deferens und die Vesicula seminalis der betreffenden Seite zu fehlen. Fälle sind aber auch beobachtet worden, in welchen — trotz vollkommenen Mangels des Hodens — der betreffende Nebenhoden mit dem Ductus deferens und der Vesicula seminalis normal entwickelt war. Von grossem Interesse ist, dass in diesen Fällen ein normaler Descensus des Nebenhodens bis zum Grunde des Scrotums (v. BRAMANN, 1901) stattgefunden hatte.

Auch bei normaler Embryonalentwicklung des Hodens kann aber der Nebenhoden (mit dem Ductus deferens etc.) derselben Seite vollständig fehlen. In solchen Fällen scheint ein Descensus des betreffenden Hodens nie vorzukommen, was vielleicht zunächst von dem gleichzeitigen Fehlen des Urniereninguinalligamentes (der Hauptpartie des Gubernaculum testis) abhängt (v. BRAMANN, 1901). (Vgl. Fig. 378, S. 442.)

Wenn — bei normaler Embryonalentwicklung von sowohl Hoden wie Nebenhoden und bei normaler Fixierung der Hoden an den Nebenhoden — die Hoden in den oben erwähnten Weisen abnorm gelagert werden, so werden selbstverständlich auch die Neben= hoden und die Ductus deferentes in entsprechender Weise verlagert, und zwar ist diese Nebenhodenverlagerung im allgemeinen als primär, die Hodenverlagerung dagegen als sekundär zu betrachten.

Die Ductus deferentes können abnorm kurz bleiben, und dadurch zu unvoll= ständigem Descensus Anlass geben.

Die Samenblasen können vollständig fehlen, jedoch meistens nur im Verein mit anderen Missbildungen der Geschlechtsorgane. — Abnorme Kleinheit der Samen= blasen ist sowohl primär, als sekundär — infolge von frühzeitiger Kastration — beobachtet worden.

In seltenen Fällen können die Samenblasen abnorme Verbindungen mit den Ureteren zeigen (HOFFMANN).

Abnorme Persistenz der MÜLLER'schen Gänge beim Manne.

Die MÜLLER'schen Gänge können mehr oder weniger vollständig persistieren und sich dann in ähnlicher Weise wie beim weiblichen Geschlecht weiterentwickeln. Auf diese

Weise kann sich sogar ein muskulöser (gewöhnlich zweihörniger) Uterus entwickeln, welcher unter Umständen dieselbe Grösse wie der weibliche Uterus erreichen kann. Auch Tuben können sich mehr oder weniger vollständig ausbilden. In diesen Fällen pflegt auch die Vagina masculina abnorm stark entwickelt zu sein. Infolge der Persistenz der Müller'schen Gänge persistiert auch der Geschlechtsstrang, und ein Ligamentum latum uteri bildet sich wie beim weiblichen Geschlecht aus.

Diese Missbildung der inneren Geschlechtsteile scheint stets mit Getrenntbleiben der Genitalwülste bezw. der Urethrallippen kombiniert zu sein (Hypospadie). Die äusseren Geschlechtsteile haben also den weiblichen Typus, während die sekundären Geschlechtscharaktere öfters gemischten Typus sind (männlicher Pseudohermaphroditismus).

In weniger ausgesprochenen Fällen von abnormer Persistenz der Müller'schen Gänge kann indessen der Sacculus prostaticus (= die Vagina masculina) so gross werden, dass er aus der Prostata nach hinten frei hervortritt, ohne dass die äusseren Geschlechtsteile gleichzeitig abnormen Bau zu zeigen brauchen.

Inseressant ist, dass ein grosser, zweihörniger, uterusähnlicher Sacculus prostaticus bei gewissen Säugetieren (z. B. Biber, Fischotter, Dachs) normal vorkommt. Hier persistieren also beim männlichen Geschlecht physiologisch grössere Partien der Müller'schen Gänge. Bei den kleineren Säugetieren (z. B. Ratten) und bei den Marsupialien geht umgekehrt die regressive Metamorphose der Müller'schen Gänge noch länger als beim Menschen, diesen Tieren fehlt im allgemeinen der Sacculus prostaticus vollständig.

In Analogie mit der unter dem Namen Hymen imperforatus bekannten Missbildung beim weiblichen Geschlecht kann der Utriculus prostaticus am Urethralende verschlossen sein. Diese Missbildung ist oft mit cystischer Erweiterung des Utriculus kombiniert, welche ihrerseits (durch Kompression des Urethrallumens) Harnretention veranlassen kann.

Abnorme Entwicklung der Prostata.

Völliger Mangel der Prostata ist selten und wohl nur bei gleichzeitigen anderen Defekten der Harn= und Geschlechtsapparate zu beobachten.

Abnorme Kleinheit der Prostata kommt dagegen nicht selten vor, und zwar gewöhnlich als Folgezustand von Hodenatrophie oder von Kastration vor der Pubertätszeit.

Abnorme Grösse der Prostata scheint im höheren Alter fast physiologisch aufzutreten. Wenn diese Prostatahypertrophie beträchtlich wird, kann sie bedeutungsvoll sein, indem sie Harnretention veranlasst.

Auch diese senil vergrösserte Prostata pflegt nach doppelseitiger Kastration mehr oder weniger deutlich verkleinert zu werden. Dasselbe Resultat gibt die doppelseitige Resektion der Ductus deferentes.

Entwicklungsfehler der äusseren männlichen Geschlechtsteile.

Missbildungen des Penis.

In sehr seltenen Fällen kann der Penis entweder vollständig fehlen oder so mangelhaft entwickelt sein, dass er unter der Haut der Schamgegend ganz verborgen liegt.

Häufiger sind diejenigen Missbildungen, bei welchen die Pars pendula penis zwar entwickelt, aber abnorm klein geblieben ist. Im übrigen kann der Penis ein vollständig normales Aussehen zeigen. Noch öfter ist aber der abnorm kleine Penis gespalten und

zwar entweder nur an der unteren Seite (Hypospadie, Fig. 421) oder nur an der oberen
Seite (Epispadie), oder in sehr seltenen Fällen beides (Kombination von Hypo= und
Epispadie: angeborene Totalspaltung des Penis).

Bei der Totalspaltung des Penis trägt jede Penishälfte eine offene Urethralrinne. In sehr seltenen
Fällen kann die Urethralrinne jeder Penishälfte sich zu einem Rohr schliessen. Auf diese Weise entsteht
doppelter Penis[1]. Die beiden Harnröhren können sich entweder in der Symphysengegend vereinigen und
gemeinsam in eine einfache Blase münden, oder aber sie bleiben getrennt und münden in je eine Blase.

Die Hypospadie ist als eine typische Hemmungsmissbildung zu bezeichnen,
welche darin besteht, dass die beiden Genitalwülste bezw. die beiden Urethrallippen es
unterlassen, mit einander zu verwachsen.

Wir unterscheiden drei Formen von Hypospadie:

     1. Hypospadia glandis,

     2.   „   penis und

     3.   „   scrotalis s. perinealis.

Von diesen ist die Eichelhypospadie die gewöhnlichste. Die Harnöffnung
befindet sich meistens hinter der Eichel etwa an der Stelle, wo das Frenulum praeputii
— wenn dasselbe nicht gefehlt hätte — ansetzen sollte.

An der Stelle der normalen Urethralöffnung fehlt oft jede Andeutung einer solchen, in anderen
Fällen ist dagegen hier eine kleine Delle oder sogar ein kurzer, blind endigender Kanal zu beobachten.

Die letztgenannte Missbildung ist interessant, denn sie illustriert die selbständige Entstehungsweise
der Eichelpartie der Urethra.

Unter Umständen findet man an der Unterseite der Eichel eine offene Rinne, welche die Penisspitze
mit der abnormen Urethralöffnung verbindet und die offen gebliebene Eichelpartie der Urethralrinne
darstellt.

Wenn die mittlere und hintere Partie der embryonalen Urethralrinne ganz oder
teilweise offen bleibt, entsteht die Penishypospadie. Dieselbe ist gewöhnlich mit
Eichelhypospadie kombiniert, kann aber auch allein vorkommen. Wenn die ganze
Urethralrinne offen geblieben ist, ist gewöhnlich der Penis stark verkleinert und nach
unten (oder seitlich) abgeknickt (Fig. 421).

Wenn die Genitalwülste es unterlassen, mit einander zu verwachsen, entsteht die
scrotale oder perineale Hypospadie (Fig. 416 B, S. 493).

Die Urethralöffnung befindet sich dann zwischen den getrennten Scrotalhälften,
welche — besonders wenn diese Hypospadieform mit Kryptorchismus kombiniert ist —
das Aussehen der weiblichen Labia majora zeigen. Da ausserdem gewöhnlich der Penis
rudimentär und die Urethralrinne ebenfalls offen geblieben ist, so erhalten in diesen
Fällen die äusseren Geschlechtsteile durchaus das Aussehen einer Vulva mit grosser
Clitoris. (Vgl. das Kapitel über den männlichen Pseudohermaphroditismus, S. 491.)

In sehr seltenen Fällen können sich die vorderen Partien der Genitalwülste, welche
normalerweise in die Penishaut aufgehen (vgl. oben S. 480), zu einem präpenialen
Scrotum (Fig. 421) ausbilden. — Vielleicht ist diese Missbildung als ein Atavismus
zu betrachten, denn bei gewissen niederen Säugetieren (Marsupialia) kommt ein
präpeniales Scrotum physiologisch vor.

---

[1] Mit dem in dieser Weise entstandenen, doppelten Penis eines Einfachindividuums ist der doppelte
Penis bei der Duplicitas inferior geringsten Grades (vgl. oben S. 191) nicht zu verwechseln.

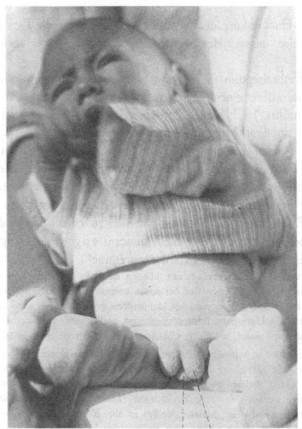

Glans penis Linke Scrotalhälfte

A

Scrotum praepeniale

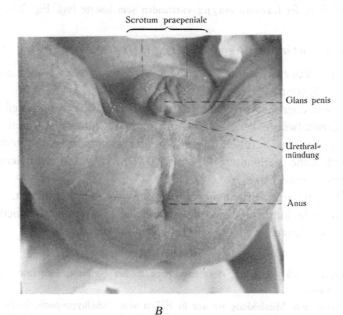

Glans penis

Urethral=
mündung

Anus

B

Fig. 421.
Knabe mit Hypospadiasis perinealis und präpenialem Scrotum (aus getrennten Cremastersäcken bestehend)
A von vorn, *B* von unten gesehen.
Die Gelegenheit, diesen Fall zu untersuchen, verdanke ich Herrn Prof. HILDEBRAND.

Bei abnormer Entwicklung des Septum urethrale kann die Pars cavernosa urethrae in verschiedener Weise missgebildet werden oder sogar — bei vorhandenem Penis — ganz fehlen.

Wenn das Urethralseptum nie in eine Urethralrinne umgewandelt wird, stellt die daraus gebildete Harnröhre einen isolierten soliden Epithelstrang dar („totale Obliteration der Harnröhre"). Häufiger entstehen partielle Verschlüsse der Urethra und zwar entweder an ihrer Mündung („epitheliale Verklebung des Orificium externum urethrae"), in der ganzen Eichelharnröhre („Imperforatio glandis") oder weiter nach hinten in der Pars cavernosa. Diese Missbildungen, welche ihre Entstehung einer — partiell oder total — unvollständigen Ausbildung der Urethralrinne verdanken, sind im allgemeinen mit hochgradiger Harnstauung, Erweiterung der Blase etc. verbunden [1]).

In anderen Fällen kann die Urethralrinne sich zu einem überall durchgängigen Rohr ausbilden, das jedoch an irgendwelcher Stelle abnorm eng wird („Angeborene Harnrohrstrikturen"; „Stenose des Orificium externum urethrae").

Die angeborenen Harnrohrstrikturen können entweder zylindrisch oder klappenförmig sein (Guyon). Von diesen beiden Formen sind bei sonst normalem Penis die klappenförmigen Strikturen die gewöhnlichsten. Unmittelbar nach hinten von den klappenförmigen Strikturen wird oft die Urethra divertikel-ähnlich erweitert. Wie Harnrohrstrikturen überhaupt, stellen auch die angeborenen Strikturen grosse Ansprüche an die Blasenmuskulatur, welche gewöhnlich stark hypertrophiert.

Doppelte Urethra. In seltenen Fällen findet man auf dem Dorsum des vorderen Penisteils eine sagittale Rinne, welche dicht hinter der Glans (oder etwas weiter nach hinten) sich in einen Schleimhautgang fortsetzt. Dieser Gang, welcher oberhalb der normalen Urethra nach hinten verläuft, kann bisweilen bis in die Blase verfolgt werden (Meisels, Stockmann, Loew). In anderen Fällen ist er kürzer und mündet in die normale Urethra hinein. Meistens endigt er aber blind an der Symphyse. — Nach Englisch (1895) stellt dieser Gang eine zweite wahre aber rudimentäre Harnröhre dar. Nach Klebs soll es sich aber um teilweise geheilte Epispadie handeln.

Meiner Meinung nach wäre es in Betracht zu ziehen, ob nicht der betreffende Gang durch eine abnorme Entwicklung der Lacuna magna entstanden sein könnte (vgl. Fig. 399, S. 473).

Abnorme Entwicklung der Penishaut und speziell des Präputiums.

Die normalerweise haarlose Penishaut wird in seltenen Fällen zur Pubertätszeit mit dicken Haaren besetzt.

Wie schon oben hervorgehoben, stammt die Penishaut zum Teil von den vorderen Partien der Genitalwülste her. Wenn nun auch die hinteren Genitalwulstpartien, welche normalerweise nur das Scrotum bilden, an der Penishautbildung teilnehmen, kann eine schwimmhautähnliche Verbindung („Virga palmata") zwischen dem Scrotalboden und der Penisspitze [2]) entstehen.

Das Präputium wird unter Umständen gar nicht entwickelt. In anderen Fällen bleibt dasselbe sehr kurz, so dass die Spitze des Glans davon unbedeckt bleibt. Diese Hemmungsmissbildungen sind oft mit Hypospadie kombiniert.

---

[1]) Es versteht sich von selbst, dass das Leben solcher Neugeborenen nur durch baldige Operation gerettet werden kann.

[2]) Die betreffende Missbildung ist nur in Fällen von Eichelhypospadie beobachtet worden, und die „Schwimmhaut" haftet nicht an der vordersten Spitze des Penis, sondern an der Stelle, wo das Frenulum — wenn vorhanden — hätte ansetzen müssen.

Die epitheliale Verklebung des inneren Präputialblattes mit der Eichel, welche sich normalerweise im 1.—13. Lebensjahre löst (BÓKAI), kann unter Umständen noch beim Erwachsenen total oder partiell persistieren.

Diese Abnormität bildet die Ursache der angeborenen Phimose. Bei dieser Phimosis=Form lässt sich also das Präputium nicht über die Glans zurückziehen [1]), nur weil dasselbe mit der Glans verklebt ist.

Diese Form ist nicht mit der erworbenen Phimose zu verwechseln, deren Ursache in inflamma= torischen Veränderungen der rüsselähnlichen Vorhautspitze mit nachfolgender Schrumpfung ihrer Binde= gewebe und verlorener Dehnungsfähigkeit der Vorhautöffnung liegt. Dass diese beiden Phimosisformen sich mit einander kombinieren können, versteht sich von selbst.

In diesem Zusammenhang ist noch zu erwähnen, dass sich bei normaler Vorhaut das Frenulum praeputii unter Umständen abnorm kurz entwickelt hat, was die vollständige Zurückziehung des Präputiums hindert und beim Coitus Einreissen des Frenulums mit Schmerzen veranlassen kann.

Entwicklung des Gefässsystems.

Die ersten Gefässanlagen entstehen (in der zweiten Embryonalwoche) ausserhalb des Embryos und zwar im Mesoderm der Dottersackwand (vgl. Fig. 62, S. 115), des Bauchstiels und des Chorion.

Beim menschlichen Embryo sind die Anfangsstadien dieser Gefässbildung noch nicht beobachtet worden. Offenbar findet sie aber sehr frühzeitig (in der 2. Embryonalwoche) statt. Denn bei einem etwa 1 mm langen menschlichen Embryo, der noch weder Urwirbel noch Medullarrinne besass, fand KEIBEL (1890) die Gefässanlagen des Dottersackes (= der Nabelblase) bereits in Wandschicht und junge, kern= haltige Blutkörperchen, differenziert.

Bei einem etwas älteren, 1,54 mm langen, menschlichen Embryo (Fig. 64, S. 117), welcher eine deutliche Medullarrinne aber noch keine Urwirbel besass, hatte schon vorher Graf SPEE (1889) Blut= und Gefässbildung in den distalen zwei Dritteilen des Dottersackes beobachtet. Bei diesem Embryo fanden sich noch nirgends Gefässendothelröhren in der Embryonalanlage. Die paarige Herzanlage war jederseits nur als ein kompaktes Häufchen von Mesodermzellen markiert.

Es dauert aber nicht lange, bis auch intraembryonale Gefässe gebildet werden, die sich mit den extraembryonalen Gefässen zu einer Kreislaufbahn verbinden.

Der primitive Blutkreislauf.

Wie wir durch ETERNOD (1898) wissen, ist nämlich ein vollständiger Blutkreis= lauf schon bei etwa 1,3 mm langen menschlichen Embryonen (aus dem Ende der zweiten Embryonalwoche) vorhanden (Fig. 63, S. 116).

Dieser primitive Blutkreislauf besteht aus einem schon (durch Ver= schmelzung der paarigen Anlagen), unpaar gewordenen Herzen, aus zwei Aorten, welche sich kaudalwärts in je eine Arteria umbilicalis direkt fortsetzen, und aus zwei Venae umbilicales.

Die Venae umbilicales sind im Chorion mit den Arteriae umbilicales durch Kapillaren verbunden. Durch den Bauchstiel hindurch erreichen sie (jederseits von der

---

[1]) Bei Anwendung von etwas stärkerer Gewalt ist dieses indessen oft möglich. Die epitheliale Verklebung wird dann manuell gelöst.

Allantois) den Embryonalkörper, wo sie in der lateralen Partie der Somatopleura (nahe der Amnionanheftung) kranialwärts zum Herzen verlaufen (vgl. Fig. 63 *A* u. *B*).

Die beiden Aorten gehen von dem kranialen Ende der Herzanlage aus, biegen aber sofort dorsal= und kaudalwärts um und verlaufen dann (zu beiden Seiten der Chordaanlage) bis zum kaudalen Körperende, wo sie sich in den Bauchstiel hinaus als Arteriae umbilicales direkt fortsetzen.

Entstehung der Schwanzarterien.

In einem nächstfolgenden Entwicklungsstadium, wenn der Schwanz des Embryos entsteht, wachsen aber von den kaudalen Aortenpartien zwei Schwanzarterien aus, welche der Richtung nach als direkte kaudale Fortsetzungen der beiden Aorten erscheinen (vgl. Fig. 422—424). Von nun ab sehen die mehr plötzlich (von der Ausgangsstelle der Schwanzarterien) ventralwärts umbiegenden Arteriae umbilicales nicht mehr als Fortsetzungen, sondern vielmehr als mächtige Ventralzweige der Aorten aus.

Entstehung der Kiemenbogenarterien.

Die kraniale Aortenpartie kann jederseits in eine kurze Aorta ascendens primitiva, einen Arcus primitivus aortae und eine Aorta descendens primitiva gesondert werden (Fig. 422).

Der primitive Aortenbogen kommt bei der Ausbildung des ersten Kiemen= bogens (des sog. Mandibularbogens) in diesem zu liegen. Er ist also mit der ersten Kiemenbogenarterie identisch, hat dagegen zu dem definitiven Aortenbogen, wie wir unten sehen werden, keine direkte Beziehung.

Schon Ende der zweiten Embryonalwoche beginnen unmittelbar kaudalwärts von der ersten Kiemenbogenarterie allmählich neue Arterienbogen zu entstehen, die von der Aorta ascendens primitiva ausgehend (Fig. 424 u. Fig. 63, S. 116) sich mit der Aorta descendens primitiva verbinden.

Auch diese Arterienbogen verlaufen in Körperpartien, die sich später zu Kiemen= bogen differenzieren, und können also von Anfang an als Kiemenbogenarterien angesprochen werden.

Es werden jederseits nicht weniger als sechs solche Kiemenbogenarterien gebildet. Zuletzt (bei etwa 5 mm langen Embryonen) entsteht beim Menschen die fünfte Kiemen= bogenarterie. Nur ausnahmsweise sind aber zu dieser Zeit die zuerst gebildeten Kiemen= bogenarterien noch vollständig erhalten.

Die Kiemenbogenarterien existieren, mit anderen Worten, gewöhnlich nicht alle gleich= zeitig. Meistens sind die beiden ersten Bogenarterien (1 u. 2) schon dem Untergang anheimgefallen, wenn die beiden letzten (6 u. 5) erscheinen.

Entstehung der Arteriae carotides primitivae.

Schon bei etwa 2 mm langen Embryonen beginnen die Aortae descen= dentes primitivae sich vorderhirnwärts zu verlängern. Dadurch entsteht jederseits ein Arterienstamm, den wir Arteria carotis interna primitiva nennen können.

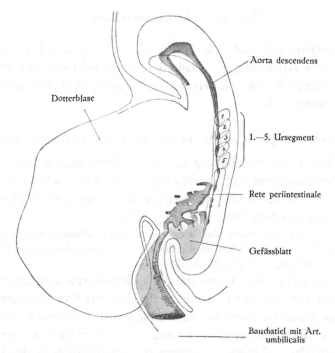

Aorta descendens

Dotterblase

1.—5. Ursegment

Rete periintestinale

Gefässblatt

Bauchstiel mit Art. umbilicalis

Fig. 422.

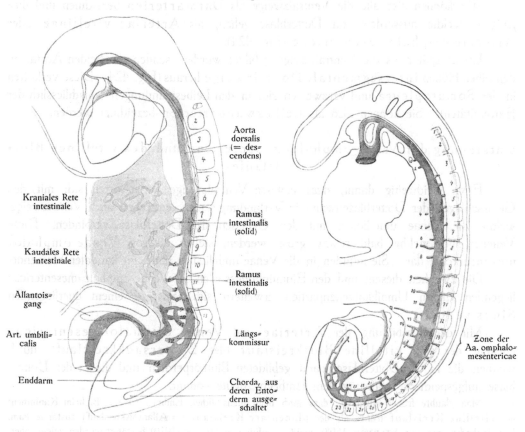

Aorta dorsalis (= des= cendens)

Kraniales Rete intestinale

Ramus intestinalis (solid)

Kaudales Rete intestinale

Ramus intestinalis (solid)

Allantois= gang

Art. umbili= calis

Längs= kommissur

Enddarm

Chorda, aus deren Ento= derm ausge= schaltet

Zone der Aa. omphalo= mesentericae

Fig. 423.

Fig. 424.

Fig. 422—424.
Rekonstruktion des arteriellen Gefässystems. Fig. 422 eines 1,38 mm langen Embryos, Fig. 423 eines 2,6 mm langen Embryos, Fig. 424 eines 2,5 mm langen Embryos (stärker gebogen). Nach FELIX, Morphol. Jahrb., Bd. 41 (1910).

Später verlängern sich auch die beiden Aortae ascendentes primitivae kranialwärts von den Arterienbogen. Dadurch entsteht jederseits eine anfangs kleinere, mehr ventral verlaufende Arterie, die wir mit dem Namen Arteria carotis externa primitiva bezeichnen wollen.

Entstehung der inter=segmentalen Aortenzweige.

Etwa gleichzeitig mit der Bildung der ersten Somitenpaare beginnen die beiden Aorten (in der Somitengegend und kaudalwärts davon) Ventralzweige auszusenden, die in der Regel in der Höhe der gegenseitigen Somitengrenzen lokalisiert und daher als intersegmental zu bezeichnen sind (Fig. 423).

Zur Zeit ihrer ersten Entstehung sind diese Aortenzweige allerdings nicht ventral, — sondern vielmehr lateralwärts gerichtet. Schon bei der Bildung des embryonalen Darmes bekommen sie aber ihre definitive, ventrale Richtung (vgl. Fig. 70, S. 124).

Die Ventralzweige der Aorten dringen (jederseits vom entodermalen Digestions= kanal) in der Splanchnopleura hervor. Einzelne derselben entwickeln sich relativ stark und verlängern sich (nachdem sie sich zuerst in der Darmwand verzweigt haben) bis in die Dotterblasenwand hinaus, wo sie sich mit den hier schon im voraus gebildeten Gefässanlagen verbinden. Andere verzweigen sich ausschliesslich in der Darmwand.

Wir können also alle die Ventralzweige als Darmarterien bezeichnen und die= jenigen, welche ausserdem zur Dotterblase gehen, als Arteriae vitellinae oder Arteriae omphalomesentericae (Fig. 424).

Etwas später als die Ventralzweige gebildet wurden, senden die beiden Aortae in denselben Höhen intersegmentale Dorsalzweige heraus (Fig. 424). Diese verlaufen in der Somatopleura und verzweigen sich in den Leibeswandungen (einschliesslich der Extremitäten). Sie können also als Leibeswandarterien bezeichnet werden.

Entstehung der Venae omphalo=mesentericae und des vitellinen Blut=kreislaufes.

Etwa gleichzeitig damit, dass gewisse Ventralzweige der Aorten sich mit den Gefässanlagen der Dotterblasenwand in Verbindung setzen, entstehen auch Venenzweige, welche die Venae umbilicales mit den Gefässen der Dotterblase verbinden. Diese Venenzweige, welche bald relativ gross werden, stellen die sog. Venae omphalo= mesentericae dar. Sie münden in die Venae umbilicales nahe am kaudalen Herzende.

Die zwischen diesem und den Einmündungsstellen der Venae omphalo=mesentericae liegenden kurzen Umbilikalvenenpartien erweitern sich jetzt zu einem querliegenden Sinus venosus.

Mit der Ausbildung der Arteriae und Venae omphalo=mesentericae entsteht der sog. vitelline Blutkreislauf (der Dottersackkreislauf), durch welchen die in der Dotterblasenwand gebildeten Blutkörperchen und die in der Dotter= blase aufgespeicherte Nahrung dem Embryo zugute kommt.

Man glaubte früher allgemein, dass auch beim menschlichen Embryo (wie z. B. beim Kaninchen) der vitelline Kreislauf früher als der placentare Kreislauf (= Allantoiskreislauf) zustande kam. Die Beobachtungen von ETERNOD (1898), welche neulich von DANDY (1910) bestätigt wurden, zeigen aber, dass beim Menschen (im Gegensatz zu den anderen bisher in dieser Beziehung untersuchten Säugetieren) der placentare Kreislauf etwas frühzeitiger als der vitelline etabliert wird.

Entstehung der Leibeswandvenen.

In der dritten Embryonalwoche entstehen jederseits zwei Venenstämme, welche das venöse Blut der embryonalen Leibeswände zum Herzen führen.

Der eine von diesen Venenstämmen kommt von dem kaudalen Körperende des Embryos und wird Vena cardinalis inferior (oder posterior) genannt. Der andere, die sog. Vena cardinalis superior (oder anterior, auch unter dem Namen Vena jugularis primitiva bekannt) kommt von dem kranialen Ende des Embryos.

In der Höhe der venösen Partie des Herzens vereinigen sich jederseits die beiden Venae cardinales zu einem kurzen Hauptstamm, dem sog. Ductus Cuvieri, der in den Sinus venosus mündet (vgl. Fig. 454 A).

Die beiden Venae cardinales inferiores verlaufen in der dorsalen Körper= wand lateralwärts von den beiden Aorten. Die Venae cardinales supe= riores dagegen verlaufen medialwärts von den Aortenbogen und biegen erst kaudal von diesen lateralwärts um.

Anfangs, wenn das Herz noch im kaudalen Kopfteil liegt, sind die Venae cardinales superiores selbstverständlich relativ kurz. Hand in Hand mit der folgenden Kaudalwärtsverschiebung des Herzens werden sie allmählich relativ länger.

Histogenese der ersten Blutgefässe.

Nach Van der Stricht (1892, 1899) entstehen die ersten Gefässanlagen (beim Kaninchen und Fledermaus) als solide Mesodermanschwellungen in der hinteren, peripheren Partie der Area opaca (= Area vasculosa). Diese Mesoblastanschwellungen bilden zuerst eine unterbrochene Reihe von inselförmigen Verdickungen (sog. „Blutinseln") am Rande der Area opaca. Indem sie sich aber später verlängern, konfluieren sie miteinander zu einem zusammenhängenden Rand= streifen, welcher nach Van der Stricht die Anlage des Sinus termi= nalis[1]) darstellt. Auch medialwärts von diesem Randstreifen entstehen Mesodermanschwellungen, welche sich mit dem Randstreifen in Verbindung setzen und dann als Zweige desselben erscheinen.

Aus diesen soliden Mesenchymstreifen entstehen nun die ersten Blutgefässe und zwar dadurch, dass die tiefer (zentral) liegenden Mesen= chymzellen der Streifen sich in Jugendformen roter Blutzellen, in Ery= throblasten, umwandeln, während die oberflächlichen Mesenchymzellen die Endothelwand der Gefässe herstellen (vgl. Fig. 425).

Ausser diesen, von Anfang an bluthaltigen Gefässen, entstehen nach Van der Stricht auch blutleere Gefässe in der Area vasculosa. Die letztgenannten werden als wandungslose Lücken zwischen Ento= und Mesoderm angelegt. Sie enthalten anfangs keine Zellen, werden aber von einer wasserhellen Flüssigkeit gefüllt, die von den drüsenartigen Endodermzellen produziert ist und das erste Blutplasma darstellt. — Auch diese Gefässe werden bald allseitig von wandbildenden Mesoblast= zellen umgeben.

Indem sich nun diese blutleeren aber plasmahaltigen Gefässe mit den bluthaltigen Gefässen in Ver= bindung setzen, entsteht aus beiden Gefässarten ein gemeinsames Gefässnetz, in welchem die voneinander freigemachten Erythroblasten — bei den bald anfangenden Gefässwandkontraktionen — im Plasma umher= schwimmen können.

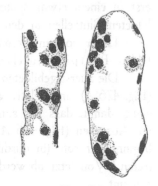

Fig. 425.
Blut= und Gefässbildung im Chorion eines 2 mm langen menschlichen Em= bryos. Nach Dandy: Amer. Journ. of Anat. Vol. 10 (1910).

---

[1]) Ein ähnlicher Randsinus wird indessen beim menschlichen Embryo nicht gebildet.

Die intraembryonalen Gefässe entstehen wahrscheinlich in ähnlicher Weise wie die extra=
embryonalen, indem sie vom Mesoderm[1]) stammen und in verschiedenen, später unter sich konfluierenden
Partien gebildet werden.

Es ist also nicht anzunehmen, dass die im Embryo sichtbaren ersten Gefässzellenstränge als Sprossen
ausserembryonaler Gefässanlagen entstanden sind, sondern vielmehr dass sie „ihre Entstehung aus ein=
zelnen, in loco entstandenen und netzförmig vereinigten Gefässzellen nehmen" (MOLLIÈR, 1906).

So ist es z. B. anzunehmen, dass einerseits die paarigen Herzanlagen und andererseits die paarigen
Aortenanlagen je für sich (also getrennt) entstehen und erst sekundär mit einander und mit den extra=
embryonalen Gefässen in Verbindung treten.

In späteren Entwicklungsstadien geht wohl aber die Neubildung von Gefässen dagegen meistens
durch Sprossung von den schon vorhandenen Gefässen aus.

Entwicklung des Blutes.

Die ersten Blutkörperchen entstehen extraembryonal und zwar in
engem Zusammenhang mit den ersten Gefässen.

Gewisse Mesenchymzellen proliferieren, wie erwähnt, zu Zellhaufen, sog. Blut=
inseln (Fig. 62, S. 115), deren periphere Zellschicht sich zu Gefässendothel und deren
zentrale Zellen sich zu Blutstammzellen differenzieren (Fig. 425).

Indem dann die Blutinseln unter sich und mit den intraembryonalen Gefässen kon=
fluieren, werden die ersten Blutzellen (von einander und von den Gefässwänden) frei und
gelangen in den primitiven Kreislauf.

Man glaubte bisher allgemein, dass die ersten im primitiven Kreislauf zirkulierenden Blutzellen auch
beim menschlichen Embryo (wie bei den bisher untersuchten Säugetieren) von den Blutinseln der Dotter=
sackwand stammten. Dies ist aber nach DANDY (1910) gar nicht der Fall.

Beim menschlichen Embryo entstehen nach DANDY (1910) die ersten zirkulierenden
Blutzellen in den Blutinseln bezw. Blutgefässen des Chorions (Fig. 425), und
erst in einem etwas späteren Stadium gelangen auch die in den Dottersackwänden ge=
bildeten Blutzellen in den Kreislauf.

Unter solchen Verhältnissen ist es wohl auch anzunehmen, dass das zuerst ge=
bildete Blutplasma ebenfalls unter Vermittlung des Chorions entsteht.

Die zuerst gebildeten Blutzellen, die sog. Blutstammzellen oder Hämogonien
(Fig. 426 A) sind relativ grosse, kernhaltige Zellen mit farblosem Protoplasma. Gleich=
zeitig damit, dass sie sich durch wiederholte Mitosen vermehren, verändern sie auch
ihr Aussehen (Fig. 426 A—E). Das Protoplasma wird feingranuliert und in demselben
beginnt der rote (in durchfallendem Lichte gelbe) Blutfarbstoff, Hämoglobin aufzu=
treten. Von jetzt ab werden die Blutzellen daher Erythroblasten (Fig. 426 E u. F)
genannt.

Die aus den extraembryonal gebildeten Hämogonien stammenden Erythroblasten
(Fig. 426 F) sind relativ grosse, runde, kernhaltige Zellen mit homogenem, gelbgefärbtem
Protoplasma.

Die Zahl dieser sog. primären Erythroblasten (oder „Megaloblasten") wird
eine Zeitlang stetig grösser und zwar sowohl dadurch, dass neue, extraembryonale
Blutinseln mit dem Kreislauf einverleibt werden, wie dadurch, dass die schon gebildeten
Erythroblasten sich durch Mitose vermehren.

---

[1]) RÜCKERT u. a. nehmen an, dass bei Selachiern auch das Entoblast an der ersten Gefäss=
bildung Teil nimmt.

Die betreffenden Mitosen können Anfangs überall (auch im zirkulierenden Blut) auftreten. Speziell reichlich treten sie aber nach VAN DER STRICHT (1892) an solchen Stellen auf, wo der Blutdruck besonders niedrig ist [1], und am allerreichlichsten in solchen Organen, welche (wie z. B. die Leber) ausserdem an Nahrungsmaterial reich sind.

Die primären Erythroblasten (Fig. 426 F) persistieren höchstens bis zum Ende des dritten Embryonalmonats. Sie degenerieren dann und werden allmählich ersetzt durch kleinere sekundäre Erythroblasten (Fig. 426 E), die zunächst in der Leber entstehen und nach der erwähnten Zeit die alleinige Art der Erythroblasten (daher auch „Normoblasten"genannt) darstellen.

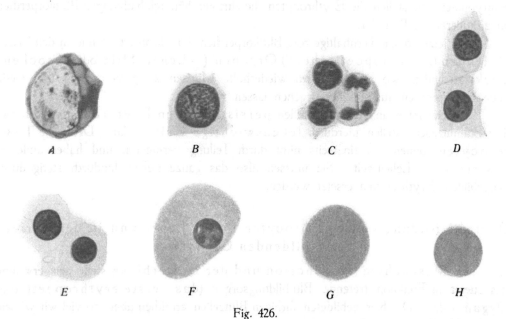

Fig. 426.

Verschiedene Entwicklungsstadien der Blutkörperchen. A Hämogonie, B Hämoblast I, C Hämoblast II, D Übergangszellen, E kleine Erythroblasten, F grosser Erythroblast des Dottersackes, G grosser Erythrocyt, H kleiner Erythrocyt. Nach MOLLIER: Archiv f. mikr. Anat., Bd. 74 (1909).

Die meisten dieser sekundären Erythroblasten gelangen aber nicht als solche in den allgemeinen Kreislauf, sondern erst nachdem sie innerhalb der Leber entkernt worden sind (MOLLIER, 1909).

Die Entkernung der Erythroblasten findet nach MOLLIER in der Weise statt, dass der Kern partiell ausgestossen wird, zum Teil aber schon innerhalb der Zelle degeneriert. Auf diese Weise werden aus den sekundären Erythroblasten reife, kernlose Blut= körperchen, sog. Erythrocyten (Fig. 426 H).

Betreffs der Entkernung der Erythroblasten herrschen unter den Autoren verschiedene Ansichten. So ist z. B. STÖHR der bestimmten Ansicht, dass die Degeneration des Kerns ganz und gar intrazellulär stattfindet, während WEIDENREICH und HOWELL eine vollständige Ausstossung des Kerns aus der Zelle annehmen.

---

[1] Nach VAN DER STRICHT (1892) ist dies in den venösen Kapillaren der Area vasculosa, der unteren Extremitäten und aller visceralen Organe der Fall, ebenso wie in den subkutanen Kapillaren und in denjenigen Kapillaren, welche in der Nähe des Zentralnervensystems liegen.

Schon in dem Erythroblaststadium beginnt nach MOLLIER das rote Blutkörperchen die für das Erythrocytenstadium charakteristische Napfform anzunehmen.

Die ersten kernlosen Blutkörperchen treten etwa in der Mitte des dritten Embryo=nalmonats auf. Anfangs sind sie nur vereinzelt unter den Erythroblasten wahrzunehmen. Sie nehmen aber jetzt sehr rasch an Zahl zu, gleichzeitig damit, dass die kernhaltigen Blutkörperchen verschwinden.

Schon bei 7,5 cm langen Embryonen sind im Pfortaderblut mehr Erythrocyten als Erythroblasten (meist primäre E.) vorhanden, und bei 9 cm langen Embryonen findet man an derselben Stelle nur mehr sehr wenige Erythroblasten (MOLLIER, 1909). In spät=embryonaler Zeit stellen die Erythrocyten die einzigen hämoglobinhaltigen Blutkörperchen im zirkulierenden Blut dar.

Von jetzt ab sind kernhaltige rote Blutkörperchen (Erythroblasten) nur in den blut=bildenden („hämatopoetischen") Organen (= Leber, Milz oder Knochen=mark) zu finden, wo sie sich durch wiederholte Mitosen stetig vermehren und stetig neue Erythrocyten aus sich hervorgehen lassen.

Die erwähnten an gewissen Stellen persistierenden Erythroblasten (bezw. ihre Stammzellen) stellen hierdurch lebenswichtige Zellen dar. Denn die Ery=throcyten können sich einerseits nicht durch Teilung vermehren und haben anderer=seits nur kurze Lebenszeit. Sie müssen also das ganze Leben hindurch stetig durch neugebildete Erythrocyten ersetzt werden.

Über die Bildung von Erythrocyten in der Leber und in den übrigen blutbildenden Organen.

Das Mesenchym des Chorion und der Dotterblase stellt, wie erwähnt, das zuerst in Funktion tretende Blutbildungsorgan (das „erste erythropoetische Organ") dar. Die hier gebildeten farbigen Blutzellen erreichen aber, so viel wir wissen, nie das Erythrocytenstadium.

Die ersten Erythrocyten des menschlichen Embryos entstehen, wie oben erwähnt, in der Leber.

Die Leber stellt also das zweite erythropoetische Organ dar.

Nach MOLLIER (1909) (welchem Autor wir eine sehr eingehende Untersuchung über dieses Thema an menschlichem Material verdanken) fängt die Leber fast unmittel=bar nach ihrer ersten Anlage an, sich zu der Blutkörperbildung vorzubereiten.

Schon am Ende des ersten Embryonalmonats (bei etwa 7,5 mm langen Em=bryonen) differenzieren sich gewisse Zellen des mesenchymatösen Leberreti=kulums zu Stammzellen kommender Blutelemente, zu Hämogonien (MOLLIER) aus (Fig. 427 *Hg*).

Es sind dies grosse, fixe, basophile und hämoglobinfreie Zellen, welche (bei Nachfärbung der Hämatoxylin=Eosin=gefärbten Schnitte nach der Methode von GIEMSA) stärker als die anderen Zellen des Mesenchymnetzes gefärbt werden.

Wenn diese Hämogonien fertig differenziert sind, sind sie vor allem dadurch charakterisiert, dass das Innere des Kernes sich weniger als das grobwabige Protoplasma färbt (Fig. 426 *A*).

Aus diesen Zellen gehen in der Folge durch wiederholte Teilungen Häufchen von Zellen hervor, welche, gleichzeitig damit, dass sie zahlreicher und dabei immer kleiner werden,

sich derart verändern, „dass das Protoplasma mit basischen Farben immer weniger färb=
bar wird, während umgekehrt der Kern sich immer stärker färbt" (MOLLIER). Schon
bei gewöhnlicher Hämatoxylin=Eosin=Färbung markieren sich daher diese Zellhäufchen,
indem die Leberschnitte wie bestäubt mit kleinen dunklen Kernen aussehen (Fig. 347, S. 395).

Die ersten Teilungsprodukte der Hämogonien nennen wir mit MOLLIER Hämo=
blasten I. Ordnung und die aus diesen hervorgehenden kleineren Zellen, Hämo=
blasten II. Ordnung.

Die Hämoblasten I (Fig. 426 B) stellen mittelgrosse Zellen dar mit noch kräftig basophilem, fein=
wabigem Protoplasma und nicht sehr dunkel gefärbtem Kern. Die Hämoblasten II sind kleine Zellen
(Fig. 426 C) mit homogenem Protoplasma und dunklem Kern.

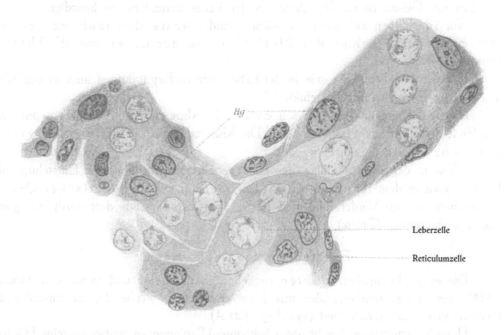

Fig. 427.
Längsschnitt durch einen Leberbalken eines 10 mm langen Embryos bei starker Vergrösserung, um die
Zusammensetzung desselben aus Leberzellen, Reticulumzellen und Hämogonien (Hg) zu zeigen.
Nach MOLLIER : Archiv f. mikr. Anat., Bd. 74 (1909).

Der kleine Hämoblast II mit seinem stark gefärbten Kern und dem geringen
Protoplasmamantel ist sehr ähnlich gebaut wie ein Lymphocyt. Unter Umständen
kann er vielleicht auch Lymphocyt werden.

Die meisten Hämoblasten II vermehren aber ihr Protoplasma und bilden in dem=
selben Hämoglobin aus (Fig. 426 D, E). Auf diese Weise wandeln sie sich in Erythro=
blasten (Fig. 426 E) um, aus welchen nach Entkernung die Erythrocyten
(Fig. 426 H) hervorgehen (vgl. oben S. 514).

Die Maschen des mesenchymatösen Lebernetzes stehen mit den letzten Verzwei=
gungen der fertigen Lebergefässe in offener Verbindung, was fast selbstverständlich ist,
da die neuen Leberkapillaren eben aus dem Mesenchymnetz hervorgehen.

Die ausserhalb der fertigen Lebergefässe gebildeten Blutzellen werden in einem gewissen Entwicklungsstadium [1]) (gewöhnlich erst als Erythrocyten oder Erythroblasten) von dem Mesenchymnetz frei und gelangen nun durch die offenen Maschen des Mesenchym= netzes in die eigentliche Gefässlichtung. Auf diese Weise kommen sie (anfangs oft noch gruppenweise zusammenhängend) in den Kreislauf hinein.

Sobald die Lieferung von Blutzellen aus einer Mesenchymnetzpartie beendigt ist, „verdichtet sich hier die retikuläre Gefässwand zur geschlossenen Endothelröhre" (MOLLIER).

Das Mesenchymnetz der Leber „wiederholt lange Zeit in einzelnen periodischen Schüben die Lieferung von Blutzellen". Der Höhepunkt der blutbildenden Tätigkeit der Leber ist aber schon bei einem Embryo von 30—35 cm Länge vorbei (MOLLIER). Und zur Zeit der Geburt ist die Blutbildung in der Leber normalerweise beendigt.

Nur in Fällen schwerer Anämie findet postembryonal eine regene= rative Wiederaufnahme der Blutbildung in der Leber statt (E. MEYER u. HEINEKE).

In etwa ähnlicher Weise wie in der Leber werden Erythrocyten auch in der Milz und in dem Knochenmark gebildet.

Die Blutbildung in der Milz soll etwa in der Mitte des Embryonallebens anfangen und Ende desselben schon beendigt sein. Die Milz kann also als das dritte erythro= poetische Organ bezeichnet werden.

Schon in der zweiten Hälfte des Embryonallebens tritt aber die Entstehung der Erythrocyten in dem Knochenmark (dem vierten erythropoetischen Organ) immer mehr in den Vordergrund und bleibt „fast ausschliesslich dort durch das ganze Leben fortbestehen" (STÖHR).

Entstehung der Leukocyten.

Die ersten Hämoleukocyten entstehen in der Leber und zwar nach MOLLIER (1909) aus Hämogonien, also aus Mesenchymzellen, welche den Stammzellen der Erythrocyten ganz ähnlich sind (vgl. Fig. 426 A).

Unter bestimmten (noch nicht näher bekannten) Bedingungen machen einzelne Hämo= gonien und ihre Tochterzellen nicht die oben beschriebene Entwicklung durch, welche zu der Bildung von Erythrocyten führt. Anstatt dessen verändern sie ihr Protoplasma durch Ausarbeitung von eosinophilen, groben Granula und wandeln sich so in eosino= phile Leukocyten um.

Diese sind anfänglich alle „mononukleäre Zellen, die erst mit weiterer Umformung zu polymorph= kernigen werden" (MOLLIER).

Die Bildung der ersten eosinophilen Leukocyten findet etwa gleichzeitig mit der Bildung der ersten Erythrocyten in der Leber statt (MOLLIER).

In späteren Entwicklungsstadien wird die Bildung der Hämoleukocyten von dem Knochenmark übernommen (STÖHR).

Die ersten Lympholeukocyten (= Lymphocyten) entstehen später als die ersten Hämoleukocyten (= Leukocyten im engeren Sinn). Ihre embryonale Bildungs= stelle ist noch nicht mit Sicherheit bekannt.

---

[1]) Wenn vereinzelte Hämogonien von dem Mesenchymnetz frei werden und in das Blut geraten, scheinen sie hier bald zugrunde zu gehen (MOLLIER).

Die in der embryonalen Leber gebildeten kleinen, basophilen Hämoblasten II. Ordnung sind allerdings den reifen Lymphocyten zur Verwechslung ähnlich. Es ist daher schwer zu entscheiden, „ob nicht die Lymphocyten und Hämoblasten die gleichen Zellen sind und vielleicht nur unter wechselnden äusseren Umständen einerseits Lymphocyten mit ihren spezifischen Leistungen werden, andererseits zu Erythrocyten reifen" (Mollier).

Solchenfalls würde die embryonale Leber also auch ein lymphatisches Organ sein. Mollier neigt indessen nach seinen bisherigen Erfahrungen dazu, dies nicht anzunehmen.

Beim Erwachsenen entstehen die Lymphocyten durch Teilung von sog. Lympho=blasten in den Keimcentren der Lymphknötchen (Stöhr).

Entwicklung des Herzens.

Die erste Herzanlage tritt beim menschlichen Embryo von etwa 1,5 mm Länge [1] auf und zwar als paarige, kompakte Mesoblastzellenhäufchen in der kaudalen Kopfpartie. An den betreffenden Stellen sind schon die paarigen Anlagen der Perikardial=höhle zu erkennen.

Die beiden Herzanlagen liegen ursprünglich weit entfernt von einander in den lateralen Partien der Area embryonalis (Fig. 428). Sie werden aber bei der Bildung des Vorder=darmes einander mehr oder weniger stark (ventralwärts vom Kopfdarme) genähert und verschmelzen zuletzt (Ende der zweiten und Anfang der dritten Embryonalwoche) [2] zu der unpaaren Herzanlage (vgl. Fig. 428—430).

Schon vor dieser Verschmelzung hatten aber die kompakten, paarigen Herzanlagen sich zuerst mesenchymatös umgewandelt [3] und dann je ein einheitliches Lumen bekommen (Fig. 428), und das letztgenannte war sowohl mit den extra= wie mit den übrigen intra=embryonalen Gefässen der betreffenden Seite in Verbindung getreten.

Unmittelbar nachdem die Herzanlage durch Verschmelzung der paarigen Herzschläuche einfach geworden war, war dieselbe durch ein Mesocardium dorsale an den Vor=derdarm und durch ein Mesocardium ventrale an die ventrale Körperwand fixiert (Fig. 430).

Das Mesocardium ventrale geht aber sehr bald [4] vollständig zugrunde. Dagegen persistiert das Mesocardium dorsale, wenn auch mehr oder weniger stark reduziert (Fig. 431 *B. m*), zeitlebens.

Bei dem Zugrundegehen des Mesocardium ventrale vereinigen sich selbstverständlich die früher paarigen Perikardialhöhlen zu einer unpaaren Kavität.

Fast unmittelbar nach der äusseren Verwachsung der paarigen Herzanlagen geht die, die beiden Lumina derselben trennende, gemeinsame Wandpartie durch Atrophie zugrunde (vgl. Fig. 429 u. 430).

Die auf diese Weise einfach gewordene Herzanlage bildet zuerst ein longitudinal gelagerter Schlauch, welcher kranialwärts den Truncus arteriosus bildet und in seinem kaudalen Ende einige Venen (die Venae omphalo=mesentericae, die Venae umbilicales und die Ductus Cuvieri) aufnimmt. Man kann daher auch den kranialen Teil des

[1] Zu dieser Zeit besitzt der menschliche Embryo nach Graf Spee (1889) noch keine Urwirbel.
[2] Die völlige Vereinigung beider Anlagen zum unpaaren Herzen ist nach Mollier (1906) bei Säuge=tieren im allgemeinen bei Embryonen mit zwölf Urwirbeln vollendet.
[3] Sie besitzen jetzt mehrere unregelmässige Lumina.
[4] Wahrscheinlich schon vor Mitte der dritten Embryonalwoche.

Herzschlauches als die arterielle, und den kaudalen Teil desselben als die venöse Herzpartie bezeichnen.

Querschnitte der jungen Herzanlage zeigen, dass diese schon in der dritten Embryonalwoche aus einem dünnwandigen, inneren Rohr, und einem dickwandigen, äusseren

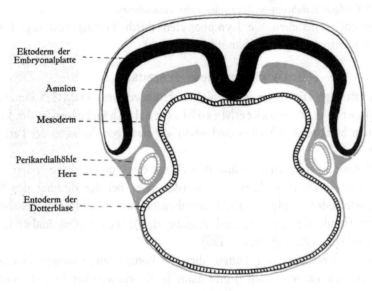

Ektoderm der
Embryonalplatte

Amnion

Mesoderm

Perikardialhöhle
Herz

Entoderm der
Dotterblase

Fig. 428.

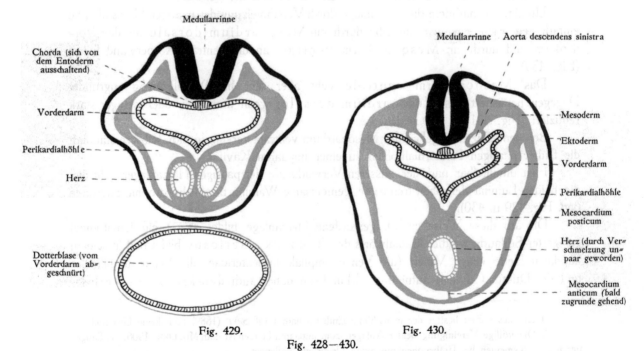

Medullarrinne

Chorda (sich von
dem Entoderm
ausschaltend)

Vorderdarm

Perikardialhöhle

Herz

Dotterblase (vom
Vorderdarm ab=
geschnürt)

Medullarrinne   Aorta descendens sinistra

Mesoderm

Ektoderm

Vorderdarm

Perikardialhöhle

Mesocardium
posticum

Herz (durch Ver=
schmelzung un=
paar geworden)

Mesocardium
anticum (bald
zugrunde gehend)

Fig. 429.   Fig. 430.

Fig. 428—430.

Schematische Querschnitte, die Entstehung des unpaaren Herzens und der unpaaren Perikardialhöhle zeigend.
Das Ektoderm ist kompakt schwarz, das Mesoderm rot und das Entoderm schraffiert schwarz.

Rohr besteht (vgl. Fig. 327, S. 382). Das letztgenannte stellt die gemeinsame Anlage des Myocardiums und des Pericardium viscerale dar. Das in diesem Rohr steckende dünnwandige Endothelrohr bildet die Anlage des Endocardiums.

Sehr frühzeitig [1]) beginnt der Herzschlauch sich zu biegen und zwar derart, dass das ursprünglich kaudale Ende desselben dorsal= und kranialwärts verlagert wird. Auf diese Weise bildet sich der ursprünglich vertikal stehende Herzschlauch in eine Schleife um, an welcher man einen linken, absteigenden und einen rechten, aufsteigenden Schenkel unterscheiden kann.

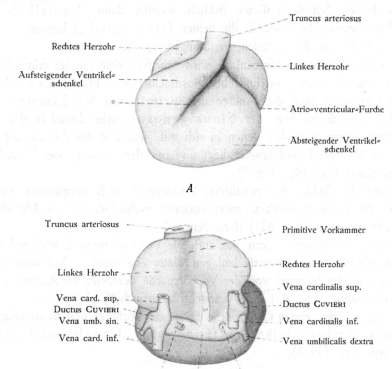

Fig. 431.
Rekonstruktionsmodell des Herzens eines 3 mm langen Embryos. *A* von vorn, *B* von hinten gesehen. *m* Mesocardium posticum. Nach BROMAN: Morpholog. Arbeiten, Bd. 5 (1895).

Die kaudalwärts gerichtete (etwa in der Mitte der arteriellen Herzpartie entstandene) Umbiegungsstelle der Schleife, stellt die Anlage der werdenden Herzspitze dar.

Der rechte, aufsteigende Schenkel geht, medialwärts umbiegend, in den sog. Truncus arteriosus [2]) über (Fig. 431). Der linke, absteigende Schenkel steht kaudal — durch

---

[1]) Beim Kaninchen noch bevor die paarigen Herzanlagen ihrer ganzen Länge nach mit einander verschmolzen sind.

[2]) Die Grenze zwischen dem aufsteigenden Herzschenkel und dem Truncus arteriosus wird im Äusseren durch eine mehr oder weniger deutliche Querfurche, das sog. Fretum HALLERI, markiert.

ein kurzes Querstück — mit dem aufsteigenden Schenkel in Verbindung, kranial geht der linke Schenkel in die venöse Herzpartie über. Dieselbe kann daher als eine Partie der linken Schenkel betrachtet werden. Da indessen die venöse Herzpartie mehr dorsal (unmittelbar ventral vom Vorderdarm) liegt, als die arterielle, von welcher sie sich ausser= dem durch eine scharfe Biegung nach unten markiert, und von vorne her von der (arteriellen) Hauptpartie der Schleife vollständig verdeckt wird, wird sie gewöhnlich in dieser gar nicht mitgerechnet. Man spricht dann von einer dorsalen, venösen und von einer ventralen, arteriellen Herzpartie, von welchen nur die letztgenannte eine Schleife bildet. Die beiden Schenkeln dieser Schleife werden dann „Ventrikelschenkel" benannt. Aus diesen gehen nämlich die beiden Herzventrikel hervor, während sich die Herzvorhöfe aus der dorsalen, venösen Herzpartie entwickeln.

Diese venöse Partie der Herzanlage wird sehr frühzeitig (in der dritten Embryonal= woche) durch eine — zuerst von links her einschneidende — Furche in zwei Abteilungen, den Sinus venosus und die Anlage der primitiven Vorkammer, gesondert (Fig. 431 B). Von diesen liegt der Sinus venosus mehr dorsal (und kaudal) und nimmt die zum Herzen gehenden Venen in sich auf, während die Anlage der primitiven Vorkammer mehr ventral und kranial liegt und mit dem absteigenden Ventrikelschenkel direkt kommuniziert (vgl. Fig. 434 A).

Indem sich die Anlage der primitiven Vorkammer rasch vergrössert, entstehen zu beiden Seiten des Truncus arteriosus zwei Vorkammer=Ausladungen, welche die Anlagen der beiden Herzohren (Fig. 431) darstellen.

Gleichzeitig hiermit vergrössern sich auch die Ventrikelschenkel, während die Grenz= partie zwischen Vorhofs= und Ventrikelanlagen relativ eng bleibt. Auf diese Weise wird die Ventrikelpartie des Herzens von der Vorhofspartie desselben im Äusseren durch eine tiefe Transversalfurche (Fig. 431 A, „Atrioventrikularfurche") abgegrenzt.

Das Lumen dieser engen Grenzpartie zwischen Vorhofs= und Ventrikelanlage stellt die primitive Atrioventrikularöffnung (auch „Canalis auricularis" be= nannt) dar (vgl. Fig. 434 A).

Entstehung der definitiven Vorhöfe.

Septum atriorum. Schon Ende der dritten Embryonalwoche entsteht die erste Anlage der definitiven Vorhofsscheidewand. Es bildet sich zu dieser Zeit an der hinteren, oberen Wand der primitiven Vorkammer eine sagittal gestellte Falte (das Septum primum von BORN), welche allmählich in der Richtung gegen die primitive Atrioven= trikularöffnung herabwächst (Fig. 432). Zuletzt (nach BORN etwa am Beginn des zweiten Embryonalmonats) trifft sie die Mitte dieser Öffnung und vermittelt so auf einmal die Aufteilung der venösen Herzpartie in die beiden Herzvorhöfe und die Trennung der primitiven Atrioventrikularöffnung in die beiden definitiven Atrioventrikularöffnungen.

Allein die Trennung der beiden Herzvorhöfe wird zunächst keine vollständige. Ehe noch ihre gemeinsame Scheidewand (das „Septum primum") halbfertig geworden ist, bildet sich nämlich in der oberen Partie derselben eine Perforationslücke[1] aus, durch

---

[1] Unter Umständen können zwei (oder mehr) solche Perforationslücken entstehen. — Bei gewissen Tieren (z. B. bei den Vögeln) entstehen regelmässig mehrere Perforationslücken, so dass das Septum primum siebartig durchlöchert erscheint.

welche die beiden Vorhöfe auch nach der vollständigen Ausbildung des Septum primum
mit einander in Verbindung bleiben (Fig. 432). — Diese Perforationslücke vergrössert sich
und rückt bei der späteren Ausbildung der Scheidewand nach vorn und unten hervor.
(Sie stellt das primitive Foramen ovale dar.)

Nachdem das Septum primum die Atrioventrikularöffnung erreicht hat, entsteht an
der rechten Seite desselben eine neue Falte, die sich zu einer Verstärkung der Vorhofs=

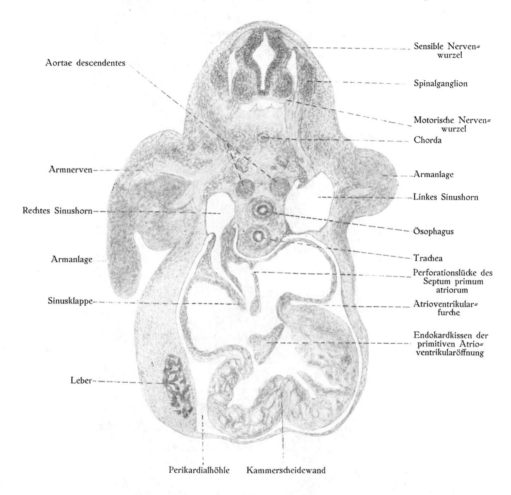

Fig. 432.
Querschnitt durch die Herzgegend eines 8,3 mm langen Embryos (die Sinusklappen zeigend). $\frac{30}{1}$.

scheidewand ausbildet. Diese Falte wächst nämlich unmittelbar neben dem Septum primum
zu einem neuen Septum, dem Septum secundum (BORN), aus, das mit dem Septum
primum verlötet wird.

Dieses Septum secundum ist ringförmig und relativ dick. Dasselbe hat — mit
anderen Worten — von Anfang an in der Mitte eine relativ grosse Öffnung, die von
dem dicken Faltenrande begrenzt wird.

Hervorzuheben ist nun, dass diese Öffnung des Septum secundum nicht gerade
gegenüber derjenigen des Septum primum, sondern etwas mehr nach hinten zu liegen

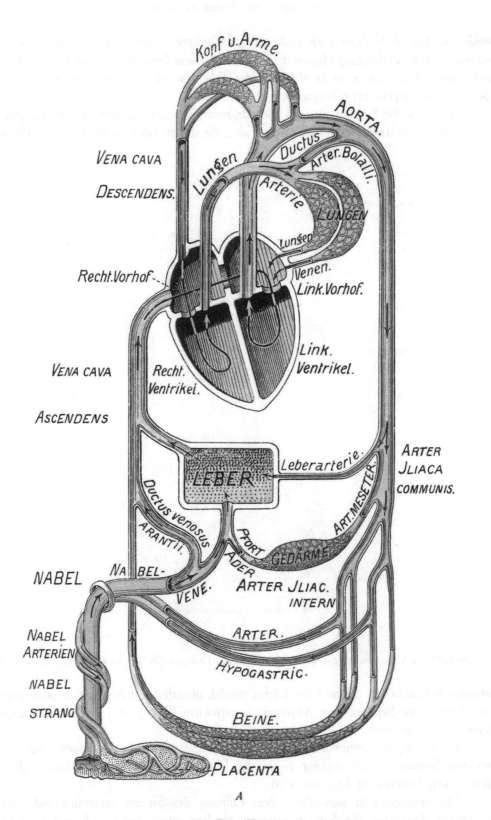

Fig. 433.
Schema des Blutkreislaufs vor der Geburt. Nach American Textbook of obstetrics, aus
v. Winckel's Handbuch d. Geburtsh., Bd. 1, 1. Wiesbaden 1903.

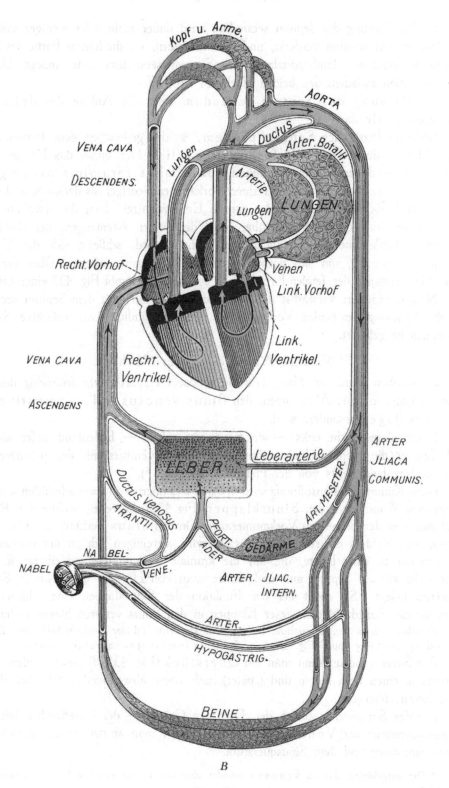

Kopf u. Arme.

AORTA

Ductus
Arter. Botali.

VENA CAVA

Lungen
Arterie

DESCENDENS.

Lungen

LUNGEN

Recht. Vorhof

Venen

Link. Vorhof

Link.
Ventrikel.

VENA CAVA

Recht.
Ventrikel.

ASCENDENS

ARTER
JLIACA

Leberarterie

COMMUNIS.

LEBER

ART. MESETER.

Ductus Venosus
ARANTII.

PFORT.
ADER

GEDÄRME

NA BEL-

NABEL

VENE.

ARTER. JLIAC.
INTERN.

ARTER.

HYPOGASTRIG.

BEINE.

B

Fig. 433.
Schema des Blutkreislaufs nach der Geburt. Nach American Textbook of obstetrics, aus
v. WINCKEL's Handbuch d. Geburtsh., Bd. 1, 1.

kommt. Die Öffnung des Septum secundum wird daher mehr oder weniger vollständig von dem Septum primum verdeckt, und nur nach vorn, wo die hintere Partie des Septum primum während der Embryonalzeit dem Septum secundum nicht anliegt, bleibt die Kommunikation zwischen den beiden Vorhöfen noch offen.

Die Öffnung des Septum secundum stellt die Anlage des definitiven Foramen ovale dar.

Diejenige Partie des Septum primum, welche gegenüber dem Foramen ovale liegt, bildet die dünne Valvula foraminis ovalis. Der dicke, das Foramen ovale begrenzende Rand des Septum secundum wird Limbus foraminis ovalis genannt.

Solange der Blutdruck in der rechten Vorkammer niedriger als derjenige in der linken Vorkammer bleibt, d. h. während der ganzen Embryonalzeit, lässt die erwähnte Klappe das Foramen ovale offen. Sobald aber, nach den ersten Atemzügen, der Blutdruck in der linken Vorkammer höher als in der rechten wird, schliesst sich die Valvula foraminis ovalis, um sich normalerweise nie wieder zu öffnen. Über die gleich= zeitige Umwandlung des fetalen Kreislaufs in den definitiven gibt Fig. 433 einen Überblick.

Nach der Geburt verwächst der freie Rand der Valvel mit dem Septum secundum, und die Trennung der beiden Vorhöfe wird jetzt vollständig. Das definitive Septum atriorum ist gebildet.

Weitere Ausbildung der Vorhöfe.

Schon oben wurde erwähnt, dass die venöse Herzpartie sehr frühzeitig durch eine äussere Furche in zwei Abteilungen, den Sinus venosus und die primitive Vor= kammeranlage, gesondert wird.

Indem diese Furche links — wo sie zuerst auftritt — bedeutend tiefer als rechts wird, kommt die Kommunikationsöffnung des Sinus venosus mit der primitiven Vor= kammeranlage bald rechts von der Herzmitte zu liegen [1]).

Diese Kommunikationsöffnung wird in dem Herzinnern von zwei allmählich höher vor= springenden Wandfalten, den Sinusklappen (Fig. 432), begrenzt, welche den Rückfluss des Blutes von der primitiven Vorkammeranlage in den Sinus verhindern. Diese Sinus= klappen, von welchen die rechte am grössten wird, vereinigen sich an der dorsalen Vor= kammerwand zu einer Leiste, die auf die kraniale Vorkammerwand übergreift. Diese Leiste sieht wie ein Septum aus und wurde auch von His mit dem Namen Septum spurium belegt. Sie spielt bei der Funktion der Sinusklappen eine wichtige Rolle, indem sie ein Zurückschlagen dieser Klappen in den Sinus venosus hinein verhindert.

Zwischen diesem Septum spurium (+ den Sinusklappen) und der Vorhofsscheidewand findet sich eine Zeitlang ein kleiner Raum (Fig. 432), das Spatium intersepto=valvulare (Röse).

Am Sinus venosus kann man ein Querstück (Fig. 431 *B*) unterscheiden, welches jederseits in einen nach hinten und (später) nach oben abweichenden Schenkel, das sog. Sinushorn, übergeht.

In jedes Sinushorn mündet der Ductus Cuvieri [2]) der betreffenden Seite. Die Einmündungsstelle der Vena cava inferior findet man an der Grenze zwischen dem rechten Sinushorn und dem Sinusquerstück.

---

[1]) Der ausgebildete Sinus venosus mündet also nur in die rechte Vorkammeranlage (vgl. Fig. 434 *A*).

[2]) Der rechte Ductus Cuvieri stellt die Anlage der definitiven Vena cava superior dar.

Indem in späteren Entwicklungsstadien die Sinusklappen und das Septum spurium zum grossen Teil zurückgebildet werden, wird die Grenze zwischen dem Sinus und dem rechten Vorhof unscharf, und grosse Partien des Sinus venosus werden so allmählich in den rechten Vorhof einbezogen.

Der definitive rechte Vorhof ist also ein Produkt 1. aus dem primitiven rechten Vorhof und 2. aus einer Partie des Sinus venosus. Und zwar geht aus dem erst= genannten Teil nur das rechte Herzohr, aus dem letztgenannten Teil dagegen die Haupt= partie des rechten Vorhofes hervor. Diese aus dem Sinus venosus stammende Partie des rechten Vorhofes markiert sich noch am ausgebildeten Herzen und zwar durch die glatte Beschaffenheit ihrer Innenfläche, während die aus dem primitiven Vorhof stammende Vorhofspartie mit parallelen Muskelverdickungen (Musculi pectinati) versehen ist.

Die Rückbildung der Sinusklappen und des Septum spurium findet in folgender Weise statt: Nachdem die linke Sinusklappe und das Septum spurium niedriger geworden sind, verschmelzen sie mit dem Septum atriorum. Sie und das Spatium intersepto= valvulare verschwinden hierbei spurlos. — Die rechte Sinusklappe wird ebenfalls überall niedriger. In der oberen Partie der Klappe setzt sich dieser Prozess fort, bis die Klappe hier unsichtbar geworden ist.

Die untere Partie der niedriger gewordenen rechten Sinusklappe bleibt dagegen mehr oder weniger deutlich erhalten und zwar in zwei Abteilungen, welche die Valvula venae cavae inferioris bezw. die Valvula Sinus coronarii bilden.

Die erstgenannte Klappe (die Valvula venae cavae inferioris oder Valvula Eustachii) hat während der späteren Embryonalzeit die Aufgabe, den Blutstrom der Vena cava in= ferior durch das Foramen ovale in die linke Vorkammer abzuleiten (Fig. 433 A).

Diejenigen Partien des Sinus venosus, welche in die rechte Vorkammer aufgehen, sind das rechte Sinushorn und die rechte Partie des Sinusquerstückes.

Die linke Partie des Sinusquerstückes, welche durch eine neue Scheidewand (das „Sinusseptum") von der rechten geschieden wird und auf diese Weise eine besondere Einmündung in die rechte Vorkammer bekommt, bleibt als der die Herzvenen auf= nehmende Sinus coronarius cordis erhalten.

Das linke Sinushorn obliteriert dagegen beim menschlichen Embryo mehr oder weniger vollständig und zwar Hand in Hand damit, dass der linke Ductus Cuvieri zugrunde geht [1]. (Vgl. Fig. 454.)

Die Ausbildung des linken Vorhofes gestaltet sich viel einfacher als die= jenige des rechten Vorhofes. In die Dorsalpartie seiner primitiven Anlage mündet, wie erwähnt, schon frühzeitig (vgl. oben S. 314) eine einfache Vena pulmonalis. Der Stamm dieser Vene zerfällt bald in zwei Hauptäste, welche sich wiederum in je zwei Sekundäräste verzweigen.

Auf Kosten dieses Venenstammes und seiner beiden Hauptäste vergrössert sich nun in späteren Entwicklungsstadien die linke Vorkammer in ähnlicher Weise, wie sich die rechte Vorkammer durch Aufnahme gewisser Partien des Sinus venosus vergrös= serte. Indem nämlich zuerst der Stamm und dann die Hauptäste der Vena pulmonalis stark ausgedehnt werden, werden sie vollständig in die Vorkammerwand einbezogen.

---

[1] Nach einigen Autoren persistieren sie dagegen, die Vena obliqua cordis bildend.

Daher kommt es also, dass in späteren Entwicklungsstadien vier Lungenvenen —
anstatt, wie ursprünglich nur eine — in den linken Vorhof münden (SCHMIDT, 1870).

Diese aus der Vena pulmonalis stammende Partie des linken Vorhofes stellt beim
Erwachsenen die Hauptpartie desselben dar. Die aus der primitiven Vorhofsanlage
stammende Partie desselben bildet nur das linke Herzohr. In der Wand dieser
älteren Vorhofspartie sind Musculi pectinati zu sehen, während die durch die Ein=
beziehung der Vena pulmonalis entstandene Wandstrecke an ihrer glatten Beschaffenheit
zu erkennen ist.

Ausbildung der beiden Herzkammern.

Unmittelbar nach der Bildung der Herzschleife (vgl. Fig. 431 A) waren die beiden
Ventrikelschenkel nur an der Umbiegungsstelle miteinander verbunden.

Indem aber die medialen Wände der beiden Ventrikelschenkel sich bis zur Be=
rührung nähern und zuletzt (bei * in Fig. 431 A) mit einander verwachsen, wird die ganze
Kammeranlage im Äusseren einheitlich.

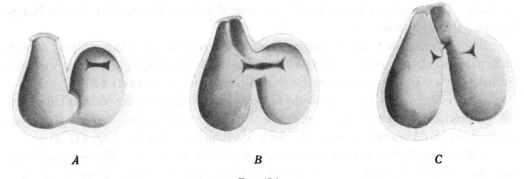

A   B   C

Fig. 434.
Drei Schemata, die Entwicklung der Herzkammerscheidewand zeigend.   Nach BORN: Archiv für
mikr. Anat. Bd. 33, 1899.

In dem Inneren wird diese Herzkammeranlage zunächst durch eine primitive
Ventrikelscheidewand in eine linke und eine rechte primitive Herzkammer
unvollständig getrennt (Fig. 434 A).

Die primitiven Herzkammern entsprechen den beiden Ventrikelschenkeln, und die
primitive Ventrikelscheidewand wird von den mit einander verwachsenen Wandpartien
der beiden Ventrikelschenkel gebildet.

Diese primitive Ventrikelscheidewand geht nun bald durch von unten nach oben
fortschreitende Atrophie vollständig zugrunde (vgl. Fig. 434 A u. B).

Entwicklung der definitiven Ventrikelscheidewand.

Ehe noch die letzte Partie der primitiven Ventrikelscheidewand zugrunde gegangen
ist, entsteht in der Herzspitzgegend die erste Anlage der definitiven Ventrikel=
scheidewand und zwar als eine sagittal gestellte, solide Muskelleiste (Fig. 432 u. 434).
Neben dieser Leiste buchten sich die beiden Kammerhälften kaudalwärts immer mehr aus.
Sowohl hierdurch wie durch eigenes Wachstum wird die Leiste rasch höher und bildet sich
so zu einem Septum aus.

Inzwischen erfährt die primitive Atrio=ventrikularöffnung eine starke Ausweitung nach rechts hin (vgl. Fig. 434 *A* u. *B*), wodurch sie fast symmetrisch zu liegen kommt (anstatt linksseitig wie früher), und unter Vermittlung von dem Septum atriorum (vgl. oben S. 522) verwachsen zwei, diese Öffnung oben und unten begrenzenden Endocardverdickungen die sog. Endocardkissen, Fig. 432) in der Mitte mit einander. Auf diese Weise entstehen die beiden definitiven Atrioventrikularöffnungen.

Bald nachher verwächst die dorsale Partie des Kammerseptums mit den rechten Randhöckern der verschmolzenen Endocardkissen (Fig. 434 *C*). Von nun ab mündet also der linke Vorhof in die linke, und der rechte Vorhof in die rechte Herzkammer.

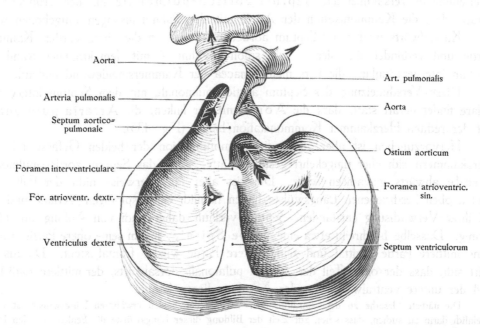

Fig. 435.

Herz eines 7,5 mm langen Embryos. Von vorn gesehen. Die vordere Wand der beiden Herzkammern ist entfernt. Nach Kollmann's Hand=Atlas d. Entw.=Gesch. Bd. II, Jena 1907.

Allein die Trennung der beiden Herzkammern ist noch keine vollständige. Die Kammerscheidewand ist nämlich noch eine zeitlang in der ventro=kranialen Partie — an der Grenze zwischen Herzkammer und Truncus arteriosus — defekt.

Die betreffende Öffnung der Herzkammerscheidewand, das sog. Foramen inter=ventriculare (Fig. 435), schliesst sich erst relativ spät und zwar unter Vermittlung von dem Septum aortico=pulmonale, dessen kaudaler Rand mit dem kranialen freien Rande des Septum interventriculare verwächst.

Der betreffenden, zuletzt gebildeten Partie der Kammerscheidewand fehlt beim Menschen zeitlebens die Muskulatur, was sich einfach daraus erklärt, dass sich in dem Septum aortico=pulmonale keine Muskelzellen befinden (Born, 1889). Beim Erwachsenen ist diese Herzscheidewandpartie unter dem Namen Pars membranacea bekannt.

Entwicklung des Septum aortico=pulmonale in dem Truncus arteriosus.

In dem Inneren des Truncus arteriosus treten schon Anfang des zweiten Embryonalmonats zwei aus Gallertgewebe gebildete Längswülste auf (Fig. 436 A), welche sich von der Abgangsstelle des sechsten Aortenbogenpaares kaudalwärts bis in die obere Herzkammerpartie hinein erstrecken (Fig. 435). Indem diese Längswülste all= mählich höher werden und zuletzt der Länge nach mit ihren freien Rändern verwachsen, entsteht eine vertikale Scheidewand, die den Truncus in zwei Gefässe, die Aorta ascendens und die Arteria pulmonalis, aufteilt (vgl. Fig. 444 u. 445, S. 544).

Kranial von der Ausgangsstelle der beiden Pulmonalisbogen (= sechster Kiemen= arterienbogen) verschmilzt das Septum aortico=pulmonale mit der Truncuswand derart, dass die Kommunikation der Aorta mit den Pulmonalisbogen aufgehoben wird.

Kaudalwärts wächst das Septum aortico=pulmonale in die obere vordere Kammer= partie und verbindet sich hier — wie schon erwähnt — mit dem kranialen Rand des Septum interventriculare, die Pars membranacea der Kammerscheidewand bildend.

Diese Verschmelzung des Septum aortico=pulmonale mit dem Septum interventri= culare findet derart statt, dass die Aorta mit der linken, die Arteria pulmonalis mit der rechten Herzkammer Kommunikation behält (Fig. 435).

Hervorzuheben ist aber, dass die Kommunikation der beiden Gefässe mit den Herzkammern sich eher umgekehrt gestaltet hätte, wenn das Septum aortico=pulmonale gerade abwärts gewachsen wäre. Dies ist aber normalerweise nicht der Fall. Die beiden oben beschriebenen Längswülste haben nämlich einen spiraligen Verlauf und das bei ihrer Verwachsung entstandene Septum verläuft daher auch von Anfang an spiral= förmig. Dasselbe beschreibt etwa eine halbe Spirale, indem seine obere Partie frontal, seine mittlere Partie sagittal und seine untere Partie wieder frontal steht. Daraus er= klärt sich, dass der obere Teil der Arteria pulmonalis dorsalwärts, der mittlere nach links und der untere ventralwärts von der Aorta zu liegen kommt.

Die nächste Ursache zu dem spiralförmigen Verlauf der beiden erwähnten Längswülste ist wahr= scheinlich darin zu suchen, dass schon zur Zeit der Bildung dieser Längswülste die beiden von den Herz= kammern kommenden Blutströme sich in dem Truncus arteriosus noch getrennt erhalten, anstatt hier zu einem einfachen Strom zusammenzufliessen und dass sie sich hierbei spiralförmig um einander winden (Fig. 435). Die Ursache der Spiralrichtung der beiden Ströme hängt andererseits wahrscheinlich davon ab, dass die linke Herzkammeranlage nicht wie die rechte allmählich, sondern mehr abrupt nach einer winkeligen Biegung der linken Herzwand, in den Truncus arteriosus übergeht, was natürlich auf die Stromrichtung Einfluss haben muss.

Nach der Bildung des Septum aortico=pulmonale finden in demselben und in der Wand des Truncus arteriosus histologische Umwandlungen statt, welche die Scheidung der Aorta ascendens von der Arteria pulmonalis vervollständigen (Fig. 436). Auch in dem Äusseren macht sich die Trennung durch Furchen bemerkbar. Durch Binde= gewebe und durch einen gemeinsamen Perikardialüberzug bleiben aber die beiden Gefässe zeitlebens mit einander verbunden.

Entwicklung der Semilunarklappen der Aorta und der Arteria pul= monalis.

Nach der Bildung der beiden oben beschriebenen Längswülste, welche sich später mit einander zu dem Septum aortico=pulmonale verbinden, entstehen in der unteren

Partie des Truncus arteriosus, in dem sog. Bulbus arteriosus, zwei ähnliche, aber kleinere Längswülste, welche mit den erstgenannten alternieren (Fig. 436 A).

Bei der Bildung des Septum aortico=pulmonale werden die beiden grösseren Längs= wülste in je zwei kleinere Wülste aufgeteilt (Fig. 436 B). Auf diese Weise bekommt also sowohl die Aorta ascendens wie die Arteria pulmonalis von Anfang an (d. h. unmittel= bar nach ihrer Trennung) drei mit Gallertgewebe gefüllte Endothel= wülste.

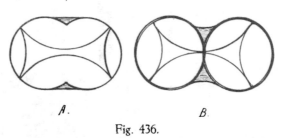

Fig. 436.

Schematische Querschnitte des Truncus arteriosus, die Tren= nung desselben in Aorta und Arteria pulmonalis zeigend.

Diese weichen Längswülste funk= tionieren wahrscheinlich schon jetzt als eine Art Verschlussmechanismus. Mit Born (1899) u. a. nehme ich nämlich an, dass, wenn das Blut in den be= treffenden Ventrikelraum zurückzu= fliessen versucht, die betreffenden Längswülste gegen das untere Gefäss= ende hingedrängt werden und, sich dort vorwölbend, das Lumen verschliessen (vgl. Fig. 437 A und B). Auf diese Weise werden die drei Längswülste der Arteria pulmonalis bezw. der Aorta ascendens in ihrer oberen Partie allmählich immer niedriger, bis sie hier zuletzt ganz verschwinden, während sie in ihrer unteren Partie gleichzeitig höher werden und nach allmählicher taschenförmiger Aushöh= lung (von der oberen und distalen Seite her) die Semilunarklappen[1] bilden.

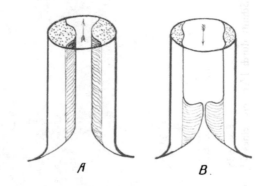

Fig. 437.

Schemata, die Entstehung der Semilunarklappen aus den Längswülsten zeigend.

Entwicklung der Atrioventrikularklappen.

Auf, im Prinzip, dieselbe Weise wie die Semilunarklappen, d. h. durch Unter= minierung schon vorhandener Gewebemassen unter Vermittlung von dem zurückströmen= den Blute selbst, entstehen auch die Atrioventrikularklappen (Fig. 438). Das Baumaterial dieser Klappen wird zum grössten Teil von der Muskelwand des Canalis auricularis, zum Teil aber auch von den verschmolzenen Endokardkissen ge= liefert. Die letztgenannten Partien der Atrioventrikularklappen sind von Anfang an binde= gewebig. Die erstgenannnten Partien sind dagegen ursprünglich muskulös und werden erst sekundär — durch Zugrundegehen ihrer Muskelzellen — bindegewebig.

Die linke Atrioventrikularöffnung wird auf diese Weise mit zwei, die rechte mit drei ganz und gar bindegewebigen Klappen versehen.

---

[1] Diese Klappen entstehen in der Höhe der äusseren Grenzfurche zwischen Ventrikelschenkel und Truncus arteriosus.

34*

Gleichzeitig mit der bindegewebigen Umwandlung der früher muskulösen Klappen=
partien werden auch die mit diesen verbundenen Muskelbalken (welche ein Zurück=
schlagen der Klappen verhindern) teilweise in Bindegewebe umgewandelt. Auf diese
Weise entstehen aus den oberen Partien dieser Muskelbalken die Chordae tendi=

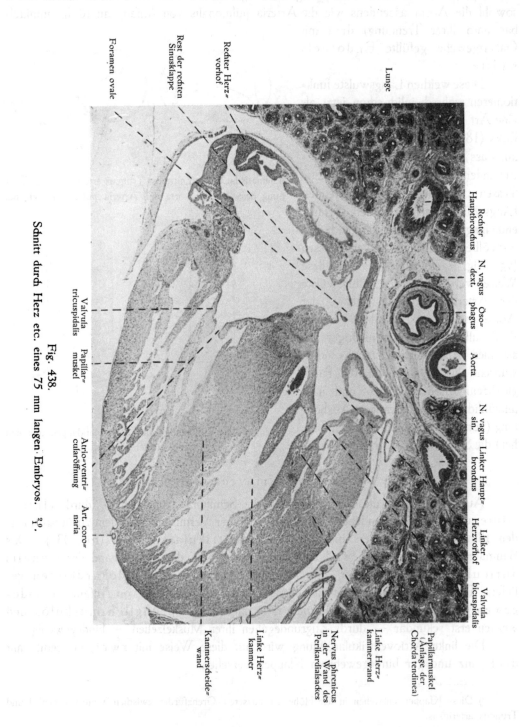

Fig. 438.
Schnitt durch Herz etc. eines 75 mm langen Embryos. $\frac{20}{1}$.

neae, während die unteren Partien derselben muskulös bleiben und die Musculi papillares (Fig. 438) darstellen.

Diejenigen Muskelbalken, welche mit den Atrioventrikularklappen keine Verbindung haben, werden bei der Erhöhung des intraventrikularen Blutdruckes peripherwärts ver= schoben und der mehr kompakten Ventrikelwand mehr oder weniger vollständig ein= verleibt. Einige bleiben indessen als in der Mitte freie Trabeculae carneae zeitlebens isoliert bestehen.

Gleichzeitig wird auch das Endothelrohr der Herzanlage (Fig. 327, S. 382, „Endocardium") peripherwärts gedrängt, bis dasselbe mit der Muskelwand intim ver= bunden wird und die Innenseite derselben eng bekleidet. Aus dem Endothelrohr der Herzanlage geht also das Endocardium hervor.

Grössenzunahme des Herzens.

In frühzeitigen Entwicklungsstadien ist das Herz relativ sehr gross (vgl. Fig. 209, S. 239). Bei einem drei Wochen alten Embryo z. B. bildet das Herz etwa $\frac{1}{10}$ des ganzen Körpers.

In den folgenden Entwicklungsstadien wächst aber das Herz weniger schnell als der Körper im ganzen. Bei 10 cm langen Embryonen ist das Herz nur etwa dreimal grösser als die Faust desselben Embryos, und schon beim geburtsreifen Fetus finden wir, dass die Herzgrösse etwa der Faustgrösse desselben Individuums entspricht.

Da nun das weitere Wachtsum des Herzens etwa gleichen Schritt hält mit demjenigen der Hände desselben Individuums, so kann die Faust= grösse eines Individuums auch in den folgenden Entwicklungsstadien und beim Erwachsenen als ein grobes Mass für die normale Herzgrösse verwendet werden.

Hervorzuheben ist indessen, dass das Herz des Neugeborenen noch im Verhältnis zum ganzen Körper relativ viel grösser (etwa doppelt) als beim Erwachsenen ist.

Auch im Verhältnis zum Brustkorb ist das Herz in den ersten Kinderjahren bedeutend grösser als beim Erwachsenen. So liegt bis zum siebenten Kinderjahre der Spitzen= stoss des Herzens normalerweise in der

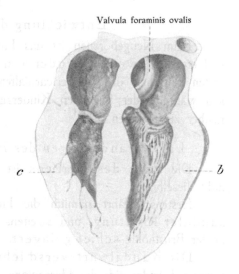

Valvula foraminis ovalis

c .... b

Fig. 439.

Schnitt durch das Herz eines geburtsreifen Fetus. $\frac{1}{1}$. b Wand des linken Ventrikels. c Wand des rechten Ventrikels. b und c etwa gleich dick. Nach SEITZ (1904) aus v. WINCKEL'S Handb. d. Geburtsh., Bd. II, 1.

linken Mamillarlinie oder sogar lateralwärts von ihr, während eine ähnliche Lage der Herzspitze beim Erwachsenen nur bei abnormer Vergrösserung oder Verlagerung des Herzens vorkommt.

Nachdem das allgemeine Wachstum des Körpers abgeschlossen ist, soll das Herz sein Wachstum — wenn auch sehr langsam — bis zum 80. Lebensjahre weiter fortsetzen.

Beim Erwachsenen soll, mit anderen Worten, normalerweise das Herz allmählich absolut vergrössert werden.

Die Muskelwand der rechten Herzkammer soll nach GIBSON (1891) u. a. beim Neuge= borenen etwa gleich so dick [1]) wie diejenige der linken Herzkammer sein (Fig. 439), was sich daraus erklärt, dass die rechte Herzkammer während des Embryonallebens ihr Blut nicht nur in dem kleinen, sondern — unter Vermittlung von den Ductus arteriosus BOTALLI — teilweise auch in dem grossen Kreislauf umhertreibt (vgl. Fig. 433, S. 524).

Nach der Geburt ändert sich aber dies derart, dass die linke Herzkammer allein das Blut des grossen Kreislaufes zu bewegen hat, während die rechte Herzkammer nur für den kleinen Kreislauf die Treibkraft bildet. Dieser ungleichen Arbeitsverteilung ent= sprechend, verändert sich bald (grösstenteils schon während des ersten Lebensjahres) das Dickenverhältnis der Wände der beiden Herzkammern, sodass zuletzt die Wand der linken Herzkammer etwa dreimal dicker als diejenige der rechten Herzkammer wird.

Geschlechtsverschiedenheiten.

Nach WILHELM MÜLLER (1893) macht sich schon vom fünften Lebensjahre ab eine Geschlechtsverschiedenheit des Herzens bemerkbar, indem das Knabenherz jetzt stärker als das Mädchenherz an Grösse zunimmt. Von dieser Zeit ab bleibt das männliche Herz in der Regel grösser als das weibliche, auch bei sonst gleich grossen Individuen.

Entwicklung des Subperikardialfettes.

Beim Neugeborenen ist das Herz ohne makroskopisch sichtbare Fettauflagerung, und erst im zweiten Kindermonat treten in der Nähe der Coronararterien die ersten Häufchen des Subpericardialfettes auf. Dieselben vermehren und vergrössern sich während der folgenden Kinderzeit recht langsam, um erst in der Pubertätszeit rascher zuzunehmen.

Lageveränderungen des Herzens während der Entwicklung.

Die Lage des Herzens ist während der verschiedenen Entwicklungsperioden nicht dieselbe.

Erstens erfährt nämlich die Herzanlage eine beträchtliche Verschiebung in kaudaler Richtung, und zweitens wird das ursprünglich symmetrisch liegende Herz in der Brusthöhle schief gelagert.

Die Kaudalwärtsverschiebung des Herzens. Unmittelbar nach ihrer Ent= stehung befindet sich die Herzanlage etwa in der oberen Halsgegend. Von hier aus verschiebt sie sich aber relativ schnell in die obere Brustgegend herab.

In die Brustregion hineingekommen, setzt das Herz seine Kaudalwärtsverschiebung langsamer fort. Zur Zeit der Geburt ist der Spitzenstoss, welcher zugleich die untere Grenze des Herzens markiert, gewöhnlich im vierten (linken) Intercostalraum zu fühlen. Bei älteren Kindern (nach dem sechsten Lebensjahre) und bei Erwachsenen findet man gewöhnlich den Spitzenstoss im fünften Intercostalraum, und bei sehr alten Individuen ist er oft im sechsten Intercostalraum zu fühlen.

---

[1]) Dies scheint indessen nicht konstant der Fall zu sein. Denn ich habe mehrmals bei Neugeborenen die linke Herzkammerwand 2—3 mal dicker als die rechte gefunden.

Die Schieflagerung des Herzens. Bei seiner Kaudalwärtsverschiebung begegnet das Herz bald der sich vergrössernden Leberanlage. Diese nimmt nämlich Ende des ersten Embryonalmonats in fast allen Richtungen stark zu und ver= grössert sich hierbei auch kranialwärts. Herz und Leber beginnen dann gewissermassen um den Raum zu streiten. Obgleich grösser, wird die Leber hierbei nicht unbeeinflusst. Sie bekommt durch den Druck des Herzens eine tiefe Impression. Da indessen der rechte Leberlappen schon zu dieser Zeit bedeutend grösser als der linke ist und kranial= wärts höher als dieser hinaufragt (Fig. 432, S. 523), so gelangt das Herz auf eine nach links hin tiefer liegende, schiefe Ebene, welches allmählich das ganze Herz, aber speziell stark die kaudalste Herzpartie (die Anlage der Herzspitze) zu einer linksseitigen Deviation zwingt.

Auf diese Weise entsteht die Schieflagerung des Herzens, welche schon Anfang des zweiten Embryonalmonats deutlich ausgeprägt ist und Ende desselben Monats — bei der Verlängerung der beiden Pleurahöhlen bis zu der vorderen Körperwand (Fig. 256, S. 312) — noch deutlicher wird.

Phylogenese des Herzens.

Ursprünglich, als die Vertebratenvorfahren ihr Sauerstoffbedürfnis nur durch Hautatmung be= friedigten, besassen sie aller Wahrscheinlichkeit nach kein Herz. Zu dieser Zeit existierte wahrscheinlich auch kein wahrer Kreislauf des Blutes, sondern dieses wurde nur durch mehr oder weniger unregelmässige, peristaltische Kontraktionen der kontraktilen Gefässwände hin und her bewegt.

Als aber später — bei der höheren Organisierung und Vergrösserung der Tiere — die Haut= atmung nicht mehr genügte, um das Sauerstoffbedürfnis des ganzen Körpers zu befriedigen, so entstanden in der vorderen Körperpartie spezielle Respirationsorgane, die Kiemen, in welchen das Blut eine Menge von Kapillaren zu passieren hatte.

Die unmittelbar kaudalwärts von dem Kiemenapparat gelegenen Gefässe, welche die Rolle bekamen, bei ihren Kontraktionen das Blut durch die zahlreichen Kiemenkapillaren hindurch zu treiben, wurden hierbei auch — der grösseren Arbeit entsprechend — allmählich vergrössert.

Auf diese Weise entstanden aus den schon vorhandenen kontraktilen Gefässen (wahrscheinlich durch eine Art von Arbeitshypertrophie) hinter dem Kiemenapparat die paarigen Herzanlagen, welche — ursprünglich sehr nahe an einander gelegen — bei ihrer weiteren Vergrösserung bald gegen= einander gedrückt wurden und zu einem einfachen Herzen verschmolzen.

Das auf diese Weise gebildete einfache Herz war ursprünglich einkammerig. Da es indessen von Wichtigkeit war, dass das Blut sich nicht mehr regellos hin und her bewegen konnte, sondern dass alles Blut zum Passieren durch die Kiemen hindurch gezwungen wurde, so entstanden in dem einkammerigen Herzen Klappen, welche den Rückfluss des Blutes verhinderten. Von nun ab können wir also von einem zweikammerigen Herzen und von einem wahren Blutkreislauf sprechen.

Dieser Blutkreislauf war einfach; d. h. das in den Kiemen arterialisierte Blut ging direkt in den Körper aus, um — durch das Herz hindurch zu den Kiemen — venös zurückzukehren. Das Herz ent= hielt also nur venöses Blut und musste dasselbe durch zwei hinter einander liegende Kapillarsysteme (zuerst durch das Kiemen= und dann durch das Körperkapillarsystem) hindurchtreiben.

Die oben erwähnten ersten Herzklappen können wir Atrio=ventrikularklappen nennen, denn sie trennten einen kranial gelegenen, als starke Druckpumpe funktionierenden Herzteil — also eine Herz= kammer im engeren Sinne — von einem mehr kaudal gelegenen, schwächeren Teil, in welchem das vom Körper kommende Blut sich während der Kammersystole ansammeln konnte. Dieser kaudale Herzteil ist also als Herzvorhof anzusprechen.

Das zweigeteilte Herz wurde in den folgenden Entwicklungsstadien zunächst dadurch verbessert, dass die unmittelbar nach hinten bezw. nach vorn vom Herzen gelegenen Gefässpartien sich zu Herz= abteilungen entwickelten, welche durch neue Klappenvorrichtungen von den ursprünglicheren Herzteilen ge=

trennt wurden. Auf diese Weise entstand kaudalwärts vom Herzvorhof ein Sinus venosus und kranial=
wärts von der Herzkammer ein Bulbus cordis (auch Conus arteriosus genannt, obgleich er nur noch
venöses Blut führt).

In diesem Entwicklungsstadium befindet sich noch das Herz der meisten Fische.

Wenn die Tiere später für das Leben auf Land eingerichtet wurden und eine Lungenatmung bekamen,
so bekamen sie gleichzeitig einen speziellen Lungenkreislauf. Das in den Lungen arterialisierte Blut
kehrte also zuerst zum Herzen zurück, ehe es in den Körper hinausbefördert wurde. Von jetzt ab hatten
die Tiere also zwei Blutkreisläufe, einen grossen und einen kleinen Kreislauf.

Dem Nachteil dieser Anordnung: dass das arterielle (von den Lungen kommende) Blut im Herzen
mit dem venösen (vom Körper kommenden) Blut vermischt wurde, ehe es zu den verschiedenen Körper=
teilen distribuiert werden konnte, wurde allmählich abgeholfen und zwar in der Weise, dass in dem Herz=
inneren Scheidewände entstanden, welche das Herz zuletzt vollständig in eine arterielle und eine
venöse Abteilung trennten.

Diese Trennung fing wahrscheinlich zuerst im Herzvorhof an. Hier bildete sich — wohl unmittelbar
nach der Entstehung des Lungenkreislaufes — eine Scheidewand aus, welche den früher einfachen Vorhof
in zwei mehr oder weniger vollständig getrennte Vorhöfe teilte. Zuletzt wurde die ursprünglich einfache
Atrioventrikularöffnung von dem Vorhofseptum erreicht und durch dasselbe in zwei Atrioventrikular=
öffnungen gesondert.

Sehr frühzeitig entstand auch in der kranialen Fortsetzung des Conus arteriosus, in dem sog.
Truncus arteriosus, eine Scheidewand, welche dieses Gefäss in die Arteria pulmonalis und die
Aorta ascendens sonderte.

In diesem Entwicklungsstadium, mit (mehr oder weniger vollständig) dreigeteiltem Herzen und
(mehr oder weniger vollständig) zweigeteiltem Truncus arteriosus befinden sich noch die niedersten, mit
Lungen atmenden Wirbeltiere (Lungenfische und Amphibien[1].

Schon in diesem Entwicklungsstadium wurde eine Mischung des arteriellen Blutes mit dem venösen
in der einfachen Herzkammer bis zu einem gewissen Grade dadurch verhindert, dass die Herzkammer
keinen ganz einheitlichen Raum bildete, sondern durch Muskellamellen und Muskelbalken in eine grosse
Anzahl untereinander kommunizierender Räume zerlegt war, in welchen sich die beiden Blutströme teil=
weise getrennt erhalten konnten.

Um indessen die Trennung der arteriellen Herzkammerpartie von der venösen vollständiger zu
machen, entstand bald eine muskulöse Kammerscheidewand, welche allmählich höher wurde und zuletzt mit
der Scheidewand der beiden Atrioventrikularöffnungen verwuchs.

Bei den jetzt lebenden Reptilien ist diese Kammerscheidewand eben in Entwicklung begriffen. Bei
den Crocodiliern ist sie sogar vollständig entwickelt.

Allein die Trennung der arteriellen Herzhälfte von der venösen ist noch nicht ganz vollständig.
Denn das membranöse Septum aortico=pulmonale hat sich bei den Crocodiliern noch nicht mit der
muskulösen Kammerscheidewand verbunden. Zwischen dieser und dem Septum aortico=pulmonale existiert
— mit anderen Worten — noch eine kleine Öffnung, das sog. Foramen Panizzae.

Diese letzte Kommunikationsöffnung wird dadurch geschlossen, dass das Septum aortico=pulmonale sich
in den Conus arteriosus hinein verlängert und zuletzt mit der muskulösen Kammerscheidewand verschmilzt.

In den letzten Entwicklungsstadien des Herzens wird der Conus arteriosus relativ verkleinert
und in die Kammerpartie des Herzens mit einbezogen.

In ähnlicher Weise wird etwa gleichzeitig der Sinus venosus grösstenteils in den rechten Vor=
hof aufgenommen.

Gleichzeitig damit, dass das Herz die oben skizzierte Entwicklung durchläuft, unterliegt dasselbe
auch beträchtlichen Veränderungen betreffs seiner Form und Lage.

Der gerade liegende Herzschlauch wird schleifenförmig umgebogen und zwar derart, dass der ur=
sprünglich kaudal liegende Vorhofsteil zuerst dorsal= und dann kranialwärts von dem Kammerteil ver=
schoben wird.

Ausserdem erfährt aber das ganze Herz eine beträchtliche Verschiebung. Ursprünglich gleich hinter
dem Kopf gelegen[1]), wandert dasselbe allmählich in die Brustregion herab.

---

[1]) Diese Lage nimmt das Herz noch bei allen Fischen und bei den meisten Amphibien ein.

Bei den verschiedenen jetzt lebenden Wirbeltieren sind die oben geschilderten phylogenetischen Entwicklungsstadien des Herzens alle zu finden. Auf der Höhe seiner Entwicklung steht nämlich das Wirbeltierherz nur bei Vögeln und Säugetieren.

Die vergleichende Anatomie des Herzens lässt also eine schöne Übereinstimmung zwischen der Ontogenie und der Phylogenie des menschlichen Herzens vermuten.

Anomalien und Missbildungen des Herzens.

Die oben geschilderte Entwicklung des Herzens kann in fast jedem Entwicklungsstadium gehemmt werden. Sogar das Stadium der paarigen Herzanlagen scheint in seltenen Fällen persistieren zu können.

Im allgemeinen betrifft aber die Entwicklungshemmung nur die eine oder die andere der Herzscheidewände.

Abnorme Entwicklung der Vorhofsscheidewand.

Nur in sehr seltenen Fällen wird die Vorhofsscheidewand gar nicht gebildet.

Gewöhnlicher ist, dass das Septum primum normal angelegt wird, dass dasselbe aber nie hoch genug wird, um sich mit den Endokardkissen des Ohrkanals zu verbinden. Die beiden Vorhöfe kommunizieren also miteinander durch ein Loch am unteren Rande des Septum, und die beiden Endokardkissen des Ohrkanals bleiben getrennt. Als Folge der mangelhaften Trennung der beiden Vorhöfe wird also der einfache Ohrkanal nie in die beiden Atrioventrikularöffnungen aufgeteilt.

Das Offenbleiben des Foramen ovale stellt die häufigste Missbildung der Vorhofsscheidewand und des Herzens überhaupt dar. Meistens findet man in diesen Fällen am vorderen Rande des Foramen ovale eine spaltförmige Öffnung, welche nur dadurch zustande gekommen ist, dass die Valvula foraminis ovalis (Fig. 439) nach der Geburt es unterlassen hat, mit der Vorhofsscheidewand zu verwachsen.

Unter Umständen kann aber die betreffende Öffnung grösser sein und das Foramen ovale zum grossen Teil oder ganz und gar aufnehmen. In diesen Fällen ist also die Valvula foraminis ovalis (= das Septum primum) mangelhaft entwickelt.

Aborme Entwicklung der Kammerscheidewand.

Nur in sehr seltenen Fällen wird die Kammerscheidewand gar nicht angelegt. Die beiden Ventrikel bilden dann einen grossen gemeinsamen Hohlraum.

Gewöhnlich wird aber die untere Partie der Kammerscheidewand normal entwickelt, während die obere Partie desselben defekt bleiben kann.

Man kann einen hinteren und einen vorderen Defekt in der oberen Partie der Kammerscheidewand unterscheiden. Der hintere Defekt, welcher bei mangelhafter Vereinigung der Kammerscheidewand mit dem Septum des Ohrkanals entsteht, kommt relativ selten vor. — Viel häufiger ist der vordere Defekt, welcher unmittelbar unter dem Ostium aorticum liegt und bei mangelhafter Ausbildung der Pars membranacea des Septum ventriculorum entsteht. Die Entstehung des vorderen Defektes wird also, mit anderen Worten, dadurch veranlasst, dass die untere Partie des Septum aorticopulmonale mit dem oberen Rande der muskulösen Kammerscheidewand nie verwächst.

Und dies hängt wiederum gewöhnlich davon ab, dass entweder die Kammerscheide=
wand oder das Septum aortico=pulmonale sich mangelhaft oder in abnormer Richtung
entwickelt hat.

Abnorme Entwicklung des Septum aortico=pulmonale.

Am häufigsten wird wahrscheinlich der oben erwähnte vordere Defekt der Kammer=
scheidewand durch eine mangelhafte Entwicklung des Septum aortico=pulmonale
hervorgerufen.

Dieses Septum kann sich auch in anderen Beziehungen abnorm entwickeln.

Anstatt in der Mitte des Truncus arteriosus kann es in der Nähe der einen Seite
desselben auftreten. Die Folge hiervon ist, dass entweder die Aorta oder die Arteria
pulmonalis von abnormer Engigkeit wird.

In diesen Fällen haben sich offenbar die beiden Längswülste, welche bei ihrer
Verwachsung das Septum bilden, nicht gerade einander gegenüber (also an der Truncus=
Peripherie so weit wie möglich von einander entfernt) angelegt, sondern sie sind von
einander nahe liegenden Partien der Truncus=Peripherie ausgegangen.

Die Ursache hiervon ist wohl darin zu suchen, dass in den betreffenden Fällen die
von den beiden Herzkammern kommenden Blutströme von ungleicher Grösse waren
(Mc GILLAVRY, 1899), was wiederum von einer etwas abweichenden Form der gemein=
samen Kammeranlage abhängen kann. — Die abnorme Form der gemeinsamen Kam=
meranlage kann ihrerseits durch abnorm starken Druck des Embryonalkopfes auf die
Herzgegend verursacht sein (GILLAVRY, 1899, SUNDBERG, 1905).

Eine kongenitale Engigkeit der Aorta ascendens (mit abnormer Weite der Arteria pulmo=
nalis kombiniert) kommt nur sehr selten vor (SUNDBERG, 1905).

Gewöhnlicher ist die congenitale Engigkeit (Stenose) der Arteria pul=
monalis. Individuen, welche diese Missbildung zusammen mit einem Defekt in der
Kammerscheidewand haben, können auch nach der Geburt lebensfähig bleiben, indem die
Lungen nicht nur durch den verengten Stamm der Arteria pulmonalis, sondern auch
durch den offenbleibenden Ductus arteriosus BOTALLI und durch die allmählich erweiterten
Arteriae bronchiales eine für das Leben genügende Blutmenge bekommen.

Das venöse Blut der rechten Herzkammer geht in diesem Falle zum grossen Teil in die linke Herz=
kammer über, um (mit dem arteriellen Blut gemischt) das Herz durch die Aorta zu verlassen. Das Blut
des Arteriensystems ist also nicht rein arteriell. Dasselbe wird natürlich der Fall, wenn bei vollständiger
Ausbildung der Kammerscheidewand das Foramen ovale der Vorhofsscheidewand offen geblieben ist.

Wenn bei der angeborenen Stenose der Arteria pulmonalis weder die Vor=
hofs= noch die Kammerscheidewand defekt ist, so wird zwar das Blut des Arterien=
systems vollständig arteriell. Wenn aber die Stenose so hochgradig ist, dass sie trotz
starker Hypertrophie der rechten Herzkammer nicht kompensiert werden kann, so ent=
steht im Venensystem eine starke Stauung, welche mit mehr oder weniger ausgesprochener
blaurötlicher Färbung der Haut etc. (angeborener Blausucht oder Cyanose) ver=
bunden ist. — Solche Individuen gehen fast regelmässig schon in den ersten Kinder=
jahren zugrunde.

Transposition der Aorta und der Arteria pulmonalis.

In sehr seltenen Fällen können sich die das Septum aortico=pulmonale bildenden
Längswülste so lagern, dass bei ihrer Verschmelzung zum Septum die Aorta von der

rechten, die Arteria pulmonalis von der linken Herzkammer auszugehen kommt.

Dieses ist als eine normale Teilerscheinung des sog. Situs inversus (vgl. S. 398) zu betrachten. Unter Umständen kann aber eine solche Transposition der beiden erwähnten Gefässe auch bei normaler Lage des Herzens vorkommen.

Die Ursache der abnormen Lagerung der beiden Längswülste ist in diesen Fällen wahrscheinlich zunächst in einer umgekehrten Richtung der beiden von den noch kommunizierenden Herzkammern kommenden Blutströme zu suchen, und die Transposition der Blutströme hängt wohl von einer abnormen Form der gemeinsamen Herzkammerhöhle ab. — Die abnorme Herzkammerform kann unter Umständen wahrscheinlich von einer abnorm gesteigerten Nackenkrümmung des jungen Embryos — mit Druck auf die zu dieser Zeit relativ sehr grosse Herzanlage — veranlasst werden. (Gillavry, 1899, Sundberg, 1905.)

Wenn bei der Transposition der Aorta und der Arteria pulmonalis die in das Herz einmündenden Venen normal gelagert und die Herzscheidewände vollständig ausgebildet sind, so ist dieser Zustand in der Regel bald nach der Geburt tötlich, denn obgleich der Ductus arteriosus Botalli offen bleibt, bekommt die obere Körperhälfte fast nur venöses Blut.

Wenn aber gleichzeitig eine Transposition der in das Herz einmündenden Venen stattgefunden hat, so dass die Lungenvenen in den linken, die Körpervenen in den rechten Vorhof münden, so kann natürlich das Leben ohne erhebliche Störung erhalten bleiben.

Eine solche Transposition der Venen kommt bei Situs inversus konstant vor.

Angeborene Rechtslage des Herzens (Dextrocardie) wird dadurch charakterisiert, dass — bei sonst normalem Herzbau — eine vollständige Transposition sowohl der Arterien wie der Venen stattgefunden hat, und ausserdem dadurch, dass die Herzspitze nach rechts sieht und das ganze Herz etwas nach rechts verlagert ist. Im allgemeinen kommt diese Lageanomalie des Herzens nur als Teilerscheinung des Situs inversus (Fig. 276, S. 332) vor.

Abnorme Entwicklung der Herzklappen.

Die in der unteren Truncuspartie. normalerweise zwischen den beiden grösseren Längswülsten auftretenden kleineren Wülste werden unter Umständen gar nicht gebildet. Sowohl in der Aorta wie in der Arteria pulmonalis werden dann nur je zwei Semilunarklappen, anstatt drei, gebildet.

Umgekehrt können aber auch zwischen den beiden grösseren Längswülsten (jederseits oder nur an der einen Seite) zwei bis drei kleinere Wülste (anstatt eines) auftreten. In diesem Falle entstehen überzählige Semilunarklappen. So sind an der Arteria pulmonalis vier bis fünf Semilunarklappen beobachtet worden, (sie sind hier häufiger als in der Aorta zu finden).

Sekundäre Veränderungen der Gefässe des primitiven Blutkreislaufes. Entstehung der definitiven Blutgefässe.

Die Entstehung der Gefässe des primitiven Blutkreislaufes wurde oben (S. 509) beschrieben.

Die primitiven Hauptgefässe stellen, wie aus dieser Beschreibung hervorgeht, anfänglich alle paarige und symmetrische Gefässtämme dar, die den definitiven Gefässen sehr wenig ähnlich sind (vgl. Fig. 63, S. 116).

In den folgenden Entwicklungsperioden erfahren sie aber alle mehr oder weniger weitgehende Veränderungen, die allmählich zu den definitiven Verhältnissen führen.

Ausbildung der definitiven Arterien.

Verschmelzung der primitiven Aorten.

Schon bei etwa 2,5 mm langen Embryonen (KEIBEL und ELZE) nähern sich die beiden primitiven dorsalen Aorten der Medianebene in der embryonalen Bauchregion und verschmelzen hier eine Strecke weit mit einander. Die Verschmelzung schreitet in den nächstfolgenden Stadien sowohl kaudal= wie kranialwärts fort. Schon in der dritten Embryonalwoche erreicht sie die primären Ausgangsstellen der beiden Arteriae umbilicales (Fig. 440) und setzt sich jetzt auf die bisher paarigen Schwanzarterien fort. Auf diese Weise entsteht eine einfache Schwanzarterie, welche als direkte Fortsetzung der einfachen Bauchaorta erscheint (Fig. 441 u. 442).

Kranialwärts schreitet die Verschmelzung der beiden Aorten während der vierten Embryonalwoche bis zum vierten Aortensegment hinauf (Fig. 442). Diese allerletzte Verschmelzung der paarigen Aortenstämme bleibt aber nicht definitiv bestehen. Schon in der fünften Embryonalwoche (bei etwa 10 mm langen Embryonen) findet in den 5.—7. Aortensegmenten eine kaudalwärts fortschreitende Spaltung (HOCHSTETTER) statt, die die schon einfach gewordene Aorta in dieser Höhe wieder paarig macht (vgl. Fig. 443).

Auch die kaudalen Partien der beiden primitiven Aortae ascendentes, von welchen aus die kaudalsten Kiemenbogenarterien ausgehen, verschmelzen mit einander in der Mittellinie zu einem anfangs einfachen Gefässtamm, dem sog. Truncus arteriosus (Fig. 444 *Tr. a.*). Die übrigen Partien der beiden primitiven Aorten bleiben dagegen von einander getrennt.

Das Schicksal der Kiemenbogenarterien.

In dem Kapitel über die Entstehung der Kiemenbogenarterien (S. 510) wurde schon erwähnt, dass die beiden ersten Kiemenbogenarterien gewöhnlich schon einer Reduktion anheimgefallen sind, wenn die beiden letzten entstehen. Nur in Ausnahmefällen kann man sie also alle gleichzeitig (wie im Schema Fig. 444) bei einem Embryo finden.

Schon am Ende der dritten Embryonalwoche verfällt gewöhnlich der erste Arterienbogen der Rückbildung. Die Arterienbogen Nr. 2 und 5 bilden sich in der vierten Embryonalwoche zurück (Fig. 445).

Es persistieren also am Anfang des zweiten Embryonalmonats jederseits nur drei Kiemenbogenarterien, nämlich die Arterienbogen Nr. 3, 4 und 6. Mit Rücksicht auf das spätere Schicksal dieser Arterienbogen können wir schon jetzt den dritten als Carotisbogen, den vierten als Aortenbogen und den sechsten als Pulmonalisbogen bezeichnen.

Der dritte Arterienbogen wird Carotisbogen genannt, weil er sich (etwa um die Mitte des zweiten Embryonalmonats) zu dem Anfangsabschnitt der Arteria

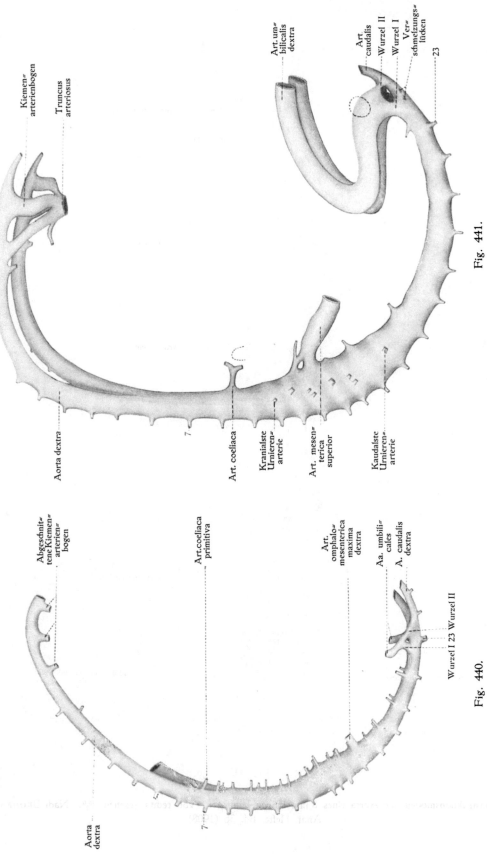

Kiemen-
arterienbogen

Truncus
arteriosus

Art. um-
bilicalis
dextra

Art.
caudalis

Wurzel II

Wurzel I

Ver-
schmelzungs-
lücken

23

Aorta dextra

7

Art. coeliaca

Kranialste
Urnieren-
arterie

Art. mesen-
terica
superior

Kaudalste
Urnieren-
arterie

Fig. 441.

Rekonstruktionsmodell der Aorta eines 5 mm langen Embryos, von der rechten
Seite gesehen. $\frac{50}{1}$. Nach Broman: Anat. Hefte, Bd. 36, Wiesbaden 1908.

Abgeschnit-
tene Kiemen-
arterien-
bogen

Art.coeliaca
primitiva

Art.
omphalo-
mesenterica
maxima
dextra

Aa. umbili-
cales

A. caudalis
dextra

Wurzel I 23 Wurzel II

Aorta
dextra

7

Fig. 440.

Rekonstruktionsmodell der Aorta eines 3,4 mm langen Embryos, von
der rechten Seite gesehen. $\frac{50}{1}$. Nach Broman (1908).

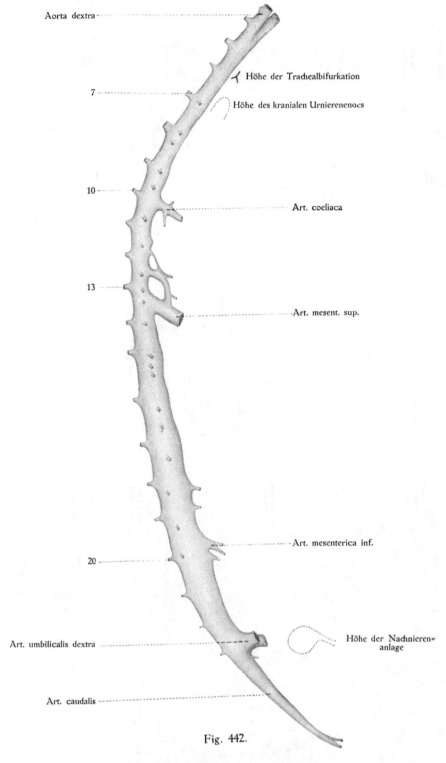

Aorta dextra

Höhe der Trachealbifurkation

7

Höhe des kranialen Urnierenendes

10

Art. coeliaca

13

Art. mesent. sup.

Art. mesenterica inf.

20

Höhe der Nachnieren=
anlage

Art. umbilicalis dextra

Art. caudalis

Fig. 442.

Rekonstruktionsmodell der Aorta eines 8 mm langen Embryos, von rechts gesehen. $\frac{50}{1}$. Nach BROMAN:
Anat. Hefte, Bd. 36 (1908).

carotis interna umbildet, gleichzeitig damit, dass die primitive Aorta descendens zwischen dem dritten und vierten Arterienbogen allmählich schwächer wird und zuletzt vollständig schwindet (Fig. 445).

Der vierte Arterienbogen wird Aortenbogen genannt, weil aus ihm linker= seits der definitive Aortenbogen hervorgeht. Rechterseits bildet dieser Arterien= bogen (der hier schon bei etwa 10 mm langen Embryonen schwächer als linkerseits wird) das Anfangsstück der Arteria subclavia dextra (vgl. Fig. 445 u. 446).

Der sechste Arterienbogen wird Pulmonalisbogen genannt, weil aus ihm jederseits eine Lungenarterie auswächst (Fig. 444). — Distal von der Abgangsstelle dieser Arterie wird der rechte Pulmonalisbogen (schon in der ersten Hälfte des zweiten

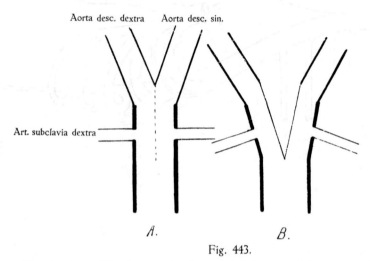

Fig. 443.

Schema, die scheinbare „Wanderung" der Arteriae subclaviae auf die paarigen Aorten hinauf zeigend. Nach Broman (1908).

Embryonalmonats) immer schwächer (Fig.445) und verschwindet bald (bei etwa 14 mm langen Embryonen) vollständig. — Die distale, entsprechende Partie des linken Pulmonalis= bogens entwickelt sich dagegen kräftig weiter, persistiert während des ganzen Embryonal= lebens als weite Verbindung (Ductus arteriosus Botalli) zwischen der Arteria pulmonalis und der Aorta (Fig. 445 u. 446) und obliteriert erst nach der Geburt.

Die proximalen Partien der beiden Pulmonalisbogen stellen, wie aus Fig. 444—446 hervorgeht, nur die Anfangsstücke der beiden Hauptäste der definitiven Arteria pulmonalis dar. Der Stamm dieser Arterie geht bei der Aufteilung des Truncus arteriosus (durch das Septum aortico=pulmonale) gleichzeitig mit der definitiven Aorta ascendens aus diesem Truncus hervor (vgl. oben S. 530).

Schicksal der paarig bleibenden Aortae descendentes.

Die Armarterien gehen Ende des ersten Embryonalmonats von der einfach gewordenen Partie der Aorta dorsalis aus (Fig. 443 A). Bei der folgenden sekundären Längsspaltung der Aorta (vgl. Fig. 443 B u. Fig. 444) kommen sie aber wieder aus den paarigen Aortenpartien.

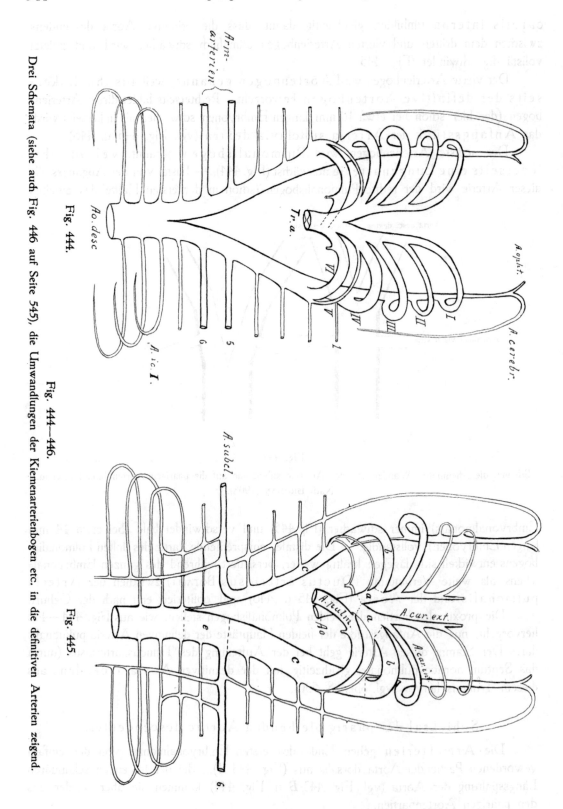

Fig. 444.

Fig. 445.

Fig. 444—446.

Drei Schemata (siehe auch Fig. 446 auf Seite 545), die Umwandlungen der Kiemenarterienbogen etc. in die definitiven Arterien zeigend.

Schon bei 10—12 mm langen Embryonen beginnt die linke Aorta descendens wesentlich weiter als die rechte zu werden. Während dieser Zeit scheint die rechte Aorta descendens nur dadurch relativ dünner zu werden, dass sie im Dickenwachstum stehen bleibt, während die linke Aorta sich stetig verdickt. Bald (bei etwa 14 mm langen Embryonen) fängt sie aber an, in ihrer kaudalsten Partie (d. h. kaudal= wärts von der Ausgangsstelle der rechten Armarterie) absolut dünner zu werden (Fig. 445).

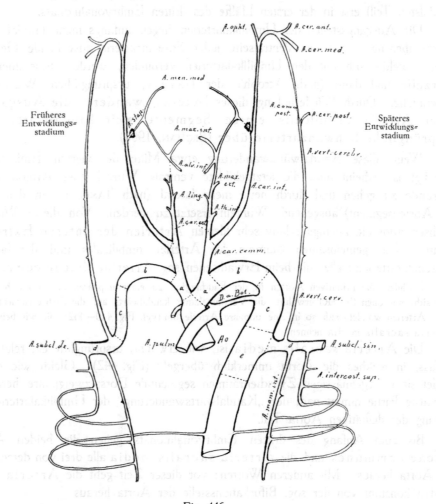

Fig. 446.
Drei Schemata (siehe auch Fig. 444 und 445 auf S. 544), die Umwandlungen der Kiemenarterienbogen etc. in die definitiven Arterien zeigend.

In dieser Aortenpartie obliteriert schnell das Lumen (bei 14,5—15 mm langen Embryonen), und es dauert nicht lange, bis diese Partie der rechten Aorta descendens spurlos zu= grunde geht.

Der persistierende Teil der Aorta descendens dextra wird bei der folgenden Kaudalwärtsverschiebung des Herzens relativ immer kürzer und bildet zu= letzt nur eine kurze, intermediäre Partie der Arteria subclavia (vgl. Fig. 445 und 446).

In ähnlicher Weise wird gleichzeitig auch die persistierende Aorta descendens sinistra relativ bedeutend kürzer.

Entstehung der definitiven Aorta.

Schon in der zweiten Hälfte des zweiten Embryonalmonats kann die definitive Aorta als solche erkannt werden. Vollständig fertiggebildet wird sie aber (in ihrem kaudalsten Teil) erst in der ersten Hälfte des dritten Embryonalmonats.

Die Ausgangsstellen der Umbilikalarterien liegen anfangs mehr kranial als später. Indem aber neue, von der Ventralseite jeder Schwanzarterie ausgehende Gefässe entstehen, welche sich mit den Umbilikalarterien verbinden, werden diese zuerst zweiwurzelig und dann (nach Atrophie der kranialen, ursprünglichen Wurzel) wieder einwurzelig. Durch Wiederholung dieses Prozesses „wandert" die Ausgangsstelle jeder Arteria umbilicalis einige Segmente weit kaudalwärts auf die ursprüngliche Schwanzarterie über (Broman, 1908).

Wenn diese Kaudalwärtswanderung etwa Mitte der vierten Embryonalwoche beendigt ist, scheint auch die letztgebildete ventrale Wurzel jeder Arteria umbilicalis zugrunde zu gehen und durch neue mehr lateral (nach Tandler von dem 24. oder 25. Aortensegment) ausgehende Wurzeln ersetzt zu werden. Von diesen Wurzeln aus wachsen auch die anfangs relativ sehr kleinen Arterien der unteren Extremitäten heraus. Die gemeinsamen Stämme der Arteriae umbilicales und der betreffenden Extremitätarterien stellen die beim Erwachsenen sog. Arteriae iliacae communes dar.

Nachdem die primitiven Aorten in der Bauchregion zu einer unpaaren Aorta verschmolzen sind, setzt sich, wie oben (S. 540) erwähnt, die Verschmelzung kaudalwärts auf die Schwanzarterien fort. Diese Arterien wandeln sich so in eine unpaare Arterie um (vgl. Fig. 440—442), die wir beim Menschen Arteria sacralis media nennen.

Die Arteria sacralis media ist, wie erwähnt, ursprünglich ein relativ grosses Gefäss, in welches die Aorta unmerklich übergeht (Fig. 442). Gleich wie die Aorta sendet sie in regelmässigen Zwischenräumen segmentale Dorsalzweigpaare heraus. Ihre kranialste Partie nimmt nach der „Kaudalwärtswanderung" der Umbilikalarterien an der Bildung der definitiven Aorta Teil.

Bis zum Anfang des dritten Embryonalmonats gehen die beiden Arteriae iliacae communes und die Arteria sacralis media alle drei von derselben Stelle der Aorta heraus. Mit anderen Worten: vor dieser Zeit geht die Arteria sacralis media konstant von der sog. Bifurkationsstelle der Aorta heraus.

„Die Arteriae iliacae communes, welche bei jüngeren Embryonen ventralwärts unter fast rechten Winkeln von der Aorta abgingen, nehmen etwa Anfang des dritten Embryonalmonats eine mehr kaudale Richtung ein (Hauch 1901, 1903), so dass sie von nun ab wie kaudale Endzweige der Aorta aussehen. Gleichzeitig verkleinert sich der Winkel zwischen den beiden Arteriae iliacae communes, so dass er von nun ab ungefähr die für Erwachsene normale Grösse (60°) besitzt (Hauch)."

„Aller Wahrscheinlichkeit nach werden nun bei dieser Richtungsänderung der Arteriae iliacae communes ihre ursprünglichen Anfangspartien einander zur Berührung genähert, gegeneinander gepresst und so zur Verwachsung miteinander gezwungen. Auf diese Weise wird — glaube ich — aus den kranialsten Partien der beiden Arteriae iliacae

communes ein kurzer unpaarer Gefässstamm gebildet", der — da er etwa dieselbe Rich=
tung und Dicke wie die Aorta besitzt — wie eine wahre Aortapartie erscheint.

„Auf diese Weise erklärt sich am einfachsten die Tatsache, dass die Ausgangsstelle
der (schon jetzt relativ klein gewordenen) Arteria sacralis media gerade zu dieser
Zeit kranialwärts auf die Dorsalseite der Aorta hinaufwandert" (BROMAN, 1908).

Die definitive Aorta ist also ein Produkt:

1. aus einem Teil des Truncus arteriosus,
2. „ der linken Aorta ascendens,
3. „ „ „ vierten Kiemenbogenarterie (vgl. Fig. 444—446),
4. „ „ „ unverschmolzenen Aorta descendens primitiva,
5. „ den verschmolzenen Aortae descendentes primitivae,
6. „ der kranialen Partie der Arteria sacralis primitiva, und
7. „ den verschmolzenen Anfangspartien der Arteriae iliacae
   communes.

Die Länge dieser letztgenannten Aortapartie entspricht im allgemeinen der Entfernung der Aorta=
bifurkation von der Ausgangsstelle der Arteria sacralis media an der Dorsalseite der Aorta.

Entstehung und Schicksal der Lateralzweige der Aorta.

Die Lateralzweige der Aorta entstehen später als die Ventralzweige und die
Dorsalzweige derselben, und zwar erst nachdem die beiden primitiven Aorten (in der
betreffenden Körperregion) mit einander zu einem unpaaren Gefäss verschmolzen, und
nachdem die Urnieren angelegt worden sind.

In der Regel wachsen Lateralzweige nur in der Höhe der Urnierenanlagen von der
einfach gewordenen Aorta heraus. Ursprünglich scheinen sie auch alle Urnierenarterien
zu sein (Fig. 441 u. 442, S. 542).

„Zuerst, wenn die Urnieren relativ klein sind, gehen ihre Arterien segmental von
einer kleineren Anzahl der mittleren (z. B. den 10.—16. bei etwa 5 mm langen Embryonen)
Aortensegmenten heraus (Fig. 441). Wenn aber, Ende des ersten Embryonalmonats, die
Urnieren ihre grösste relative Länge erreichen, vermehren sich die Urnierenarterien stark
und zwar sowohl dadurch, dass neue laterale Segmentalzweige kranial= und kaudalwärts
von den zuerst gebildeten entstehen, wie auch dadurch, dass zwischen vielen Segmental=
zweigen nicht=segmentale Lateralzweige in wechselnder Zahl (gewöhnlich 1—3) auf=
treten. Bei etwa 8 mm langen Embryonen gehen jederseits ca. 20 Urnierenarterien von
den 7.—20. Aortensegmenten heraus (Fig. 442). Zuletzt (bei etwa 10—12 mm langen
Embryonen) wachsen von den 21. und 22. Aortensegmenten mehrere Lateralzweige
heraus, welche alle nichtsegmental zu sein scheinen."

„Diese zuletzt gebildeten, kaudalen Urnierenarterien sind die einzigen, die zeitlebens
persistieren. Die kranialen Urnierenarterien gehen — während des zweiten Embryonal=
monats — alle durch Atrophie zugrunde. Die betreffende Atrophie schreitet allmählich
kaudalwärts fort, bis sie (bei 16—19 mm langen Embryonen) die Höhe des 20. Aorten=
segmentes erreicht hat."

„Wenn die Anlagen der Geschlechtsdrüsen und der Nebennieren etwa
Anfang des zweiten Embryonalmonats auftreten, werden dieselben durch Nebenzweige
von den in der betreffenden Höhe ausgehenden Urnierenarterien versorgt."

„Da nun die Geschlechtsdrüsenanlagen urprünglich sehr langgestreckt und den Ur=
nieren parallel, also longitudinal gelagert sind, so bekommen sie in frühen Stadien
Zweige von mehreren Urnierenarterien. Unter diesen Urnierenarterien pflegt indessen
nur die kaudalste, gewöhnlich von dem 22. Aortensegment ausgehende Arterie zu
persistieren. Diese stellt also die Anlage der Arteria spermatica interna dar,
welche noch beim Erwachsenen ausser der Geschlechtsdrüse auch die Überreste der
Urniere (Epididymis bezw. Epoophoron) versorgt" (BROMAN, 1908).

Über das Schicksal derjenigen Lateralzweige, welche vorübergehend bezw. definitiv
zu den Nebennieren Zweige senden, vergleiche oben S. 409.

Über die Entwicklung der Nierenarterien aus den kaudalsten Urnieren= bezw.
Nebennierenarterien wurde ebenfalls oben (S. 434) berichtet.

„Diejenigen kaudalen Urnierenarterien, welche weder als Nebennieren=, Nieren=
oder Geschlechtsdrüsenarterien verwendet werden, können entweder als schwache
Arterien zu dem retroperitonealen Bindegewebe persistieren oder zu=
grunde gehen."

„Von Interesse ist, dass die Urnierenarterien jederseits nicht in einer Reihe, sondern gewöhnlich in
zwei Reihen angelegt werden, von welchen die eine mehr ventral, die andere mehr dorsal von der
Lateralseite der Aorta ausgeht (Fig. 441, S. 541). Die letztgenannte Reihe scheint zeitlebens von der
Lateralseite der Aorta auszugehen. Die ursprünglich mehr ventral ausgehenden Lateralzweige werden
dagegen in späteren Embryonalstadien auf die Ventralseite der Aorta übergeführt. In seltenen Fällen
können einzelne dieser Ventrolateralzweige von den beiden Seiten her einander so nahe rücken, dass sie
sich in der Medianebene berühren und sogar zu unpaaren Stämmen verwachsen. Relativ oft scheint
dies mit den Arteriae spermaticae internae und den Arteriae suprarenales superiores
(+ Art. phren. inf.), relativ selten dagegen mit den Arteriae renales der Fall zu sein."

Dass die Arteriae spermaticae internae nicht gerade selten von den
Nieren= oder Nebennierenarterien ausgehen können, ist leicht zu verstehen, wenn wir
in Betracht ziehen, dass alle diese Arterien von derselben Quelle, von den Urnieren=
arterien, stammen. — „Überhaupt sind alle Anomalien der Lateralzweige der Aorta mit
Hilfe der oben geschilderten Entwicklungsgeschichte dieser Gefässe leicht zu erklären"
(BROMAN, 1908).

Schicksal der Ventralzweige der Aortae descendentes primitivae.

Das ursprüngliche Verhältnis der Ventralzweige der beiden primitiven Aorten
(vgl. oben S. 512) wird schon frühzeitig sehr stark verändert.

Wie schon erwähnt, vergrössern sich einzelne Ventralzweige bald relativ stark, um
ein grösseres Verzweigungsgebiet zu übernehmen. Andere bleiben dagegen im Wachs=
tum nach und fallen bald der Atrophie anheim.

Bei der Verschmelzung der beiden Aorten in der Medianebene kommen die in
dieser Höhe ausgehenden Ventralzweige zuerst paarweise an jedem Aortensegment zu
sitzen (Fig. 448). Bei der bald stattfindenden „Verdünnung und sagittalen Verlängerung
des Mesenterium dorsale, in welchem die beiden Arterien eines Ventralzweigpaares zu=
nächst verlaufen, werden diese aber wahrscheinlich gegeneinander gepresst und so zur
Verwachsung gezwungen" (BROMAN, 1908).

Auf diese Weise verschmelzen alle die von der einfach gewordenen Aorta aus=
gehenden Ventralzweigpaare (am Ende der dritten Embryonalwoche) mit ihren proxi=
malen Partien zu unpaaren Stämmen (Fig. 449).

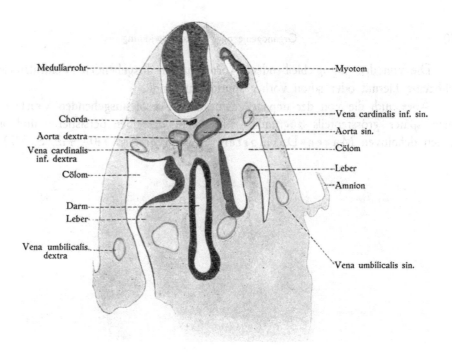

Medullarrohr — — — — — — — — — — — — — — Myotom

Chorda — — — — — — —

Aorta dextra — — — — — — — — — — — — — — — Vena cardinalis inf. sin.

Vena cardinalis inf. dextra — — — — — — — — — — — — — — — Aorta sin.

Cölom — — — — — — — — — — — — — Cölom

— — — — — — — — — — — Leber

Darm — — — — — — — — — — Amnion

Leber — — — — — —

Vena umbilicalis dextra — — — — —

— — — — — — Vena umbilicalis sin.

Fig. 447.

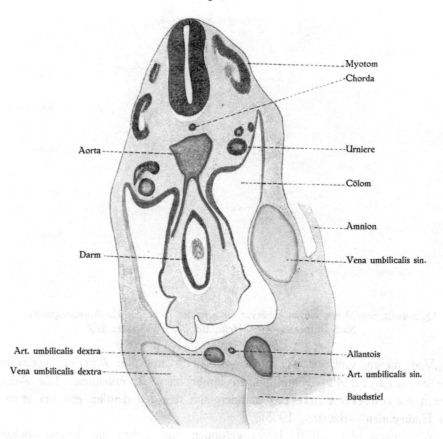

— — — Myotom

— — Chorda

Aorta — — — — — — — — — — — — — — Urniere

— — — — — — — — — — Cölom

— — — — — — — Amnion

Darm — — — — — — — — — — Vena umbilicalis sin.

Art. umbilicalis dextra — — — — — — — — — — — Allantois

Vena umbilicalis dextra — — — — — — — — — — — Art. umbilicalis sin.

— — — — — — — — Bauchstiel

Fig. 448.
Fig. 447 und 448.
Querschnitte eines 3,4 mm langen Embryos. Fig. 447 in der Höhe des 7. Aortensegmentes. Fig. 448 in der Höhe des 11. Aortensegmentes. $\frac{80}{1}$. Nach BROMAN: Anat. Hefte, Bd. 36. Wiesbaden 1908.

Die von den paarig bleibenden Aortenpartien ausgehenden Ventralzweige gehen gleichzeitig hiermit oder schon vorher spurlos zugrunde.

Aber auch die von der unpaar gewordenen Aorta ausgehenden Ventralzweige gehen später grösstenteils zugrunde. Nur drei derselben persistieren und bilden sich zu den definitiven Magen=Darmarterien aus (vgl. Fig. 440—442, S. 542).

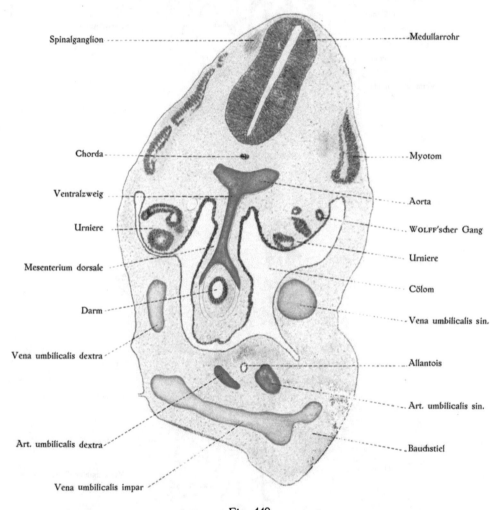

Fig. 449.
Querschnitt eines 3 mm langen Embryos etwa in der Höhe des 11. Aortensegmentes. $\frac{80}{1}$.
Nach Broman: Anat. Hefte, Bd. 36. Wiesbaden 1908.

„Von diesen sind die Arteria coeliaca und die Arteria mesenterica superior schon bei 4,5—5 mm langen Embryonen zu erkennen. Die Anlage der Arteria mesenterica inferior markiert sich dagegen deutlich erst bei etwa 8 mm langen Embryonen" (Broman, 1908).

„Wie zuerst Mall (1891, 1897) gefunden hat, gehen die Arteria coeliaca und die A. mesenterica superior ursprünglich viel höher (d. h. mehr kranial) von der Aorta heraus, als später. Es muss also angenommen werden, dass die Ausgangsstellen

dieser Arterien während der Embryonalzeit an der Aorta kaudalwärts ver=
schoben werden. TANDLER (1903), der diese Beobachtung bestätigt hat, hat auch
betreffs der Ausgangsstelle der Arteria mesenterica inferior eine ähnliche, wenn
auch kleinere Kaudalwärtswanderung feststellen können".

Diese „Wanderung" der embryonalen Eingeweidearterien findet wahrscheinlich in zweierlei Weise
statt, nämlich:

I. Durch Ausbildung einer Längsanastomose zwischen der „wandernden" Eingeweidearterie und
den unmittelbar kaudalwärts von ihr ausgehenden inter=segmentalen Ventralzweigen mit nachfolgender
Atrophie der kranialen Arterienwurzeln (TANDLER).

Auf diese Weise bekommt die wandernde Arterie zuerst zwei bis mehrere, von der Aorta inter=
segmental ausgehende Wurzeln, und dann verliert sie dieselben allmählich wieder mit Ausnahme von der
kaudalsten (Fig. 450 A). Gleichzeitig mit dieser Wanderung der betreffenden Eingeweidearterie verliert
also die Aorta die an der Wanderungsstrecke ausgehenden inter=segmentalen Ventralzweige.

Nachdem diese Wanderungsmöglich=
keit vollständig ausgenützt worden ist, und
unter Umständen vielleicht auch früher, setzt
sich die betreffende Wanderung in einem etwas
anderen Modus fort, nämlich:

II. Durch Ausbildung von nicht=
segmentalen Anastomosen der wan=
dernden Arterie direkt mit der Aorta
und nachfolgende Atrophie der älteren, kra=
nialen Wurzel (Fig. 450 B).

Nach dem mir zugänglichen Material
zu urteilen, wandert in diesen beiden Weisen
(Modus I und Modus II) die Arteria coe=
liaca um etwa elf Aortensegmente[1]) kaudal=
wärts. Von diesen scheinen die ersten 2—3
Segmente nach dem Modus I, die übrigen
nach dem Modus II zurückgelegt zu werden.

Die Arteria mesenterica supe=
rior wandert um etwa zehn Segmente, wovon
für die ersten neun Segmente der Modus I
allein verwendet werden kann. Der Modus II
kommt regelmässig am letzten Segment vor.

A   B
Fig. 450.

Schemata der Aorta. A mit fünf segmentalen Ventralzweigen, von
welchen die vier kranialen durch eine sekundäre Längsanastomose mit
einander verbunden sind. B mit zwei segmentalen Ventralzweigen, von
welchen der kraniale eine kaudale Wanderungswurzel bekommen hat.
Die äusseren Konturen bezeichnen die ursprünglicheren, die inneren die
definitiven Gefässe. Nach BROMAN (1908).

Auch scheint er mit dem Modus I gemischt an den ersten
neun Segmenten vorkommen zu können.

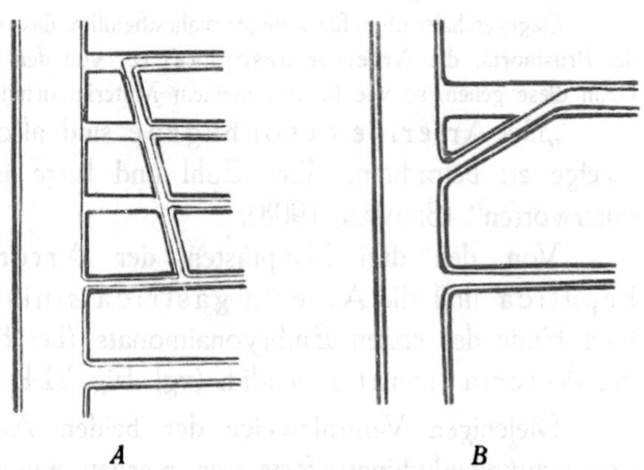

Die Arteria mesenterica inferior wandert — wie TANDLER beschrieben hat und wie ich be=
stätigen kann — um etwa drei Aortensegmente kaudalwärts. Diese Wanderung könnte ganz und gar
nach dem Modus I durchgeführt werden. Oft wird indessen der letzte Teil der Wanderung nach dem
Modus II vollbracht, und ich finde es sehr wahrscheinlich, dass diese beiden Modi oft bei der ganzen
Wanderung kombiniert werden.

Schon Ende des zweiten Embryonalmonats (bei etwa 2 cm langen Embryonen)
erreichen die drei Magen=Darmarterien ihre definitiven Ausgangsstellen.

Die nächste Ursache ihrer erwähnten Kaudalwärtswanderung ist offenbar in der
gleichzeitig stattfindenden Kaudalwärtsverschiebung des Magen=Darmkanals selbst zu
suchen (MALL).

Da nun diese Verschiebung am stärksten den Magen und den kranialen Darmteil
betrifft, so erklärt sich — glaube ich — hieraus, warum die Arteria coeliaca und

---

[1]) Die Aortensegmente stellen Anfang der 4. Embryonalwoche Aortenverdickungen (Fig. 441,
S. 541) dar, welche mit den Körpersegmenten alternieren.

die Arteria mesenterica superior um so viele Segmente (11 bezw. 10), die Arteria mesenterica inferior dagegen nur um etwa drei Segmente kaudalwärts wandern.

„Aus dem Obenstehenden geht hervor, dass die definitiven Wurzelpartien der Arteria coeliaca und der Arteria mesenterica superior nie und diejenige der Arteria mesenterica inferior nicht immer von ursprünglichen, segmentalen[1]) Ventralzweigen stammen" (BROMAN, 1908).

Unter Umständen können die segmentalen Ventralstämme des 23. und des 24. Aortensegmentes zeitlebens persistieren und zwar derjenige des 23. Segmentes als die definitive Wurzel der Arteria mesenterica inferior, derjenige des 24. Aortensegmentes als die gegenüber dem vierten Lumbalarterienpaare oft ausgehende kleine Arterie zum Bindegewebe.

Auch an der definitiven Arteria sacralis media „können einzelne segmentale Ventralzweige entstehen, welche unter Umständen wohl auch zeitlebens persistieren können".

„So habe ich bei einem 24 mm langen Embryo gegenüber dem 27. Dorsalzweigpaar eine kleine Arteria recti ausgehen gesehen."

Dagegen halte ich es für weniger wahrscheinlich, dass die beim Erwachsenen zu findenden Ventralzweige der Brustaorta, die Arteriae oesophageae, von den segmentalen Ventralzweigen herzuleiten seien. Denn diese gehen, so wie ich aus meinem Material urteilen kann, alle sehr frühzeitig zugrunde."

„Die Arteriae oesophageae sind also als sekundäre, nicht segmentale Ventralzweige zu betrachten. Ihre Zahl und Lage ist daher auch den grössten Variationen unterworfen" (BROMAN, 1908).

Von den drei Hauptästen der Arteria coeliaca scheinen die Arteria hepatica und die Arteria gastrica sinistra zuerst aufzutreten (Fig. 242, S. 294). Erst Ende des ersten Embryonalmonats (bei 8—9 mm langen Embryonen) wird auch die Arteria lienalis deutlich (vgl. Fig. 314, S. 370 und Fig. 269, S. 327).

Diejenigen Ventralzweige der beiden Aorten, welche sich vom Darme auf die Dottersackwände hinaus fortsetzen, werden, wie erwähnt, Arteriae omphalo-mesentericae genannt. Von denselben bilden sich bald die meisten zurück und es bleibt in der Regel nur ein Paar übrig, das sich unmittelbar nach der Verschmelzung der Aorten zu einer einfachen Arteria omphalo-mesenterica umwandelt.

Diese Umwandlung findet hauptsächlich durch Verschmelzung der Stammpartien der beiden Arterien statt. An derjenigen Stelle aber, wo die beiden Arterien das Darmrohr kreuzen, werden sie durch dieses von einander getrennt und können also hier nicht mit einander verschmelzen. Das Darmrohr steckt also jetzt in einer Insel des im übrigen einfachen Stammes der Arteria omphalo-mesenterica. Indem aber der linke Schenkel dieser Arterieninsel rasch atrophiert (HOCHSTETTER), wird die Arterie auch hier unpaar und verläuft nun an der rechten Seite des Darmes vorbei zum Nabel.

Die unpaar gewordene Arteria omphalo-mesenterica versorgt eine Zeitlang sowohl die erste Darmschleife wie (mit ihrer peripheren Partie) die Dottersackwände. Indem später — mit der Rückbildung des Dottersackkreislaufes — diese periphere Partie der Arteria omphalo-mesenterica schwindet, wandelt sich diese Arterie in die Arteria mesenterica superior um.

Hand in Hand damit, dass die erste Darmschleife sich verlängert und Jejunum, Ileum, Coecum, Colon ascendens und Colon transversum aus sich hervorgehen lässt, vergrössern sich einzelne, zu diesen Darmpartien gehende Zweige der Arteria mesenterica superior, und bilden sich zu den definitiven Hauptzweigen dieser Arterie aus.

---

[1]) Diese im Verhältnis zu der Aorta segmentalen Zweige sind natürlich im Verhältnis zu den Körpersegmenten intersegmental.

Die Zweige der Arteria mesenterica inferior gehen von Anfang an zu der kaudalwärts von der ersten Darmschleife gelegenen Hinterdarmpartie (vgl. Fig. 210, S. 240), d. h. zu der Anlage des Colon descendens, des Colon sigmoideum und des oberen Rektumteils.

Schicksal der Dorsalzweige der Aortae descendentes primitivae.

Am wenigsten verändern sich die segmentalen Dorsalzweige der Aortae des= cendentes.

Sie gehen anfangs von der dorsolateralen Wandpartie jeder Aorta aus, d. h., sie sind in diesem Entwicklungsstadium gleich so viel lateralwärts wie dorsalwärts gerichtet (Fig. 451 a). „Unmittelbar nach der Verschmelzung der Aortae descendentes gehen auch die beiden Dorsalzweige eines und desselben Aortensegmentes von einander weit entfernt

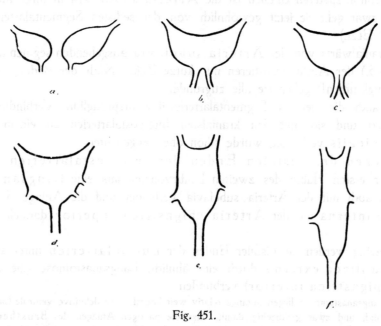

Fig. 451.

Halbschematische Querschnitte der Aorta *a* eines 3,4 mm langen Embryos, [*b* desselben Embryos etwas weiter kaudal, *c* eines 3 mm langen Embryos, *d* eines 5 mm langen Embryos, *e* eines 8 mm langen Embryos, *f* eines 11,7 mm langen Embryos. Nach Broman (1908).

von der Aorta aus (Fig. 451 *b—d*). In den folgenden Entwicklungsstadien rücken sie aber einander immer näher, bis sie gewöhnlich im zweiten Embryonalmonat ihre definitive relative Lage erreicht haben" (vgl. Fig. 451 *e* u. *f*). (Broman, 1908.)

Die meisten segmentalen Dorsalzweige der einfach gewordenen Aorta descendens persistieren als solche zeitlebens. Aus ihnen gehen die Körperwand= arterien der Brust= und Bauchregion (Intercostal= und Lumbalarterien) hervor, die also als persistierende Segmentalarterien betrachtet werden können.

Hiervon machen indessen die im ersten und zweiten Intercostalraum verlaufenden Intercostalarterien (= die achten und neunten Segmentalarterien) insofern eine Ausnahme, als ihre ursprünglich von der Aorta direkt ausgehenden Anfangspartien schon frühzeitig zugrunde gehen und durch eine von der Arteria subclavia ausgehende, gemeinsame Anfangspartie, mit welcher sich auch die siebente Segmentalarterie verbindet, ersetzt werden (vgl. Fig. 445 u. 446, S. 545). Auf diese Weise entsteht die sog. Arteria intercostalis suprema.

Wenn die obere Extremität — als niedrige Knospe mit langgestreckter (sich über mehrere Segmente erstreckender) Basis — von der Körperwand auszuwachsen beginnt, scheinen in der Regel zwei segmentale Dorsalzweige der Aorta Nebenzweige (Arteriae subclaviae primitivae) auch zu der Extremitätanlage zu senden (Fig. 444, S. 544).

So fanden KEIBEL und ERIK MÜLLER bei einem 4,5 mm langen Embryo jeder= seits zwei Arteriae subclaviae primitivae, welche aus den fünften und sechsten Segmentalarterien entsprangen. Die obere von diesen Arteriae subclaviae primitivae scheint aber sehr bald in ihrer Anfangspartie wieder zugrunde zu gehen (vgl. Fig. 444 und 445), denn in späteren Stadien ist die Arteria subclavia in ihrer Anfangspartie einfach und zwar geht sie jetzt gewöhnlich von der sechsten Segmentalarterie [1]) heraus (KEIBEL und ELZE).

Die kranialwärts von der Arteria subclavia ausgehenden segmentalen Dorsal= zweige (1.—5.) der Aorta persistieren nur kurze Zeit. Nach der Bildung der Arteria vertebralis (vgl. unten!) gehen sie alle zugrunde.

Dass auch die siebente Segmentalarterie ihre ursprüngliche Verbindung mit der Aorta verliert und sich mit den kranialsten Intercostalarterien zu einem Truncus costo=cervicalis verbindet, wurde schon oben angedeutet.

Zwischen den distalen Enden der Intercostalarterien bilden sich schon in der ersten Hälfte des zweiten Embryonalmonats eine Längsanastomose aus, die sich auch mit der Arteria subclavia verbindet und die Anlage der Arteria mammaria interna mit der Arteria epigastrica superior darstellt (Fig. 446, S. 545).

Gleichzeitig werden die distalen Enden der Lumbalarterien unter sich und mit der Arteria iliaca externa durch eine ähnliche Längsanastomose (die Anlage der Arteria epigastrica inferior) verbunden.

Diese Längsanastomosen liegen anfangs relativ weit lateral. Ihre definitive ventrale Lage bekommen sie erst allmählich und zwar gleichzeitig damit, dass die paarigen Anlagen des Brustbeines und der Musculi recti abdominis medialwärts verschoben werden (MALL).

Entwicklung der Hals= und Kopfarterien.

Die Arteria carotis communis geht jederseits aus derjenigen Partie der Aorta ascendens primitiva hervor, die zwischen den Ausgangsstellen des vierten und des dritten Kiemenarterienbogens gelegen ist (vgl. Fig. 445 u. 446, S. 545).

Diese Anlage der Arteria carotis communis ist anfangs sehr kurz, wird aber bei der Kaudalwärtsverschiebung des Herzens immer mehr (und zwar besonders stark an der linken Seite) in die Länge ausgezogen.

Die kaudalwärts von der Carotis communis liegende Partie der paarig gebliebenen Aorta ascendens entwickelt sich in den beiden Körperhälften etwas verschieden. An

---

[1]) Andere Autoren bezeichnen dieselbe Arterie als siebente Segmentalarterie, weil sie mit dem siebenten Cervicalnerven zusammen verläuft.

der rechten Seite geht aus ihr die Arteria anonyma hervor, während an der linken Seite die entsprechende Gefässpartie in den definitiven Aortenbogen einverleibt wird. Daraus erklärt sich die Tatsache, dass die Ausgangsstellen der beiden Arteriae carotides communes asymmetrisch zu liegen kommen (vgl. Fig. 445 u. 446, S. 545).

Die kranialwärts von dem dritten Kiemenarterienbogen gelegene Partie der Aorta ascendens primitiva wird, wie schon oben (S. 512) erwähnt wurde, zu der Arteria carotis externa (vgl. Fig. 445).

Der dritte Kiemenarterienbogen und die kranialwärts von demselben liegende Partie der Aorta descendens primitiva (mit ihrer kranialen Verlängerung) bilden zu= sammen die Arteria carotis interna (vgl. Fig. 445 u. 446).

Die letztgenannte Arterie versorgt zunächst fast den ganzen Kopf mit Blut. Sie verläuft zuerst kranialwärts bis zur Mittelhirnbeuge, biegt hier dorsal= und kaudalwärts in eine an der Ventralseite des Rautenhirns verlaufende Arterie (die sog. Arteria vertebralis cerebralis) um, die sich bald mit dem zweiten[1] Dorsalzweig der Aorta verbindet (vgl. Fig. 444—446 und Fig. 452).

Von jetzt ab kehrt wahrscheinlich der Blutstrom in der Arteria vertebralis cerebralis um, denn der zweite Dorsalzweig stellt ja für diese Arterie eine direktere Verbindung mit dem Herzen dar. Als Folge hiervon bleibt eine intermediäre Partie der ursprünglichen Arteria carotis interna in der Entwicklung nach, die Arteria communicans posterior bildend (Fig. 446, S. 545, *A. comm. post.*).

Später (bei 9,5—11 mm langen Embryonen) bildet sich zwischen den nächst= folgenden Dorsalzweigen bis zu der Arteria subclavia herab eine Längsanastomose aus, die eine direkte kaudale Fortsetzung der Arteria vertebralis cerebralis dar= stellt und Arteria vertebralis cervicalis genannt wird. Bald nachher gehen die Dorsalzweige Nr. 2—5 zugrunde, und die Arteria vertebralis bekommt von jetzt ab ihr Blut ausschliesslich aus der Arteria subclavia (Fig. 446).

In der Ponsgegend werden die beiden Arteriae vertebrales cerebrales einander bis zur Berührung genähert, und sie verschmelzen hier bald (bei etwa 9 mm langen Embryonen nach TANDLER) zu einer unpaaren Arterie, der sog. Arteria basilaris.

Schon am Ende des ersten Embryonalmonats sendet die Arteria carotis in= terna in der Augengegend die Arteria ophtalmica ab (vgl. Fig. 452 u. Fig. 446, S. 545). Zu dieser Zeit gehen von derselben auch schon mehrere Nebenzweige zur Gehirnanlage aus.

Etwas später (am Anfang des zweiten Embryonalmonats) sendet die Arteria carotis interna in der Gegend des zweiten Kiemenbogens eine andere Arterie aus, die vorübergehend eine wichtige Rolle zu spielen hat. Es ist dies die embryonale Arteria stapedia (Fig. 446, *A. stap.*).

Diese Arterie dringt zunächst schräg aufwärts und lateralwärts in die Gegend des ersten Kiemenbogens (= des Mandibularbogens) hinein. Mit ihrer noch in dem Gebiete des Hyoidbogens liegenden Wurzelpartie passiert sie hierbei durch eine Blastemmasse, die sich später (um die Arterie herum) zu einem vorknorpeligen Ring (der Steigbügel= anlage) kondensiert. Die Arterie bildet also die Ursache zu der Durchlöcherung der

---

[1] Der erste Dorsalzweig, der zusammen mit dem Nervus hypoglossus verläuft, verschwindet schon vorher.

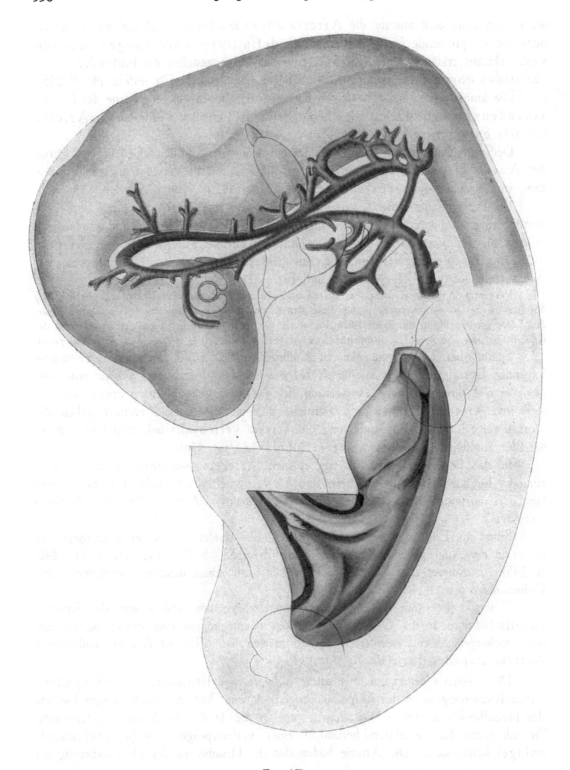

Fig. 452.
Schematisierte Profilrekonstruktion eines 7 mm langen Embryos, die Lage der Hals= und Kopfarterien
zeigend. $\frac{265}{1}$. Nach Elze: Anat. Hefte, Bd. 35, Wiesbaden 1907.

Stapesanlage, sie verläuft regelmässig durch dieselbe hindurch und hat daher ihren Namen bekommen.

Die Arteria stapedia entwickelt sich schnell zu einem relativ mächtigen Gefäss= stamm. Von diesem gehen (schon bei 12—15 mm langen Embryonen) jederseits drei Hauptzweige (Ramus supraorbitalis, Ramus maxillaris und Ramus mandi= bularis) heraus (Fig. 446, links), die die Supraorbital=, Maxillar= bezw. Mandibularregionen des Kopfes mit Blut versorgen (TANDLER, 1902).

Schon in der achten Embryonalwoche (bei etwa 17 mm langen Embryonen) bildet sich aber ein Ramus anastomoticus aus zwischen der Arteria carotis externa und dem Ramus mandibularis der Arteria stapedia (Fig. 446, rechts). Von jetzt ab und zwar unter Vermittlung dieser Anastomose beginnt die Carotis externa den Verbreitungsbezirk der Arteria stapedia immer mehr mit Blut zu versorgen.

Gleichzeitig wird der Stamm der Arteria stapedia immer weniger in Anspruch genommen, er bleibt jetzt zuerst im Wachstum nach und atrophiert im dritten Embryo= nalmonat vollständig. Die ursprünglichen Zweige der Arteria stapedia sind jetzt Zweige der Arteria carotis externa geworden (Fig. 446).

Die Arteria carotis externa, die in ihrem Verbreitungsgebiet zunächst lediglich auf den Zungenbeinbogen und Kieferbogen beschränkt war, vergrössert sich also auf Kosten der Arteria carotis interna, indem sie die Zweige der Arteria stapedia übernimmt.

Auf diese Weise wird nach TANDLER der Ramus supraorbitalis der Arteria stapedia (wenig= stens teilweise) zu der Arteria meningea media, der Ramus maxillaris zu der Arteria maxil= laris interna und der Ramus mandibularis zu der Arteria alveolaris inferior.

Nur die kaudalwärts von der letztgenannten Arterie ausgehenden Zweige der definitiven Arteria carotis externa können also als Zweige der ursprünglichen Arteria carotis externa betrachtet werden (vgl. Fig. 446, S. 545). Von diesen ist die Arteria lingualis schon bei etwa 12,5 mm langen Embryonen, die Arteria thyroidea superior und die Arteria maxillaris externa bei etwa 17 mm langen Embryonen zu erkennen (TANDLER).

Entwicklung der Extremitätarterien.

Die Extremitäten stellen Auswüchse von je mehreren Körpersegmenten dar (Fig. 77, S. 134). Sie werden auch zeitlebens von Nerven innerviert, die von mehreren Körpersegmenten stammen.

Aller Wahrscheinlichkeit nach wurden sie in der Phylogenese ursprünglich auch durch mehrere Körpersegmentarterien mit Blut versorgt.

Allein bei der grossen Umbildungsfähigkeit der Blutgefässe wurden die ursprüng= lichen Verhältnisse derselben nicht lange beibehalten.

Die Arterien der oberen Extremität.

Die Annahme, dass auch beim Menschen ursprünglich mehrere segmentale Arm= arterien existierten, wird vor allem durch die obenerwähnte Beobachtung gestützt, dass beim menschlichen Embryo (von etwa 4,5 mm Länge) jederseits vorübergehend zwei Arteriae subclaviae primitivae (Fig. 444) vorhanden sind.

Die obere von diesen geht in ihrer Wurzelpartie sehr schnell zugrunde. Etwas weiter peripherwärts scheint sie dagegen noch eine Zeitlang zu persistieren und zwar als Teilstück eines Plexus axillaris arteriosus (ERIK MÜLLER).

Die Entstehung der definitiven Arteria subclavia mit ihren Ästen ist etwas kompliziert.

Betreffs der Bildung der Wurzelpartie dieser Arterie ist sogleich hervorzuheben, dass sie an den beiden Seiten des Körpers verschieden verläuft. Wie aus dem in Fig. 444—446 abgebildeten Schema hervorgeht, wird die Wurzelpartie der rechten Arteria subclavia gebildet aus

> a) dem vierten rechten Kiemenarterienbogen (*b*),
> b) der Aorta descendens dextra (*c*), und
> c) dem sechsten Dorsalzweig dieser Aorta (*d*).

Die Wurzelpartie der linken Arteria subclavia wird dagegen nur aus dem sechsten Dorsalzweig der linken Aorta descendens gebildet. Sie entspricht also nur dem letztgenannten Teil (*d*) der Wurzelpartie der rechten Arteria subclavia.

Die linke Arteria subclavia geht ursprünglich recht weit kaudal von dem Ductus arteriosus BOTALLI (der sechsten linken Kiemenarterie) von der Aorta descendens ab (Fig. 445, S. 544). Später „wandert" sie aber (in noch nicht näher erforschter Weise) kranialwärts, so dass ihre Ausgangsstelle zuletzt kranial von dem Ductus arteriosus BOTALLI zu liegen kommt.

Ich finde es wahrscheinlich, dass diese „Wanderung" durch Bildung von neuen, nichtsegmentalen Aorten=zweigen und durch Zugrundegehen der ursprünglichen Wurzel stattfindet, und dass also die definitive Wurzelpartie der linken Arteria subclavia nicht mehr als die sechste Segmentalarterie zu betrachten ist.

Unmittelbar nachdem die obere Arteria subclavia primitiva wenigstens in ihrer Wurzelpartie zugrunde gegangen ist, haben die Armarterien folgendes Aussehen: die proximal einfache Arterie teilt sich distal in zwei Arterien, welche im Zentrum der Extremität verlaufen, und zuletzt mit einander anastomosieren.

Durch Ausbildung von neuen Anastomosen, welche ausserhalb der primären Arterien liegen, entsteht eine zentrale Netzbildung von arteriellen Gefässen.

Aus dieser arteriellen Netzbildung „entspringen Kapillargefässe von feinerem Kaliber, welche sich netzartig mit einander verbinden, um schliesslich in die Randvene über=zugehen. Das beschriebene arterielle Netz ist also nur der zentrale, stärkere Teil eines durch die ganze Extremität verteilten Netzes von feinen Gefässen" (ERIK MÜLLER).

Die Gefässe stellen in diesem Stadium die einzigen sichtbaren Differenzierungen der freien Extremi=tätsknospe dar. „Die Nerven sind in der freien Extremität noch nicht angelegt. Sie treten zu einer platten=förmigen Bildung eben an der Grenze zwischen dem Körper und der freien Extremität zusammen." (ERIK MÜLLER, 1903).

Wenn in einem folgenden Stadium (bei etwa 8 mm langen Embryonen) die Nervenstämme in der freien Extremitätpartie aufzutreten beginnen, so frappiert die nahe Übereinstimmung in der Anordnung zwischen den Gefäss= und Nervenanlagen (BERTHA DE VRIESE, 1902, ERIK MÜLLER, 1903).

Die Ursache hiervon ist nach ERIK MÜLLER wohl darin zu suchen, „dass auf gewissen Stellen in der Bildungsmasse lebhaftere Stoffwechselprozesse stattfinden, welche einerseits den Impuls zu einer Aus=bildung der Gefässkapillaren an diesen Stellen geben, andererseits mit der Bildung der Nervenbahnen in Zusammenhang stehen".

Ganz wie die Nervenplatte (die Anlage des Plexus brachialis) in zwei Stämme, einen ventralen und einen dorsalen, ausläuft, „so gliedert sich jetzt auch die Gefässanlage in zwei Netze, ein ventrales und ein dorsales" (E. MÜLLER).

Bei etwa 12 mm langen Embryonen beginnt die Nervenplatte durchlöchert zu werden. „Die blei=
benden Nerven sind jetzt angelegt. Von dem dorsalen Stamm laufen die N. axillaris und radialis
aus. Der ventrale Stamm setzt sich in die N. musculo=cutaneus, medianus und ulnaris fort."
(E. MÜLLER, 1903).

Die proximal einfache Armarterie verläuft zuerst an der medialen Seite der durch=
löcherten Nervenplatte (= des Plexus brachialis). Dann teilt sie sich auch in 2—4 Stämme,
von denen 1—3 durch die ventrale Nervenplexusplatte verlaufen (Fig. 453 A).

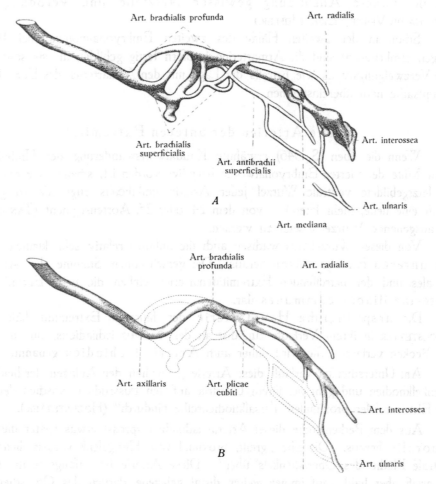

Fig. 453.
A Armarterien eines 11,7 mm langen Embryos, B Schicksal derselben.
Nach ERIK MÜLLER: Anat. Hefte, Bd. 22 (1903).

Lateral von dem ventralen Nervenstamm (= in dem Zwischenraum zwischen diesem
und dem dorsalen Nervenstamm) vereinigen sich die Arterienstämme wieder miteinander.
Die Vereinigungsstelle stellt eine erweiterte Gefässpartie dar, von welcher aus sowohl
dorsale wie ventrale Arterien bezw. Arteriennetze entspringen.

Eine dieser Arterien perforiert die Wurzel des N. medianus.

Die Hauptarterien des Armes verlaufen dann zusammen mit diesem Nerven
peripherwärts.

In diesem Entwicklungsstadium bestehen also die Armarterien fast überall aus Netz= bildungen.

Die in der Höhe des Plexus brachialis liegende und diesen teilweise perforierende Netzbildung ist es, die von Erik Müller Plexus axillaris arteriosus genannt wird. Müller ist der Ansicht, dass dieser arterielle Plexus teilweise aus ursprünglich segmentalen Gefässen gebildet wird.

Aus den arteriellen Netzbildungen des erwähnten Stadiums (Fig. 453 A) gehen nun bald die definitiven Armarterien (Fig. 453 B) hervor und zwar durch stärkere Ausbildung gewisser Netzteile und Verödung anderer. (Bertha de Vriese, Erik Müller.)

Schon in der zweiten Hälfte des zweiten Embryonalmonats (bei 16—20 mm langen Embryonen) sind die Armarterien insofern fertig gebildet, als sie sowohl betreffs des Verzweigungstypus wie betreffs der Lage mit den Armarterien des Erwachsenen der Hauptsache nach übereinstimmen.

Die Arterien der unteren Extremität.

Wenn die oben (S. 546) erwähnte Kaudalwärtswanderung der Umbilikalarterien etwa Mitte der vierten Embryonalwoche beendigt worden ist, scheint, wie erwähnt, auch die letztgebildete ventrale Wurzel jeder Arteria umbilicalis zugrunde zu gehen und durch eine neue, mehr lateral — von dem 24. oder 25. Aortensegment (Tandler, 1903) — ausgehende Wurzel ersetzt zu werden.

Von dieser Wurzel aus wachsen auch die anfangs relativ sehr kleinen Arterien der unteren Extremitäten heraus. Die gemeinsamen Stämme der Arteriae um= bilicales und der betreffenden Extremitätenarterien stellen die beim Erwachsenen sog. Arteriae iliacae communes dar.

Die ursprüngliche Hauptarterie der hinteren Extremität hält sich nach Hochstetter in ihrem Verlaufe zunächst an den Nervus ischiadicus, mit dem sie auch das Becken verlässt. Sie wird daher auch Arteria ischiadica genannt.

Am Unterschenkel verläuft diese Arterie „zwischen den Anlagen der beiden Unter= schenkelknochen und geht bei ihrem Übertritt auf den Fussrücken zwischen den Anlagen der Elemente der proximalen Tarsalknochenreihe hindurch" (Hochstetter).

Aus dem Beckenstücke dieser Arteria ischiadica sprosst etwas später die Arteria femoralis heraus. Dieselbe „greift, proximal vom Hüftgelenk vorbeiziehend, auf die ventrale Fläche des Oberschenkels über". Diese Arterie ist anfangs relativ sehr klein. Sie greift aber bald „auf immer weiter distal gelegene Partien des Oberschenkels über und dringt schliesslich in die Kniekehle ein, wo sie sich mit der Arteria ischiadica verbindet".

Nachdem diese Verbindung zustande gekommen ist, beginnt die Arteria femoralis die periphere Partie der Arteria ischiadica mit Blut zu versorgen. Sie vergrössert sich jetzt (bei etwa 16—20 mm langen Embryonen nach Bertha de Vriese) beträchtlich, und zwar Hand in Hand damit, dass die Arteria ischiadica in ihrem Oberschenkelab= schnitte immer kleiner wird und zuletzt zugrunde geht. Gleichzeitig hiermit (bei etwa 20 mm langen Embryonen nach Bertha de Vriese) bildet sich als Zweig der Arteria femoralis die Arteria profunda femoris aus, die durch ihre Perforanten die Ernährung der dorsalen Oberschenkelpartie übernimmt.

Die persistierende Beckenpartie der Arteria ischiadica stellt die Arteria hypo=
gastrica (oder iliaca interna) des Erwachsenen dar.

Die persistierende Unterschenkelpartie der Arteria ischiadica stellt beim Erwachsenen
die Arteria poplitea mit ihren peripheren Verzweigungen dar.

Die ursprüngliche Hauptarterie des Unterschenkels wird in folgenden
Entwicklungsstadien relativ unansehnlich. Beim Erwachsenen ist diese Arterie unter dem
Namen Arteria interossea bekannt (HOCHSTETTER).

Die Arteria interossea ist also als eine primäre Unterschenkelarterie zu betrachten. Dasselbe
ist mit einem Teil der Arteria peronea der Fall (HOCHSTETTER). Die übrigen Arterien des Unter=
schenkels betrachtet HOCHSTETTER als sekundäre bezw. tertiäre Gefässe.

Von Interesse ist, dass während der Embryonalzeit konstant an der unteren Ex=
tremität einige oberflächliche Arterien gebildet werden. Dieselben gehen aber alle
bald ganz oder teilweise zugrunde. So entsteht z. B. im zweiten Embryonalmonat (als
Zweig der Arteria femoralis) eine den Nervus saphenus begleitende, relativ lange
Arteria saphena. Dieselbe beginnt aber schon Anfang des dritten Embryonalmonats
reduziert zu werden. Nur die Wurzelpartie der embryonalen Arteria saphena bleibt
zeitlebens und zwar unter dem Namen Arteria genu suprema bestehen (BERTHA
DE VRIESE, 1902).

Auch die Arterien der unteren Extremität weichen also in ihrer primitiven An=
ordnung von der definitiven beträchtlich ab. Die definitive Anordnung dieser
Arterien wird aber trotzdem schon im dritten Embryonalmonat (bei etwa
45 mm langen Embryonen) erreicht (BERTHA DE VRIESE).

Ausbildung der definitiven Venen.

Die Entstehung der paarigen Venen des jungen Embryos: der Venae umbilicales,
der Venae omphalo=mesentericae und der Leibeswandvenen wurde schon oben (S. 509
und 512) beschrieben.

Bei der Beschreibung der Lebergefässentwicklung haben wir auch schon das weitere
Schicksal der Umbilikalvenen (vgl. S. 392) und der Venae omphalo=mesen=
tericae (S. 390) kennen gelernt.

Es erübrigt also jetzt zunächst das weitere Schicksal der Leibeswandvenen zu ver=
folgen.

Schicksal der primitiven Leibeswandvenen.

Die unteren Kardinalvenen führen ursprünglich das Blut des grösseren Teils
des embryonalen Körpers zum Herzen zurück. In dieselben münden nämlich nicht nur
segmentale Leibeswandvenen der Brust=, Bauch= und Beckengegend, sondern
auch die Venen der unteren Extremitäten (die Venae iliacae) und anfangs sogar
auch diejenigen der oberen Extremitäten (die Venae subclaviae).

Bei der embryonalen Kaudalwärtsverschiebung des Herzens „wandern" aber die
Wurzelpartien der Venae subclaviae auf die Venae cardinales superiores über
(vgl. Fig. 454 A—C).

Das weitere Schicksal der unteren Kardinalvenen ist mit der Bildung der Vena
cava inferior innig verknüpft.

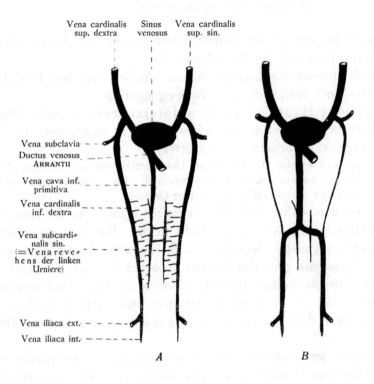

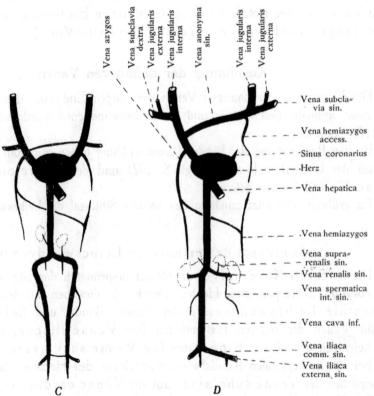

Fig. 454.

Schemata, die Entwicklung der menschlichen Körpervenen zeigend. — Über die Lage der Venenanlagen im
embryonalen Körper (vgl. Fig. 456, S. 568).

Wie schon (S. 393) erwähnt, entsteht die Vena cava inferior primitiva (= die kraniale Partie der definitiven Vena cava inferior) als eine kleine Lebervene, die von Anfang an in die Vena revehens dextra (= communis) mündet (Fig. 349 A, S. 396) und sich sekundär durch quer verlaufende Anastomosen (etwa in der werdenden Nierenhöhe) mit den beiden Venae cardinales inferiores in Verbindung setzt (vgl. Fig. 454 A und B).

Sobald diese Verbindung zustande gekommen ist, beginnt das Blut der kaudalen Körperhälfte den zum Herzen direkter führenden Weg durch die primitive Vena cava inferior zu nehmen. Diese wird daher immer mächtiger, Hand in Hand damit, dass die kranialen Partien der unteren Kardinalvenen zu relativ unbedeutenden Gefässen (Venae azygos bezw. hemiazygos) reduziert werden, die durch partielle Obliteration sogar ihre Verbindung mit den kaudalen Kardinalvenenpartien verlieren (vgl. Fig. 454 A—C).

Eine Zeitlang bilden nun die kaudalen Abschnitte der unteren Kardinal= venen die Hauptwurzeln der Vena cava inferior primitiva (Fig. 454 C).

Schon vorher hatte sich ventralwärts von der Arteria sacralis media eine untere Anastomose ausgebildet und zwar zwischen den Beckenabschnitten der Venae cardinales inferiores. Durch diese Anastomose beginnt jetzt immer mehr das Blut der linken hinteren Extremität zu fliessen.

Nachdem auch die Venae lumbales der linken Seite sich durch Queranastomosen mit der rechten Kardinalvene in Verbindung gesetzt haben, wird die kaudale Partie der linken Kardinalvene immer unbedeutender und atrophiert zuletzt grösstenteils (vgl. Fig. 454 C und D).

Hand in Hand hiermit vergrössert sich der kaudale Abschnitt der Vena cardinalis inferior dextra, die kaudale Partie der definitiven Vena cava inferior bildend.

Die definitive Vena cava inferior (Fig. 454 D) ist also genetisch aus folgenden Gefässen herzuleiten:

1. aus der Einmündungspartie der Vena revehens dextra (= communis) der Leber (Fig. 349 A und B, V. hep., S. 396),

2. aus der Vena cava inferior primitiva (Fig. 454 A),

3. aus der rechten Hälfte der oberen Queranastomose zwischen den beiden Kardinalvenen (Fig. 454 B),

4. aus der kaudalen Hälfte der Vena cardinalis inferior dextra (mit Ausnahme von der ventralwärts von der rechten Niere verlaufenden Partie) (Fig. 454 C), und

5. aus einer dorsalwärts von der rechten Nierenanlage entstehenden Kollateralvene (Fig. 454 C).

Die untere Queranastomose zwischen den beiden unteren Kardinalvenen stellt die Anlage der Vena iliaca communis sinistra dar (vgl. Fig. 454 C und D). Die kürzere Vena iliaca communis dextra geht aus der kaudalsten Partie der Vena cardinalis inferior dextra hervor (Fig. 454 A—D).

Ehe sich die Vena cava inferior primitiva mit den unteren Kardinalvenen verbunden hat, nimmt sie von den beiden Urnieren die sog. Venae revehentes dieser Organe auf (Fig. 454 A).

Die kaudalen Partien dieser Urnierenvenen, die nach der Bildung der oberen
Queranastomose der unteren Kardinalvenen in diese Anastomose münden, gehen bei
der Reduktion der Urnieren spurlos zugrunde. Die kranialen Partien der betreffenden
Urnierenvenen treten dagegen sekundär mit den Nebennieren in Verbindung und bilden
sich bei der Reduktion der Urnieren zu den definitiven V e n a e s u p r a r e n a l e s um
(vgl. Fig. 454 A — D).

Über die Entwicklung sowohl der p r i m i t i v e n wie der d e f i n i t i v e n N i e r e n =
v e n e n wurde schon oben (S. 436) berichtet.

Bei der embryonalen Kranialwärtswanderung der Nachnieren schieben sich diese
Organe zwischen der Aorta und den unteren Kardinalvenen hervor, die letzteren ventral=
und lateralwärts verdrängend. Gleichzeitig hiermit entwickelt sich jederseits — kaudal von
der betreffenden Kardinalvene ausgehend und kranial wieder in sie einmündend — eine
kollaterale Venenbahn, die beim Menschen dorsal von der Nierenanlage verläuft. Auf
diese Weise entsteht also in der Bahn der unteren Kardinalvene eine „Gefässinsel", die
die Nierenanlage umgreift (Fig. 454 C).

Indem sich nun in der Folge der dorsale, neugebildete Schenkel dieser Insel rasch
ausweitet und zur Hauptbahn der betreffenden hinteren Kardinalvene wird, verkleinert
sich gleichzeitig der ventrale, ursprüngliche Schenkel und obliteriert schliesslich auf eine
Strecke weit vollständig.

Soweit er aber erhalten bleibt, sammelt er das Blut aus der Urniere und der Ge=
schlechtsdrüse und wird später zur V e n a s p e r m a t i c a i n t e r n a bezw. o v a r i c a
(HOCHSTETTER). (Vgl. Fig. 454 C und D.)

An der linken Seite wird die kranialste Partie der Vena spermatica interna von
der unteren Kardinalvene selbst gebildet (vgl. Fig. 454 C und D).

Aus dieser Beschreibung erklärt sich einfach die Tatsache, dass die linke Vena
spermatica interna regelmässig in die V e n a r e n a l i s s i n i s t r a mündet, während die
rechte V e n a s p e r m a t i c a i n t e r n a mit der Vena cava inferior direkt verbunden ist.

Die aus den oberen Partien der unteren Kardinalvenen entstehenden Venen, die
Anlagen der V e n a a z y g o s bezw. der V e n a h e m i a z y g o s , sind ursprünglich gleich=
gross (Fig. 454 B). Später gewinnt aber im allgemeinen die rechte Vene (die V e n a
a z y g o s) Übergewicht über die linke (die V e n a h e m i a z y g o s), indem die letztere
durch eine Queranastomose mit der Vena azygos in Verbindung tritt und gleichzeitig ihre
Mündung in den linken Ductus CUVIERI verliert (Fig. 454 C).

Nicht selten findet diese Stromunterbrechung nicht genau an der Grenze zwischen
Ductus CUVIERI und unterer Kardinalvene, sondern etwas weiter kaudal statt. Solchen=
falls wird die (in die Vena azygos mündende) V e n a h e m i a z y g o s relativ kurz und
es entsteht eine V e n a h e m i a z y g o s a c c e s s o r i a , die in die V e n a a n o n y m a
s i n i s t r a zu münden kommt (Fig. 454 D).

*

Nachdem die beiden V e n a e s u b c l a v i a e mit ihren Mündungspartien jederseits
von der unteren auf die obere Kardinalvene übergerückt sind (vgl. Fig. 454 A — C), bildet
sich zwischen den beiden oberen Kardinalvenen eine etwas schief verlaufende Anastomose
aus, die die Anlage der V e n a a n o n y m a s i n i s t r a darstellt.

Diejenige Partie der Vena cardinalis superior dextra, die zwischen den Einmündungsstellen dieser Anastomose und der Vena subclavia dextra liegt, können wir von jetzt ab mit dem Namen Vena anonyma dextra bezeichnen (vgl. Fig. 454 C und D).

Die kaudal von der Vereinigungsstelle der beiden Venae anonymae liegende Partie der Vena cardinalis superior dextra bildet zusammen mit dem Ductus Cuvieri dexter die Anlage der Vena cava superior.

Eine Zeitlang existiert auch eine Vena cava superior sinistra, die aus dem linken Ductus Cuvieri und dem kaudal von der Vena subclavia sinistra liegenden Teil der Vena cardinalis superior sinistra zusammengesetzt wird (Fig. 454 C).

Diese Vena cava superior sinistra obliteriert aber bald grösstenteils, und es bleibt von ihr gewöhnlich nur eine kleine kaudale Partie als Vena atrii sinistri und als Sinus coronarius cordis (Fig. 454 D) erhalten.

Aus der Halspartie der Vena cardinalis superior geht die Vena jugularis interna hervor (vgl. Fig. 454 A—D). Die Kopfpartie derselben Vene bildet sich nach Zugrundegehen bezw. Verschmelzung gewisser Teile und Neubildung anderer zu den Sinus venosi der Dura mater cerebri um.

Weitere Ausbildung der Hals- und Kopfvenen.

Die Kopfpartie der Vena cardinalis superior verläuft ursprünglich in der Nähe der Chorda dorsalis medial von den Hirnnervenwurzeln und Ganglien sowie vom Gehörbläschen.

Es entstehen aber bald Venenbogen, welche zuerst die Gehörblase (Fig. 455 A), den Acustico-facialis und den Glossopharyngeus, später den Vagus und zuletzt auch den Trigeminus lateral umgreifen. Zusammengenommen bilden diese Venenbogen jetzt eine laterale Venenbahn, die wir mit Salzer Vena capitis lateralis (Fig. 455 A, *V. cap. lat.*) nennen können.

Wenn diese Kollateralvene in der fünften Embryonalwoche ihre grösste Aus- dehnung gewonnen hat (vgl. Fig. 456), erstreckt sie sich von dem Trigeminus bis zum Hypoglossus. Sie hat aber nur ein kurzes Dasein. In der zweiten Hälfte des zweiten Embryonalmonats geht sie wieder zugrunde, nachdem eine neue, mehr dorso-lateral ge- legene Anastomose ausgebildet worden ist (vgl. Fig. 455 A und B).

Diejenige Partie der Vena cardinalis superior, die medial vom Trigeminus liegt, persistiert zeitlebens und bildet den Sinus cavernosus (Fig. 455 B, *Sin. cav.*).

In diesen mündet schon in der vierten Embryonalwoche die Vena ophthalmica (*V. opht.*) ein.

Die distal von den beiden Anlagen der Sinus cavernosi gelegenen Partien der Venae cardinales superiores persistieren ebenfalls, obwohl nicht in der ursprüng- lichen paarigen Form. Ende des zweiten Embryonalmonats verschmelzen sie in der Medianebene mit einander zu dem unpaaren Sinus sagittalis superior (Fig. 455 A und B, *Sin. sag. sup.*).

Bei dem folgenden starken Wachstum des Grosshirns verliert der Sinus sagittalis superior seine ursprüngliche Verbindung mit den beiden Sinus cavernosi, und sein Blut fliesst jetzt ausschliesslich durch die neugebildete dorso-laterale Anastomose (die Anlage des Sinus transversus) zu der Vena jugularis interna.

Der Sinus petrosus inferior entspricht der Lage nach vollständig dem medial vom Gehör-bläschen verlaufenden Teil der Vena cardinalis superior. Nach MALL soll sie aber trotzdem mit diesem nicht identisch sein, sondern eine neugebildete Bahn darstellen. Der betreffende Teil der Vena cardinalis superior geht nämlich nach MALL etwa in der Mitte des zweiten Embryonalmonats zugrunde.

Gleich wie der Sinus transversus und der Sinus petrosus inferior sind (nach MALL) auch der Sinus petrosus, der Sinus rectus, der Sinus sagittalis inferior und die Vena magna cerebri GALENI als sekundäre bezw. tertiäre Gefässe zu betrachten.

Die oberflächlichen Kopfvenen und die Vena jugularis externa (Fig. 454 D) stellen ebenfalls sekundäre Gefässe dar, die erst relativ spät deutlich werden.

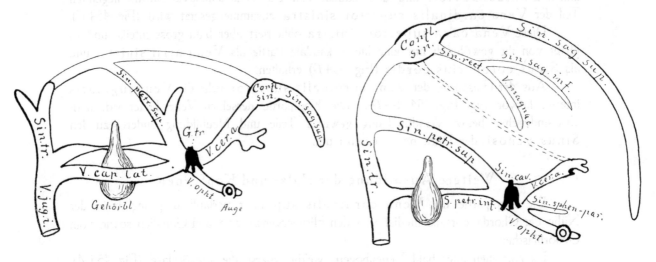

Fig. 455.

Die Entwicklung der Kopfvenen, halbschematisch dargestellt. Modifiziert nach MALL: Amer. Journ. of Anat. (1905). Die sekundären Gefässe sind dünner konturiert als die primären.

Entwicklung der Extremitätvenen.

Die Entwicklung der Extremitätvenen ist beim menschlichen Embryo noch nicht systematisch unter-sucht worden. Nach den bisher gemachten, vereinzelten Beobachtungen zu urteilen, scheint sie aber in etwa derselben Weise wie beim Kaninchen zu verlaufen.

In beiden Extremitäten entstehen zuerst Randvenen, welche — wie der Namen angibt — in der Peripherie der Extremität verlaufen. Durch zahlreiche, dünne Kapillaren stehen diese Randvenen mit den axial verlaufenden primitiven Arterien in Verbindung.

Die Begleitvenen der Arterien entstehen erst relativ spät.

In der oberen Extremität existiert anfangs eine grössere Vena marginalis ulnaris, die sich im Randteil der Handplatte mit der kleineren Vena marginalis radialis verbindet. — Die letztgenannte Vene geht später zugrunde, nachdem ihre Funktion zum Teil von einer etwas später gebildeten Vene, der Vena cephalica, übernommen worden ist.

Die Vena marginalis ulnaris bildet sich in ihrer proximalen Partie zur Vena brachialis, Vena axillaris und Vena subclavia, in ihrer distalen Partie zur Vena ulnaris und vielleicht zur Vena basilica aus.

Die Vena subclavia zieht nach HOCHSTETTER zuerst an der Dorsalseite des Plexus brachialis vorbei. Später kommt sie aber unter Vermittlung einer Anastomose an seine ventrale Seite zu liegen.

Die Vena cephalica mündet nach LEWIS zuerst in die Vena jugularis externa, wandert aber später auf die Vena axillaris über. Die Vena radialis mündet nach demselben Autor zuerst in die Vena cephalica und wird erst sekundär von der Vena brachialis aufgenommen.

In der unteren Extremität ist die Vena marginalis fibularis (vgl. Fig. 541, Taf. V) von Anfang an stärker als die Vena marginalis tibialis ausgebildet. Die letztgenannte Vene geht nach HOCHSTETTER bald zugrunde.

Zuerst mündet die Vena marginalis fibularis in die Vena umbilicalis der betreffenden Seite ein. Die betreffende Wurzel geht aber bald zugrunde, Hand in Hand damit, dass die Vene eine neue Verbindung mit der Vena cardinalis inferior bekommt.

Von den sekundären Zweigen der Vena marginalis ist vor allem die Vena tibialis anterior hervorzuheben. Diese Vene ersetzt bald den distalen Teil der Vena marginalis fibularis, welcher nach ihrer Bildung zugrunde geht. Zusammen mit dem proximalen Teil der Vena marginalis fibularis bildet die Vena tibialis anterior jetzt die Hauptvene der unteren Extremität, die sog. Vena ischiadica (Fig. 457, *V. s.*).

Die Vena femoralis entsteht als ein anfangs relativ unbedeutendes Gefäss, das in die Vena cardinalis inferior kranial von der Mündungsstelle der Vena ischiadica mündet.

Sie verlängert sich kaudalwärts bis zur Kniegegend herab und verbindet sich hier mit der Vena ischiadica.

Proximalwärts von dieser Verbindung atrophiert nun die Vena ischiadica grösstenteils und geht als solche zugrunde. Die distale Partie dieser Vene persistiert dagegen als Vena saphena parva (LEWIS).

Die Vena saphena magna und die Vena tibialis posterior entstehen nach LEWIS wahrscheinlich als Zweige der Vena femoralis.

Entwicklung des Lymphgefässsystems.

Die Lymphgefässe.

Die erste Entwicklung der Lymphgefässe ist beim menschlichen Embryo noch nicht genauer unter= sucht worden.

Die an anderen Säugetierembryonen (Schwein, Kaninchen) gemachten Untersuchungen haben noch nicht zu einstimmigen Resultaten geführt.

Nach einigen Autoren (z. B. GULLAND, SALA, MC CALLUM, HUNTINGTON und MC CLURE, BARTELS) entstehen die ersten Lymphgefässe aus Mesenchymlücken, welche zu einem Netzwerk von Kanälchen konfluieren. Diese breiten sich gradweise im Körper aus und verbinden sich sekundär mit den beiden Venae subclaviae.

Nach anderen Autoren (z. B. FLORENCE SABIN, LEWIS) sind die ersten Lymph= gefässe Derivate der Venen, von welchen sie zentrifugal auswachsen und mit welchen sie also von Anfang an in Verbindung stehen.

Die ersten Lymphgefässanlagen treten in der Axillargegend auf (Fig. 456), und zwar nach SABIN (1909) bei etwa 10 mm langen menschlichen Embryonen (bei 14,5—15 mm langen Schweinsembryonen [SABIN] oder 10 mm langen Kaninchenembryonen [LEWIS]). Bei etwa 7 Wochen alten menschlichen Embryonen sind axillare Lymphgefässe[1] auch von GULLAND (1894) und KLING (1903, 1904) beobachtet worden.

---

[1] Später — bei etwa 30 mm langen menschlichen Embryonen (KLING) — lassen sich einzelne Lymph= gefässe von hier aus auch in die obere Extremität hinein verfolgen.

Etwas später — bei 20 mm langen Schweinsembryonen (SABIN) oder 14,5 mm langen Kaninchenembryonen (LEWIS) — werden Lymphgefässe auch in der Inguinal= gegend angelegt.

Nach FLORENCE SABIN (1902) erfolgt beim Schwein die Entwicklung der Lymphgefässe im ein= zelnen so, dass zuerst bei 14,5 mm langen Embryonen zwei kleine, blind endigende Gänge aus dem Ver= einigungswinkel der Schlüsselbeinvene und der vorderen Kardinalvene hervorsprossen. Diese Gänge wachsen an der letztgenannten Vene entlang kranialwärts bis zu einer Stelle zwischen Ohr und Schulterblatt, wo sie sich (bei 15 mm langen Embryonen) sackartig erweitern.

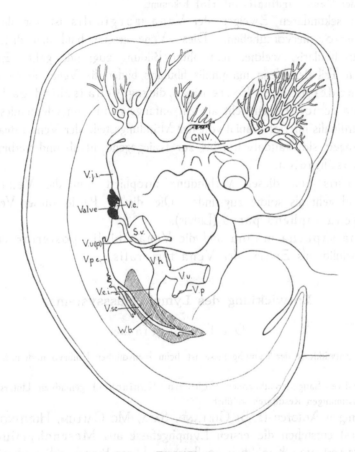

Fig. 456.

Venen und erste Lymphgefässanlage (schwarz) eines 10,5 mm langen menschlichen Embryos. $\frac{10}{1}$. Nach SABIN: Amer. Journ. of Anat., Vol. 9 (1909). *G. N. V.* Ganglion nervi trigemini; *S. v.* Sinus venosus; *V. c.* Vena cephalica; *V. c. i.* Vena cava inf.; *V. h.* Vena hepatica; *V. j. i.* Vena jugularis int.; *V. p.* Vena portae; *V. p. c.* Vena cardinalis inf.; *V. s. c.* Vena subcardinalis; *V. u. (p.)* Vena ulnaris (primitiva); *V. u.* Vena umbilicalis; *W. b.* Urniere.

Von diesem Lymphsack, der von SABIN als ein Homologon des vorderen Lymphherzens der Am= phibien betrachtet wird, wachsen Zweige direkt nach auswärts zur Haut, wo sie sich in immer weiteren Kreisen verzweigen.

Bei etwa 20 mm langen Embryonen sprosst aus dem Vereinigungswinkel der Vena ischiadica und der hinteren Kardinalvene jederseits ein ähnliches „Lymphherz“ heraus, das zu den Hautbezirken der hinteren Körpergegend Zweige aussendet.

In diesem Stadium senden die kranialen Hauptlymphstämme je einen tiefen Zweig kaudalwärts. Der rechte von diesen ist anfangs ebenso gross wie der linke. In der Gegend der rechten Lungenwurzel bleibt er aber im Wachstum stehen, während der linke hier einen vikariierenden linken Zweig aussendet und — der Aorta folgend — immer weiter kaudalwärts wächst. Auf diese Weise entsteht aus dem linken, tiefen Zweig die Anlage des Ductus thoracicus (vgl. Fig. 457).

Aus dem Obenerwähnten geht hervor, dass der Ductus thoracicus unmittelbar nach seiner Entstehung grösstenteils paarig erscheint, obgleich der rechte Hauptlymphstamm an seiner Bildung nicht teilnimmt.

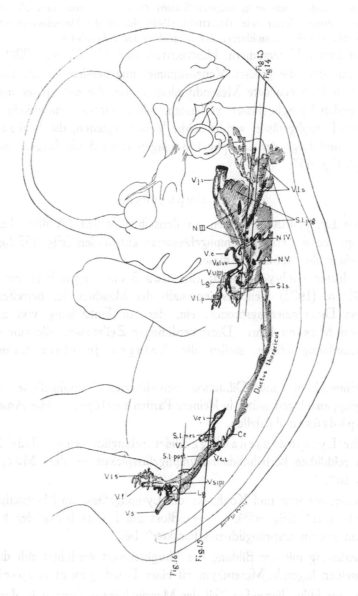

Fig. 457.

Lymphgefässe eines 30 mm langen, menschlichen Embryos. ⅓. Nach Sabin: Amer. Journ. of Anat., Vol. 9 (1909). *C. c.* Cisterna chyli; *Lg.* Lymphoglandula; *N. III, IV* u. *V, Nn* cervicales; *S. l. jug.* Saccus lymphat. jugularis; *S. l. mes.* Sacc. lymph. mesentericus; *S. l. post.* Sacc. lymph. posterior; *S. l. s.* Sacc. lymph. subclavius; *V. c.* Vena cephalica; *V. l. p.* Vasa lymphatica profunda; *V. c. i.* Vena cava inf.; *V. l. s.* Vasa lymphatica superficialia; *V. f.* Vena femoralis; *V. j. i.* Vena jugularis inf.; *V. u.* (*p.*) Vena ulnaris (primit.); *V. r.* Vena renalis; *V. s.* Vena isciadica.

Die beiden primitiven Ductus thoracici verlängern sich kaudalwärts bis zu den beiden inguinalen „Lymphherzen", mit welchen sie sich (bei etwa 30 mm langen Schweinsembryonen) verbinden (Fig. 457).

In der Nierengegend erweitern sie sich jetzt zu je einer Cisterna chyli (Fig. 457 C. c.). Gleichzeitig beginnen sie, zu den Eingeweiden immer zahlreichere Zweige auszusenden, die im allgemeinen den Arterien folgen[1]).

Später verschmelzen die beiden primitiven Ductus thoracici mit einander zu dem definitiven einfachen Ductus thoracicus.

Nach Lewis entstehen aus den Venen auch an anderen Stellen Sprossen, welche sich zu Lymphgefässen entwickeln. Auch konnte er in späteren Stadien die Existenz von mehr als vier Lymphsäcken feststellen. Sowohl dieser Autor wie Barthels (1909) halten die Homologisierung der vier erstgenannten Lymphsäcke mit den Lymphherzen der Amphibien für unberechtigt.

Nach den letzten Untersuchern, Huntington und Mc Clure (1908) entstehen die Lymphgefässe aus dem die grossen Venenstämme umgebenden Mesenchym. Die ersten Anlagen stellen in loco gebildete Mesenchymlücken dar, die sich später mit einander zu zusammenhängenden Lymphgefässen verbinden. Am stärksten entwickeln sich im allgemeinen diejenigen Lymphgefässe, welche solche Venen begleiten, die bald zugrunde gehen. Über Aussehen und Lage der Lymphgefässanlagen eines 3 cm langen menschlichen Embryos, vgl. Fig. 457.

Die Lymphdrüsen.

Die ersten Lymphdrüsen werden an denselben Stellen (Axillar= bezw. Inguinalgegend) angelegt, wo die ersten Lymphgefässnetze entstanden (Fig. 457 Lg.).

Sie entstehen aber später als diese.

Erst im dritten Embryonalmonat (bei etwa 3 cm langen Embryonen) stellt sich nämlich nach Kling (1903) mehrorts innerhalb der Maschen des betreffenden Lymphgefässplexus ein Differenzierungsprozess ein, der zur Entstehung von zellen= und gefässreichen Massen führt. Diese verdichteten Zellmassen, die eine unregelmässig trabekuläre Anordnung zeigen, stellen die Anlagen je einer Lymphdrüsengruppe dar.

Durch Einwachsen und Dilatation benachbarter Lymphgefässe werden diese Lymphdrüsengruppenanlagen später in kleinere Partien zerlegt, welche Anlagen der einzelnen Lymphdrüsen darstellen.

Jede solche Lymphdrüsenanlage bildet anfänglich „eine solide Zellmasse, die von einem reichlichen korbähnlichen Lymphgefässplexus — dem Marginalplexus — umsponnen ist".

„Durch Vergrösserung und Konfluenz der Lymphgefässe im Marginalplexus entsteht der Marginalsinus" (Fig. 458). — — „Bloss am Hilus behält der Marginalplexus etwas mehr von seinem ursprünglichen Charakter" bei.

Etwa gleichzeitig mit der Bildung des Marginalsinus verdichtet sich das unmittelbar ausserhalb desselben liegende Mesenchym zu einer Bindegewebskapsel.

Aus dem am Hilus liegenden Teil des Marginalplexus dringen in das bisher kompakte Drüsenparenchym „zahlreiche netzförmig angeordnete Lymphgefässe ein, die erst

---

[1]) In der Regel scheinen die tieferen Lymphgefässanlagen den Arterien, die oberflächlichen dagegen den Venen zu folgen.

das Hilusbindegewebe — ein Netzwerk von Vasa efferentia bildend — und dann auch das Drüsenparenchym durchwachsen".

An der Grenze zwischen Hilusbindegewebe und Drüsenparenchym verbinden sich die betreffenden Lymphgefässe zu dem sog. Terminalsinus. „Die in die Drüsensubstanz eindringenden Lymphgefässe bilden die intermediären Lymphsinus (Fig. 459). Indem diese die dem Hilus zunächst liegende Drüsenpartie stärker als die mehr peripher liegende zersplittern, wird die Drüsensubstanz in Mark und Rinde gesondert.

„Die die Sinus durchziehenden gröberen Trabekeln sind teils Reste von Bindegewebe und Ge= fässen in den Maschen des Lymphgefässnetzes, teils entstehen sie erst während des späteren Abschnittes der Entwicklung der Lymphdrüsen".

Die im Lumen der Sinus liegenden Reticulumzellen „treten erst sekundär auf und sind Abkömmlinge des Lymphgefässendothels".

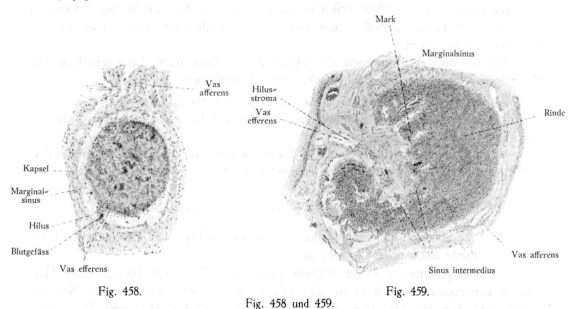

Fig. 458.   Fig. 459.

Fig. 458 und 459.

Schnitt durch eine Lymphdrüsenanlage. Fig. 458 eines 12,5 cm langen (Sch.=St.=L.) Embryos, $\frac{8,5}{1}$. Fig. 459 eines 27 cm langen (Sch.=St.=L.) Embryos, $\frac{4,0}{1}$. Nach KLING: Upsala Läkareförenings Förhandlingar, N. F. Bd. 8 (1903).

Die einzelnen Lymphdrüsenanlagen sind von Anfang an verschieden gross, sie durchlaufen nicht alle gleichzeitig die verschiedenen Entwicklungsphasen. Einige sind von Anfang an relativ gross und erreichen schon im achten Embryonalmonat ihren definitiven Bau. Zu dieser Zeit sind sie auch ohne Mühe makroskopisch erkennbar. Andere, welche von Anfang an kleiner sind, bleiben kürzere oder längere Zeit nach der Geburt, ja unter Umständen sogar zeitlebens auf einem niedrigen Entwicklungsstadium stehen. (KLING, 1903.)

Abnorme Entwicklung der Gefässe.

Die grosse Neigung der Gefässe (sowohl im spätembryonalen wie im post= embryonalen Leben), neue Verbindungen einzugehen und aus unansehnlichen Zweigen mächtige Kollateralbahnen auszubilden, führt — besonders wenn mechanische Hindernisse für die Ausbildung der normalen Gefässe vorhanden sind — leicht zu der Bildung von zahlreichen Variationen und Anomalien, auf die wir hier nicht näher eingehen wollen.

In den vorigen Kapiteln haben wir kennen gelernt, dass sowohl Arterien wie Venen zahlreiche Entwicklungsstadien durchlaufen, welche von dem Endstadium mehr oder weniger beträchtlich abweichen.

Wenn nun die normale Entwicklung an irgend welcher Stelle gehemmt wird, so dass entweder Gefässe, welche normalerweise wieder verschwinden sollen, persistieren, oder Gefässe, welche in der normalen Entwicklung relativ spät auftreten, gar nicht zur Entwicklung kommen, so entstehen Gefässanomalien, welche wir unter dem Namen Hemmungsmissbildungen zusammenfassen können.

Solche Hemmungsmissbildungen der Gefässe haben ein relativ grosses Interesse und zwar oft nicht nur von ontogenetischem Gesichtspunkt aus, sondern auch von phylogenetischem. Nicht selten stellen sie nämlich Stadien dar, welche bei bestimmten niederen Wirbeltieren normale Endstadien sind. Solchenfalls kann man sie als Atavismen betrachten.

Wer die normale Ontogenese der menschlichen Gefässe kennt, kann sehr leicht fast alle mögliche Hemmungsmissbildungen theoretisch konstruieren.

Auf sie hier alle einzugehen, finde ich daher unnötig. Ich beschränke mich also darauf, einige Beispiele über die Entwicklung der gewöhnlichsten Anomalien der grösseren Arterien und Venen zu geben.

Betreffs der menschlichen Lymphgefässe kennen wir noch allzu wenig über ihre normale Entwicklung, um uns über ihre abnorme Entwicklung äussern zu können.

Anomalien der grösseren Arterien.

Über die abnorme Entwicklung der Aorta ascendens und der Arteria pulmonalis wurde schon oben (S. 538) berichtet.

Kiemenbogenarterien, welche normalerweise zugrunde gehen, können unter Umständen persistieren. Vor allem ist dies relativ oft mit der sechsten linken Kiemenbogenarterie, dem sog. Ductus arteriosus BOTALLI (vgl. Fig. 444—446, *D. a. Bot.*, S. 545) der Fall.

Der Ductus BOTALLI ist normalerweise schon am Ende der dritten Kinderwoche der Obliteration nahe und obliteriert vollständig im dritten Kindermonat.

In manchen Fällen wird aber die Obliteration desselben bis zum zweiten oder dritten Lebensjahr verspätet, und nicht gerade selten unterbleibt sie dauernd.

Die Persistenz des Ductus BOTALLI wird unter Umständen durch andere Gefässmissbildungen (z. B. Stenosen und Atresien der Arteria pulmonalis oder der Aorta) veranlasst und kann dann die Bedeutung einer lebensrettenden Korrektion der Zirkulation haben. Sie kann aber auch eine selbständige Anomalie für sich darstellen.

Bei hochgradiger Pulmonalstenose kann der Blutstrom schon während der Embryonalzeit vom Ductus BOTALLI abgelenkt werden, was zur Folge hat, dass der Ductus schon vor der Geburt obliteriert.

Die normaliter zugrunde gehende Partie der Aorta descendens primitiva dextra kann zeitlebens persistieren (vgl. Fig. 460 u. 461 *A*). Es entstehen dann (bei im übrigen normalen Verhältnissen) paarige Aortenbogen (sog. „Reptilien-Stadium"). Geht aber gleichzeitig die entsprechende Partie der linken Aorta descendens primitiva zugrunde, so wird der Aortenbogen zwar einfach aber (wie normalerweise bei den Vögeln) an der rechten Seite gelagert (Fig. 461 B).

Wenn die kaudal von der Ausgangsstelle der rechten Armarterie liegende Partie der rechten Aorta descendens primitiva persistiert, während die unmittelbar kranial von dieser Stelle gelegene Partie derselben zugrunde geht, so entsteht die in Fig. 461 D abge= bildete (für jedermann, die die Entwicklung derselben nicht kennt, sehr merkwürdig er= scheinende) Anomalie, wobei die Arteria subclavia dextra distalwärts von der Arteria subclavia sinistra von der Aorta ausgeht.

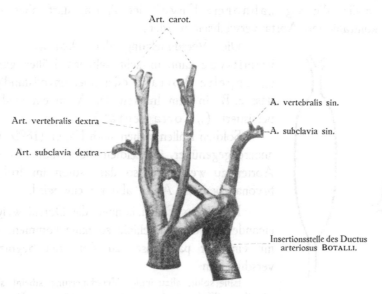

Fig. 460.
Doppelter Arcus aortae bei einem Erwachsenen. Nach LEBOUCQ (1894).

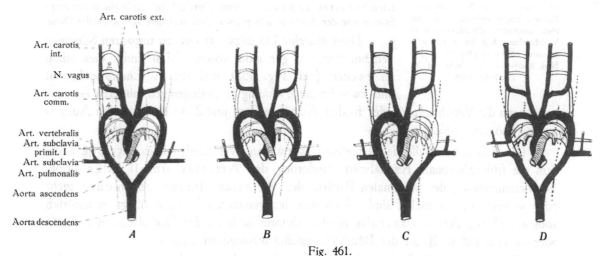

Fig. 461.
Schemata, die Entstehung einiger Anomalien der grossen Arterien zeigend. Etwas verändert nach THANE (in QUAIN's Anatomy Vol. II, 2, 1892).
Der Verlauf des Nervus vagus ist durch eine feinpunktierte Linie angegeben. Die persistierenden Gefässe sind schwarz oder schraffiert gezeichnet.

Bisweilen verschieben sich sekundär die Wurzelpartien der von dem Aorten=
bogen (oder von den Arteriae subclaviae) ausgehenden Arterien, so dass sie ent=
weder alle nur indirekt oder alle direkt von der Aorta ausgehen. Zwischen diesen
beiden Extremen sind alle Übergänge beobachtet worden.

Unter Umständen wird die Obliteration des Ductus arteriosus BOTALLI von einer
Schrumpfung desselben gefolgt, die auf die Aortawand übergreifen und zu einer Stenose
der Aorta Anlass geben kann. (WADSTEIN, 1897.)

Die ganze, im übrigen normale Aorta kann im Dickenwachstum stehen bleiben.
Diese Anomalie, die sog. „abnorme Enge" der Aorta, darf aber nicht mit der
normalen, kontrahierten Aorta verwechselt werden.

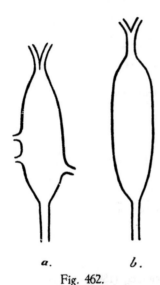

a.   *b.*

Fig. 462.

Halbschematische Querschnitte in ver=
schiedenen Höhen der Aorta von einem
13,2 mm langen Embryo. Die (nach
oben gerichteten) Dorsalzweige *a* in
Verschmelzung begriffen, *b* zu einem
unpaaren Stamm verschmolzen. $\frac{150}{1}$.
Nach BROMAN: Anat. Hefte, Bd. 36,
Wiesbaden 1908.

Die Verschmelzung der Aortae descendentes
primitivae kann in sehr seltenen Fällen ganz ausbleiben
(„doppelte Aorta") oder aber unvollständig werden, so
dass z. B. in dem Inneren der Aorta ein medianes Septum
persistiert („Aorta septa").

Solchen Fällen stehen nach ERNST (1899) wahrscheinlich
andere gegenüber, in welchen die Verschmelzung der beiden
Aorten zu weit geht, so dass schon im frühzeitigen Em=
bryonalleben die Aorta abnorm eng wird.

In solchen Fällen können die Dorsalzweige der Aorta
einander in der Mittellinie so nahe kommen, dass sie hier
mit einander paarweise (zu unpaaren Segmentalstämmen)
verschmelzen.

Eine solche allzu innige Verschmelzung scheint sich später durch
schnelleres Wachstum kompensieren zu können. Denn in einem von
ERNST beschriebenen Fall, in welchem bei einem Erwachsenen alle die
Dorsalzweigpaare — sowohl die Intercostalarterien= wie die
Lumbalarterienpaare — unter Vermittelung von je einem unpaaren
Stamm von der Aorta ausgingen, war diese trotzdem von normaler Dicke.

Dass einzelne Dorsalzweigpaare zu unpaaren Stämmen
verschmelzen, ist gar nicht selten. Man findet dies schon
im zweiten (vgl. Fig. 462) und dritten Embryonalmonat
und zwar besonders häufig 1. an derjenigen mittleren Aorten=
partie, wo die Verschmelzung der beiden Aorten anfing, und 2. an der kaudalen Aorten=
partie (BROMAN, 1908).

Die Bifurkationsstelle der definitiven Aorta kann verschieden hoch liegen, je nach=
dem die frühembryonale Kaudalwärtswanderung der Arteriae umbilicales bezw.
die Verschmelzung der proximalen Partien der Arteriae iliacae communes mehr
oder weniger weit avanciert sind. Von dem letztgenannten Moment hängt es natürlich
auch ab, ob die Arteria sacralis media abnorm hoch an der Dorsalseite der Aorta
oder abnorm tief (z. B. an der Bifurkationsstelle) auszugehen kommt.

Wenn die normale Verschmelzung der paarigen Anlagen der Arteria sacralis
media gehemmt wird, kann diese Arterie zeitlebens paarig bleiben.

Von den Anomalien der Ventralzweige der Aorta sind hier in erster Linie zu erwähnen: Die Arteria coeliaco=mesenterica, die Arteria mesenterica communis und die Arteriae hepaticae accessoriae.

Die Arteria coeliaco=mesenterica kann dadurch entstehen, dass die Arteria coeliaca relativ weit, die Arteria mesenterica superior dagegen relativ wenig kaudalwärts wandert. Der ursprüngliche Abstand zwischen den Ausgangsstellen der beiden Arterien wird dann immer kleiner, und zuletzt rückt diejenige der Arteria coeliaca auf die Wurzelpartie der Arteria mesenterica superior über.

Eine Arteria coeliaco=mesenterica kann indessen auch in ganz anderer Weise gebildet werden. Wenn nämlich die die segmentalen Wurzeln der frühembryonalen Arteria mesenterica superior mit einander verbindende Längsanastomose sich auch mit der Wurzel der Arteria coeliaca verbindet, und wenn dann die Wurzel der letztgenannten Arterie zusammen mit den kranialen Wurzeln der Arteria mesenterica superior zugrunde geht, so wird die persistierende periphere Partie der Arteria coeliaca unter Vermittelung der Längsanastomose als Zweig der Arteria mesenterica superior aufge=nommen (TANDLER, 1904).

Eine Arteria mesenterica communis kann schon frühembryonal entstehen, indem eine Arteria mesenterica inferior nie ausgebildet wird und die Arteria mesenterica superior also von Anfang an auch die Ernährung der kaudalen Darmpartie übernimmt. — In anderen Fällen wird eine von der Aorta ausgehende Arteria mesenterica inferior zwar gebildet. Die Wurzelpartie derselben geht aber spät= oder postembryonal — durch äussere Umstände — zugrunde und wird durch die normal existierenden Kollateralverbindungen mit der Arteria mesenterica superior ersetzt.

Grössere akzessorische Leberarterien gehen nicht gerade selten von der Arteria mesenterica superior und von der Arteria gastrica sinistra heraus. Kleinere Zweige zum rechten Leberlappen sollen regelmässig von der Arteria phrenica inferior zum rechten Leberlappen gehen. Dieselben können sich — bei mechanischen Hinder=nissen in der normalen Arteria hepatica — zu vikariierenden Gefässen entwickeln.

Bei der ursprünglich grossen Zahl der Urnierenarterien ist es leicht zu ver=stehen, dass sie unter Umständen in Überzahl persistieren und zu überzähligen Nierenarterien, überzähligen Geschlechtsdrüsenarterien oder über=zähligen Nebennierenarterien werden können.

Auch ist es sehr leicht aus der normalen Entwicklung zu verstehen, dass eine und dieselbe Urnierenarterie zu zwei anderen Organen (z. B. Nebenniere und Geschlechts=drüse) Nebenzweige senden kann und dass es also entwicklungsgeschichtlich gar nicht merkwürdig ist, wenn die definitive Geschlechtsdrüsenarterie beim Erwachsenen z. B. von der Arteria suprarenalis media ausgeht.

Die wichtigeren Anomalien der Armarterien lassen sich nach ERIK MÜLLER alle leicht aus dem Stadium eines 11,7 mm langen Embryos herleiten (vgl. Fig. 453 A, S. 559).

Von den Anomalien der Arterien der unteren Extremität können besonders folgende ein grösseres Interesse beanspruchen: Die Arteria ischiadica kann im Ober=schenkelgebiet persistieren. Die oberflächliche Arteria saphena magna, die bei ge=wissen erwachsenen Säugetieren normal vorkommt, kann persistieren. In sehr seltenen Fällen kann auch eine oberflächliche Arteria saphena parva persistieren. Die Arteria peronea kann relativ gross bleiben.

Anomalien der grösseren Venen.

Die Einmündung der Vena pulmonalis im linken Vorhof kann einfach oder doppelt bleiben, je nachdem diese Vene gar nicht oder nur partiell in die Wand dieses Vorhofs eingezogen wird.

Die Vena cava superior sinistra (= Ductus Cuvieri sin. + die Wurzel‑ partie der Vena cardinalis superior sinistra) kann auch beim Menschen zeitlebens persistieren und zwar entweder gleichzeitig mit der normalen Vena cava superior dextra (vgl. Fig. 463) oder diese Vene ersetzend. Sie öffnet sich in den Sinus coronarius.

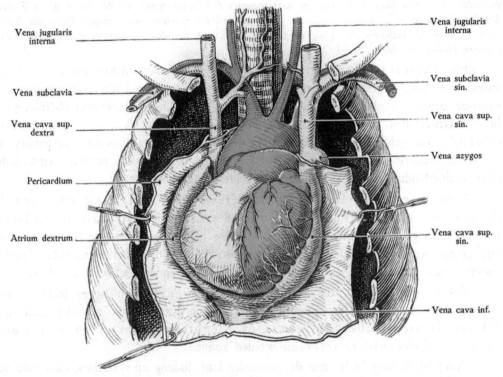

Fig. 463.

Persistenz der Vena cava superior sinistra bei einem erwachsenen Manne. Nach Wenzel Gruber aus Kollmann's Handatlas d. Entw.-Gesch. II, Jena, 1907.

Paarige Venae cavae superiores kommen normalerweise bei gewissen erwachsenen Säugetieren (Monotremen, Marsupialiern, einigen Nagern und Insectivoren) vor.

Nicht selten bleibt die kaudale Partie der Vena cava inferior paarig (Fig. 464), indem die linke Vena cardinalis inferior sich dauernd auf dem in Fig. 454 C, (S. 562) abgebildeten Entwicklungsstadium erhält.

Wenn die die beiden Venae cardinales inferiores verbindende Queranastomose nicht in der Nierenhöhe zustande kommt, sondern weiter kaudalwärts, so persistiert die linke Vena cava inferior sinistra als Teil einer abnorm verlaufenden Vena renalis sinistra, die solchenfalls entweder in der Vena cava selbst oder in der Vena iliaca communis zu münden kommt (Aug. und Leopold Froriep, 1895).

Die kranialen Partien der Venae cardinales inferiores können sich bei ihrer Reduktion sehr verschieden gestalten und hierbei zu zahlreichen Variationen der Vena azygos bezw. Vena hemiazygos Anlass geben.

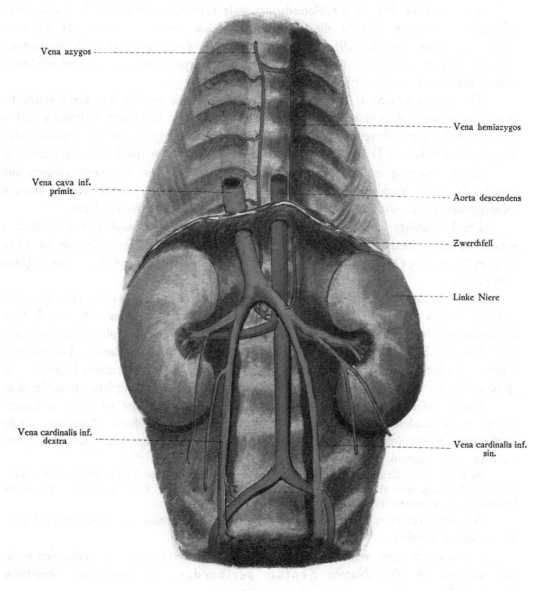

Fig. 464.

Persistenz der kaudalen Partie der Vena cardinalis inferior sinistra bei einem erwachsenen Manne.

Definitive Trennung der Körperhöhlen. — Entwicklung des Pericardiums und des Zwerchfells.

Die primären Scheidewände der embryonalen Körperhöhlen gehen, wie erwähnt (S. 243), teilweise zugrunde.

Gewisse Partien der primären Scheidewände persistieren zwar, werden aber meistens nicht zu den definitiven Scheidewänden verwendet.

Nur eine Partie des Mesenterium ventrale macht hiervon eine Ausnahme, indem sie als Teil des definitiven Mediastinum persistiert.

Ehe noch die definitiven Cölomscheidewände (von dem erwähnten Mediastinumteil abgesehen) existieren, besteht die Herzanlage aus einem vertikal gelagerten Schlauch (vergl. oben S. 519), dessen kaudales Ende durch querliegende Venenstämme, die den Sinus venosus bilden, mit den in den Körperwänden verlaufenden Haupt= venen verbunden ist (vgl. Fig. 431 B, S. 521).

Der Sinus venosus liegt in einer Mesenchymmasse an der kranialen Grenze des noch sehr weiten Nabels eingebettet. Er ist jederseits an den lateralen Körperwänden fixiert und zwar anfangs sowohl durch die noch paarigen Venae umbilicales wie durch die beiden Ductus Cuvieri, später ausschliesslich durch die letztgenannten.

Diese Fixierung erklärt gewissermassen die Tatsache, dass der Sinus venosus sich bei der folgenden Verkleinerung des Nabels nicht in demselben Masse wie die kraniale Nabelgrenze bezw. wie der arterielle Herzteil kaudalwärts verschieben kann.

Die Herzanlage muss sich daher schleifenartig umbiegen, und die den Sinus venosus umgebende Mesenchymmasse wird aus demselben Grunde in eine schief frontal gestellte Scheidewand, das sog. Septum transversum (His) ausgezogen.

Schon Ende der 3. Embryonalwoche ist das Septum transversum oder das primitive Zwerchfell eine recht ansehnliche Bildung. Das Septum steht von Anfang an unten mit der ventralen Körperwand und lateral mit den lateralen Körperwänden (vgl. Fig. 327, S. 382) in Verbindung. Kranial endigt es mit freiem Rande. Die ventrale Fläche ist oben durch das Mesocardium dorsale mit dem venösen Herzteil, die dorsale Fläche durch das Mesenterium ventrale mit dem Vorderdarm verbunden.

Durch das Mesenterium ventrale hindurch ist schon die entodermale Leber= anlage in die kaudale Partie des Septum transversum hineingewachsen. Nur die kraniale Partie des Septum (nahe am freien Rande desselben) wird also jetzt von dem Sinus venosus eingenommen.

Noch eine kurze Zeit fährt die Leber fort, sich kranialwärts in dem Septum transversum auszu= breiten. Gleichzeitig wird aber das Septum höher und der kraniale, freie Rand desselben wird von der Lebersubstanz nie erreicht (Fig. 465).

An dem Septum transversum (vgl. Fig. 465) können wir also zwei Teile unterscheiden, nämlich:

1. einen grösseren, ventro=kaudalen Teil, der mit der Leber breit verbunden wird, und den wir mit dem Namen Septum pericardiaco=peritoneane bezeichnen wollen, und

2. einen kleineren, dorso=kranialen Teil, der mit der Leber nie direkt verbunden wird. Wir nennen diesen Teil des Septum transversum Septum pericardiaco= pleurale primitivum.

Noch am Anfang des zweiten Embryonalmonats ist die Perikardialhöhle relativ kolossal gross. Sie liegt ventral von den beiden noch sehr kleinen Anlagen der Pleurahöhlen (vgl. Fig. 468), welche sie besonders kranialwärts (vgl. Fig. 466) bedeutend überragt.

Kranialwärts von den beiden Pleurahöhlenanlagen wird die dorsale Perikardial=
höhlenwand von der dorsalen Körperwand selbst gebildet (Fig. 466).

Von dieser buchtet eine breite, niedrige, median gelegene Leiste, die die Anlage
der Trachea enthält, hinein (vgl. Fig. 432, S. 523).

Dieser Leiste fehlt ein ventrales Mesenterium.

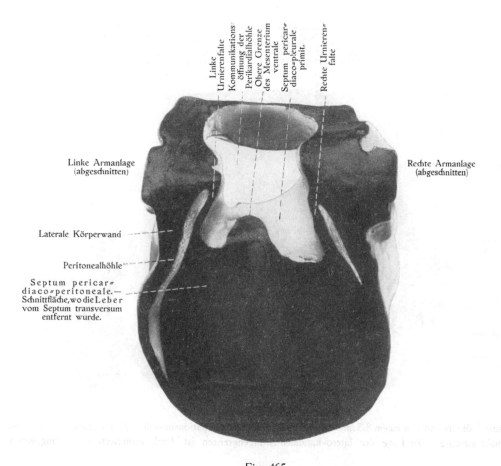

Fig. 465.
Rekonstruktionsmodell des Septum transversum (von der dorso=kaudalen Seite gesehen) eines 8 mm langen
Embryos. Die Schnittflächen sind schwarz.

Das ventrale Mesenterium hat, mit anderen Worten, gleich wie das Septum trans=
versum einen oberen, freien Rand (vgl. Fig. 465). Dieser Rand, oberhalb dessen die
Pleurahöhlenanlagen mit der Perikardialhöhle (und unter Vermittlung von dieser auch
mit einander) frei kommunizieren (Fig. 466), liegt anfangs in derselben Höhe wie der=
jenige des Septum transversum. Später verlängert sich aber das Septum pericardiaco=
pleurale primit. in kranialer Richtung (vielleicht hierzu durch Ziehung der beiden
Ductus Cuvieri veranlasst), so dass sein kranialer Rand höher als derjenige des ven=
tralen Mesenteriums zu liegen kommt (Fig. 465).

Gleichzeitig wird die Spalte zwischen dem betreffenden Septumrand und der
dorsalen Körperwand immer schmäler und obliteriert zuletzt (bei etwa 10—12 mm

langen Embryonen), indem der supramesenteriale Teil des Septum pericardiaco=pleurale primitivum mit der dorsalen Körperwand verwächst.

Von diesem Stadium ab haben wir also eine geschlossene Perikardialhöhle.

Das übrige Cölom stellt jetzt eine oben paarige, unten unpaare Pleuro= peritonealhöhle dar.

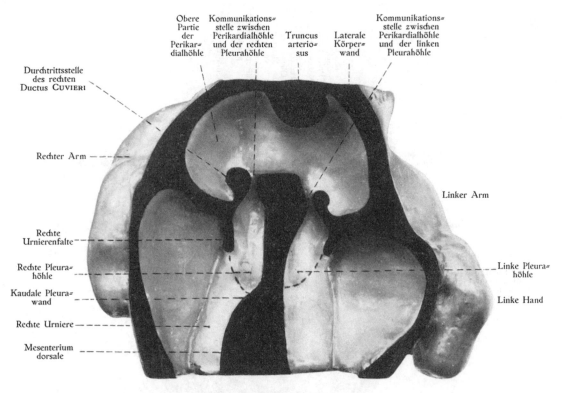

Fig. 466.

Dorsale Cölomwand von einem 8,3 mm langen Embryo. Rekonstruktionsmodell. $\frac{30}{1}$. Die Schnittflächen sind kompakt schwarz. Die Lage der latero=kaudalen Lungengrenzen ist durch punktierte Linien angegeben.

Die Trennung der beiden Pleurahöhlenanlagen von der Peritonealhöhle wird schon in der vierten Embryonalwoche vorbereitet. Zu dieser Zeit entstehen in den lateralen Körperwänden zwei unten offene Peritonealtaschen, welche von denselben je eine Falte isolieren.

Mit Rücksicht auf ihre spätere Funktion können wir diese Falten mit dem Namen Plicae (oder Membranae) pleuro=peritoneales bezeichnen (Fig. 307, S. 365).

Diese Plicae pleuro=peritoneales sind anfangs sagittal gestellt. Dorsal stehen sie mit den kranialen Urnierenenden in primärer Verbindung (Fig. 466 und 467). Sie werden daher auch Urnierenfalten genannt.

Bei einem 8 mm langen Embryo sind diese Falten gut entwickelt. Der freie, untere Rand jeder Falte ist zu dieser Zeit nicht gerade, sondern bildet einen Bogen mit kaudalwärts gerichteter Konkavität (Fig. 467).

Jede Falte setzt sich also kaudalwärts in eine dorsale und eine ventrale Verlängerung fort, welche beide unter dem Namen „die Uskow'schen Pfeiler" bekannt sind. Von diesen setzt sich der dorsale Pfeiler, wie schon angedeutet, in die dorsale Körperwand und auf die Urniere fort, während der ventrale Pfeiler sich auf der Hinterseite des Septum transversum bis zur Leber hinab befestigt (vgl. Fig. 465 u. 467).

Sowohl lateral (zwischen den Uskow'schen Pfeilern) wie kaudal stehen die Pleura=höhlenanlagen noch mit der Peritonealhöhle in weit offener Verbindung.

Die Verbindung der ventralen Uskow'schen Pfeiler mit der Leber wird bald direkter und intimer, indem die Leber bei ihrer Vergrösserung sowohl in dieselben wie später auch in die Hauptpartie der Plica pleuro=peritonealis hineinwächst. (Brachet, Swaen.)

Hierbei wird die ursprünglich medial=wärts gerichtete seröse Bekleidung der Falte dorsalwärts verschoben und fast frontal gestellt. Der ventrale Uskow'sche Pfeiler wird hierbei auch ganz und gar dorsalwärts verschoben.

Auf diese Weise werden die anfangs breiten, lateralen Kommunikationsöffnungen zwischen den Pleura= und Peritonealhöhlen zu engen Spalten reduziert.

Etwa gleichzeitig hiermit beginnt die Bildung einer von Anfang an kaudal ge=lagerten Wand der Pleurahöhle.

Die betreffende kaudale Pleura=wand wird zuerst (bei etwa 8,3 mm langen Embryonen) an der rechten Seite des Mesenteriums gebildet (Fig. 466)

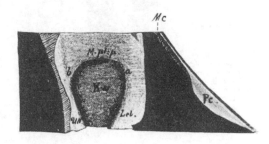

Fig. 467.

Rekonstruktionsmodell, die laterale Wand der linken Pleurahöhle mit der Membrana pleuroperitonealis (Urnierenfalte [*M. pl. p.*]) zeigend. Nach Broman: Verhandl. der Anat. Gesellsch. in Halle 1902. $\frac{50}{1}$. Die Schnittflächen sind schwarz oder schraffiert. *Kw.* laterale Körperwand (von innen gesehen); *a* ventraler, *b* dorsaler Zwerchfellspfeiler; *Leb.* das obere Ende des linken Leberlappens; *UN.* das obere Ende der linken Ur=niere; *Pc.* Pericardialfläche des Septum transversum; *Mc.* Meso=cardium posticum (frontal abgeschnitten).

und zwar dadurch, dass Lebersubstanz in die laterale Wand der Bursa omentalis (das sog. „Nebengekröse", Fig. 307, S. 365) hineinwächst und dieselbe lateralwärts verbreitert.

Erst bei etwa 12 mm langen Embryonen ist die Lebersubstanz so weit kranialwärts hervorgewachsen, dass der linke Leberlappen um die Cardia herum — in dem dorsalen Mesenterium hervorwachsend — die hintere Wand der Pleuroperitoneal=höhle erreichen kann. Hiermit ist auch an der linken Seite eine kaudale Pleurawand gebildet.

Hervorzuheben ist, dass auch die Nebennieren sich sekundär in die kaudalen Pleurawände hinein vergrössern. Vielleicht tragen sie auch zu der Bildung dieser Pleura=wände etwas bei.

Die kaudale Pleurawand der rechten Seite wurde ursprünglich viel mehr kaudal als diejenige der linken Seite gebildet; aber durch das Emporwachsen der Leber ist sie kranialwärts so weit verschoben worden, dass auch sie nunmehr in gleicher Höhe mit der Cardia liegt.

Nach der Bildung der kaudalen Pleurawand der linken Seite ist die eine Zeitlang grössere Kommunikationsöffnung zwischen der linken Pleurahöhle und der Peritonealhöhle (Fig. 468) wieder gleich so klein wie die entsprechende Öffnung der rechten Seite ge=worden.

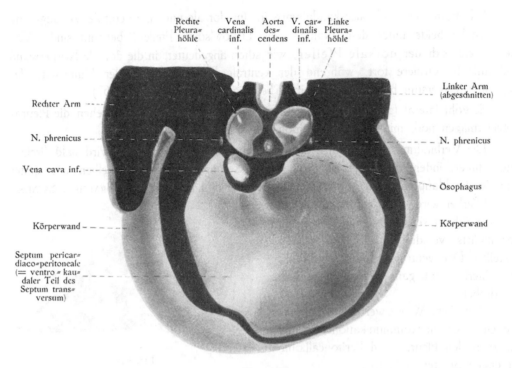

Rechte Pleura= höhle | Vena cardinalis inf. | Aorta des= cendens | V. car= dinalis inf. | Linke Pleura= höhle

Rechter Arm

Linker Arm (abgeschnitten)

N. phrenicus

N. phrenicus

Vena cava inf.

Ösophagus

Körperwand

Körperwand

Septum pericar= diaco=peritoneale (= ventro = kau= daler Teil des Septum trans= versum)

Fig. 468.

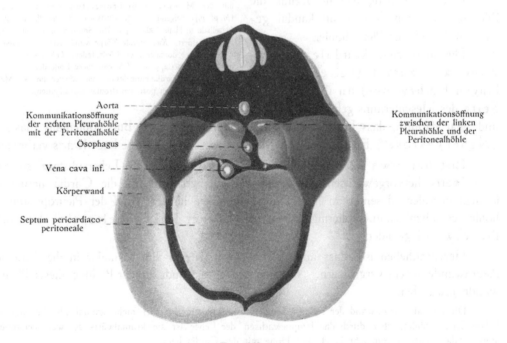

Aorta
Kommunikationsöffnung der rechten Pleurahöhle mit der Peritonealhöhle

Kommunikationsöffnung zwischen der linken Pleurahöhle und der Peritonealhöhle

Ösophagus

Vena cava inf.

Körperwand

Septum pericardiaco= peritoneale

Fig. 469.
Fig. 468 und 469.
Rekonstruktionsmodelle der Zwerchfellanlage, von oben gesehen. Fig. 468 von einem 8,3 mm langen Embryo, $\frac{3}{1}^0$. Fig. 469 von einem 18,5 mm langen Embryo, $\frac{1}{1}^0$. Nach BROMAN: Verh. d. Anat. Ges. in Halle 1902.

Bei einem 18,5 mm langen Embryo finden wir die Kommunikationsöffnungen der beiden Pleurahöhlen mit der Peritonealhöhle symmetrisch gelagert und gleichgross (Fig. 469). Sie stellen jetzt enge, etwa 0,5 mm lange, laterale Spalten dar, deren Wände — bei der folgenden Vergrösserung der Leber — gegeneinander gepresst werden und bald mit einander verwachsen. Auf diese Weise schliessen sich — bei etwa 20 mm langen Embryonen — die Scheidewände zwischen Peritoneal= und Pleurahöhlen (vgl. Fig. 469 und 470).

Die Schliessung findet nicht selten an der einen Seite etwas frühzeitiger als an der anderen statt.

Unmittelbar nach der Schliessung besteht das Zwerchfell aus:

1. einem ventralen, unpaaren Hauptteil (= dem Septum pericardiaco= peritoneale, Fig. 471: 1), der aus einem Teil des Septum transversum hervor= gegangen ist, und dem sog. „Herzboden" des definitiven Zwerchfells ent= spricht, und

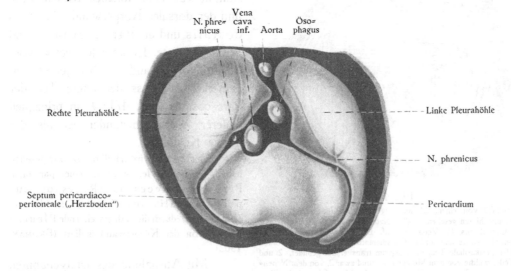

Fig. 470.

Rekonstruktionsmodell der Zwerchfellanlage (von oben gesehen) von einem 21 mm langen Embryo, $\frac{10}{1}$. Nach BROMAN: Verh. d. Anat. Ges. in Halle 1902.

2. dorsalen paarigen Nebenteilen (= Septa pleuro=peritonealia), welche medial von dem Mesenterium (Fig. 471: 2 und 3), und lateral von den lateralen Körperwänden unter Vermittlung von den Urnierenfalten (Fig. 471: 4) hervorgegangen sind.

Mit dieser Zwerchfellpartie bleibt die Urniere noch eine Zeitlang durch das sog. „Zwerchfells= ligament der Urniere" (Fig. 378, S. 442) in Verbindung.

Unmittelbar nach der Schliessung des Zwerchfells werden die Rippen knorpelig und der Brustkorb erfährt in kurzer Zeit ein ungeheuer starkes Wachstum. Die Lungen wachsen gleichzeitig relativ wenig und das Herz noch weniger.

Nur die Pleurahöhlen vergrössern sich in demselben Masse wie der Brustkorb.

Dabei dringen sie sowohl dorsal=, wie lateral= und ventralwärts in der früheren Körperwand hervor und isolieren von derselben grosse Partien, welche das Zwerchfell vergrössern (vgl. Fig. 469 u. 470).

Besonders deutlich ist dieser Prozess in den ventrolateralen Teilen, wo grosse Partien des definitiven Pericardiums dadurch von der Körperwand isoliert werden (vgl. Fig. 471 : 5). (BROMAN, 1902.)

Durch diesen Isolierungsprozess, der am Anfang des dritten Embryonalmonats sehr rasch fortschreitet, werden also die definitiven Relationen zwischen Perikardial= und Pleurahöhlen hergestellt, grosse Partien des membranösen Pericardiums gebildet und das Pericardium in das Mediastinum einverleibt.

„In dem definitiven Zwerchfell können wir also verschiedene Partien unterscheiden, welche ihrem Ursprung und ihrer Entstehungsweise nach verschieden sind. Der peri= kardiale Teil (der sog. Herzboden) wird vom Septum transversum gebildet (Fig. 471 : 1), die Pars lumbalis stammt von dem dorsalen Mesenterium und der dorsalen Körperwand, die Pars costalis und die Pars sternalis sind beide Derivate der lateralen bezw. vor= deren Körperwand, wobei jedoch zu bemerken ist, dass der ältere Teil der Pars costalis (Fig. 471 : 4) in prinzipiell anderer Weise entstanden ist als der übrige Kostalteil".

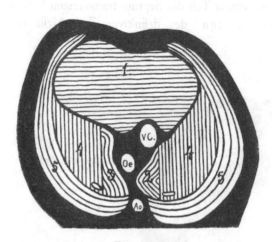

Fig. 471.

Zwerchfell von einem 21 mm langen menschlichen Embryo, von oben und hinten gesehen. $\frac{10}{1}$. Nach BROMAN (1902). Ao. Aorta, Oe. Oesophagus, Vc. Vena cava inf. Die Zwerchfellsteile verschie= denen Ursprungs sind mit Strichen schematisch verschieden bezeichnet. 1. Der perikardiale Teil, vom Septum transversum gebildet. 2. und 3. Teile, welche von dem Mesenterium (und zwar 2. von dem Neben= mesenterium, 3. von dem Hauptmesenterium) herzuleiten sind. Diese Teile entsprechen den sog. „kaudalen Begrenzungsfalten". 4. Teile, welche von den medialen Blättern der Urnierenfalten (= der Mem= branae pleuro=peritoneales) herzuleiten sind. Hinten und medial in diesen Teilen ist die Lage der letzten (in diesem Stadium schon obliterierten) Kommunikationsöffnungen schematisch bezeichnet. 5. Teile, welche bei der Thoraxvergrösserung von den Körperwänden isoliert werden. — Zu bemerken ist, dass die Abteilungen 1—4 durch Vermittlung von der Leber, deren Überzug sie (wenigstens anfangs) bilden, an der Zwerchfellbildung teilnehmen.

Der erstere wird nämlich, wie wir gesehen haben, durch das Hervordringen eines parietalen Peritoneal=Recessus (Recessus su= pero=lateralis von SWAEN), der letztere (Fig. 471 : 5) durch die sich erweiternde Pleura= höhle von der Körperwand isoliert (BROMAN, 1902).

Mit Ausnahme des letztgenannten Zwerchfellsteiles (Fig. 471 : 5) werden die von verschiedenen Körperpartien stammenden Zwerchfellsteile alle mehr oder weniger ausschliesslich unter Ver= mittlung der Leber dem Zwerchfell ein= verleibt. Mit diesem Organ hängen sie anfangs auch breit zusammen.

Sekundär wird die Zwerchfellsanlage aber von der Leber durch paarige Peritoneal= rezesse grösstenteils isoliert. Die an gewissen Stellen persistierenden Verbindungen zwischen Zwerchfell und Leber stellen, wie oben (S. 386) erwähnt, die Leberliga= mente (Ligamentum coronarium bezw. Ligamentum falciforme hepa= tis) dar.

Hervorzuheben ist, dass die oben gegebene Beschreibung über die ver= schiedene Abstammung der verschiedenen Zwerchfellsteile aller Wahr= scheinlichkeit nach nur für das bindegewebige Gerippe des Zwerchfells und nicht für die Zwerchfellsmuskulatur gültig ist.

Die Muskulatur jeder Zwerchfellshälfte ist wahrscheinlich einheitlichen Ursprungs, und zwar haben wir Grund anzunehmen, dass sie aus ein bis drei Halsmyotomen der betreffenden Körperseite stammt (vgl. Fig. 545 B).

Wahrscheinlich dringt die Muskelanlage am Anfang des zweiten Embryonalmonats, wenn die bindegewebige Zwerchfellsanlage sich in der Höhe des vierten Halssegmentes befindet, in dieses hinein. Anzunehmen ist, dass die Muskelanlage denselben Weg durch die laterale Körperwand passiert, der durch den Nervus phrenicus schon bei etwa 8 mm langen Embryonen markiert wird, und dass die Muskelanlage zunächst an der Insertionsstelle dieses Nerven (Fig. 468) angehäuft wird, um in den nächstfolgenden Stadien allmählich auf die ganze bindegewebige Zwerchfellsanlage der betreffenden Seite verteilt zu werden.

Anfang des dritten Embryonalmonats scheint diese Verteilung der Muskelelemente innerhalb des bindegewebigen Zwerchfells durchgeführt zu sein.

Ein Centrum tendineum scheint zu dieser Zeit noch zu fehlen. Dasselbe entsteht wahrscheinlich sekundär und zwar dadurch, dass die Muskelelemente an gewissen Stellen wieder zugrunde gehen (BROMAN, 1911).

Von Interesse ist, dass im jungen Embryonalstadium Lage und Form des Centrum tendineum fast mit derjenigen der breiteren Insertionspartien der Leberligamente (Fig. 337, S. 386) übereinzustimmen scheinen. Vielleicht wird daher diese Lage durch mechanische Momente (z. B. relative Unbeweglichkeit) bedingt, die sowohl die Persistenz der Leber=Zwerchfellverbindungen wie die Umwandlung der Zwerchfellsmuskulatur in Sehnenfäden beeinflussen.

Der Nervus phrenicus verläuft bei dem in Fig. 468 abgebildeten Stadium in der lateralen Körperwand von dem vierten Cervicalnerven aus schief ventral= und ein wenig kaudalwärts bis zur Zwerchfellsanlage. Er passiert hierbei unmittelbar lateral sowohl von dem kranialen Ende der Vena cardinalis inferior wie von der kranialen Partie der Pleurahöhle. Die Zwerchfellsanlage trifft er zu dieser Zeit gerade an der Grenze derselben gegen die laterale Körperwand bezw. an der Grenze zwischen dem Septum pericardiaco=peritoneale und dem Septum pleuro=peritoneale.

Bei den folgenden Umwandlungen der Pleurahöhlen, des Zwerchfells und des Pericardiums führt der Nervus phrenicus nun scheinbare „Wanderungen" aus, die diesen Nerven zuletzt auf das Mediastinum (also in die mediale Pleurawand hinein) verlagern.

Die relative Verschiebung der Insertionsstelle des Nervus phrenicus (die als fixer Punkt betrachtet werden kann) ist aus den Fig. 468—470 ersichtlich. In dem letzten dieser Stadien sind die Hauptzweige des Nervus phrenicus schon im Zwerchfell weite Strecken zu verfolgen.

Die Zwerchfellsanlage, welche nach MALL zuerst (bei 2 mm langen Embryonen) etwa in der Höhe der kranialen Halsgrenze auftritt, erfährt während der folgenden Entwicklung im Verhältnis zu der Wirbelsäule eine stetige Kaudalwärtsverschiebung, die erst bei etwa 24 mm langen Embryonen zu der definitiven Höhenlage des Zwerchfells führt. Dass während dieser Lageveränderung der Nervus phrenicus immer mehr deszendent werden muss, ist selbstverständlich.

Ausser von den oben erwähnten Faktoren ist die Form der Zwerchfellsanlage auch von der Form und Lage der angrenzenden Organe, vor allem der Leber abhängig und wechselt also mit diesen. So wird das anfangs fast frontal gestellte Septum pericardiaco=peritoneale schon in der vierten Embryonalwoche allmählich mehr transversal gestellt (Fig. 281, S. 338) und gegen das Septum pericardiaco=pleurale primitivum winkelig gebogen (Fig. 255 A, S. 311), was wenigstens zum Teil darauf beruht, dass zu dieser Zeit die ventralen Leberpartien relativ stark wachsen.

Anfang des zweiten Embryonalmonats (bei dem etwa 8,3 mm langen Embryo) ist der ventrale Teil des Zwerchfells (= das Septum pericardiaco=peritoneale) mit dem dorsalen Zwerchfellsteil unter fast rechtem Winkel verbunden. „Dadurch, dass in den nächsten Stadien die Leber dorsalwärts vorwächst, wird aber diese winklige Knickung

vollkommen ausgeglichen" (vgl. Fig. 255 *A* u. *B*, S. 311) und die definitive Zwerchfells=
form der Hauptsache nach erreicht (vgl. auch Fig. 468 u. 470).

Aus dem oben Erwähnten geht schon hervor, dass das definitive Septum
pericardiaco=pleurale gebildet wird:

1. zum Teil aus dem Septum pericardiaco=pleurale primitivum (dem
   oberen Teil des Septum transversum);
2. zum grossen Teil aber aus von den lateralen und vorderen Brustwänden iso=
   lierten Partien (vgl. Fig. 468—470).

Abnorme Entwicklung des Pericardiums und des Zwerchfells.

Dass bei gewissen Defektbildungen der vorderen Brustwand auch die ventrale
Wand des Pericardiums defekt werden kann, ist leicht zu verstehen, da ja normaler=
weise die ventrale Perikardialwand erst relativ spät aus der ventralen Brustwand ent=
steht (vgl. Fig. 469 u. 470).   Das Herz kann dann durch die Öffnung hindurch hervor=
treten (Ectopia cordis).

Aber auch bei normaler Ausbildung der vorderen Brustwand kann das Perikard
grössere oder kleinere kongenitale Defekte zeigen.

Dieselben kommen gewöhnlich dadurch zustande, dass das Septum pericardiaco=
pleurale (Fig. 465, S. 579) in seiner Entwicklung gehemmt wird, so dass es entweder
gar nicht oder nur mangelhaft ausgebildet wird.   In beiden Fällen bleiben die Kommuni=
kationsöffnungen der Perikardialhöhle mit den Pleurahöhlen offen.

Bei Entwicklungshemmung leichtesten Grades (mangelhafter Verwachsung der einen
Hälfte des sonst normalen Septums) bleibt nur die eine Pleurahöhle, und zwar dann
gewöhnlich die linke, mit der Perikardialhöhle in Verbindung.

Diese ursprünglich kleine Kommunikationsöffnung kann dann während der folgenden Entwicklungs=
periode mehr oder weniger stark vergrössert werden, so dass sogar Herz und linke Lunge wie in einem
einfachen serösen Sack zu liegen kommen können.

Wenn die normalerweise aus dem Septum pericardiaco=pleurale primi=
tivum stammende Partie der Perikardialwand gar nicht zur Entwicklung kommt, so
werden auch nicht die aus den lateralen und ventralen Körperwänden stammenden
Partien von diesen isoliert.

Defektbildungen des Zwerchfells scheinen nur in sehr seltenen Ausnahme=
fällen durch mangelhafte Ausbildung des Septum transversum (Fig. 471: *1*) zustande
zu kommen.

Dagegen gehören die kongenitalen Defektbildungen in der dorsalen Zwerch=
fellspartie zu den gewöhnlicheren Hemmungsmissbildungen.

Wenn wir die grosse Bedeutung der Leber bei der normalen Schliessung dieser
Zwerchfellspartie in Betracht ziehen, so erscheint es sehr wahrscheinlich, dass die nächste
Ursache der mangelhaften Schliessung des Zwerchfells in einer abnorm kleinen Wachs=
tumsenergie der Leber zu suchen ist.   Dass die angeborene Defektbildung des Zwerchfells
gewöhnlich linksseitig ist, erklärt sich wohl „einfach daraus, dass an dieser Seite, wo
der Magen hindernd zwischen Leber und hinterer Körperwand liegt, die Schwierigkeiten
bei der Diaphragmaschliessung" eine Zeitlang (Fig. 468) bedeutend grösser zu sein
scheinen (BROMAN, 1902).

Wurde nun die Schliessung der Kommunikationsöffnung der Peritonealhöhle mit der linken Pleurahöhle verhindert, so geht die spätere Entwicklung des Zwerchfells unter den abnormen Verhältnissen auch abnorm weiter.

Die erwähnte, ursprünglich sehr kleine Kommunikationsöffnung[1] wird dann bei der allgemeinen Vergrösserung des Zwerchfells auch grösser, und zwar vergrössert sie sich im allgemeinen relativ stark nach hinten.

Bei der obenerwähnten, starken Vergrösserung des Brustkorbes oder wohl spätestens bei der Entstehung des positiven Abdominaldruckes beginnen nun Abdominal=organe in die betreffende Pleurahöhle hinauf verlagert zu werden. Auf diese Weise entsteht schon während der Embryonalzeit als Folge des Zwerchfellsdefektes ein Zwerch=fellsbruch ohne Bruchsack, eine sog. Hernia diaphragmatica spuria (Fig. 302, S. 363).

In seltenen Fällen wächst keine Muskulatur in die eine Hälfte des binde=gewebigen Zwerchfells hinein. Auch wenn die betreffende Zwerchfellshälfte normal geschlossen ist, so entsteht dann im späteren Embryonalleben trotzdem ein Zwerchfells=bruch. Die bindegewebige Zwerchfellshälfte kann nämlich nicht gegen den positiven Abdominaldruck effektiven Widerstand leisten, sondern wird von angrenzenden Bauch=eingeweiden allmählich immer höher hinaufgedrängt. Auf diese Weise entsteht ein Zwerchfellsbruch mit Bruchsack (von dem bindegewebigen Zwerchfell[2]) gebildet), eine sog. Hernia diaphragmatica vera (Fig. 303, S. 363).

Entwicklung des Stützgewebes.

Alles Stützgewebe (das den Namen seiner Hauptfunktion, aktivere Gewebe zu stützen, verdankt) entsteht aus dem Mesenchym.

Betreffs der Entstehung des Mesenchyms aus dem Mesoderm verweise ich auf das oben (S. 126) Gesagte.

Das Mesenchym besteht unmittelbar nach seiner Entstehung aus verzweigten Zellen, deren Protoplasmazweige mit denjenigen angrenzender Mesenchymzellen zu=sammenhängen. Schon in diesem Stadium bildet also das Mesenchym ein zusam=menhängendes Fachwerk. Dieses wandelt sich später wenigstens teilweise in ein Syncytium um, indem die Zellgrenzen, die die zusammenhängenden Zellenfortsätze trennen, meistens zugrunde gehen.

Das mesenchymale Syncytium scheidet eine amorphe Gallertsubstanz aus, die die Lücken des Syncytialnetzes bezw. Zellnetzes erfüllt.

In späteren Entwicklungsstadien bildet sich an Stelle dieser Gallertsubstanz eine geformte Interzellularsubstanz aus.

Charakteristisch für jedes Stützgewebe ist gerade diese Interzellularsubstanz. Diese kann sich in sehr verschiedener Weise ausbilden, kann mehr oder weniger weich bleiben oder aber grosse Festigkeit erreichen. Je nach der Beschaffenheit der Interzellu=larsubstanz unterscheidet man daher

---

[1]) Die normale Kommunikationsöffnung lässt, wenn sie am grössten ist, nur eine Stecknadel hindurch.

[2]) Oder, wie die meisten Autoren sagen, von Pleura und Peritoneum gebildet.

1. Bindegewebe, das eine weichere Verbindungs= und Ausfüllungsmasse
   des Körpers darstellt,
2. Knorpel und
3. Knochen, welche zusammen das Skelett des Körpers bilden.

In dem Folgenden wollen wir zuerst die Histogenese von Bindegewebe, Knorpel und Knochen je für sich kurz beschreiben und dann die Morphogenese des Skeletts (einschliesslich der Gelenke und anderer Verbindungen der Skelettteile) behandeln.

Histogenese des Stützgewebes.

A. Bindegewebe.

Das obenerwähnte, mit Gallertsubstanz erfüllte Mesenchymnetz persistiert an einigen Stellen, z. B. im Nabelstrange, relativ lange. Von vielen Autoren wird dasselbe daher auch unter dem Namen gallertartiges oder embryonales Bindegewebe als eine besondere Form von Bindegewebe bezeichnet.

An gewissen Stellen des Körpers bleibt das mesenchymale Zellnetz (Reticulum) fast unverändert bestehen, während die Maschen desselben (anstatt der Gallerte) mit dicht gedrängten weissen Blutzellen gefüllt werden.

Auf diese Weise entsteht das sog. retikuläre oder adenoide (= drüsen= ähnliche) [1] Bindegewebe.

In späteren Entwicklungsstadien wird das Zellnetz des retikulären Bindegewebes oft durch feine Faserbündeln verstärkt (oder stellenweise sogar ersetzt), die als Produkte der Reticulumzellen zu betrachten sind.

Überhaupt ist es für Bindegewebe im allgemeinen charakteristisch, dass es zum grossen Teil aus Fasern besteht.

Diese Fasern liegen — darüber sind alle Autoren einig — im fertigen Bindege= webe immer zwischen den Zellen, stellen also Interzellularsubstanz dar. Ob sie aber auch zwischen den Zellen (als Differenzierungsprodukt der Gallerte) oder binnenzellig (als Differenzierungsprodukt des Zellprotoplasmas) entstanden sind, ist noch heute eine Streitfrage.

Die meisten Autoren (Flemming, Meves, Mall, Spalteholz, Hansen, Studnička, Golowinski u. a.) sind der Ansicht, dass die ersten Bindegewebsfasern aus dem Protoplasma des mesenchymatischen Syncytiums direkt entstehen und erst sekundär von diesem abgetrennt werden. Nachdem sie durch diese Abtrennung inter= zellular geworden sind, können sie sich aber zwischen den Zellen „selbständig vermehren und weiter wachsen" (Meves, 1908).

Nur eine kleinere Zahl von Autoren — darunter aber so hervorragende Gelehrte wie Merkel und v. Ebner — verfechten die Ansicht, dass die Bindegewebsfasern von Anfang an zwischen den Zellen entstehen.

Nach Mall (1902), welcher Autor seine betreffenden Untersuchungen zum Teil auch bei menschlichen Embryonen anstellte, differenziert sich das Protoplasma des mesen= chymalen Syncytiums unmittelbar um die Kerne in körnige Partien, Endoplasma= inseln, die sich von dem übrigen Syncytium, dem Ektoplasmanetz, deutlich abheben.

---

[1] So genannt, weil es hauptsächlich in Lymphdrüsen vorkommt.

Das Ektoplasma wächst zunächst relativ sehr schnell und differenziert sich zu immer zahlreicher und deutlicher werdenden Fasern, die sich von den Endoplasmainseln abtrennen.

Aus den Endoplasmainseln selbst gehen bei dieser Abtrennung die anfangs spindelförmigen Bindegewebszellen hervor.

Die aus dem Ektoplasmanetz hervorgehenden Bindegewebsfasern sind zuerst auch netzförmig gelagert und anastomosieren gelegentlich mit einander. Später gehen aber die Verbindungsbrücken gewöhnlich zugrunde.

Wenn die Richtung der Bindegewebsfasern unregelmässig bleibt, entsteht das lockere, formlose Bindegewebe.

Wenn dagegen durch Zugwirkungen in einer Richtung bezw. in zwei oder mehr bestimmten Richtungen die Fasern gestreckt und in den betreffenden Richtungen ein= gestellt werden, entsteht das geformte Bindegewebe (Sehnen, Aponeurosen, Fascien, Bänder etc.)

In späteren Entwicklungsstadien ändern die embryonalen Bindegewebsfasern ihren chemischen Charakter, so dass sie beim Kochen Leim (Glutin) geben. In dem Inneren jeder Faser entstehen zahlreiche, feine Fibrillen, die durch Behandlung mit Pikrinsäure von einander isoliert werden können.

Die betreffenden Bindegewebsfasern sind in reflektiertem Licht weiss und stellen die Hauptmasse des gewöhnlichen sog. weissen, fibrillären Bindegewebes dar.

Alles fibrilläre Bindegewebe mit Ausnahme der Cornea (BARDEEN) enthält, wahrscheinlich mit den weissen Bindegewebsfasern untermischt, auch mehr oder weniger spärliche elastische Fasern. Dieselben scheinen nach MALL etwas später als die weissen Bindegewebsfasern, aber aus demselben syncytialen Ektoplasma wie diese zu entstehen. — Zuerst treten sie wahrscheinlich in den Wänden der grösseren Gefässe auf (SPALTEHOLZ, 1906). Die elastischen Fasern sind stark lichtbrechend und gegen Säuren, Alkalien etc. sehr resistent. In reflektiertem Licht sind sie gelblich, was sich auch makroskopisch an solchen Stellen kund gibt, wo ihre Zahl die Menge der weissen Bindegewebsfasern überwiegt (z. B. Ligamenta flava der Wirbelsäule). Solchenfalls spricht man von gelbem, elastischem Bindegewebe.

Im vierten Embryonalmonat beginnen in gewissen, reichlich vaskularisierten Gegenden des Körpers kleine Fettkörnchen in dem Protoplasma der Bindegewebszellen aufzu= treten. Die Fettkörnchen vergrössern sich allmählich und konfluieren zuletzt zu einem einzigen relativ grossen Fettkügelchen, das die Zelle kugelförmig ausdehnt und den Zell= kern nach der Zellperipherie hin verlagert.

Von nun an bezeichnen wir die Zelle mit dem Namen Fettzelle und nennen dasjenige Bindegewebe, das zahlreiche solche Zellen enthält, Fettgewebe.

Nach MERKEL (1909) entstehen die Bindegewebsfasern ausschliesslich in der inter= zellularen Gallerte. „Die Zellen dienen nur zur Erzeugung der letzteren."

„Die Faserbildung erfolgt entweder direkt in der Gallerte oder in Lamellen, welche sich zuvor aus dieser abscheiden."

„Die Faserstruktur tritt in der Gallerte meist als ein indifferentes, sehr zartes Netz in die Erscheinung, welches erst in der Folge durch Zerreissen der weniger bean= spruchten Fäden zu glatten und unverzweigten Fasern umgewandelt wird."

„An Stellen, an welchen gleich von Anfang an eine ausgesprochene Spannung vorhanden ist (Sehnen), wird das netzförmige Stadium nicht durchgemacht, sondern es kommt sogleich zur Bildung parallel verlaufender, unverzweigter Fasern."

Die zuerst gebildeten Bindegewebsfasern sind nach MERKEL keine eigentliche Fasern, sondern Stränge eines an sich amorphen, kollagenen Gewebes, welches sich durch Assimilation von der umgebenden Gallerte her verdicken kann. In diesen Strängen können später bei wachsenden Ansprüchen Fibrillen auftreten. Diese Fibrillen werden dann durch die Reste der unveränderten Ursprungssubstanz (welche wir jetzt „Kitt= substanz" nennen) zusammengehalten [1]).

Die Bindegewebsfasern sind nach MERKEL anfangs „körnig, nicht selten varikös". Später werden sie glatt und kollagen.

Ihre Beschaffenheit kann „bald eine kollagene bleiben, bald sich mehr oder weniger der des elastischen Gewebes nähern, was offenbar auf lokale Einflüsse zurückzuführen ist".

Kollagene und elastische Fasern haben also nach MERKEL gemeinsamen Ausgangs= punkt. „Sie sind nur die beiden Endpunkte einer Reihe, in welcher Zwischenstufen vorkommen."

B. Knorpelgewebe.

An denjenigen Stellen des Embryonalkörpers, wo später das Skelett auftreten soll, vermehren sich die Mesenchymzellen und nehmen ein charakteristisches Aussehen an. Die Zellen werden klein, rund oder oval und kommen sehr dicht zu liegen. Die Zellkerne bleiben aber relativ gross und füllen die Zellen zum grössten Teil aus. Das auf diese Weise veränderte, verdichtete Mesenchymgewebe, das wir jetzt mit dem Namen Blastem bezeichnen, lässt sich daher durch Hämatoxylinfärbung (und andere Kern= färbungen) stark hervorheben.

Die betreffende blastematöse Verdichtung des Mesenchymgewebes beginnt an bestimmten Stellen und schreitet von hier aus in bestimmten Richtungen weiter.

So z. B. beginnt die Verdichtung bei der Entwicklung des Skeletts der unteren Extremität in der Nähe des zukünftigen Hüftgelenkes und breitet sich von hier sowohl distal= wie proximalwärts aus. Hierbei entsteht allmählich eine zusammenhängende Blastemmasse, die die Anlage des ganzen Skeletts der unteren Extremität darstellt, und in der man also die Gegend des Beckens, des Femur, der Tibia, der Fibula, des Tarsus und die fünf Metatarso=phalangealstrahlen unterscheiden kann (BARDEEN, 1910).

Die Anlagen der einzelnen Hartteile des werdenden Skeletts lassen sich aber in diesem Stadium noch nicht deutlich von einander abgrenzen.

In dem Inneren der blastematösen Skelettanlage entstehen später (durch Umbildung der Blastemzellen in sog. Vorknorpelzellen) Vorknorpelkerne, welche die ersten getrennten Anlagen der einzelnen Hartteile des Skeletts darstellen.

Die Vorknorpelkerne breiten sich allmählich innerhalb des Blastems derart aus, dass sie zuletzt die werdende Form der betreffenden Hartteile einigermassen erreichen. Dann bleibt die Umbildung des Blastems in Vorknorpel stehen.

Zwischen den einzelnen Vorknorpelkernen und an der Peripherie derselben bleibt das Blastem noch eine Zeitlang unverändert bestehen.

---

[1]) Die Kittsubstanz ist also das Primäre in der Bindegewebsfaser, während die Fibrillen das Sekundäre derselben darstellen (MERKEL).

Diese persistierenden Blastemmassen wandeln sich später in straffes Bindegewebe (Gelenkkapseln, Bänder und Perichondrium) um.

Die Vorknorpelzellen zeichnen sich besonders dadurch aus, dass ihre Protoplasmamenge stark zugenommen hat, „so dass die Vorknorpelzellen drei= bis viermal grösser sind als die Blastemzellen. Sie zeigen eine unregelmässige Form und nehmen von Hämatoxylin im allgemeinen nur eine schwache Färbung an" (BROMAN, 1899). Die Kerne sind nämlich nicht grösser als im Blastemstadium geworden.

Etwa in derselben Ordnung wie das Blastem in Vorknorpel überging, wandelt sich dieser etwas später (meistens im dritten Embryonalmonat) in eigentlichen Knorpel um.

Der Umwandlungsprozess, wodurch der Vorknorpel in Knorpel übergeht, besteht hauptsächlich darin, dass zwischen den Vorknorpelzellen hyaline Interzellular= substanz aufzutreten beginnt, die die Zellen immer mehr auseinander drängt.

Betreffs der Bildung der Interzellularsubstanz des Knorpels besteht unter den Autoren etwa dieselbe Meinungsverschiedenheit wie betreffs der Bildung der Inter= zellularsubstanz des Bindegewebes.

Die eine Gruppe ist der Ansicht, dass auch in dem werdenden Knorpelgewebe zuerst ein Syncytium entsteht, das sich später in Ekto= und Endoplasma differenziert. Das syncytiale Ektoplasma unterliegt dann „chemischen Veränderungen, welche es die charakteristischen Reaktionen der hyalinen Grundsubstanz gewinnen lassen" (BARDEEN, 1910), während die die Kerne umgebenden Endoplasmainseln sich vom Ektoplasma abgrenzen und die Knorpelzellen bilden.

Die andere Gruppe ist der Ansicht, dass die hyaline Grundsubstanz eine Art Sekretionsprodukt der Vorknorpelzellen bezw. Knorpelzellen darstellt und dass sie also von Anfang an eine wahre Interzellularsubstanz ist.

Meistens bleibt die Interzellularsubstanz des Knorpelgewebes hyalin. An gewissen Stellen des Körpers kombiniert sich aber die Bildung von hyaliner Interzellularsubstanz mit derjenigen von Bindegewebsfasern, die also mit der hyalinen Knorpelgrundsubstanz untermischt werden. Auf diese Weise entsteht Bindegewebsknorpel. Wenn die betreffenden Bindegewebsfasern alle elastisch sind, erhöht sich die Elastizität des be= treffenden Knorpels („elastischer Knorpel").

Die Vergrösserung des einmal gebildeten Knorpels geschieht zum Teil durch Apposition, zum Teil durch interstitielles Wachstum.

Die Apposition findet von der den Knorpel umgebenden Bindegewebshaut, dem sog. Perichondrium, statt. Die Zellen der inneren Schicht des Perichondriums haben nämlich die Fähigkeit, sowohl Knorpelzellen wie Knorpelgrundsubstanz hervor= zubringen.

Das interstitielle Wachstum des Knorpels findet durch Vermehrung sowohl von den Knorpelzellen wie von der Grundsubstanz zwischen denselben statt. Hierbei nimmt aber die Grundsubstanz des Knorpels schneller an Masse zu als die Gesamtheit der Knorpelzellen.

Die letztgenannten werden daher im allgemeinen immer weiter von einander ent= fernt, je länger sie existieren.

Die durch die letzten Teilungen hervorgegangenen Knorpelzellen findet man aber in älterem Knorpel nicht selten noch dicht neben einander in kleineren oder grösseren Gruppen gesammelt.

In die stärker wachsenden Knorpelmassen dringen regelmässig Gefässe von dem Perichondrium ein. Beim Erwachsenen gehen aber diese intrachondralen Gefässe in dem persistierenden Knorpel wieder vollständig zugrunde.

C. Knochengewebe.

An gewissen Stellen des Körpers bekommt das Bindegewebe in einem gewissen Entwicklungsstadium und unter gewissen Bedingungen die Fähigkeit, hartes Knochen = gewebe zu bilden.

Diese Fähigkeit ist zuerst meistens an das Perichondrium gebunden, weshalb auch die meisten Knochen im Anschluss an dem schon vorher existierenden Knorpelskelett angelegt werden. In der Folge geht das Knorpelskelett allmählich mehr oder weniger vollständig zugrunde und wird durch Knochen ersetzt. Solche knorpelpräformierte Knochen heissen daher auch Ersatzknochen. — Mit Ausnahme einiger Teile des Schädels ist das menschliche Skelett aus lauter solchen Ersatzknochen gebildet.

Diejenigen Knochen, welche im Bindegewebe ohne Anschluss an dem embryonalen Knorpelskelett[1] entstehen, werden Bindegewebsknochen genannt. — Aus solchen sind die meisten Knochen des Gesichts und die platten Knochen des Schädels gebildet.

Wie STÖHR (1909) bemerkt, ist es aber nicht ausgeschlossen, dass auch diese Knochen in der Phylogenese ursprünglich Ersatzknochen darstellten. Denn bei niederen Vertebraten wird die Schädelanlage in grösserer Ausdehnung als beim Menschen verknorpelt.

Entwicklung der knorpelpräformierten Knochen.

Schon oben wurde erwähnt, dass das peripherwärts von der vorknorpeligen Skelettanlage eine Zeitlang persistierende Blastem sich zu einer Bindegewebshaut, dem Perichondrium, differenziert, deren tiefer gelegene Zellen zunächst die Fähigkeit besitzen, neue Knorpelschichten an der Aussenseite der alten Knorpelschichten zu bilden.

An den meisten Knorpeln büssen indessen die Perichondriumzellen bald diese Fähigkeit ein, bekommen aber anstatt dessen eine neue Funktion: Knochen = substanz zu bilden. Von nun ab nennen wir die betreffenden Perichondriumzellen Osteoblasten (= Knochenbildner) und das Perichondrium Periost.

Die in der Nähe der Osteoblasten liegenden Bindegewebsbündel werden durch Einlagerung von Kalksalzen in Form kleiner Körnchen immer härter. Gleichzeitig scheiden die Osteoblasten direkt verkalkende Substanz aus. Auf diese Weise — durch sog. perichondrale (oder periostale) Ossifikation — entsteht unter dem Periost eine dünne Knochenlamelle, die den Knorpel bedeckt.

In der unterliegenden Knorpelpartie oder, falls es sich um einen langen Knochen handelt, in der von dem perichondralen Knochen ringförmig umgebenen Knorpelpartie

---

[1] Auch wenn der Anschluss eines Knochens an dem Knorpel nur einseitig ist, betrachten wir denselben als Ersatzknochen.

vergrössern sich nun die Knorpelzellen und gleichzeitig wird die Grundsubstanz hier durch Einlagerung von Kalksalzen körnig getrübt. Es entsteht hier im Knorpel ein sogenannter Verkalkungspunkt (Fig. 472).

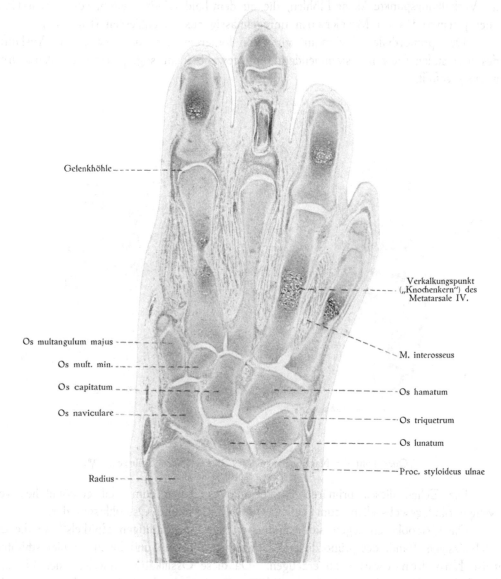

Fig. 472.
Längsschnitt durch die Hand eines 5,5 cm langen Embryos. $\frac{20}{1}$.

In dem verkalkten Knorpel findet kein Wachstum mehr statt, während an den beiden Enden des Verkalkungspunktes der Knorpel fortwährend wächst. Die betreffende verkalkte Stelle des Skelettstückes beginnt daher wie eingeschnürt auszusehen.

Von dem knochenbildenden periostalen Gewebe aus dringen jetzt gefässhaltige Ausläufer in den verkalkten Knorpel hinein. Es ist dies dadurch möglich, dass in

diesem Gewebe gewisse Zellen sich zu kalk= und knorpelfressenden Zellen, sog. Osteo=
klasten („Knochenzerbrecher") ausgebildet haben.

Sowohl die verkalkte Grundsubstanz wie die darin liegenden Knorpelzellen gehen
jetzt in der Nähe der erwähnten periostalen Ausläufer zugrunde. Hierdurch entstehen
im Verkalkungspunkte kleine Höhlen, die zu dem bald relativ weiten, sog. primitiven
oder primordialen Markraum unregelmässig zusammenfliessen (Fig. 473).

Der primordiale Markraum wird von lockerem, aus den erwähnten Ausläufern
des periostalen Gewebes stammendem Bindegewebe (dem sog. primären Knochen=
mark) gefüllt.

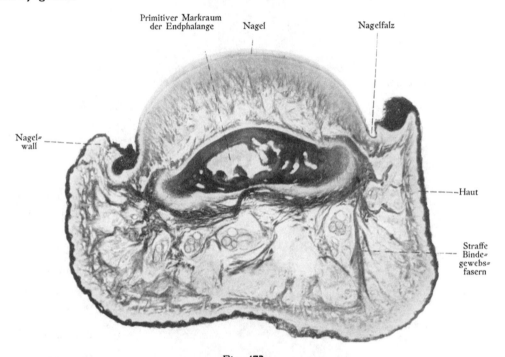

Primitiver Markraum
der Endphalange Nagel   Nagelfalz

Nagel=
wall

Haut

Straffe
Binde=
gewebs=
fasern

Fig. 473.
Querschnitt der Nagelphalange eines 35 cm langen Embryos. $\frac{3\cdot0}{1}$.

Die Zellen dieses primären Knochenmarkes stellen zum Teil gewöhnliche, ver=
zweigte Bindegewebszellen, zum Teil Osteoblasten und Osteoklasten dar.

Die Osteoblasten legen sich „nach Art eines einschichtigen Epithels" an die un=
regelmässigen Wände des primordialen Markraumes dicht an und beginnen hier schichten=
weise Knochengewebe zu erzeugen. Da diese Ossifikation innerhalb der Grenzen
des früheren Knorpels stattfindet, wird sie enchondrale (oder endochondrale)
Ossifikation genannt.

Durch die enchondrale Ossifikation entstehen stetig neue Knochentapeten innerhalb
der alten, und der primäre Markraum wird in dieser Weise bis zu einem gewissen
Entwicklungsstadium immer enger. „Unterdessen treten weisse Blutzellen in immer
steigender Menge auf" (Stöhr), so dass sie zuletzt zahlreicher als die ursprünglichen
zelligen Elemente des Knochenmarkes werden. Hiermit geht das primäre Knochenmark
in das sekundäre Knochenmark über.

„Die verzweigten Bindegewebszellen behalten zum Teil auch späterhin ihre Form bei." „Sie bilden mit einander anastomosierend ein Netzwerk, in welchem feine, anfangs intrazelluläre Bindegewebsfasern entstehen, die sich dann von den Zellen lösend das Stützgerüst des Knochenmarkes darstellen" (Stöhr, 1909).

Zum Teil werden sie aber in späteren Entwicklungsstadien zu Fettzellen. An solchen Stellen, wo die Fettzellen besonders zahlreich werden, wandelt sich das bisher rote Knochenmark in gelbes Knochenmark um.

Von dem zuerst gebildeten Teil des primordialen Markraumes aus breiten sich die oben geschilderten sowohl destruktiven wie die konstruktiven Prozesse auf benachbarte Knorpelpartien aus, die sich zu der Verknöcherung durch Vermehrung und Vergrösserung der Knorpelzellen sowie durch Verkalkung der Grundsubstanz vorbereiten.

Besonders in den Anlagen der langen oder mittellangen Knochen kann man daher oft alle Stadien der enchondralen Verknöcherung nach einander in einem einzigen Längs=schnitt beobachten.

Die Zahl der Ossifikationscentren des Skelettes ist zahlreicher als die Zahl der Vorknorpelkerne. Es werden nämlich viele Knochenanlagen, die — wie gewöhn=lich — nur einen einzigen Vorknorpelkern besassen, von zwei oder drei Ossifikations=centren aus verknöchert. So werden die langen Extremitätenknochen regelmässig von einem Hauptcentrum (in der Mitte oder Diaphyse der Knochenanlage) und von zwei Nebencentren (in den beiden Enden oder Epiphysen der Knochenanlage) aus ver=knöchert.

Zwischen Haupt= und Nebencentren bleibt längere Zeit das Knorpelgewebe in Form von mehr oder weniger dünnen Scheiben (Epiphysengrenzknorpel) bestehen, die für die Vergrösserung der Knochen von grosser Bedeutung sind. In diesen Knorpel=scheiben geschieht nämlich das Längenwachstum des Knochens, und wenn dieselben zuletzt auch vollständig verknöchert werden, so ist Längenwachstum des betreffenden Knochens nicht mehr möglich.

Nach der knöchernen Verschmelzung der Epiphysen mit den Hauptknochen bleiben von dem ursprünglichen Knorpelskelet gewöhnlich nur dünne Partien an den Knochen=enden als Gelenkknorpel bestehen.

Gleichzeitig mit der endochondralen Ossifikation setzt die perichondrale Ossifikation fort. Indem durch diese letztgenannte stetig neue Knochenlamellen den alten von aussen her aufgelagert werden, wächst der Knochen an Dicke.

An der Grenze zwischen endochondralem und perichondralem Knorpel bleibt eine Zeitlang eine dünne, gewöhnlich unvollständige Schicht verkalkter Knorpelgrundsubstanz bestehen, die auf dem Quer=schnitt als „enchondrale Grenzlinie" sichtbar ist.

Ähnliche Reste verkalkter Grundsubstanz persistieren auch mehr oder weniger lange in dem Inneren des enchondralen Knochens, und zwar als unregelmässige, zackige Blätter, die ringsum von Knochenlamellen umgeben werden. Nur in solchen Knochen, welche von Anfang an relativ sehr gross sind und später nur wenig wachsen (z. B. in dem knöchernen Gehörlabyrinth [Stöhr]), bleiben solche verkalkte Knorpelreste zeitlebens bestehen. In den meisten Knochen gehen sie bei den späteren Umbildungen der Knochen zugrunde.

In den meisten Knochen findet nämlich während der ganzen Entwicklungs=periode eine stetig mehr oder weniger weitgehende Resorption der schon angelegten Knochenpartien statt. „Dabei gehen nicht nur die ganzen enchondralen Knochenmassen, sondern auch ansehnliche Mengen des perichondralen Knochens verloren, Verluste, die immer durch Ablagerung neuer perichondraler Knochenschichten von aussen her gedeckt werden" (STÖHR, 1909).

Daraus erklärt sich die sonst merkwürdige Tatsache, dass, wenn man einen Ring aussen um einen langen Knochen eines jungen Tieres legt, man ihn später in der Knochenmarkhöhle des erwachsenen Tieres finden kann (DUHAMEL).

Die neugebildeten Knochen zeigen überall spongiöse Struktur. Dieses ist anfangs sogar mit dem perichondralen Knochen der Fall. Dichte subperiostale Knochenlamellen werden nach KOELLIKER; zuerst im ersten Lebensjahre gebildet.

Die HAVER'schen Kanäle entstehen aus rinnenähnlichen Vertiefungen der perichondralen Knochenrinde, welche sich bei der vorschreitenden Verdickung dieser Rinde zu Kanälen schliessen. Diese Kanäle enthalten aus dem Periost stammende Gefässe und Osteoblasten, welche später neue Knochenschichten (die sog. HAVER'schen Lamellen) erzeugen.

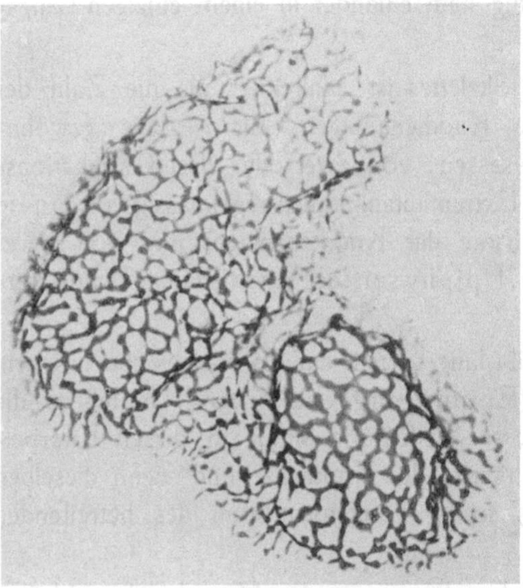

Bei dem obenerwähnten Resorptionsprozess und Umbau des zuerst gebildeten Knochens entsteht auch die sekundäre, definitive Markhöhle.

Die Höhlen der Substantia spongiosa des fertigen Knochens „entstehen durch Resorption von der Markhöhle und von der Innenfläche der HAVER'schen Kanäle aus" (STÖHR).

Entwicklung der Bindegewebsknochen.

Histologisch differiert die Entwicklung der Bindegewebsknochen nur unbedeutend von der perichondralen Ossifikation. Der wichtigste Unterschied liegt nur darin, dass die Knochenbildung vom Knorpel entfernt stattfindet.

Fig. 474.
Rechtes Parietale eines 8,5 cm langen Embryos, die Anordnung der ersten Knochenbälkchen zeigend, $\frac{10}{1}$.

Die übrigen Modifikationen des Verknöcherungsprozesses hängen grösstenteils davon ab, dass die betreffenden Anlagen meistens platte Knochen werden sollen.

Die Grundlage, innerhalb welcher die Knochenbildung erfolgt, ist hier nur eine Bindegewebsmembran. Die betreffende Ossifikationsform wird daher auch „intramembranöse Verknöcherung" genannt.

Einzelne Bündel der betreffenden Bindegewebsmembran verkalken. An diese legen sich aus embryonalen Bindegewebszellen hervorgegangene Osteoblasten und bilden in gewöhnlicher Weise Knochen.

Auch können aber kleine Gruppen von Osteoblasten „ohne weiteres verkalkende Substanz ausscheiden, die zum Ausgangspunkt für die Entwicklung weiterer Knochenbälkchen wird" (STÖHR).

Die zuerst gebildeten Knochenbälkchen sind mit einander zu einem Netzwerk ver=
bunden (Fig. 474), das von einem Blutgefässnetzwerk durchflochten ist. Die Verknöche=
rung beginnt in der Mitte des werdenden Bindegewebsknochens und strahlt von dort
peripherwärts aus.

Das flächenhafte Wachstum findet, mit anderen Worten, an den Rändern der schon
existierenden Knochenanlagen statt.

Ein nennenswertes „interstitielles Wachstum" findet in den Bindegewebsknochen
ebensowenig wie in den knorpelpräformierten Knochen statt [1].

Zu beiden Seiten des primitiven Knochennetzes nimmt das Bindegewebe die Natur
eines Periostes an. Nachher verdickt sich die Knochenanlage durch Ablagerung von
neuen Knochenschichten unter dem Periost. — „Die Räume in dem geflechtförmigen
Knochennetzwerk werden frühzeitig in Kanäle mit Blutgefässen und primitivem Mark
umgewandelt" (BARDEEN, 1910).

Die anfangs aus grobfaseriger Knochengrundsubstanz aufgebauten Bindegewebsknochen verändern
sich sekundär, so dass sie etwa vom ersten Lebensjahre ab aus feinfaseriger Knochengrundsubstanz bestehen
(STÖHR, 1909).

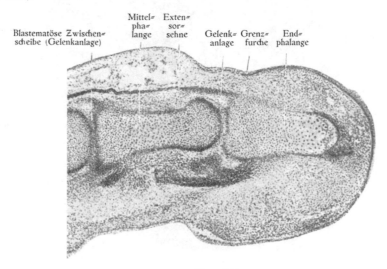

Fig. 475.
Dorsopalmarer Längsschnitt durch die Fingeranlage eines 33 mm langen Embryos. (Die Anlagen der
Interphalangealgelenke zeigend.) $\frac{60}{1}$.

Allgemeine Entwicklung der Knochenverbindungen und speziell der Gelenke.

Die Grenzpartien zwischen den verschiedenen vorknorpeligen Skeletteilen werden
zunächst von kompakten, auf dem Blastemstadium persistierenden Scheiben gebildet.

Diese blastematösen Zwischenscheiben (Fig. 475) setzen sich in denjenigen
dünneren Blastemschichten direkt fort, die die Anlage des Perichondriums der angren=
zenden Skeletteile darstellen.

[1]) Wenn man junge Tiere mit Krapp füttert, werden die in Bildung begriffenen Knochenschichten
davon gefärbt, so dass man die auf einander folgenden Anlagerungen von Knochensubstanz verfolgen kann.
Es zeigt sich dann, dass das „Knochenwachstum nur durch Apposition erfolgt" (BARDEEN).

In späteren Entwicklungsstadien können solche blastematöse Zwischenscheiben in Vorknorpel und Knorpel differenziert werden. Es entsteht dann eine Synchondrose, und die früher durch die Zwischenscheibe von einander abgegrenzten Skelettteile verschmelzen, falls sie noch vorknorpelig bezw. knorpelig sind, mit einander zu einem einzigen Knorpelstück.

Auf diese Weise bildet sich z. B. ein einheitliches, knorpeliges Hüftbein aus den anfangs durch Zwischenscheiben getrennten, vorknorpeligen Anlagen des Os pubis, des Os ischii und des Os ilium.

In anderen Fällen gehen die Blastemzwischenscheiben direkt oder indirekt in Bindegewebe ("Syndesmose") oder Knochen ("Synostose") über.

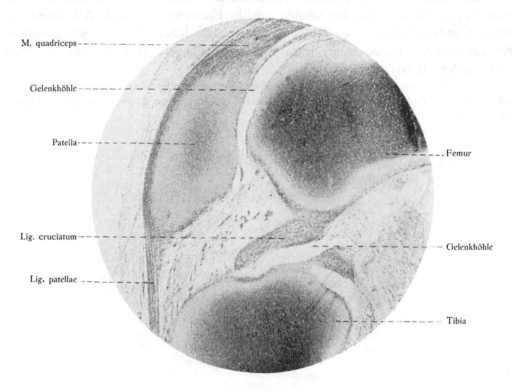

Fig. 476.
Sagittalschnitt durch das Kniegelenk eines 5,5 cm langen (Sch.=St.=L.) Embryos. $\frac{10}{1}$.

Meistens differenzieren sich aber die blastematösen Zwischenscheiben zu Gelenken aus.

Dieses geschieht dadurch, dass in dem Inneren der Zwischenscheibe ein Lumen entsteht, das die zentrale Partie der Scheibe in zwei Schichten trennt, die je ein Ende der angrenzenden Skelettanlagen als Perichondrium bekleiden.

Diese aus der Zwischenscheibe entstandenen Perichondrienschichten der Gelenkenden (Fig. 475) verschwinden in der Regel frühzeitig, so dass die Gelenkknorpel bald "nackt" werden.

Die Gelenkknorpel stellen in den allermeisten Fällen Reste des ursprünglichen Knorpelskeletts dar, sie sind also, mit anderen Worten, primäre Knorpelbildungen. Nur in Ausnahmefällen sind sie sekundäre Knorpelbildungen, die aus der blastematösen Zwischenscheibe hervorgegangen sind. Solchenfalls handelt es sich um Gelenke, die zwischen Bindegewebsknochen entstanden sind.

Die periphere Partie der blastematösen Zwischenscheibe stellt die Anlage der bindegewebigen Gelenkkapsel dar. Diese steht also von An= fang an mit dem Perichondrium (bezw. Periost) der das Gelenk bildenden Knochen= anlagen in Verbindung.

Oft bildet sich in der blastematösen Zwischenscheibe zunächst nicht eine einheitliche Gelenkspalte aus, sondern es treten in derselben zwei oder mehrere Spalten auf (vgl. Fig. 476). Gewöhnlich verschmelzen aber diese später zu einer einheitlichen Ge= lenkhöhle.

Unter Umständen können aber zwei oder mehr Gelenkspalten zeitlebens (mehr oder weniger vollständig getrennt) persistieren. Auf diese Weise entstehen an gewissen Stellen zusammengesetzte Gelenke: Gelenke mit Interartikularscheiben, Menisken etc.

Die definitive Form der Gelenkoberflächen ist in gewissen Fällen angedeutet, schon ehe die betreffende Gelenkhöhle gebildet worden ist (vgl. Fig. 475). In anderen Fällen aber finden in der späteren Entwicklungsperiode (nach der Bildung der Gelenkhöhle) be= trächtliche Formveränderungen der Gelenkoberflächen statt, und zwar sowohl durch Knorpelwachstum wie durch appositionelles Knochenwachstum.

Entwicklung der verschiedenen Teile des menschlichen Skeletts.

A. Wirbelsäule und Brustkorb.

Das die Chorda dorsalis und das Medullarrohr umgebende sog. axiale Mesen= chym stammt, wie oben (S. 126) erwähnt, von den Ursegmenten her und zeigt an= fangs selbst auch eine entsprechende Segmentierung, die besonders nach der Entstehung der intersegmentalen Dorsalzweige der Aorta deutlich wird.

Die zwischen diesen Arterien liegenden axialen Mesenchymsegmente werden Sclerotome genannt.

Jedes Sclerotom differenziert sich während der vierten Embryonalwoche (bei 4—5 mm langen Embryonen) in zwei Teile: in eine kaudale Hälfte, die sich blastematös verdichtet und die primitive Wirbelanlage (sog. „Scleromer") darstellt, und eine kraniale Hälfte, die mehr locker bleibt.

Die primitiven Wirbelanlagen sind paarige, im Querschnitt dreieckige Blastemmassen, deren Ecken zu dorsal=, ventral= und medialwärts gerichteten Fortsätzen ausgezogen werden (Fig. 477).

Die dorsalgerichteten Wirbelfortsätze begrenzen lateral Medullarrohr und Spinalganglien und werden daher Neuralfortsätze („Processus neurales") oder Neuralbogen genannt (Fig. 477 *N. Pr.*).

Die ventralgerichteten Wirbelfortsätze erstrecken sich medial von den Myotomen zunächst nur in die lateralen Körperwände. Sie stellen Rippenanlagen dar und werden daher Rippenfortsätze (Processus costales) genannt (Fig. 477 und 478 *C. pr.*).

Die medialgerichteten Wirbelfortsätze erstrecken sich bis zur Chorda dor= salis — daher werden sie Chordalfortsätze, Processus chordales (Fig. 477,

Disk.) genannt —, wo sie bald mit denjenigen der anderen Seite verschmelzen (Fig. 478, *Disk.*).

Auf diese Weise entstehen durch Verschmelzung (um die Chorda dorsalis herum) von je zwei primitiven Wirbelanlagen **unpaare Wirbelanlagen** (Fig. 480).

Die kraniale Hälfte jedes Sclerotoms verdichtet sich partiell und bildet zwei Membrane, von welchen die eine zwei angrenzende Dorsalfortsätze (= Neuralfortsätze),

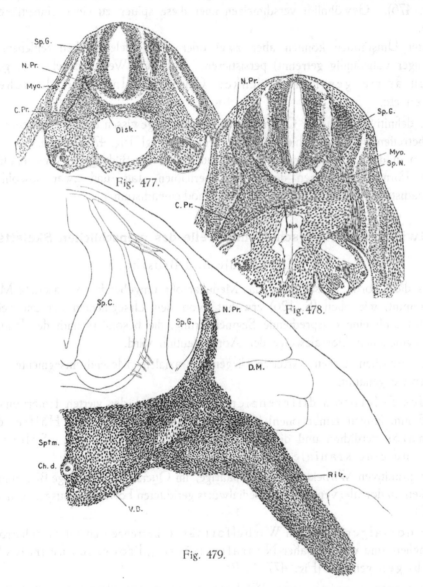

Fig. 477.

Fig. 478.

Fig. 479.

Fig. 477—479.
Querschnitte durch mittlere (5—6) Thorakalsegmente. ($\frac{5}{5}$). Fig. 477 eines 4,5 mm langen Embryos, Fig. 478 eines 7 mm langen Embryos, Fig. 479 eines 13 mm langen Embryos. Nach BARDEEN: Amer. Journ. of. Anat., Vol. 4 (1905). *Ch. d.* Chorda dorsalis, *C. pr.* Processus costalis, *Disk.* Processus chordalis, *D. M.* Dorsale Muskulatur, *Myo.* Myotom, *N. pr.* Processus neuralis, *Rib.* Rippe, *Sp. G.* Spinalganglion, *V. B.* Wirbelkörper.

die andere zwei angrenzende Ventralfortsätze (= Kostalfortsätze) derselben Seite mit einander verbinden. Die erstgenannte Membran wird daher Interdorsalmembran, die letztgenannte Interventralmembran genannt (Fig. 481 *B* u. *C*).

Durch die Interdorsalmembranen z. B. der linken Seite werden alle die Neuralfortsätze dieser Seite, und zwar in ihrer ganzen Länge mit einander verbunden. Die Interventralmembranen verbinden dagegen nur die basalen (proximalen) Partien der Kostalfortsätze der betreffenden Seite mit einander (Fig. 481).

Anfang der fünften Embryonalwoche werden nach BARDEEN die mit einander in der Mittellinie verbundenen Chordalfortsätze jedes primitiven Wirbelpaares von unten her[1]) ausgehöhlt und gleichzeitig von oben her verdickt (vgl. Fig. 480 u. 481 *A*).

Nach dieser Umwandlung der vereinigten Chordalfortsätze, die also mit einer Kranialwärtsverschiebung derselben verbunden ist, stellen diese eine sog. primitive Intervertebralscheibe dar.

Das zwischen zwei solchen Intervertebralscheiben gelegene (die Chorda umgebende) Mesenchym wird jetzt von einer blastematösen, ringförmigen Membran, der sog. Membrana interdiscalis (Fig. 482 *B*), umgeben.

Das betreffende Mesenchym liegt also jetzt wie in einer Blastemschachtel allseitig eingeschlossen. Später wird aber auch dieses Mesenchym (und zwar zuerst in der Medianebene) in Blastem umgewandelt. Dasselbe stellt die Anlage des definitiven Wirbelkörpers dar.

Mit der Bildung der Interdiskalmembranen entstehen vorn und hinten an der Wirbelsäulenanlage longitudinale Blastemschichten, die die Anlagen der Ligamenta longitudinalia anterius (Fig. 484 *A*) und posterius darstellen.

Die Differenzierung der primitiven Wirbelanlagen beginnt in der Cervicalregion und schreitet von hier aus allmählich kaudalwärts weiter. Erst im zweiten Embryonalmonat erreicht sie das kaudale Körperende.

Anfangs sind die primitiven Wirbelanlagen einander alle gleich. Anfang des zweiten Embryonalmonats beginnen aber die thorakalen Wirbelanlagen sich durch stärkere Ausbildung der Kostalfortsätze von den anderen zu markieren (Fig. 479).

In der Occipitalregion bildet sich von dem axialen Mesenchym jederseits eine primitive Wirbelanlage, welche Neural= und Chordalfortsätze, aber keine Kostalfortsätze besitzt. — Nach Verschmelzung der beiden Chordalfortsätze bildet sich dieses primitive Wirbelpaar in die basale Partie des Occipitalbeins um.

Die Verknorpelung jeder blastematösen Wirbelanlage (einschliesslich der Rippen= anlagen) findet von sechs Vorknorpelcentren aus statt, welche ihrer Lage nach den sechs Fortsätzen des primitiven Wirbelpaares entsprechen.

Bei einem etwa 13 mm langen Embryo sind diese Vorknorpelkerne alle zu sehen, und zwar in den Neural= und Kostalbogen je ein Vorknorpelkern, in der Wirbelkörper= anlage aber zwei (ein linker und ein rechter). (Vgl. Fig. 479.)

Die beiden Vorknorpelkerne der Wirbelkörperanlage vereinigen sich indessen bald zu einem unpaaren Kern, indem sie sowohl dorsal= wie ventralwärts von der Chorda

---

[1]) Durch regressive Veränderung des Blastems.

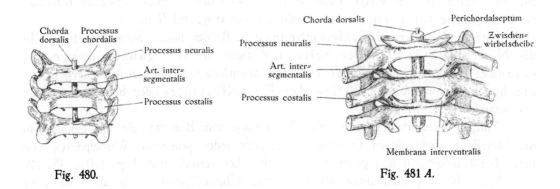

Fig. 480.

Fig. 481 *A*.

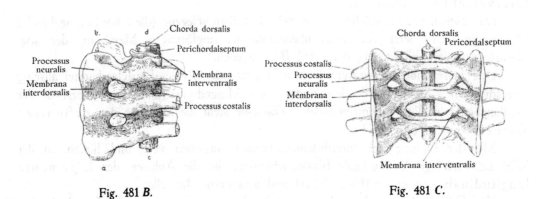

Fig. 481 *B*.

Fig. 481 *C*.

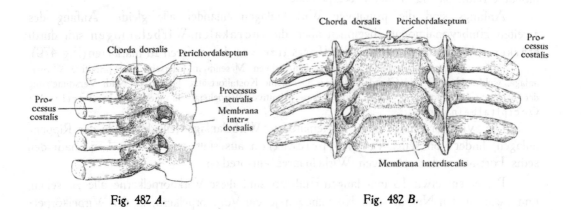

Fig. 482 *A*.

Fig. 482 *B*.

Fig. 480—482.

Rekonstruktionsmodelle der blastematösen Wirbelanlagen. Fig. 480 eines 7 mm langen Embryos, $\frac{33}{1}$,³. Fig. 481 *A, B, C* eines 9 mm langen Embryos, $\frac{25}{1}$. Fig. 482 *A* und *B* eines 11 mm langen Embryos, $\frac{23}{1}$. Nach Bardeen: Amer. Journ. of Anat., Vol. 4 (1905). Fig. 480 und 481 *A* Vorderansichten, Fig. 481 *B* von rechts und 482 *A* von links gesehen, Fig. 481 *C* und 482 *B* Ansichten von hinten.

dorsalis mit einander verschmelzen. Von jetzt ab sitzen die vorknorpeligen Wirbelkörper=
anlagen an der Chorda wie Perlen an einer Schnur aufgereiht.

Die betreffenden Vorknorpelperlen grenzen indessen anfangs nicht unmittelbar an
einander, sondern sind durch dicke blastematöse Zwischenwirbelscheiben
getrennt (Fig. 483 A).

Während der zweiten Hälfte des zweiten Embryonalmonats vergrössern sich aber
die Wirbelkörperanlagen zum Teil[1]) auf Kosten der Zwischenwirbelscheiben, so dass
sie zuletzt (der Chorda am nächsten) partiell mit einander knorpelig verschmelzen (vgl.
Fig. 483 A—C).

Gleichzeitig differenziert sich die Peripherie jeder Zwischenwirbelscheibe zu Binde=
gewebe (Annulus fibrosus der Erwachsenen).

Die obenerwähnte Vergrösserung der Wirbelkörperanlagen findet teilweise durch
Apposition von neuem Vorknorpel statt, teilweise aber durch interstitielles
Wachstum, das vor allem von der Bildung von Knorpelgrundsubstanz abhängt.

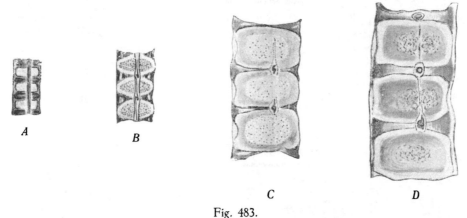

A *B* *C* *D*

Fig. 483.
Medianschnitte durch die knorpligen Anlagen der 6.—8. Thorakalwirbelkörper. *A* eines 14 mm langen
Embryos, *B* eines 22 mm langen Embryos, *C* eines 33 mm langen Embryos, *D* eines 50 mm langen
Embryos. Nach BARDEEN (1895) aus KEIBEL-MALL's Handb. d. Entw.=Gesch., Leipzig 1910.

In dem Inneren der Wirbelkörperanlagen wird die Chorda dorsalis jetzt von allen
Seiten her zusammengepresst. Gleichzeitig damit, dass sie hier eingeschnürt wird, ver=
dickt sie sich aber innerhalb jeder Zwischenwirbelscheibe (vgl. Fig. 483 A—D).

Diese verdickten Partien der Chorda dorsalis persistieren und bilden sich zu dem
sog. Nucleus pulposus der definitiven Zwischenwirbelscheibe aus.

Die eingeschnürten, im Centrum der Wirbelkörperanlagen liegenden Partien der
Chorda dorsalis gehen bald zugrunde. Die bindegewebige Chordascheide persistiert am
längsten. Während der Verknöcherung der Wirbelkörper verschwindet hier aber
auch diese.

Bei etwa 14 mm langen Embryonen beginnen an den vorknorpeligen Neuralbogen
die Processus transversi sowie die Processus articulares superiores und

---

[1]) Zum anderen Teil durch interstitielles Wachstum.

inferiores angelegt zu werden (Fig. 484 C). Gleichzeitig verlängern sich die beiden vorknorpeligen Neuralbogen gegen den knorpeligen Wirbelkörper hin und [verschmelzen bald (bei etwa 20 mm langen Embryonen) mit diesem. Von nun ab existiert also ein einheitlicher, knorpeliger Wirbel mit dorsal offenem Bogen.

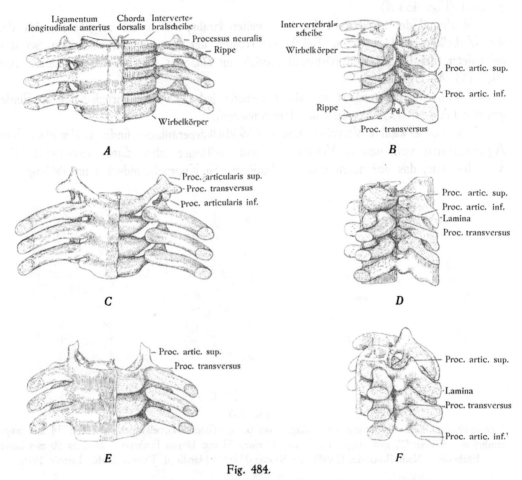

Fig. 484.

Rekonstruktionsmodelle der knorpligen Thorakalwirbel 6—8. *A* eines 14 mm langen Embryos, von vorn; *B* eines 14 mm langen Embryos, von links; *C* eines 20 mm langen Embryos, von vorn; *D* eines 20 mm langen Embryos, von links; *E* eines 33 mm langen Embryos, von vorn; *F* eines 33 mm langen Embryos, von links. Auf der linken Seite ist das knorplige, an der rechten das umhüllende fibröse Gewebe zur Darstellung gebracht. Nach BARDEEN (Amer. Journ. of Anat., Vol. 4, 1905).

Währenddessen hat sich das dorsal vom Medullarrohr gelegene Mesenchym zu einer Bindegewebsmembran verdichtet, die die dorsalen, noch freien Enden der beiderseitigen Neuralbogen mit einander verbindet.

Innerhalb dieser Membran, die unter dem Namen Membrana reuniens posterior (oder Membrana dorsalis, Fig. 256, S. 312) bekannt ist, verlängern sich nun (zuerst in der Thorakalregion) die knorpeligen Neuralbogen dorsomedialwärts, bis sie sich zuletzt (bei etwa 40 mm langen Embryonen) in der Mittellinie berühren und mit einander verschmelzen.

Von der betreffenden Verschmelzungsstelle aus erhebt sich bald ein kurzer Pro=
cessus spinosus.

Die knorpeligen Processus articulares dehnen sich (Ende des zweiten und
Anfang des dritten Embryonalmonats) dorsalwärts (Processus articulares superiores)
bezw. kaudalwärts (Processus articulares inferiores) in die Interdorsalmembranen aus.
Sie erreichen und überragen einander allmählich (vgl. Fig. 484 *D* u. *F*) und verbinden
sich blastematös mit einander. In den auf diese Weise zwischen denselben sekundär
entstandenen Blastemzwischenscheiben entstehen schon im dritten Embryonalmonat die
Gelenkhöhlen.

Die knorpeligen Processus transversi verlängern sich gleichzeitig und verbinden
sich blastematös mit den Rippenanlagen. In der Thorakalregion, wo diese zu isolierten
Rippen werden, entstehen in den hierdurch sekundär gebildeten Blastemzwischenscheiben
Gelenkhöhlen. Etwa gleichzeitig entstehen (in dieser Region) in den primären Blastem=
zwischenscheiben zwischen den knorpeligen Rippen= und Wirbelkörperanlagen Ge=
lenkhöhlen.

In den übrigen Regionen dagegen gehen die betreffenden Blastemzwischenscheiben
in Vorknorpel und Knorpel über, und die rudimentär bleibenden Rippenanlagen werden
also hier mit den knorpeligen Wirbeln vollständig einverleibt.

Von dem oben beschriebenen Entwicklungsgang weicht indessen die Entwicklung
der kranialsten und der kaudalsten Wirbel mehr oder weniger beträchtlich ab.

Die Entwicklung des ersten Halswirbels, des sog. Atlas, ist besonders dadurch
charakterisiert, dass die vorknorpelige Wirbelkörperanlage nur vorübergehend mit den
beiden vorknorpeligen Neuralbogen desselben Wirbels, dagegen aber dauernd mit der
Körperanlage des zweiten Halswirbels (des sog. Epistropheus) verbunden wird. Die
Atlasanlage verliert also sekundär ihren Wirbelkörper, der zum Dens epistrophei wird.

Bei einem 20 mm langen Embryo ist der knorpelige Wirbelkörper (die Densanlage) des Atlas noch
grösstenteils durch eine Zwischenwirbelscheibe von dem primären Wirbelkörper des Epistropheus getrennt.
Bald nachher verknorpelt aber diese Zwischenscheibe vollständig.

Unmittelbar ventral von der Densanlage ist in diesem Entwicklungsstadium eine
dünne Blastemmasse zu erkennen, die den sog. Hypochordalbogen niederer Wirbel=
tiere entspricht und die Anlage des Arcus anterior atlantis darstellt. In diesem
Blastembogen treten paarige Vorknorpelkerne auf, die sich später sowohl mit einander
wie mit den beiden Neuralbogen vorknorpelig verbinden. Die Rippenfortsätze ver=
schmelzen medial mit den Neuralbogen.

Die beiden Atlanto=occipitalgelenke und die lateralen Gelenke zwischen Atlas und Epistropheus
kommen nach BARDEEN in den interventralen Membranen zustande. Aus den Inter=
dorsalmembranen entstehen die Membrana atlanto=occipitalis posterior, die Mem=
brana atlanto=epistrophica und weiter kaudal die diesen Membranen entsprechenden Liga=
menta flava.

Zwischen der Spitze des Dens und der Basalpartie des Occipitalbeins, (welche letztgenannte ge=
wissermassen einem Wirbel entspricht) wird keine Intervertebralscheibe ausgebildet. Anstatt dessen entsteht
hier aus perichordalem Gewebe nur das schwache Ligamentum apicis dentis. — In dem den Dens
epistrophei umgebenden Blastem differenzieren sich die übrigen Ligamente und Gelenke des Nackengelenkes.

Die vorknorpeligen Neuralbogen der Kreuzwirbel entwickeln sich stark ventral=
wärts, wo sie sich mit den Wirbelkörpern und den Kostalfortsätzen breit verbinden.

Dorsalwärts entwickeln sie sich dagegen relativ sehr langsam. Diejenigen der kaudalen Kreuzwirbel erreichen einander in der dorsalen Mittellinie gewöhnlich nie.

Erst nach der Verbindung der Kreuzwirbel mit den beiden Hüftbeinanlagen fangen die erstgenannten an, relativ stark in die Breite zu wachsen und zusammen die Form eines Kreuzbeines anzunehmen (vgl. Fig. 485 u. 486).

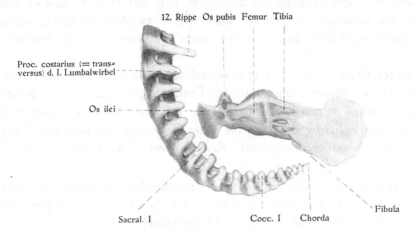

Fig. 485.

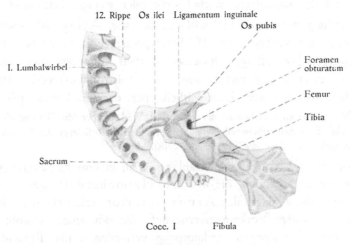

Fig. 486.

Fig. 485 u. 486.

Blastemskelett (mit Vorknorpelkernen) der kaudalen Körperpartie (von rechts gesehen). Fig. 485 von einem 11 mm langen Embryo, Fig. 486 von einem 14 mm langen Embryo. — Das Blastemskelett des linken Beines ist nicht abgebildet. Nach BARDEEN, Amer. Journal of Anat. Vol. IV., 1905.

Nur die Anlage des ersten Schwanzwirbels bekommt Vorknorpelcentren in ihren Neuralbogen. Diese verbinden sich mit der vorknorpeligen Wirbelkörperanlage und verschmelzen mit den Kostalfortsätzen zu den Cornua coccygis.

Die Kostal= und Neuralfortsätze der übrigen Schwanzwirbeln erreichen nie das Vorknorpelstadium.

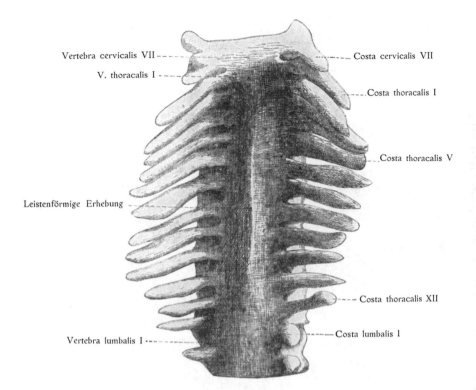

Vertebra cervicalis VII

V. thoracalis I

Leistenförmige Erhebung

Vertebra lumbalis I

Costa cervicalis VII

Costa thoracalis I

Costa thoracalis V

Costa thoracalis XII

Costa lumbalis I

Fig. 487.

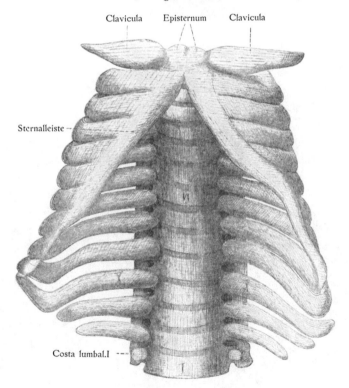

Clavicula   Episternum   Clavicula

Sternalleiste

Costa lumbal.I

Fig. 488.

Fig. 487 und 488.
Rekonstruktionsmodelle, die Entwicklung des knorpeligen Brustkorbs zeigend. Fig. 487 von einem 13 mm langen Embryo, $\frac{25}{1}$. Fig. 488 von einem 15 mm langen Embryo, $\frac{16}{1}$. Nach CHARLOTTE MÜLLER: Morphol. Jahrb., Bd. 35 (1906).

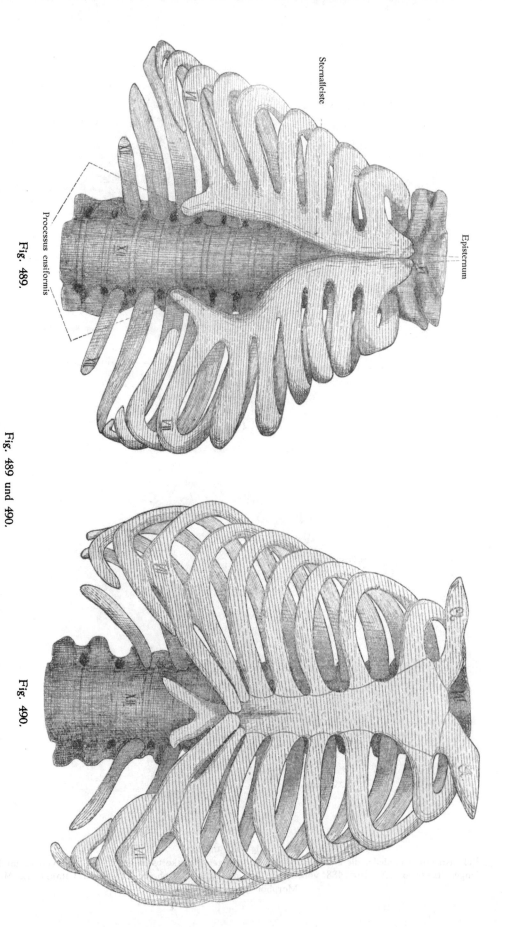

Sternalleiste

Episternum

Processus ensiformis

Fig. 489.

Fig. 490.

Fig. 489 und 490.

Rekonstruktionsmodelle, die Entwicklung des knorpeligen Brustkorbs zeigend. Fig. 489 von einem 23 mm langen Embryo. $\frac{14}{1}$.
Fig. 490 von einem 32 mm langen Embryo. $\frac{14}{1}$. Nach CHARLOTTE MÜLLER: Morphol. Jahrb., Bd. 35 (1906).

Während des zweiten Embryonalmonats wachsen die blastematösen Rippen = anlagen in der Thorakalregion sehr schnell vorwärts. Sie nehmen hierbei zuerst eine nahezu horizontale Richtung ein (Fig. 487).

Bei etwa 15 mm langen Embryonen schmelzen jederseits die ventralen (bisher freien) Enden der sieben oberen Rippenanlagen mit einander zu einer schief longitudinal verlaufenden Leiste, die sog. Sternalleiste (Fig. 488) zusammen.

Die beiden Sternalleisten liegen zuerst in den lateralen Körperwänden und also von einander relativ weit entfernt. Bei der fortgesetzten Verlängerung der Rippen = anlagen werden sie aber allmählich in die ventrale Körperwandpartie hinein verschoben und einander hier immer mehr genähert.

Da der Umkreis der Brustregion oben am kleinsten ist, kommen die beiden Sternalleisten mit einander hier zuerst in Berührung. Sie beginnen jetzt hier mit einander zu einer unpaaren Sternalanlage zu verschmelzen (Fig. 488 u. 489).

Die Verschmelzung schreitet in der Folge kaudalwärts fort und ist bei etwa 30 mm langen Embryonen schon beendigt (Fig. 490).

Wenn die kaudalen Partien der beiden Sternalleisten noch getrennt sind, dehnen sie sich in je einen kleinen kaudalen Fortsatz aus (Fig. 489).

Diese Fortsätze, welche später mit einander mehr oder weniger vollständig ver = schmelzen, stellen die Anlagen des Processus ensiformis (Fig. 490) des Sternums dar.

Am Ende des zweiten Embryonalmonats verschmelzen die Vorderenden der 8.—10. Rippenanlagen mit der siebenten Rippenanlage und mit einander. Mit der Sternalanlage kommen sie aber nie in direkte Verbindung. Die Vorderenden der elften und zwölften Rippenanlagen bleiben zeitlebens frei.

Etwa gleichzeitig mit der ersten Verschmelzung der kranialen Sternalleistenenden verwachsen die ventromedialen Enden der Schlüsselbeinanlagen mit denselben und mit einander (Fig. 488).

Das die beiden Claviculae direkt verbindende, blastematöse Querband (Fig. 488, 489) entspricht wahrscheinlich dem sog. Episternum der niederen Wirbeltiere. Beim Menschen verschwindet dasselbe gewöhnlich schon vor dem Ende des zweiten Embryo = nalmonats.

In den blastematösen Rippenanlagen tritt je ein Vorknorpelkern auf. Derselbe entsteht zuerst (bei etwa 13 mm langen Embryonen) in dem dorsalen, älteren Teil der Rippenanlage und verlängert sich von hier aus allmählich ventralwärts.

Nach CHARLOTTE MÜLLER (1906) soll die Verknorpelung von den Rippen ununterbrochen auf die Sternalanlage übergehen. Solchenfalls muss man annehmen, dass die Sterno = costal = Gelenke sekundäre Gelenke darstellen, die durch regressive Veränderungen in dem Knorpel entstehen.

Anfang des dritten Embryonalmonats, also unmittelbar nach der Verschmelzung der beiden Sternalleisten, wird der ganze Brustkorb knorpelig. Gleichzeitig fängt er an, relativ sehr stark zu wachsen (vgl. oben, S. 583).

Die Verknöcherung der Wirbelsäule und des Brustkorbes geht von Ossifi = kationscentren aus, welche der Lage nach im allgemeinen den Verknorpelungscentren ent = sprechen. Doch werden nicht selten zwei Verknorpelungscentren von einem Verknöche = rungscentrum ersetzt.

Die Verknöcherung beginnt etwas frühzeitiger in dem Brustkorb als in der Wirbelsäule (vgl. Fig. 491).

Schon bei 30 mm langen Embryonen tritt nämlich in den längeren mitt=leren (Nr. 5—7) Rippen je ein Ossifikationscentrum auf, während in der Wirbelsäule die Verknöcherung erst bei 33—34 mm langen Embryonen beginnt (MALL, 1906).

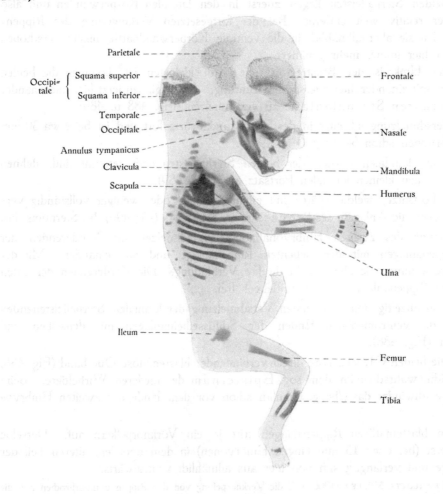

Fig. 491.
Knochenskelett (dunkelgefärbt) eines etwa 7 cm langen (Totallänge) Embryos. $\frac{2}{1}$.

Bei 33 mm langen Embryonen sind Ossifikationscentren jederseits in den elf oberen Rippen, aber nur noch in einzelnen Wirbelbogen zu erkennen. Das Ossifikationscentrum der zwölften Rippe kann bald nachher (bei 34 mm langen Embryonen) auftreten, erscheint aber nach MALL nicht selten recht viel später.

Die betreffenden Ossifikationscentren treten zuerst in den Rippenwinkeln auf und verlängern sich von hier aus sowohl gegen die Wirbelsäule wie gegen das Sternum hin. Sie erreichen hierbei sehr schnell den Rippenkopf.

In der ersten Hälfte des 4. Embryonalmonats (bei 10—12 cm langen Embryonen) bleibt diese auf Kosten der knorpeligen Rippenanlage fortschreitende Verknöcherung stehen. Die noch übrig gebliebenen sternalen Knorpelenden der Rippenanlagen persistieren als definitive Rippenknorpel.

Zur Zeit der Pubertät treten in den Gelenkknorpeln der dorsalen Rippenenden kleine s e k u n d ä r e Ossifikationscentren, sog. E p i p h y s e n auf, welche erst im 20.--24. Lebensjahr mit den Rippen verschmelzen.

Das S t e r n u m verknöchert bedeutend später als die Rippen und zwar von vielen Ossifikationscentren (vgl. Fig. 492—494) aus, welche sowohl dem Ort wie der Zeit nach beträchtlich variieren. Gewöhnlich beginnt die Ver= knöcherung des Sternums mit der Bildung eines un= paaren Knochenkerns in der Manubriumanlage während des vierten oder des fünften Embryonalmonats (vgl. Fig. 340, Taf. IV). Bald nachher (unter Umständen aber auch früher) beginnen in der Corpus=Anlage 5--7,

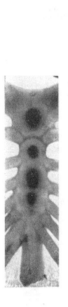
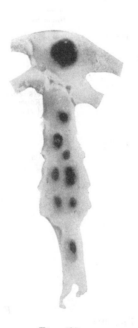
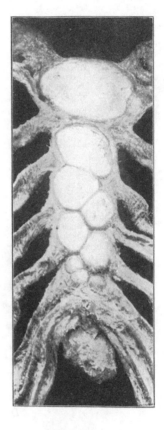

Fig. 492.   Fig. 493.   Fig. 494.

Fig. 492—494.

Knochenkerne des Sternums. Fig. 492 von einem 36 cm langen Fetus, Fig. 493 von einem 40 cm langen Fetus, Fig. 494 (Trockenpräparat) von einem etwa 2 Jahre alten Kinde.

zum Teil paarige, zum Teil unpaare Knochenkerne aufzutreten. Die kaudalsten von diesen entstehen gewöhnlich erst nach der Geburt (im ersten Lebensjahre). Durch unregel= mässige, langsame Verschmelzung (im 6.—25. Lebensjahr) geht aus allen diesen Knochen= kernen das einheitliche C o r p u s s t e r n i hervor.

Zwischen Corpus und Manubrium sterni bleibt normalerweise eine Knorpelscheibe bestehen.

Die knorpelige Anlage des P r o c e s s u s e n s i f o r m i s erhält im sechsten Lebens= jahr an ihrer Basis einen Knochenkern, der im mittleren Alter mit dem Corpus sterni zu verschmelzen pflegt.

In den Wirbeln beginnt die Verknöcherung, wie erwähnt, bei etwa 33 mm langen Embryonen und zwar nur in einzelnen Wirbelbogen (Nr. 2 und Nr. 8). Die betreffenden Knochenkerne treten paarig in jedem Bogen auf. Bald nachher (bei etwa 34 mm langen Embryonen) erscheinen unpaare Knochenkerne in den Körpern der Lumbal= und Thorakalwirbeln (mit Ausnahme von den zwei oberen). In diesem Stadium sind ausserdem paarige Knochenkerne in den Bogen aller Cervical= und Thorakalwirbeln zu finden (MALL).

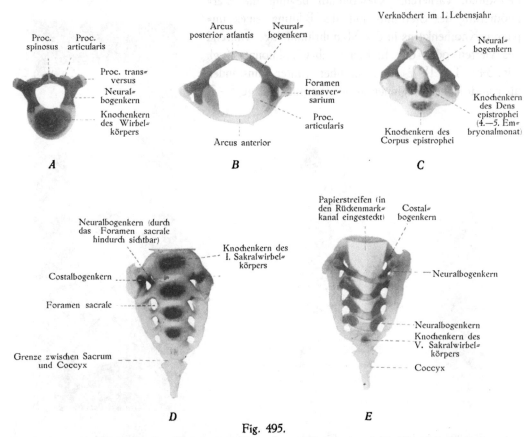

Fig. 495.

Knochenkerne (dunkelgefärbt) der Wirbel eines 40 cm langen Fetus. ¼. *A* 11. Thorakalwirbel, von oben gesehen, *B* Atlas, von oben gesehen, *C* Epistropheus, von oben und vorn gesehen, *D* Sacrum, von vorn gesehen, *E* Sacrum, von hinten gesehen.

Schon bei etwa 54 mm langen Embryonen können Knochenkerne in allen knorpeligen Wirbelbogen zu finden sein. In diesem Stadium sind in den Wirbelkörpern der oberen Hals= und der unteren Sakralwirbel noch keine Knochenkerne aufgetreten.

Die drei knöchernen Kerne jeder Wirbelanlage (Fig. 495 *A*) sind während des ganzen Embryonallebens nur durch persistierende Knorpelpartien mit einander verbunden. In dem ersten Lebensjahre verschmelzen in jedem Wirbel (zuerst in der Lumbalregion) die beiden Bogenkerne mit einander zu einem einheitlichen knöchernen Bogen (Fig. 496 *C*), und im 3.—6. Lebensjahre verschmilzt der Bogen (zuerst in der Thorakalregion) mit dem Knochenkern des Wirbelkörpers.

Hervorzuheben ist, dass der definitive Wirbelkörper nicht nur von dem letzter=
wähnten Knochenkern, sondern (in ihren dorsolateralen Partien) auch von den paarigen
Knochenkernen des Wirbelbogens stammt (vgl. Fig. 496 C). Am meisten nehmen diese
Bogenkerne in der Cervicalregion an der Bildung des Wirbelkörpers teil.

Die obere und untere Fläche jedes Wirbelkörpers ebenso wie die freien Enden
der Processus transversi und der Processus spinosi bleiben längere Zeit
knorpelig.

In denselben treten in oder nach der Pubertät Epiphysenknochenkerne
(Fig. 496 C—E) auf, die erst nach dem 20. Jahr mit den vereinigten Hauptknochen=
kernen verschmelzen.

In der Halsregion sind die Epiphysenkerne der Processus spinosi gewöhn=
lich paarig. In dieser Region haben die Rippenrudimente meistens keine eigene Knochen=
kerne, sondern verknöchern dadurch, dass sowohl von der Basalpartie wie von der freien
Spitze jedes Processus transversus Knochen einwächst (LEBOUCQ, 1896).

Der Arcus anterior atlantis bekommt während des ersten Lebensjahres
(Fig. 496 A) einen Knochenkern[1]), der im 5.—9. Lebensjahre mit dem Arcus posterior zu
verschmelzen pflegt.

In dem Dens epistrophei entstehen im 4.—5. Embryonalmonat paarige Knochen=
kerne (Fig. 495 C), welche bald mit einander verschmelzen. Ausserdem bekommt die
Anlage des Epistropheus die gewöhnlichen drei Hauptknochenkerne eines Wirbels.

Im vierten bis sechsten Lebensjahre verschmilzt die knöcherne Densanlage mit dem Wirbelkörper-
knochen. Dieser bekommt nur an der kaudalen Seite einen Epiphysenkern. An der knorpeligen Spitze
des Dens tritt im zweiten Lebensjahre ein knöcherner Epiphysenkern auf (Fig. 496 B), der gewöhnlich
im zwölften Lebensjahre mit dem knöchernen Dens verschmilzt.

In der Lumbalregion verknöchern die Rippenrudimente in derselben Weise wie
in der Cervicalregion durch Einwachsen von Knochengewebe aus den Processus trans=
versi. — Die im Knorpelstadium sehr unbedeutenden Processus mamillares haben da=
gegen besondere Epiphysenkerne.

In der Sakralregion bekommen die Rippenelemente der 2.—4. Sakralwirbeln
besondere Knochenkerne (Fig. 495 D u. 496 F), welche im 2.—5. Lebensjahre mit den
Knochenkernen der betreffenden Wirbelbogen verschmelzen. Etwas später verschmelzen
sie auch mit den Knochenkernen der betreffenden Wirbelkörper.

Ausser den gewöhnlichen Epiphysenkernen an den Grenzen zwischen Wirbelkörpern und Zwischen=
wirbelscheiben bekommt jede Lateralseite des Sacrums zwei plattenförmige Epiphysenkerne, einen oberen
(in der Höhe der Articulatio sacro=iliaca) und einen unteren (Fig. 496 G).

Zur Zeit der Pubertät verschmelzen die knöchernen Processus costales derselben
Seite mit einander. Etwas später beginnen die Epiphysenscheiben der Wirbelkörper
mit diesen zu verschmelzen und die Zwischenwirbelscheiben zu verknöchern.

Durch diesen Prozess, der zwischen den unteren Sakralwirbeln beginnt und lang=
sam nach oben fortschreitet, werden sämtliche Sakralwirbelkörper zuletzt (gewöhnlich im
25. Lebensjahre) mit einander zu einem einheitlichen Knochen, dem Sacrum, verbunden.
Gleichzeitig hiermit verschmelzen auch die lateralen Epiphysen mit dem Sacrum.

---

[1]) Derselbe kann kurze Zeit paarig sein.

Die Anlage des Sacrums ist noch zur Zeit der Geburt nur unbedeutend breiter als der Lendenwirbel. An Trockenpräparaten, wo der Knorpel geschrumpft ist, sehen auch die oberen, grösseren Sakralwirbel sogar kleiner als die Lumbalwirbel aus.

Erst wenn das Kind zu gehen anfängt, beginnen die Sakralwirbel, sich in gewissen Richtungen erheblich stärker als die Lumbalwirbel zu entwickeln.

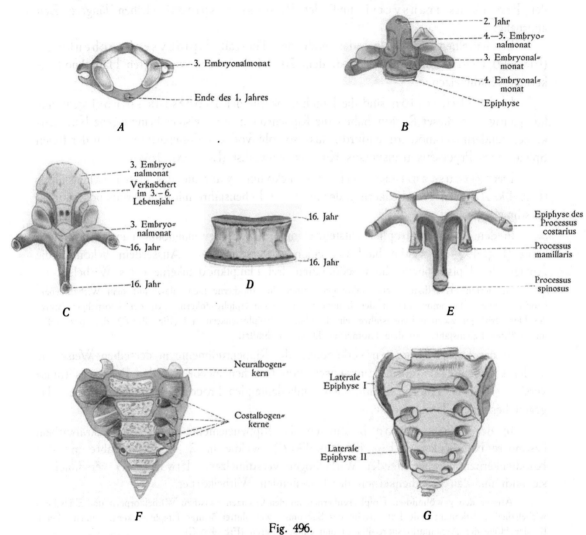

Fig. 496.

Später entstehende Knochenkerne (sog. Epiphysenkerne) der Wirbel. Etwas verändert nach GRAY-HOWDEN: Anatomy, descriptive and applied, London 1909. *A* Atlas (von oben), *B* Epistropheus von vorn), *C* Thorakalwirbel (von oben und hinten), *D* Wirbelkörper (von vorn), *E* Lendenwirbelbogen (von oben und hinten) mit Epiphysenkernen, *F* Sacrum eines 4½ jährigen Kindes (von vorn), *G* Sacrum eines 25 jährigen Mannes (von vorn).

In der Coccygealregion entsteht nur ein Ossifikationscentrum in jeder Wirbelanlage. Die betreffenden Knochenkerne treten erst relativ spät (im 1.—15. Lebensjahre) auf. Auch in dieser Region verknöchern allmählich die Intervertebral-scheiben, so dass zuletzt (im 30. Lebensjahr) ein einheitliches Coccyx entsteht.

In dem Entwicklungsstadium, wenn der menschliche Embryo 8—16 mm lang ist und noch einen äusseren Schwanz besitzt, beträgt die Zahl der Schwanzwirbelanlagen nicht weniger als 7—8 (Fig. 486). Kaudalwärts von der letzten Wirbelanlage reicht die Chorda dorsalis dann noch eine Strecke weit hinaus. — Mit der Reduktion des äusseren Schwanzes erfahren sowohl die kaudale Chordapartie wie die kaudalsten Schwanz= wirbelanlagen eine Rückbildung und verschwinden gewöhnlich spurlos.

Wenn man die knorpelige Wirbelsäule eines menschlichen Embryos betrachtet, fällt es auf, dass die Körper der verschiedenen Wirbel alle fast dieselbe Höhe besitzen (vgl. Fig. 339, Taf. IV). Daraus erklärt sich die von AEBY (1879) hervorgehobene Tatsache, dass bei jungen Embryonen die Cervicalregion der Wirbelsäule relativ viel länger, die Lumbalregion dagegen relativ viel kürzer als beim Erwachsenen ist. Dasselbe ist noch zur Zeit der Geburt, wenn auch nicht mehr ganz so ausgeprägt, der Fall (Fig. 341, Taf. IV).

Die Wirbelsäule des Menschen ist während des Embryonallebens zuerst stark ventralwärts gekrümmt. In den folgenden Entwicklungsperioden streckt sich die obere Partie der Wirbelsäule „zuerst sehr schnell, dann allmählicher" (BARDEEN). Während der zweiten Hälfte der intrauterinen Entwicklung findet an der Grenze von Lenden= und Sakralregion eine ausgesprochene Dorsalflexion statt. Durch diese wird das werdende Promontorium schon jetzt schwach markiert (vgl. Fig. 340 u. 341, Taf. IV).

Erst nach der Geburt treten mit dem Annehmen der aufrechten Stellung in den Cervical=[1] und Lumbalregionen Dorsalflexionen ein. Diese gleichen sich anfangs wieder vollständig aus, sobald das Kind auf gerader Unterlage liegt, werden aber bei der weiteren Entwicklung der Muskulatur, der Zwischenwirbelscheiben und der Ligamente in den folgenden Entwicklungsjahren immer mehr konsolidiert.

B. Kopfskelett.

Entstehung des Blastemcraniums.

Ende des ersten und Anfang des zweiten Embryonalmonats beginnt das bisher lockere Kopfmesenchym, sich an verschiedenen Stellen zu Blastemmassen zu ver= dichten. Diese Blastemmassen stellen die ersten unterscheidbaren Anlagen des Kopf= skeletts dar.

Zuerst (Ende der vierten Embryonalwoche) wird das betreffende Skelettblastem in der Occipital= region sichtbar. Die hier auftretende Blastemmasse bildet eine Platte, die sog. Occipitalplatte, welche jederseits zwei blind endigende Fortsätze besitzt und als kraniale Fortsetzung der Wirbelsäule zu betrachten ist. Man kann, mit anderen Worten, die Occipitalplatte als eine occipitale Wirbelanlage auffassen. — In der Mitte der Occipitalplatte verläuft sagittal die Chorda dorsalis. Zwischen den erwähnten Fortsätzen der Occipitalplatte verläuft jederseits der Nervus hypoglossus.

Kranialwärts setzt sich die Occipitalplatte in eine dünne, die dorsale Pharynxwand bekleidende Blastemschicht fort, die bald die Anlage der Hypophyse erreicht.

Anfang des zweiten Embryonalmonats verlängert sich die letzterwähnte axiale Blastemschicht, den Hypophysengang umgreifend, nach vorne bis zwischen die beiden Nasengrübchen, wo es die Anlage des Ethmoidale und speziell der Nasenscheidewand bildet. Gleichzeitig vereinigen sich die obenerwähnten Fortsätze der Occipitalplatte lateral von dem Nervus hypoglossus mit einander, die Pars lateralis des

---

[1] Bei passiver Aufrichtung des Kopfes entsteht auch bei unreifen Feten eine Dorsalflexion in der Cervicalregion (vgl. Fig. 340, Taf. IV).

Occipitale bildend. Auf diese Weise entsteht schon bei 13 mm langen Embryonen im Blastemcranium ein geschlossener Canalis hypoglossi. (LEVI, 1900.)

Etwa zu derselben Zeit wird jederseits das Labyrinthbläschen von einer Blastemkapsel umgeben.

Die beiden Labyrinthkapseln verschmelzen bald (bei 14 mm langen Embryonen nach LEVI, 1900) mit den Partes laterales der Occipitalplatte. Zwischen jeder Labyrinthkapsel und der medianen Partie der Occipitalplatte bleibt dagegen eine weite, ventro=medialwärts offene Spalte bestehen, durch welche die Vena jugularis interna und drei Kranialnerven (Glossopharyngeus, Vagus und Accessorius) verlaufen.

In dem erwähnten Stadium sendet die den Hypophysengang umgebende Blastempartie (die blastematöse Anlage des Keilbeinkörpers) jederseits zwei flügelähnliche Blastemfortsätze aus, welche temporal= bezw. orbitalwärts gerichtet sind und daher Ala temporalis bezw. Ala orbitalis genannt werden.

Zwischen der Ala temporalis und der Labyrinthkapsel ist noch ein grosser, nur von Mesenchym und von den hier passierenden Nerven (Trigeminuszweigen) etc. ausgefüllter Zwischenraum.

Die blastematöse Labyrinthkapsel differenziert sich schon früh in eine grössere dorsolaterale Partie, die eine gemeinsame Hülle um die halbzirkelförmigen Kanäle bildet, und eine ventro=mediale Partie, die die Cochlea umgibt. An der oberen Grenze zwischen diesen beiden Partien verläuft noch bei etwa 16 mm langen Embryonen der Nervus facialis in eine tiefe Furche.

Lateral von den Nasengruben entstehen Blastemplatten, welche oben mit der blastematösen Septum= anlage verschmelzen.

In den beiden oberen Kiemenbogenpaaren treten schon anfang des zweiten Embryonalmonats Blastemmassen auf. Die kranialen Enden dieser blastematösen Visceralbogen werden anfangs durch die grosse Vena cardinalis superior von der blastematösen Labyrinthkapsel getrennt, verschmelzen aber später (etwa Mitte des zweiten Embryonalmonats) mit dieser.

Das Dach der Schädelanlage entsteht zuerst (bei 9—11 mm langen Embryonen) an der Seite des Kopfes und zwar als dünne Blastemplatten, die sich später immer mehr in die obere Kopfwand ausdehnen. Diese Blastemplatten verschmelzen dann sowohl miteinander, wie mit der Basis cranii und gehen dorsal= wärts in die Membrana reuniens dorsalis der Wirbelsäule über.

Von nun ab kann man von einem einheitlichen Blastemschädel sprechen, wenn man davon absieht, dass inzwischen hier und da in dem Inneren desselben schon Vorknorpelkerne aufgetreten sind.

Entstehung des knorpeligen Primordialcraniums.

In dem Inneren des Blastemcraniums entsteht das Chondrocranium oder Primordialcranium. Dies jedoch nicht überall in dem Blastemcranium. Grosse Partien desselben, z. B. der grösste Teil des Schädeldaches, werden nie knorpelig.

Zuerst, und zwar ehe noch das Blastemcranium selbst fertiggebildet ist, treten paarige Vor= knorpelkerne in dem ältesten Teil des Blastemcraniums, der Occipitalplatte auf.

Diese beiden Vorknorpelkerne verlängern sich nach vorne und verschmelzen hier bald zu einer einheitlichen, axialen Knorpelplatte. Ende des zweiten Embryonalmonats verschmelzen sie auch hinten mit einander.

Im blastematösen Keilbeinkörper entsteht am kranialen Chordaende ein gesonderter Vorknorpelkern, der aber bald mit dem einfach gewordenen Knorpelkern des Nackenbeinkörpers verschmilzt.

In der Labyrinthkapsel (Fig. 497) wird zuerst (bei etwa 16 mm langen Embryonen) die Pars canalicularis und dann (bei etwa 20 mm langen Embryonen) die Pars cochlearis in Vorknorpel differenziert. Hierbei bleiben aber zwei kleinere Partien der Pars cochlearis auf dem Blastemstadium stehen: die Anlagen der Fenestra ovalis bezw. der Fenestra rotunda.

An der Grenze zwischen der Pars canalicularis und der Pars cochlearis ist die Knorpelwand zuerst defekt. Hier liegen das Ganglion vestibulare, das Ganglion cochleare und das Ganglion geniculi von

Knorpel unbedeckt. Ein dorsolateralwärts auswachsender Knorpelfortsatz bedeckt sie aber bald. Gleich= zeitig wird auch die hier verlaufende Facialis=Partie von Knorpel überbrückt.

Der Saccus endolymphaticus bleibt immer von Knorpel unbedeckt. Nur sein Stiel wird in einem Knorpelkanal (Fig. 497, Foramen endolymphaticum) eingeschlossen.

Lateral von dem Canalis hypoglossi treten besondere Vorknorpelkerne auf, die sich aber bald mit dem Hauptkern des Occipitalknorpels verbinden. Auf diese Weise wird der erwähnte Kanal allseitig von Knorpel begrenzt.

Indem die Pars cochlearis der Labyrinthkapsel mit dem axialen Knorpel der Basis cranii, die Pars canalicularis dagegen mit den Seitenteilen des Occipital= knorpels verschmelzen, wird das Foramen jugulare allseitig von Knorpel umschlossen.

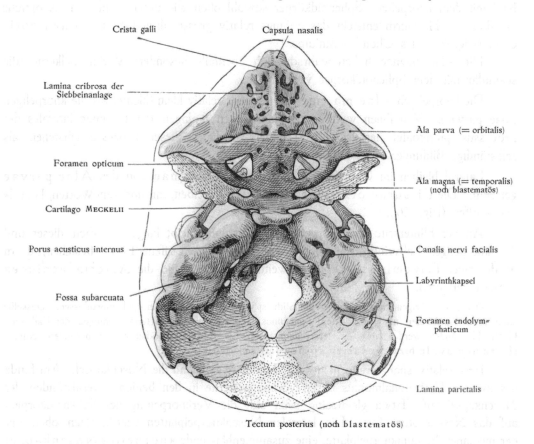

Fig. 497.

Knorpeliges (blau) Primordialcranium eines 8 cm langen Embryos, von oben gesehen. Nach HERTWIG und KOLLMANN aus KOLLMANN'S Handatlas d. Entw.=Gesch., Bd. I.

Die beiden Seitenteile des Occipitalknorpels wachsen zuerst dorsalwärts und biegen dann (dorsal von der Gehirn=Rückenmarkgrenze) medialwärts um, bis sie sich in der dorsalen Mittellinie treffen und mit einander verschmelzen. Auf diese Weise wird das anfangs relativ grosse Foramen magnum allseitig von Knorpel begrenzt.

Der durch diesen Prozess gebildete dorsale Knorpelbogen des Occipitale wächst in dem nächstfolgenden Stadium in dem blastematösen Schädeldach ein Stückchen nach aufwärts, das sog. Tectum posterius bildend (Fig. 497).

Dieses Tectum posterius ist von besonderem Interesse, denn es stellt die einzige knorpelpräformierte Partie des menschlichen Schädeldaches dar.

Der obenerwähnte Vorknorpelkern des Keilbeinkörpers entsteht kaudal von den Hypophysengang, verlängert sich aber bald jederseits von diesem nach vorne. Die hierdurch gebildeten beiden Vorknorpel=fortsätze vereinigen sich wieder an der Vorderseite des Hypophysenganges. Auf diese Weise entsteht im knorpeligen Keilbeinkörper ein Hypophysenkanal. Anfangs relativ weit, wird dieser Kanal nach dem Zugrundegehen des Hypophysenganges immer enger und obliteriert gewöhnlich schon im dritten Embryonalmonat. — In diesem Monat nimmt der knorpelige Sphenoidkörper die für den erwachsenen Knochen charakteristische Form grösstenteils an.

Die beiden Alae parvae haben je einen besonderen Vorknorpelkern, der aber bald mit dem knorpeligen Sphenoidkörper sowohl oben wie unten vom Nervus opticus verschmilzt. Hierdurch entsteht das anfangs relativ grosse, dreieckige Foramen opti= cum (Fig. 497) des Chondrocraniums.

Die Alae magnae haben wahrscheinlich ebenfalls besondere Vorknorpelkerne, die sekundär mit dem Sphenoidkörper verschmelzen.

Die knorpeligen Alae magnae sind anfangs relativ klein (kleiner als die knorpeligen Alae parvae). Von ihnen wachsen die knorpeligen Anlagen der Laminae laterales der Processus pterigoidei heraus. Die Laminae mediales dieser Prozesse entstehen als selbständige Bildungen.

Lateral bleiben im Chondrocranium die Alae magnae von den Alae parvae getrennt. Die Fissurae orbitales superiores bleiben, mit anderen Worten, lateral= wärts offen (Fig. 497).

An der Hinterseite der knorpeligen Ala magna bleibt lange zwischen dieser und der knorpeligen Labyrinthkapsel eine grosse, lateral weit offene Lücke bestehen, durch welche zwei Trigeminusäste (der zweite und dritte) und die Arteria meningea media verlaufen.

Der zweite Trigeminusast wird gewöhnlich später allseitig von Knorpel umschlossen. Dasselbe kann unter Umständen mit dem dritten Trigeminusast bezw. mit der Arteria meningea der Fall sein. Unter Umständen werden aber die letztgenannten erst bei der Verknöcherung in besondere Kanäle (Foramen ovale bezw. Foramen spinosum) einlogiert.

Erst relativ spät verknorpeln die Ethmoidalregion und die Nasenkapsel. Am Ende des zweiten Embryonalmonats treten Vorknorpelkerne in den beiden Lateralwänden der Nasenkapsel auf. Etwa gleichzeitig setzt sich die Verknorpelung des Sphenoidkörpers auf das Nasenseptum fort. Die lateralen Nasenknorpelplatten verschmelzen oben mit der medianen Septumknorpelplatte, eine zusammenhängende knorpelige Nasenkapsel (Fig. 226, S. 257) bildend.

Von dem unteren verdickten Rande des knorpeligen Nasenseptums sondern sich schon im dritten Embryonalmonat zwei kleine Knorpelspangen, die sog. Paraseptalknorpel (JACOBSON'sche Knorpel) ab.

Die lateralen Knorpelwände der Nasenkapsel werden mit ihren unteren Partien medialwärts umgebogen. Die betreffenden eingebogenen Kapselwandpartien (Fig. 224, S. 254) stellen die knorpeligen Anlagen der Chonchae inferiores dar, die sich von den lateralen Knorpelwänden erst dann isolieren, wenn diese sich (im siebenten Embryonal= monat) zurückbilden.

Die weitere Entwicklung des Nasenskeletts wurde schon oben S. 256 be= schrieben.

Entwicklung des Knorpelskeletts der Kiemenbogen. — Entstehung der knorpeligen Anlagen der Gehörknöchelchen und des Zungenbeins.

In dem Inneren jedes Kiemenbogens entsteht ein blastematöser Skelettbogen.

Von diesen Blastembogen treten die beiden oberen, die sich am stärksten entwickeln, dorsal mit dem Blastemcranium in Verbindung. Aus den dorsalen Partien dieser beiden ersten Kiemenskelettbogen entstehen die Anlagen der Gehörknöchelchen und des Processus styloideus, die ventralen Hauptpartien derselben stellen die Anlagen der sog. MECKEL'schen bezw. REICHERT'schen Knorpel dar (vgl. Fig. 226, S. 257).

Das ventrale Ende des zweiten Kiemenskelettbogens bildet zusammen mit dem Skelettbogen des dritten Kiemenbogens die Anlage des Zungenbeins.

Die weiter kaudal gelegenen Kiemenskelettbogen verschmelzen ventral und lassen, wie schon oben (S. 300) beschrieben, aus sich die Cartilago thyreoidea hervorgehen.

Schon ehe die dorsalen Enden der beiden oberen Kiemenskelettbogen als blaste= matöse Verdichtungen im Mesenchym angelegt worden sind, existieren in dieser Region einige Nerven (Nervus trigeminus, Nervus facialis und die zwischen diesen verlaufende Chorda tympani) und Gefässe, die für die Blastemmassen in vielen Beziehungen formbestimmend werden.

Gerade vor dem dorsalen Ende des zweiten Bogens (des sog. Hyoidbogens) geht von der Arteria carotis interna die oben (S. 555) erwähnte Arteria stapedia aus, die schräg aufwärts und nach aussen in die Gegend des ersten Bogens (des sog. Mandibularbogens) hineindringt. (Um diese Arterie herum wird, wie erwähnt, im Bereiche des Hyoidbogens ein Blastemring gebildet, der die erste Anlage des Steigbügels darstellt.) — Auch die Vena cardinalis superior (= Vena jugularis primi= tiva, Fig. 498 M, V. j. pr.) verläuft in dieser Gegend.

An beiden Bogen kann man einen medialen und einen lateralen Teil unterscheiden, die durch die resp. Nerven dieser Bogen (Trigeminus und Facialis) von einander geschieden werden. Der Facialis verläuft in einer tiefen Furche zuerst am dorsalen Ende und dann an der Unterseite des Hyoid= bogens, der Trigeminus liegt in einer weniger tiefen Furche an der oberen Seite des Mandibularbogens (Fig. 499, S. 622).

Die hintere Spitze der ersten Kiementasche, welche bei etwa 12 mm langen Embryonen noch mit dem Ektoderm verbunden ist (vgl. Fig. 237, Taf. III), grenzt dorsal die lateralen Teile der beiden Bogen von einander ab, nach vorn dagegen sind diese Teile mit einander in breiter Verbindung. Nach vorn entfernt sich die erste Kiementasche immer mehr von dem Ektoderm und grenzt hier nur die medialen Teile der beiden Bogen von einander ab.

Die lateralen Teile der beiden Bogen sind überall etwa gleich dick, die medialen Bogenteile sind dagegen an gewissen Stellen mehr oder weniger reduziert.

Von den lateralen Teilen der beiden Blastembogen werden nur die dorsalen Stücke (Fig. 498 J u. Lh.) für die Bildung des eigentlichen Visceralskeletts in Anspruch ge= nommen. Die zunächst darauf folgenden zusammenhängenden Partien „werden bei der Anlegung des äusseren Ohres isoliert" und wohl „grösstenteils zur Bildung des Knor= pels des äusseren Ohres verwendet" (BROMAN, 1899).

In der sechsten Embryonalwoche erfährt die Vena cardinalis superior eine starke Verkleinerung, und die dorsalen Enden der beiden Bogen kommen jetzt (lateral von der Vene) mit der Pars canalicularis der Labyrinthkapsel in Berührung und verschmelzen blastematös mit ihr.

Erst beim Eintritt des Vorknorpelstadiums werden die Grenzen zwischen Kiemenskelettbogen und Labyrinthkapsel wieder deutlich.

Gleichzeitig mit der Verknorpelung der Pars canalicularis der Labyrinthkapsel treten
in dem Mandibularbogen zwei Vorknorpelkerne auf, ein dorsaler, kleinerer Kern für die
Ambossanlage (Fig. 498 I) und ein ventraler, längerer Kern, der die gemeinsame
Anlage des Hammers (*Ms.*) und des MECKEL'schen Knorpels (*M. Kn.*) bildet. Zwischen
Hammer- und Amboss-Anlagen persistiert eine blastematöse Zwischenscheibe
(*Zw.*), in welcher später die Gelenkhöhle des Hammer-Ambossgelenkes auftritt.
Die zwischen Amboss und Labyrinthkapsel persistierende Blastemscheibe wandelt sich
später in Bindegewebe (Ligamentum incudis post.) um.

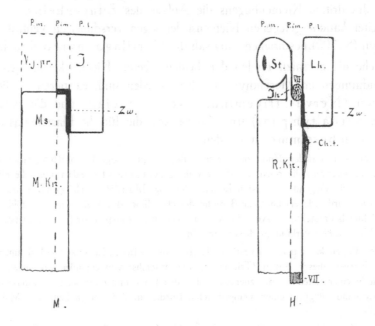

Fig. 498.

Schemata, die einander entsprechenden Partien des Mandibularbogens (*M*) bezw. Hyoidbogens *(H)* zeigend.
Nach BROMAN: Entw.-Gesch. d. Gehörknöchelchen. Wiesbaden 1899. *Ch. t.* Ausgangspunkt d. Chorda
tympani; *I.* Incusanlage; *Ih.* Interhyale; *Lh.* Laterohyale oder Tympanohyale; *M. Kn.* MECKEL'scher
Knorpel; *Ms.* Malleus; *Pm.* Pars medialis; *P. im.* Pars intermedia; *P. l.* Pars lateralis; *R. Kn.* REICHERT-
scher Knorpel (= Stylohyale); *St.* Stapes; *V. j. pr.* Platz der Vena jugularis primit.; *Zw.* Zwischenscheibe;
VII. N. facialis.

„Das Blastem des Hyoidbogens geht etwas später als das des Mandibularbogens
in Vorknorpel über." In der achten Embryonalwoche tritt im Steigbügelring und im
ventralen Teil (dem sog. Stylohyale) des blastematösen Hyoidbogens je ein Vorknorpelkern auf.   Gleichzeitig bildet sich im lateralen Gabelzweig des Hyoidbogens ein
besonderer Vorknorpelkern, das sog. Tympanohyale [1].

Dieser letztgenannte Vorknorpelkern bleibt noch längere Zeit durch persistierendes
Blastem sowohl von der Labyrinthkapsel wie von dem Stylohyale getrennt.   Zuletzt

---

[1] Von mir früher Latero-hyale (Fig. 498 *Lh.*) genannt.

gehen aber die betreffenden Zwischenscheiben in Vorknorpel und Knorpel über, und das Tympanohyale verschmilzt also sowohl mit der Labyrinthkapsel wie mit dem Stylohyale.

Die von Anfang an relativ dünne Partie des Hyoidbogens, die den Steigbügel= ring mit dem Stylohyale verbindet und unter dem Namen Interhyale (Fig. 500, 501 u. 498 *Ih*.) bekannt ist, erreicht nie das Vorknorpelstadium. „In der Regel atrophiert das Interhyale schon am Ende des zweiten Monats, wie es scheint, dadurch, dass es vom Nervus facialis abgeschnürt wird."

Die beiden Endstücke des abgeschnürten Interhyale, die am Stapesringe und am Stylohyale sitzen bleiben, sind noch eine Zeitlang zu spüren, verschwinden aber bald vollkommen. Der Stapesring verliert damit jede Spur einer Verbindung mit dem Hyoidbogen (vgl. Fig. 501 u. 502).

Mit der Ambossanlage steht der Steigbügelring von Anfang an in blastematöser Verbindung. Diese Verbindung bleibt nach der Verknorpelung der Amboss= und Steig= bügelanlagen als blastematöse Zwischenscheibe bestehen, in welcher sich später das Amboss=Steigbügelgelenk entwickelt.

Von der Labyrinthkapsel ist der Steigbügelring anfangs durch lockeres Mesenchym getrennt. Am Ende der sechsten Embryonalwoche wird er aber der Pars cochlearis bis zur Berührung genähert und senkt sich teilweise in die Wand derselben gerade dort ein, wo die Fenestra ovalis angelegt wird. Das Blastem des Steigbügelrings verwächst jetzt intim mit demjenigen der Fenestra ovalis, von welchem es aber — dank der konzentrischen Lagerung seiner Zellen — noch deutlich abgegrenzt werden kann.

Der dem Steigbügelring gegenüberliegende Teil des Blastems im ovalen Fenster „erleidet eine fast vollständige Druckatrophie". Etwa gleichzeitig (Ende des dritten Embryonalmonats) fängt die kreisrunde Form des Steigbügels an, allmählich in die definitive überzugehen, und zwar „wahrscheinlich infolge eines um diese Zeit zunehmen= den intralabyrinthären Druckes".

Schon vorher (im Anfang des dritten Embryonalmonats) hat der Amboss seine definitive Form angenommen.

Der vorknorplige Hammer (Fig. 501) „hat anfangs wenig Ähnlichkeit mit dem späteren Knöchelchen; das Manubrium ist kurz und dick und mehr einwärts gerichtet; der Pro= cessus brevis (lateralis) kehrt sich gerade nach unten, und das Capitulum ist sehr klein". Die Crista mallei entsteht erst am Ende des dritten Embryonalmonats und zwar durch Resorption des zunächst darunter liegenden Knorpels.

Ventral bleibt der Hammer mit dem MECKEL'schen Knorpel in direkter Verbindung, solange dieser Knorpel persistiert, was sich wohl daraus erklärt, dass der Hammer und der MECKEL'sche Knorpel zusammen wahrscheinlich dem Unterkieferskelett der niederen Wirbeltieren homolog ist.

In späteren Entwicklungsstadien wird der MECKEL'sche Knorpel als solcher zurück= gebildet und teilweise in Bindegewebe umgewandelt. In dieser Weise entsteht aus dem dem Hammer nächstliegenden Teil dieses Knorpels das Ligamentum anterius mallei.

Auch das Stylohyale oder der sog. REICHERT'sche Knorpel wird teilweise in Binde= gewebe umgewandelt. Durch diesen Prozess entsteht aus dem mittleren Teil dieses Knorpels das Ligamentum stylo=hyoideum. Der dorsale Teil des Stylohyale bildet (zusammen mit dem Tympanohyale) die Anlage des Processus styloideus.

Der ventrale Teil des Stylohyale stellt die Anlage des kleinen Zungen=
beinhornes dar (Fig. 247, S. 298).

Die Anlage des grossen Zungenbeinhornes stammt aus dem dritten Kiemen=
skelettbogen. Der Zungenbeinkörper geht aus einem ventralen Verbindungsstück (Co=

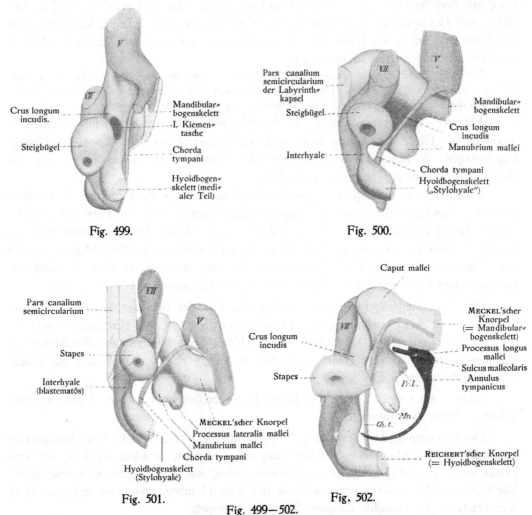

Fig. 499.

Fig. 500.

Fig. 501.

Fig. 502.

Fig. 499—502.

Gehörknöchelchenanlagen von der medialen Seite gesehen. Fig. 499 von einem 11,7 mm langen Embryo.
Fig. 500 noch blastematöse Gehörknöchelchenanlagen von einem 16 mm langen Embryo. Fig. 501 vor=
knorpelige Gehörknöchelchenanlagen von einem 20,6 mm langen Embryo. Fig. 502 von einem 55 mm
langen Embryo. Nach BROMAN: Entw.=Gesch. d. Gehörknöchelchen, Wiesbaden 1899. *V* N. trigeminus,
VII N. facialis, *Pr. l.* Processus lateralis mallei, *M. n.* Manubrium mallei, *Ch. t.* Chorda tympani.

pula) hervor, das wahrscheinlich dem zweiten und dem dritten Kiemenskelettbogen ge=
meinsam ist. In ihm erscheint schon bei 14 mm langen Embryonen ein selbständiger
Vorknorpelkern.

Das grosse Zungenbeinhorn geht aus dem ventralen Hauptteil einer Knorpelspange
(die sog. Cartilago hyo=thyreoidea) hervor, die dorso=kaudalwärts umbiegt und
mit dem Thyreoideaknorpel direkt verbunden ist (Fig. 447 u. 448, S. 299).

Der dorsale, umgebogene Teil dieses Knorpels stellt, wie schon oben (S. 300) beschrieben wurde, die Anlage des Cornu superius des Thyreoidknorpels dar.

Indem die Cartilago hyo=thyreoidea Ende des dritten Embryonalmonats etwa an der Umbiegungsstelle in Bindegewebe umgewandelt wird, entsteht hier das Ligamentum hyo=thyreoideum post. und die knorpelige Zungenbeinanlage wird von der Cartilago thyreoidea getrennt.

Entstehung des knöchernen Craniums.

Das menschliche Cranium wird nur zum Teil knorpelpräformiert. Zum grossen Teil bildet es sich aus Bindegewebsknochen.

Als reine Bindegewebsknochen werden folgende Knochen des definitiven Craniums gebildet:

die Ossa maxillaria, deren Verknöcherung bei 15 mm langen Embryonen beginnt (MALL)

„ „ zygomatica „ „ „ 31 mm „ „ „ „

„ „ frontalia „ „ „ 31 mm „ „ „ „

„ „ parietalia „ „ „ 31 mm „ „ „ „

„ „ palatina „ „ „ 33 mm „ „ „ „

der Vomer dessen „ „ 33 mm „ „ „ „

die Ossa nasalia deren „ „ 42 mm „ „ „ „

„ „ lacrimalia „ „ „ 70 mm „ „ „ „

Ganz und gar knorpelpräformiert sind jederseits nur folgende Schädelknochen:

der Incus, dessen Verknöcherung bei 19—20 cm langen Embryonen beginnt

„ Stapes „ „ „ 21 cm „ „ „

das Os ethmoidale „ „ „ 25 cm „ „ „

die Concha inferior, deren „ „ 25—35 cm „ „ „

Folgende Knochen jeder Schädelhälfte sind zum Teil knorpelpräformiert, zum Teil werden sie als Bindegewebsknochen angelegt:

die Mandibula, deren Verknöcherung bei 1,5 cm langen Embryonen beginnt (MALL)

das Os occipitale, dessen „ „ 3,1 cm „ „ „

„ „ temporale „ „ „ 3,1 cm „ „ „

„ „ sphenoidale „ „ „ 3,4 cm „ „ „

der Malleus „ „ „ 19-20 cm „ „ „ (BROMAN)

Die Bildung des Bindegewebsknochens beginnt zuerst und zwar schon bei 15 mm langen Embryonen.

Diese ersten Bindegewebsknochen treten in den Ober= und Unterkiefern auf, die also die ersten Knochen des menschlichen Schädels sind und zu den ersten Knochen des menschlichen Körpers überhaupt gehören (vgl. Fig. 503).

Etwas später (erst bei 31 mm langen Embryonen) beginnt die enchondrale Verknöcherung des Primordialcraniums und zwar in dem zuerst gebil= deten, occipitalen Teil desselben.

Von nun ab schreitet die enchondrale Ossifikation des Craniums neben der Binde= gewebsknochenbildung desselben weiter.

Nicht das ganze knorpelige Primordialcranium wird durch enchondrale Ossifikation in Knochen umgewandelt. Einzelne Teile desselben bleiben zeitlebens knorpelig: die Nasenknorpel. Andere werden durch Resorption des Knorpels in Bindegewebe umgewandelt: diejenigen Partien der knorpeligen Nasenkapsel, die durch den Vomer, die Ossa nasalia, die Ossa lacrimalia, die Ossa palatina und die Ossa maxillaria ersetzt werden.

Die meisten der einheitlich erscheinenden Knochen des erwachsenen Craniums gehen aus zwei bis mehreren Ossifikationscentren hervor.

Von einem einzigen Centrum aus verknöchern unter den knorpelprä=formierten Schädelknochen nur der Incus, der Stapes und die Concha nasalis inferior, unter den Bindegewebsknochen konstant nur das Os zygomaticum, das Os palatinum, gewöhnlich aber auch das Os nasale und das Os lacrimale. In Ausnahmsfällen kann auch das Os parietale von einem einzigen Centrum aus verknöchern. Gewöhnlich treten in diesem zwei Ossifikationscentra auf, die indessen fast unmittelbar nachher mit einander verschmelzen (Fig. 474, S. 596).

Über die Verknöcherung des axialen Schädelteils (das Os occipitale, das Os sphenoidale, das Os ethmoidale und den Vomer umfassend) gibt das in Fig. 504 gegebene Schema einen Überblick.

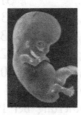

Fig. 503.
Knochenkerne (weiss durchschimmernd) des Unterkiefers, des Oberkiefers, der Clavicula, des Humerus, des Radius, der Ulna, des Femur und der Tibia eines 25 mm langen Embryos. Nach MALL (1906). Natürliche Grösse.

Aus diesem Schema ergibt sich, dass das Nackenbein von nicht weniger als neun Centren aus verknöchert wird und dass dasselbe erst in dem 3.—6. Kinderjahre ein einheitlicher Knochen wird.

Eine noch mehr zusammengesetzte Bildung ist das Keilbein. Dieser Knochen setzt sich nämlich aus nicht weniger als 14 Knochenkernen (vgl. Fig. 504) zusammen. Die meisten dieser Knochenkerne verschmelzen schon während der Embryonalzeit mit einander. Nur die Alae magnae sind zur Zeit der Geburt noch von dem Keilbein=körper getrennt. Mit diesem verschmelzen sie schon während des ersten Kinder=jahres, nach welcher Zeit also das Keilbein einheitlich ist.

Das Siebbein entsteht aus drei Hauptknochenkernen und drei (oder mehr) Nebenkernen. Erst in der Pubertätszeit wird dieser Knochen einheitlich.

Der Vomer entsteht — wie erwähnt — bei 33 mm langen Embryonen und zwar in Form von paarigen Bindegewebsknochenplatten, die sich bald unter dem unteren Rand des knorpligen Nasenseptums vereinigen (vgl. Fig. 224, S. 254). Die zwischen diesen Platten liegende Partie des Knorpelseptums atrophiert allmählich, und die beiden Knochenplatten verwachsen dann (bis zur Pubertätszeit) miteinander zu dem ein=heitlichen Vomer.

Das Schläfenbein, Os temporale, besteht noch zur Zeit der Geburt aus drei getrennten Knochen, dem Os squamosum, dem Os tympanicum und dem Os

petrosum. Von diesen werden die beiden erstgenannten, welche Bindegewebs=
knochen sind, von nur je einem Centrum aus verknöchert. Das Os petrosum
dagegen, das grösstenteils knorpelpräformiert ist (es entspricht grösstenteils der
knorpeligen Labyrinthkapsel), verknöchert von acht Centren aus.

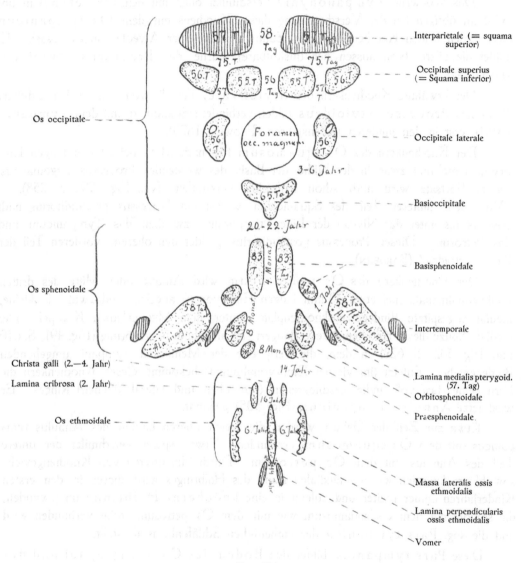

Fig. 504.
Schema der Verknöcherung des axialen Schädelteils. Die knorpelpräformierten Knochenkerne sind punktiert,
die Deckknochenkerne schraffiert.

In der Labyrinthkapselwand treten während des fünften Embryonalmonats sechs Knochenkerne
auf, welche schon im folgenden Monat mit einander verschmelzen. Der erste von diesen erscheint im
Promontorium (zwischen der Fenestra ovalis und der Fenestra rotunda) bei etwa 17 cm langen Embryonen.
— Von den beiden hinteren, zuletzt gebildeten Knochenkernen der Labyrinthkapsel greift die Ver=
knöcherung in das Tectum posterius (Fig. 497, S. 617) über, die untere, hintere Partie der Pars
mastoidea des Schläfenbeins bildend.

Das mit der knorpeligen Labyrinthkapsel verschmolzene Tympanohyale ver=
knöchert in später Fetalzeit von einem besonderen Centrum aus. Auch das dorsale
(obere) Ende des Stylohyale erhält — jedoch erst nach der Geburt — einen
eigenen Knochenkern.

Das knöcherne Tympanohyale verschmilzt oben mit dem Os petrosum und
wird im übrigen bei der Verschmelzung dieses Knochens mit dem Os tympanicum
von diesen beiden Knochen wie eine Zahnwurzel in einer Alveole eingeschlossen. Es
bildet die obere (von aussen her unsichtbare) Partie des Processus styloideus
(POLLITZER).

Der erwähnte Knochenkern des Stylohyale, der die von aussen her sichtbare
Partie des Processus styloideus bildet, verbindet sich knöchern mit dem Tympano=
hyale erst in den mittleren Lebensjahren (FLOWER, 1870).

Der Knochenkern des Os squamosum tritt nach MALL bei 31 mm langen Em=
bryonen auf und zwar in der Nähe der Basis des werdenden Processus zygomaticus.
Dieser Fortsatz wird auch schon frühzeitig verknöchert (vgl. Fig. 227, S. 258). —
„Von dem hinteren Teil des Squamosum wächst ein Processus postauditorius nach
abwärts bis unter das Niveau der Linea temporalis" zwischen das Tympanicum und
das Petrosum. Dieser Processus postauditorius „bildet den oberen, vorderen Teil der
Pars mastoidea" (BARDEEN).

Der Knochenkern des Os tympanicum wird Anfang oder Mitte des dritten
Embryonalmonats (bei etwa 40 mm langen Embryonen) angelegt und zwar als kleine,
medial zugespitzte Bindegewebsknochenplatte unter dem MECKEL'schen Knorpel. Die
mediale Spitze dieser Knochenplatte verlängert sich allmählich bogenförmig (Fig. 491, S. 610
und Fig. 502, S. 622) in dem, die Peripherie der Membrana tympani umgebenden
Bindegewebe. Zuletzt (im vierten Embryonalmonat) bekommt dieser Knochenkern die
Form eines fast vollständig geschlossenen (nur oben und lateral offenen) Ringes. Er
wird jetzt Annulus tympanicus (Fig. 505) genannt.

Etwa zur Zeit der Geburt werden die freien oberen Enden des Annulus tym=
panicus mit dem Os squamosum verbunden. Etwas später verschmilzt der untere
Teil des Annulus mit dem Os petrosum. Durch Hinzutreten von Knochengewebe
sowohl am lateralen wie am medialen Rand des Halbringes wird dieser in den ersten
Kinderjahren immer breiter und zuletzt in eine knöcherne Halbrinne umgewandelt,
die sowohl mit dem Os squamosum wie mit dem Os petrosum intim verbunden wird
und die sog. Pars tympanica des einheitlichen Schläfenbeins darstellt.

Diese Pars tympanica bildet den Boden des Cavum tympani und des
Meatus acusticus externus.

Das Dach des Cavum tympani, das sog. Tegmen tympani entsteht aus
einer lateralen Hälfte (Fig. 506, *Pr. p. sup.*), die knorpelpräformiert ist, und einer
medialen Hälfte, die als Bindegewebsknochen angelegt wird. Wenn die letztge=
nannte noch bindegewebig ist, wird der Musculus tensor tympani in einer Scheide
derselben eingeschlossen (Fig. 506). Die Verknöcherung beginnt Ende des fünften
Embryonalmonats an der Grenze zwischen dem knorpeligen und dem membranösen
Teil und schreitet vor sowohl medial= wie lateralwärts. Anfang des siebenten Embryonal=

monats „ist das ganze Tegmen tympani verknöchert und somit der knöcherne Canalis pro tensore tympani gebildet" (Broman, 1899).

Der Canalis facialis ist nur in seinem Anfangsteil (bis zum Ganglion geniculi) knorpelig präformiert. Der übrige Teil wird erst spätfetal durch Verknöcherung im peritympanalen Bindegewebe gebildet.

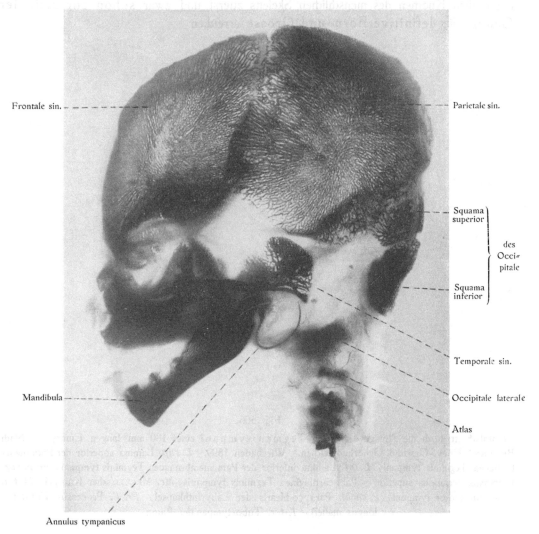

Fig. 505.
Knöchernes Cranium eines 12 cm langen Embryos, von links gesehen. $\frac{3}{1}$.

Auch der Canalis caroticus, der im Chondrocranium nur als seichte Grube angedeutet ist, wird erst durch Verknöcherung des umgebenden Bindegewebes vervollständigt.

Nachdem das Os petrosum und das Os squamosum während des ersten Kinderjahres mit dem Annulus tympanicus und mit einander knöchern verschmolzen sind, werden sie Pars petrosa bezw. Pars squamosa des Schläfenbeins genannt.

Zwischen der medio=ventralen, freien Spitze der Pars petrosa und dem Keilbein persistiert als Fibrocartilago basalis, das Foramen lacerum ausfüllend, eine kleine Partie des knorpeligen Primor= dialcraniums.

Die Gehörknöchelchen werden bei der oben beschriebenen, letzten Ausbildung des Schläfenbeins in diesem Knochen eingeschlossen.

Die Gehörknöchelchen sind unter anderem auch dadurch interessant, dass sie unter allen Knochen des menschlichen Skeletts zuerst und zwar schon zur Zeit der Geburt die definitive Form und Grösse erreichen.

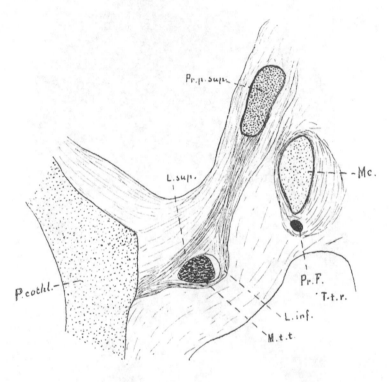

Fig. 506.

Frontalschnitt durch die Anlage des linken Tegmen tympani eines 180 mm langen Embryos. Nach BROMAN: Entw.=Gesch. d. Gehörknöchelchen. Wiesbaden 1899. *L. sup.* Lamina superior der Pars mem= branacea Tegminis tympani, *L. inf.* Lamina inferior der Pars membranacea Tegminis tympani, *Pr. p. sup.* Processus perioticus superior = Pars cartilaginea Tegminis tympani, *Mc.* MECKEL'scher Knorpel, *M. t. t.* Musculus tensor tympani, *P. cochl.* Pars cochlearis der Labyrinthkapsel, *Pr. F.* Processus FOLII (= longus mallei), *T.=t. r.* Tubo=tympanaler Raum.

Der Steigbügel hat, wie erwähnt, „nur einen Ossifikationspunkt, und dieser liegt in der Regel in der Basis. Von hier aus schreitet die Ossifikation allmählich die Schenkel hinauf in das Capitulum", das am Ende des sechsten Embryonalmonats ossifiziert. — Seine definitive Länge erreicht der Steig= bügel schon am Anfang des siebenten Embryonalmonats. Zu dieser Zeit ist er bedeutend voluminöser und klumpiger als das fertige Knöchelchen, indem sowohl die Basis wie die beiden Schenkel relativ dick und das Spatium intercrurale relativ klein ist. Eine in derselben Ordnung wie die Ossifikation fortschreitende Resorption der gegen das Spatium intercrurale liegenden Knochen= partien gibt aber dem Steigbügel während der letzten Periode des intrauterinen Lebens seine definitive Gestalt (BROMAN, 1899).

Das Ossifikationscentrum des Amboss liegt im oberen Teil des Crus longum. Von hier aus dehnt sich die Verknöcherung während der letzten Hälfte des Fetallebens auf die übrigen Partien des Knöchelchens aus.

Die als Knorpel präformierte Hammeranlage hat nur einen Ossifikations= punkt, der bei 19—20 cm langen Embryonen auftritt. Von diesem — im Collum liegenden — Punkte aus schreitet die Ossifikation sowohl nach oben wie nach unten weiter, bis sie beim geburtsreifen Fetus ihre definitive Ausdehnung erreicht.

Der Processus longus (FOLII) mallei bildet sich als selbständiger Bindegewebsknochen unter dem MECKEL'schen Knorpel (Fig. 506, *Pr. F.*). Dieser Knochenkern entsteht schon bei 3 cm langen Embryonen und also viel frühzeitiger als der Hauptknochenkern. Bei der Entstehung des letztgenannten verschmilzt das dorsale Ende des Processus longus mit diesem.

Erst bei der enchondralen Verknöcherung des Hammers wird dieser von dem MECKEL'schen Knorpel histologisch abgegrenzt.

Die dorsale Hauptpartie des MECKEL'schen Knorpels geht nämlich nicht in Knochen über, sondern erfährt eine regressive Metamorphose, die sie in Bindegewebe umwandelt. Diese Resorption des MECKEL'schen Knorpels wird schon Anfang des fünften Embryo= nalmonats in der Peripherie desselben eingeleitet. Durch diese bindegewebige Umwand= lung der dorsalen (oberen) Partie des MECKEL'schen Knorpels entsteht das Ligamen= tum mallei anterius.

Auch die übrige Partie des MECKEL'schen Knorpels wird grösstenteils in Binde= gewebe umgewandelt. Nur vom Foramen mentale des Unterkiefers an bis zur Median= linie verknöchert nach FAWCETT (1904) der MECKEL'sche Knorpel und nimmt ein wenig an der Bildung des Unterkiefers Teil.

Grösstenteils wird aber der Unterkiefer von zwei Bindegewebsknochen gebildet, die, wie erwähnt, schon bei 15 mm langen Embryonen lateral von den MECKEL= schen Knorpeln angelegt werden und relativ schnell eine grosse Ausdehnung erreichen (Fig. 503, S. 624). Schon bei etwa 30 mm langen Embryonen kann man den Processus coronoideus, den Processus condyloideus und Alveolen für die Zähne unterscheiden.

Die beiden Unterkieferknochen bekommen schon im dritten Embryonalmonat die noch zur Zeit der Geburt bestehende, charakteristische Form (Fig. 227, S. 258). In der Medianebene werden sie während der ganzen Embryonalzeit nur durch Bindege= webe und Reste der beiden MECKEL'schen Knorpel mit einander verbunden. Erst im ersten oder zweiten Kinderjahre werden die beiden Unterkieferknochen durch Ver= knöcherung dieser sog. „Unterkiefersymphyse" miteinander zu einer einheitlichen Man= dibula verbunden.

Die unbedeutenden, verknöcherten Reste der MECKEL'schen Knorpel („Ossicula mentalia" etc.) verschmelzen mit den Bindegewebsknochen und werden von diesen teil= weise umschlossen.

Von grossem Interesse ist, dass im Bindegewebe an den Spitzen des Processus condyloideus und des Processus coronoideus (und an gewissen anderen Stellen der embryonalen Mandibula) Knorpel entsteht, der mit dem MECKEL'schen Knorpel nichts zu tun hat.

Diese akzessorischen Knorpelbildungen entstehen nach Low (1909) schon bei 55 mm langen Embryonen in den Processus condyloidei und bei 80 mm langen Em= bryonen in den Processus coronoidei. Sie vergrössern sich anfangs rasch und dehnen sich in die Länge aus. In der Folge werden sie aber verknöchert und mit der knöchernen Mandibula einverleibt. Bei 23 cm langen Embryonen sind die akzessorischen Knorpel der Processus coronoidei verschwunden. Von dieser Zeit ab persistieren partiell nur diejenigen der Processus condyloidei, welche die Gelenkknorpel dieser Fortsätze bilden.

In ähnlicher Weise entwickelt sich nach KJELLBERG (1901, 1904) ein akzessorischer Knorpel unter dem Gelenkperiost des Os temporale.

Die Gelenkknorpel des Kiefergelenkes stellen also nicht — wie die übrigen Ge= lenkknorpel — Reste des ursprünglichen Knorpelskeletts dar.

Schon bei 55 mm langen Embryonen tritt nach KJELLBERG die Anlage des Discus articularis des Kiefergelenks auf und zwar als Blastemverdichtung zwischen den werdenden Gelenkflächen. Etwas später (bei etwa 75 mm langen Embryonen) entstehen zu beiden Seiten der Discusanlage je eine Spalte (= Gelenkhöhle).

Die blastematöse Discusanlage wird in älteren Fetalstadien in Bindegewebe und nach der Geburt teilweise in Knorpel umgewandelt (KJELLBERG).

Das Tuberculum articulare des Schläfenbeins ist beim Fetus gar nicht ange= deutet und fehlt noch beim Neugeborenen. Bei diesem ist die Fossa articularis noch nur schwach angedeutet und fast plan (KJELLBERG). Erst nach dem Durchbruch der Zähne erreichen die Gelenkflächen allmählich ihre endgültige Form.

Die beiden Oberkiefer werden von je zwei Bindegewebsflächen gebildet, von welchen der hintere, laterale der eigentliche Oberkieferknochen (Maxillare), der mediale, vordere dagegen den sog. Zwischenkieferknochen (Praemaxillare) darstellt.

Diese beiden Knochen entstehen nach MALL je von einem einzigen Knochenkern aus. Derjenige des Os maxillare entsteht bei 15 mm langen Embryonen, derjenige des Os praemaxillare (oder „intermaxillare") bei 18 mm langen Embryonen (MALL). Maxillare und Praemaxillare derselben Seite verschmelzen schon während des dritten Embryonal= monats mit einander.

Die infraorbitalen Nerven und Gefässe liegen jederseits zunächst in einer Rinne an der Orbital= fläche des betreffenden Oberkiefers, werden aber bald (schon im vierten Embryonalmonat) von der lateralen Seite her durch einen medialwärts umbiegenden Knochenfortsatz bedeckt.

Das Os zygomaticum wird schon früh den Jochbeinfortsätzen des Schläfenbeins und des Oberkiefers genähert und mit denselben durch Bindegewebe verbunden (Fig. 227, S. 258). Erst später erreicht ein oberer, hinterer Fortsatz des Jochbeines das Stirnbein und verbindet sich bindegewebig mit diesem.

Das Stirnbein entsteht aus paarigen Bindegewebsknochen (Ossa frontalia), die von je einem Knochenkern gebildet werden (Fig. 227, S. 258 und Fig. 491, S. 610). Die betreffenden Knochenkerne entstehen zuerst bei etwa 31 mm langen Embryonen (MALL) und zwar jederseits in der Gegend des späteren Tuber frontale.

Zwischen den beiden Ossa frontalia bleibt längere Zeit ein bindegewebiger Zwischen= raum (eine Sutura frontalis) bestehen, der erst im zweiten Kinderjahre zu ver= knöchern anfängt und erst im achten Kinderjahre vollständig verknöchert wird. Erst von dieser Zeit ab können wir also von einem einheitlichen Stirnbein sprechen.

Entstehung und Schicksal der Fontanellen.

Zwischen den einander anfangs nur unvollständig erreichenden Ecken und Rändern der Ossa parietalia und den benachbarten Knochen des Schädeldaches bleiben eine Zeitlang knochenfreie Stellen bestehen, die unter dem Namen Fontanellen bekannt sind.

Wenn die beiden Ossa parietalia einander, ebenso wie die Ossa frontalia und die Ossa squamosa erreichen, werden eine vordere, grosse Fontanelle (Fonti= culus frontalis), eine hintere, kleine Fontanelle (Fonticulus occipitalis) und jederseits zwei laterale, ebenfalls kleine Fontanellen (Fonticulus mastoi= deus und Fonticulus sphenoidalis) von einander abgegrenzt (vgl. Fig. 505 u. 507).

Diese Fontanellen sind noch zur Zeit der Geburt alle vorhanden. Der Fonti= culus occipitalis schliesst sich im dritten bis sechsten Kindermonat, der Fonticulus mastoideus in der ersten Hälfte des zweiten Kinderjahres; der Fonticulus sphe= noidalis und der Fonticulus frontalis werden gewöhnlich erst im dritten Kinder= jahre vollständig geschlossen.

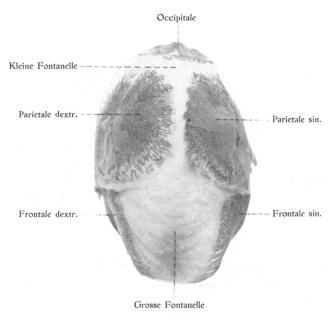

Fig. 507.

Schädeldach eines 11 cm langen Embryos. Von oben gesehen. $\frac{3}{1}$.

Verknöcherung des knorpeligen Zungenbeins.

Das Zungenbein verknöchert von fünf Ossifikationscentren aus, von welchen das eine im Corpus und die übrigen in je einem Cornu liegen. Die Knochenkerne des Corpus und der Cornua majora treten in der letzten Fetalzeit auf; diejenigen der Cornua minora erst nach der Geburt. Mit den Cornua majora verschmilzt das knöcherne Corpus in den mittleren Lebensjahren, mit der Cornua minora gewöhnlich nie.

C. Gliedmassenskelett.

Unmittelbar nach ihrer Bildung sind die knospenförmigen Extremitätanlagen nur von lockerem, gefässhaltigem Mesenchym gefüllt.

Von diesem Mesenchym weiss man noch nicht sicher, ob es von Ursegmenten oder von der un= segmentierten Somatopleura stammt. Wahrscheinlich ist, dass es von beiden, aber grösstenteils von der Somatopleura, herzuleiten ist.

Ende der vierten Embryonalwoche tritt die erste Anlage des Armskeletts als blastematöse Verdichtung in dem Inneren des Armmesenchyms, und bald nachher (am Anfang der fünften Embryonalwoche) erscheint die erste Skelettanlage der unteren Extremität in Form eines ähnlichen Blastemkerns.

Entwicklung des Skeletts der oberen Extremität.

Der in dieser Extremität zuerst auftretende Blastemkern liegt in der werdenden oberen Humerusgegend. Von hier aus verlängert er sich schon Anfang der fünften Embryonalwoche distal bis in die Handplatte und proximal in die Scapulargegend

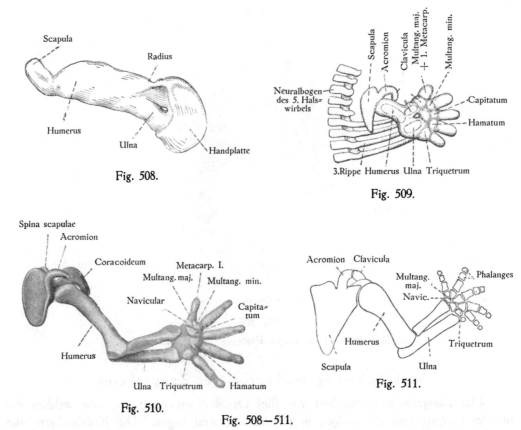

Fig. 508.

Fig. 509.

Fig. 510.

Fig. 511.

Fig. 508—511.

Entwicklung des knorpeligen Armskeletts. Nach Lewis (1902). Fig. 508 Armskelett eines 9 mm langen Embryos, $\frac{30}{1}$. Fig. 509 Armskelett eines 11 mm langen Embryos, $\frac{1}{8}$. Fig. 510 Armskelett eines 16 mm langen Embryos, $\frac{13}{1}$. Fig. 511 Armskelett eines 20 mm langen Embryos, $\frac{8}{1}$. Aus Keibel-Mall's Handbuch d. Entw.-Gesch. des Menschen, Leipzig 1910.

hinein. Bei 9 mm langen Embryonen sind Scapula, Humerus, Ulna, Radius, Carpus und Handskelett alle schon blastematös angelegt, sie sind aber noch nicht von einander abzugrenzen, sondern bilden eine einheitliche, zusammenhängende Blastemmasse (Fig. 508).

Erst wenn in dem Inneren dieser Blastemmasse die Vorknorpelkerne der einzelnen Knochenanlagen auftreten, werden die letztgenannten deutlich.

Zuerst erscheinen Vorknorpelkerne, welche den mittleren Partien von Humerus, Radius und Ulna entsprechen. Bald nachher (bei 11 mm langen Embryonen) treten die vorknorpeligen Anlagen der Scapula und der einzelnen Karpalknochen auf. (Fig. 509.)

In diesem Stadium wird das scapulare Ende der Clavicula blastematös angelegt, und zwar als Verlängerung des Blastems der Scapula.

Die Anlage der Scapula hat schon einen relativ grossen Processus acromialis[1]), von welchem die Anlage der Clavicula ausgeht (Fig. 509), und einen Processus coracoideus, der durch die blastematöse Anlage des Ligamentum coraco=clavi= culare ebenfalls mit der Clavicularanlage verbunden ist.

Wie aus der Fig. 509 hervorgeht, hat die Scapularanlage in diesem Stadium eine relativ sehr hohe Lage (in der Höhe der vier unteren Hals= und der zwei oberen Brust= wirbel). Schon in den nächstfolgenden Stadien fängt sie aber an, kaudalwärts zu „wandern".

Die blastematöse Anlage der Clavicula verlängert sich Mitte des zweiten Em= bryonalmonats, so dass sie (bei etwa 14 mm langen Embryonen) das Vorderende der ersten Rippe[2]) erreicht und mit diesem verschmilzt (Fig. 488, S. 607). Gleichzeitig bildet sich in dem Inneren des Clavicularblastems ein Kern von eigentümlichem Vorknorpel= gewebe, der in der Mitte nie zum Hyalinknorpel ausgebildet wird, sondern schon vorher in Knochengewebe (Fig. 503, S. 624) übergeht.

Die übrigen Vorknorpelkerne des Armskeletts wandeln sich dagegen wie gewöhnlich in Hyalinknorpel um, ehe sie verknöchern.

In dem in Fig. 510 abgebildeten Entwicklungsstadium (von einem 16 mm langen Embryo) sind die meisten Karpalknochen und alle Metakarpalknochen als Vorknorpel= bezw. Knorpelkerne angelegt. Ende des zweiten Embryonalmonats (bei etwa 2 cm langen Embryonen) sind alle Handknochen mit Ausnahme von den Endphalangen als Vorknorpel oder Knorpel angelegt (Fig. 511). Die letztgenannten erscheinen erst am Anfang des dritten Embryonalmonats und also zuletzt von allen Handknochenanlagen, was sehr bemerkenswert ist, da sie frühzeitiger als die übrigen Handknochenanlagen Knochenkerne bekommen.

Die knorpeligen Endphalangen bestehen nach GRÄFENBERG (1906) aus einem proxi= malen und einem distalen Teil, von welchen der letztgenannte wahrscheinlich einer ehe= maligen vierten Phalange entspricht. — Die Tuberositas unguicularis wird nie knorpelig. Das betreffende Blastem wandelt sich zuerst in fibröses Bindegewebe und dann direkt in Knochengewebe um.

Die Karpalknochenanlagen sind anfangs zahlreicher als später. Bei 5—10 Wochen alten Embryonen findet man nämlich konstant einen zentral im Carpus ge= legenen Knorpelkern, der dem Os centrale niederer Wirbeltiere entspricht. Derselbe schwindet gewöhnlich schon im 3.—4. Embryonalmonat.

Der Hamulus ossis hamati entsteht als besonderer Vorknorpelkern, der später mit dem Hauptkern des Hamatum verschmilzt. — Der Discus articularis zwischen Ulna und Carpus bildet

---

[1]) Die Spina scapulae im übrigen existiert dagegen noch nicht. Sie wird erst im dritten Embryonalmonat vollständig angelegt.

[2]) Die betreffende Rippenpartie geht später in das Manubrium sterni auf (vgl. Fig. 488—490).

sich aus einer Blastemmasse, in welcher ein besonderer Vorknorpelkern entsteht. Derselbe entspricht vielleicht einem Knochen bei niederen Vertebraten.

Erst während der dritten und vierten Embryonalmonate entstehen allmählich die Gelenkhöhlen der oberen Extremität.

Die Sehne des langen Bicepskopfes liegt anfangs ausserhalb der Schultergelenkhöhle. Später senkt sie sich in das Gelenk immer mehr hinein, bleibt aber eine Zeitlang mit der Kapselwand durch eine mesenteriumähnliche Duplikatur der Synovialhaut verbunden. Indem diese während des vierten Embryonal= monats zugrunde geht, kommt die Bicepssehne frei im Gelenk zu liegen.

Die Verknöcherung des Armskeletts verläuft nicht in derselben Ordnung wie die Verknorpelung desselben.

Zuerst und zwar schon bei 15 mm langen Embryonen entsteht ein Knochenkern in der mittleren Partie der Clavicula.

Die Kieferknochen, die nach MALL gleichzeitig entstehen, und die Clavicula sind also die ersten Knochen des Embryonalkörpers.

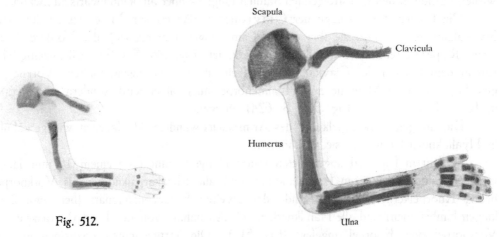

Fig. 512.   Fig. 513.

Fig. 512 und 513.
Knochenkerne (dunkelgefärbt) des Armes. Fig. 512 von einem 6 cm langen (Tot.=L.) Embryo.
Fig. 513 von einem 12 cm langen Embryo. $\frac{2}{1}$.

Etwas später (Ende des zweiten und Anfang des dritten Embryonalmonats) be= kommen die grossen Knochenanlagen der oberen Extremität in ihrer Mitte je einen Knochenkern (vgl. Fig. 503, S. 624), und zwar nach MALL in folgender Ordnung:

Humerus bei 18 mm langen Embryonen
Radius   „   19 mm   „   „
Ulna   „   24 mm   „   „
Scapula „   30 mm   „   „

Die Bildung der Hauptknochenkerne der Phalangen und Metakarpalknochen beginnt mit der Endphalange des Daumens bei 31 mm langen (Sch.=St.=L.) Embryonen und schliesst mit der mittleren Phalange des Kleinfingers bei 12 cm langen (Totallänge) Embryonen.

Über den Verlauf dieser Verknöcherung geben die Fig. 512—517 nähere Auskunft.

Die Karpalknochenanlagen bleiben während der ganzen Embryo= nalzeit knorpelig. In denselben treten Knochenkerne erst bei ¹/₄—10 Jahre alten Mädchen bezw. bei ¹/₂—12 Jahre alten Knaben auf.

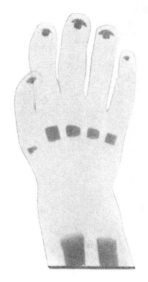

Fig. 514.

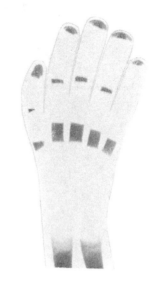

Fig. 515.

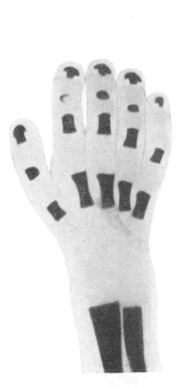

Fig. 516.

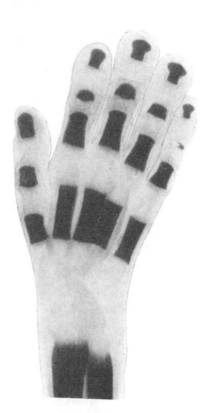

Fig. 517.

Fig. 514—517.
Knochenkerne (dunkelgefärbt) der Hand. Fig. 514 von einem 6 cm langen Embryo, Fig. 515 von einem 7 cm langen Embryo, Fig. 516 von einem 8 cm langen Embryo, Fig. 517 von einem 12 cm langen Embryo. ¡.

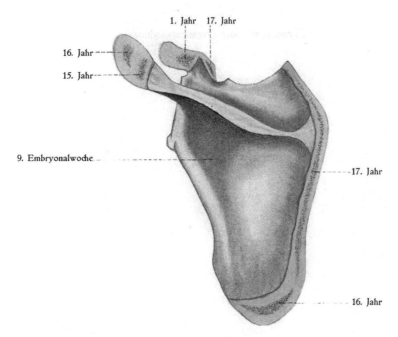

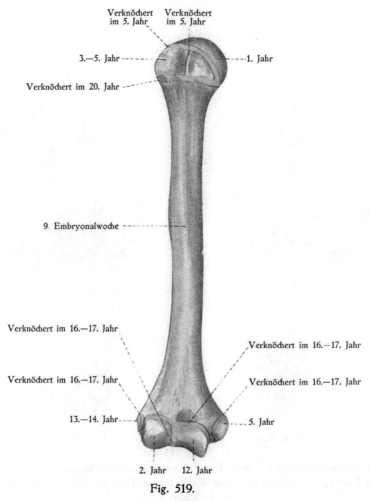

1. Jahr 17. Jahr

16. Jahr

15. Jahr

9. Embryonalwoche

17. Jahr

16. Jahr

Fig. 518.

Verknöchert im 5. Jahr   Verknöchert im 5. Jahr

3.—5. Jahr

1. Jahr

Verknöchert im 20. Jahr

9. Embryonalwoche

Verknöchert im 16.—17. Jahr

Verknöchert im 16.—17. Jahr

Verknöchert im 16.—17. Jahr

Verknöchert im 16.—17. Jahr

13.—14. Jahr

5. Jahr

2. Jahr   12. Jahr

Fig. 519.

Fig. 518 und 519.

Sekundäre Knochenkerne des Armskeletts. Fig. 518 des Schulterblattes, Fig. 519 des Oberarmbeines.

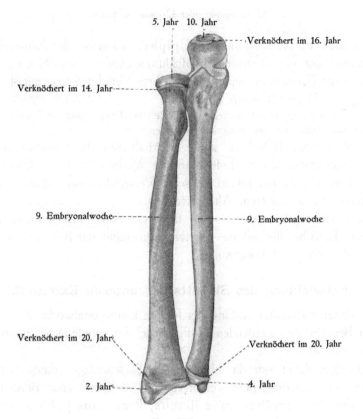

5. Jahr   10. Jahr

Verknöchert im 16. Jahr

Verknöchert im 14. Jahr

9. Embryonalwoche   9. Embryonalwoche

Verknöchert im 20. Jahr   Verknöchert im 20. Jahr

2. Jahr   4. Jahr

Fig. 520.

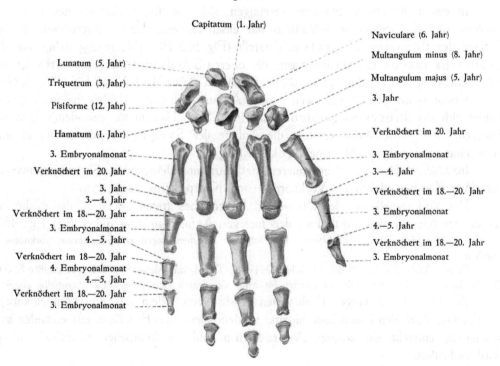

Capitatum (1. Jahr)

Naviculare (6. Jahr)

Multangulum minus (8. Jahr)

Lunatum (5. Jahr)

Multangulum majus (5. Jahr)

Triquetrum (3. Jahr)

3. Jahr

Pisiforme (12. Jahr)

Hamatum (1. Jahr)

Verknöchert im 20. Jahr

3. Embryonalmonat

3. Embryonalmonat

Verknöchert im 20. Jahr

3.—4. Jahr

3. Jahr

Verknöchert im 18.—20. Jahr

3.—4. Jahr

Verknöchert im 18.—20. Jahr

3. Embryonalmonat

3. Embryonalmonat

4.—5. Jahr

4.—5. Jahr

Verknöchert im 18.—20. Jahr

Verknöchert im 18—20. Jahr

3. Embryonalmonat

4. Embryonalmonat

4.—5. Jahr

Verknöchert im 18.—20. Jahr

3. Embryonalmonat

Fig. 521.

Fig. 520 und 521.

Sekundäre Knochenkerne des Armskeletts. Fig. 520 der Unterarmbeine, Fig. 521 des Handskeletts.

Die sekundären Knochenkerne (Epiphysenkerne) des Armskeletts erscheinen alle erst während der extrauterinen Entwicklungsperiode. Sowohl über ihre Lage wie über die Zeit ihrer Entstehung und diejenige ihrer Verschmelzung mit den Hauptkernen geben die Figuren 518—521 einen Überblick.

Auch die Epiphysen der Hand erscheinen nach Pryor (1906) früher bei Frauen als bei Männern und verschmelzen auch früher mit den Hauptknochenkernen.

Nach I. Holmgren (1909) ist unter Gleichaltrigen die Ossifikation in demselben Masse mehr vorgeschritten, als das Individuum an Wuchs grösser ist. Grössere Individuen weisen also schon in jüngeren Jahren dasselbe Verknöcherungsstadium des Handskeletts auf, das kleinere erst in höherem Alter erreichen.

Die Grosswüchsigen werden also in früherem Alter ausgewachsen als die Klein= wüchsigen, eine Tatsache, die auf die relative Uniformität der Körperlänge einer gewissen Rasse erhaltend wirkt (I. Holmgren).

Entwicklung des Skeletts der unteren Extremität.

Der in dieser Extremität Anfang der fünften Embryonalwoche auftretende Blastem= kern liegt im Bereiche des werdenden Hüftgelenks, des proximalen Femurendes und des Acetabulum.

Von hier aus dehnt sich die blastematöse Skelettanlage schnell distalwärts bis in die Fussplatte aus. Proximalwärts verlängert sich die betreffende Blastemmasse gleich= zeitig in drei Fortsätze, den Processus iliacus, Processus pubicus und Processus ischiadicus (vgl. Fig. 522).

In einem folgenden Stadium vereinigen sich die freien Spitzen des Processus pubicus und des Processus ischiadicus mit einander, eine Lücke umgreifend, die die Anlage des Foramen obturatum darstellt (Fig. 523 B). Gleichzeitig dehnt sich der Processus iliacus dorsalwärts gegen die oberen Sakralwirbel aus, und verbindet sich blastematös mit den verschmolzenen Rippenfortsätzen dieser Wirbel (vgl. Fig. 486, S. 606).

Etwas später (Ende des zweiten oder Anfang des dritten Embryonalmonats) ver= bindet sich der Processus pubicus der einen Seite blastematös mit demjenigen der anderen. Auf diese Weise entsteht die Anlage der Symphysis pubis und es ent= steht eine ringförmig geschlossene Beckenanlage.

Inzwischen sind in dem Inneren des zusammenhängenden Skelettblastems die einzelnen Knochenanlagen als Vorknorpel= und Knorpelkerne aufgetreten.

Die Vorknorpelkerne des Ober= und Unterbeines treten zuerst in der Nähe des werdenden Kniegelenkes auf und werden hier von Anfang an auch dicker (vgl. Fig. 485).

Bei etwa 14 mm langen Embryonen sind folgende Knochenanlagen knorpelig (bezw. vorknorpelig) angelegt:

Femur, Tibia, Fibula, Os ilei, Os ischii, Os pubis, Tarsal= und Metatarsalknochen (Fig. 486, S. 606). Die Phalangen werden erst Ende des zweiten bis Mitte des dritten Embryonalmonats knorpelig angelegt.

Bei 15—20 mm langen Embryonen wächst von jedem der drei Hüftbeinknorpel ein Fortsatz über den Femurkopf hinaus. Indem diese drei Fortsätze mit einander ver= schmelzen, entsteht ein seichtes Acetabulum und die knorpelige Hüftbeinanlage wird einheitlich.

Etwas später fängt das noch zwischen Acetabulum und Femurkopf persistierende Blastem (mit Ausnahme an der Stelle des werdenden Ligamentum teres) an, aufge=

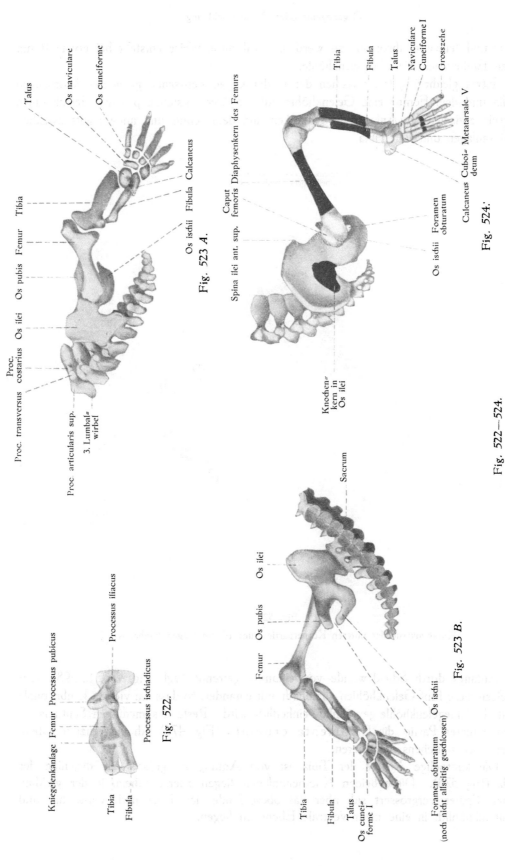

Entwidlung des knorpeligen Skeletts der unteren Extremität. Fig. 522 Beinskelett eines 11 mm langen Embryos, von innen. Fig. 523 A Beinskelett eines 20 mm langen Embryos, von aussen. Fig. 523 B Beinskelett desselben Embryos, von innen. Fig. 524 Beinskelett eines 50 mm langen Embryos, von aussen. Nach Bardeen, Amer. Journal of Anat. Vol. IV., 1905.

Fig. 522—524.

lockert und teilweise absorbiert zu werden. Auf diese Weise entsteht bei etwa 30 mm langen Embryonen die Hüftgelenkhöhle.

Etwa gleichzeitig tritt zwischen der in der Quadricepssehne gebildeten knorpeligen Patella und dem Femur eine Gelenkhöhle auf. Später entstehen paarige Gelenkhöhlen einerseits zwischen den Anlagen der Menisken und dem Femur und andererseits zwischen Meniskanlagen und der Tibia.

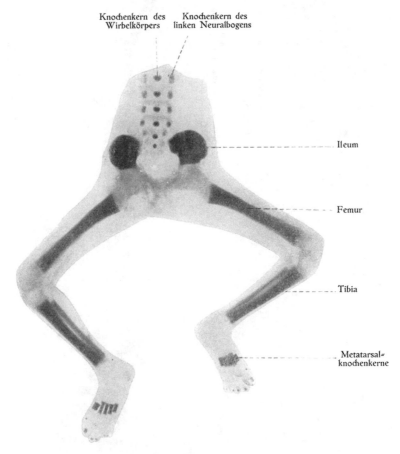

Fig. 525.
Knochenkerne der unteren Körperpartie eines 10 cm langen Embryos. $\frac{2}{1}$.

Anfangs durch Scheidewände von einander getrennt (vgl. Fig. 476, S. 598), verschmelzen diese fünf Gelenkhöhlen allmählich mit einander, so dass im vierten Embryonalmonat die Kniegelenkhöhle gewöhnlich einheitlich wird. Reste des medianen Septums, in dessen mittlerer Partie die Ligamenta cruciata (Fig. 476) sich differenziert haben, können aber zeitlebens persistieren.

Die knorpelige Anlage der Tibia ist von Anfang an grösser als diejenige der Fibula (Fig. 523). Diese beiden Knochenanlagen liegen zuerst nahezu in der gleichen Ebene. Später vergrössert sich aber das obere Ende der Tibia nach vorne hin und kommt allmählich in eine mehr ventrale Ebene zu liegen.

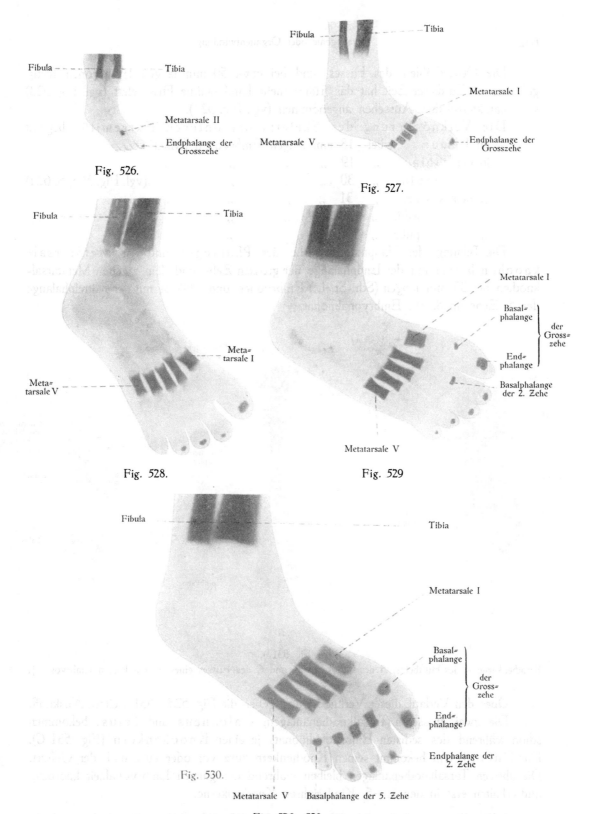

Fig. 526.

Fig. 527.

Fig. 528.

Fig. 529

Fig. 530.

Fig. 526—530.

Knochenkerne des Fusses, $\frac{1}{1}$. Fig. 526 eines 4,5 cm langen Embryos, Fig. 527 eines 7 cm langen Em=
bryos, Fig. 528 eines 9 cm langen Embryos, Fig. 529 eines 10 cm langen Embryos, Fig. 530 eines
14 cm langen Embryos.

Die Gelenkhöhlen des Fusses sind bei etwa 50 mm langen Embryonen fertig gebildet. — Zu dieser Zeit hat das früher mehr handähnliche Fussskelett (vgl. Fig. 523) sein charakteristisches Aussehen angenommen (vgl. Fig. 524).

Die Verknöcherung des Skeletts der unteren Extremität beginnt

im Femur   bei   18 mm langen Embryonen (Mall)

in der Tibia   „   19   „   „   „   „

„ „ Fibula   „   30   „   „   „   „   (vgl. Fig. 503, S. 624)

„ dem Os ilei   „   31   „   „   „   „

„ „ „ ischii   „   150   „   „   „

„ „ „ pubis   „   190   „   „   „

Die Bildung der Hauptknochenkerne der Phalangen und der Metatarsal= knochen beginnt mit der Endphalange der grossen Zehe und dem zweiten Metatarsal= knochen bei 35 mm langen (Sch.=St.=L.) Embryonen und schliesst mit der Mittelphalange der 5. Zehe im 8.—9. Embryonalmonat.

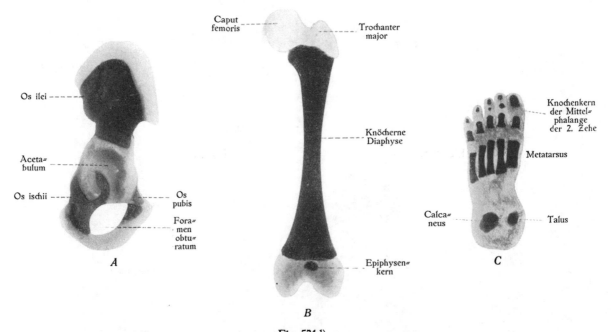

Fig. 531[1]).

Knochenkerne *A* des Hüftbeins, *B* des Oberschenkels und *C* des Fusses eines 36 cm langen Embryos. ¼.

Über den Verlauf dieser Verknöcherung geben die Fig. 525—531 weitere Auskunft.

Die zwei grösseren Tarsalknochenanlagen, Calcaneus und Talus, bekommen schon während des sechsten Embryonalmonats je einen Knochenkern (Fig. 531 *C*). Das Cuboideum bekommt seinen Knochenkern kurz vor oder kurz nach der Geburt. Die übrigen Tarsalknochenanlagen bleiben während der ganzen Embryonalzeit knorpelig und erhalten erst in den 1.—5. Kinderjahren Knochenkerne.

---

[1]) Diese Figur und die Fig. 491—493, 495, 505, 507, 512--517 und 525—530 sind photographische Abbildungen von Originalpräparaten, welche von Herrn Präparator O. Mattsson nach der Lundwall= schen Färbungsmethode (vgl. Anat. Anz. 1904) hergestellt sind.

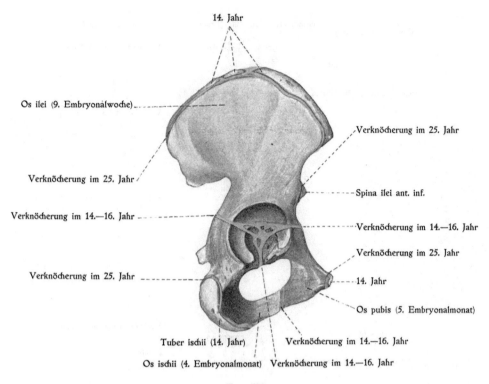

14. Jahr

Os ilei (9. Embryonalwoche)

Verknöcherung im 25. Jahr

Verknöcherung im 25. Jahr

Spina ilei ant. inf.

Verknöcherung im 14.—16. Jahr

Verknöcherung im 14.—16. Jahr

Verknöcherung im 25. Jahr

Verknöcherung im 25. Jahr

14. Jahr

Os pubis (5. Embryonalmonat)

Tuber ischii (14. Jahr)

Verknöcherung im 14.—16. Jahr

Os ischii (4. Embryonalmonat)   Verknöcherung im 14.—16. Jahr

Fig. 532.

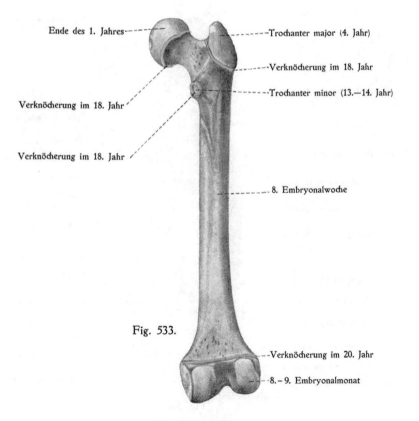

Ende des 1. Jahres

Trochanter major (4. Jahr)

Verknöcherung im 18. Jahr

Trochanter minor (13.—14. Jahr)

Verknöcherung im 18. Jahr

Verknöcherung im 18. Jahr

8. Embryonalwoche

Fig. 533.

Verknöcherung im 20. Jahr

8.—9. Embryonalmonat

Fig. 532 u. 533.
Sekundäre Knochenkerne des Beinskeletts.   Fig. 532 des Hüftbeins.   Fig. 533 des Oberschenkelknochens

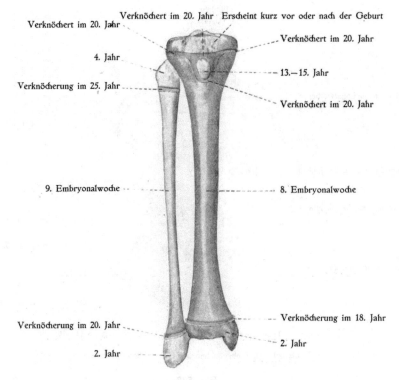

Verknöchert im 20. Jahr   Verknöchert im 20. Jahr   Erscheint kurz vor oder nach der Geburt

Verknöchert im 20. Jahr

4. Jahr

Verknöcherung im 25. Jahr

Verknöchert im 20. Jahr

13.—15. Jahr

Verknöchert im 20. Jahr

9. Embryonalwoche

8. Embryonalwoche

Verknöcherung im 20. Jahr

Verknöcherung im 18. Jahr

2. Jahr

2. Jahr

Fig. 534.

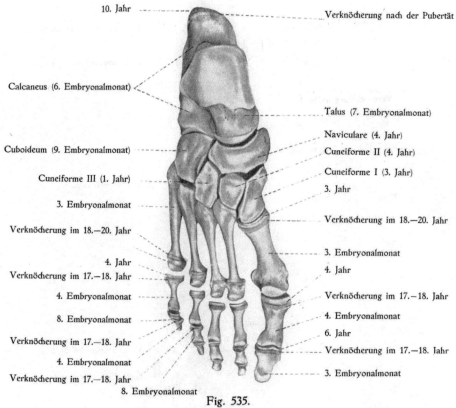

10. Jahr

Verknöcherung nach der Pubertät

Calcaneus (6. Embryonalmonat)

Talus (7. Embryonalmonat)

Cuboideum (9. Embryonalmonat)

Naviculare (4. Jahr)

Cuneiforme II (4. Jahr)

Cuneiforme III (1. Jahr)

Cuneiforme I (3. Jahr)

3. Jahr

3. Embryonalmonat

Verknöcherung im 18.—20. Jahr

Verknöcherung im 18.—20. Jahr

4. Jahr

3. Embryonalmonat

Verknöcherung im 17.—18. Jahr

4. Jahr

4. Embryonalmonat

Verknöcherung im 17.—18. Jahr

8. Embryonalmonat

4. Embryonalmonat

Verknöcherung im 17.—18. Jahr

6. Jahr

4. Embryonalmonat

Verknöcherung im 17.—18. Jahr

Verknöcherung im 17.—18. Jahr

3. Embryonalmonat

8. Embryonalmonat

Fig. 535.

Fig. 534 u. 535.
Sekundäre Knochenkerne des Beinskeletts. Fig. 534 der Unterschenkelknochen. Fig. 535 der Fussknochen.

Von den sekundären Knochenkernen (Epiphysenkernen) erscheinen diejenigen der Kniegelenkenden des Femur (Fig. 531 *B*) und der Tibia gewöhnlich kurz vor der Geburt.

Als sichere Zeichen der Geburtsreife lassen sich aber diese Knochenkerne nicht verwenden. Nach HARTMANN fehlt der betreffende Femurepiphysenkern nicht selten (in 12% der Fälle) bei geburtsreifen Feten und kann andererseits (in 7% der Fälle) schon im achten Fetalmonat vorhanden sein.

Die übrigen Epiphysenkerne der unteren Extremität erscheinen alle erst während der extrauterinen Entwicklungsperiode. Über ihre Lage, die Zeit ihrer Entstehung und die Zeit ihrer Verschmelzung mit den betreffenden Hauptkernen geben die Fig. 532—535 einen Überblick.

In Übereinstimmung mit I. HOLMGREN (1909), der, wie erwähnt (vgl. oben S. 638), die Entwicklung des Handskeletts studierte, ist HASSELWANDER (1909) bei seinen Unter= suchungen über die Ossifikation des Fussskeletts zu dem Ergebnis gekommen, „dass im Mittel bei intensiverem Wachstum die Epiphysen früher und rascher synostosieren, als bei schwächeren''.

Abnorme Skelettentwicklung.

Da die normale Skelettentwicklung, wie wir oben gesehen haben, recht kompliziert ist, so ist es leicht zu verstehen, dass viele verschiedene Hemmungsmiss= bildungen des Skeletts möglich sind.

Wer die normale Skelettentwicklung kennt, kann alle diese Missbildungen selbst theoretisch konstruieren. Ich werde mich daher damit begnügen, einige Beispiele der praktisch wichtigeren Hemmungsmissbildungen zu geben.

Gleichzeitig werde ich auch die gewöhnlicheren übrigen Skelettmissbildungen kurz erwähnen.

Allgemeines.

Sowohl die Hemmungsmissbildungen wie die übrigen Missbildungen des Skeletts können entweder durch innere Gründe (Vererbung) oder durch äussere Gründe (mecha= nische und chemische Einflüsse auf die sich entwickelnde Skelettanlagen) entstehen.

Nicht selten wird ein gewisser Skelettteil missgebildet als Folge davon, dass sich der betreffende Körperteil abnorm entwickelt hat. So z. B. müssen natürlich die paarigen Wirbelbogenanlagen getrennt bleiben, wenn die Medullarrinne an der betreffenden Stelle sich nicht zu einem Medullarrohr geschlossen hat. In ähnlicher Weise entstehen im Ge= sichtskelett Spalten, wenn in einem früheren Entwicklungsstadium gewisse Fortsätze nicht verschmolzen sind (vgl. oben S. 212).

Andererseits können aber umgekehrt auch gewisse Körperteile im ganzen miss= gebildet werden, gerade weil in denselben gewisse Skelettteile primär missgebildet oder defekt sind. So z. B. werden die Extremitäten deformiert, wenn einzelne Knochen (z. B. Ulna oder Fibula) defekt sind oder ganz fehlen (vgl. oben S. 228).

Das vollständige Fehlen (Agenesie) eines Skelettteils kann zustande= kommen entweder 1. durch primäres Fehlen der Anlage desselben, oder 2. durch sekundäre Zerstörung der Anlage desselben.

So z. B. können die Anlagen des Schädelgewölbes oder der Wirbelbogen von Anfang an fehlen oder sekundär (bei Amnionmissbildungen) zugrunde gehen.

Weniger oft fehlt die Anlage eines Wirbelkörpers (ein= oder doppelseitig) oder die Anlage eines Extremitätknochens (z. B. Ulna oder Fibula).

In vielen Fällen, wenn man von „totalem Mangel" eines Knochens gesprochen hat, hat es sich aber nur um unvollständige Entwicklung (Hypoplasie) desselben gehandelt.

So findet man in den meisten Fällen von Schlüsselbeindefekten (Fig. 536) oder Rippendefekten bei genauerer Untersuchung noch bestehende Rudimente des betreffenden Skelettteils.

Die Hypoplasie kann unter Umständen auch das ganze Skelett betreffen. Solchenfalls führt sie zu gewissen Arten von („unechtem") Zwergwuchs.

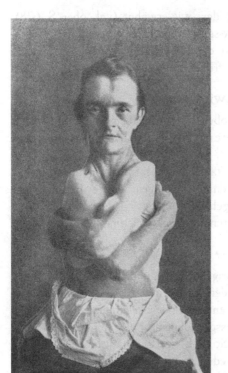

Fig. 536.

46 jährige Frau mit Schlüsselbeindefekt. Nach HULT-KRANTZ: Über Dysostosis cleidocranialis. Zeitschr. f. Morph. u. Anthrop., Bd. XI, 1908.

Die allgemeine Hypoplasie des Skeletts kann in verschiedener Weise zustande kommen und zwar:

1. durch mangelhaftes Wachstum der Epiphysenknorpel, die Diaphysen der langen Knochen bleiben dann relativ kurz (sog. Chondrodystrophia fetalis, Kretinismus);
2. durch mangelhafte Verknöcherung;
3. durch vorzeitige Synostose der Epi- und Diaphysen.

Bisweilen kombinieren sich diese Momente mit einander.

Nicht selten ist die Ursache der allgemeinen Knochenhypoplasie in krankhaften Veränderungen gewisser Drüsen mit innerer Sekretion (wie Thyroidea, Hypophysis cerebri etc.) zu suchen.

Auch Inflammationsprozesse, welche auf wachsende Knochen übergreifen, können diese zum Wachstumsstillstand bringen.

Andererseits liegen aber auch Beobachtungen vor, welche zeigen, dass unter Umständen ein von einem Entzündungsherd ausgehender Reiz auch zu abnorm starkem Wachstum (Hyperplasie) des Knochens führen kann. Mechanische Reize (z. B. ein Stoss) können unter Umständen auch zu partieller Hyperplasie eines Skelettteils führen.

Solche partielle Hyperplasien sind am Schädel und an den Hand- und Fussknochen am gewöhnlichsten.

Allgemeine Hyperplasie des Skeletts tritt nicht selten auf bei angeborenem Mangel der Hoden oder bei früher Kastration bezw. bei Darreichung von Phosphor und Arsenik (in kleinen Dosen) während der Kindheit. In solchen Fällen hat man eine verlängerte Wachstumsdauer und Existenz der Epiphysenknorpel beobachtet.

Unter Umständen treten in gewissen Körperteilen überzählige Knochen auf. Bald sind diese nur getrennt gebliebene normale Knochenkerne (z. B. das sog.

Trigonum [1]) hinter dem Talus), bald stellen sie ganz neue Knochen dar (z. B. das Os centrale des Carpus).

In beiden Fällen können sie aber Knochen entsprechen, die bei niederen Wirbeltieren normal als besondere Knochen vorhanden sind, und die wohl auch bei den menschlichen Vorfahren als solche konstant waren.

In anderen Fällen können die überzähligen Knochen zwar nicht als atavistische Bildungen gedeutet werden, sie können aber trotzdem ausgesprochen erblich sein, was darauf hindeutet, dass sie durch innere Ursachen (schon in den Geschlechtszellen potentiell vorhandenen Anlagen) hervorgerufen werden.

In wiederum anderen Fällen können offenbar äussere (z. B. mechanische) Einflüsse zu Knochen= neubildung reizen oder zu der Teilung einer ursprünglich einfachen Knochenanlage Anlass geben.

Unter Umständen kann die bei dem Umbau der Knochenstruktur normal vorhandene Knochenresorption abnorm schnell verlaufen, was zu einer Massenabnahme des schon gebildeten Knochens führt. So z. B. können die Schädeldachknochen sekundär pergamentartig dünn werden.

In anderen Fällen werden in dem Inneren des normal dick erscheinenden Knochens die Knochenbälkchen so stark reduziert, dass eine abnorme Knochenbrüchigkeit entsteht, die nicht nur beim Partus, sondern sogar intrauterin zu Frakturen führen kann.

Wenn die Ablagerung von Kalksalzen abnorm dürftig ist, werden die Knochen weich und abnorm biegbar. Solche Knochen zeigen dann, wenn sie die Last des Körpers zu tragen haben, immer stärkere Verbiegungen. Die Grenzen zwischen den Knochenkernen und den knorpeligen Teilen des fetalen Skeletts sind normalerweise linear und scharf abgegrenzt. Jedoch ist die Verbindung zwischen Knochen und Knorpel stark, so dass man beim Partus eines normalen Fetus an den Extremitäten einen recht starken Zug ausüben kann, ohne dass es zu Epiphysenablösungen zu kommen braucht.

Ganz anders verhält es sich aber, wenn der betreffende Fetus an Syphilis leidet. Diese Krankheit tritt nämlich während des Embryonallebens mit Vorliebe als Osteochondritis syphilitica auf, die sich besonders deutlich an den Knorpel=Knochengrenzen der langen Extremitätenknochen (am häufigsten am unteren Femurende) kundgibt. Diese Grenzen sind dann mehr oder weniger unregelmässig gezackt und werden zuletzt nekrotisch. In schweren Fällen kann es dann schon intrauterin zu spontanen Epi= physenablösungen kommen.

Kongenitale Luxationen kommen in gewissen Gelenken (Hüft=, Schulter=, Knie=, Patellar= und Ellenbogengelenk) vor. Sie entstehen im allgemeinen nicht durch äussere mechanische Insulte (z. B. beim Partus), sondern stellen meistens Gelenk= Missbildungen dar. — Am häufigsten ist die angeborene Hüftluxation (vgl. oben S. 237), die gewöhnlich (als Luxatio iliaca) doppelseitig und bei Mädchen vorkommt. Sie ist in den meisten Fällen als eine Hemmungsmissbildung zu be= trachten, die vor allem dadurch entsteht, dass die das Acetabulum bildenden Fortsätze in ihrer Entwicklung gehemmt werden.

Anomalien und Missbildungen der Wirbelsäule und des Brustkorbes.

Die Zahl der Wirbel kann wechseln.

Die Zahl der Hals = Wirbel variiert zwischen 6 und 7

"	"	"	Brust=	"	"	11 und 13
"	"	"	Lenden=	"	"	4 und 6
"	"	"	Kreuz=	"	"	4 und 6
"	"	"	Schwanz=	"	"	3 und 5

---

[1]) Ein kleiner Knochenkern, der gewöhnlich im 12. Jahre entsteht und bald mit dem Talus verschmilzt.

Bemerkenswert ist, dass auch bei menschlichen Individuen mit freiem Schwanz (vgl. oben S. 225) worin die Spitze des Schwanzbeines steckt, die Zahl der Schwanzwirbel nicht deutlich vermehrt zu sein pflegt. In seltenen Fällen können mehrere Wirbel fehlen.

Unter Umständen wird die eine Wirbelkörperhälfte gar nicht angelegt. Die Wirbel= säule bleibt dann — meistens in der Sakralgegend — ventral offen („Spina bifida anterior"). Über mangelhafte Anlage der Wirbelbogen vgl. oben S. 220.

Die verschiedenen Knochenkerne der Wirbel können getrennt bleiben und sekundär verlagert werden. So z. B. kann der isoliert gebliebene Knochenkern des fünften Lenden= wirbelkörpers einer ventro=kaudalen Verschiebung (Spondylolisthesis) unterliegen, die zu einer Verdrängung des geraden Beckendurchmessers führt (sog. spondylolisthetisches Becken).

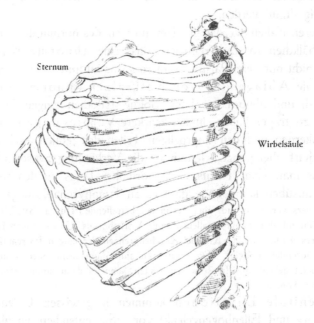

Fig. 537.
Gablig geteilte Rippen. Nach BOLK, („PETRUS CAMPER", Bd. I, 1901).

Der letzte Lumbalwirbel kann an der einen Seite den Charakter eines Lumbal= wirbels behalten, an der anderen Seite dagegen mit dem Sacrum verschmelzen und den Charakter eines Sakralwirbels annehmen („Vertebra lumbo=sacralis").

Abnorme Biegungen der Wirbelsäule treten gewöhnlich erst während der extrauterinen Entwicklung auf. — Als Folgeerscheinungen anderer Missbildungen (z. B. Bauchspalte, vgl. oben S. 223) kommen aber Skoliose und Lordose auch ange= boren vor.

Bei Unter= bezw. Überzahl der Brustwirbel sind gewöhnlich auch die Rippen unter= bezw. überzählig. — Die Zahl der Rippen wechselt aber mehr als diejenige der Brust= wirbel, denn einerseits können Hals= (am siebenten Halswirbel) und Lendenrippen (am ersten Lendenwirbel) entstehen, und andererseits kann die zwölfte Rippe rudimentär bleiben und mit dem zwölften Wirbel verschmelzen.

Nicht gerade selten erscheint die Zahl der Rippen ventral grösser als dorsal, indem sich einzelne oder mehrere Rippen nach vorn gabelig teilen (Fig. 537).

Die beiden Sternalhälften (Fig. 488, S. 607) können mehr oder weniger ge= trennt bleiben. Von einer vollständigen Fissura sternalis (nicht selten mit Ectopia cordis kombiniert) bis zu einem kleinen Loch in der Medianebene des Corpus sterni gibt es fast alle Übergänge.

In einigen Fällen nehmen sechs oder acht (anstatt sieben) Rippenpaare an der Bildung des Sternums teil.

Die sog. Episternalknorpeln (Fig. 488, S. 607) können vom Manubrium getrennt bleiben und als besondere Knöchelchen persistieren.

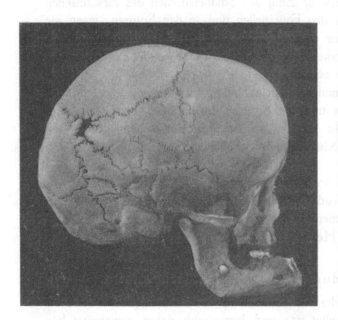
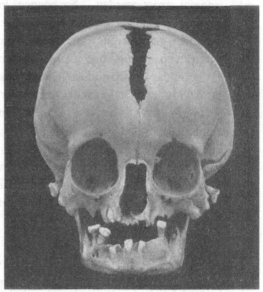

A   B

Fig. 538.

Schädel eines Mannes mit Dysostosis cleido=cranialis (= kombinierte Schädel= und Schlüsselbein= missbildung vgl. Fig. 536). A von rechts, B von vorn gesehen. (Präparat aus dem anatomischen Museum in Helsingfors.) Nach HULTKRANTZ: Zeitschr. f. Morphol. u. Anthropol., Bd. XI, 1908.

Anomalien und Missbildungen des Kopfskeletts.

Die knorpelpräformierten Knochen des Kopfskeletts (vgl. Fig. 226, S. 257) scheinen sich seltener als die Bindegewebsknochen desselben abnorm zu entwickeln.

Im allgemeinen, kann man sagen, dass die Grösse und Form des Schädels mehr von der Form und Grösse des Inhalts (Gehirn, Augen etc.) abhängig ist, als umgekehrt.

Denn nur ausnahmsweise (wenn überhaupt) kommt es wohl vor, dass z. B. eine vorzeitige Synostose der Schädelknochensuturen zu mangelhafter Entwicklung des Gehirns (Mikrocephalie) führt (vgl. oben S. 207).

Wenn dagegen Gehirn, Augen etc. primär missgebildet sind, so wird meistens auch der Schädel entsprechend missgestaltet.

Über die Entstehung von abnormen Schädelformen wurde schon oben (S. 206) in anderem Zusammenhang berichtet.

Da die Bindegewebsknochen des Schädeldaches in ihrer Peripherie wachsen, so ist es leicht zu verstehen, dass wenn zwei noch nicht vollständig entwickelte Knochen mit einander synostosieren, sie sich in dieser Richtung nicht mehr vergrössern können. Wenn sie dann in anderen Richtungen um so mehr wachsen, entstehen abnorme Schädel= formen. Diese können aber auch andere Genese haben (vgl. S. 206).

Gewisse Suturen und Fontanellen, die normalerweise früh synostosieren, können zeitlebens offen bleiben. So bleiben z. B. nicht selten die beiden Stirnbeine getrennt (Fig. 538 B).

Aber auch in anderer Weise kann die Zahl der Schädelknochen des Erwachsenen anomal gross werden. So können in den Fontanellen und in den Suturen, wenn sie noch breit sind, besondere Knochenkerne entstehen, die zeitlebens von den angrenzenden Knochen getrennt als überzählige Knochen (sogenannte Schaltknochen oder Ossa suturarum, Fig. 538 A) persistieren können.

Solche Schaltknochen können besonders dann zahlreich auftreten, wenn der Schädel durch Hydrocephalie stark vergrössert und die Suturen entsprechend verbreitert sind.

Die Fontanellen können nicht nur bei solchen Ausdehnungen des Schädels, sondern auch bei mangelhafter Verknöcherung des Schädeldaches (z. B. bei Rhachitis) abnorm lange offen bleiben.

Wenn das blastematöse Cranium an einer umschriebenen Stelle gar nicht zur Ent= wicklung kommt, so wird der betreffende Schädel=Defekt nur durch Mesenchym und (später) lockeres Bindegewebe komplettiert. Da dieses gegen den intrakranialen Druck nicht Stand halten kann, entsteht eine Hernia cerebri (vgl. oben S. 210).

Anomalien und Missbildungen des Extremitätenskeletts.

Gewisse Anomalien und Missbildungen kommen in übereinstimmender Weise an der oberen und an der unteren Extremität vor und lassen sich daher gemeinsam be= sprechen. Es sind dies Über= und Unterzahl der Hand= bezw. Fussstrahlen (= Finger und Zehen mit den dazu gehörigen Metakarpal= bezw. Metatarsalknochen) sowie Über= und Unterzahl der Phalangen.

Die Überzahl der Finger bezw. Zehen (Polydactylie) gehört, wie erwähnt (vgl. oben S. 233), zu den häufigeren Missbildungen der Extremitäten. Oft handelt es sich allerdings hierbei nur um finger= oder zehenähnliche Auswüchse ohne Knochengerüst. In vielen Fällen besitzen aber die überzähligen Finger (bezw. Zehen) normale Phalangen (vgl. z. B. Fig. 205, S. 235).

Die Basalphalange kann dann zusammen mit derjenigen des angrenzenden Fingers gegen den Metakarpalknochen dieses Fingers artikulieren, oder aber von einem besonderen, überzähligen Metakarpal= knochen ausgehen.

Die Fingerzahl ein und derselben Hand (bezw. Fuss) kann in dieser Weise bis zu acht — mit im übrigen normaler Fingerentwicklung — (und bis zu zwölf mit schlechter Fingerentwicklung) gesteigert werden.

Als eine besondere (sehr seltene) Form der Polydactylie kann die sog. Bifurkation erwähnt werden, wobei der Daumen von vier anderen Fingern so zu sagen ersetzt worden ist.

Der niedrigste Grad von Polydactylie ist das Vorhandensein zweier verschmolzener Nägel in dem Äusseren und einer gabelig zweigeteilten Endphalange in dem Inneren z. B. des Daumens (Fig. 203, S. 233).

Als Gegenstück der Polydactylie steht die Unterzahl der Finger bezw. Zehen (Ectrodactylie). Bei totaler Ectrodactylie fehlen sämtliche Finger (Zehen). Im übrigen können 1—4 Finger (Zehen) vorhanden sein (vgl. Fig. 20, S. 62 und Fig. 194 und 195, S. 230).

Die Zahl der Metakarpal= (Metatarsal=) Knochen kann hierbei entweder dieselbe wie die Fingerzahl oder grösser sein.

Der betreffende fehlende Strahl kann entweder an einer Seite (Fig. 194) oder in der Mitte der Hand (Fuss) weggefallen sein. Im letzten Falle entsteht die sog. Spalt= hand oder Gabelhand (bezw. Spaltfuss, vgl. Fig. 20, S. 62).

In anderen Fällen ist die anscheinend kleinere Zahl der Finger (Zehen) auf mangel= hafte Trennung (Syndactylia), der in normaler Zahl vorhandenen Fingeranlagen zurückzuführen (Fig. 199—202, S. 232). Die Skeletteile zweier mangelhaft getrennten Finger können entweder getrennt bleiben oder verschmelzen (Syndactylia ossea).

Unter Umständen bleibt eine (gewöhnlich die mittlere) Phalange eines Fingers (bezw. einer Zehe) unentwickelt [1]) (Fig. 206 B, S. 235). Umgekehrt können die doppelten Anlagen der Endphalangen getrennt bleiben und entwickeln sich dann zu je einer Phalange. Auf diese Weise können die Finger viergliedrig, der Daumen dreigliedrig werden.

Die Karpal= bezw. Tarsalknochen können in Unterzahl vorhanden sein, indem entweder einzelne Knochen ganz fehlen oder mit benachbarten Knochen ver= schmolzen sind. Im ersten Falle sind gewöhnlich gleichzeitig auch Knochendefekte ent= weder weiter distal (Metakarpalknochen etc.) oder weiter proximal (Radius, Fibula etc.) vorhanden (vgl. oben S. 229).

Andererseits können die Karpal= und Tarsalknochen in Überzahl vorhanden sein, indem entweder Knochenkerne, die normalerweise mit Hauptkernen verschmelzen (z. B. Hamulus ossis hamati, Trigonum des Talus), als selbständige Knochen persistieren, oder ganz neue Knochenkerne [2]) (z. B. Os centrale des Carpus) auftreten.

Unter den angeborenen Defektbildungen der grösseren Armknochen ist der Radiusdefekt am häufigsten. Meistens fehlt der Radius ganz. Als Folge hiervon wird die Handstellung abnorm (Klumphand) und die Ulna in der Regel verkrümmt (vgl. Fig. 194, S. 229). Viel seltener ist der totale oder partielle Ulnadefekt und noch viel seltener der Humerusdefekt. Überhaupt scheint der Humerus relativ selten miss= gebildet zu werden.

In seltenen Fällen entwickelt sich medial am distalen Humerusende ein Processus supracondy= loideus, der bei gewissen Säugetieren (z. B. der Katze) normal vorkommt.

Die Scapula kann unterlassen kaudalwärts zu wandern (primärer Hochstand der Scapula, vgl. Fig. 509, S. 632) oder sekundär wieder kranialwärts verschoben werden (sekundärer Hochstand der Scapula).

---

[1]) Von solchen Hemmungsmissbildungen sind natürlich die durch intrauterine Spontanamputationen hervorgerufenen Fingerverkürzungen streng zu unterscheiden.

[2]) Phylogenetisch können solche Knochen aber sehr alt sein.

Das Schlüsselbein wird in seltenen Fällen gar nicht angelegt. Häufiger wächst die Schlüsselbeinanlage von dem Processus acromialis der Sca ulapaus, wird aber mehr oder weniger in ihrer weiteren Entwicklung gehemmt und erreicht nie den Brustkorb (Fig. 536, S. 646). Solche Fälle sind indessen nicht selten als Totaldefekt der Clavicula aufgefasst und beschrieben worden.

Von grossem Interesse ist, dass solche Schlüsselbeindefekte sich nicht selten mit Schädelmissbildungen (vgl. Fig. 538, S. 649) zu der sog. „Dysostosis cleido= cranialis" kombinieren. Die Entstehungsursache dieser Missbildungskombination, die sowohl väterlicher= wie mütterlicherseits vererbt werden kann, muss „in einer primären Veränderung des elterlichen Keimplasma gesucht werden" (HULTKRANTZ, 1908).

Unter den angeborenen Defektbildungen der grösseren Knochen der unteren Ex= tremität ist der Fibuladefekt die gewöhnlichste. Der Fibuladefekt ist gewöhnlich mit einer Biegung der Tibia verbunden, die so stark sein kann, dass man an eine intra= uterine Fraktur des Unterschenkels denken kann. Ausserdem ist er oft mit Plattfuss, Pes valgus[1] kombiniert (Fig. 197, S. 230).

Die bisher beobachteten Fälle von angeborenem Tibiadefekt sind nach KIRMISSON (1899) lange nicht so häufig wie die von Fibuladefekt. Die Tibia kann ganz oder nur im distalen Teil fehlen. Im ersten Falle ist selbstverständlich auch das Kniegelenk miss= gestaltet.

Der Tibiadefekt ist gewöhnlich durch eine starke Flexion im Kniegelenk und durch abnorm starke Supinationsstellung des Fusses, sogenannte Klumpfussstellung (Pes varus) charakterisiert (Fig. 196, S. 230).

Klumpfuss bezw. Plattfuss können indessen auch ohne gleichzeitigen Tibia= bezw. Fibuladefekt angeboren vorkommen. Mässige Klumpfussstellung ist sogar zur Zeit der Geburt physiologisch.

Meistens findet man bei den abnormen Fussstellungen, dass der Talus abnorm gestaltet ist, ob primär oder sekundär, ist aber nicht leicht festzustellen.

Missbildungen des Femurs sind sehr selten. — Der Winkel zwischen Schaft und Hals des Femurs kann unter Umständen zu gross (Coxa valga) oder zu klein (Coxa vara) werden. In seltenen Fällen tritt an Stelle der Tuberositas glutea ein Trochanter tertius auf, der bei vielen Tieren (z. B. beim Pferd) normal vorkommt.

Dass die angeborene Hüftluxation gewöhnlich als eine Hemmungsmissbildung zu betrachten ist, wurde schon oben (S. 237) hervorgehoben. Die mit dieser Missbildung verbundenen Symptome: Lordose, vermehrte Beckenengung, Überhängen des Bauches sind alle nur als später (beim Gehen) hinzugekommene Folgeerscheinungen zu betrachten (vgl. Fig. 208, S. 237).

Dass diese und andere Missbildungen, welche die normalen Verhältnisse zwischen dem Schwerpunkt des Körpers und den Unterstützungspunkten desselben verändern und zu kompensatorischen Verbiegungen der Wirbelsäule führen, allmählich auch zu der Ent= wicklung einer abnormen Beckenform Anlass geben, brauche ich hier nur kurz zu erwähnen.

---

[1] Abnorm starke Pronationsstellung des Fusses.

Entwicklung des Muskelsystems.

Die Kontraktilität ist eine allgemeine Eigenschaft aller jungen Embryonalzellen. Bei der höheren Differenzierung der letztgenannten geht aber diese Eigenschaft bei gewissen Zellen mehr oder weniger vollständig verloren, während sie bei anderen Zellen dagegen zu immer höherer Vollkommenheit ausgebildet wird.

Solche speziell kontraktile Zellen und Zellderivate werden Muskelzellen genannt.

Die meisten Muskelzellen des Menschen stammen von dem Mesoderm her. Nur ausnahmsweise haben sie ektodermale Herkunft. Dies ist, so viel wir bis jetzt wissen, nur mit den inneren Augenmuskeln (M. sphincter pupillae, M. dilatator pupillae) und gewissen glatten Hautmuskeln (die Muskeln der Glandulae sudoriferae) der Fall.

Die mesodermale Muskulatur entwickelt sich zum Teil aus den Muskelteilen der Ursegmente, den sog. Myotomen (vgl. oben S. 126), zum Teil aus dem unsegmentiert gebliebenen Mesoderm. Von diesem letztgenannten stammt die meiste glatte Muskulatur des Körpers, sowie die quergestreifte Muskulatur des Kopfes und der Extremitäten her. — Aus den Myotomen entwickeln sich die tiefen Rückenmuskeln und die Thoraco=abdominalmuskeln. Die= selben stellen die phylogenetisch älteste Muskulatur des Körpers dar.

Die Muskelnerven sind meistens deutlich, ehe die betreffenden Muskelanlagen differenziert werden. In den fertigen Muskeln dringen sie gewöhnlich gerade dort ein, wo die Muskelanlage zuerst auftrat (BARDEEN, 1907), und der Verlauf der Hauptäste eines Muskelnerven markiert im allgemeinen die Hauptwachstumsrichtungen der betref= fenden Muskelanlage (NUSSBAUM, 1895).

Wenn der Nerv eines fertigen Muskels abgeschnitten wird, so degeneriert nicht nur das periphere Nervenstück, sondern auch der betreffende Muskel.

Man hat daher auch lange geglaubt, dass die Differenzierung und weitere Entwicklung der Muskel= anlagen von den schon im voraus existierenden Muskelnerven abhängig wäre.

Indessen haben sowohl Beobachtungen an menschlichen Feten mit totaler Amyelie (v. LEONOVA, 1893, K. und G. PETRÉN, 1898) wie experimentelle Untersuchungen an niederen Wirbeltieren (HARRISON, 1904) gezeigt, dass die quergestreiften Muskeln normal differenziert werden, auch wenn in frühen Embryonal= stadien das ganze Rückenmark gefehlt hat bezw. wegoperiert worden ist.

In späteren Entwicklungsstadien aber, wenn die Muskeln als solche funktionsfähig geworden sind, sind sie dagegen für ihren normalen Weiterbestand von dem Einfluss des Nervensystems abhängig.

Dank der frühzeitigen Entwicklung der Skelettmuskelnerven werden die Skelett= muskelanlagen gewöhnlich von den Nerven desselben Segments innerviert, ehe sie grössere Verschiebungen erfahren haben.

Die zahlreichen Muskeln einer Muskelgruppe entstehen gewöhnlich als eine ein= heitliche, von einem einfachen Nervenstamm innervierte Anlage. Später wird dann diese gemeinsame Anlage in die einzelnen Muskelanlagen zerteilt, und Hand in Hand hiermit wird der Nervenstamm in Zweige zersplittert, deren Verlauf von den sekundären Ver= schiebungen der Muskelanlagen abhängig ist.

Aus dem oben Erwähnten geht die Regel hervor, dass Muskeln mit gemein= samem Ursprung auch gemeinsame Nerven haben.

Diese Regel scheint indessen nicht ohne Ausnahme gültig zu sein. Unter Um=
ständen sollen nämlich Muskeln sekundär neue Nerven bekommen können und dabei
entweder ihre ursprüngliche Nerven teilweise behalten oder auch ganz verlieren. So
z. B. werden nach neueren Untersuchungen der Musculus trapezius und der
Musculus sterno=cleidomastoideus zuerst nur von dem Nervus accessorius
innerviert. Die von dem Plexus cervicalis stammenden Nerven dieser Muskeln sind
sekundäre Bildungen. — Der Musculus digastricus mandibulae wird nach
Futamura (1906) ursprünglich ganz und gar vom Nervus facialis innerviert.
Die zu der ventralen Hälfte des Muskels gehenden Zweige gehen aber zugrunde und
werden von Zweigen des N. trigeminus ersetzt.

Beim Erwachsenen treten die Muskeln bekanntlich in zwei Formen auf, die
wir glatte und quergestreifte nennen. Grundverschieden sind aber diese beiden
Muskelformen von Anfang an nicht. Vielmehr sind sie nur verschiedenartige
Differenzierungsprodukte einer gemeinsamen Grundform, und zwar stellt
die glatte Muskulatur eine niedere, die quergestreifte eine höhere Differenzierungs=
form dar.

Da die Entwicklung dieser beiden Muskelformen aber schon frühzeitig ver=
schiedene Wege einschlägt, wollen wir ihre Histogenese je für sich verfolgen.

Histogenese der quergestreiften Muskulatur.

Die Differenzierung der quergestreiften Muskulatur beginnt in den Myotomen [1],
erst etwas später tritt sie in dem übrigen Mesoderm auf.

Die zuerst gebildeten, kranialen Myotome werden auch zuerst in Muskelgewebe differenziert, die
kaudalen Myotome dagegen zuletzt.

Unmittelbar nach der Bildung der Myotome stehen die epithelialen Zellen derselben
fast senkrecht zu der Medianebene des Körpers.

Bald verlängern sie sich aber spindelförmig und stellen sich gleichzeitig mit ihrer
Längsachse parallel zur Längsachse des Körpers ein. Von nun an werden sie Myo=
blasten genannt.

In dem übrigen Mesoderm können sich ähnliche Myoblasten anfangs aus den
Mesenchymzellen differenzieren. In späteren Entwicklungsstadien findet aber keine
solche Neubildung mehr statt, sondern die neuen Myoblasten entstehen ausschliesslich
durch Mitose älterer Myoblasten.

Die einander berührenden Myoblastenden verschmelzen gewöhnlich mit einander,
so dass aus mehreren Myoblasten ein Syncytium (Godlewski, 1902) entsteht.

Die Myotome derselben Seite sind anfangs durch bindegewebige Scheidewände,
sog. Myosepta von einander getrennt. In der ersten Hälfte des zweiten Embryonal=
monats gehen diese aber grösstenteils zugrunde. Gleichzeitig verschmelzen die Myotome
jederseits miteinander zu einer (wenigstens oberflächlich) unsegmentierten Myotomsäule
(vgl. Fig. 541 und 542, Taf. V).

Nach dem Verschwinden der Myosepta können sich die Myoblastsyncytien,
die die Muskelfaseranlagen darstellen, über mehrere Myotome ausdehnen. Sie
verlängern sich hierbei zum Teil durch fortgesetzte Verschmelzung mit angrenzenden

---

[1] Über die Entstehung der Myotome vgl. oben S. 126.

Myoblasten bezw. Myoblastsyncytien, zum Teil durch Wachstum unter Vermittlung von unvollständigen Mitosen (Kernteilung ohne nachfolgende Protoplasmateilung).

In dem Protoplasma der Myoblasten entstehen viele kleine Körnchen, Granula, die sich in den Myoblastsyncytien zuerst in Reihen anordnen und dann mit einander zu Fibrillen verschmelzen.

Solche Fibrillen entstehen immer zahlreicher, bis sie zuletzt die Muskelfaseranlage grösstenteils ausfüllen [1]). Sie ordnen sich hierbei parallel zu der Achse der Muskelfaser= anlage und sammeln sich zu Säulen an. Die neuen Fibrillen entstehen zum Teil von später, gebildeten Granulaketten, zum Teil durch Längsspaltung der schon vorhandenen Fibrillen.

In einem gewissen Entwicklungsstadium (bei etwa 12 mm langen Meerschweinchenembryonen nach GODLEWSKI) scheinen konstant einzelne Muskelfasern zu degenerieren (S. MAYER, 1886; BARFURTH, 1887 u. a.).

Nachdem dieses Stadium der physiologischen Muskeldegeneration vorüber ist, ver= mehren sich die normal gebliebenen Fibrillen durch Längsspaltung.

Bei dieser Vermehrung der Muskelfibrillen werden die Kerne der Muskelfaseranlage, die anfangs eine zentrale Lage hatten, grösstenteils zur Peripherie hin verlagert.

In einem gewissen Entwicklungsstadium beginnen die Fibrillen, sich in zwei sich verschieden färbende Substanzen zu differenzieren und zwar derart, dass dunkle (anisotrope) und helle (isotrope) Partien mit einander zu alternieren kommen. Die Muskelfibrillen werden auf diese Weise quergestreift, und da in jeder Muskelfaser die einander entsprechenden Querstreifen der verschiedenen Fibrillen immer in gleicher Höhe liegen, so wird auch die ganze Muskelfaser regelmässig quergestreift.

Zu den Hauptquerstreifen treten etwas später Nebenquerstreifen, zuerst die sog. Zwischen= scheibe und dann die „Mittelscheibe". Mitte des dritten Embryonalmonats ist die Querstreifung fertig.

Die Neubildung der quergestreiften Muskelfasern fährt nach MAC CALLUM (1898) nur etwa bis zur Mitte (nach anderen Autoren bis zum Ende) des Embryonallebens fort. Nach dieser Zeit vergrössern sich also die Muskeln nur durch Wachstum der schon vorhandenen Muskelfasern.

Histogenese der glatten Muskulatur.

Die glatte Muskulatur entsteht nach MC GILL (1907) immer an Ort und Stelle und zwar entweder A. direkt aus dem Mesenchym (früh entstehende Muskeln) oder B. aus embryonalem, fibrillärem Bindegewebe (spät entstehende Muskeln).

Im Falle A. verbinden sich die betreffenden sternförmigen Mesenchymzellen zu einem Syncytium. Durch zahlreiche Mitosen verdichtet sich dieses Syncytium blastem= artig (erste Wachstumsperiode). Die früher sternförmigen Zellen werden jetzt in die Länge ausgezogen und spindelförmig. Gleichzeitig verlängern sich auch die bisher runden oder schwach ovalen Kerne. In der vermehrten Protoplasmamasse werden Netzwerke von Granula=Ketten immer deutlicher.

Das folgende Stadium ist durch Bildung von Muskelfibrillen in dem Syncytium charakterisiert. Die Granulaketten ordnen sich hauptsächlich in Längsreihen. Die Granula vermehren sich und verschmelzen mit einander zu soliden Fibrillen, die anfangs

---

[1]) Die Fibrillen werden nicht in allen Muskelfasern gleich zahlreich. In einigen bleiben sie weniger zahlreich, so dass das zwischenliegende, unveränderte Protoplasma relativ reichlich bleibt (sog. rote Muskel= fasern); in anderen Fällen werden die Fibrillen so zahlreich, dass das zwischenliegende Protoplasma (= „Sarcoplasma") minimal wird (sog. weisse Muskelfaser).

varikös sind, später aber gleichmässiges Kaliber bekommen. Diese zuerst gebildeten Muskelfibrillen sind relativ dick. Sie werden später in dünnere Muskelfibrillen aufge= spalten. Während dieser Fibrillenbildungsperiode sistiert die Neubildung von glatten Muskelzellen.

Diese Periode wird aber von einer zweiten Wachstumsperiode gefolgt, in welcher die Muskelmasse sich wieder vergrössert und zwar sowohl durch Apposition von neugebildeten Muskelelementen, wie durch mitotische Teilungen von den alten.

Im Falle B. hat sich das Mesenchym schon zu fibrillärem Bindegewebe differenziert, wenn die Bildung der glatten Muskulatur anfängt.

Diese gibt sich dadurch kund, dass die meisten der betreffenden Bindegewebszellen (sowie ihre Kerne) sich stark verlängern und in ihrem Protoplasma Muskelfibrillen direkt [1]) ausbilden.

Diese Muskelfibrillen, die nie Varikositäten zeigen, können relativ sehr dick werden und zwar ent= weder durch Dickenwachstum der feinen Fibrillen oder durch Verschmelzung von mehreren solchen.

Später findet aber eine Längsaufsplitterung der meisten groben Muskelfibrillen statt, so dass das Protoplasma fast ausschliesslich von feinen Muskelfibrillen ausgefüllt wird. Die meisten (leimgebenden) Bindegewebsfibrillen werden hierbei „aus dem Protoplasma der Muskelzellen in die zwischen den Zellen gelegenen Räume hinausgedrängt" (Mc Gill, 1907). Sie stellen zusammen mit den als Bindegewebszellen persistierenden Elementen das intramuskuläre Bindegewebe dieser Muskeln dar.

Das intramuskuläre Bindegewebe der aus Mesenchym direkt stammenden Muskeln entsteht einfach dadurch, dass einzelne Mesenchymzellen sich zu Bindegewebs= zellen anstatt zu Muskelzellen differenzieren.

In ähnlicher Weise entsteht meistens das intramuskuläre Bindegewebe der quer= gestreiften Muskeln.

Morphogenese der Rumpfmuskeln.

Die tiefen Rückenmuskeln entstehen jederseits aus der durch die Verschmelzung der Myotome gebildeten Myotomsäule (vgl. Fig. 541 u. 542, Taf. V).

Hervorzuheben ist, dass die erwähnte Verschmelzung nicht überall ganz vollständig ist. In der Tiefe der Säule bleiben die einzelnen Myotome zeitlebens getrennt und lassen aus sich verschiedene kleine Segmentalmuskeln (die Mm. interspinales, rotatores breves, levatores costarum und intertransversarii) hervorgehen.

Die oberflächliche, unsegmentiert gewordene Partie der Myotomsäule bleibt nach Bardeen und Lewis in der Lumbalregion jederseits einfach. In den Thoracal= und Cervicalregionen dagegen spaltet sie sich in zwei Hauptteile, nämlich:

1. einen ventro=lateralen Teil, aus welchem der Musculus iliocostalis hervorgeht, und
2. einen dorso=medialen Teil, welcher sich (schon bei 14 mm langen Em= bryonen) zu den Musculi spinalis und longissimus differenziert.

Bei einem 20 mm langen Embryo sind nach Bardeen und Lewis (1901) alle die tiefen Rückenmuskeln differenziert. Hand in Hand mit dem Auswachsen der knorpeligen Wirbelbogen breiten sie sich gegen die dorsale Mittellinie aus.

---

[1]) D. h. ohne ein granuläres Zwischenstadium.

Additional material from *Normale und abnorme Entwicklung des Menschen,*
ISBN 978-3-642-51221-6 (978-3-642-51221-6_OSFO2),
is available at http://extras.springer.com

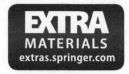

Die die ganze Gruppe der tiefen Rückenmuskeln bedeckende Fascia lumbo=
dorsalis entsteht zuerst (bei 11 mm langen Embryonen) in der oberen Thoracal= und
unteren Cervicalregion, und breitet sich später sowohl nach oben wie besonders kräftig
nach unten weiter aus. Sie stellt „eine wichtige Grenzmarke" dar „zwischen den wahren
Myotommuskeln und den Muskeln, welche später in den oberflächlicheren Schichten" des
Rückens einwandern (LEWIS, 1910), nämlich: die Mm. trapezius, rhomboideus, latissimus
dorsi und serrati postici.

Die Thoracoabdominalmuskeln entstehen durch ventrale Ausdehnung der
Myotome in die lateralen und ventralen Körperwände (vgl. Fig. 539 u. 540).

In der Thoracalregion findet diese
Ausdehnung Hand in Hand mit dem
Vorwachsen der Rippen in die Körper=
wände statt. In der Abdominalregion
ist diese Ausdehnung sowohl von dem

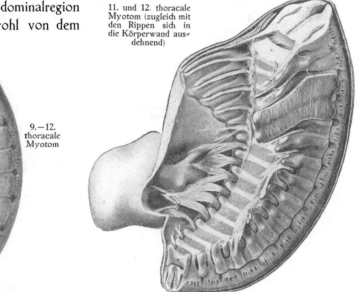

9.—12.
thoracale
Myotom

11. und 12. thoracale
Myotom (zugleich mit
den Rippen sich in
die Körperwand aus=
dehnend)

Fig. 539.   Fig. 540.

Fig. 539 und 540.

Rekonstruktionsmodelle, die Lage der Myotome zeigend. Fig. 539 bei einem 7 mm langen Embryo,
Fig. 540 bei einem 9 mm langen Embryo. Nach BARDEEN und LEWIS: Amer. Journ. of. Anat., Vol. I., 1901.

Wachstum der Rippen und der paarigen Beckenanlagen wie von der Verkleinerung des
Nabels abhängig.

Die betreffenden Myotomfortsätze sondern sich in eine tiefe und eine ober=
flächliche Schicht, von welchen die erstgenannte in der Brustregion segmentiert
bleibt und die Intercostalmuskeln bildet.

Ventral von den Rippenspitzen verschmelzen die beiden Schichten miteinander zu
einer zusammenhängenden Säule, die durch longitudinale Abspaltung isoliert wird und
den M. rectus abdominis bildet (vgl. Fig. 542 u. 543, Taf. V).

Die Annahme, dass die Inscriptiones tendineae dieses Muskels als Reste der primären
Myosepta zu betrachten sind, erscheint sehr plausibel, darf aber nach LEWIS (1910) noch nicht als sicher=
gestellt betrachtet werden.

In der oberflächlichen Schicht geht die Segmentierung durch Verschmelzung der Myotomfortsätze verloren. Aus dieser Schicht entstehen durch tangentiale Abspaltung die Mm. serrati postici und der M. obliquus abdominis externus (Fig. 542 und 543).

Aus der tiefen Schicht entstehen in der Bauchregion (wo die Segmentierung zu= grunde geht) der M. obliquus internus und der M. transversus abdominis.

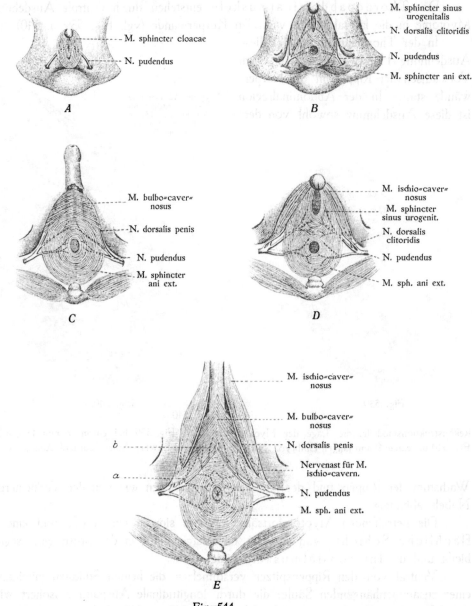

Fig. 544.

Perinealmuskulatur (von unten gesehen). *A* eines 2 Monate alten Embryos, *B* eines 3 Monate alten Embryos, *C* eines 4 Monate alten männlichen Embryos, *D* eines 4—5 Monate alten weiblichen Embryos, *E* eines 5 Monate alten männlichen Embryos. Nach Popowsky: Anat. Hefte, Bd. 12, Wiesbaden 1899.

Die Thoraco=abdominalmuskeln sind schon Mitte des zweiten Embryonalmonats differenziert. Zu dieser Zeit haben aber die beiden Mm. recti abdominis noch eine laterale Lage und sind von einander weit entfernt (Fig. 542).

Die Perinealmuskulatur wird, solange die Kloake existiert, von einer ein= heitlichen Muskelanlage repräsentiert, die die Kloakenöffnung ringförmig umgibt und daher M. sphincter cloacae genannt wird (Fig. 544 A).

Hand in Hand mit der Aufteilung der Kloakenöffnung in eine Analöffnung und eine Urogenitalöffnung teilt sich (im dritten Embryonalmonat) auch der M. sphincter cloacae in einen M. sphincter ani und einen M. sphincter sinus urogeni= talis auf (Fig. 544 B). Von dem letztgenannten Muskel sondern sich im 4.—5. Em= bryonalmonat die übrigen oberflächlichen Perinealmuskeln ab (vgl. Fig. 544 B - E). — Gleichzeitig mit der erwähnten Aufteilung des M. sphincter cloacae wird auch der zu diesem Muskel gehende, ursprünglich einfache Nervus pudendus in eine entsprechende Zahl von Zweigen aufgesplittert (vgl. Fig. 544 A—E).

Die tieferen Perinealmuskeln, der M. levator ani und der M. coccygeus, werden für sich innerhalb der Beckenanlage gebildet. Sie dehnen sich sekundär kaudal= wärts aus und verbinden sich mit dem M. sphincter ani etc.

Morphogenese der Hals= und Kopfmuskeln.

Von den Halsmuskeln entstehen die tieferen, prävertebralen Muskeln (der M. longus colli und der M. longus capitis) aus Myotomfortsätzen. Die übrigen ventro=lateralen Halsmuskeln entstehen aus verschiedenen Mesodermpartien.

Die Mm. scaleni entstehen in loco als eine zusammenhängende Muskelanlage, in welcher die einzelnen Muskelindividuen schon bei 11 mm langen Embryonen zu erkennen sind. Etwas später (Ende des zweiten Embryonalmonats) differenzieren sich die Infrahyoidalmuskeln (ebenfalls in loco) aus einer anderen Muskelanlage (Fig. 545 B).

Etwa gleichzeitig mit den Infrahyoidalmuskeln werden die Muskeln der Pharynxwand angelegt. Sie stammen wahrscheinlich aus dem Mesenchym des dritten Kiemenbogens.

Die Kehlkopfmuskeln entstehen in derselben Mesenchymmasse (von dem dritten und vierten Kiemenbogen stammend), in welcher später auch die Larynxknorpel ent= stehen. Sie sind nach Lewis (1910) schon bei 14 mm langen Embryonen zu erkennen.

Die Zungenmuskulatur sollte nach einer allgemeinen Annahme von den Kopf= myotomen stammen. Nach Lewis ist dies aber gar nicht bewiesen. Dieser Autor findet es glaubhafter, dass die Zungenmuskeln in loco aus dem Mesoderm des Mundbodens entstammen.

In diesem liegen bei 9 mm langen Embryonen zwei bilaterale Vormuskelmassen (Fig. 545 B, „Zungenmuskeln"), welche sich bald in je einen ventro=medialen Teil (die gemeinsame Anlage des M. geniohyoideus und des M. genio=glossus) und einen dorso=lateralen Teil (die gemeinsame Anlage des M. hyoglossus, M. styloglossus und M. chondroglossus) sondern.

Mit der Differenzierung und weiteren Entwicklung dieser Muskelmassen erhebt sich die Zunge allmählich über den Mandibularbogen.

42 *

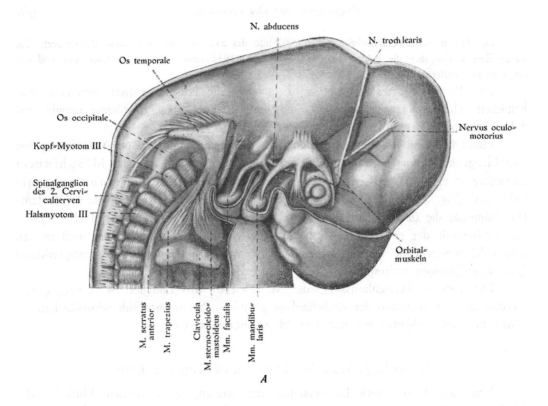

N. abducens

N. trochlearis

Os temporale

Os occipitale

Kopf=Myotom III

Spinalganglion
des 2. Cervi=
calnerven

Halsmyotom III

Nervus oculo=
motorius

Orbital=
muskeln

M. serratus anterior
M. trapezius
Clavicula
M. sterno=cleido=
mastoideus
Mm. facialis
Mm. mandibu=
laris

A

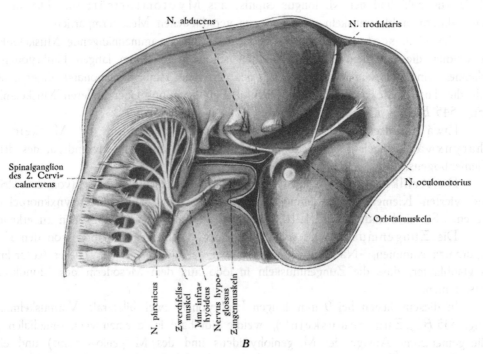

N. abducens

N. trochlearis

Spinalganglion
des 2. Cervi=
calnervens

N. oculomotorius

Orbitalmuskeln

N. phrenicus
Zwerchfells=
muskel
Mm. infra=
hyoideus
Nervus hypo=
glossus
Zungenmuskeln

B

Fig. 545.

Rekonstruktionsmodelle, die Vormuskelmassen (mit ihren Nerven), der Hals= und Kopfregion eines 9 mm
langen Embryos zeigend. *A* Vormuskelmassen des Kopfes, des Halses und der kranialen Myotome.
B Vormuskelmassen des Auges, der Zunge, der Infrahyoidal= und der Zwerchfellsgegend. Nach LEWIS (1910)
aus KEIBEL-MALL's Handbuch d. Entw.=Gesch. des Menschen, Bd. I. Leipzig 1910.

Die Eigenmuskulatur der Zunge (der M. lingualis) differenziert sich relativ spät (bei 20 mm langen Embryonen). Einmal gebildet, entwickelt sie sich aber sehr schnell.

Aus dem Mesenchym des Hyoidbogens entwickeln sich alle die von dem Nervus facialis (dem Nerv des Hyoidbogens) innervierten Muskeln des Halses und des Kopfes.

Bei 9 mm langen Embryonen sind diese Muskeln jederseits als eine kleine einheit= liche Vormuskelmasse angelegt (Fig. 545 A, „Mm. facialis"), die mit einem einfachen Nervus facialis zusammenhängt.

Diese Vormuskelmasse fängt bald an, sich in verschiedenen Richtungen zu ver= breiten. Ein Teil breitet sich gegen den Schultergürtel aus, die eigentliche Platysma (bei etwa 15 mm langen Embryonen) bildend (Fig. 546 A, „M. platysma colli"). Ein anderer Teil verlängert sich nach oben (und zwar sowohl dorsal= wie ventralwärts vom Ohre) in die Occipital= bezw. Gesichtsregionen des Kopfes hinauf, die sog. mimische Muskulatur bildend (Fig. 546 A u. B).

Anfang des dritten Embryonalmonats sind die verschiedenen Muskeln dieser Gruppe alle zu erkennen (FUTAMURA, 1906). (Vgl. Fig. 547.)

Der ursprünglich mediale Rand der hyoidalen Vormuskelmasse verdickt sich und bildet den Mm. stylohyoideus, digastricus und stapedius.

Die die Digastricusbäuche trennende Sehne entsteht nach FUTAMURA sekundär durch Atrophie der intermediären Muskelmasse. Gleichzeitig erhält der ventrale Digastricus=Teil — wie erwähnt — neue Innervation durch Trigeminusfasern.

In ähnlicher Weise wie die Digastricussehne entsteht die Galea aponeurotica durch Degeneration von Muskelsubstanz. Der Musculus fronto=occipitalis ist nämlich anfangs ein einheitlicher Muskel.

Hand in Hand mit der Ausbreitung und Zersplitterung der hyoidalen Muskel= anlage wird auch der Nervus facialis entsprechend in Zweige zersplittert.

Aus dem Mesenchym des Mandibularbogens entwickeln sich die von dem Nervus trigeminus (dem Nerv des Mandibularbogens) innervierten Muskeln (mit Ausnahme von dem vorderen Digastricusbauch und vielleicht dem M. mylohyoideus).

Bei 9 mm langen Embryonen ist in der Mitte jedes Mandibularbogens eine eiförmige Vormuskelmasse zu erkennen (Fig. 545 A, Mm. mandibularis). Diese be= ginnt später (bei 14 mm langen Embryonen), sich in die verschiedenen Kaumuskeln etc. zu differenzieren. Ende des zweiten Embryonalmonats (bei etwa 2 cm langen Embryonen) sind diese Muskeln alle deutlich.

Die Orbitalmuskeln (Fig. 545) werden schon bei 7 mm langen Embryonen als eine gemeinsame Vormuskelmasse angelegt, die zwischen dem Ganglion trigemini und dem Augenbecher liegt.

In dem erwähnten Stadium ist diese Vormuskelmasse nur von dem Nervus oculo=motorius innerviert. Etwas später (bei 9 mm langen Embryonen) wachsen aber auch der Nervus trochlearis und der Nervus abducens in dieselbe ein.

Schon bei 14 mm langen Embryonen haben sich die Augenhöhlenmuskeln fast alle [1]) aus der früher gemeinsamen Anlage differenziert und etwa ihre definitive Lage eingenommen.

---

[1]) Nur der M. obliquus inf. trennt sich etwas später von dem M. rectus inf. ab.

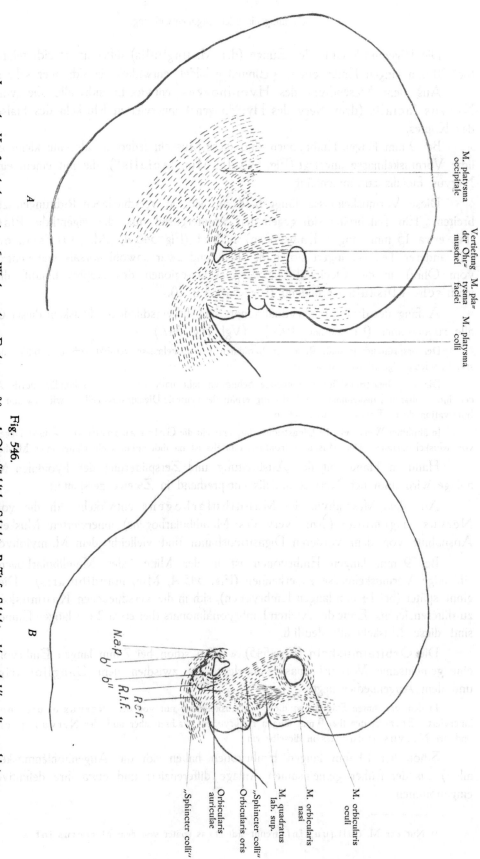

Fig. 546.

Lage der Kopfmuskulatur eines 6 Wochen alten Embryos. $\frac{20}{1}$. *A* Oberflächliche Schicht. *B* Tiefe Schicht. *b'* und *b''* = die zur hinteren bezw. vorderen Fläche des Ohres ziehenden Facialisäste: *N. a. p.* Nervus auricularis posterior, *R. c. f.* Ramus cervico-facialis des N. facialis; *R. t. f.* Ramus temporo-facialis des N. facialis. Nach FUTAMURA: Anat. Hefte, Bd. 30, 1906.

Labels in figure A:
M. platysma occipitale
Vertiefung der Ohr= muschel
M. pla= tysma faciei
M. platysma colli

Labels in figure B:
N. a. p.
b'
b''
R. c. f.
R. t. f.
„Sphincter colli"
Orbicularis auriculae
Orbicularis oris
„Sphincter colli"
M. quadratus lab. sup.
M. orbicularis nasi
M. orbicularis oculi

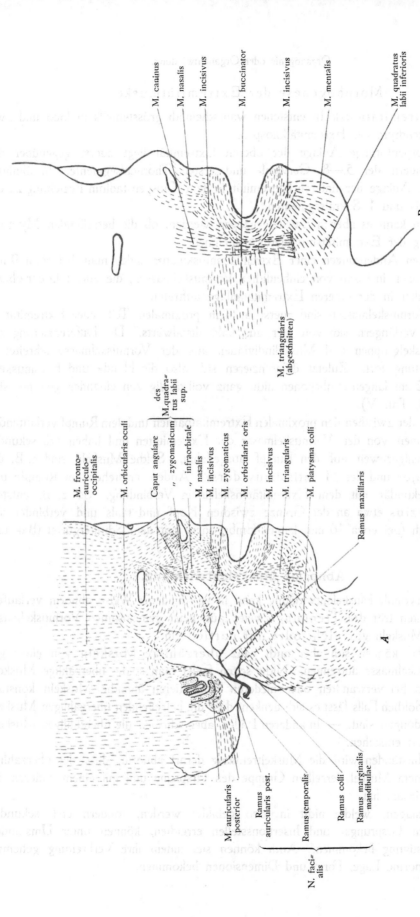

Fig. 547.

Gesichtsmuskulatur eines 8—9 Wochen alten Embryos. *A* Oberflächliche Schicht, $\frac{14}{1}$, *B* Tiefe Schicht (etwas stärker vergrössert).
Nach FUTAMURA (1906).

Morphogenese der Extremitätmuskeln.

Die Extremitätmuskeln entstehen wahrscheinlich grösstenteils in loco und zwar aus dem Mesenchym der Extremitätknospen.

Die knospenförmige Anlage der oberen Extremität liegt zuerst gegenüber den ventralen Rändern der 5.—8. Cervical= und ersten Thoracalsegmente. In ähnlicher Weise hat die Anlage der unteren Extremität in dem Knospenstadium Beziehung zu den 1.—5. Lumbal= und 1. Sakralsegmenten.

Trotzdem kann es aber in Zweifel gezogen werden, ob die betreffenden Myotome an der Bildung der Extremitätsmukulatur teilnehmen.

Die ersten Andeutungen einer Extremitätsmuskulatur findet man bei etwa 9 mm langen Embryonen in Form von einheitlichen Vormuskelmassen, die zuerst in der oberen und bald nachher in der unteren Extremitätanlage auftreten.

Diese Vormuskelmassen sind zuerst in dem proximalen Teil jeder Extremität zu erkennen und verlängern sich von hier aus bald distalwärts. Die Differenzierung der einzelnen Muskelgruppen und Muskelindividuen aus der Vormuskelmasse schreitet in derselben Richtung fort. Zuletzt differenzieren sich also die Hand= und Fussmuskeln, die noch bei 2 cm langen Embryonen nicht ganz vollständig von einander getrennt sind (vgl. Fig. 543, Taf. V).

Gewisse der zwischen den proximalen Extremitätpartien und dem Rumpf verlaufenden Muskeln stammen von der Vormuskelmasse der Extremitäten und haben sich sekundär mehr oder weniger weit auf den Rumpf ausgedehnt. Solche Muskeln sind z. B. der M. psoas major und der M. latissimus dorsi. Andere entstehen am Rumpfe und setzen sich sekundär mit dem Extremitätenskelett in Verbindung. So z. B. entsteht der M. trapezius etwa an der Grenze zwischen Kopf und Hals und verbindet sich erst nachträglich (bei etwa 16 mm langen Embryonen) mit dem Schultergürtel (BARDEEN und LEWIS).

Abnorme Muskelentwicklung.

Die embryonale Muskelentwicklung kann in verschiedener Weise abnorm verlaufen.

Nicht selten tritt die Trennung zweier aus einer gemeinsamen Vormuskelmasse entstehenden Muskeln gar nicht oder nur partiell ein.

Umgekehrt können sich aber auch ganz überzählige Muskeln von einer ge= wissen Vormuskelmasse abtrennen. Nicht selten findet man solche überzählige Muskeln an Stellen, wo bei verwandten oder niederen Wirbeltieren ähnliche Muskeln konstant vorkommen. Solchen Falls lässt es sich denken, dass die betreffenden überzähligen Muskeln atavistische Bildungen sind. — In anderen Fällen aber scheinen die überzähligen Muskeln ganz regellos zu entstehen.

Unter Umständen wird die Muskeltrennung derart abnorm, dass der überzählige Muskel mit einem Muskel derselben Gruppe den Ursprung und mit einem anderen die Insertion gemeinsam hat.

Muskelanlagen, welche nicht in loco gebildet werden, sondern erst sekundär ihre werdenden Ursprungs= und Insertionsstellen erreichen, können unter Umständen abnorme Befestigung bekommen. Auch können sie, indem ihre Verbreitung gehemmt wird, ganz abnorme Lage, Form und Dimensionen bekommen.

Die sekundären Verschiebungen einer Muskelanlage können entweder direkt oder indirekt (z. B. durch Hemmung der Skelettentwicklung) gehemmt werden.

In seltenen Fällen werden gewisse Muskeln oder Muskelgruppen gar nicht oder nur partiell angelegt (primäre Muskeldefekte). In anderen Fällen werden sie normal angelegt, gehen aber später (wohl in dem Stadium der sog. „physiologischen Muskeldegeneration") ganz oder zum grossen Teil wieder zugrunde (sekundäre Muskeldefekte). Diese letztgenannten Muskeldefekte stellen also nur Produkte einer abnorm weit gegangenen embryonalen Muskelfaserdegeneration dar.

Die bisher beobachteten angeborenen Muskeldefekte [1] waren nur ausserordentlich selten doppelseitig. Meistens kamen sie nur an der rechten Seite des Körpers vor.

Am allergewöhnlichsten fehlt der M. pectoralis major. Recht oft werden auch die Mm. pectoralis minor, trapezius, serratus anterior, quadratus femoris, omohyoideus und semimembranosus defekt angetroffen.

Der angeborene Defekt des Pectoralis major ist oft mit Defekt des Pectoralis minor und nicht selten auch mit Defekt anderer Brust=, Bauch= und Schultergürtelmuskeln vergesellschaftet. Auch kombiniert sich dieser Defekt nicht gerade selten mit Knochen= defekten (an Rippen und Sternum) mit Verkleinerung oder Hochstand des knöchernen Schultergürtels, mit „Flug= und Schwimmhautbildung" der betreffenden Extremität und mit Fehlen einzelner Phalangen oder ganzer Finger derselben (Lorenz, 1904).

In einem von Fürst (1900) beschriebenen, an dem hiesigen anatomischen Institut beobachteten Falle, war der vollständige Defekt der beiden rechtsseitigen Pectoralismuskeln (major und minor) kombiniert mit partiellem Defekt der Mm. serratus anterior, intercostales, obliquus abdominis externus, rectus abdominis und latissimus dorsi, mit Mangel der Mamilla und des subkutanen Fettes an der Brust, mit Schwimmhautbildungen zwischen den Fingern und mit verkürzten, teilweise verschmolzenen Knochen der Handstrahlen (vgl. Fig. 206, S. 235). Alles an der rechten Seite.

Entwicklung des Nervensystems.

A. Zentralnervensystem.

Die erste Anlage des Zentralnervensystems ist beim menschlichen Embryo noch nicht bekannt. Wahrscheinlich tritt sie in Übereinstimmung mit dem, was wir von den Tieren im allgemeinen wissen, als eine mediane **Ektodermverdickung** auf, welche sich vom vorderen bis zum hinteren Pol der Area embryonalis erstreckt.

Diese verdickte Partie des Ektodermes, die sogenannte **Medullarplatte**, krümmt sich bald zu einer Rinne, der Medullarrinne oder Medullarfurche, ein. In diesem Entwicklungsstadium befindet sich das Zentralnervensystem bei einem von Eternod beschriebenen menschlichen Embryo (1,34 mm lang).

Wie Fig. 62 (S. 115) zeigt, ist die Medullarfurche bei diesem Embryo noch sehr seicht. Kranialwärts erreicht sie den vorderen Pol der Area embryonalis, kaudalwärts endet sie dagegen etwas nach vorne von dem hinteren Pol und zwar unmittelbar nach vorn von dem Canalis neurentericus und der Primitivrinne. Wenn die Medullarfurche sich in einem nächsten Stadium kaudalwärts verlängert, werden Canalis neurentericus und

---

[1] Zahlreiche solche Muskeldefekte werden offenbar nie diagnostiziert, da sie meistens keine grosse, von den Patienten selbst bemerkbaren Beschwerden hervorrufen.

Primitivrinne in sie aufgenommen. Bald nachher (Ende der zweiten oder Anfang der dritten Embryonalwoche) gehen diese letztgenannten Bildungen spurlos zugrunde.

Die die Medullarfurche begrenzenden Ektodermfalten, die Medullarwülste, welche an den lateralen Grenzen der Medullarplatte entstehen, werden Hand in Hand mit der Vertiefung der Medullarfurche immer höher (vgl. Fig. 65 A und Fig. 66 A—E, S. 119), zuletzt werden sie einander genähert (Fig. 66 E) und gegen einander gepresst (Fig. 430, S. 520).

Dort, wo die Ektodermfalten am stärksten gegen einander gedrückt werden, gehen sie — vielleicht durch eine Art Druckatrophie — zugrunde. Hierbei entstehen vier Wundränder des Ektodermes, von welchen die zwei tiefer gelegenen und die zwei ober= flächlichen je für sich paarweise verwachsen. Auf diese Weise wird die Medullarplatte

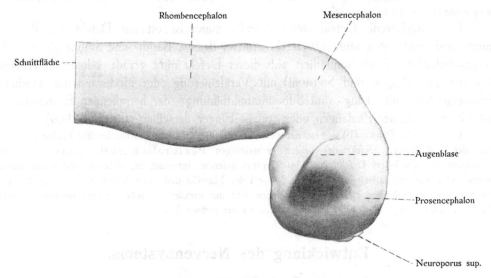

Fig. 548.

Gehirnanlage (im Dreiblasenstadium) eines 2 Wochen alten Embryos. Nach His: Die Entw. d. menschl. Gehirns während d. ersten Monate. Leipzig 1904.

von der Hautplatte des Ektodermes getrennt und in eine rohrförmige Bildung, das Medullarrohr (Fig. 211, S. 242) umgewandelt. Durch einwachsendes Mesoderm wird dieses Rohr bald von der Hautplatte des Ektoderms isoliert.

Die Umwandlung der Medullarfurche in das Medullarrohr beginnt — nach Keibel und Elze bei etwa 1,5 mm langen Embryonen (mit 7—8 Somitenpaaren) — in der Halsgegend und schreitet von hier aus sowohl kaudal= wie kranialwärts fort. In der Kopf= bezw. Schwanzregion bleibt also die Medullarrinne relativ lange offen (vgl. Fig. 67, 68, 72—74, S. 129). Von diesen beiden Öffnungen (Neuropori) des Medullar= rohres schliesst sich normalerweise die kraniale (Fig. 548) zuerst und zwar bei etwa 2,5 mm langen Embryonen (mit 23 Somitenpaaren).

Kurz darauf (bei etwa 3 mm langen Embryonen mit ca. 25 Somitenpaaren) schliesst sich auch der kaudale Neuroporus.

Von dieser Zeit ab bildet das Medullarrohr also ein allseitig geschlossenes Rohr.

Schon in dem Stadium der Medullarfurche hat sich die kraniale Hälfte der Medullar=
platte bedeutend stärker als die kaudale entwickelt und lässt sich dadurch schon jetzt als
Gehirnanlage erkennen. Die kaudale, schwächer entwickelte Hälfte der Medullar=
platte stellt die Anlage des Rückenmarkes dar (vgl. Fig. 65, S. 118).

Unmittelbar nach der Schliessung des Medullarrohres stellt die Rückenmarksanlage
ein ebenes Rohr dar, welches sich kaudalwärts allmählich verjüngt.

Die Wandpartien der Gehirnanlage haben sich dagegen an verschiedenen Stellen
ungleich stark entwickelt. Die weniger entwickelten Wandpartien sind als zwei Ein=
schnürungen zu erkennen, welche drei blasenartige Ausbuchtungen des Gehirnrohres von
einander abgrenzen (Fig. 548). Diese Ausbuchtungen des Gehirnrohres, deren Lumina,
die primären Gehirnventrikel, mit einander und mit der Höhlung des Rückenmark=
rohres in weiter Verbindung bleiben, stellen die drei primären Hirnblasen dar. Von
diesen wird die vordere (= obere) Prosencephalon oder Vorderhirnblase, die mittlere
Mesencephalon oder Mittelhirnblase und die hintere (= untere) Rhombencephalon
oder Hinterhirnblase genannt.

Dieses **Dreiblasenstadium** der Gehirnanlage geht (Ende der dritten und An=
fang der vierten Embryonalwoche) in ein **Fünfblasenstadium** über, indem die
Vorderhirnblase und die Hinterhirnblase sich in je zwei sekundäre Hirnblasen sondern
(vgl. Fig. 209, 210, S. 240 und 550 *A*).

Überblick über die wichtigsten in der Hirnentwicklung auftretenden
Komplikationen.

Abgesehen von dem in der Hirngegend besonders starken (Fig. 65, S. 118) und
von dem zu der erwähnten Blasenbildung führenden ungleichen Wachstum (Fig. 68,
S. 123) des Medullarrohres, kompliziert sich die Hirnanlage in vielerlei Weise:

I. Durch Krümmungen der Längsachse. Die nächste Ursache dieser
Krümmungen ist in dem relativ starken Längenwachstum des Hirnrohres zu suchen.
— Zuerst bildet sich in der Gegend der Mittelhirnblase eine dorsal konvexe Krümmung,
die Scheitelbeuge, aus. Etwas später (Ende der dritten Embryonalwoche) entsteht
an der Grenze zwischen Gehirn= und Rückenmarkanlage eine zweite, dorsalwärts konvexe
Krümmung, die Nackenbeuge.

Diese Krümmungen rufen beide an der Oberfläche des Embryos entsprechende Krümmungen hervor,
welche als Scheitel= bezw. Nackenhöcker bezeichnet werden (vgl. Fig. 74, S. 129, Fig. 77, S. 134
und Fig. 209, S. 239).

Zwischen diesen Krümmungen des Hirnrohres entsteht an der Grenze zwischen
der vierten und der fünften Hirnblase eine dritte Krümmung, die Brückenbeuge, deren
Konvexität ventralwärts gerichtet ist und sich daher nicht an der Oberfläche des Embryos
bemerkbar macht (Fig. 210, S. 240).

II. Durch das ungleiche Wachstum der fünf Hirnblasen. — Am
stärksten wachsen das Telencephalon und das Metencephalon. Die Seiten=Teile
(= Hemisphären) dieser Gehirnblasen wachsen stärker als die mittleren Partien. — Am
wenigsten wachsen das Mesencephalon und das Myelencephalon. — Da nun die
gemeinsame Hirnkapsel relativ eng ist und gegen die Ausdehnung Widerstand leistet,
müssen die stärker wachsenden Gehirnpartien sich den nötigen Raum auf Kosten der

schwächer wachsenden bereiten. Diese werden daher allmählich von den stärker wach=
senden Hirnpartien umhüllt und in ihrer Formentwicklung mehr oder weniger stark
beeinflusst.

III. Durch ungleiches Dickenwachstum der Hirnwandungen. Da=
durch entstehen:

        A. Verdickungen der Hirnwände. So z. B. verdicken sich die lateralen
           Wände des Diencephalon zu den Thalami optici und die lateralen
           und unteren Wände des Telencephalon zu den Corpora striata.

        B. Verdünnungen der Hirnwände. So z. B. verdünnen sich die die Plexus
           chorioidei bekleidenden Hirnwände so stark, dass sie makroskopisch nicht
           mehr als solche zu erkennen sind. — Die Dachpartie des Rhombencephalon
           erleidet schon früh eine solche Verdünnung.

IV. Durch physiologische Berstung gewisser Wandpartien. — In der oben
erwähnten verdünnten Dachpartie des Rhombencephalon treten im vierten Embryonal=
monat[1]) eine hintere, mittlere (= Foramen MAGENDII) und zwei seitliche Dehiscenzen
(= Foramina LUSCHKAE) auf.

V. Durch sekundäre Verwachsungen. So z. B. verwachsen die Hemisphären=
blasen des Telencephalon zuerst (im zweiten Embryonalmonat) mit den lateralen Wänden des
Diencephalon und später (im dritten und vierten Embryonalmonat) teilweise mit einander.
Die letztgenannten Verwachsungen werden dann zum Durchtritt von transversalen
Nervenfasern (Kommissurenfasern) benutzt, welche die beiden Grosshirnhemisphären
mit einander in leitende Verbindung setzen.

VI. Durch Faltenbildungen der Hirnblasenwände. Hierdurch ent=
stehen an der Hirnoberfläche zuerst tiefe sog. Totalfurchen oder Fissuren, welche
auf der Ventrikelinnenfläche entsprechende Hervorragungen veranlassen. Später bilden
sich seichtere Furchen, sog. Sulci, aus, welche auf die Gehirnoberfläche beschränkt
sind und also ventrikelwärts keine Prominenzen veranlassen.

VII. Durch sekundäre Verschiebungen der von den Nervenzellen gebildeten
grauen Gehirnsubstanz. So z. B. können sensible Kerne aus der dorsalen Zone
in die ventrale, motorische Zone hinab disloziert werden und umgekehrt. — Solche Ver=
schiebungen der Nervenzellengruppen treten bei der Auswachsung der Nervenfasern=
systeme in allen Gehirnpartien mehr oder weniger reichlich auf und führen zu sehr ver=
wickelten Verhältnissen betreffs der Verteilung sowohl der grauen wie der weissen Ge=
hirnsubstanz.

Dass durch alle diese Komplikationen das Endresultat der Gehirnentwicklung sich
sehr verwickelt gestalten muss, ist leicht einzusehen. Hier, wenn irgendwo, ist daher
die Behauptung berechtigt, dass der Bau eines Organs verständlich wird, erst nachdem
man die Entwicklung des betreffenden Organes kennt.

Die Entwicklung der Gehirnventrikel und des Rückenmarkkanals
aus dem Lumen des Medullarrohres ist in ihren Hauptzügen relativ leicht zu verfolgen.
Ich schicke darum hier einen Überblick über diese Formentwicklung des Medullarrohr=

---

[1]) Nach HESS (1885) schon bei 12 cm langen Embryonen.

lumens voraus, um nachher zu der komplizierteren Entwicklung der verschiedenen Wand=
partien des Medullarrohres überzugehen.

Schon unmittelbar nach der Schliessung des Medullarrohres markiert sich die An=
lage der Gehirnventrikel durch ihre grössere Weite von der engen Anlage des Rücken=
markkanales (vgl. Fig. 550 *A*). Das Auftreten der Nackenbeuge markiert die Grenze
zwischen Gehirnventrikeln und Rückenmarkkanal noch schärfer (vgl. Fig. 210, S. 240).

Dieses in der Rückenmarkanlage relativ klein gebliebene Lumen des Medullar=
rohres wird hier später noch kleiner, indem die dorsale Partie desselben (durch sekundäre
Verwachsung der Seitenwände des Medullarrohres) obliteriert (vgl. Fig. 553 u. 554).
Die persistierende ventrale Partie des Kanales bildet den Zentralkanal des Rückenmarkes.

In dem Gebiete der Gehirnanlage bleibt das Medullar=
rohrlumen (trotz relativer Verkleinerung in späteren Entwicklungs=
stadien) im allgemeinen weit. Nur in der Mittelhirnblase findet
eine so starke relative Verkleinerung des Lumens statt, dass
es den Charakter eines Ventrikels allmählich verliert und das
Aussehen eines engen Kanales annimmt (vgl. Fig. 550 *A—C*, III).
Dieser Kanal ist in dem entwickelten Gehirn unter dem Namen
Aquaeductus cerebri oder SYLVII bekannt.

Das Lumen der Hinterhirnblase wird bei der Ent=
stehung der Brückenbeuge in etwa derselben Weise deformiert
wie ein der Länge nach geschlitzter [1]) Gummischlauch, wenn man
ihn gegen die geschlitzte Seite hin biegt. „Die Röhrenlichtung
weitet sich dann aus zu einer flachen, rautenförmigen Grube,
deren grösste Breite in den Ort der stärksten Biegung fällt"
(HIS, 1874).

Auf diese Weise wird die Bodenpartie dieser Gehirn=
blase in eine rhomboide Grube, die Fossa rhomboidalis,
umgewandelt, welche auch zu dem Namen Rhombencephalon
für die betreffende Gehirnpartie Anlass gegeben hat. — Ur=
sprünglich ist die Brückenbeuge auch an der Ventrikelseite des
Rhombencephalon als eine Furche erkenntlich (Fig. 551 *A*).
Diese Furche markiert dann die Grenze zwischen dem Meten=

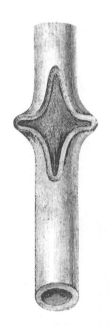

Fig. 549.
Geschlitzter Gummischlauch mit
konkaver Biegung. Nach HIS:
Unsere Körperform. Leipzig 1874.

cephalon (IV.) und dem Myelencephalon (V.). Bei der weiteren Ausbildung der
Brücke wird indessen diese Furche wieder vollständig ausgeglichen (vgl. Fig. 551 *B* u. *C*).
Die Grenze zwischen dem Met= und dem Myelencephalon lässt sich indessen noch
bezeichnen und zwar durch eine die lateralen Ecken der Fossa rhomboidalis verbindende
Linie (Fig. 550 *C*). — Ohne im übrigen wesentlichere Formveränderungen zu erleiden,
bildet das Lumen des Rhombencephalon den sog. vierten Ventrikel des
entwickelten Gehirnes.

Am bedeutendsten verändert sich die Form der primären Vorderhirnblase und
Hand in Hand hiermit auch die Form deren Lumen. — Wie schon erwähnt, sondert
sich diese Hirnblase bald in zwei Blasen, von welchen die hintere, das Diencephalon

[1]) Der Schlitz entspricht dem verdünnten Dache des Rhombencephalon.

(= Zwischenhirn, II), relativ klein bleibt, die vordere — das Telencephalon (I) — dagegen sich kolossal vergrössert.

Bei dieser starken Vergrösserung stösst das Telencephalon bald auf mechanische Hindernisse für eine gleichmässige Erweiterung. In der Medianebene entsteht aus dem die Gehirnanlage umhüllenden Bindegewebe — welches die Anlage der Gehirnhäute darstellt — ein sichelförmiger Fortsatz (die Grosshirnsichel oder Falx cerebri), welcher die vordere und obere Wand des Telencephalon allmählich immer tiefer

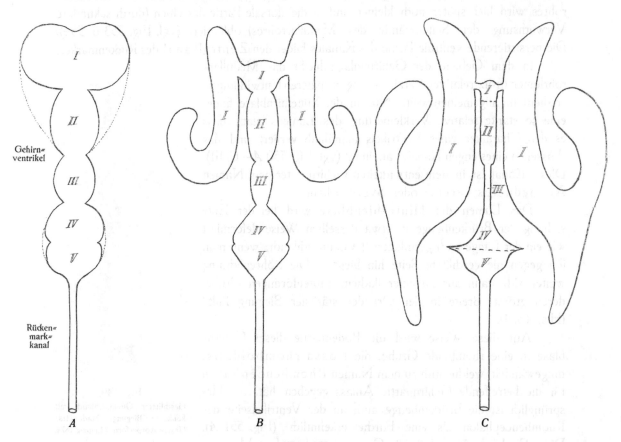

Fig. 550.

Schemata, die Gehirnventrikelanlagen in verschiedenen Entwicklungsstadien zeigend. Von der dorsalen Seite gesehen. I Gehirnventrikel des Telencephalon, II Gehirnventrikel des Diencephalon, III Gehirnventrikel des Mesencephalon, IV Gehirnventrikel des Metencephalon, V Gehirnventrikel des Myelencephalon.

einstülpt (vgl. Fig. 550 A—C). Hierdurch wird das Telencephalon in eine kleinere, median gelegene Partie und zwei grössere laterale Partien gesondert. Die letztgenannten stellen die Anlagen der Grosshirnhemisphären dar und werden daher Hemisphärenblasen genannt.

Die Höhlen dieser beiden Blasen sind die Anlagen der Seitenventrikel oder der zwei ersten Ventrikel des Gehirnes.

Von diesen Ventrikeln sind schon Anfang des zweiten Embryonalmonats (bei etwa 1 cm langen Embryonen) das Cornu anterius und die Cella media als solche zu erkennen (Fig. 551 A). In den folgenden Stadien wachsen die Hemisphärenblasen zuerst nach hinten und biegen dann ringförmig nach unten und vorn um. Hand in Hand hiermit werden die Seitenventrikel in entsprechender Weise deformiert. So entsteht das Cornu inferius (Fig. 550 B und 551 B).

Zuletzt breitet sich die definitiv hintere Partie jeder Hemisphärenblase relativ stark nach hinten aus, die Corpora quadrigemina und das Cerebellum allmählich deckend. Hierbei wird die an der Grenze zwischen der Cella media und dem Cornu inferius ge= legene Ventrikelpartie ebenfalls nach hinten ausgezogen und bildet so das Cornu posterius (vgl. Fig. 550 C und 551 C).

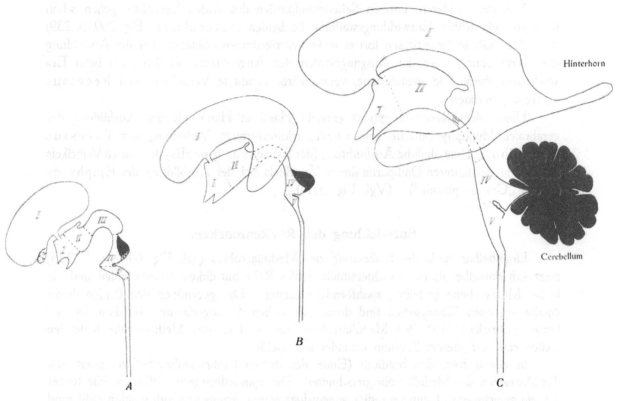

Fig. 551.

Schemata, die Anlagen der Gehirnventrikeln und des Kleinhirns (kompakt schwarz) in verschiedenen Ent= wicklungsstadien zeigend. (Von der linken Seite gesehen.) *I* Gehirnventrikel des Telencephalon; *II* Gehirn= ventrikel des Diencephalon; *III* Gehirnventrikel des Mesencephalon; *IV* Gehirnventrikel des Metencephalon, *V* Gehirnventrikel des Myelencephalon.

Während dieser Entwicklung der Seitenventrikel verkleinern sich ihre Kommuni= kationsöffnungen mit den median gelegenen Gehirnventrikeln relativ sehr beträchtlich (vgl. Fig. 550). Sie stellen dann die sogenannten Foramina MONROI dar, welche noch beim Erwachsenen die beiden Seitenventrikel mit dem sog. dritten Ventrikel ver= binden.

Der dritte Gehirnventrikel wird vorne von der unpaaren Partie der Telen= cephalonhöhle, hinten von der Diencephalonhöhle gebildet (Fig. 550).

Die zwischen diesen beiden Teilen des dritten Ventrikels gelegene Grenze ist nie besonders deutlich und in späteren Entwicklungsstadien gar nicht zu sehen. In Fig. 550 C (zwischen I und II) ist sie durch eine gestrichelte Linie markiert. —

Bei der starken Entwicklung der Grosshirnhemisphären werden die Seitenwände des dritten Ventrikels von aussen her gepresst und gegen einander verschoben. Sie kommen daher fast parallel und einander sehr nahe zu liegen, ja an einer Stelle werden sie so stark gegen einander gepresst, dass sie mit einander verwachsen. Durch diese Verwachsung entsteht die Commissura mollis oder Massa intermedia. Der dritte Ventrikel gewinnt also grössere Ausdehnung nur in den kranio=kaudalen und dorso= ventralen Richtungen (vgl. Fig. 550 C und 551 C).

Von den vorderen, unteren Seitenwandpartien des dritten Ventrikels gehen schon in einem sehr frühen Entwicklungsstadium die beiden Augenblasen (Fig. 209, S. 239) aus. Das sich in diese Blasen fortsetzende Ventrikellumen obliteriert bei der Ausbildung der Nervi optici, aber die Ausgangsstellen der Augenblasen werden noch beim Er= wachsenen durch eine gemeinsame, ventralwärts gerichtete Vertiefung, den Recessus opticus, markiert.

Hinter dem Recessus opticus entsteht Hand in Hand mit der Ausbildung der cerebralen Hypophysenpartie eine zweite, trichterförmige Vertiefung, der Recessus infundibuli. Eine ähnliche Ausbuchtung (der Recessus pinealis) des dritten Ventrikels entsteht in der hinteren Dachpartie dieses Ventrikels bei der Ausbildung des Epiphyses (= des „Corpus pineale"). (Vgl. Fig. 551!)

Entwicklung des Rückenmarkes.

Unmittelbar nach der Schliessung des Medullarrohres (vgl. Fig. 69—71, S. 125) zeigt sich dasselbe als ein im Querschnitt ovales Rohr mit dicken Seitenwänden und ein in der Medianebene gestelltes, spaltförmiges Lumen. Die gegenüber den Enden dieser Spalte liegenden Wandpartien sind dünn und stellen die sogenannte „Bodenplatte" bezw. „Deckplatte" des Medullarrohres dar. — Die das Medullarrohr bildenden Zellen sind auf diesem Stadium einander alle gleich.

In einem folgenden Stadium (Ende der dritten Embryonalwoche) verändert sich das Aussehen des Medullarrohrquerschnittes. Die spindelförmigen Zellen, welche früher um ein gemeinsames Centrum radiär angeordnet waren, gruppieren sich nämlich radiierend um zwei Centra (ein dorsales bezw. ein ventrales Centrum) umher. Die Kernregion bekommt dadurch das charakteristische Aussehen einer 8, deren Querstück weggefallen ist (vgl. Fig. 211, S. 242). Diesem entspricht aber nicht die wahre äussere Kontur des Medullarrohres. Bei stärkerer Vergrösserung findet man nämlich, dass die Seitenein= buchtungen grösstenteils von kernlosen Zellenenden gefüllt sind, die infolge der um jedes Centrum umher herrschenden, radiären Zellenanordnung sich hier aneinander lehnen (BROMAN, 1895).

Die wahre äussere Kontur des Medullarrohres ist also fortwährend beinahe oval. Indessen wird durch die oben erwähnte Zellenanordnung jederseits eine grössere, ventrale Zone von einer etwas kleineren, dorsalen Zone scharf markiert.

Diese dorsale Zone stellt die Anlage der sensiblen und die ventrale die Anlage der motorischen Rückenmarkpartie dar.

In einem folgenden Stadium verschwindet indessen wieder diese charakteristische Zellenanordnung. Die Abgrenzung der ventralen, motorischen Zone von der dorsalen, sensiblen bleibt aber bestehen und zwar dadurch, dass an ihrer Grenze das Rücken= markslumen sich lateralwärts erweitert (Fig. 432, S. 523).

Die Zellen der eigentlichen Rückenmarksanlage sind ursprünglich, wie erwähnt, einander alle gleich. In der vierten Embryonalwoche differenzieren sie sich indessen in:

I. Stützzellen, von welchen einige a) Ependymzellen, andere b) Neuroglia= zellen werden, und

II. Neuroblasten oder wahre Nervenzellen.

Von den Nervenzellen wächst bald je ein langer Fortsatz, der sog. Achsen= zylinderfortsatz, aus. Ausserdem bekommt jede Nervenzelle später im allgemeinen mehrere kleinere Fortsätze, sog. Dendriten. Eine Nervenzelle mit allen ihren Fort= sätzen bildet ein sog. Neuron.

Die Dendriten der Rückenmarknervenzellen bleiben immer im Gebiete des Rücken= markes liegen. Dasselbe können auch die Achsenzylinderfortsätze dieser Zellen tun. Diese Fortsätze verlaufen dann longitudinal an der Oberfläche der zellulären Partie des Medullarrohres und bilden teilweise die Rückenmarkstränge, d. h. sie nehmen an der Bildung der sog. „weissen" Rückenmarksubstanz teil. Die ursprünglichere, zelluläre Partie des Medullarrohres bildet die Anlage der grauen Rückenmarksubstanz (vgl. Fig. 555, S. 676).

Eine grosse Menge Achsenzylinderfortsätze, welche von den Nervenzellen der ventralen Zone des Rückenmarkes stammen, bleiben indessen nicht im Rückenmarke, sondern wachsen sofort in segmental geordneten Gruppen ventro=lateralwärts aus demselben hinaus, die motorischen Wurzeln der Spinalnerven bildend (Fig. 555).

Entwicklung der Spinalganglien und der sensiblen Wurzeln der Spinalnerven.

Bereits zur Zeit der Medullarrinne findet man — nach v. Lenhossék (1891) — an der Stelle, wo die Medullarplatte seitlich in das unverdickte Ektoderm übergeht, jederseits einen ungegliederten Ektodermstreifen, der sich durch seine rundlichen Zellen von der aus spindelförmigen Zellen gebildeten Medullarplatte auszeichnet (Fig. 552 A). Diese Ektodermstreifen stellen die Anlagen der Spinalganglien dar und werden daher Ganglienstreifen genannt.

Bei dem Schlusse des Medullarrohres verschmelzen die beiden Ganglienstreifen in der Medianebene vorübergehend zu einem einheitlichen Strange, welcher zunächst in der dorsalen Medullarrohrwand eingekeilt zu liegen kommt (Fig. 552 B). Allein diese Lage ist keine definitive. Die betreffenden Zellen wandern bald aus dem Gebiete des Medullar= rohres hinaus und werden an beiden Seiten desselben ventralwärts verschoben (Fig. 552C).

Sie nehmen hierbei wieder die ursprüngliche bilaterale Anordnung an und bilden zu jeder Seite der dorsalen Medullarrohrzone einen Zellenstrang, welcher seine Ver= bindung mit dem Medullarrohr[1]) bald verliert.

---

[1]) Hand in Hand mit dem Auswandern dieser Zellen gelangt das Medullarrohr zu seinem zweiten und endgültigen Verschluss.

In diesen paarigen Zellensträngen proliferieren diejenigen Zellen, welche in der Mitte der Körpersegmente liegen, stark, während die an den Segmentalgrenzen liegenden Zellen sich nicht vermehren. Jeder Zellenstrang bekommt dadurch ein perlenschnur=

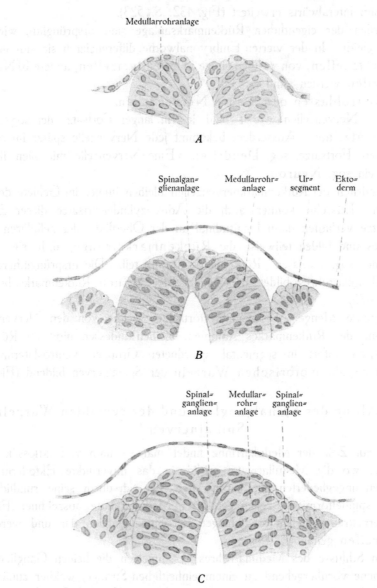

Fig. 552.

Querschnitte durch die dorsale Partie der Medullarrinne bezw. des Medullarrohrs und der Spinalganglien= anlagen eines 2,5 mm langen Embryos (mit 13 Urwirbelpaaren). Nach v. LENHOSSEK: Archiv f. Anat. u. Phys., Anat. Abt. (1891).

ähnliches Aussehen. Zuletzt schnüren sich die dickeren Partien jedes Zellenstranges (Fig. 554, rechts) von einander in ventro=dorsaler [1]) Richtung vollständig ab, und der

---

[1]) Dorsalwärts bleiben die Ganglien also relativ lange miteinander in Verbindung (vgl. Fig. 554, rechts).

Zellenstrang wird vollständig (in getrennte Zellenhäufchen) segmentiert (Fig. 554, links). Jedes Segment stellt die Anlage eines Spinalganglions dar.

Von den in diesen Ganglienanlagen liegenden Nervenzellen wachsen je zwei Achsenzylinderfortsätze hinaus. Der eine von diesen wächst dorso=medialwärts in die dorsale Medullarrohrzone hinein, der andere wächst ventralwärts bis er die ven= trale Spinalnervenwurzel trifft (vgl. Fig. 432, S. 523). Er verbindet sich dann mit dieser, um ganz oder teilweise mit motorischen Nerven zusammen peripherwärts zu verlaufen. Die proximalen Partien der erwähnten beiden Fort= sätze bilden die Komponenten der sensiblen Wurzeln der Spinalnerven.

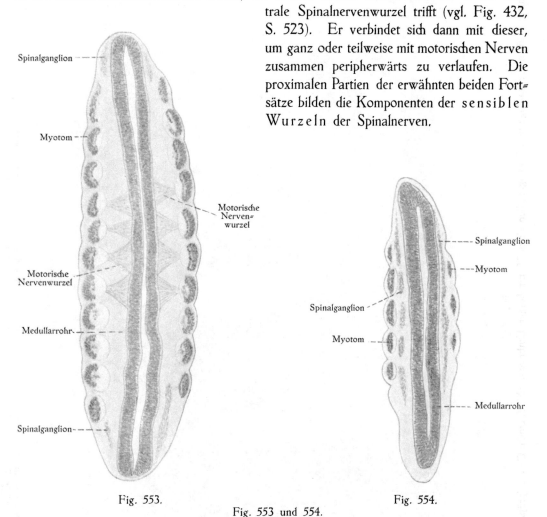

Fig. 553.   Fig. 554.

Fig. 553 und 554.

Frontalschnitte durch die untere Körperpartie eines 4,5 mm langen Embryos (nach Originalpräparaten von ERIK MÜLLER). Fig. 553 die Relationen der motorischen Nervenwurzeln zu der Rückenmarksanlage und zu den Myotomen; Fig. 554 diejenigen der Spinalganglien zu den Myotomen zeigend. $\frac{5}{1}^{0}$.

Weitere Entwicklung des Rückenmarks.

Die zentralen Ausläufer der Spinalganglienzellen können entweder kurz oder lang werden. Im erstgenannten Falle enden sie in der grauen (= zellularen) Substanz des Rückenmarkes. Wenn sie aber lang werden, dringen sie in die graue Rückenmark= substanz nicht hinein, sondern verlaufen oberflächlich zu dieser nach oben zur Medulla oblongata. Diese langen, longitudinal im Rückenmarke verlaufenden Ausläufer der

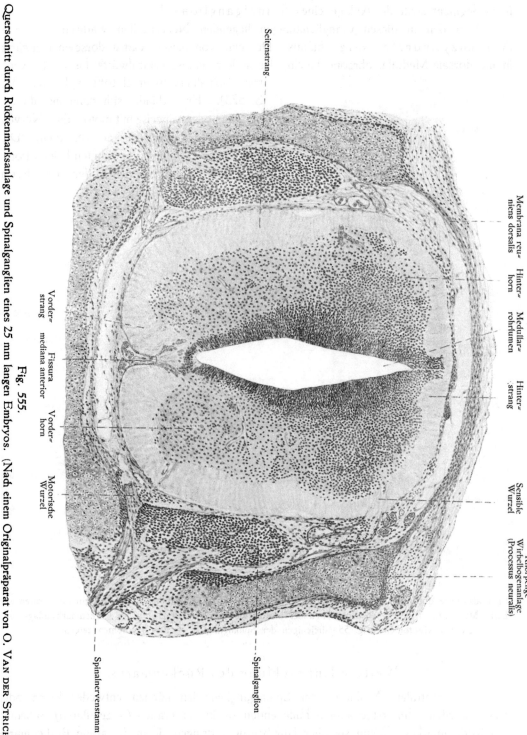

Seitenstrang

Membrana reu-
niens dorsalis

Hinter-
horn

Medullar-
rohrlumen

Hinter-
strang

Sensible
Wurzel

Knorpelige
Wirbelbogenanlage
(Processus neuralis)

Vorder-
strang

Fissura
mediana anterior

Vorder-
horn

Motorische
Wurzel

Spinalnervenstamm

Spinalganglion

Fig. 555.
Querschnitt durch Rückenmarksanlage und Spinalganglien eines 25 mm langen Embryos. (Nach einem Originalpräparat von O. VAN DER STRICHT.) [8,9].

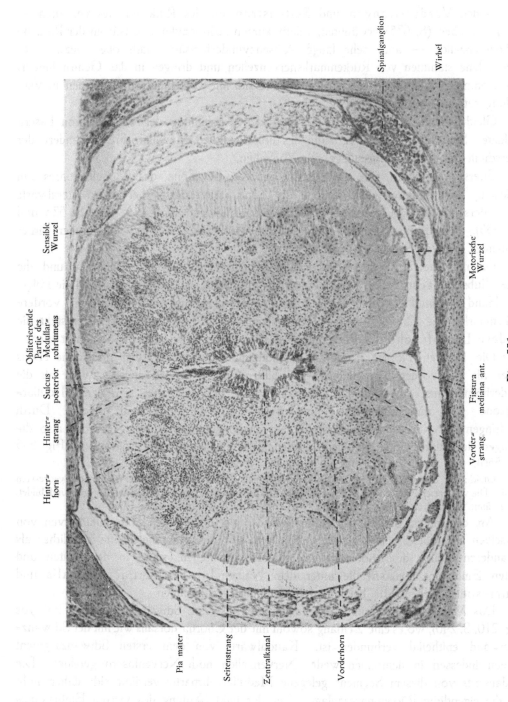

Fig. 556.

Querschnitt durch die Rückenmarksanlage (in der unteren Lendenregion) eines 5 cm langen Embryos. $\frac{7,5}{1}$.

Spinalganglienzellen bilden die Hauptpartie der Hinterstränge des Rückenmarkes (Fig. 555).

In den Vordersträngen und Seitensträngen des Rückenmarkes verlaufen — ausser den oben (S. 675) erwähnten, relativ kurzen Achsenzylinderfortsätzen der Rücken= marknervenzellen — auch sehr lange Achsenzylinderfortsätze nach oben bezw. nach unten. Jene stammen von Rückenmarksnervenzellen und dringen in das Gehirn hinein, diese stammen von Gehirnnervenzellen, welche sich mit Rückenmarksnervenzellen in Ver= bindung setzen.

Gleichzeitig mit (und teilweise zufolge) der Ausbildung der weissen, von Fasern gebildeten Substanz an der Oberfläche des ursprünglichen Medullarrohres verändert der Querschnitt der Rückenmarksanlage sein Aussehen.

Zuerst vergrössert sich die ventrale, motorische Zone des Medullarrohres am stärksten. Die zellulare, graue Partie dieser Zone breitet sich hierbei ventro=lateralwärts aus, jederseits das sog. vordere Rückenmarkshorn bildend (vgl. Fig. 432, S. 523 und Fig. 555). Gleichzeitig werden die vorderen Rückenmarkshörner von immer dicker werdender, weisser Substanz umgeben.

Da nun die Zellen der Bodenplatte sich nur sehr wenig vermehren, und die weisse Substanz ventralwärts von dieser Platte nur sehr sparsam auftritt, wird die Folge, dass Hand in Hand mit der Entstehung der Vorderhörner diese mediane, vordere Rückenmarkspartie allmählich in die Tiefe versenkt wird. Auf diese Weise entsteht die vordere Längsfurche des Rückenmarkes (Fig. 555, Fissura mediana anterior).

Die hinteren Hörner der grauen Rückenmarksubstanz werden als solche etwas später als die vorderen erkennbar. Sie bilden sich in etwas anderer Weise als die Vorderhörner aus. Die mediale, hintere Partie der zellularen sensiblen Medullar= rohrzone geht nämlich zugrunde und wird durch weisse Substanz ersetzt. Durch Vordringen der Rückenmarkshinterstränge in medio=ventraler Richtung werden also die Anlagen der Hinterhörner von dem Rückenmarkkanal lateralwärts isoliert (vgl. Fig. 555 und 556).

Gleichzeitig obliteriert die hintere Partie dieses Kanals durch Verwachsung der aneinander gepressten Wände. Die vordere erweiterte Partie des ursprünglichen Medullarrohrlumens persistiert dagegen und bildet, wie erwähnt, den definitiven Zentralkanal (Fig. 556) des Rückenmarkes.

An denjenigen Stellen des Rückenmarkes, wo die starken Extremitätnerven von demselben aus= (bezw. ein=) gehen, vermehren sich die Nervenelemente reichlicher als an anderen Stellen des Rückenmarkes. Dadurch entstehen (schon in den dritten und vierten Embryonalmonaten) die unter dem Namen Intumescentia cervicalis und Intumescentia lumbalis bekannten Rückenmarksverdickungen.

Das Medullarrohr erreicht ursprünglich die äusserste Schwanzspitze des Embryos (Fig. 210, S. 240), wo es eine Zeitlang sowohl mit der Chorda dorsalis wie mit der Schwanz= darmwand epithelial verbunden ist. Kaudalwärts von dem ersten Schwanzsegment werden indessen in demselben weder Nervenzellen noch Nervenfasern gebildet. Die kaudalwärts von diesem Segment gelegene Medullarrohrpartie verdickt sich daher nicht wie die eigentliche Rückenmarksanlage. Bei der bald (Anfang des vierten Embryonal= monats) beginnenden Kranialwärtsverschiebung des kaudalen Rückenmarkendes wird die nervenlose Medullarrohrpartie ausserdem in die Länge ausgesponnen und stellt nun das sog. Filum terminale dar.

In der kaudalen Partie desselben gehen bald sowohl das Lumen wie die ursprünglichen Medullar= rohrzellen vollständig zugrunde. Die Lage des Medullarrohres wird indessen noch durch die früher sie umgebenden Bindegewebszüge markiert.

Bei der Ausbildung der Duralscheide des Rückenmarkes, welche Scheide etwa in der Höhe des dritten Sakralwirbels endigt, kommt die kaudale Partie des Filum terminale natürlich kaudalwärts von dem Dural= sacke zu liegen (Filum terminale externum). Die innerhalb des Duralsackes liegende Partie des Filum terminale, nennen wir Filum terminale internum.

Dieses geht in die Spitze des konischen Rückenmarkendes (des Conus medullaris) über. Die Länge des Filum terminale internum vergrössert sich allmählich Hand in Hand mit der Kranialwärtsverschiebung des Conus medullaris. Die Spitze des letzt= genannten steht Mitte der Embryonalzeit in der Höhe des ersten Sakralwirbels und bei Geburt in der Höhe des dritten Lumbalwirbels. Nach der Geburt steigt sie noch einen oder zwei Wirbel höher.

Die Ursache zu dieser starken Kranialwärtsverschiebung des kaudalen Rücken= markendes liegt darin, dass das Rückenmark (vom vierten Embryonalmonat ab) in seinem Wachstum hinter demjenigen der Wirbelsäule zurückbleibt. Da es nun nach oben (mit dem Hirne) stärker als nach unten befestigt ist, so muss natürlich das kaudale Ende desselben in dem Wirbelkanal emporsteigen.

Bei diesem Heraufsteigen des Rückenmarkes wird die Verlaufsrichtung der ursprüng= lich transversal ausgehenden Rückenmarksnerven in dem Duralsacke allmählich mehr oder weniger stark schräg gestellt, je nachdem die betreffenden Nerven mehr oder weniger weit kaudalwärts vom Rückenmark ausgehen. In der Halsregion nur schwach angedeutet, steigert sich diese Schrägstellung also kaudalwärts und zwar so stark, dass die langen intraduralen Partien der Lumbal= und Sakralnerven fast senkrecht verlaufen. Mit dem kaudalen Teil des Conus medullaris und dem Filum terminale internum zusammen stellen sie die unter dem Namen Cauda equina (Pferdeschweif) bekannte Bildung dar.

Die von den Nervenzellen auswachsenden Achsenzylinderfortsätze sind anfangs nackt, d. h. es fehlt ihnen eine Myelinscheide. Eine solche tritt erst in relativ späten Entwicklungsstadien auf und zwar zu verschiedener Zeit in verschiedenen Strang= systemen.

Zuerst (etwa Mitte der Embryonalzeit) beginnen Myelinscheiden in den Hintersträngen des Rückenmarkes aufzutreten. Die langen, vom Gehirn kommenden motorischen Bahnen (die Pyramidenvorderstränge und die Pyramidenseitenstränge) bekommen dagegen erst spät (im neunten Embryonalmonat) Myelinscheiden.

Aller Wahrscheinlichkeit nach sind die Myelinscheiden als Leitungs=Isolatoren der Nervenfaser zu betrachten. Es ist wohl daher glaubhaft, dass die betreffenden Nervenfasersysteme, so lange ihnen noch die Myelinscheiden fehlen, nicht regelrecht fungieren können, was indessen nicht hindert, dass sie schon früher Impulse fortleiten können.

Erst nachdem die Nervenfasern Myelinscheiden bekommen haben, reflektieren sie das Licht stark und sehen daher jetzt weiss aus.

Auch mikroskopisch sind die markhaltigen Fasern von den marklosen leicht zu unterscheiden. Da nun verschiedene Fasersysteme sich zu einer bestimmten, aber für die einzelnen Systeme verschiedene Zeit mit Myelin umhüllen, lässt sich der Faserverlauf des entwickelten Rückenmarkes oder Gehirnes zum Teil sehr gut an solchen Embryonen studieren, bei welchen nur noch einzelne Fasersysteme Myelin bekommen haben und daher von den angrenzenden marklosen Fasern leicht abzugrenzen sind. (FLECHSIG u. a.)

Entwicklung des Gehirns.

Rhombencephalon.

Diese Gehirnpartie wird von den Wänden des vierten Gehirnventrikels gebildet, dessen Boden bei der Entstehung der Brückenkrümmung die charakteristische rhomboidale Form annimmt (Fig. 550 C) und daher mit dem Namen Fossa rhomboidalis belegt worden ist. Aus demselben Grund hat, wie erwähnt, diese ganze Hirnpartie den Namen Rhombencepha=lon erhalten.

Gehirnsegmentierung. In dieser Gehirnpartie treten bei allen Wirbeltierklassen als Übergangsbildungen

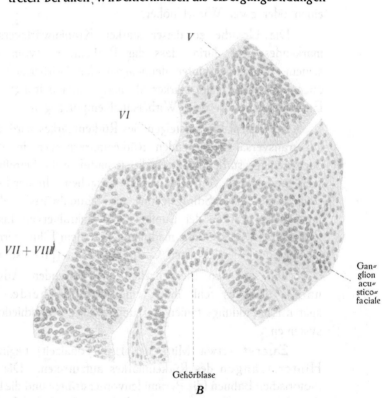

Fig. 557.

A Frontalschnitt durch den Kopf eines 3 mm langen Embryos, die Neuromeren des Rautenhirns, die Gehörbläschen und die Gehirnnervenganglien zeigend. $\frac{48}{1}$. *B* die mit Punkten begrenzte Partie der Fig. 557 *A* in 200 maliger Vergrösserung. Nach BROMAN (1895).

Querfalten, sogenannte Neuromeren (vgl. Fig. 209, S. 239 und Fig. 557), auf, welche wahrscheinlich zu den paarigen Gehirnnervenkernen in gewisser Beziehung stehen.

Die Existenz solcher Neuromeren beim menschlichen Embryo wurde zuerst geleugnet. Nachdem ich sie aber bei einem etwa 3 mm langen menschlichen Embryo gefunden und beschrieben hatte (BROMAN, 1895), hat O. HERTWIG (1904) diese Beobachtung bei einem menschlichen Embryo desselben Stadiums bestätigen können. Auch haben später sowohl andere Autoren wie ich selbst Neuromeren bei sowohl etwas jüngeren wie bei etwas älteren menschlichen Embryonen beobachtet, und es unterliegt also keinem Zweifel, dass sie auch beim menschlichen Embryo normal vorkommen.

Beim menschlichen Embryo scheinen diese Neuromeren des Rhombencephalon Ende der dritten Embryonalwoche zu entstehen und Anfang oder Mitte der vierten Embryonalwoche wieder zu verschwinden.

Bei dem ersterwähnten, von mir genauer untersuchten Embryo, waren noch keine Nervenfasern gebildet. Die Beziehungen der Kranialnerven zu diesen Neuromeren konnten daher nicht mit Sicherheit festgestellt werden.

Im Vorderhirn und Mittelhirn scheint, soviel wir bis jetzt wissen, beim menschlichen Embryo keine ähnliche Segmentierung (Neuromerie) vorzukommen. In gewisser Beziehung würde man aber diese ganzen Gehirnpartien als (nicht mit dem ganzen Hinterhirne, sondern nur) mit Hinterhirnneuromeren gleichwertig betrachten können. Denn — abgesehen vom Nervus opticus, welcher als kein wahrer peripherer Nerv, sondern als eine Gehirnpartie zu betrachten ist — liegen im Vorder- und Mittelhirn ursprünglich nur je ein Nervenkernpaar, und zwar im Vorderhirn dasjenige des N. olfactorius und im Mittelhirn dasjenige des N. oculomotorius. Das Kernpaar des N. trochlearis liegt aller Wahrscheinlichkeit nach ursprünglich in der vordersten Partie des Rhombencephalon (im sog. Isthmus) und wird erst sekundär in das Gebiet des Mittelhirnes disloziert. Die übrigen Kerne der Kranialnerven liegen alle im Rhombencephalon (vgl. Fig. 568), wo — wie erwähnt — auch die Neuromerie deutlich zutage tritt.

Myelencephalon oder Medulla oblongata.

Diese nach hinten von der Brückenbeuge gelegene Partie des Rhombencephalon (vgl. Fig. 550 u. 551, V) geht kaudalwärts allmählich in das Rückenmark über.

Die hintere Grenze des Myelencephalon ist daher nur mit Schwierigkeit zu erkennen. Sie ist unmittelbar kranialwärts von der Ausgangsstelle des ersten Cervicalnervens zu setzen.

In dem Gebiete des Myelencephalon bleibt die dünne Deckplatte nicht wie im Rückenmark schmal, sondern sie breitet sich seitwärts ansehnlich aus. Ihre grösste Breite entspricht etwa derjenigen der Fossa rhomboidalis, liegt also etwa an der vorderen Grenze des Myelencephalon.

Hand in Hand mit der Breitenzunahme der Deckplatte werden die ursprünglichen Lateralwände des Myelencephalon lateralwärts disloziert, bis sie zuletzt fast frontal in einer Linie zu liegen kommen. Die ursprünglich dorsal gelegenen sensiblen Zonen der Medulla oblongata bekommen hierbei eine laterale, die ventralen, motorischen Zonen dagegen eine mediale Lage, was in der definitiven Lage der hier entwickelten Nervenkerne noch zum grossen Teil zu erkennen ist.

Die Bodenplatte des Myelencephalon verdickt sich beträchtlich und geht hierbei als solche verloren.

Die zellulare (= „graue") Substanz des Myelencephalon wird bei der Entwicklung der weissen Substanz von dieser in kleinere Gruppen zersplittert. (Die Nervenfasern legen sich — mit anderen Worten — hier nicht nur wie im Rückenmarke an die Oberfläche der grauen Substanz, sondern gehen auch massenweise durch dieselbe hindurch.) Solche Zellengruppen entstehen in allen den vom Rückenmark aus verfolgbaren Strängen der Medulla oblongata, wo sie sog. Strangenkerne bilden. Die Lage dieser Kerne markiert sich im Äusseren durch entsprechende Ausbuchtungen.

In den Hintersträngen entstehen jederseits zwei Kerne, von welchen die mediale (der Nucleus funiculi gracilis) die unter dem Namen Clava (Fig. 561) be-

kannte Ausbuchtung, die laterale (der Nucleus funiculi cuneati) das sog.
Tuberculum cuneatum (Fig. 561) hervorruft.

　　Diese Ausbuchtungen werden schon im dritten Embryonalmonat erkennbar.

　　In den Seitensträngen entstehen die Seitenstrangkerne (Nuclei laterales)
und in den Vordersträngen die Vorderstrangkerne (Nuclei arcuati). Die letztge=

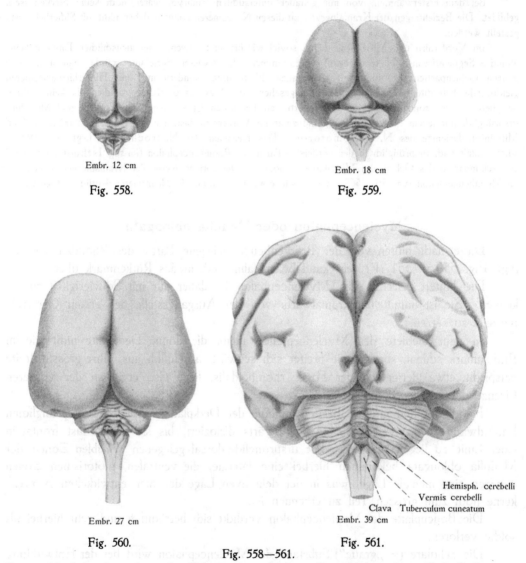

Embr. 12 cm

Fig. 558.

Embr. 18 cm

Fig. 559.

Embr. 27 cm

Fig. 560.

Hemisph. cerebelli
Vermis cerebelli
Clava　Tuberculum cuneatum
Embr. 39 cm

Fig. 561.

Fig. 558—561.

Hintere Oberfläche des embryonalen Gehirns in verschiedenen Entwicklungsstadien. Nach G. Retzius:
Das Menschenhirn, Stockholm 1896. (Vgl. auch Fig. 562, S. 683).

nannten veranlassen pyramidenförmige Ausbuchtungen der Vorderstränge, die sog.
Pyramiden (Fig. 567) und werden daher auch Pyramidenkerne genannt.

　　Die Pyramiden werden ebenfalls im dritten Embryonalmonat erkennbar. Durch
dieselben passieren die langen motorischen Bahnen (die sog. Pyramidenbahnen) vom
Grosshirn zum Rückenmark herab. Von diesen Bahnen bleiben einige noch eine lange

Strecke weit in den Vordersträngen derselben Rückenmarksseite liegen, andere gehen dagegen — etwa an den (kaudalwärts gerichteten) Spitzen der Pyramiden — zu den Seitensträngen der entgegengesetzten Seite des Rückenmarkes über. Die hierdurch entstehende Pyramidenfaserkreuzung ist schon Anfang des vierten Embryonal= monats makroskopisch zu erkennen.

Von der sensiblen Zone aus wird schon Ende des zweiten Monats jederseits in die motorische Zone herab eine Zellengruppe disloziert, welche von His als die An= lage des Olivenkernes bezeichnet wurde. Die Olivenkerne vergrössern sich hier bald

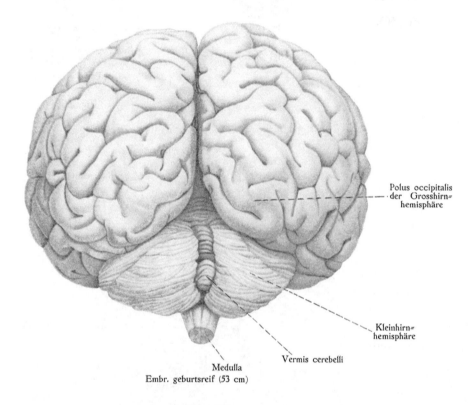

Fig. 562.

Hintere Oberfläche des embryonalen Gehirns. Nach G. RETZIUS: Das Menschenhirn, Stockholm 1896. (Vgl. Fig. 558—561, S. 682.)

so stark, dass sie (im vierten Embryonalmonat oder bisweilen schon im dritten) lateral= wärts von den Pyramiden besondere ovale Ausbuchtungen, die sog. Oliven (Fig. 567), hervorrufen.

In der dünnen, breiten Deckplatte des Myelencephalon entstehen keine Nerven= zellen, sondern die Zellen behalten ein indifferentes, epitheliales Aussehen bei. Das an der Aussenseite dieser Deckplatte liegende, gefässreiche Mesenchym (= die Anlage der weichen Hirnhaut) beginnt im vierten Embryonalmonat die Deckplatte an einer Stelle (und zwar in einer quer über die breiteste Partie verlaufenden Linie) einzubuchten (Fig. 551, S. 671).

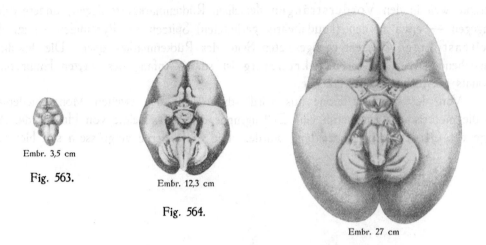

Embr. 3,5 cm

Fig. 563.

Embr. 12,3 cm

Fig. 564.

Embr. 27 cm

Fig. 565.

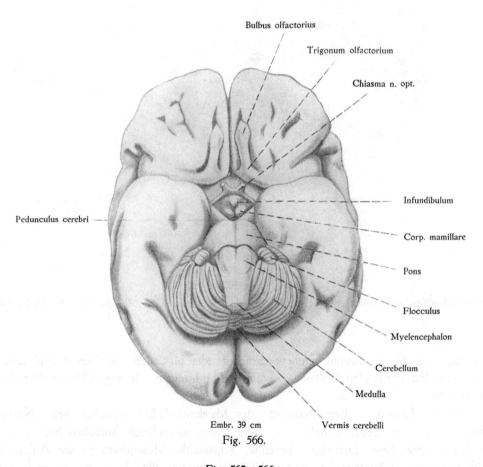

Bulbus olfactorius

Trigonum olfactorium

Chiasma n. opt.

Infundibulum

Pedunculus cerebri

Corp. mamillare

Pons

Flocculus

Myelencephalon

Cerebellum

Medulla

Embr. 39 cm

Vermis cerebelli

Fig. 566.

Fig. 563—566.
Untere Fläche des embryonalen Gehirns in verschiedenen Entwicklungsstadien.   Nach G. Retzius: Das
Menschenhirn.   Stockholm 1896.   (Vgl. auch Fig. 567 auf S. 685.)

Aus dieser — in den vierten Ventrikel einbuchtenden, aber überall von Gehirn=
wandepithel bekleideten — Mesenchymmasse entwickeln sich bald, sowohl medialwärts
wie lateralwärts (in den Recessus laterales ventriculi quarti) Gruppen von epithel=
bekleideten, zottenförmigen Gefässschlingen, welche den Ventrikel teilweise ausfüllen und
den sog. Plexus chorioideus ventriculi quarti darstellen.

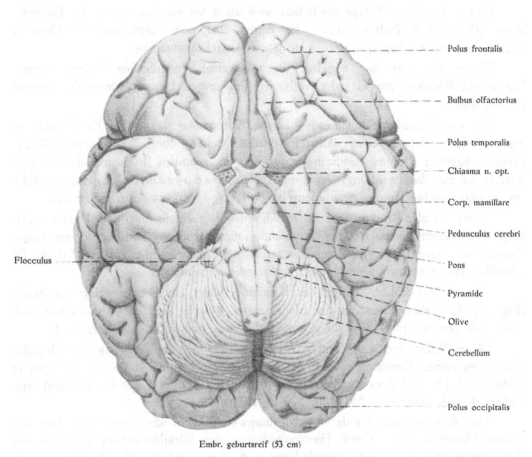

Polus frontalis

Bulbus olfactorius

Polus temporalis

Chiasma n. opt.

Corp. mamillare

Pedunculus cerebri

Pons

Pyramide

Olive

Cerebellum

Polus occipitalis

Flocculus

Embr. geburtsreif (53 cm)

Fig. 567.
Untere Fläche des embryonalen Gehirns. Nach G. Retzius: Das Menschenhirn. Stockholm 1896.
(Vgl. auch Fig. 563—566, S. 684.)

Wie schon oben erwähnt, entstehen bald in der Deckplatte des Myelencephalon
(und zwar unmittelbar nach hinten von der Ausgangslinie des Plexus chorioideus) drei
Dehiscenzen (Foramen Magendii (Fig. 551 C) und Foramina Luschkae), welche den
vierten Gehirnventrikel mit dem Subarachnoidalraum in Verbindung setzen. Durch diese
Öffnungen ragen besonders die lateralen Partien des Plexus chorioideus oft teilweise
aus dem Ventrikel hinaus.

Metencephalon.

Diese Gehirnpartie bildet Anfang des zweiten Embryonalmonats einen recht dicken
Ring, dessen ventraler Teil in der Brückenbeuge liegt und die Pons=Anlage darstellt,

und aus dessen dorsalem Teil das Cerebellum hervorgeht. Aus den Seitenteilen des Ringes entwickeln sich die Crura cerebelli ad pontem und die Crura cerebelli ad medullam oblongatam. Ausserdem rechne ich hierher den unmittelbar nach vorn vom Cerebellum liegenden Isthmus (= die Hirnenge), (aus welchem die Crura cerebelli ad cerebrum, das Velum medullare anterius und das Trigonum lemnisci hervorgehen).

Pons. Die erste Anlage der Brücke wird schon bei der Entstehung der Brücken= beuge (Fig. 210, S. 240) markiert. Es dauert aber noch lange, ehe ihre Grenzen deutlich markiert werden, und sie das definitive Aussehen annimmt.

Dieses trifft erst ein, nachdem die transversal verlaufenden Fasern, welche Brücke und Kleinhirn mit einander verbinden (im dritten Embryonalmonat), angelegt worden sind.

Die vom Grosshirne kommenden langen motorischen Bahnen (= die Pyramiden= bahnen) bilden jederseits einen dicken Fasciculus, welcher durch die ventrale Brücken= partie in kaudaler Richtung hindurch geht. An der ventralen Brückenoberfläche heben diese beiden Fascikel zwei Längswülste, die Eminentiae pyramidales, empor, welche eine mediane seichte Furche, den Sulcus basilaris (Fig. 566), zwischen sich fassen.

In der dorsalen Brückenpartie bilden sich sensible, ebenfalls longitudinal verlaufende, lange Fasersysteme aus. Bei der Ausbildung dieser Fasern wird die in der Fossa rhomboidalis gegenüber der Brückenbeuge verlaufende, quere Furche (vgl. Fig. 551 A—C) allmählich immer seichter, bis sie zuletzt vollständig verschwindet.

Cerebellum. Die Anlage des Kleinhirns bildet einen quer gelagerten Wulst (Fig. 571 A), welcher zuerst in der Medianebene winkelig (mit der Winkelspitze nach vorn) gebogen ist, später aber im allgemeinen gerade und vollständig quer wird.

Dieser Wulst liegt ganz und gar kranialwärts von der ursprünglichen dorsalen Spitze des vierten Ventrikels. Von aussen her ist er anfangs kaum sichtbar, denn er buchtet nach His und Bolk zu dieser Zeit (bei etwa 1—5 cm langen Embryonen) aus= schliesslich nach innen (Fig. 551 A u. 570 B, Taf. VI).

Von dem hinteren Rande des Kleinhirnwulstes geht die dünne Deckplatte des vierten Ventrikels aus. Durch Formveränderung des Kleinhirnwulstes wird indessen dieser ursprünglich nach hinten sehende Rand nach oben gerichtet. Die dorsalwärts spitz ausgezogene Partie des vierten Ventrikels wird gleichzeitig in einen engen spaltförmigen Raum, dem primären Zelte, umgewandelt. In einem folgenden Stadium verschwindet dieser spaltförmige Raum vollständig und zwar nach His und Bolk dadurch, dass die ihn begrenzenden Flächen des Kleinhirnwulstes bezw. der Deckplatte mit einander verwachsen (Fig. 551 A). Durch diese Verwachsung bekommt natürlich die Deckplatte einen neuen Insertionsrand am Cerebellum.

Unmittelbar nach vorne von diesem neuen Insertionsrand der Deckplatte entsteht bald nachher an der Ventrikelfläche des Kleinhirnwulstes eine frontal gestellte Incisur (Fig. 551 B), welche in den folgenden Stadien immer tiefer wird. Diese Incisur, die Incisura fastigii, stellt die erste Anlage des definitiven Zeltes dar. Durch ungleiches Wachstum des Kleinhirnwulstes erfährt sie in einem folgenden Stadium eine relative Verschiebung nach vorne (vgl. Fig. 551 B u. C) bis sie etwa die Mitte der betreffenden Kleinhirnfläche erreicht.

Additional material from *Normale und abnorme Entwicklung des Menschen,*
ISBN 978-3-642-51221-6 (978-3-642-51221-6_OSFO3),
is available at http://extras.springer.com

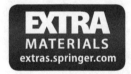

So entsteht die definitive Spitze (das Fastigium) des vierten Ventrikels, und die früher einfache, äussere Fläche der Kleinhirnanlage wird etwa gleichzeitig in eine obere und eine untere Fläche geschieden.

Ende des dritten Embryonalmonats beginnt die mittlere Partie des früher gleich= dicken Querwulstes schwächer als die Seitenpartien zu wachsen. Diese markieren sich von nun ab als die Anlagen der Kleinhirn=Hemisphären. Die mittlere Partie, welche im Wachstum nachbleibt, stellt die Anlage des Wurmes (Vermis) dar (Fig. 558).

Ende des dritten Embryonalmonats (nach BOLK bei etwa 8—9 cm langen Em= bryonen) treten die ersten Furchen des Kleinhirns auf. Sowohl diese wie die später auftretenden Furchen (vgl. Fig. 558—562) werden in hauptsächlich transversaler Richtung angelegt und kommen einander daher alle mehr oder weniger vollständig parallel zu liegen. Zuerst werden nach BOLK die für das Säugercerebellum und erst später die für das Primatencerebellum typischen Furchen angelegt.

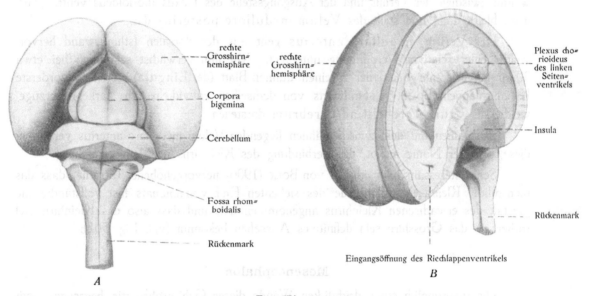

Fig. 571.
Gehirn eines 49 mm langen Embryos. *A* von hinten gesehen, *B* von vorn und links. $\frac{3}{1}$.
Nach HOCHSTETTER (1898).

Die Entwicklungsmodi der Furchen sind insofern verschieden, als einige unpaar in der Medianebene auftreten und sich erst sekundär in die Hemisphärengebiete hinein verlängern, andere treten dagegen paarig an den Hemisphären auf und verschmelzen später in der Vermisgegend, andere wiederum bleiben paarig auf den Hemisphären beschränkt (BOLK).

Die Furchenbildung tritt nach BOLK nicht gleichmässig im ganzen Cerebellum auf. So z. B. ver= mehren sich die Furchen zuerst am schnellsten in der hinteren Partie, später aber schneller in der vorderen Partie des Kleinhirns. Einige Kleinhirnpartien (z. B. Lingula, Folium vermis, Flocculus), welche frühzeitig angelegt wurden und sich eine Zeitlang relativ stark entwickelt hatten, wachsen in späteren Stadien kaum mehr und werden so mehr oder weniger rudimentär, während andere Partien — obwohl spät angelegt — eine kolossale Vergrösserung erfahren und so zuletzt früher angelegte Kleinhirnteile überflügeln und bedecken.

Diese Wachstumsart zeugt nach BOLK (1906) schon für eine gewisse physiologische Selbständigkeit der Unterteile des Kleinhirns. Nach demselben Autor gibt es auch im Cerebellum „eine Lokalisation der Funktionen in jenem Sinne, dass in der cerebellaren Rinde jeder Muskelprovinz des Körpers ein eigenes Zentrum zukommt, von dem aus die Muskelkoordination reguliert wird".

Die Kleinhirnhemisphären grenzen sich im sechsten Embryonalmonat von den Crura cerebelli ad pontem und im siebten Embryonalmonat von der Vermispartie durch Furchen deutlich ab (Fig. 560—562).

Die weisse Substanz des Kleinhirns tritt in grösserer Menge erst im sechsten Embryonalmonat auf. Sie lagert sich hierbei nicht wie im Rückenmark an der äusseren Seite der grauen Substanz, sondern an der inneren — ventrikelwärts sehenden — Seite derselben an. Auf diese Weise wird das Kleinhirn in die graue Rinde und den weissen Markkern gesondert. Der letztgenannte wird in der Vermispartie nur sparsam, in den Hemisphären dagegen sehr stark entwickelt.

Bei der Ausbildung des weissen Markes werden kleinere Partien grauer Substanz von der Rinde abgesprengt und in das Innere des Markkernes verlagert. Sie bilden hier die grauen Kerne (Nuclei dentati, Nuclei fastigii, Nuclei emboliformes und Nuclei globosi) des Kleinhirns.

Die vorderste Partie der persistierenden dünnen Deckplatte des Rhombencephalon, welche zwischen der Vermis und der Ausgangsstelle des Plexus chorioideus ventr. quart. liegt, bleibt dünn und stellt das Velum medullare posterius dar.

Das Velum medullare anterius geht aus der dorsalen Isthmuswand hervor, welche einer relativen Verdünnung unterliegt. Mit ihm verwächst sekundär (bei etwa 30 cm langen Embryonen) der zu einem dünnen Blatt (der Lingula) reduzierte vorderste Kleinhirnlappen (Bolk). Lateralwärts von demselben entwickeln sich starke Faserzüge, welche die Crura cerebelli ad cerebrum darstellen.

Zusammen mit dem zwischen ihnen liegenden Velum medullare anterius vermitteln diese, wie der Name angibt, die Verbindung des Kleinhirns mit dem Grosshirn.

Sehr interessant finde ich die von Bolk (1906) hervorgehobene Tatsache, dass das menschliche Kleinhirn schon Ende des siebenten Embryonalmonats fast vollständig die Gestalt des erwachsenen Kleinhirns angenommen hat, und dass also das Kleinhirn viel früher als das Grosshirn sein definitives Aussehen bekommt (vgl. Fig. 561).

Mesencephalon.

Die ursprünglich etwa gleichdicken Wände dieser Gehirnrohrpartie begrenzen noch im zweiten und dritten Embryonalmonat eine relativ grosse Höhle (Fig. 569 B und Fig. 570 B, Taf. VI). Im vierten Embryonalmonat beginnt diese Höhle, sich allmählich zu verkleinern und zwar nicht nur relativ, sondern auch absolut, indem ihre Wände sich auch nach innen verdicken. Von dieser Zeit ab verliert diese Höhle also allmählich das Aussehen eines Gehirnventrikels und bildet sich etwa in der Mitte des Embryonallebens in einen engen Kanal, den Aquaeductus cerebri oder Sylvii, um (vgl. Fig. 550 A—C, S. 670, und Fig. 572—577).

Die Kerne der Nervi oculomotorii entwickeln sich, wie schon erwähnt, aus dem Mittelhirn, und zwar aus den ventralen Zonen desselben (Fig. 568 A, Taf. VI).

Unmittelbar lateralwärts von den Ausgangsstellen dieser Nerven wird (im dritten und vierten Embryonalmonat) die ventrale Wand des Mittelhirns durch starke Faserzüge verdickt, welche von der Grosshirnrinde kommen und zum Rhombencephalon und Rückenmark verlaufen. Diese Faserzüge stellen jederseits den Hirnschenkelfuss oder Pedunculus cerebri (Fig. 566, S. 684) dar. Die zwischen ihnen liegende, weniger

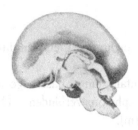

Embr. 14,5 cm

Fig. 572.

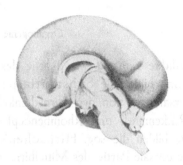

Embr. etwa 25 cm

Fig. 573.

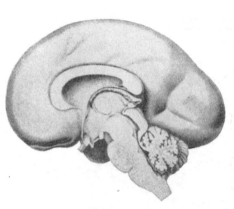

Embr. 29 cm

Fig. 574.

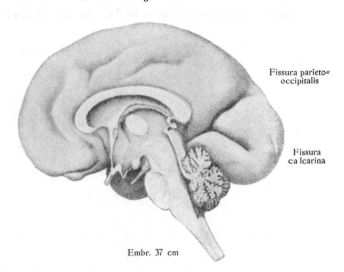

Fissura parieto=
occipitalis

Fissura
ca lcarina

Embr. 37 cm

Fig. 575.

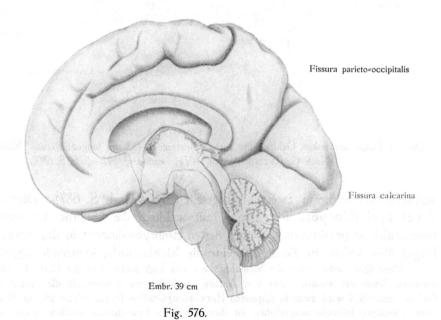

Fissura parieto=occipitalis

Fissura calcarina

Embr. 39 cm

Fig. 576.

Fig. 572—576.
Mediale Fläche der rechten Gehirnhälfte in verschiedenen Entwicklungsstadien. Natürliche Grösse.
Nach G. RETZIUS (1896). (Vgl. auch Fig. 577, S. 690.)

stark verdickte ventrale Wandpartie des Mittelhirns wird von mehreren Gefässen durch=
brochen und bildet die Substantia perforata posterior.

Dorsalwärts von den Hirnschenkelfüssen bilden sich ebenfalls lange Faserzüge aus,
welche Rückenmark und Rhombencephalon mit dem Prosencephalon verbinden. Diese
Faserzüge bilden die sog. Hirnschenkelhaube (Tegmentum).

Die dorsale Partie des Mittelhirns verdickt sich nicht so stark wie die ventrale, was
allmählich zu einer exzentrischen Lage des Aquaeductus Sylvii führt. Diese dorsale
Mittelhirnpartie, welche die Spitze der Scheitelbeuge bildet, ist im zweiten Embryonal=
monat noch gleichmässig gewölbt. Im dritten Embryonalmonat wird sie aber durch eine

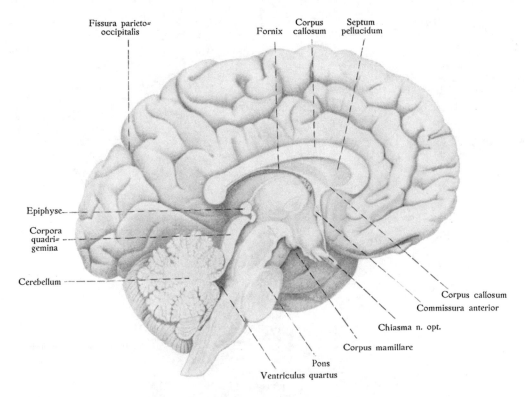

Fig. 577.
Mediale Fläche der linken Gehirnhälfte eines geburtsreifen (53 cm langen) Fetus. Natürliche Grösse.
Nach G. Retzius (1896). (Vgl. auch Fig. 572—576, S. 689.)

seichte Medianfurche in zwei Hügel geteilt (Fig. 571 *A*, S. 687). Dieses Stadium der
Zweihügel (Corpora bigemina), auf welchem die Gehirne der niederen Wirbel=
tiere zeitlebens persistieren, geht im vierten Embryonalmonat in das Stadium der Vier=
hügel über, indem zu dieser Zeit eine die Medianfurche kreuzende Querfurche auftritt.

Diese Querfurche kreuzt die Medianfurche etwas nach hinten von der Mitte derselben. Die beiden
vorderen Vierhügel werden daher von Anfang an bedeutend grösser als die beiden hinteren. Dieser
Grössenunterschied wird zwar in folgenden Entwicklungsstadien (durch relativ starkes Wachstum der hin=
teren Vierhügel) teilweise ausgeglichen, ist aber noch beim Erwachsenen deutlich zu erkennen.

Die zellulare (= graue) Substanz des Mittelhirns wird nur schwach entwickelt. Bei
der Ausbildung der dasselbe durchziehenden Fasersysteme und der Vierhügel wird die

graue Substanz von der weissen grösstenteils umschlossen und in mehrere kleine Kerne zersplittert, von welchen die Vierhügelkerne, die Substantia nigra und der Nucleus ruber besonders zu erwähnen sind.

Die letztgenannten beiden Kerne nehmen verschiedene Pigmentstoffe in sich auf, was zu ihrem Namen Anlass gegeben hat.

Ursprünglich von anderen Gehirnteilen vollständig unbedeckt und die höchste Stelle des Gehirnrohres einnehmend (Fig. 210, S. 240), wird das Mittelhirn bei der folgenden starken Entwicklung der Grosshirnhemisphären von diesen (Anfang des fünften Embryonal= monats) vollständig gedeckt (vgl. Fig. 558—560, S. 682) und in die Tiefe an die Ge= hirnbasis gedrängt.

Diencephalon.

Wie das Mesencephalon, verändert sich auch diese Gehirnrohrpartie relativ wenig.

Der Querschnitt des Diencephalon hat noch Anfang des zweiten Embryonalmonats mit demjenigen der Rückenmarkanlage grosse Ähnlichkeit. Es lassen sich nämlich auch hier zwei dicke Seitenwände, eine dünne Bodenplatte und eine noch dünnere Deckplatte erkennen. Das Lumen des Diencephalon (Fig. 551, II, S. 671) bildet die oberen und hinteren Partien des dritten Gehirnventrikels.

Die Deckplatte bleibt dünn und entwickelt keine Nervenzellen. Das diese Platte bekleidende, gefässreiche Mesenchym treibt dieselbe in zwei sagittal verlaufende Linien zottenförmig nach dem Gehirnrohrlumen zu ein und bildet so den Plexus chorioideus ventriculi tertii (vgl. Fig. 583, S. 701).

An dieser Plexusbildung beteiligt sich indessen nicht die hinterste Partie der Deckplatte.

Diese Deckplattenpartie beginnt Anfang des zweiten Embryonalmonats sich aus= zustülpen. Sie bildet so einen kleinen, zuerst handschuhfingerähnlichen Körper, die Epi= physe, (Corpus pineale, Processus pinealis oder Zirbelfortsatz), welcher sich beim Menschen nach hinten umbiegt (vgl. Fig. 551, S. 671 und Fig. 573—577) und so in der Furche zwischen den vorderen Vierhügeln zu liegen kommt.

Das hintere freie Ende der Epiphyse (Fig. 577) verliert in späteren Stadien seine Höhlung, indem die Epiphysenwände sich hier zu einem kompakten, drüsenähnlichen Körper umwandeln. Die vordere, fixierte Partie der Epiphyse behält dagegen zeitlebens ihre mit dem dritten Gehirnventrikel kommunizierende Höhlung, den sog. Recessus pinealis.

An der vorderen Grenze des Recessus pinealis wachsen quere Nervenfasern — sowohl an der oberen wie an der unteren Seite des Rezesses — von der einen zu der anderen Hälfte des Diencephalon aus. Diese Querfaserbündel stellen die unter dem Namen Commissura habenularum und Commissura posterior bekannten Bildungen dar. Zusammen mit der Epiphyse bilden diese Kommissuren den sogenannten Epithalamus, welcher Gehirnteil bei der Verkleinerung des Aquaeductus Sylvii von der Deckplatte des dritten Ventrikels abgeknickt wird und so die hintere Wand dieses Ventrikels zu bilden kommt.

Die Epiphyse ist eine in vielen Beziehungen noch rätselhafte Bildung. Ob sie beim Menschen nur ein rudimentäres Organ darstellt, oder ob sie durch innere Sekretion noch bedeutungsvoll ist, wissen wir nicht. Dass sie indessen einmal in der phylogenetischen Entwicklung eine wahrscheinlich wichtige Rolle gespielt hat, wird durch die Tatsache glaubhaft, dass sie — mit Ausnahme beim Amphioxus — bei allen Wirbeltieren konstant zu finden ist.

Parietalorgan und Parietalauge. Bei den niederen Wirbeltieren entwickelt sich gewöhnlich aus der Vorderwand des Epiphysenschlauches eine andere kleine Ausstülpung (das sog. Parietal= organ), welche entweder abgeschnürt wird oder mit der Epiphyse in Verbindung bleibt. Bei gewissen Reptilien (z. B. bei Blindschleichen und Eidechsen) differenziert sich diese Ausstülpung zu einem unpaaren Organ aus, das mit dem Auge gewisser wirbelloser Tiere grosse Ähnlichkeit besitzt und daher als Parietalauge bezeichnet worden ist. Da die über demselben gelegene Hautpartie durchsichtig ist, hat man es glaubhaft gefunden, dass das betreffende Organ — wenn es auch nicht zum wahren Sehen dient — doch sowohl Licht= wie Wärmeeindrücke vermitteln kann.

Dass die menschliche Epiphyse den rudimentären Rest eines solchen Parietalauges darstellen sollte, ist indessen nach unseren jetzigen Kenntnissen über die Entwicklung dieser Bildungen nicht zu glauben.

Paraphyse. Bei den niederen Wirbeltieren bildet die Deckplatte des Diencephalon etwas weiter nach vorne eine dritte gewissermassen ähnliche Ausstülpung, welche als Paraphyse bezeichnet worden ist. Sie wird von sehr gefässreichem Mesenchym umgeben und stellt wahrscheinlich einen extraventrikulären Plexus chorioideus dar (Gaupp), welcher — gleich wie die gewöhnlichen, intraventrikulären Plexus chorioidei — Cerebrospinalflüssigkeit sezerniert.

Thalamencephalon. Mit Ausnahme von dem schon beschriebenen Epi= thalamus, stammt das Thalamencephalon aus den dicken Seitenwänden des Zwischen= hirns (Diencephalons). Diese verdicken sich noch mehr und bilden mit ihren oberen, grösseren Partien die Thalami optici und mit ihren hintersten Partien die Corpora geniculata (welche auch unter dem Namen „Metathalamus" zusammengefasst werden).

Durch die starke Verdickung der Thalami bekommen diese lateralwärts von der Ausgangsstelle der Deckplatte des Diencephalon auch eine obere Fläche. Diese obere Fläche und die ursprüngliche Lateralfläche des Thalamus sind zuerst vollständig frei, d. h. sie haben mit den Grosshirnhemisphären keine Verbindung (vgl. Fig. 583, S. 701).

Wie schon oben (S. 668) erwähnt, verwachsen indessen die medialen, dünnen Wandpartien der Grosshirnhemisphären mit den lateralen Partien der Thalami. Etwa die laterale Hälfte der definitiven oberen Thalamusfläche und die ganze laterale Thalamus= fläche gehen hierbei als freie Flächen verloren. Da indessen die dünnen Hemisphären= wandpartien sich (bei der Verwachsung) der Thalamusform anpassen und die genannten Thalamusflächen eng bekleiden, so sieht es nach der Verwachsung so aus, als wären die betreffenden Thalamusflächen als freie Flächen von den Seitenventrikeln aus zu sehen.

Die medialen Flächen der Thalami werden gegeneinander gepresst und verwachsen etwa Mitte des Embryonallebens — wie schon erwähnt — an einer Stelle. Da indessen diese Verwachsungsstelle von keinen Kommissurenfasern zum Durchtritt benützt wird, bleibt die Verbindung hier sehr schwach. Sie wird daher Commissura mollis genannt.

Pars mamillaris hypothalami. Die unter dem Thalamus gelegene Partie des Diencephalon bildet die Anlage der Pars mamillaris hypothalami. Sie bildet eine sehr kleine Partie der Hirnrohrwand, welche an der unteren Seite eine im zweiten Embryonalmonat noch einfache Erhebung trägt. Nachdem diese Erhebung im dritten Embryonalmonat durch eine Medianfurche in zwei rundliche Prominenzen geteilt worden ist, erkennen wir in derselben die Anlage der Corpora mamillaria (Fig. 565 und 566, S. 684).

Die Achsenzylinderfortsätze, welche von den Nervenzellen des Diencephalon aus= gehen bezw. zu demselben in Verbindung treten, verlaufen im allgemeinen nur zum kleinsten Teil im Gebiete des Diencephalon. Diese Gehirnpartie wird daher überwiegend aus grauer Substanz gebildet.

Indessen bildet diese keine einheitliche Masse, sondern wird durch weisse Faserzüge in verschiedene Kerne zersprengt. Von diesen bilden jederseits drei die grossen Kerne der Thalami. In den Corpora geniculata werden je ein Kern und in den Corpora mamillaria je zwei Kerne gebildet. In der Pars mamil= laris hypothalami wird ausserdem jederseits ein linsenförmiger Kern (Nucleus hypothalamicus) gebildet.

Telencephalon.

Von den fünf sekundären Gehirnblasen erfährt die erste, das Telencephalon, die stärksten Umwandlungen (vgl. Fig. 550 und 551, I). Schon Ende des ersten und Anfang des zweiten Embryonalmonats differenziert sich diese Gehirnblase in:

A. einen medialen, unpaaren Teil, welcher relativ klein bleibt und die Wände der vorderen, unteren Partie des dritten Ventrikels, die sog. Pars optica hypothalami, bildet; und

B. zwei paarige, sog. Hemisphärenteile, welche die Seitenventrikel um= schliessen, sich sehr stark vergrössern und hierbei auch in allerlei anderer Weise kompliziert werden.

A. Pars optica hypothalami.

Die hintere Grenze dieser Gehirnpartie kann durch eine Linie bezeichnet werden, die vom Foramen Monroi zu der Vorderseite der Corpora mamillaria (vgl. Fig. 569 *B C. m.*) geht. Die Pars optica hypothalami nimmt also an der Bildung der Lateralwände und des Bodens des dritten Ventrikels teil, und sie bildet allein die vordere Wand dieses Ventrikels.

Diese vordere Wand des dritten Ventrikels bleibt relativ dünn und verändert sich nur sehr wenig. Aus ihr geht die Lamina terminalis des entwickelten Gehirns hervor.

Aus den Seitenwänden der Pars optica hypothalami sind, schon ehe das Gehirn= rohr sich geschlossen hat, die Augenblasen ausgegangen. Durch die Lumina der Augenblasenstiele kommunizieren die Höhlungen dieser Blasen noch eine Zeitlang mit dem dritten Gehirnventrikel. Am Boden desselben entsteht zwischen den Einmündungs= stellen der Augenblasenhöhlen eine sie verbindende, transversale Furche.

Bei der Ausbildung der Retinae und der Nervi optici obliterieren, wie erwähnt, die Höhlungen der Augenblasenstiele. Die ihre Mündungen verbindende Transversal= furche persistiert aber und stellt die Anlage des Recessus opticus (vgl. Fig. 577) dar.

Die vordere Wand dieses Rezesses wird von der dünnen Lamina terminalis gebildet; die hintere Wand desselben verdickt sich dagegen, indem sie vom Chiasma nervorum opticorum (Fig. 577) teilweise aufgenommen wird. Durch diese Wand passieren nämlich zum grossen Teil diejenigen Fasern der Nervi optici, welche einer wahren Kreuzung unterliegen und also zum Tractus opticus der entgegengesetzten Seite ziehen.

Hinter dem Recessus opticus entsteht in der vierten Embryonalwoche ein anderer, trichterförmiger Rezess, dessen Wände das Tuber cinereum, das Infundibulum und den hinteren Hypophysenlappen des entwickelten Gehirnes bilden.

Hypophyse. Dieses zum Teil noch rätselhafte Organ setzt sich aus zwei sehr verschiedenen Anlagen zusammen. Von diesen stammt die eine, wie erwähnt, vom Gehirne, die andere von dem Mundbucht=Ektoderm.

Die letztgenannte Anlage wird zuerst und zwar schon Ende der dritten Embryonal= woche (bei etwa 3 mm langen Embryonen) erkennbar. Zu dieser Zeit bildet sich unmittelbar nach vorne von dem primitiven Gaumensegel (Fig. 209, S. 239) aus dem Mundbuchtdache eine taschenförmige Ektodermeinstülpung aus, welche unter dem Namen die RATHKE'sche Tasche (vgl. auch Fig. 210, S. 240 und Fig. 236—238, Taf. III) bekannt ist.

Diese Ektodermtasche ist relativ sehr breit und bleibt eine Zeitlang mit der Mund= bucht in weiter Verbindung. Ende des ersten und Anfang des zweiten Embryonal= monats beginnt sie, sich von der Mundbucht abzuschnüren. Die obere Partie der RATHKE= schen Tasche bleibt hierbei breit und bildet das sog. Hypophysensäckchen, während die untere Partie allmählich zu einem langen, dünnen Hypophysengang umgewandelt wird (Fig. 238, Taf. III). Der letztgenannte verliert bald sein Lumen und geht zuletzt (Ende des zweiten oder Anfang des dritten Embryonalmonats) vollständig zugrunde.

In anomalen Fällen kann aber der Hypophysengang noch längere Zeit und unter Umständen sogar zeitlebens ganz oder teilweise persistieren. Er kann dann einen Kanal im Keilbeinkörper veranlassen oder — wenn nur die unterste Partie persistiert — zur Entstehung eines epithelialen Stranges im hinteren Rande der Nasenscheidewand An= lass geben.

Bei vielen Wirbeltieren (z. B. bei den Haifischen) persistiert der Hypophysengang regelmässig.

Das Hypophysensäckchen bekommt Anfang des zweiten Embryonalmonats eine mediane Vertiefung, in welcher der vom Gehirne stammende, hintere Hypophysenlappen aufgenommen und durch Mesenchym fixiert wird.

Nach der vollständigen Abschnürung des Hypophysensäckchens hat dasselbe das Aussehen einer abgeplatteten Blase mit fast gleichdicken, ebenen Wänden. Diese Wände beginnen aber bald (bei etwa 2 cm langen Embryonen) Drüsenstruktur anzunehmen, indem ihre Zellen sich teilweise durch Umgruppierung, teilweise auch durch Proliferation Drüsenschläuche bilden. Hierbei verdickt sich besonders stark die Vorderwand, und die ursprüngliche Höhlung des Hypophysensäckchens geht grösstenteils verloren.

Die stark verdickte Vorderwand des Hypophysensäckchens wird sehr gefässreich und bildet sich zu der Pars anterior der Hypophyse aus. Die dünner bleibende Hinterwand, die mit dem Hirnteil der Hypophyse eng verbunden wird, stellt die Anlage der Pars intermedia der Hypophyse dar. Dieselbe wird weniger gefässreich, ihre Zellen ordnen sich inselartig, und die Zelleninseln wandeln sich in Bläschen um, welche eine kolloide Masse enthalten.

Der hintere Hypophysenlappen wird etwas später als der vordere angelegt. Erst Mitte der vierten Embryonalwoche ist seine Anlage als die Spitze einer medianen, ventralen Ausbuchtung vom Telencephalon deutlich zu erkennen (Fig. 569 B, Taf. VI, R. i.)

Die oberen Partien dieser Ausbuchtung bleiben hohl und stellen die Anlagen des Tuber cinereum und des Infundibulum dar. Der unterste Teil der Ausbuchtung, welcher in späteren Entwicklungsstadien sein Lumen verliert, stellt die Anlage des hinteren, kleineren Hypophysenlappens (der Pars posterior oder „nervosa") dar.

In dieser vom Gehirne stammenden Hypophysenanlage werden keine Nervenzellen, sondern nur Neurogliazellen ausgebildet. Die letztgenannten nehmen hier ein spindelförmiges Aussehen an, was dem ganzen Lappen das Aussehen eines Spindel= zellsarkoms verleiht.

Die Bedeutung dieses Hypophysenlappens besteht wohl nur darin, die in der Pars intermedia produzierten Kolloidmassen zum dritten Gehirnventrikel zu führen (HERRING, 1908).

Von dem vorderen Hypophysenteil nehmen wir an, dass er eine innere Sekre= tion ausübt, welche das Wachstum des Skeletts und des Bindegewebes gewissermassen reguliert.

Für diese Anschauung spricht die Tatsache, „dass Hypertrophie des vorderen Teiles zusammenfällt mit Überwachstum des Skeletts und des Bindegewebes bei wachsenden Individuen, aber wesentlich des Bindegewebes bei ausgewachsenen Personen", SCHÄFER (1911).

B. Grosshirnhemisphären.

Die Höhlungen der Hemisphärenblasen kommunizieren ursprünglich sehr weit mit dem dritten Gehirnventrikel. Die betreffenden Kommunikationsöffnungen erweitern sich indessen nicht in demselben Masse wie die drei ersten Gehirnventrikel. Sie erfahren hierbei allmählich eine relative Verkleinerung und stellen zuletzt die engen, unter dem Namen Foramina MONROI bekannten Kommunikationsöffnungen der beiden Seiten= ventrikel mit dem dritten Ventrikel dar (vgl. Fig. 568—570 B, Taf. VI).

Rhinencephalon. Schon in der fünften Embryonalwoche (bei etwa 1 cm langen Embryonen) ist an der ganzen unteren Seite jeder Hemisphärenblase eine Ausbuchtung zu erkennen, welche die Anlage des Lobus olfactorius oder Riechhirns (im engeren Sinne) darstellt.

Dieser Lobus olfactorius, welcher anfangs sagittal liegt, bekommt bei dem Breiterwerden der Hemisphärenblasen eine quere Lage (Fig. 563). Das ursprünglich vordere, jetzt mediale Ende des Riechlappens schnürt sich gleichzeitig von der Hemi= sphärenblase ab. Diese freien Enden der beiden Riechlappen wachsen nun selbständig in die Länge, und biegen, wenn sie die Medianebene erreicht haben, nach vorne um (vgl. Fig. 563 und 564, S. 684).

Die nach vorn umgebogene Partie jedes Riechlappens wächst in den folgenden Monaten in die Länge aus. Im dritten und vierten Embryonalmonat beginnt das vorderste Ende derselben eine Anschwellung zu zeigen, in welcher wir die Anlage des Bulbus olfactorius erkennen. Die hinter derselben gelegene, etwas dünnere Sagittalpartie stellt die noch sehr kurze Anlage des Tractus opticus dar. Aus der Winkelbiegungsstelle des Riechlappens geht das Tuberculum olfactorium (mit dem Trigonum olfactorium) und aus der transversal bleibenden Erhebung, der Gyrus olfactorius lateralis hervor. Die unmittelbar nach hinten von diesem liegende Wandpartie (der Hemisphärenblase), welche von zahlreichen Gefässen perforiert wird, gehört ebenfalls dem ursprünglichen Lobus olfactorius. Sie ist unter dem Namen Sub= stantia perforata anterior oder Gyrus perforatus rhinencephali bekannt (vgl. Fig. 565—567, S. 685).

Der Lobus olfactorius ist zuerst mit einer kleinen Höhlung versehen, welche sich als Ausstülpung des betreffenden Seitenventrikels entwickelt hat und eine Zeitlang durch eine kleine Öffnung (Fig. 571 B, S. 687) mit diesem in Verbindung bleibt. Beim Menschen obliteriert indessen in späteren Embryonalstadien vollständig nicht nur das Lumen des Tractus, sondern auch dasjenige des Bulbus olfactorius [1].

Stammlappen. Bald nach der Entstehung der Hemisphärenblasen verdicken sich die lateralen, unteren Wandpartien derselben. Hierdurch entsteht in jeder Hemisphären= blase eine schon in der fünften Embryonalwoche von der Ventrikelseite aus sichtbare Prominenz (Fig. 568 B, C. st., Taf. VI), welche die Anlage des Corpus striatum darstellt. Diese bildet zusammen mit dem von aussen her sichtbaren Teil der betref= fenden Wandverdickung die Anlage des sog. Stammlappens.

Die äussere Seite dieser Stammlappenanlage wird ursprünglich in keiner Weise von den übrigen Hemisphärenwänden abgegrenzt (Fig. 569 A, Taf. VI). Wenn diese aber in folgenden Entwicklungsstadien ein ausserordentlich starkes Wachstum entfalten, wird — da der Stammlappen hierbei nachbleibt — die Aussenseite desselben allmählich in die Tiefe ver= senkt. Auf diese Weise entsteht, dem Stammlappen entsprechend, die sogenannte Fossa Sylvii (Fig. 578—581). Diese Grube bildet sich im 3.—5. Embryonalmonat deutlich aus.

Die Bodenpartie derselben, d. h. die Lateralwand des Stammlappens, bildet die An= lage der Insula Reili (vgl. Fig. 570 A und 571 B).

Pallium. Die übrigen, sich stärker ausbreitenden Wandpartien jeder Hemisphären= blase stellen die Anlage des Pallium oder des Mantelteils dar (Fig. 579). Sie überlagern nämlich mantelförmig nicht nur den Stammlappen, sondern allmählich auch die Thalami, die Corpora quadrigemina und das Kleinhirn (vgl. Fig. 572—576, S. 689).

Zuerst breitet sich der Mantelteil nach vorne und nach hinten aus. Nach hinten setzt das Wachstum am stärksten fort.

Da die Ausbreitung in dieser Richtung indessen auf starke Hindernisse stösst, biegt der ursprünglich hintere Pol des Mantelteils nach unten um. Diese Umbiegung ist schon Anfang des dritten Embryonalmonats zu erkennen. Sie setzt sich während dieses Monats zuerst nach unten und dann — wenn die Hindernisse in dieser Richtung auch zu gross werden — nach vorne um. Gleichsam wie um den Stammlappen als festen Punkt ist also jetzt der Mantelteil halbkreisförmig umgebogen worden, und zwar so, dass der ursprünglich hintere Pol desselben jetzt (Anfang des vierten Embryonalmonats) nach vorne sieht (Fig. 578). In ihm erkennen wir jetzt den Polus temporalis des entwickelten Gehirnes.

Der ursprünglich nach vorne gerichtete Pol des Mantelteils behält seine Lage und bildet den Polus frontalis des entwickelten Gehirnes.

Der definitive Polus occipitalis wird erkennbar, erst nachdem die oben be= schriebene Umbiegung des Mantelteils stattgefunden hat. Die an der Konvexität der Umbiegungsstelle liegenden Mantelteilwände vergrössern sich nämlich relativ stark und beginnen so (Ende des dritten Embryonalmonats), sich nach hinten auszubreiten.

Auch lateralwärts breitet sich der Mantelteil stark aus. Hand in Hand hiermit wird die Fossa Sylvii immer tiefer und die Insula Reili von den angrenzenden

---

[1] Die betreffende Höhlung persistiert zeitlebens bei gewissen Säugetieren (z. B. beim Pferde).

Mantelpartien überlagert. Die Fossa Sylvii wird hierbei in eine schiefe Furche, die sog. Fissura Sylvii (vgl. Fig. 581 und 582), umgewandelt, in deren Tiefe die Insula (vom neunten Embryonalmonat an) vollständig versteckt liegt. Die sie deckenden Mantelpartien werden Opercula (Deckel) genannt.

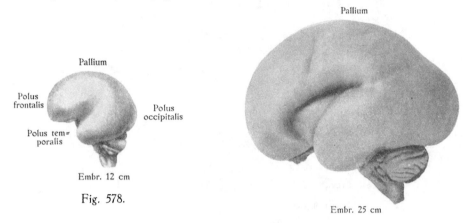

Fig. 578.

Embr. 12 cm

Fig. 579.

Embr. 25 cm

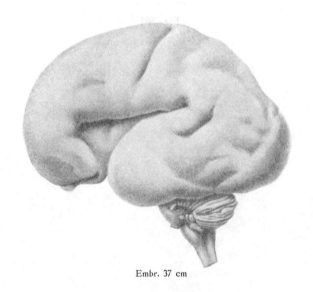

Embr. 37 cm

Fig. 580.

Fig. 578—580.
Laterale (linke) Oberfläche des embryonalen Gehirns in verschiedenen Entwicklungsstadien. (Natürliche Grösse.) Nach G. Retzius (1896). (Vgl. Fig. 581 und 582, S. 698.)

Die medialen Wandpartien der beiden Hemisphärenblasen können sich nicht so stark ausbreiten. Unten bildet der Hirnstamm hiergegen ein Hindernis. Oben stossen die Hemisphärenblasen bei ihrer Erweiterung bald auf einander und platten sich so in der Medianebene gegenseitig ab.

Die Hemisphärenwände werden offenbar stark gegen einander und gegen gewisse Hirnstammpartien gedrückt. An denjenigen Stellen, welche wahrscheinlich einem besonders

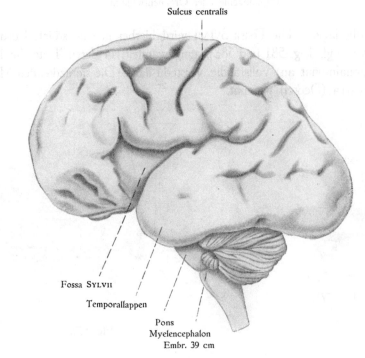

Sulcus centralis

Fossa SYLVII

Temporallappen

Pons
Myelencephalon
Embr. 39 cm

Fig. 581.

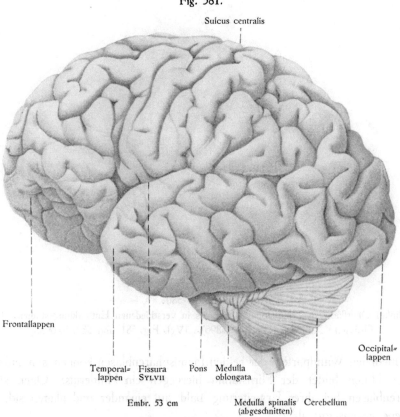

Sulcus centralis

Frontallappen

Occipital=
lappen

Temporal=   Fissura   Pons   Medulla
lappen   SYLVII   oblongata

Embr. 53 cm   Medulla spinalis Cerebellum
                               (abgeschnitten)

Fig. 582.
Fig. 581 u. 582.
Laterale (linke) Oberfläche des embryonalen Gehirns. Natürliche Grösse. Nach G. RETZIUS (1896).
(Vgl. auch Fig. 578—580, S. 697.)

starken Druck ausgesetzt werden, finden nun als Folge hiervon sekundäre Verwach= sungen statt.

So verwachsen schon Anfang des dritten Embryonalmonats die medialen Hemi= sphärenwände mit den lateralen (und teilweise mit den oberen) Seiten der Thalami, und an gewissen Stellen verwachsen später die gegen einander gepressten Medialwände der Hemisphärenblasen unter sich (vgl. Fig. 583).

Fissuren oder Totalfurchen.

Schon ehe die medialen Hemisphärenwände angefangen haben, unter sich zu ver= wachsen, entstehen an denselben — wohl im allgemeinen als Ausdruck des starken Flächenwachstums in dem engen Raume — tiefe Furchen, welche an der Ventrikel= seite mehr oder weniger hohe Falten oder Leisten hervorrufen. Solche Furchen werden Totalfurchen (weil sie die ganze Hirnwand betreffen) oder Fissuren genannt.

Zuerst (und zwar schon Ende des zweiten Embryonalmonats) entsteht die sog. Fissura chorioidea (Fig. 583). Vom Foramen Monroi aus und nach hinten bildet sich diese Furche an einer Wandpartie aus, welche sich stark verdünnt und keine Nervenzellen bildet. Die anfangs seichte Furche wird von gefässreichem Mesenchym ausgefüllt, welche die Epithelwand vor sich her in den Seitenventrikel (zottenförmig) immer tiefer hineinstülpt. Auf diese Weise entsteht Hand in Hand mit der Ausbildung der Fissura chorioidea der Plexus chorioideus (Fig. 571, S. 687) jedes Seiten= ventrikels.

Etwas später entsteht etwas höher in der unverdünnten Wandpartie eine zweite Fissur, die Fissura hippocampi, welche der Fissura chorioidea etwa parallel ver= läuft und an der Ventrikelseite einen dicken Vorsprung, den Hippocampus, erzeugt (Fig. 583).

Die zwischen diesen beiden Fissuren liegende Gehirnwandpartie wird Gyrus dentatus genannt.

Diese Hirnwindung und die sie begrenzenden beiden Fissuren werden bei den oben beschriebenen Lageveränderungen des ursprünglich hinteren Palliumpoles (= Polus temporalis) um dem Stammlappen herum halbringförmig ausgezogen.

(Der Gyrus dentatus wird daher auch — zusammen mit dem peripherwärts von ihm sich später entwickelnden Gyrus fornicatus — Sichellappen genannt.)

Selbstverständlich muss daher die Fissura hippocampi, welche in der oberen Palliumpartie nach oben vom Gyrus dentatus liegt, in der unteren, umgebogenen Pallium= partie (= dem Temporallappen) nach unten von diesem Gyrus liegen (vgl. Fig. 583), und die Fissura chorioidea muss sich natürlich in Beziehung zum Gyrus dentatus um= gekehrt verhalten.

Nach der Ausbildung des Polus occipitalis entstehen an der medialen Seite des definitiven Palliumhinterteils zwei oft von einem gemeinsamen Stamm ausgehende Fissur= zweige. Der eine, die Fissura parieto=occipitalis (Fig. 574—577), verläuft schief nach oben und hinten, den Occipitallappen vom Parietallappen abgrenzend. Der andere Zweig, die Fissura calcarina (Fig. 575, S. 689), geht gerade nach hinten. Die letztgenannte Fissur erzeugt eine an der Innenseite des Hinterhornes (des betr.

Seitenventrikels) sichtbare, noch beim Erwachsenen persistierende Prominenz, die unter
dem Namen Calcar avis (oder Pes hippocampi minor) bekannt ist. — Die
von der Fissura parieto=occipitalis hervorgegangene Prominenz verschwindet dagegen
während der Embryonalzeit vollständig.

Zuletzt (im dritten Embryonalmonat) entsteht an der nach innen und unten
gerichteten Seite des Temporallappens die Fissura collateralis, welche im Boden
des Unterhornes einen bisweilen noch beim Erwachsenen persistierenden Vorsprung, die
Eminentia collateralis hervorruft.

Umwandlungen des embryonalen Gyrus dentatus.
Entstehung der Grosshirnkommissuren und des Fornix.

Die oben angedeuteten sekundären Verwachsungen der medialen Gehirnmantel=
wände finden nur im Gebiete des embryonalen Gyrus dentatus statt und zwar nur
in demjenigen Teil dieser Gehirnwindung, welcher nach oben vom Thalamus liegt.
Der untere, nach unten und vorn umgebogene Teil dieser Windung deviiert stark lateral=
wärts von demjenigen der anderen Seite, mit welchem er also nicht verwachsen kann
(vgl. Fig. 583).

Die betreffende Verwachsung der beiden Gyri dentati beginnt Ende des dritten
Embryonalmonats (RETZIUS, 1896) nach vorn vom Foramen MONROI in unmittelbarem
Anschluss an der Lamina terminalis. Hier verwachsen indessen nur die peripheren
Partien der beiden Gyri mit einander. Zentralwärts in dieser Verwachsungsgegend bleiben
also die beiden Gyri von einander frei, eine allseitig geschlossene, spaltförmige Höhle,
den Ventriculus septi pellucidi, begrenzend. Die diese Höhle einschliessenden
Partien der beiden Gyri dentati werden recht stark verdünnt und stellen beide zusammen=
genommen ein durchsichtiges Septum (das Septum pellucidum) zwischen den Vorder=
hörnern der beiden Seitenventrikel dar (vgl. Fig. 577, S. 690).

Nach hinten vom Septum pellucidum wird die Verwachsung der beiden Gyri
dentati eine Strecke weit total, d. h. es findet hier keine sekundäre Ventrikelbildung
statt. Diese totale Verwachsung der Gyri dentati setzt sich im sechsten Embryonal=
monat nach hinten bis über die Epiphyse fort (vgl. Fig. 572—575, S. 689).

Die so entstandene Verwachsungsfläche wird in ihrem oberen Teil von transversalen,
in ihrem unteren Teil von longitudinalen Nervenfasern durchwachsen (Fig. 583).

Die transversalen Fasern bilden grösstenteils den sog. Corpus callosum (die
Commissura cerebri magna). Diese Fasern sind Kommissurenfasern, welche die
Rinden=Nervenzellen der einen Hemisphäre mit denjenigen der anderen Hemisphäre in
Verbindung setzen. Diese Fasern können sich in der Mittellinie natürlich nur so weit
ausbreiten, wie sekundäre Verwachsung stattgefunden hat. Die hintere Grenze des
Corpus callosum muss also etwa über der Epiphyse liegen, wo die Verwachsung auf=
hörte. Die zuerst gebildete Partie des Corpus callosum ist die vorderste, welche den
Ventriculus septi pellucidi von drei Seiten her (von oben, vorn und unten) begrenzt.

Wo der Corpus callosum in die Lamina terminalis übergeht, bildet sich sehr früh
(und zwar sogar früher als der Corpus callosum) eine andere kleinere Kommissur, die
Commissura anterior (Fig. 577, S. 690) aus. Die durch diese Kommissur ver=

laufenden Fasern verbinden die Riechcentra der einen Hemisphäre mit derjenigen der anderen.

Die longitudinalen Nervenfasern der Gyri dentati stellen die Anlage des Fornix (Fig. 583) dar. In der Gegend des Septum pellucidum laufen diese Fasern an der hinteren unteren Seite des Ventriculus septi pellucidi (vgl. Fig. 577, S. 690).

Diese longitudinalen Fasern sind nicht (wie die Kommissurfasern) von der sekun= dären Verwachsung abhängig. Sie setzen sich daher auch in die nach unten und vorn umgebogene, freie Partie des Gyrus dentatus fort, die Crura und Fimbriae fornicis

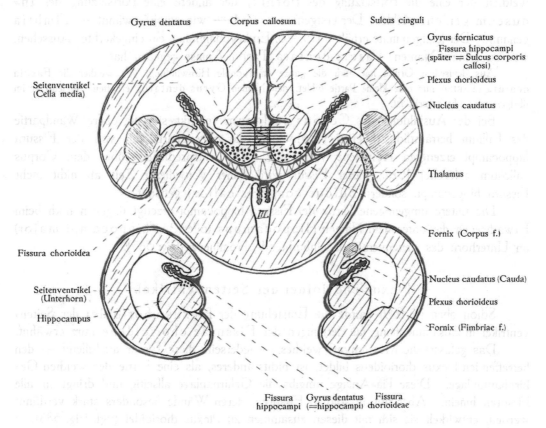

Fig. 583.
Schematischer Frontalschnitt des Vorderhirns, die Veränderung des embryonalen Gyrus dentatus etc. zeigend. III. Dritter Ventrikel. Die Pia mater ist rot. Die Stellen der sekundären Verwachsung sind durch Zickzacklinien angedeutet.

(Fig. 583) bildend. Auch die vordersten, unter dem Foramen Monroi gelegenen Enden der paarigen Fornixanlagen verwachsen nicht, sie bilden die sogenannten Co= lumnae fornicis.

Der Fornix bildet sich etwa gleichzeitig mit dem Corpus callosum aus. Er wird grösstenteils aus Assoziationsfasern zusammengesetzt, welche als Ausläufer der primären (meistens in dem Lobus olfactorius gelegenen) Riechcentra ausgehen und diese mit den sekundären (im definitiven Hippocampus und im Rinde des Gyrus hippo= campi und der Fascia dentata gelegenen) Riechcentra derselben Seite verbinden.

Bei der Ausbildung des Corpus callosum und des Fornix verliert die vordere, obere Partie des embryonalen Gyrus dentatus das Aussehen einer Hirnwindung. Von grauer Rindsubstanz persistiert in dieser Partie nur das Septum pellucidum und das sog. Induseum griseum, welches als eine sehr dünne, kaum bemerkbare Schicht die obere Fläche des Corpus callosum bedeckt.

Die untere, umgebogene und freie Partie des Gyrus dentatus behält dagegen einigermassen das typische Aussehen einer Gehirnwindung. Durch eine longitudinale Furche wird sie schon im fünften Embryonalmonat in zwei dünne Gyri geteilt, von welchen der eine die Fortsetzung des Fornix, der andere eine Fortsetzung des Induseum griseum bildet. Der erstgenannte wird — wie schon erwähnt — Fimbria genannt. Der letztgenannte erhält im 5.—6. Embryonalmonat ein eingekerbtes Aussehen, was zu seinem Namen: Fascia dentata Tarini Anlass gegeben hat.

Aus demselben Grund hat auch die ganze embryonale Hirnwindung, von welcher die Fascia dentata (Tarini) nur eine kleine Partie bildet, den Namen Gyrus dentatus erhalten, obgleich er im übrigen gar nicht gekerbt ist.

Bei der Ausbildung des Corpus callosum verdickt sich die obere Wandpartie des Pallium beträchtlich. Hierbei verschwindet die obere Partie der von der Fissura hippocampi erzeugten Prominenz vollständig. Die entsprechende (über dem Corpus callosum gelegene) Partie dieser Fissur wird daher von dieser Zeit ab nicht mehr Fissura hippocampi, sondern Sulcus corporis callosi genannt.

Die untere umgebogene Partie der Fissura hippocampi erzeugt dagegen noch beim Erwachsenen die unter dem Namen Hippocampus (oder Pes hippocampi major) im Unterhorn des Seitenventrikels einbuchtende Prominenz (Fig. 583).

Plexus chorioidei der Seitenventrikel.

Schon oben (S. 699) wurde die Entstehung der Plexus chorioidei der Seitenventrikel in Zusammenhang mit derjenigen der Fissurae chorioideae kurz erwähnt.

Das gefässreiche Mesenchym, welches — jederseits diese Fissur ausfüllend — den betreffenden Plexus chorioideus bildet, ist nichts anderes, als eine Partie der weichen Gehirnhautanlage. Diese Pia-Anlage umgibt die Gehirnanlage allseitig und dringt in alle Fissuren hinein. Aber nur in solchen Fissuren, deren Wände besonders stark verdünnt werden, entwickelt sie sich mit diesen zusammen zu Plexus chorioidei (vgl. Fig. 583).

In den Seitenventrikeln werden nun die Plexus chorioidei besonders stark entwickelt. Sie sind schon Ende des zweiten Embryonalmonats (bei etwa 2 cm langen Embryonen) zu erkennen und entwickeln sich in den nächsten Monaten so stark, dass sie die Cella media (vgl. Fig. 571 B, S. 687) und das Unterhorn der Seitenventrikel fast vollständig ausfüllen. In späteren Embryonalstadien werden sie aber wieder relativ kleiner und nehmen die Seitenventrikel nur zum kleinen Teil auf. Besonders im Unterhorn wird der Plexus chorioideus relativ stark reduziert. Vorder- und Hinterhorn jedes Seitenventrikels bekommen keinen Plexus chorioideus, was sich einfach daraus erklärt, dass die betreffenden Gehirnpartien von der Fissura chorioidea nicht betroffen werden.

Das ursprüngliche Aussehen als ein direkter Fortsatz der Pia mater behält der Plexus chorioideus lateralis nur im Unterhorn (vgl. Fig. 583). In der Cella media bilden (von der Mitte des Embryonallebens an) die Plexus chorioidei laterales die lateralen freien Kanten einer gefässreichen, dreieckigen Bindegewebsplatte, deren nach hinten gerichtete Basis zwar in die Pia übergeht, deren Lateralseiten und Vorderspitze dagegen blind zu endigen scheinen. Die median unter dem Fornix gelegene Partie der= selben Bindegewebsplatte sendet nach unten die unbedeutenden, paarigen Plexus chorioidei des dritten Ventrikels aus (Fig. 583).

Diese dreieckige Bindegewebsplatte setzte sich ursprünglich sowohl seitwärts wie nach vorn, oben und hinten in die übrige Pia=Anlage fort. Bei den oben geschilderten sekundären Verwachsungen wurde sie aber zuerst (bei der Verwachsung der Hemisphären= blasen mit der Thalamusanlage) seitwärts und dann (bei der Ausbildung des Corpus callosum und des Fornix) nach vorn und oben von der übrigen Pia so zu sagen abge= schnürt. An denjenigen Stellen, wo sekundäre Verwachsungen zwischen Gehirnrohr= wänden stattfinden (vgl. die schwarzen Zickzacklinien in Fig. 583), atrophiert nämlich im allgemeinen das sie bedeckende Mesenchym.

Graue und weisse Substanz.

Die Achsenzylinderfortsätze, welche von den Hemisphärenblasenzellen auswachsen, lagern sich denselben (gleich wie im Cerebellum) gewöhnlich so an, dass die zellulare, g r a u e Substanz die R i n d e, die aus Nervenfasern gebildete w e i s s e Substanz dagegen das M a r k zu bilden kommt. Hand in Hand mit dieser Ausbildung des weissen Markes werden die Seitenventrikel relativ kleiner und nehmen ihre definitive Form an.

An einigen Stellen werden indessen graue Massen durch weisse Substanz von der Rinde grösstenteils abgesprengt und in das weisse Mark hinein disloziert. Auf diese Weise entstehen die g r a u e n Kerne der Hemisphären.

Von diesen ist — wie schon erwähnt — die Anlage des C o r p u s s t r i a t u m schon Anfang des zweiten Embryonalmonats als eine Verdickung der lateralen, unteren Hemisphärenblasenwand zu erkennen. Bei der folgenden, sichelförmigen Biegung des Pallium bleibt die grösste Partie der betreffenden Wandverdickung von der Biegung un= beeinflusst. Eine kleine, mediale Partie nimmt dagegen an der Biegung teil. So entsteht die C a u d a des sog. N u c l e u s c a u d a t u s (Fig. 583). Der übrige Teil der betreffenden Wandverdickung, welcher der I n s u l a REILI gegenüber zu liegen kommt, wird durch einwachsende weisse Substanz in mehrere kleinere Kerne zersprengt, von welchen die lateralste das C l a u s t r u m, und die medialste den dicken Vorderteil (Caput et Corpus) d e s N u c l e u s c a u d a t u s bildet. Die intermediären Kerne stellen zusammen= genommen den N u c l e u s l e n t i f o r m i s dar. Dieser wird nach vorne nur unvollständig vom Nucleus caudatus getrennt. Graue Streifen verbinden hier zeitlebens die beiden Kerne, welche daher oft unter dem Namen C o r p u s s t r i a t u m zusammengefasst werden.

Sowohl der N u c l e u s l e n t i f o r m i s wie das C l a u s t r u m werden nicht vollständig von der grauen Rinde abgeschnürt, sondern bleiben in der Gegend der S u b s t a n t i a p e r f o r a t a a n t e r i o r mit derselben in Verbindung.

In der Nähe des Temporalpols wird noch ein grauer Kern, der N u c l e u s a m y g= d a l a e, von der Rinde abgeschnürt. Aber auch dieser behält mit der grauen Rinden= substanz zeitlebens Verbindung.

Das C o r p u s s t r i a t u m ist eine Zeitlang durch eine tiefe Furche von der medialen (mit dem Thalamus verwachsenen) Hemisphärenblasenwand geschieden. In späteren

Embryonalstadien verschwindet aber diese Furche und das Corpus striatum wird so mit dem Thalamus mehr direkt verbunden (Fig. 583).

Sulci. Nachdem im fünften Embryonalmonat die Wände der Hemisphärenblasen durch die Bildung der weissen Marksubstanz beträchtlich an Dicke zugenommen haben,

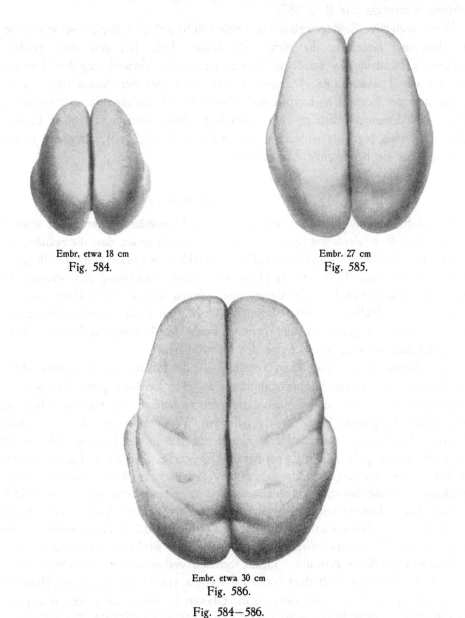

Embr. etwa 18 cm
Fig. 584.

Embr. 27 cm
Fig. 585.

Embr. etwa 30 cm
Fig. 586.

Fig. 584—586.

Obere Fläche der embryonalen Hirnanlage in verschiedenen Entwicklungsstadien.　Natürliche Grösse.
Nach G. Retzius (1896).　(Vgl. auch Fig. 587 u. 588, S. 705.)

hält zuerst das Wachstum der Rindensubstanz mit demjenigen der Marksubstanz gleichen Schritt.　Bald (und zwar schon in der ersten Hälfte des sechsten Embryonalmonats) be= ginnt aber die graue Rindensubstanz sich rascher in die Fläche als die Marksubstanz aus=

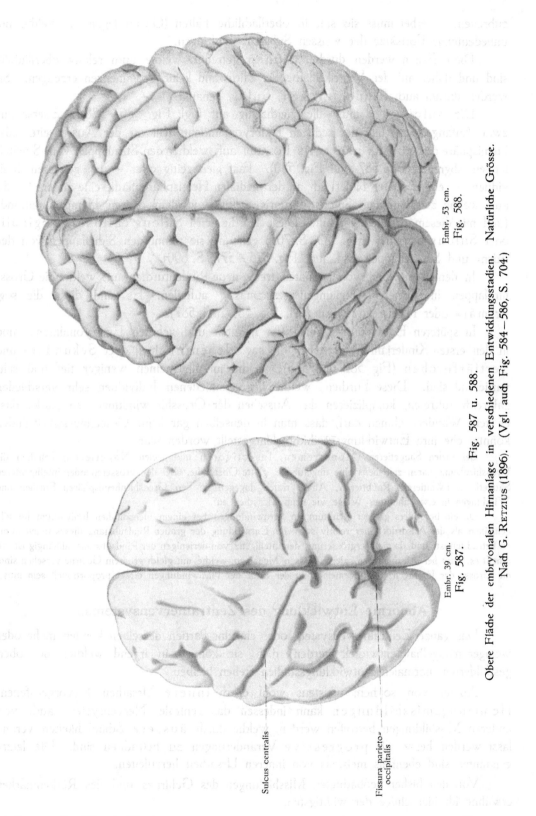

Embr. 53 cm.
Fig. 588.

Embr. 39 cm.
Fig. 587.

Sulcus centralis

Fissura parieto=
occipitalis

Fig. 587 u. 588.

Obere Fläche der embryonalen Hirnanlage in verschiedenen Entwicklungsstadien. Natürliche Grösse.
Nach G. Retzius (1896). (Vgl. auch Fig. 584—586, S. 704.)

zubreiten. Hierbei muss sie sich in oberflächliche Falten (Gyri) legen, in welche nur unbedeutende Fortsätze der weissen Substanz eindringen.

Diese Falten werden durch Furchen getrennt, welche auch relativ oberflächlich sind und daher auf der Ventrikelfläche der Hirnwand keine Prominenzen erzeugen. Sie werden darum auch Rindenfurchen, Sulci, genannt.

Die Sulci treten nicht alle gleichzeitig auf (vgl. Fig. 586—588). Zuerst und zwar Anfang oder Mitte des sechsten Embryonalmonats tritt an der Aussenseite jeder Hemisphäre der Sulcus centralis ROLANDI auf, welcher den Stirnlappen vom Scheitel= lappen abgrenzt (Fig. 587 und Fig. 580). Fast gleichzeitig oder — bei gewissen Indi= viduen — etwas später bildet sich an der medialen Hemisphärenfläche eine andere Furche aus, welche zwischen dem Sulcus corporis callosi und dem oberen Hemisphärenrande (und mit diesem parallel) verläuft. Diese Furche wird Sulcus calloso=marginalis oder Sulcus cinguli (Fig. 583, S. 701) genannt, sie trennt den Sichellappen von den Stirn= und Scheitellappen (vgl. auch Fig. 575—577, S. 690).

In den 7.—9. Embryonalmonaten treten neue Rindenfurchen auf, welche die Gross= hirnlappen in kleinere Abteilungen gesetzmässig aufteilen. Es sind diese die sog. Primär= oder Hauptfurchen (vgl. Fig. 581 und 587).

In späteren Entwicklungsstadien (im neunten und zehnten Embryonalmonat und in den ersten Kinderjahren) entstehen die sog. Nebenfurchen oder Sekundär= und Tertiärfurchen (Fig. 582 und 588), welche im allgemeinen weniger tief und sehr variierend sind. Diese Furchen, welche bei verschiedenen Individuen sehr verschieden zahlreich auftreten, komplizieren das Aussehen der Grosshirnwindungen so stark, dass es kein Wunder nehmen darf, dass man in denselben gar keine Gesetzmässigkeit finden konnte, ehe ihre Entwicklungsgeschichte klargestellt worden war.

Bei vielen Säugetieren (Monotremen, Insectivoren und vielen Nagetieren) behalten die Grosshirnhemisphären zeitlebens eine ungefurchte, glatte Oberfläche. Bei den grösseren oder intelligenteren Säugetieren (Waltieren, Raubtieren, Affen) treten dagegen an den Grosshirnhemisphären Furchen und Windungen in etwa ähnlicher Weise wie beim Menschen auf.

Da ein besonders grosser Reichtum an Hirnwindungen bei einem menschlichen Individuum im all= gemeinen als der Ausdruck einer relativ stärkeren Entwicklung der grauen Rindsubstanz dieses Individuums zu betrachten ist, und da die Vergrösserung der Intelligenz von derjenigen der Rindsubstanz abhängig ist, so erhellt es, dass bei verschiedenen, gleich grossen Menschen, welche mit gleich grossem Gehirne versehen sind, die Grösse der Intelligenz im allgemeinen zu der Zahl der Hirnwindungen direkt proportionell sein muss.

Abnorme Entwicklung des Zentralnervensystems.

Das ganze Zentralnervensystem oder einzelne Partien desselben können mehr oder weniger mangelhaft entwickelt werden, d. h. sie können in irgend welchen der oben geschilderten, normalen Entwicklungsstadien stehen bleiben.

Ausser von solchen, meistens wohl durch innere Ursachen hervorgerufenen, Hemmungsmissbildungen kann indessen das zentrale Nervensystem auch von anderen Missbildungen betroffen werden, welche durch äussere Schädlichkeiten veran= lasst werden bezw. als progressive Veränderungen zu betrachten sind. Die letzt= genannten sind ebenfalls meistens von inneren Ursachen herzuleiten.

Von den bisher beobachteten Missbildungen des Gehirnes und des Rückenmarkes erwähne ich hier einige der wichtigsten.

Der Canalis neurentericus (vgl. S. 117) kann ganz oder teilweise persi=
stieren.

Die Medullarrinne kann, wie oben (S. 209) erwähnt, ganz oder teilweise
offen bleiben. Am leichtesten scheint diese Missbildung — wenigstens wenn sie durch
mangelhafte Wachstumsenergie hervorgerufen wird oder dadurch, dass Amnionpartien die
Schliessung mechanisch verhindern — dort zu entstehen, wo die Schliessung normalerweise
am spätesten erfolgt (vgl. S. 120 u. 666). Sie kann aber auch unter Umständen die
mittlere Partie der Medullarrinne betreffen.

Weniger wahrscheinlich erscheint die alte Annahme, dass in einem etwas späteren
Entwicklungsstadium, wenn das Medullarrohr schon vollständig geschlossen ist, eine ähn=
liche Missbildung oft dadurch entstehen sollte, dass das Medullarrohr (und gewöhnlich auch
die darüber gelegene Hautpartie) durch mechanische Ursachen (Amnionenge etc.) zum
Platzen gebracht würde. Wahrscheinlich kommt dies nur selten (wenn überhaupt) vor.

In beiden Fällen werden sekundär im Rückenmarksgebiet die Bogenteile der
Wirbel und im Gehirngebiet das knöcherne Schädeldach mangelhaft oder fast gar
nicht entwickelt (vgl. Fig. 589 u. 590).

Die betreffende Missbildung wird daher im Rückenmarksgebiet Spina bifida
oder Rhachischisis, im Gebiete des Gehirns Cranioschisis oder Acranie ge=
nannt.

Die flächenhaft ausgebreiteten Gehirn= und Rückenmarkspartien bilden unter Um=
ständen gar keine Nervenzellen aus (primäre Anencephalie bezw. Amyelie).
In anderen Fällen aber können sie sich gewissermassen weiter entwickeln, indem sie
Nervenzellen und periphere, motorische Nerven [1] ausbilden. Nachträglich geht aber oft
diese Gehirn= bezw. Rückenmarksubstanz mehr oder weniger vollständig zugrunde, so
dass unter Umständen nur die bindegewebigen Häute derselben zurückbleiben (sekundäre
Anencephalie bezw. Amyelie).

Wenn Anencephalie ohne Amyelie vorhanden ist, so fehlen im Rücken=
mark immer die Pyramidenbahnen (= das erste oder zentrale, motorische
Neuron). Dagegen bildet sich das zweite (= periphere) motorische Neuron
normal aus. Bei gleichzeitiger Amyelie fehlt aber auch dieses. Vordere Nerven=
wurzeln existieren also dann nicht. Dagegen können die Spinalganglien ein völlig
normales Aussehen bieten und die hinteren Nervenwurzeln [1] gut entwickelt sein (KARL
und GUSTAF PETRÉN, 1898).

Wenn die abnormen Verhältnisse nur zu einem Offenbleiben der hinteren Hirn=
rohrpartie (und der darüber gelegenen Haut) geführt haben, kann der vordere Teil des
Schädeldaches (das Stirnbein) zur Entwicklung gelangen (Hemicranie).

Unter Umständen wird das Blastemcranium nicht vollständig entwickelt. Bei der
folgenden starken Entwicklung der Grosshirnhemisphärenblasen breiten sich dann diese
— oder gewöhnlicher die eine derselben — an der Defektstelle des Schädels (wo der
Druck der Gehirnbedeckungen relativ niedrig ist) besonders stark aus. Das auf diese
Weise entstandene, kugelförmige (hohle) Divertikel der Hemisphärenblase liegt nach aussen

---

[1] Die peripheren, sensiblen Nerven sind Derivate der Spinalganglienzellen und daher in ihrer Ent=
wicklung von derjenigen des Medullarrohrs unabhängig.

Sella turcica

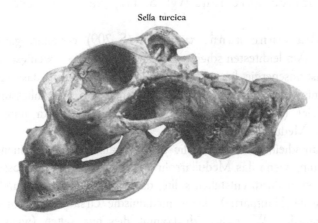

Fig. 589.

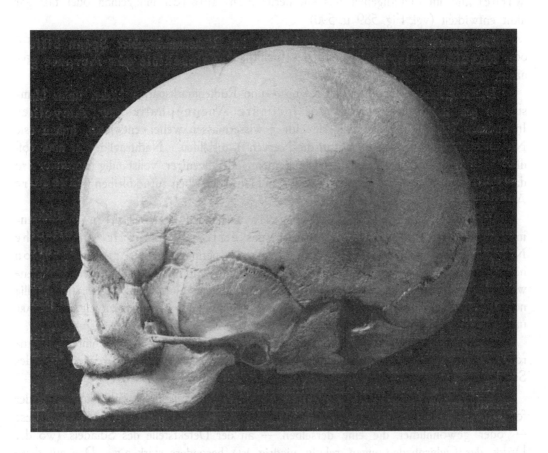

Fig. 590.

Fig. 589 und 590.

Fig. 589 Schädel eines geburtsreifen Acranius, Fig. 590 Schädel eines 3 Monate alten Kindes.
Natürliche Grösse. (Museum anatomicum, Lund.)

von der eigentlichen Gehirnkavität des Schädels und stellt also einen Gehirnbruch (Encephalocele) dar.

Solche Hirnbrüche, welche also aus (mehr oder weniger stark verdünnten) Hemi= sphärenblasenwänden bestehen und eine Partie des einen Seitenventrikels einschliessen, entwickeln sich, wie oben (S. 210) erwähnt, am öftesten in der hinteren Mittellinie (nach oben oder nach unten von der Protuberantia occipitalis externa) des Kopfes. (Fig. 165, S. 211.)

Auch nahe der vorderen Mittellinie des Kopfes und zwar in der Gegend der Glabella, der Nasenwurzel und des medialen Augenwinkels treten ähnliche Hirnbrüche relativ oft auf (Fig. 166, S. 211). Dagegen treten sie nur in sehr seltenen Fällen in den seitlichen Kopfpartien oder an der Basis cranii auf.

Im letztgenannten Falle treten sie in der Nasen= bezw. Rachenhöhle aus und können mit Polyp= bildungen verwechselt werden.

In allen diesen Fällen von Hirnbrüchen zeigt das Cranium an der Austrittsstelle des Bruches (an der „Bruchpforte") einen mehr oder weniger grossen Ossifikationsdefekt.

Sekundär können sich die Hirnbrüche spontan ganz [1]) oder teilweise reponieren, vom Gehirne abschnüren und in vielerlei anderer Weise verändern.

In seltenen Fällen sollen sich Hirnbrüche auch von dem Rhombencephalon aus entwickeln können.

Auch im Gebiete des Rückenmarkes können subkutane Bruchbildungen des Me= dullarrohres (Myelocele) entstehen. Wie im Gehirngebiete können sich diese unter Umständen auch spontan reponieren und als Spur nur eine Ausstülpung der Rücken= markshäute (Meningocele spinalis) hinterlassen.

Microcephalie. Das ganze Gehirn kann sich so mangelhaft entwickeln, dass ein extrauterines Leben des betreffenden Individuums ausgeschlossen ist. Meistens haben aber die Mikrocephalen das Gehirn so weit entwickelt, dass dasselbe wenigstens die rein tierischen Funktionen des Körpers leiten kann. Diese lebensfähigen Mikrocephalen sind stets Idioten. Das Hirngewicht erwachsener Mikrocephalen kann von etwa 200 bis 900 g variieren. Als Folge der schwachen Gehirnentwicklung wird auch der ganze Schädel abnorm klein.

Die Verkleinerung des Gehirns betrifft im allgemeinen hauptsächlich das Grosshirn (vgl. Fig. 161, S. 208). Es fehlen hierbei im allgemeinen die meisten sekundären und tertiären Rindenfurchen desselben. Die graue Rindenschicht kann aber gleichzeitig bis vier= mal dicker als normal werden, bisweilen ist ihre Oberfläche fein gerunzelt (Mikrogyrie).

Die sekundären Verwachsungen der medialen Hemisphärenblasenwände treten bis= weilen nur in beschränktem Masse oder gar nicht auf. Solchenfalls wird das Corpus callosum ebenfalls mangelhaft oder gar nicht entwickelt (Fig. 591). Wenn das Corpus callosum rudimentär geblieben ist, ist stets der vordere Teil, welcher normalerweise zuerst gebildet wird, vorhanden.

Bemerkenswert ist, dass das Corpus callosum total fehlen kann bei Individuen, welche keine erheblichen motorischen Störungen zeigen.

---

[1]) Als Erinnerung von dem Hirnbruch persistiert dann oft ein von den weichen Hirnhäuten ge= bildeter Bruchsack (Meningocele). An der Stelle der früheren Bruchprominenz können sich Fibrome, Angiome, Lipome, Rhabdomyome und Sarkome ausbilden, welche ihre Entstehung vielleicht einer bei der Entstehung des Bruches stattgefundenen Keimversprengung (v. RECKLINGHAUSEN) zu verdanken haben.

Auch das Kleinhirn kann in seiner Entwicklung mehr oder weniger stark zurück=
bleiben, ja sogar auf ein dünnes Blatt reduziert werden.

Hydrencephalie. Die Cerebrospinalflüssigkeit, welche die Gehirnventrikel und
den Zentralkanal des Rückenmarkes ausfüllt, wird — nehmen wir an — grösstenteils
von den Plexus chorioidei der Gehirnventrikel produziert. Wenn nun diese Flüssig=
keit aus unbekannten Gründen in abnorm grosser Menge produziert wird, oder wenn
die normal auftretenden sekundären Perforationsöffnungen des Rhombencephalon (die
Foramina Luschkae et Magendii) und hiermit auch der normale Abfluss der Flüssig=
keit durch diese Öffnungen nicht existieren, so sammelt sich die Cerebrospinalflüssigkeit
in abnorm grosser Menge in dem Ventrikelsystem.

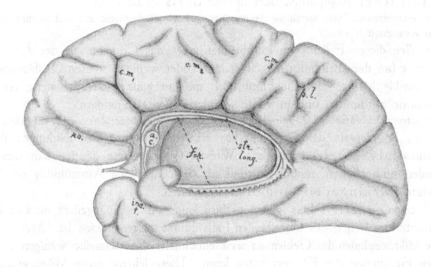

Fig. 591.

Mediale Grosshirnfläche eines Erwachsenen mit totalem Mangel des Corpus callosum. $\frac{3}{4}$. Nach CAMERON:
Journal of Anat. and Phys., Bd. 41 (1907).   *ac.* Commissura anterior *; for.* Fornix.

Das letztgenannte muss sich hierbei vergrössern, was zu einer allmählich zu=
nehmenden Ausdehnung und Verdünnung seiner Wände führt. Solche Wandpartien,
welche schon normalerweise dünn sind (z. B. das Septum pellucidum), werden dann
oft so stark ausgedehnt, dass sie bersten.

Durch die Ausdehnung des Gehirns wird die Gehirnkapsel (und zwar besonders
die Dach= und Seitenpartien derselben) auch gezwungen, sich abnorm zu vergrössern [1])
(Fig. 162, S. 209). Da indessen die Ausdehnung der relativ festen Gehirnkapsel weniger
leicht als diejenige des weichen Gehirnes vor sich geht, so erleidet das letztgenannte im
allgemeinen nicht nur eine Ausdehnung, sondern auch eine mehr oder weniger starke
Druckatrophie seiner Wände. Besonders in den Schläfenlappen kann die wahre Gehirn=
substanz so vollständig schwinden, dass nur Ependym zurückbleibt. Daraus erklärt es sich,
dass in dem abnorm grossen Wasserkopf im allgemeinen ein abnorm leichtes (natürlich wenn

---

[1]) Nähte und Fontanellen werden hierbei zuerst vergrössert und erst sehr spät von Knochensubstanz
ausgefüllt. Sehr oft entstehen Schaltknochen und bisweilen Knochendefekte.

man von dem Gewicht des eingeschlossenen Wassers absieht) Gehirn beherbergt wird. Die meisten Hydrocephalen sind bekanntlich auch mehr oder weniger schwach=sinnig.

Oft hat die Ausdehnung das Gehirnventrikelsystem nicht gleichmässig betroffen: der vierte Ventrikel und der Aquaeductus Sylvii bleiben eng, während die Seitenventrikel und der dritte Ventrikel stark aus=gedehnt werden. In solchen Fällen ist vielleicht ein mechanisches Abflusshindernis schon in der vordersten Partie des Aquaeductus Sylvii zu finden.

Wenn die Hydrencephalie schon vor der Geburt grössere Dimensionen erreicht hat, stellt sie natürlich ein ernstes Geburtshindernis dar. Solche Hydrocephalen (Fig. 162) sterben meistens bei der Geburt.

Bei kleineren Wasserköpfen, welche unbehindert und lebend geboren werden, setzt sich gewöhnlich die abnorme Vergrösserung des Kopfes schon in den ersten Lebens=wochen weiter fort. Wenn kein Stillstand in dem schnellen Wachsen eintritt, sterben die Kinder gewöhnlich innerhalb der ersten zehn Wochen.

Bei anderen Hydrocephalen wechseln Perioden von starkem Wachsen mit solchen von Stillstand. Auch diese gehen gewöhnlich (nach 3—13 Jahren) zugrunde (v. Bergmann, 1900).

Bei anderen wiederum wird der erste Stillstand des schnellen Wachstums definitiv. Solche Individuen können sich dann normal weiter entwickeln. Nur in seltenen Fällen werden sie aber geistig ganz normal. Gewöhnlich hat während der Krankheitsperiode eine mehr oder weniger grosse, irreparable Druckatrophie des Gehirnes stattgefunden, welche, wie erwähnt, zu einer mehr oder weniger stark ausgesprochenen Idiotie führt.

Die angeborene Hydrencephalie ist daran zu erkennen, dass die Schädel=peripherie bei der Geburt mehr als 37 cm beträgt und in den ersten Lebenswochen abnorm schnell zunimmt. Mit den akquirierten, durch Rhachitis, Meningitis etc. hervorgerufenen Formen von Hydrencephalie ist sie nicht zu verwechseln.

Hydromyelie. Auch der Zentralkanal des Rückenmarkes kann — ganz oder teilweise — durch eine abnorm grosse Menge Flüssigkeit ausgedehnt werden.

Die dorsale Partie des Medularrohrlumens, die normalerweise obliteriert, kann (auch wenn Hydromyelie nicht vorhanden ist) ganz oder teilweise persistieren und zu abnormen Hohlräumen des Rückenmarks werden.

Hufeisengrosshirn. Wie oben erwähnt, können die sekundären Ver=wachsungen, welche normalerweise die beiden Grosshirnhemisphären mit einander ver=binden, unter Umständen abnorm klein werden. Umgekehrt können sie aber auch abnorm gross werden, und zwar können bisweilen die medialen Hemisphärenflächen so vollständig mit einander verwachsen, dass beide Grosshirnhemisphären eine hufeisenförmige, nach vorne einfache Masse bilden. Gewöhnlich ist diese Missbildung mit starker Verkleinerung des Gehirns und des Schädels kombiniert.

Diese Missbildung, bei welcher die beiden Augen normal vorhanden sind, ist nicht mit einer anderen Form von Hufeisengrosshirn zu verwechseln, welche nicht durch sekundäre Verwachsung, sondern durch mangelnde Teilung des Telencephalon entstanden ist. In diesem Falle wird vom Telencephalon nur eine unpaare Hemisphärenblase gebildet (Cyclencephalie), oft geht von demselben nur eine unpaare, median gelegene Augenblase aus, aus welcher sich ein normal aussehendes — aber abnorm (unter der rüsselförmigen Nase) gelegenes, einfaches Auge entwickelt (Cyclopie oder Synophthalmie, Fig. 173, S. 216).

Das Cyklopsauge kann aber auch wie zwei mehr oder weniger vollständig verschmolzene Augen aussehen, ja es gibt sogar Cyclencephalen, welche zwei getrennte Augen besitzen (Fig. 174). Diese haben aber immer eine abnorme Lage sehr nahe der Medianebene und unter der rüsselförmigen Nase. (Über die Entstehung der letzteren vergl. S. 216.)

Entwicklung des sympathischen Nervensystems.

Die erste Anlage des sympathischen Nervensystems tritt bei etwa 7 mm langen menschlichen Embryonen (His) auf und zwar in Form von visceralen Nerven=faserzweigen, welche von den segmentalen Nervenstämmen medialwärts gehen (vgl. Fig. 593).

Diese Visceralnerven treten meiner Erfahrung nach beim menschlichen Embryo zuerst in der Höhe der Bauch= und Beckenorgane — d. h. in der unteren Hälfte der definitiven Brustregion, in den Bauch= und Beckenregionen — auf. Unmittelbar lateralwärts von der einfachen Aorta abdominalis biegen sie winkelig nach vorne um, in der Richtung gegen die Wurzel des dorsalen Mesenteriums weiter wachsend.

Die betreffenden Nervenfasern scheinen Ausläufer zum Teil von motorischen Rückenmarkszellen, zum Teil von Spinalganglienzellen zu sein. Mit den Zellenausläufern werden bald (bei etwa 8 mm langen Embryonen) einzelne Neuroblasten (von den Spinalganglien und vielleicht auch direkt vom Rückenmark stammend) peripherwärts ver=schoben und sammeln sich gruppenweise dorsolateralwärts von der Aorta an den oben=erwähnten Winkelbiegungsstellen der Visceralnerven.

Diese dislozierten Neuroblastengruppen stellen die ersten Anlagen der sympathi=schen Grenzstrangganglien dar.

In jeder Körperhälfte liegen die sympathischen Ganglien der verschiedenen Körper=segmente — dank der ventral konkaven Biegung des Embryos — einander recht nahe. Indem sich nun die Zellen derselben vermehren, bilden die Grenzstrangganglien kranial= und kaudalwärts gerichtete, zelluläre Fortsätze aus, welche bald mit einander verschmelzen. Auf diese Weise entsteht jederseits ein longitudinal verlaufender Zellenstrang, die erste Anlage des sympathischen Grenzstran'ges. (Fig. 592, N. sympathicus.)

Die zwischen den ursprünglichen Grenzstrangganglien entstandenen Partien jedes Grenzstranges verdicken sich bald, so dass der Grenzstrang überall etwa gleich dick wird und das segmentale Aussehen verliert.

Anfang des zweiten Embryonalmonats schreitet die Bildung der beiden Grenz=stränge an den dorsolateralen Aortaseiten kranialwärts fort. Zu dieser Zeit sind in der definitiven Brustgegend noch zwei Aortae descendentes (vgl. Fig. 592) vorhanden, welche nach oben recht weit lateral von der Medianebene liegen, nach unten dagegen sich der Medianebene allmählich nähern, um in die einfache Aorta abdominalis einzumünden. Diese Tatsache ist, glaube ich, die Ursache davon, dass die beiden Grenzstränge, welche bei ihrer Entstehung von der Lage der grössten Körperarterien gewissermassen abhängig zu sein scheinen, zeitlebens in der Brustregion mehr lateral als in der Bauchregion zu liegen kommen.

Die Bildung der zellularen Grenzstränge hört etwa an der oberen Halsgrenze auf. Vielleicht nehmen aber jederseits auch Derivate von zwei Kopfganglien (vom Gangl. grossopharyngei und Gangl. vagi) an der Grenzstrangbildung teil.

Auch in der oberen Kopfregion entstehen sympathische Ganglien, welche den Grenzstrangganglien gewissermassen gleichzustellen sind. So entstehen jederseits vom Ganglion trigemini (GASSERI) drei sympathische Ganglien: das Gangl. ciliare, das Gangl. sphenopalatinum und das Gangl. oticum, und von dem Ganglion faciale (= geniculi) ein sympathisches Ganglion: das Gangl. submaxillare.

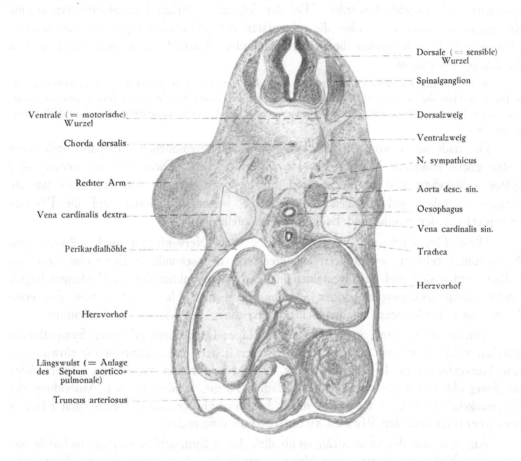

Dorsale (= sensible)
Wurzel

Spinalganglion

Dorsalzweig

Ventralzweig

N. sympathicus

Aorta desc. sin.

Oesophagus

Vena cardinalis sin.

Trachea

Herzvorhof

Ventrale (= motorische)
Wurzel

Chorda dorsalis

Rechter Arm

Vena cardinalis dextra

Perikardialhöhle

Herzvorhof

Längswulst (= Anlage
des Septum aortico=
pulmonale)

Truncus arteriosus

Fig. 592.
Querschnitt eines 8,3 mm langen Embryos, die Lage der Sympathicusgrenzstränge etc. zeigend.

Diese sympathischen Kopfganglien (welche — wie Sympathicusganglien überhaupt — durch ihre multipolaren Ganglienzellen von den aus bipolaren Nervenzellen zu= sammengesetzten Spinalganglien zu erkennen sind) werden später durch longitudinale, den grossen Arterien folgende Nervenfasern mit den obersten Grenzstrangganglien ver= bunden. Davon abgesehen, dass die sympathischen Kopfganglien längere Zeit von den zellularen Grenzsträngen isoliert liegen, sind sie jedoch — meiner Meinung nach — den Grenzstrangganglien am nächsten gleichzustellen.

In der oben erwähnten Region, wo die Grenzstränge zuerst angelegt wurden, be=
halten sie in der weiteren Entwicklung einen beträchtlichen Vorsprung. Schon bei etwa
1 cm langen Embryonen isolieren sich hier grosse Ganglienzellengruppen grösstenteils
von den Grenzsträngen und lagern sich allmählich an der ventralen Seite der Bauchaorta.

Diese von den Grenzsträngen isolierten Ganglienzellengruppen stellen die Anlage
der sekundären Sympathicusganglien und der akzessorischen Sympathicusorgane der
Bauch= und Beckenhöhle (vgl. Fig. 383, S. 450) dar. Nach oben behalten sie jederseits mit
dem betreffenden Grenzstrang gewöhnlich zwei Verbindungen, aus welchen die Nervi
splanchnici ausgebildet werden. Bei der folgenden starken Kaudalwärtsverschiebung
der oberen Bauchorgane werden die sekundären Sympathicusbauchganglien auch mitver=
schoben und dadurch werden die Nervi splanchnici allmählich stark descendent und in
die Länge ausgezogen.

Wenn nachher die dorsalen Zwerchfellpartien sich teilweise von dorsalen Körperwandteilen aus=
bilden, in welchen die Nervi splanchnici (von der unteren Hälfte der definitiven Brustregion ausgehend)
eingebettet liegen, werden diese Nerven als Perforanten in die Lumbalportionen des Zwerchfelles auf=
genommen.

Die nach vorne von der Aorta abdominalis verschobenen Sympathicuselemente
bilden zuerst kompakte Massen von Fasern und Zellen. Diese Massen werden aber
später aufgelockert und in Nervennetze umgewandelt, welche sich besonders um die
grossen ventralen und lateralen Aortenzweige herum gruppieren und die Plexus
sympathici der Bauch= und Beckenhöhle darstellen.

Diese Plexusbildungen werden teilweise von Nervenfasern und teilweise von
Nervenzellen gebildet, welche letztgenannten von den sekundären Sympathicusganglien
isoliert worden sind und im allgemeinen in den Knotenpunkten der Netzbildungen liegen.
Solche Sympathicusganglien dritter Ordnung sind nach His jr. schon früh (bei etwa
1 cm langen Embryonen) an den beiden Curvaturen des Magens zu beobachten.

Von solchen tertiären, in der Nähe des Magen=Darmkanals gelegenen Sympathicus=
ganglien werden wiederum einzelne Ganglienzellen isoliert und zusammen mit einwachsen=
den Nervenfasern in die Magen= bezw. Darmwände hinein verschoben. Hier bilden
die Sympathicuselemente zuerst einen einfachen Plexus, welcher bei der Ausbildung der
Ringmuskelschicht sich in zwei von dieser Muskelschicht getrennte Plexus, den Plexus
myentericus und den Plexus submucosus differenziert.

Aus den von den Grenzsträngen ab dislozierten Sympathicusmassen, welche in un=
mittelbarer Nähe der Aorta liegen bleiben, entwickeln sich einesteils der die Aorta um=
spinnende Plexus aorticus und die sekundären Sympathicusganglien (von
denen die grossen, die Nervi splanchnici aufnehmenden Ganglia coeliaca besonders
wichtig sind), zweitens gehen aber auch aus den betreffenden Sympathicusmassen (durch
histologische Veränderung der Zellen) sogenannte Nebenorgane des Sympathicus
(Zuckerkandl, 1901) hervor.

Zuckerkandl's Organe. Diese Nebenorgane des Sympathicus sind noch bei etwa
15 mm langen Embryonen nicht von den Geflechtganglienanlagen des Sympathicus zu
unterscheiden. Anfang des dritten Embryonalmonats differenziert sich aber die gemein=
same Anlage in dunklere Plexusganglienzellen und lichtere Nebenorgan=
zellen. Die letztgenannten bilden jederseits eine längliche, zusammenhängende Masse,

welche nach oben dünn, nach unten (in der Höhe der Arteria mesenterica inf.) allmählich voluminöser wird.

Später löst sich die intermediäre Partie der betreffenden Zellenmasse auf. Bei etwa 6 cm langen Embryonen findet man daher jederseits einen kranialen (in der Nebennierenhöhe gelegenen) und einen kaudalen Nebenkörper. Der letztgenannte ist der grössere und stellt das noch beim Neugeborenen persistierende ZUCKERKANDL'sche Organ (der betreffenden Seite) dar.

Bei Neugeborenen sind die ZUCKERKANDL'schen Organe als zwei zu beiden Seiten der Arteria mesenterica inferior an der Vorderseite der Aorta liegende, etwa zentimeterlange (3—20 mm), lichtbraune Körper zu sehen. Bisweilen sind ihre oberen Pole durch eine Querbrücke (Isthmus) mit einander verbunden. Mit dem sympathischen Aortenplexus sind sie nur locker verbunden. Bei mikroskopischer Untersuchung findet man in denselben gar keine sympathische Ganglienzellen. Dagegen enthalten sie (neben zahlreichen Gefässen und kleineren indifferenten Zellen) zahlreiche grosse sog. chromaffine Zellen, welche bei Behandlung mit Chromsalzen eine braune oder gelbe Färbung annehmen. Ähnliche chromaffine Zellen sind zuerst (v. HENLE [1865]) in der Marksubstanz der Nebenniere und später in den akzessorischen Nebennieren, in der Steissdrüse, in den Carotisdrüsen und vereinzelt im Sympathicusgrenzstrang ge= funden worden.

Bei Erwachsenen sind diese ZUCKERKANDL'schen Organe zurückgebildet und nur rudimentär zu finden. — Die kranialen Nebenorgane des Bauchsympathicus verschwinden als solche schon in der Fetalzeit. Wahrscheinlich gehen ihre Zellen teilweise in der Bildung des Nebennierenmarkes (Fig. 352, S. 408) bezw. der akzessorischen Nebennieren ein.

Betreffs der Funktion dieser Organe wissen wir nichts Bestimmtes. Es ist wohl aber anzunehmen, dass sie eine „innere Sekretion" besitzen.

Steissdrüse (Ganglion LUSCHKAE). Ende des vierten Embryonalmonats (bei etwa 15 cm langen Embryonen) wird ventralwärts von der Steisspitze und zwar an der kaudalen Grenze der Sympathicus= anlagen ein Häufchen epithelähnlicher, polygonaler Zellen sichtbar. Das betreffende Zellenhäufchen, welches die Anlage der sog. Steissdrüse darstellt, hängt von Anfang an mit dem Sympathicus zusammen, von welchem auch aller Wahrscheinlichkeit nach seine Zellen stammen. Bindegewebe und Gefässe wachsen erst später in dasselbe hinein.

Bei Neugeborenen liegt dieses Sympathicusnebenorgan als eine kaum erbsengrosse Bildung an der ventralen Seite der Steissbeinspitze. (JAKOBSON, 1899.)

Nicht nur in den Digestionskanal, sondern auch in andere Bauch= und Becken= organe dringen sekundär sympathische Ganglienzellen hinein. Dies ist sicher mit den Nebennieren (Fig. 352) und dem Uterus der Fall.

Auch von den Halsteilen der sympathischen Grenzstränge werden Nerven= und Zellenmassen ventro=medialwärts disloziert. Sie schliessen sich hier dem — zu dieser Zeit noch teilweise in der Höhe der unteren Halswirbelgegend liegenden — Herzen an und stellen die Anlage des Plexus cardiacus mit den Herzganglien dar. Von den letztgenannten dringen mehrere mit den Sympathicusfasern in die Herzwände hinein.

Bei der später stattfindenden Kaudalwärtsverschiebung des Herzens werden die ursprünglichen Verbindungen des Plexus cardiacus mit den Grenzsträngen (die Rami cardiaci) lang ausgezogen und descendent.

Wie schon oben hervorgehoben wurde, geht die ursprüngliche Segmentierung der sympathischen Grenzstränge sehr früh zugrunde.

Sekundär tritt aber wieder eine Segmentierung der Grenzstränge auf, indem diese sich durch Ausbildung von longitudinal, interganglionär verlaufenden Nervenfasern verlängern. Die sympathischen Ganglienzellen sammeln sich hierbei wieder in distinkt abgegrenzte Häufchen, die definitiven Grenzstrangganglien, deren Zahl und Lage im allgemeinen derjenigen der ursprünglichen Grenzstrangganglien entspricht. Eine Ausnahme hiervon machen indessen die definitiven Grenzstrangganglien der Halsregion, welche jederseits nur in Zwei= oder Dreizahl auftreten (bei etwa 10 cm langen Embryonen) und also Aggregate der ursprünglichen Grenzstrangganglien darstellen.

Paraganglia intercarotica. An der Stelle, wo die Arteria carotis communis sich in die Arteria carotis externa und die Arteria carotis interna teilt, findet sich bei den Säugetieren jederseits ein kleines (beim Menschen kaum erbsengrosses) Organ, das Paraganglion intercaroticum (= Ganglion intercaroticum oder Glandula carotica). Durch Untersuchungen an Schweinsembryonen hat A. KOHN (1900) konstatiert, dass dieses Organ — in Übereinstimmung mit dem ZUCKERKANDL'schen Organ von Sympathicuselementen aufgebaut wird, welche teilweise in typische chromaffine Zellen umgebildet werden.

Diese Paraganglia intercarotica enthalten aber ausser den chromaffinen Zellen und zahlreichen Gefässen auch sympathische Ganglienzellen und eine grosse Menge markloser Nervenfasern. Über ihre Bedeutung wissen wir nichts.

Kopfganglien.

Die allerersten Entwicklungsstadien der den Spinalganglien entsprechenden Kopfganglien sind noch nicht beobachtet worden. Anzunehmen ist aber, dass sie sich in prinzipiell ähnlicher Weise wie die Spinalganglien aus dem Ektoderm differenzieren.

Die Kopfganglien werden beim menschlichen Embryo sehr früh sowohl von dem Ektoderm und der Gehirnanlage wie von einander vollständig getrennt. Schon Ende der dritten Embryonalwoche sind sie jederseits als vier distinkte Zellenhäufchen zu erkennen, von welchen zwei nach vorn und zwei nach hinten von der Gehörblase liegen (Fig. 557 A, S. 680).

Das vorderste Zellenhäufchen ist von allen das grösste. Es liegt lateralwärts von der Pons=Anlage und stellt die Anlage des Ganglion trigemini (GASSERI) dar. Ventralwärts verzweigt es sich und lässt hier drei sympathische Ganglien (das Ganglion ciliare, das Ganglion sphenopalatinum und das Ganglion oticum) aus sich hervorgehen.

Das zweite Zellenhäufchen, das unmittelbar nach vorn von der Gehörblase liegt, bildet die Anlage des Ganglion acustico=faciale. Dasselbe teilt sich später in ein Ganglion acusticum, welches bald in zwei Ganglien (das Ganglion vestibulare oder die Intumescentia ganglioformis SCARPAE und das Ganglion spirale oder cochleare) zerfällt, und ein Ganglion faciale. Das letztgenannte wird dorthin verschoben, wo der Nervus facialis (unter dem Hiatus canalis facialis) knieförmig umbiegt, und wird daher auch Ganglion geniculi genannt. Von diesem Ganglion sollen die sympathischen Nervenzellen stammen, welche das Ganglion sub=maxillare bilden.

Unmittelbar nach hinten von der Gehörblase tritt die Anlage des Ganglion glossopharyngeum als ein sehr kleines Zellenhäufchen auf (Fig. 557 A). Dieses Ganglion ist ursprünglich einfach, teilt sich aber in späteren Entwicklungsstadien gewöhn=

lich in zwei Ganglien, ein oberes (Ganglion jugulare glossopharyngei) und ein unteres (Ganglion petrosum).

Etwas weiter nach hinten liegt bei 3 mm langen menschlichen Embryonen ein dorso=ventral in die Länge ausgezogenes Zellenhäufchen (Fig. 557 A), das die Anlage des Ganglion vagi darstellt. Dieses Ganglion teilt sich konstant in ein oberes Ganglion, das Ganglion jugulare vagi, und ein unteres, das Ganglion nodosum.

Nach STREETER (1905) trennen sich von der hinteren Partie des Ganglion vagi kleine Zellen= häufchen, welche in nahe Verbindung mit dem Nervus accessorius treten. Wenn man diesen Nerv fort= während als einen selbständigen Kranialnerv betrachten will (vgl. unten!), würde man die erwähnten Ganglienzellenhäufchen als rudimentäre Accessorius=Ganglien betrachten können.

Einige Forscher nehmen an, dass auch die gewöhnlich als rein motorisch betrachteten Gehirnnerven (die drei Augenmuskelnerven, der N. accessorius und der N. hypoglossus) in der menschlichen Phylogenese ursprünglich gemischter Natur gewesen sein sollen. Auch diese Nerven sollen also Ganglien gehabt haben, welche indessen in der späteren phylogenetischen Entwicklung zugrunde gegangen sind. Hierfür spricht gewissermassen die von FRORIEP gemachte Beobachtung, dass bei Säugetierembryonen ein kleines Hypoglossusganglion auftritt, das sich indessen schon während der Embryonalzeit wieder zurückbildet. — Einige Autoren nehmen an, dass der Nervus hypoglossus ein Aggregat von Rückenmarks= nerven darstellt, welche erst sekundär in die Gehirnregion hinein disloziert worden sind (vgl. unten!).

B. Peripheres Nervensystem.

Histogenese des peripheren Nervensystems.

Die Frage, in welcher Weise die peripheren Nerven entstehen, ist seit längerer Zeit eine Streitfrage gewesen. Und noch heute gehen die Ansichten hierüber weit auseinander.

I. Die Ausläufertheorie. Die meisten Autoren [1] sind wohl noch der Ansicht, dass jede Nervenfaser von einer einzigen Nervenzelle gebildet worden ist und zwar dass jede motorische Nervenfaser von einer im Rückenmark oder Gehirn gelegenen Nerven= zelle, und dass jede sensible Nervenfaser von einer Spinal= (bezw. Gehirn=) Ganglien= zelle ausgewachsen ist. Die Nervenfasern stellen also kolossal in die Länge ausgewachsene Ausläufer, sog. Achsenzylinderfortsätze, der Nervenzellen dar. Jede Nervenzelle bildet — mit anderen Worten — zusammen mit ihrem Achsenzylinderfortsatz und ihren kürzeren Ausläufern (die sog. Dendriten) eine histologische Einheit, das Neuron.

Bei seinem allerersten Auswachsen ist der Achsenzylinderfortsatz nackt, d. h. von keinem besonderen Zellenrohr umgeben. Bald sammeln sich aber um den Achsen= zylinderfortsatz umher Mesenchymzellen, welche — wenn der Fortsatz länger wird — allmählich an Zahl zunehmen und zusammen die sog. SCHWANN'sche Scheide des Achsenzylinderfortsatzes bilden.

II. Die Cyncytiumtheorie. Neulich hat O. SCHULTZE (1904, 1906) die Ansicht ausgesprochen, dass diejenigen Zellen, welche die SCHWANN'sche Scheide bilden, keine Mesenchymzellen sind, sondern von der betreffenden Nervenzelle stammen. Sie sollen übrigens keine getrennten Zellen sein, sondern Bildungen, die aus Kernteilungen ohne nachfolgende Zellkörperteilungen hervorgegangen sind. Zusammen mit dem Achsenzylinderfortsatz stellen sie also ein lang ausgezogenes Cyncytium dar. Das ausgebildete Neuron ist — mit anderen Worten — keine einfache, einkernige Zelle, sondern eine vielkernige Riesenzelle, welche einen zentralen, dominierenden Kern und Tausende von peripheren Nebenkernen (die SCHWANN'schen Kerne) besitzt.

---

[1] REMAK, HIS, KOELLIKER, GOLGI, CAJAL, LENHOSSÉK, MINOT, HARRISON, NEAL u. a.

III. Die Zellkettentheorie. Diese Cyncytiumtheorie von O. Schultze ist nicht mit der älteren Zellketten=Hypothese[1]) zu verwechseln. Nach der letztgenannten Hypothese entstehen die peripheren Nerven aus zahlreichen Zellen, welche sich nacheinander in Reihen legen und sowohl den Achsenzylinderfortsatz wie die ihn umgebende Schwann'sche Scheide bilden. Betreffs des Ursprunges der erwähnten Zellen nehmen einige Autoren an, dass sie Mesenchymzellen, andere, dass sie aus dem zentralen Nervensystem ausgewanderte Nervenzellen sind.

IV. Die Urnerventheorie. Da es sonst unverständlich erschien, warum die langen Nervenfasern immer ihr richtiges Ziel erreichten, warum also keine Verwechslung eintrete z. B. „zwischen den Nerven der Iris und denen der Augenmuskeln", so hielt es Hensen (1864) für nötig, anzunehmen, dass die Nervenzellen von Anfang an durch feine Verbindungsfäden mit angrenzenden Muskelzellen etc. zusammenhingen[2]). — Diese Verbindungsfäden oder Urnervenbahnen werden bei den sekundären Verschiebungen der Muskelelemente etc. in die Länge stark ausgezogen. Bei den Teilungen der beiden, durch einen solchen Faden verbundenen Zellen, spaltet sich auch der Verbindungsfaden (der Länge nach).

Die Urnervenbahnen sind mit unseren jetzigen Hilfsmitteln uns noch unsichtbar. In späteren Entwicklungsstadien verdicken sie sich aber allmählich peripherwärts. Sie werden hierbei sichtbar und stellen jetzt die definitiven Nerven dar.

V. Die Leitfadentheorie. Einige Forscher[3]) nehmen an, dass primäre Cytoplasmaverbindungen zwischen Nervenzellen und Muskelzellen etc. zwar existieren, dass aber diese Verbindungsfäden nicht direkt zu Nerven umgewandelt werden, sondern dass die von den Nervenzellen auswachsenden Achsenzylinderfortsätze die betreffenden Cytoplasmaverbindungen nur als Leitfäden benutzen, um ihr richtiges Ziel zu erreichen.

Von diesen Hypothesen halte ich auf Grund meiner bisherigen Erfahrungen an menschlichen Embryonen die Ausläufertheorie für die wahrscheinlichste.

Wenn man diesen Standpunkt einnimmt, erklärt sich die Tatsache, dass die im zentralen Nervensystem verlaufenden Achsenzylinderfortsätze von keinen Schwann'schen Kernen umgeben sind, einfach daraus, dass hier keine Mesenchymzellen die Fortsätze umhüllen. Dagegen scheint es mir schwierig zu sein, das betreffende Fehlen der Schwann'schen Kerne befriedigend zu erklären, wenn man die Cyncytiumtheorie oder die Zellkettentheorie als wahrscheinlich akzeptiert.

Die Tatsache, dass die Nervenfasern sehr gesetzmässig verlaufen und auch nach Umwegen ihr richtiges, oft weit entferntes Ziel erreichen, braucht nicht durch die Annahme von primären, unsichtbaren Verbindungen erklärt zu werden. Viel wahrscheinlicher finde ich die Hypothese, dass das Auswachsen der Nervenfasern nach den richtigen Endorganen auf einen Richtungsreiz (Tropismus) zurückzuführen ist, welcher von letzteren auf erstere ausgeübt wird. — Die sensiblen Nerven werden nach Roux (1899) sowohl vom Bindegewebe wie vom Epithelgewebe angelockt (Desmotropismus bezw. Epitheliotropismus), die motorischen Nerven von den speziellen Muskelanlagen bezw. Muskeln (Myotropismus).

Dass der zentrale Teil einer abgeschnittenen Nervenfaser bei der Regeneration von der in Zerfall begriffenen Nervensubstanz des peripheren Nerventeils angelockt wird (Neurotropismus), ist durch experimentelle Untersuchungen von Forssman (1898, 1900) bewiesen.

---

[1]) Dieser Lehre wurde von Schwann, Balfour, Götte, van Wijhe, Dorn, Apathy, Beard, Kupffer, Bethe, Braus u. a. gehuldigt.

[2]) Dieser Hypothese haben sich später Sedgwick, Gegenbauer, Fürbringer u. a. angeschlossen.

[3]) O. und R. Hertwig u. a.

Die Myelinscheide der Nervenfaser entsteht nach KOELLIKER und WESTPHAL (1897) als eine Ausscheidung des Nervenzellen=Protoplasmas, die von vornherein als feinster Überzug des Achsenzylinders auftritt, aber erst in späten Embryonalstadien — durch beträchtliche Verdickung — deutlich sichtbar wird.

Die Tatsache, dass nicht nur periphere, sondern auch im zentralen Nervensystem verlaufende Nerven= fasern von Myelinscheiden umhüllt werden, spricht gegen die Annahme, dass die Myelinscheiden der peripheren Nervenfasern ein Derivat der SCHWANN'schen Zellen sein sollten.

Entwicklung der Rumpfnerven.

Die motorischen Nervenwurzeln.

Anfang der vierten Embryonalwoche (bei 4—5 mm langen Embryonen) wachsen von den motorischen Medullarrohrzellen Achsenzylinderfortsätze aus, welche das Medullar= rohr verlassen und sich ventro=lateralwärts in dem Mesenchymgewebe verlängern (Fig. 594). Diese Nervenfasern treten ursprünglich in einer kontinuierlichen Reihe aus dem Medullar= rohr heraus, sammeln sich aber lateralwärts in getrennte Bündelchen, deren Fasern gegen je ein Myotom konvergieren (Fig. 553, S. 675).

Die Bündelchen, deren Zahl also derjenigen der Körpersegmente zu entsprechen kommen, bilden die ventralen (= motorischen) Wurzeln der Spinalnerven.

In späteren Entwicklungsstadien sammeln sich die Fasern der verschiedenen ventralen Wurzeln auch medialwärts zu einfachen Bündelchen, welche — durch Abstände von einander getrennt — vom Rücken= mark ausgehen.

Die sensiblen Nervenwurzeln.

Diese Wurzeln entstehen etwas später als die motorischen. Wie schon (S. 675) erwähnt, werden sie von den Spinalganglien und von den daraus auswachsenden Nerven= fasern gebildet. In einem Entwicklungsstadium, wenn die Spinalganglien ventralwärts von einander segmental abgeschnürt sind, dorsalwärts aber noch mit einander zusammen= hängen (vgl. Fig. 554, S. 675), wachsen von den Spinalganglienzellen je zwei Ausläufer aus, von welchen der eine dorsomedialwärts verläuft, um in die dorsale Medullarrohr= zone einzudringen, der andere dagegen ventralwärts geht, um sich einer motorischen Wurzel anzuschliessen (Fig. 593).

Die zentralen Ausläufer der Spinalganglien dringen von Anfang an in einer un= unterbrochenen Reihe in das Medullarrohr hinein und werden nie zu segmentalen Bündeln vereinigt. Dagegen sammeln sich die peripheren Ausläufer jedes Spinalganglions von Anfang an zu einem segmentalen Bündelchen, das sich mit der ventralen Wurzel zu einem segmentalen Nervenstamm, dem Spinalnerv, verbindet.

Entstehung der gemischten Spinalnervenstämme.

Bei den niedersten Wirbeltieren (Amphioxus und Cyclostomi) bleiben die dorsalen, sensiblen Nerven zeitlebens von den ventralen, motorischen getrennt. Jene gehen mehr oberflächlich zu der Haut und den Sinnesorganen, ohne sich also mit den tiefer zu den Muskelsegmenten verlaufenden ventralen Nerven gemischt zu haben.

Bei allen höheren Wirbeltieren verbindet sich aber jederseits die dorsale, sensible Nervenwurzel mit der ventralen, motorischen zu einem gemischten Spinalnervenstamm.

Nach O. HERTWIG (1906) ist dies als ein sekundärer, abgeleiteter Zustand zu betrachten, verur= sacht „durch die Lageveränderung des Rückenmarks und der Muskelmassen und durch die bedeutende

Zunahme der Stützsubstanzen". Indem nämlich einerseits das Rückenmark in die Tiefe verlagert wird und hiermit die proximalen Partien der sensiblen Nerven von ihrem Endgebiet entfernt werden, und andererseits die Muskelplatten teilweise um das Rückenmark herumwachsen, so kommen die Muskelnerven den sensiblen Nerven an mehreren Stellen so nahe zu liegen, dass sie sich streckenweise mit diesen zu gemeinsamen Bündeln verbinden können.

Verzweigung der segmentalen Spinalnervenstämme.

Jeder Spinalnervenstamm — welcher also beim Menschen (und bei den höheren Wirbeltieren) gemischter Natur ist, sendet einen kleinen, fast rekurrent verlaufenden, dorsalen Zweig aus (Fig. 593), setzt sich aber mit seiner Hauptmasse ventralwärts fort, den ventralen Hauptzweig bildend. Dieser verläuft nun grösstenteils in der Körperperipherie, sendet aber medialwärts einen (grösseren oder kleineren) Visceral= zweig (Fig. 593) gegen das dorsale Mesenterium zu aus.

Diese Visceralzweige werden — wie oben (S. 712) erwähnt — bei ihrem Auswachsen von Nervenzellen gefolgt, welche sich jederseits zu einer sympathischen Grenzstranganlage sammeln. Die proximalen Partien dieser Visceralzweige stellen die Communicanten der Spinalnerven mit dem Sympathicus dar.

Die ventralen Hauptzweige sind im übrigen hauptsächlich für die Innervation der lateralen und der ventralen Körperwände reserviert. Da indessen die Extremitäten von den lateralen Körperwänden als relativ sehr grosse, sich über mehrere Segmente erstreckende Knospen auswachsen, werden sie auch von diesen Nerven und zwar von einer beträchtlichen Zahl derselben versorgt. So erhalten die oberen Extremitäten, welche von dem oberen Brustsegment [1]) und von den vier unteren Halssegmenten herausgeknospt sind, ihre Nerven von den ventralen Hauptzweigen dieser Segmente. Und die unteren Extremitäten, welche von den fünf Lumbalsegmenten und den drei oberen Sakral= segmenten stammen, bekommen ihre Nerven von den ventralen Hauptzweigen dieser Segmente. Die ventralen Hauptzweige der vier oberen Halssegmente bilden den Plexus cervicalis, diejenigen der Brustsegmente die Nervi intercostales und diejenigen der zwei unteren Sakralsegmente und des ersten Coccygealsegmentes den Plexus pudendus et coccygeus.

Die dorsalen Hauptzweige der Spinalnerven innervieren mit sensiblen Fasern die Haut des Rückens und der hinteren Hals= und Kopfgegend, mit motorischen Fasern die tiefen Schichten der Rückenmuskeln und der hinteren Halsmuskeln.

Entwicklung der Brachial= und Lumbosacralplexus.

Gleichzeitig damit, dass die Extremitätanlagen in die Länge auswachsen, werden sie im Verhältnis zum ganzen Embryonalkörper relativ dünner. Der Ausgangsstelle einer Extremität vom Rumpfe entsprechen also z. B. Anfang der fünften Embryonal= woche nicht mehr so viele Körpersegmente wie im Anfang der vierten Embryonalwoche. Daraus erklärt sich, wenigstens teilweise, dass die betreffenden Spinalnervenzweige gegen jede Extremität konvergieren müssen. Da diese Nervenzweige nun — wie die Nerven in frühen Embryonalstadien überhaupt (vgl. Fig. 432, S. 523) — relativ kolossal dick sind, werden sie an der engen Eingangsstelle zu der betreffenden Extremität so stark

---

[1]) Oft gehen sie auch vom zweiten, ja unter Umständen sogar vom dritten Brustsegment aus.

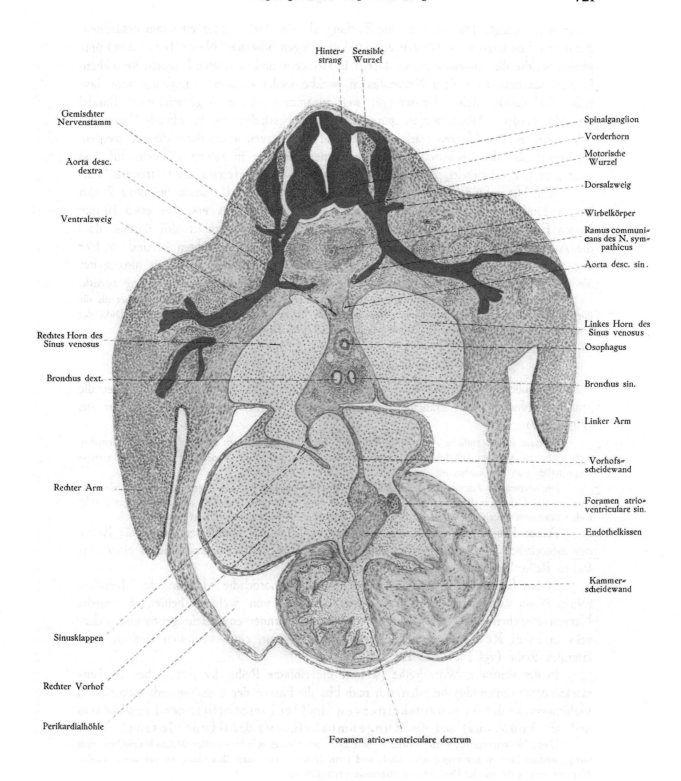

Fig. 593.
Querschnitt eines 11,7 mm langen Embryos, die Lage der grossen Nerven (gelb) zeigend.

zusammengedrängt, dass sie hier eine Zeitlang als ein einziger Nervenstamm erscheinen. Zu dieser Zeit werden die Nerven von bindegewebigen Scheiden (Neurilemmata) um= geben, welche die einzelnen Nervenfasern in kleineren und grösseren Bündeln verpacken. Hierbei passiert es oft, dass Nervenfasern, welche weder denselben Ursprung noch das= selbe Ziel haben, mehr oder weniger weit zusammen zu einem gemeinsamen Bündel verpackt werden. Wenn nun in späteren Entwicklungsstadien die betreffende Extremität sich relativ zu den Nerven stark verdickt, und die Nerven also relativ dünner werden, so lockert sich der obenerwähnte Extremitätnervenstamm in seinen Bündeln auf und stellt jetzt eine verwickelte, netzartige Bildung, den Nervenplexus der Extremität, dar.

Wie His gefunden hat, entsteht der Plexus brachialis schon bei etwa 7 mm langen Embryonen, während der Plexus lumbo=sacralis erst bei etwa 10 mm langen Embryonen fertig gebildet ist. Dieser Zeitunterschied erklärt sich daraus, dass das Auftreten der Spinalnerven zuerst in der Halsgegend zu beobachten ist und von hier aus allmählich kaudalwärts fortschreitet. Die Lumbosakralnerven entstehen also später als die Brachialnerven und bleiben hinter diesen in der Entwicklung eine Zeitlang zurück.

Dass diejenigen Spinalnerven, welche an den Extremitätplexusbildungen teil nehmen, stärker als die übrigen Spinalnerven ausgebildet werden, und dass diese Tatsache nicht ohne Einfluss auf die Dicke der betreffenden Rückenmarkspartien bleibt, hat schon oben (S. 678) Erwähnung gefunden.

Entwicklung der Gehirnnerven.

In ähnlicher Weise wie im Gebiete des Rückenmarks gehen im Gehirngebiet die sensiblen Nerven von Ganglien, die motorischen direkt von dem Medullarrohr aus (His, 1887).

Indessen ist die einfache Anordnung von gemischten Segmentalnerven im Kopfgebiete des Menschen nicht mehr zu erkennen, obgleich es anzunehmen ist, dass eine solche Anordnung in der Phylogenese ursprünglich auch hier vorhanden gewesen ist.

Die segmentale Anordnung der Kopfnerven ist wahrscheinlich verloren gegangen einesteils dadurch, dass gewisse Gehirnganglien zugrunde gegangen sind, und andernteils dadurch, dass gewisse (zwei oder mehr) Segmentalnerven sich jederseits zu je einem einfachen Nervenstamm vereinigt haben.

Ausserdem werden aber die Gehirnnerven dadurch kompliziert, dass die Kerne der motorischen Nervenfasern nicht wie in der ventralen Rückenmarkszone in einer ein= fachen Reihe liegen.

In dem Kopfgebiet teilt sich nämlich die ventrale, motorische Abteilung des Medullar= rohres in ein ventrales und ein laterales Horn, von welchen beiden motorische Nerven ausgehen (His, 1887). Die motorischen Gehirnnervenwurzeln gehen also jeder= seits in zwei Reihen von dem Medullarrohr aus: in einer ventralen und in einer lateralen Reihe (vgl. Fig. 568, Taf. VI).

In der ventralen Wurzelreihe (welcher die einfache Reihe der motorischen Rücken= markswurzeln entspricht) befinden sich nach His die Fasern der ausschliesslich motorischen Gehirnnerven: der Augenmuskelnerven (des Oculomotorius, des Trochlearis und des Abducens) und des Zungenmuskelnervs des (Hypoglossus).

Diese Nerven sind es eben, welche — wie oben angedeutet wurde — aller Wahrscheinlichkeit nach aus gemischten Nerven hervorgegangen sind, und zwar in der Weise, dass ihre Ganglien mit den sensiblen Nervenfasern während der Phylogenese zugrunde gegangen sind.

In der lateralen Wurzelreihe befinden sich die motorischen Fasern der gemischten Gehirnnerven: des Trigeminus, des Acustico=Facialis, des Glossopharyngeus und des Vago=Accessorius. Die zentralen Ausläufer der betreffenden Ganglien gehen unmittelbar dorsalwärts von den lateralen Wurzeln in das Gehirn hinein.

Die zwei vordersten Gehirnnervenpaare (der Olfactorius und der Opticus) nehmen unter den Gehirnnerven eine besondere Stellung ein, indem sie ausschliesslich sensibler Natur sind und ausserdem eine von den anderen sensiblen Nerven recht abweichende Entwicklung haben.

I. Nervus olfactorius. Die sensorischen Zellen der Riechgrube (die sog. Riech= zellen) senden während der fünften Embryonalwoche gehirnwärts je einen langen Aus= läufer aus, welcher 1—2 Wochen später in die Anlage des Bulbus olfactorius hinein= wächst. Die Riechzellen verlassen nun im allgemeinen mit ihrer Hauptpartie die Ober= fläche des Riechepithels, bleiben aber mit dieser Oberfläche durch einen kurzen, peripheren Ausläufer in Verbindung. Sie stellen also jetzt bipolare Zellen dar, welche mit Spinalganglienzellen eine gewisse Ähnlichkeit besitzen, und als eine Zwischenform zwischen diesen und gewöhnlichen Sinneszellen aufgefasst werden können.

Am nächsten ist also der (aus allen zentralen Riechzellen=Ausläufern der betreffenden Seite gebildete) Nervus olfactorius mit einer dorsalen Spinalnervenwurzel zu vergleichen.

Bei den meisten niederen Wirbeltieren stellt der N. olfactorius zeitlebens einen jederseits einfachen Nervenstamm dar. Bei den Säugetieren (mit Ausnahme von Ornithorhynchus, WIEDERSHEIM, 1906) ist dies aber nur während des frühen Embryonallebens der Fall.

Gleichzeitig mit der Bildung der knorpeligen Lamina cribrosa des Siebbeines (vgl. oben S. 256) wird der N. olfactorius hier in mehrere kleinere Nervenbündel, die Fila olfactoria, zersprengt.

II. Nervus opticus. Dieser Nerv wird von Fasern gebildet, welche haupt= sächlich von den sog. Ganglienzellen der Retina auswachsen und durch den betreffenden Augenblasenstiel und dann durch die beiden Tractus optici zu den Thalami, Corpora quadrigemina anteriora und den Lobi occipitales cerebri ziehen.

Da nun die Retina als eine modifizierte Gehirnpartie betrachtet werden muss, so folgt daraus, dass der Nervus opticus — welcher also verschiedene sowohl homo= wie contra=laterale Gehirnpartien verbindet — kein wahrer peripherer Nerv, sondern ein Aggregat von Assoziations=, Projektions= und Kommissurfasern ist.

Betreffs der Umwandlung des Augenblasenstiels in den Nervus opticus vgl. S. 735.

III. Nervus oculomotorius. Dieser Nerv wächst (Anfang des zweiten Embryonalmonats) von einem Kern aus, welcher in der ventralen Zone des Mittelhirns (Mesencephalon) liegt (HIS, 1888). Die Fasern gehen — jederseits in einem einfachen Bündel gesammelt — direkt aus dem Gehirnrohr (vgl. Fig. 568, Taf. VI) ventralwärts und nach vorne aus und erreichen (schon bei etwa 1 cm langen Embryonen) nach einem relativ langen Verlauf die Augenbechergegend, wo sie sich mit den meisten Orbitalmuskel= anlagen in Verbindung setzen (vgl. Fig. 545, S. 660).

Bei niederen Wirbeltieren (z. B. Selachiern, Reptilien) besitzt dieser Nerv auch ein Ganglion und sensible Fasern.

IV. Nervus trochlearis. Etwa gleichzeitig mit dem N. oculomotorius ent= steht der Nervus trochlearis und zwar aus der ventralen Zone des sog. Isthmus. Die Ausläufer des Trochleariskerns gehen aber nicht direkt aus dem Gehirnrohr heraus, sondern verlaufen zuerst intracerebral dorsalwärts in die dorsale Zone des Isthmus. Erst in unmittelbarer Nähe der dorsalen Mittellinie geht der Nerv vom Gehirn aus (vgl. Fig. 545,

46*

S. 660), um lateral von demselben ventralwärts zu der Augenbechergegend zu ziehen. Hier innerviert er nur einen einzigen Muskel: den M. obliquus superior (dessen Sehne über eine Trochlea verläuft).

Bei den Selachiern ist auch dieser Nerv gemischter Natur (FRORIEP, JULIA PLATT).

V. Nervus trigeminus. Schon Ende des ersten Embryonalmonats (bei etwa 7 mm langen Embryonen) sendet das Ganglion trigemini (GASSERI) peripherwärts drei Hauptstämme aus, von welchen der erste (der Ramus ophthalmicus) zur Augen= bechergegend, der zweite (der Ramus maxillaris) zum Oberkiefer und der dritte (der Ramus mandibularis) zum Unterkiefer geht (vgl. Fig. 545 A, S. 660). Die zentralen Ausläufer der Ganglienzellen sammeln sich zu einem gemeinsamen, dicken Bündel, welcher in die laterale Partie der Brückenanlage hineindringt. In unmittelbarer Nähe von dieser Stelle kommt aus der Gehirnrohrwand die kleine motorische Wurzel des N. trigeminus heraus (Fig. 568, *V. m.*, Taf. VI). Die meisten Fasern dieser motorischen Wurzel verbinden sich mit dem Ramus mandibularis, den sie aber bald wieder verlassen, um die Kaumuskeln und einzelne Muskeln des Mundbodens, des Gaumens und des Mittel= ohres (M. mylohyoideus, M. digastricus anterior, M. tensor veli palatini und M. tensor tympani) zu innervieren. — Eine kleine Zahl zentrifugal leitender Fasern gehen mit dem Ramus ophthalmicus bezw. mit dem Ramus maxillaris zur Augenbechergegend, um die Tränendrüsen zu innervieren.

Wie schon oben (S. 716) erwähnt, trennen sich vom Ganglion trigemini drei Ganglienzellengruppen, welche peripherwärts (den drei sensiblen Hauptzweigen des Trigeminus entlang) mehr oder weniger weit verschoben werden. Diese Ganglien werden auf Grund ihrer multipolaren Zellen als sympathische Ganglien betrachtet. Von diesen Ganglien ist nach HIS das dem ersten Trigeminuszweig folgende Ganglion ciliare zuerst (und zwar schon in der vierten Embryonalwoche) zu erkennen. Anfang der sechsten Embryonalwoche sind auch das Ganglion spheno=palatinum und das Ganglion oticum deutlich abgetrennt (DIXON, 1898).

Die ursprünglich einfachen Hauptzweige des Trigeminus verästeln sich so schnell, dass bei einem 7 Wochen alten Embryo schon alle wichtigeren Nebenzweige angelegt worden sind (DIXON, 1898).

VI. Nervus abducens. Dieser Nerv wird nach HIS etwas später als der N. trigeminus, aber gleichzeitig mit den anderen Augenmuskelnerven angelegt. Von einem in der ventralen Zone des Myelencephalon gelegenen Kern wächst dieser Nerv zuerst ventralwärts, um das Gehirnrohr — nahe der ventralen Mittellinie und an der hinteren Brückengrenze — zu verlassen (Fig. 568 *VI*, Taf. VI) und dann nach vorne zu der Augenbechergegend, wo er den das Auge abduzierenden Muskel, den M. rectus lateralis innerviert (vgl. Fig. 545, S. 660).

VII. und VIII. Nervus acustico=facialis. Die motorischen Fasern dieses Nervenkomplexes gehen von einem (nach hinten vom Abducenskern) im Myelencephalon liegenden Kern (dem Facialis=Kern) aus. Die Ausläufer dieses Kernes verlassen aber nicht direkt das Gehirn, sondern laufen zuerst eine recht weite Strecke intracerebral, einen Bogen um den Abducens=Kern bildend. Dieser Bogen, welcher nach HIS schon in der fünften Embryonalwoche zu erkennen ist, wird bei der in späteren Entwicklungs= stadien stattfindenden Dorsalwärtsverschiebung des Abducenskernes in eine scharfe Knickung umgewandelt, die in dem Boden des vierten Ventrikels eine Erhöhung (den Colliculus facialis) hervorruft.

Nach dieser Biegung kehren die betreffenden Nervenfasern beinahe zu ihrem Aus=
gangspunkt zurück und verlassen in dieser Höhe das Gehirn (vgl. Fig. 568 *VII*, Taf. VI).
Sie bilden die Hauptpartie des Nervus facialis, welcher ursprünglich im zweiten
Visceralbogen (dem Hyoidbogen) verläuft und die Anlage des M. platysma
myoides innerviert (vgl. Fig. 546 *B*, S. 662).

Da nun aber bald die obere Partie dieses Muskels aus dem Halsgebiet in die
Kopfregion disloziert wird und hier in die sog. mimische Muskulatur des Kopfes
zerfällt, so hat dies die Folge, dass die zugehörige Nervpartie gleichzeitig eine ähnliche
Dislokation und Zerklüftung erfährt (C. Rabl). So wird also der Nervus facialis
erst sekundär zu dem motorischen Gesichtsnerv (vgl. Fig. 547 *A*, S. 663).

Ausser dem als Halsmuskel persistierenden Teil der Platysma und ausser der mimischen Gesichts=
muskulatur innerviert der N. facialis auch einige andere Muskeln, welche aus dem Hyoidbogengebiet
stammen. Es sind dies der M. digastricus mandibulae, der M. stapedius, der M. levator veli
palatini und der M. azygos uvulae. — Die beiden letztgenannten Muskeln werden von einem Facialis=
zweig (dem Nervus petrosus superficialis major) innerviert, welcher sich schon in der Mitte des
zweiten Embryonalmonats mit dem Ganglion sphenopalatinum und dem zweiten Trigeminushaupt=
zweige verbindet (Dixon) und die sog. motorische Wurzel dieses Ganglions darstellt.

Der sensible Teil des Nervus acustico=facialis wird von dem oben beschriebenen
Ganglion acustico=faciale aus gebildet. Dieses Ganglion zerfällt bald in drei
Ganglien: das Ganglion vestibulare (= die Intumescentia ganglioformis Scarpae),
das Ganglion cochleare (= G. spirale oder G. acusticum im engeren Sinne)
und das Ganglion faciale oder geniculi (vgl. Fig. 568 *B*, Taf. VI).

Die zentralen Ausläufer der beiden ersterwähnten Ganglien bilden den sog. Nervus
acusticus. Die zentralen Ausläufer des Ganglion faciale bilden den sog. Nervus
intermedius. Die peripheren Ausläufer des Ganglion vestibulare innervieren
die Perzeptionsapparate des Orientierungsorgans (die sog. Maculae und Cristae
„acusticae"). Die peripheren Ausläufer des Ganglion cochleare innervieren den
Perzeptionsapparat des Gehörorgans (das Organon Corti).

Die peripheren Ausläufer des Ganglion faciale bilden einen kleinen Nerven=
bündel, welcher nur eine kurze Strecke mit den motorischen Facialisfasern zusammen
verläuft. Der betreffende sensible Nervenbündel trennt sich — unter dem Namen der
Chorda tympani — schon Anfang des zweiten Embryonalmonats von dem motori=
schen Facialisteil und verbindet sich bald nachher mit dem Zungenzweig des dritten
Trigeminusastes. Er nimmt an der sensiblen Innervation der Zunge teil.

Die Ganglien des Acustico=facialis werden recht weit vom Gehirn verschoben und
bei der Bildung des Schläfenbeines in der Pars petrosa dieses Knochens eingeschlossen.

IX. Nervus glossopharyngeus. Dieser Nerv wächst (schon in der vierten
Embryonalwoche) in den dritten Visceralbogen hinein. Die motorischen Fasern, welche
— wie die motorischen Wurzeln überhaupt — früher als die sensiblen entstehen (Streeter),
sind wenig zahlreich und innervieren nur zwei Pharynxmuskeln (M. constrictor medius
und M. stylopharyngeus).

Die von dem Ganglion glossopharyngeum peripherwärts ausgehenden sensiblen
Fasern gehen hauptsächlich zu der Pharynxwand und zu dem hinteren Drittel der Zunge.

Ein kleines Faserbündel (der Nervus tympanicus) wächst in das Gebiet der beiden vorderen
Visceralbogen hinein, wo er sich zuerst mit dem N. facialis und dann mit dem dritten Trigeminus=
zweig verbindet.

X. und XI. Nervus vago=accessorius. Der Nervus vagus und der Nervus accessorius, welche gewöhnlich als getrennte Nerven beschrieben werden, sind nach STREETER (1905) als ein einziger gemischter Gehirnnerv zu betrachten.

Der gemeinsame motorische Kern ist lang ausgezogen und während der Phylo= genese (STREETER) teilweise in die 3—4 oberen Halssegmente verschoben worden. Von diesem Kern gehen Fasern (Fig. 568, *X. m.* und *XI.*, Taf. VI) aus, welche die meisten Pharynxmuskeln, grosse Partien des M. trapezius und des M. sternocleidomasto= ideus, die Larynx=, Ösophagus= und Magenmuskulatur und teilweise das Herz innervieren.

Das Ganglion vago=accessorium teilt sich schon früh in zwei grössere (das G. jugulare und das G. nodosum vagi) und mehrere kleinere, mehr oder weniger rudimentäre Ganglien (die Accessoriusganglien STREETER'S). Die peripheren Ausläufer der Vago=accessoriusganglien verlaufen kaudalwärts, um nach einem mehr oder weniger langen Verlauf in Pharynx, Ösophagus, Magen, Leber, Pankreas, Milz, Larynx, Trachea, Bronchien und Lungen ihre Ausbreitung zu finden.

Erst Ende der vierten Embryonalwoche (bei etwa 7,5—8 mm langen Embryonen) erreichen die Nervi vagi den Ösophagus. Diesem entlang (Fig. 261, S. 319) wachsen sie dann schnell kaudalwärts und bilden schon bei etwa 10 mm langen Embryonen um die Ventrikelanlage einen mächtigen Plexus.

XII. Nervus hypoglossus. Die Bildung dieses Nervs hat sich — nach neueren Untersuchungen zu urteilen — in zweierlei Weise kompliziert. Erstens haben sich wahrscheinlich drei oder vier gemischte Segmentalnerven mit einander zu dem einfachen Hypoglossus verbunden und zweitens sind die dazu gehörigen Ganglien mit den sensiblen Nervenfasern mehr oder weniger vollständig zugrunde gegangen. Ein rudimentäres Hypoglossusganglion (das nach seinem Entdecker sog. FRORIEP'sche Ganglion) scheint auch beim menschlichen Embryo ursprünglich konstant vorhanden zu sein, verschwindet aber im allgemeinen schon Mitte oder Ende des zweiten Embryonalmonats[1].

In seltenen Fällen kann es aber persistieren (KAZZANDER).

Nach dieser Zeit ist der Nervus hypoglossus ein ausschliesslich motorischer Nerv, dessen Fasern die eigentliche Zungenmuskulatur innervieren.

Der bogenförmige Verlauf des Hypoglossus ist schon in der fünften Embryonal= woche zu erkennen. Mit diesem Nerv verbinden sich bald nachher Fasern aus den drei oberen Halsnerven, um die sog. Ansa hypoglossi zu bilden (Fig. 545 *B*, S. 660).

Entwicklung der Sinnesorgane.

Die Entwicklung der Geruchs= und Geschmacksorgane ist schon oben (S. 259 und 281) beschrieben worden.

Es erübrigt also, hier die Entwicklung des Auges, des Ohres und der Haut zu schildern.

Entwicklung des Sehorgans.

A. Phylogenese des Auges.

Die Phylogenese des Vertebratenauges gehört zu den dunkelsten Kapiteln der Entwicklungsgeschichte. Die vergleichende Anatomie der Vertebraten gibt hier keine sichere Leitung, denn schon bei den niederen Fischen ist das Vertebratenauge in seinen Hauptzügen fertiggebildet und die Augen der Cyclostomen sind

---

[1] In ähnlicher Weise wird bisweilen auch das erste Halsganglion rudimentär oder ganz ver= nichtet (STREETER).

aller Wahrscheinlichkeit nach nicht als primitive, sondern als sekundär degenerierte Augen zu betrachten. Sogar die sehr einfachen (von HESSE 1898 entdeckten) Organe der Lichtempfindung das Amphioxus können nicht mit Sicherheit als Ursprünge zu den paarigen Vertebratenaugen betrachtet werden. — Hierzu kommt, dass die Augen der Evertebraten in prinzipiell ganz anderer Weise gebildet werden, indem bei diesen die lichtperzipierende Partie und die lichtbrechende Partie desselben Auges gemeinsamen Ursprung haben, während diese Teile des Vertebratenauges verschiedenen Ursprungs sind. — Kein Wunder also, dass die Hypothesen, welche bis auf weiteres unser Wissen auf diesem Gebiete zu ersetzen versuchen, sehr different sind!

Diese verschiedenen Hypothesen hier zu referieren, würde zu weit führen. Ich beschränke mich daher darauf, nur diejenige Hypothese[1]) auszuführen, welche ich augenblicklich für die wahrscheinlichste halte:

Ehe noch das Neuralrohr gebildet war, entstanden in der Kopfgegend wahrscheinlich paarige, leicht= perzipierende Hautsinnesorgane, welche sich — zum Schutze — bald grubenförmig einsenkten. Wenn nun die mittlere Ektodermpartie, welche auch diese primären Grubenaugen bildete, sich in das Hirnrohr um= wandelte, wurden die Augen in die Tiefe versenkt und die leichtperzipierenden Zellen derselben, welche früher direkt vom Lichte getroffen wurden, wurden hierbei von den einfallenden Lichtstrahlen abgewandt.

Indessen konnten die Augen trotzdem als solche fungieren, weil der Körper durchsichtig war. Wenn nun aber in späteren Entwicklungsstadien der Körper grösser und undurchsichtiger wurde, verlängerten sich die Augenblasen, so dass sie die Haut erreichten. Unter ihr breiteten sie sich wahrscheinlich flach aus. So entstanden Retina= und Nervus=opticus=Teil jedes Auges.

Nehmen wir nun an, dass schon unmittelbar nach der Schliessung des Neuralrohres jede licht= perzipierende Zelle (gerade wie bei Amphioxus) an der vom Lichte abgewandten Seite eine Pigmentzelle bekam, so können wir mit BOVERI die Entstehung der definitiven Retina= bezw. Pigmentschicht folgender= massen erklären:

An dem oben erwähnten unter der Haut abgeplatteten Retinateil der Augenblase wurde die hintere Wand durch die Pigmentschicht der vorderen von der Lichtzufuhr abgeschnitten. Hier degenerierten darum die Sehzellen, und nur die Pigmentzellen persistierten. So entstand das definitive Pigmentepithel, welches die Funktion, einen dunklen Augenhintergrund zu bilden, so vollständig erfüllte, dass die persi= stierenden Sehzellen der vorderen Augenblasenwand selbst ihre Pigmenthauben entbehren konnten und allmählich auch verloren.

Die Verlagerung der Augen nach der Oberfläche des Kopfes war nun zwar für die Lichtperzeption sehr vorteilhaft, hatte aber auch Nachteile, indem die Augen, welche nur von einer dünnen Ektodermschicht bedeckt waren, jetzt äusseren Schädlichkeiten stark ausgesetzt wurden. Um diesen zu entgehen, bildete sich das abgeplattete Auge mit der dieses bedeckenden, durchsichtigen Epidermisschicht in eine nach aussen offene Grube um.

Bis zu diesem Stadium waren die Augen nur Lichtperzeptionsorgane, und auch das neue, sekundäre Grubenauge konnte anfangs keine Bildperzeption vermitteln. Indem aber die Eingangsöffnung des sekundären Grubenauges sich stark verkleinerte, wurde dieses zu einer Camera obscura, welche die Entstehung eines wahren Bildes und damit die Möglichkeit wirklichen Sehens gestattete.

In einem höheren Stadium wurde nun diese rohe Camera obscura weiter vervollkommnet. Das sekundäre Grubenauge wurde (durch Verwachsung der Ränder der Eingangsöffnung) von der Epidermis ab= geschnürt und ging so in ein Bläschenauge über. Die hierbei abgeschnürte blasenförmige Epidermis= partie bildete sich dann in eine zuerst hohle, später solide Linse um, welche durch die Entstehung des Glaskörpers von der eigentlichen bildperzipierenden Retina entfernt wurde.

Bei der erwähnten Abschnürung des sekundären Grubenauges wurde das Auge zum zweiten Male von der Aussenwelt getrennt. Diesmal blieb es aber unmittelbar unter der Haut liegen und diese wurde an der betreffenden Stelle (Cornea) vollständig durchsichtig.

Ursprünglich besass das Vertebratenauge wahrscheinlich keine Akkommodation, sondern war nur für das Sehen in der Nähe eingerichtet. (Dies ist noch heute der Fall bei vielen Fischen.) Schon bei den Wassertieren, aber noch mehr bei den Landtieren trat indessen das Bedürfnis auf, die Augen für

---

[1]) In dieser habe ich die Hypothese von BOVERI mit derjenigen von FRORIEP kombiniert und in Einklang zu bringen versucht.

das Sehen in verschiedenen Entfernungen einstellen zu können. Darum entstanden in der Bulbuswand Muskelfasern, welche entweder die Lage[1]) oder die Wölbung[2]) der Linse verändern konnten.

Der oben erwähnte Nachteil, dass die lichtperzipierende Zellenschicht der Retina von den einfallenden Lichtstrahlen abgewandt wurde, wurde teilweise dadurch kompensiert, dass die deckenden Retinalschichten ganz durchsichtig wurden. In höheren Entwicklungstadien bildete sich indessen in jedem Auge eine umschriebene Retinalpartie zum schärferen Sehen speziell aus und zwar dadurch, dass hier die deckenden Retinalschichten so stark reduziert wurden, dass eine merkbare Vertiefung (Fovea centralis retinae) entstand.

B. Ontogenese des Auges.

Entwicklung der Augenblasen. Die allererste Entwicklung der Augenanlagen ist beim menschlichen Embryo bisher nicht beobachtet worden. Ende der dritten Embryonalwoche (bei etwa 3 mm langen Embryonen) sind die Augenanlagen schon recht weit entwickelt (Fig. 209, S. 239). Sie bilden zwei seitwärts und nach oben von dem primären Vorderhirn ausbuchtende Hirnwandblasen, die Augenblasen, deren Lumen mit demjenigen des primären Vorderhirnes in Verbindung steht (vgl. Fig. 594).

Diese Augenblasen, welche die Anlagen der Retinae und der Nervi optici darstellen, treten bei den bisher in dieser Beziehung untersuchten Säugetierembryonen (Maulwurf, Schwein, Meerschweinchen) sehr früh auf und zwar schon vor dem vollständigen Schluss des Hirnrohres (HEAPE, KEIBEL u. a.). Sie bilden in der vorderen, noch offenen Partie der Medullarplatte zuerst grubenförmige Einsenkungen ("Sehgruben"), welche immer tiefer werden und bei der Schliessung des Hirnrohres in dieses anstatt an der Körperoberfläche zu münden kommen. Von nun ab benennen wir sie Augenblasen.

Diese verlieren bald ihre ursprüngliche Trichterform, indem die Kommunikationsöffnungen mit dem Hirnventrikel kleiner, die periphere Augenblasenpartie dagegen grösser wird. Jetzt erst verdienen sie recht den Namen Augenblasen. Ihre peripheren Partien bilden nämlich jetzt je eine blasenähnliche Auftreibung, welche durch einen dünneren Stiel mit der Hirnwand in Verbindung bleibt. Dieser Augenblasenstiel stellt die Anlage des Nervus opticus, die eigentliche Augenblase (im engeren Sinne) dagegen die Anlage der Retina dar. — Wenn der Augenblasenstiel in die Länge ausgezogen wird, geht sein Lumen in einen (annähernd im Centrum des Stieles gelegenen) schmalen Kanal über. Durch diesen Zentralkanal des Augenblasenstieles kommuniziert die Höhlung der Augenblase mit der Anlage des dritten Gehirnventrikels.

Die Aussenseiten der Augenblasen werden Ende der dritten Embryonalwoche durch eindringendes spärliches Mesenchym vom Ektoderm getrennt. Dieses Mesenchym zieht sich aber bald, wenn die Einstülpung der Linsenblase beginnt, aus dem betreffenden Spaltraum wieder zurück. Hierbei kommen Linsenanlage und Augenblase für kurze Zeit mit einander in Kontakt. Dieser Kontakt erhält sich indessen nicht lange, sondern wird durch den primitiven (= ektodermalen) Glaskörper und durch von Neuem eindringendes Mesenchym (= den mesodermalen Glaskörper) bald definitiv aufgehoben.

Entwicklung des Augenbechers. Anfang der vierten Embryonalwoche (bei etwa 4,5 mm langen Embryonen) tritt die Linsenanlage auf, und gleichzeitig beginnt die Augenblase, sich in den sog. Augenbecher umzuwandeln (vgl. Fig. 594).

---

[1]) Bei Tieren, deren Augen für das Sehen in der Nähe eingerichtet sind, zieht der Akkommodationsmuskel die Linse nach hinten (so bei vielen Fischen). Sind die Augen dagegen für das Sehen in der Ferne ohne Akkommodation eingestellt, so zieht der Akkomodationsmuskel die Linse nach vorn (so bei den Schlangen, welche — wie die Landtiere im allgemeinen — für das Sehen in der Nähe akkommodieren müssen).

[2]) Zu dieser Kategorie gehört bekanntlich der Mensch.

Diese Umwandlung wird dadurch eingeleitet, dass die laterale (später v o r d e r e) Augenblasenwand, welche in naher Beziehung zur Linsenanlage steht, sich gegen die mediale Augenblasenwand einstülpt (Fig. 594, rechts). Die Höhlung der Augenblase wird hierbei zunächst zu einer engen Spalte reduziert (vgl. Fig. 595—600) und geht in späteren

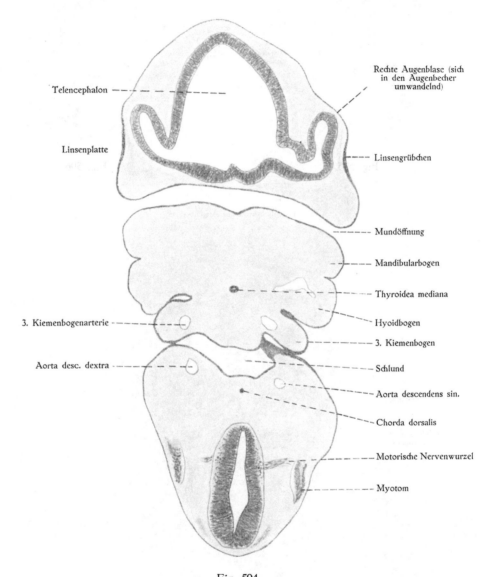

Fig. 594.
Frontalschnitt durch die Augenblasenregion eines 4,5 mm langen Embryos. Nach einem Originalpräparat von ERIK MÜLLER. $\frac{50}{1}$.

Stadien (vgl. Fig. 602) vollständig verloren, indem das eingestülpte, innere Blatt — das sog. R e t i n a l b l a t t — des Augenbechers mit dem äusseren Blatt — dem sog. P i g = m e n t b l a t t — desselben verschmilzt.

Die Augenblase hat sich also in einen doppelwandigen Augenbecher umgewandelt, dessen Fuss von dem früheren Augenblasenstiel gebildet wird. Wie Fig. 545 A zeigt, ist

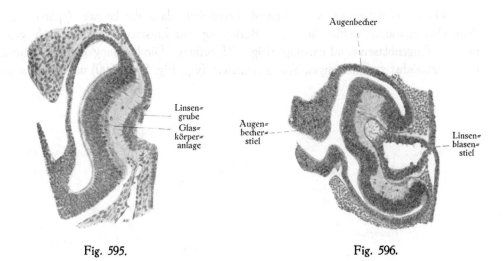

Fig. 595. Fig. 596.

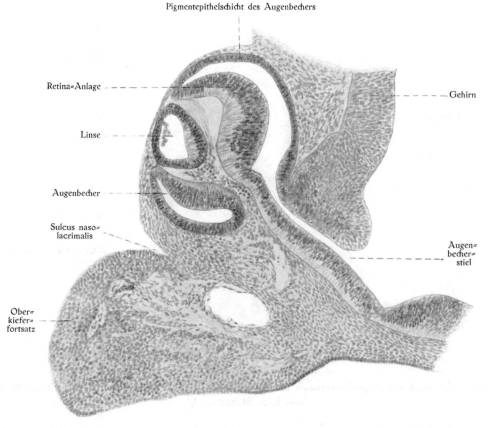

Fig. 597.

Fig. 595—597.

Schnitte durch Augenbecher und Linsenanlage. $\frac{100}{1}$. Fig. 595 von einem 5 mm langen Embryo. Nach HAMMAR. Fig. 596 von einem 7,2 mm langen Embryo. Nach HAMMAR. Fig. 597 von einem 8,3 mm langen Embryo. (Vgl. auch Fig. 598, S. 731.)

indessen dieser Becher an der unteren Seite defekt. Die Einstülpung des Retinalblattes hat sich nämlich hier auf die periphere Partie des Stieles fortgesetzt. Die hierdurch ent=standene Spalte — die Augenbecherspalte — verschwindet wieder in der 6.—7. Embryonalwoche und zwar dadurch, dass die Ränder der Spalte miteinander verwachsen.

Erst nachdem diese Verwachsung stattgefunden hat, verdient der Augenbecher recht seinen Namen. Die Eingangsöffnung des Augenbechers bildet von nun ab ein kreisrundes Loch, welches die Anlage der Pupille darstellt (vgl. Fig. 210, S. 240).

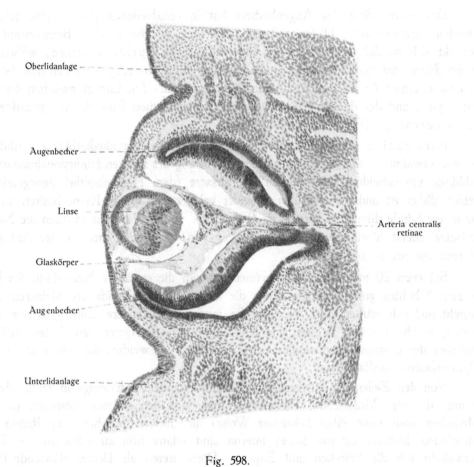

Fig. 598.

Schnitt durch Augenbecher und Linsenanlage von einem 11 mm langen Embryo. $\frac{100}{1}$.
(Vgl. auch Fig. 595—597, S. 730.)

In dem dieses Loch begrenzenden, freien Rande des Augenbechers gehen von An=fang an das Retinalblatt und das Pigmentblatt in einander direkt über. Ursprünglich ist diese Eingangsöffnung des Augenbechers relativ gross und wird von der Linsenanlage ausgefüllt (Fig. 596—598), später wird sie allmählich relativ kleiner und kommt hierbei an die vordere Fläche der Linse zu liegen (Fig. 600 u. 602). Die Linse wird, mit anderen Worten, in die Höhlung des Augenbechers vollständig aufgenommen.

Während die Wände der Augenblase einander sehr ähnlich waren, ist dies mit den entsprechenden Wandpartien des Augenbechers nicht mehr der Fall. Das äussere Blatt desselben verdünnt sich nämlich stark, bis es aus einer einfachen Schicht kubischer Zellen besteht, während die Hauptpartie des inneren Blattes sich stark verdickt, um die eigentliche Retina zu bilden. Ausserdem bilden die Zellen des äusseren Blattes in ihrem Inneren Pigmentkristalle, welche dieses Blatt auch an ungefärbten Präparaten stark hervorheben, während die Hauptpartie des inneren Blattes unpigmentiert bleibt (Fig. 600).

Entwicklung des Retinalblattes.

Das innere Blatt des Augenbechers hat in verschiedenen Partien eine sehr verschiedene Entwicklung. Diejenige Partie desselben, welche in dem Bechergrund liegt, verdickt sich nämlich sehr stark und bildet die Pars optica retinae, während die in der Nähe des Becherrandes liegenden Partien dünn ausgezogen werden und die Pars coeca retinae (= Pars ciliaris + Pars iridica) bilden. Die Grenze zwischen der dicken Pars optica und der dünnen Pars coeca markiert sich schon früh als eine gezackte Linie (Ora serrata). (Fig. 602, S. 737.)

Pars optica retinae. Diese Partie des inneren Augenbecherblattes verdickt sich — wie erwähnt — stark. In ihr kann man Anfang des zweiten Embryonalmonats zwei Schichten unterscheiden, von welchen die äussere (dem Pigmentepithel anliegende) erheblich dicker ist und mehrere über einander gelagerte, eiförmige Kerne besitzt, während die innere Schicht dünn und kernlos ist (Fig. 597). In diese Schicht wachsen die Nervenfortsätze zuerst hinein, wenn sie ihren Weg von der Retina aus zu der Anlage des Nervus opticus zu suchen haben.

Bei etwa 20 mm langen Embryonen hat sich die erwähnte Kernschicht der Retina in zwei Schichten gesondert, von denen die äussere aus zahlreicheren, kleineren Zellen besteht und sich stärker färbt, während die innere eine kleinere Zahl grösserer Zellen besitzt, welche weniger färbbar sind (Fig. 600). Die letztgenannten Zellen stellen die Anlagen der grossen Ganglienzellen der Retina dar, von welchen die zuerst auftretenden Opticusfasern Ausläufer sind.

Von den Zellen der äusseren Retinalschicht wandeln sich einige in stützende Elemente, die sog. MÜLLER'sche Radialfaser, um; aus den anderen entstehen (in, beim Menschen noch nicht näher bekannter Weise) die übrigen Schichten der Retina. Die Membrana limitans externa bezw. interna sind relativ früh zu erkennen. — Zuletzt entwickeln sich die Stäbchen und Zapfen. Diese treten als kleine, glänzende Höcker auf, welche nach aussen die Membrana limitans externa überragen und in die äussere Augenbecherschicht, die Pigmentschicht, allmählich hineindringen. Die Aussenglieder der Stäbchen und Zapfen kommen hierbei je in eine kleine Nische einer Pigmentzelle zu stecken und werden also durch das Pigment von einander optisch isoliert.

Pars coeca retinae. In der ganzen Pars coeca retinae verdünnt sich das innere Augenbecherblatt, bis es aus einer einfachen Schicht kubischer Zellen besteht. In der hinteren Partie der Pars coeca, welche an der Bildung des Ciliarkörpers Teil nimmt, bleiben diese Zellen unpigmentiert; in der vorderen Partie dagegen, aus welcher die Iris teilweise hervorgeht (vgl. Fig. 602), nehmen in späteren Stadien auch die Zellen des inneren Augenbecherblattes Pigment auf und zwar in solcher Menge, dass sie zuletzt nicht mehr von den Zellen des äusseren Augenbecherblattes unterschieden werden können.

Entwicklung des Corpus ciliare.

Bei etwa 15 cm langen Embryonen beginnt der Ciliarteil des Augenbechers sich zu falten. Die Falten, welche unter sich parallel sind und den Linsenäquator in radiärer Richtung umgeben, werden nicht nur von den beiden Blättern des Augenbechers gebildet,

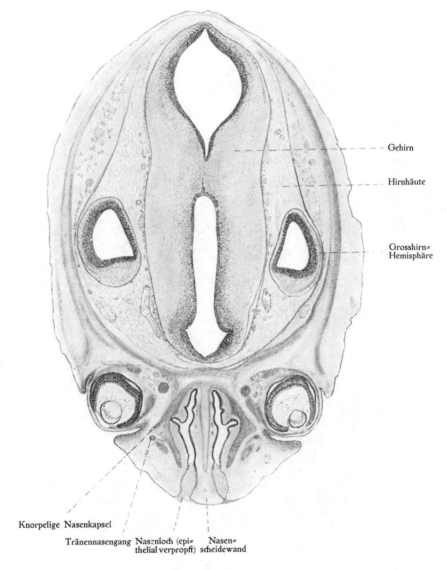

Gehirn

Hirnhäute

Grosshirn=
Hemisphäre

Knorpelige Nasenkapsel

Tränennasengang   Nasenloch (epi=   Nasen=
thelial verpropft)   scheidewand

Fig. 599.

Schnitt durch den Kopf eines 25 mm langen Embryos. Nach einem Originalpräparat von O. VAN DER STRICHT. $\frac{1,5}{1}$. Die durch eine punktierte Linie abgegrenzte Partie ist in Fig. 600 stärker vergrössert wiedergegeben.

sondern auch von dem das embryonale Auge umgebenden Mesenchym (Fig. 602), welches in die betreffenden Falten hineindringt. Die diese Falten tragende Mesenchym= partie verdickt sich und bildet einen in das Innere des Auges einbuchtenden Ringwulst,

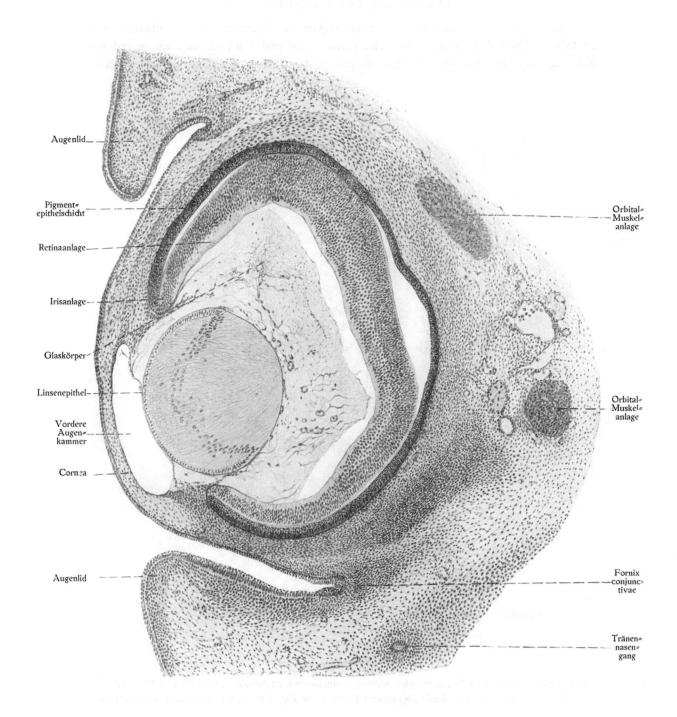

Augenlid

Pigment=
epithelschicht

Retinaanlage

Irisanlage

Glaskörper

Linsenepithel

Vordere
Augen=
kammer

Cornea

Augenlid

Orbital=
Muskel=
anlage

Orbital=
Muskel=
anlage

Fornix
conjunc=
tivae

Tränen=
nasen=
gang

Fig. 600.
Schnitt durch die Augenanlage eines 25 mm langen Embryos. $\frac{8,0}{1}$. (Vgl. auch Fig. 602, S. 737.)

welcher die Hauptpartie des Corpus ciliare darstellt. In diesem bindegewebigen Ringwulst entwickelt sich der Akkommodationsmuskel, der M. ciliaris. — Durch die sog. Zonulafasern, welche zwischen dem Linsenäquator und dem Ciliarkörper gebildet werden, wird die Linse an diesem fixiert (vgl. S. 740 und 741).

Entwicklung der Iris.

Auch die Irispartie des Augenbechers bildet im vierten Embryonalmonat Falten. Diese haben aber hier nur ein kurzes Dasein. Ende des fünften Embryonalmonats sind sie schon wieder verschwunden (SZILI).

Die Irispartie des Augenbechers bildet nur die hinteren Schichten der definitiven Iris (die Uvea). Die vordere Irisschicht ist mesenchymatischer Herkunft, sie wird bei der Entstehung der vorderen Augenkammer von der Corneaanlage getrennt (vgl. Fig. 600 und 602). Eine Zeitlang geht diese Mesenchymschicht der Iris in die mesen= chymatische Linsenkapsel direkt über (Fig. 602). Ein wahres Pupillarloch existiert also zu dieser Zeit nicht. Dasselbe wird, mit anderen Worten, durch eine mesenchymatische Membran, die Pupillarmembran (Fig. 603, S. 741) ausgefüllt, welche in die vordere Irisschicht übergeht.

Entwicklung der Binnenmuskeln des Auges.

Von den Binnenmuskeln des Auges soll der Akkommodationsmuskel, der M. ciliaris, aus Mesenchymzellen hervorgehen. Dagegen sind die Muskeln der Iris epithelialen Ursprunges. Sowohl der Sphincter iridis (NUSSBAUM, 1900, SZILI, 1901) wie der Dilatator (HEERFORDT, 1900, SZILI, 1901) stammen nämlich aus dem Iristeil des Augenbechers.

Die Anlage des M. sphincter iridis ist zuerst etwa am Anfange des vierten Embryonalmonats (bei etwa 10 cm langen Embryonen) zu erkennen. Sie schnürt sich am freien Rande des Augenbechers von der äusseren (= vorderen) Epithellage der Iris allmählich ab und wird zuletzt durch einwachsendes Bindegewebe vom Epithel vollständig getrennt und in Bündel zerlegt. Die Zellen der Sphinkteranlage wandeln sich gleichzeitig in glatte Muskelzellen um (SZILI).

In ähnlicher Weise entsteht im siebenten Embryonalmonat der M. dilatator pupillae und zwar ebenfalls aus der vorderen Epithellage der Iris (HEERFORDT, SZILI).

Entwicklung des Nervus opticus.

Die Einstülpung der Augenblasenwand, welche die Augenblase in den Augenbecher umwandelt, setzt sich, wie erwähnt, auch an die ventrale Wand des Augenblasenstieles fort. Hierbei geht etwa die periphere Hälfte des letztgenannten in eine mit doppelter Epithelwand versehene Halbrinne über, welche durch gefässhaltiges Mesenchym ausgefüllt wird. Indem nun später die Ränder der Halbrinne sich nähern und unter einander ver= wachsen, wird das oben erwähnte Mesenchym, welches die Anlagen der Arteria und Vena centralis retinae einschliesst, in die periphere (d. h. dem Auge am nächsten liegende) Hälfte des Augenbecherstiels aufgenommen.

Der Augenbecherstiel stellt gewissermassen die Anlage des Sehnerven dar. In ihm wachsen nämlich die Opticusfasern als Ausläufer der Ganglienzellen der Retina (W. MÜLLER, HIS, KEIBEL, FRORIEP) nach dem Gehirn. Hervorzuheben ist indessen, dass der Augenbecherstiel den Opticusfasern bei ihrem fortschreitenden Wachstum nur als Leitstrang dient. Die den Augenbecherstiel ursprünglich bildenden Epithelzellen nehmen

nicht an der Nervenfaserbildung teil, sondern werden von den einwachsenden Nerven=
fasern allmählich aus einander gedrängt und wandeln sich in die Neurogliazellen des Seh=
nerven um (vgl. Fig. 601).

Später dringt noch gefässführendes Bindegewebe in das Innere des Sehnerven hinein
und zerklüftet ihn in eine grosse Anzahl gröberer und feinerer Faserbündel.

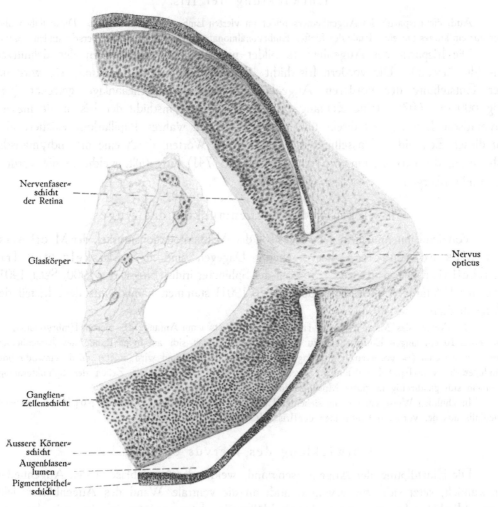

Fig. 601.
Schnitt durch die Retinalanlage (am Sehnervenaustritt) eines 2,5 cm langen Embryos.
Nach einem Originalpräparat von O. Van der Stricht. $\frac{100}{1}$.

Der Zentralkanal des Augenblasenstieles, welcher den Hohlraum der Augenblase
mit dem dritten Gehirnventrikel verband, hatte ursprünglich einen kreisrunden Querschnitt
und eine annähernd zentrale Lage. Bei der Entstehung der oben erwähnten Rinne des
Augenbecherstieles wird der Zentralkanal komprimiert und zu einem im Querschnitt
oft halbmondförmigen Spalt verengt. Beim Auftreten der Opticusfasern erfährt der
Zentralkanal relative Verschiebungen, zuerst dorsal= und dann wieder ventralwärts. Die
Opticusfasern treten nämlich zuerst ausschliesslich in den seitlichen und ventralen Partien

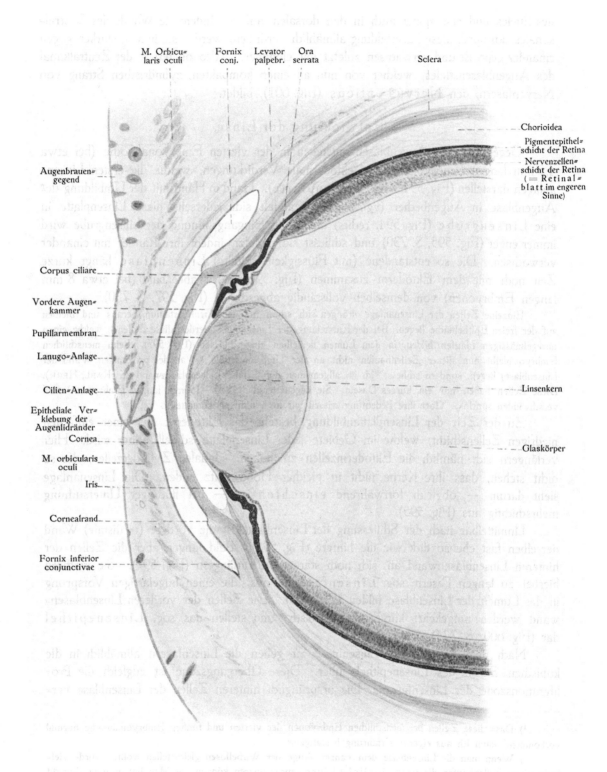

Fig. 602.

Schnitt durch die Augenanlage eines 17 cm langen Embryos.

des Stieles und erst später auch in den dorsalen auf. — Indem die Wände des Zentral=
kanales sich durch diese Faserbildung allmählich verdicken, werden sie immer stärker gegen
einander gepresst und verwachsen zuletzt mit einander. Also obliteriert der Zentralkanal
des Augenblasenstieles, welcher von nun an einen kompakten, zylindrischen Strang von
Nervenfasern, den Nervus opticus (Fig. 601), bildet.

Entwicklung der Linse.

Gegenüber den Augenblasen entstehen in der vierten Embryonalwoche (bei etwa
4,5 mm langen Embryonen) zwei ektodermale Verdickungen, welche die ersten Linsen=
anlagen darstellen (Fig. 594, links, Linsenplatte). Hand in Hand mit der Umbildung der
Augenblase in Augenbecher (vgl. S. 728) wandelt sich jederseits diese Linsenplatte in
eine Linsengrube (Fig. 594, rechts) um. Die Eingangsöffnung der Linsengrube wird
immer enger (Fig. 595, S. 730) und schliesst sich zuletzt, indem ihre Ränder mit einander
verwachsen. Die so entstandene (mit Flüssigkeit gefüllte) Linsenblase hängt kurze
Zeit noch mit dem Ektoderm zusammen (Fig. 596), wird aber bald (bei etwa 8 mm
langen Embryonen) von demselben vollständig abgeschnürt (Fig. 597, S. 730).

Einzelne Zellen der Linsenanlage drängen sich schon auf dem Grubenstadium heraus und bleiben
auf der freien Epithelfläche liegen. Bei der Entstehung der Linsenblase werden diese Zellen[1]), welche einen
unregelmässigen Haufen bilden, in dem Lumen derselben eingeschlossen (Fig. 597). Beim menschlichen
Embryo bleibt nun dieser Zellenhaufen nicht an der Ursprungsstelle (= an der proximalen Wand der
Linsenblase) liegen, sondern schliesst sich im allgemeinen der distalen Linsenblasenwand an (RABL, HERR).
Diese Zellen haben nur ein kurzes Dasein. Sie degenerieren (bei 12—15 mm langen Embryonen) und
verschwinden spurlos. Über ihre Bedeutung wissen wir noch nichts Bestimmtes[2]).

Zu der Zeit der Linsenplattenbildung besteht das Ektoderm aus einer einfachen
niedrigen Zellenschicht, welche im Gebiete jeder Linsenplatte schnell höher wird. Hier
verlängern sich nämlich die Ektodermzellen zu hohen, schmalen Zylinderzellen, die so
dicht stehen, dass ihre Kerne nicht in gleicher Höhe Platz finden. Die Linsenanlage
sieht darum — obgleich fortwährend einschichtig — bei flüchtiger Untersuchung
mehrschichtig aus (Fig. 595).

Unmittelbar nach der Schliessung der Linsenblase ist die vordere (= distale) Wand
derselben fast ebenso dick wie die hintere (Fig. 596). Bald fangen aber die Zellen der
hinteren Linsenblasenwand an, sich noch stärker zu verlängern (Fig. 597). Sie wachsen
hierbei zu langen Fasern, sog. Linsenfasern, aus, die einen hügelartigen Vorsprung
in das Lumen der Linsenblase bilden (Fig. 598). Die Zellen der vorderen Linsenblasen=
wand werden umgekehrt kürzer, fast kubisch, und stellen das sog. Linsenepithel
dar (Fig. 600, S. 734).

Nach dem Äquator der Linsenblase zu gehen die Linsenfasern allmählich in die
kubischen Zellen des Linsenepithels über. Diese Übergangszone ist zugleich die Pro=
liferationszone der Linsenfasern. Die ursprünglich hinteren Zellen der Linsenblase ver=

---

[1]) Dass diese Zellen bei menschlichen Embryonen der vierten und fünften Embryonalwoche normal
vorkommen, kann ich aus eigener Erfahrung bestätigen.

[2]) Wenn man die Linsenblase dem ganzen Auge der Wirbellosen gleichstellen wollte, würde viel=
leicht dieser Zellenhaufen die ursprüngliche Linse repräsentieren können. — Man hat auch die Ansicht
ausgesprochen, dass der betreffende Zellenhaufen nur einem die Linsengrube der Selachier ausfüllenden
Zellpfropf (welcher als Schutzorgan der Linsengrube zu betrachten ist) gleichzustellen wäre (NUSSBAUM).

lieren nämlich sehr früh (wenn sie eine Länge von etwa 0,18 mm erreicht haben) ihre Teilungsfähigkeit, nachher erfolgt die Faserneubildung ausschliesslich auf der Grenze von Linsenepithel und Linsenfasermasse, und zwar dadurch, dass eine Epithelzelle nach der anderen zur Faser auswächst und sich der früheren Fasermasse auflagert.

Bei der Ausbildung der Linsenfasermasse geht das Lumen der Linsenblase (unter Resorption der in diesem enthaltenen Flüssigkeit) bald (bei etwa 20 mm langen Embryonen) vollständig verloren (vgl. Fig. 598 und 600). Jetzt verbinden sich also die Vorderenden der Linsenfasern mit dem Linsenepithel.

Der Zuwachs der Linse findet statt:

1. durch die erwähnte Neubildung der Linsenfasern, und
2. durch Verlängerung (und Verdickung) der schon gebildeten Linsenfasern.

Wenn die zuerst gebildeten Linsenfasern eine gewisse Länge (z. B. 0,5 mm beim Kaninchen) erreicht haben, können sie sich nicht weiter verlängern. Da nun die Apposition von neuen Linsenfasern fortdauert, und diese etwas länger als die älteren werden, wird die Folge, dass die zuerst gebildeten Linsenfasern nicht nur von den Seiten her, sondern auch an dem hinteren bezw. vorderen Linsenpole von den später gebildeten Linsenfasern umschlossen werden. So entstehen Kern[1]) und Rindensubstanz der Linse (vgl. Fig. 602, S. 737).

Zuerst werden die älteren Linsenfasern an dem hinteren Linsenpole von den jüngeren übergriffen. Die hinteren Enden der letztgenannten treffen hierbei von oben und von unten her auf einander, wodurch ein horizontales, aus Kittsubstanz gebildetes Septum, die primäre, lineare Naht, entsteht. Im Anschluss an dieser hinteren, horizontalen Naht entsteht in ähnlicher Weise an den vorderen Enden der= selben Linsenfasern eine vertikale, lineare Naht. Dass diese nicht mit der hinteren Naht parallel zu liegen kommt, hängt davon ab, dass die Linsenfasern gleichen Alters ungefähr gleiche Länge haben, und zwar sind die von nun ab gebildeten Linsenfasern nicht lang genug, um von einem Pole zum andern zu reichen. Sie müssen sich darum so lagern, dass diejenigen, die hinten bis zum Linsenpole reichen, vorne am weitesten vom Pole entfernt zu liegen kommen, und umgekehrt.

Bei der weiteren Vergrösserung der Linse durch Apposition neugebildeter Linsenfasern genügen bald die einfachen, linearen Nähte nicht mehr, um die zahlreicheren, oberflächlich gelegenen Linsenfasern an ihren Enden zusammenzuhalten. Die linearen Nähte werden darum zuerst stumpfwinklig gebogen und gehen dann je in einen dreistrahligen Linsenstern über. Von der Winkelspitze der gebogenen Naht aus bildet sich nämlich (im fünften Embryonalmonat) allmählich ein dritter Nahtschenkel. Die Schenkel oder Strahlen des hinteren Linsensternes bilden eine Y=förmige Figur; die Strahlen des vorderen Linsen= sternes alternieren mit denjenigen des hinteren, d. h. sie sind wie ein λ gestellt.

Diese dreistrahligen Linsensterne werden beim Erwachsenen durch Verzweigung der ursprünglichen Strahlen sechs= bis neunstrahlig.

Die embryonale Linse ist kugelig und relativ gross. Beim Neugeborenen hat sie ihre definitive Dicke (etwa 4 mm) aber nur etwa $^2/_3$ ihrer definitiven Grösse[2]) erreicht. Das Wachstum der Linse (durch Apposition) soll, nach neueren Untersuchungen, während des ganzen extrauterinen Lebens fortdauern (PRIESTLEY SMITH)[3]).

---

[1]) Dieser ist indessen noch nicht merkbar fester als die Rindensubstanz. — Ein makroskopisch er= kennbarer, härterer Linsenkern tritt erst im extrauterinen Leben (im 45.—50. Lebensjahre) auf.

[2]) Der Durchmesser der Äquatorialebene beträgt beim Neugeborenen 7 mm, beim Erwachsenen 9—10 mm (SCHWALBE).

[3]) Nach anderen Angaben soll indessen das Linsenwachstum nur bis ins dritte Jahrzehnt des Lebens fortdauern (MERKEL). Im hohen Alter soll die Linse nicht nur relativ, sondern auch absolut platter werden.

Die zuerst gebildeten (zentralen) Linsenfasern verlieren schon während der Embryonalzeit ihre Zellkerne. Sie werden von den äusseren kernhaltigen Linsenfasern allseitig umschlossen und komprimiert und bilden die zentrale, härteste Partie des Linsenkernes (Fig. 602, Linsenkern).

Der Linsenkern des Erwachsenen wird von der ganzen Fasermasse der embryonalen Linse gebildet. Erst in höherem Alter (im 45. bis 50. Lebensjahre) wird indessen der Linsenkern deutlich härter als die Rindensubstanz und zwar dadurch, dass er Wasser verliert. Gleichzeitig mit dem Härterwerden nimmt der Linsenkern einen gelben Ton an. Diese gelbe Farbe und das Härterwerden der Linse verringert natürlich allmählich immer mehr die Sehschärfe und das Akkommodationsvermögen des Auges.

Das Linsenepithel, welches beim Kinde noch kubisch ist, wird beim Erwachsenen immer stärker abgeplattet.

Entwicklung der Linsenkapsel.

Schon im zweiten oder dritten Embryonalmonat wird die Linse von einer sehr dünnen, hyalinen Kapsel umgeben, welche sehr elastisch ist und bekanntlich für die Akkommodation grosse Bedeutung bekommt. Diese Kapsel ist wahrscheinlich grösstenteils eine cuticulare Bildung, ein Ausscheidungsprodukt der Linsenzellen. Die vorderen Linsenzellen (die Linsenepithelzellen) produzieren eine dickere Kapselschicht als die hinteren, welche ihre Hauptaufgabe als Linsenfasern bekommen und wahrscheinlich bei der Verlängerung ihre cuticula=bildende Fähigkeit grösstenteils verlieren. Zu dieser cuticularen Kapselschicht kommt später eine äussere Kapselschicht, welche die Verbindung der Linse mit den Zonulafasern vermittelt und in einer gewissen Entwicklungsperiode zahlreiche Gefässe enthält (Capsula vasculosa lentis). — Die Linsenkapsel soll während des ganzen Lebens an Dicke zunehmen. Besonders dick wird sie indessen nie. Ihre vordere Wand hat beim Neugeborenen einen Durchmesser von etwa 8 μ (v. KOELLIKER) und wird beim Erwachsenen nur etwa doppelt so dick (16—18 μ).

Regeneration der Linse bei niederen Wirbeltieren.

Bei den Säugetieren scheint nach Entfernung der Linse eine Regeneration derselben nie vorzukommen. Dagegen ist in neuerer Zeit (von COLUCCI, WOLFF, ERIK MÜLLER, KOCHS, FISCHEL u a.) bei Amphibien eine theoretisch hochinteressante Linsenregeneration beobachtet worden. Die neue Linse entsteht nämlich nicht wie die ursprüngliche direkt aus dem Ektoderm, sondern aus dem Augenbecher und zwar gewöhnlich aus dem freien Rande (der Irispartie) desselben.

Entwicklung des Glaskörpers.

Die Höhlung des Augenbechers wird ursprünglich von der Linsenanlage ausgefüllt. Indem aber der Augenbecher stärker als die Linsenanlage an Grösse zunimmt, entsteht zwischen der Pars optica retinae und der hinteren Linsenseite ein Zwischenraum, welcher zunächst durch ein kernarmes Gewebe ausgefüllt wird. Dieses Gewebe, welches den sog. primitiven Glaskörper bildet, stammt — wie neuere Untersuchungen[1] dargetan haben — aus dem Retinalblatt des Augenbechers, ist also ektodermaler Her=

---

[1]) KESSLER (1877), TORNATOLA (1897), C. RABL (1900, 1903), FISCHEL (1900), ADDARIO (1902), VAN PÉE (1902), v. LENHOSSÉK (1903), CIRINCIONE (1903), v. SZILI und v. KOELLIKER (1903, 1904).

kunft (vgl. Fig. 595). Zunächst beteiligt sich das ganze Retinalblatt an der Bildung des primitiven Glaskörpers. Von denjenigen Zellen, welche später zu den stützenden Elementen der Retina werden, wachsen cytoplasmatische Fortsätze in den oben erwähnten Zwischenraum hinein, wo sie ein dichtes Netzwerk bilden. Dieser Prozess hört in der Pars optica retinae auf, sobald diese Partie sich gegen die Pars coeca histologisch abgegrenzt hat. In der Pars coeca dauert er aber noch eine Zeitlang fort und liefert hier sowohl Zuwachs zum Glaskörper wie vor allem die Fasern der Zonula ciliaris (ZINNII) (vgl. Fig. 602), welche die Linse am Corpus ciliare befestigen (vgl. FRORIEP, 1905).

Kurze Zeit, nachdem die Bildung des primitiven Glaskörpers angefangen hat, wächst gefässreiches, kernarmes Mesenchymgewebe (der sog. mesodermale Glaskörper [KOELLIKER]) durch die Augenbecherspalte in die Augenbecherhöhlung hinein, wo es in den primitiven Glaskörper hineindringt und sich mit ihm intim verbindet (Fig. 597). Auf diese Weise entsteht der definitive Glaskörper, welcher also doppelter (sowohl ektodermaler wie mesodermaler) Herkunft ist.

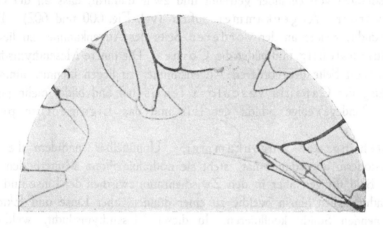

Fig. 603.
Obere Hälfte der Pupillarmembran eines 40 cm langen Embryos. Von dem Irisrand herausgeschnitten und frisch mit Gentianaviolett gefärbt. $\frac{20}{1}$.

Von den Gefässen des mesodermalen Glaskörpers, welche bei der oben erwähnten Verwachsung der Augenbecherspalte in dem Inneren des Augenbechers bezw. des Augenbecherstieles zu liegen kommen (vgl. Fig. 598), persistieren beim Menschen nur diejenigen Zweige, welche die Retina ernähren (Arteria bezw. Vena centralis retinae). Die weiter nach vorne ziehenden Zweige, welche den Glaskörper selbst (Vasa hyaloidea) und die Linse (Vasa lentis) mit Blut versorgen, gehen während des späteren Embryonallebens vollständig verloren [1]).

Ein mit wasserheller Flüssigkeit erfüllter Hohlkanal, der Canalis hyaloideus, welcher in der Glaskörperachse bis zur hinteren Linsenfläche verläuft, markiert indessen noch beim Erwachsenen die frühere Lage der Hauptstämme der Vasa hyaloidea.

Die Vasa lentis gehen etwa gleichzeitig mit der Pupillarmembran, in welcher ihre peripheren Zweige Gefässschlingen bilden (Fig. 603), spurlos zugrunde.

---

[1]) Bei gewissen niederen Wirbeltieren können auch diese Gefässzweige persistieren.

Entwicklung der äusseren Augenhäute.

Die äusseren Häute des Auges (die Chorioidea, die Sclera und die Cornea) sind alle mesenchymatischen Ursprungs.

Etwa gleichzeitig mit der Ausbildung des Augenbechers tritt die Anlage dieser Häute auf, und zwar in der Form einer Mesenchymkapsel, welche sowohl den Augen= becher wie die Linse gemeinsam umgibt. In dieser Mesenchymkapsel sind schon früh zwei verschiedene Schichten zn erkennen:

1. eine innere, gefässreiche und locker gebaute, und
2. eine äussere, gefässarme und von Anfang an mehr kondensierte Schicht.

In den hinteren und seitlichen Partien des Auges bleiben diese beiden Schichten mit einander (und mit dem Augenbecher) in intimer Verbindung und stellen hier die An= lagen der Chorioidea und Sclera dar (Fig. 602).

In der vorderen Partie des embryonalen Auges werden dagegen die entsprechenden Mesenchymschichten von einander getrennt und zwar dadurch, dass an der Grenze der= selben die vordere Augenkammer auftritt (vgl. Fig. 600 und 602). Die äussere Mesenchymschicht, welche an der vorderen Seite der Augenkammer zu liegen kommt, wird hier durchsichtig und bildet die Cornea. Die innere Mesenchymschicht, welche an der hinteren Seite der vorderen Augenkammer zu liegen kommt, nimmt teilweise an der Bildung der Capsula vasculosa lentis teil und bildet mehr peripherwärts die vordere, bindegewebige Schicht der Iris und das Ligamentum pectinatum iridis.

Entstehung der Augenkammer. Unmittelbar nachdem die Linsenblase sich vom Ektoderm abgeschnürt hat, steht sie noch mit ihrem Mutterboden in Kontakt (Fig. 597). Bald dringen aber in den Zwischenraum zwischen der Linse und dem Ekto= derm Mesenchymzellen hinein, welche zu einer dünnen, aber Linse und Ektoderm voll= ständig trennenden Schicht konfluieren. In dieser Mesenchymschicht, welche sich all= mählich verdickt, entstehen bei etwa 20 mm langen Embryonen kleine, mit heller Flüssigkeit gefüllte Gewebelücken, deren zarte Scheidewände bald zugrunde gehen. Auf diese Weise entsteht eine einheitliche grössere Gewebelücke (Fig. 600), welche, wie oben erwähnt, Cornea und Pupillarmembran von einander trennt und die Anlage der vorderen Augenkammer darstellt.

Die vordere Augenkammer dehnt sich bald peripherwärts aus, die Iris und ihr Ligamentum pectinatum von der Cornea trennend (Fig. 602, S. 737).

Hervorzuheben ist, dass die hintere Augenkammer (d. h. der hinter der Iris, zwischen dieser und der Linse gelegene Raum) sich nicht selbständig entwickelt, sondern als eine Erweiterung der vorderen Augenkammer entsteht. Daraus erklärt sich gewissermassen, dass die hintere Augenkammer viel später als die vordere entsteht und zwar erst nach= dem die Pupillarmembran atrophisch geworden ist.

Chorioidea. Schon in der sechsten Embryonalwoche (v. KOELLIKER) ist die An= lage der Chorioidea als eine gefässreiche Mesenchymschicht zu erkennen, welche das Pigmentblatt des Augenbechers zunächst umgibt. Die zahlreichen Gefässe, welche sich in zwei Schichten — einer inneren feinmaschigen Schicht (der Choriocapillaris) und einer äusseren, von gröberen Gefässen gebildeten — sondern, werden durch spärliches fibrilläres Bindegewebe zusammengehalten, in welchem einzelne (bei gefärbten Rassen zahlreiche) Pigmentzellen [1]) auftreten.

Sclera. Diese Augenhaut entwickelt sich — wie erwähnt — aus der äusseren, gefässarmen Schicht der Mesenchymkapsel. Das Mesenchym nimmt hier eine fibrilläre, fast sehnenähnliche Struktur (Fig. 602) an, welche zu der weissen Farbe der Sclera Anlass gibt. Die Sclera verdickt sich allmählich und bekommt erst beim Erwachsenen ihre definitive Dicke. Dass sie beim Kinde nicht ganz weiss, sondern etwas bläulich erscheint, hängt davon ab, dass sie hier noch genügend dünn ist, um das unterliegende Pigment ein wenig hindurchschimmern zu lassen.

Cornea. Gleich wie die Sclera entwickelt sich diese Augenhaut aus der äusseren Schicht der Mesenchymkapsel (vgl. Fig. 602). Diejenige Partie dieser Mesenchymschicht, welche bei der Bildung der vorderen Augenkammer nach vorn von dieser zu liegen kommt, wird durchsichtig und bildet die Cornea.

Entstehung der Augenlider, der Conjunctiva und der Nickhaut.

Wie schon oben (S. 143) erwähnt wurde, entstehen die Augenlider im zweiten Embryonalmonat (bei etwa 17 mm langen Embryonen) und zwar jederseits als eine niedrige Hautfalte, die die bisher nackte Sclero=Cornealanlage ringförmig umgibt (vgl. Fig. 598, S. 731).

Die den späteren Lidwinkeln entsprechenden Partien dieser Ringfalte bleiben bald in Wachstum stehen, während die oberen und unteren Partien der Ringfalte immer stärker in die Breite wachsen, je weiter sie von den Lidwinkeln entfernt sind. Auf diese Weise wird die anfangs fast kreisförmige oder ovale Öffnung zwischen den Lidrändern nicht konzentrisch eingeengt, sondern zur Lidspalte umgewandelt (vgl. Fig. 83—85, Taf. II). Hand in Hand hiermit werden die beiden Lidwinkel deutlich markiert.

Zuerst (Ende des zweiten Embryonalmonats) wird der äussere (temporale) Lidwinkel und bald nach= her (Anfang des dritten Embryonalmonats) der innere (nasale) Lidwinkel deutlich erkennbar (ASK).

Anfang des dritten Embryonalmonats fangen die Lidanlagen an, sehr stark in die Breite zu wachsen. Die Ränder der beiden Lidanlagen werden einander bald bis zur Berührung genähert (vgl. Fig. 100—103, S. 146) und werden jetzt mit einander durch epitheliale Verklebung vereinigt (Fig. 602).

Diese Lidrandverklebung schreitet von den Lidwinkeln aus gegen die Mitte der Lidspalte fort. Bei etwa 33 mm langen Embryonen kann diese epitheliale Verklebung schon fast vollständig aus= gebildet sein. Bei einem solchen Embryo fand ASK nur eine kleinere, mittlere Partie der Lidspalte noch offen.

Die epitheliale Lidrandverklebung persistiert beim Menschen gewöhnlich nur bis zum siebenten oder achten Embryonalmonat. Bei vielen Säugetieren dauert sie aber regel= mässig noch eine Zeitlang nach der Geburt (die Jungen dieser Tiere werden, wie man sagt „blind geboren"); und bei gewissen Reptilien (Schlangen) wird der Verschluss ein bleibender [2]).

---

[1]) Diese Chorioidal=Pigmentzellen sind also Bindegewebszellen, welche genetisch mit den ektodermalen Pigmentzellen der Retina nicht zu verwechseln sind.

[2]) Die Augenlider bilden hier eine vor der Hornhaut gelegene, dünne, durchsichtige Haut.

Die bei der Bildung der Augenlider entstehende Höhlung, die die Augenlider von der vorderen Bulbuspartie trennt, wird Conjunctivalhöhle genannt (vgl. Fig. 602, S. 737).

Das vom Ektoderm gebildete Epithel der Augenvorderwand entwickelt nie ein Stratum corneum, sondern nimmt das Aussehen einer Schleimhaut an. Das Corneal= gewebe wird direkt von diesem Epithel bedeckt. Peripherwärts von der Cornea ent= wickelt sich dagegen zwischen dem Epithel und der Sclera eine dünne Schicht lockeres Bindegewebe, welches zusammen mit dem betreff. Epithel die sog. Conjunctiva bulbi bildet. In ähnlicher Weise wie diese entwickelt sich die (die Innenseiten der Augenlider auskleidende) Conjunctiva palpebrarum, welche einerseits (an den Fornices) in die Conjunctiva oculi, andererseits (an den Augenlidrändern) in die äussere Haut direkt übergeht (vgl. Fig. 602).

Schon zur Zeit der Lidrandverklebung legt sich die Nickhaut als eine kleine Konjunktivalfalte am inneren Lidwinkel an. Dieselbe ist anfangs recht dick, wird aber später zusammengepresst und dünner. Bis zur Mitte des Embryonallebens entwickelt sich die Nickhaut zu einer relativ ansehnlichen Bildung, die dem dritten Augenlid niederer Wirbeltiere [1]) vollständig entspricht, nach dieser Zeit bleibt die Nickhaut aber in der Entwicklung immer mehr zurück und stellt beim Neugeborenen normalerweise nur ein rudimentäres Organ, die sog. Plica semilunaris, dar.

Entwicklung der Tränenableitungswege.

Anfang des zweiten Embryonalmonats senkt sich von dem Epithel der Tränen= nasenfurche (Fig. 91, S. 140, Sulcus nasolacrimalis) ab in die Tiefe eine Epithel= leiste ein (Fig. 604), die von dem Oberflächenepithel bald vollständig abgeschnürt wird.

Auf diese Weise entsteht ein solider Epithelstrang, der allseitig von Mesenchym umgeben wird (Fig. 600) und die Anlage des Ductus naso=lacrimalis darstellt. Derselbe verlängert sich sowohl nach unten wie nach oben. Das untere Ende des Epithelstranges verlängert sich hierbei — wie es scheint — überflüssig lang, so dass es bald unterhalb der betreffenden Nasenhöhle zu liegen kommt (Fig. 605). Mit dem Epithel der Nasenhöhle stellt sich die Anlage des Ductus naso=lacrimalis erst spät (bei 13 bis 17 cm langen Embryonen) in Verbindung.

Von dem oberen Ende des soliden Epithelstranges sprossen schon früh die An= lagen der Canaliculi lacrimales als solide Knospen heraus (Fig. 604). Zuerst entsteht das untere Tränenröhrchen und etwas später (bei etwa 11 mm langen Em= bryonen) das obere. Beide sind von Anfang an relativ ansehnliche Bildungen, die der Anlage des Ductus naso=lacrimalis an Dicke etwa gleichkommen. Vor allem ist die Anlage des oberen Tränenröhrchens sehr dick. Die Anlage des unteren Tränenröhrchens ist dünner als die des oberen, aber bedeutend länger.

Am Anfang des dritten Embryonalmonats haben die Anlagen der Tränenableitungs= wege das in Fig. 605 abgebildete Aussehen.

Erst bei etwa 33 mm langen Embryonen erreichen die Anlagen der beiden Tränen= röhrchen das Lidrandepithel, mit welchem sie bald (bei etwa 40 mm langen Embryonen)

---

[1]) Bei gewissen Tieren (z. B. bei Vögeln und Anuren) wird die Nickhaut so stark entwickelt, dass sie die ganze vordere Augenfläche zu überspannen imstande ist.

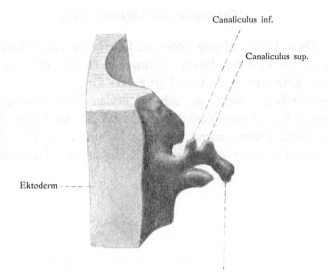

Canaliculus inf.

Canaliculus sup.

Ektoderm

Nasales Ende des Tränenkanals

Fig. 604.
Rekonstruktionsmodell der linken Tränenkanalanlage eines 11 mm langen Embryos. Schief von innen gesehen.
Nach FLEISCHER (1906).

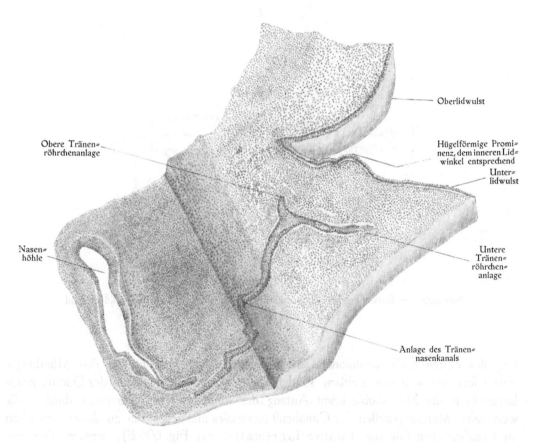

Oberlidwulst

Hügelförmige Promi=
nenz, dem inneren Lid=
winkel entsprechend

Unter=
lidwulst

Obere Tränen=
röhrchenanlage

Untere
Tränen=
röhrchen=
anlage

Nasen=
höhle

Anlage des Tränen=
nasenkanals

Fig. 605.
Anlage des rechten Ductus naso=lacrimalis eines 20 mm langen Embryos. $\frac{75}{1}$.
Nach ASK: Anat. Hefte, Bd. 36. Wiesbaden 1908.

verschmelzen.   Diese Verschmelzung findet am Oberlid in unmittelbarer Nähe des inneren
Lidwinkels statt, am Unterlid dagegen (entsprechend der grösseren Länge des unteren
Tränenröhrchens) bedeutend mehr lateral (Fig. 606 A).

Etwas unterhalb der Stelle, wo sich die beiden Tränenröhrchenanlagen vereinigen,
markiert sich schon früh als eine Verdickung (Fig. 606 A) die Anlage des Tränensacks.

An dieser Stelle beginnt zuerst (bei etwa 55 mm langen [Sch.=St.=L.] Embryonen)
die Aushöhlung der bisher überall soliden Kanalanlage.   Ende des dritten und An=

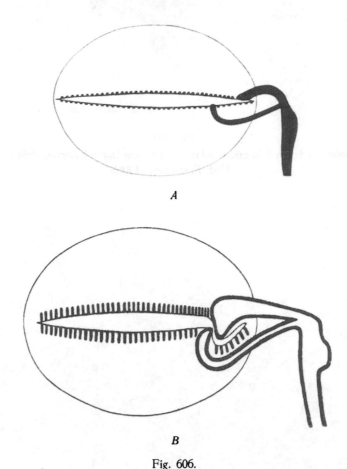

Fig. 606.
Schemata, die Entstehung des Tränenkarunkels aus dem unteren Augenlid zeigend.
Nach Ask: Anat. Anz. (1907).

fang des vierten Embryonalmonats schreitet die Lumenbildung bis zu den Mündungs=
stellen fort, die noch eine Zeitlang solid bleiben.   Die Mündungsstelle des Ductus naso=
lacrimalis in der Nasenhöhle bricht Anfang des fünften Embryonalmonats durch.   Die
werdenden Mündungsstellen der Canaliculi lacrimales markieren sich zu dieser Zeit schon
als Erhabenheiten (die sog. Puncta lacrimalia, vgl. Fig. 606 B), werden aber erst
im siebenten Embryonalmonat (bei etwa 33 cm langen Embryonen) kanalisiert (Ask,
1908).

Entwicklung der Lidrandhaare und -Drüsen.

Einige Zeit, nachdem die Lidränder mit einander vollständig epithelial verklebt worden sind, beginnen an denselben die Anlagen der Wimpern (Cilien) aufzutreten (vgl. Fig. 602, S. 737).

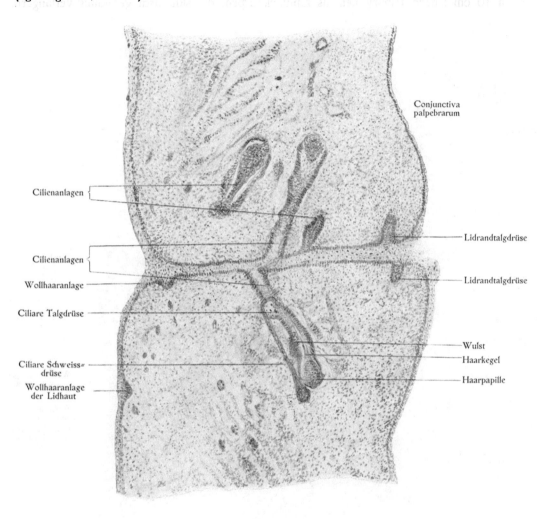

Fig. 607.
Schnitt durch die verklebten Lidränder eines 17 cm langen Embryos, $\frac{100}{1}$. Nach Ask: Anat. Hefte, Bd. 36 (1908). (Vgl. auch Fig. 608, S. 748.)

Die Cilien werden in 2—3 Reihen hinter einander angelegt. Von diesen tritt die vorderste Reihe zuerst (bei etwa 8 cm langen Embryonen), die hinterste Reihe zu= letzt (bei etwa 13 cm langen Embryonen) in Erscheinung.

Die Cilienanlagen stellen Epithelknospen dar, welche von dem Lidrandepithel aus in die mesenchymatöse Lidpartie hineinwachsen. Sie verlängern sich hier schräg nach hinten und oben (im Oberlid) bezw. unten (im Unterlid) (vgl. Fig. 607). — Ihre histologische Entwicklung entspricht vollständig derjenigen der später (im fünften Embryo= nalmonat) entstehenden Wollhaare der Lider bezw. der übrigen Körperteile (vgl. unten!).

Schon im vierten Embryonalmonat werden an den zuerst angelegten Cilien die Talgdrüsenanlagen als Ausbuchtungen erkennbar (vgl. Fig. 607).

In einem etwas späteren Stadium werden von den Cilienanlagen aus auch Schweiss= drüsen (sog. MOLL'sche Drüsen) angelegt (ASK, 1908). Dieselben entstehen zuerst bei etwa 16 cm langen Embryonen als Epithelknospen, die sich rasch geradlinig verlängern.

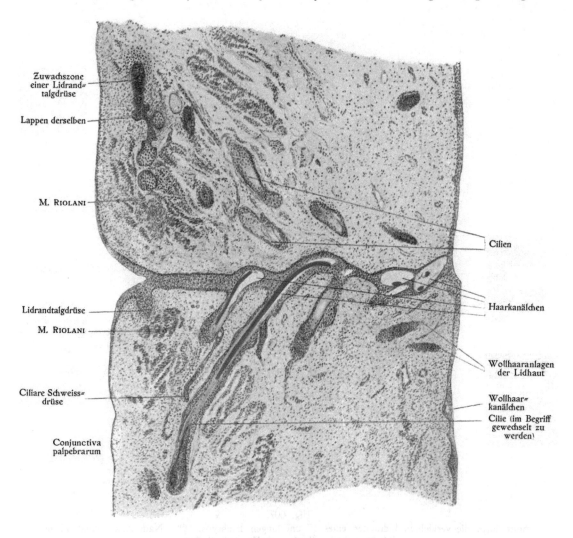

Fig. 608.
Schnitt durch die verklebten Lidränder eines 25 cm langen Embryos, ⅕. Nach ASK: Anat. Hefte, Bd. 36 (1908). (Vgl. auch Fig. 607, S. 747.)

(Fig. 607.) Etwa Mitte des Embryonallebens beginnen sie sich an dem blinden Ende leicht zu schlängeln (SATTLER) (vgl. Fig. 608). Zu dieser Zeit bekommen sie meistens auch ein Lumen (und zwar ohne Zerfall der inneren Zellen). Nach SATTLER haben sie beim geburtsreifen Fetus schon ihre definitive Grösse erreicht.

Hinter der hintersten Cilienreihe entsteht bei etwa 13 cm langen Embryonen an jedem Lidrand eine Reihe von Epithelknospen (Fig. 607), die den Cilienanlagen anfangs sehr ähnlich sind. Es sind dies die Anlagen der Lidrandtalgdrüsen (der sog. MEIBOM'schen Drüsen). Aus den betreffenden Epithelknospen entstehen nämlich gar keine Haare, sondern sie werden ganz und gar zu der Bildung von Talgdrüsenzellen verwendet.

Aller Wahrscheinlichkeit nach sind aber diese Lidrandtalgdrüsen in der Phylogenese aus einer zurück= gebildeten Cilienreihe hervorgegangen (v. EGGELING).

Die Anlagen der Lidrandtalgdrüsen wachsen anfangs nur langsam in die Länge. Im fünften Embryonalmonat verlängern sie sich aber tief in das Lidbindegewebe hinein und bekommen zahlreiche Seitensprossen (vgl. Fig. 608). Gleichzeitig beginnen ihre Aus= führungsgänge durch Zerfall der zentralen Zellen ausgehöhlt zu werden. Von diesem Stadium (Embryo 25 cm) ab kann man also von einer anfangenden Sekretion der Lid= randtalgdrüsen sprechen.

Die Lidrandtalgdrüsen des Unterlids, welche bis zur Mitte des Embryonallebens gleich so lang wie diejenigen des Oberlids waren, bleiben gegen Ende der Embryonalzeit hinter den letztgenannten im Wachs= tum etwas zurück (ASK).

Wenn die Cilienanlagen und die Lidrandtalgdrüsen sich verlängern, dringen sie in das mesenchyma= töse Lidgewebe immer tiefer hinein. Sie nehmen hierbei ihren Weg teilweise durch die schon differen= zierten Fasern des Musculus orbicularis oculi (Fig. 602, S. 737) hindurch und trennen von diesem den kleinen Lidrandmuskel (sog. Musculus RIOLANI, Fig. 608) ab.

Wenn die Anlagen der Lidrandtalgdrüsen einigermassen gross geworden sind, sammelt sich um sie herum eine gemeinsame, immer dichtere Bindegewebshülle, die zuletzt fast knorpelähnlich hart wird und die Anlage des sog. Tarsus darstellt.

Entwicklung der Caruncula lacrimalis.

Es wurde oben hervorgehoben: 1. dass die embryonalen Tränenröhrchenanlagen relativ sehr voluminöse Bildungen darstellen und 2. dass dieselben sich zu den beiden Augenlidern verschieden verhalten, indem das obere Tränenröhrchen dem inneren Lid= winkel sehr nahe inseriert, während das untere Tränenröhrchen sich recht weit lateral davon mit dem Lidrand verbindet (Fig. 606).

Wie neuerdings ASK (1907) gezeigt hat, kommt hierbei das obere Punctum lacrimale medial von allen Cilien= und Drüsenanlagen des oberen Lidrandes zu liegen (vgl. Fig. 606 A), während durch das untere Tränenröhrchen einige (allerdings erst später zum Vorschein kommende) Cilien= und Drüsenanlagen des Unterlidrandes von der übrigen Reihe, so zu sagen, abgeschnitten werden (vgl. Fig. 606 A und B) und nasalwärts von dem unteren Tränenpunkte zu liegen kommen. Wenn nun in den folgenden Stadien die Tränenröhrchen sich noch mehr vergrössern, scheint diese isolierte Drüsen= und Ciliengruppe in dem eigentlichen Lidrande keinen genügenden Raum mehr zu finden. Die ganze Gruppe mit dem sie einhüllenden Mesenchymgewebe wird daher vom unteren Augenlid immer mehr geschieden und hebt sich bald (bei 13 cm langen Embryonen) als eine Falte auf, die wir als Karunkelanlage (Fig. 609) bezeichnen können.

Die Karunkelanlage behält nur kurze Zeit ihre ursprüngliche Beziehung zum unteren Lidrand. Allmählich wird sie nämlich in die Tiefe und nach dem medialen Lidwinkel hin verschoben und kommt zuletzt zusammen mit der rudimentären Nickhaut zu liegen.

Dass die Caruncula lacrimalis des Erwachsenen nicht nur Talgdrüsen (den Lidrandtalgdrüsen und den Cilientalgdrüsen entsprechend), sondern auch kleine Haare (den Cilien entsprechend) enthält, darf also jetzt, seitdem wir ihre Entwicklung kennen, kein Wunder mehr nehmen.

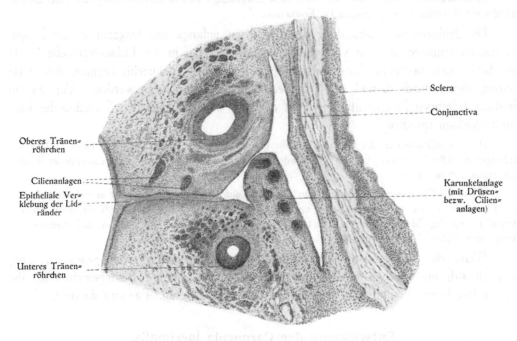

Fig. 609.

Schnitt durch die mediale Partie der verklebten Augenlider eines 17 cm langen Embryos, die dem unteren Lid noch angehörende Karunkelanlage zeigend. $\frac{50}{1}$. Nach Ask: Anat. Hefte, Bd. 36 (1908).

Entwicklung der Conjunctivaldrüsen.

Phylogenese der Conjunctivaldrüsen.

Wahrscheinlich kamen in der Phylogenese der Augenlider und der Nickhaut zahlreiche ursprüng= liche Hautdrüsen auf die Innenseiten beider Augenlider und auf die Nickhautoberfläche zu münden.

Diese Drüsen blieben wahrscheinlich alle eine Zeitlang schleimproduzierend (wie die Hautdrüsen in diesem Entwicklungsstadium).

Mehrere derselben wurden indessen unter den neuen Lebensverhältnissen (während des mehr exklu= siven Landlebens) unnötig oder sogar unzweckmässig. Sie wurden daher mehr oder weniger vollständig reduziert. So z. B. wurde offenbar bald das (dickflüssige) Sekret der Drüsen des oberen Augenlids für das klare Sehen hinderlich, diese Drüsen wurden daher in erster Linie reduziert. Von den Drüsen des unteren Augenlids und von denjenigen der Nickhaut waren die in dem Innern dieser Hautfalten liegenden Drüsen für eine freie Beweglichkeit derselben hinderlich und wurden daher ebenfalls mehr oder weniger vollständig reduziert.

Vollentwickelt blieben also nur die sich am unteren Fornix conjunctivae bezw. an der inneren Seite der Nickhautbasis öffnenden Drüsen übrig. — Dieselben veränderten ihre Funktion, so dass sie anstatt Schleim eine ölemulsionsartige Flüssigkeit absonderten.

Von diesen Drüsen wurden besonders diejenigen für die Augenfunktion bedeutungsvoll, die von den Tränenableitungswegen am besten getrennt bezw. am weitesten entfernt mündeten. Daraus erklärt sich wahrscheinlich die Tatsache, dass im allgemeinen nur die an der Innenseite der Nickhautbasis und die in der Nähe des lateralen Lidwinkels mündenden Drüsen persistierten und sich weiter entwickelten. Auf diese Weise entstand eine mediale Tränendrüse (die sog. HARDER'sche Drüse) und eine laterale Tränendrüse (die Tränendrüse im engeren Sinne).

Die Tränendrüse im engeren Sinn veränderte nun ihre Funktion, so dass sie eine seröse Flüssig= keit absonderte. Um die Wirkung der Bespülung der Augenoberfläche zu erhöhen, wurde die betreffende

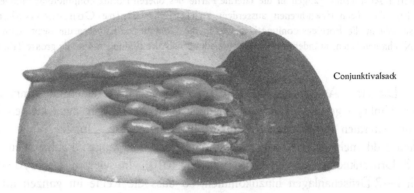

Fig. 610.
Rekonstruktionsmodell der oberen Augenpartie mit Conjunctivalsack (dunkel) und Tränendrüsenan= lage eines 40 mm langen Embryos. $\frac{7.5}{1}$. Nach ASK: Anat. Hefte, Bd. 40 (1910).

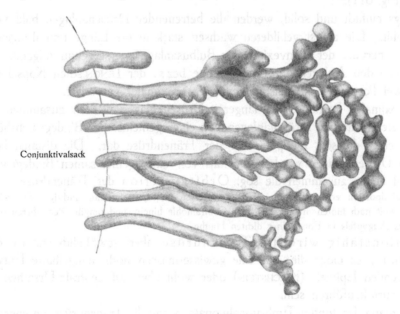

Fig. 611.
Rekonstruktionsmodell der Tränendrüsenanlage eines 55 mm langen Embryos. $\frac{40}{1}$. Nach ASK (1910).

Drüsengruppe durch Vergrösserung oder Wiederentstehung von rudimentären oder nur potentiell vor= handenen oberen Fornixdrüsen verstärkt. Auf diese Weise „wanderte" die Tränendrüse in die laterale Partie des oberen Fornix herauf.

Die Nachteile von in dem oberen Fornix sich eröffnenden grösseren Drüsen existierten nicht mehr, nachdem das Sekret serös geworden war und noch mehr nachdem — wie bei den meisten Säugetieren — Lidrandtalgdrüsen (MEIBOM'sche Drüsen) ein stetiges Überfliessen der Tränenflüssigkeit hinderten.

Für diejenigen Landsäugetiere, bei welchen (wie z. B. beim Menschen) die Nickhaut rudimentär wurde, verlor aus den oben angedeuteten Gründen[1]) die mediale Tränendrüse ihre Bedeutung und wurde auch rudimentär bezw. verschwand.

Beim Menschen spricht man im allgemeinen nur von einer einzigen Tränendrüse, die mit mehreren Ausführungsgängen in die laterale Partie des oberen Fornix conjunctivae mündet. Hervorzuheben ist aber, dass beim Erwachsenen ausserdem zahlreiche kleine Conjunctivaldrüsen existieren, die sowohl in die Fornices conjunctivae wie in die Conjunctiva palpebrarum bezw. Conjunctiva bulbi und am Nickhautrudiment münden und phylogenetisch ebenso alte Bildungen wie die grosse Tränendrüse darstellen.

Ontogenese der Conjunctivaldrüsen.

Die erste Anlage der Tränendrüse habe ich bei einem 30,5 mm langen menschlichen Embryo gefunden und zwar jederseits in Form von zwei kleinen Epithelknospen an der lateralen Partie des oberen Fornix conjunctivae. In der Nähe von diesen entstehen bald mehrere, so dass man schon bei 31 mm langen Embryonen eine Reihe von 5—8 Drüsenknospen finden kann (vgl. Fig. 610). Im vierten Embryonalmonat können noch 1—2 Drüsenanlagen hinzukommen, so dass die Reihe im ganzen aus neun bis zehn Einzel=Drüsen zu bestehen kommt.

Von diesen scheinen immer die zuerst gebildeten in der Entwicklung weit voraus zu bleiben (Fig. 611).

Anfangs einfach und solid, werden die betreffenden Drüsenanlagen bald verzweigt und ausgehöhlt. Die zuerst gebildeten wachsen stark in die Länge und dringen hierbei temporalwärts hervor, der Konvexität der Bulbusanlage zuerst genau folgend. Hierbei werden sie von den Anlagen der Levatorsehne bezw. der Tenon'schen Kapsel gekreuzt und in je zwei Portionen, eine distale und eine proximale, gesondert.

Die proximalen Portionen der längeren Drüsenanlagen werden zusammen mit den später gebildeten, kürzeren Drüsenanlagen von einer gemeinsamen Bindegewebshülle umgeben und stellen die sog. Lidportion der Tränendrüse dar. Die distalen Portionen der längeren Drüsenanlagen werden ebenfalls von einer gemeinsamen Bindegewebshülle umgeben und bilden zusammen die sog. Orbitalportion der Tränendrüse.

Die Orbitalportion entwickelt sich schon im vierten Embryonalmonat mächtig. Sie reicht Ende dieses Monats weit nach hinten in die Tiefe der Orbitalhöhle hinein und umgibt den oberen=temporalen Quadranten des Augapfels in Form einer dichten Haube.

Funktionsfähig wird die Tränendrüse aber gewöhnlich erst im dritten Kindermonat, es möge dies auf eine gewissermassen noch mangelhafte Entwicklung des sezernierenden Epithels (Kirchstein) oder wohl eher auf zentrale Ursachen (Axenfeld, 1898) zurückzuführen sein.

Erst Anfang des fünften Embryonalmonats, wenn die Tränendrüse im engeren Sinn schon ihre definitive Konfiguration bekommen hat, beginnen die kleineren Conjunctivaldrüsen (die sog. akzessorischen Tränendrüsen) angelegt zu werden (Ask). Zuerst erscheinen die Fornixdrüsen (sog. Krause'schen Drüsen), erst später (im siebenten Embryonalmonat) beginnen einzelne Lidbindehautdrüsen (sog. Wolfring'sche Drüsen) zu entstehen.

Wahrscheinlich werden mehrere solche kleine Conjunctivaldrüsen noch nach der Geburt angelegt (Ask).

---

[1]) Bei fehlender Nickhaut würde ja das Sekret der Harder'schen Drüse sofort in die Tränenröhrchen gelangen, ohne vorher die Augenoberfläche bespült zu haben.

Entwicklung des Gesichtssinns.

Die Erregbarkeit der Netzhaut und die Fähigkeit, Licht zu empfinden, sind schon zwei Monate vor dem normalen Geburtstermin vorhanden (Kussmaul, Preyer). Denn ein bis zwei Monate zu früh geborene Kinder zeigen bald (einige Minuten oder Stunden) nach der Geburt Pupillenverengerung bei starker Beleuchtung und wenden sich oft wieder= holt dem Lichte zu. Wenn neugeborene Kinder im Dunkeln schlafen, kneifen sie die Lider stark zusammen, ja erwachen sogar, wenn ein helles Licht den Augen sehr nahe kommt (Preyer).

In den ersten Tagen nach der Geburt wird sicherlich nur der Unterschied von Hell und Dunkel empfunden. Erst viel später (vielleicht erst im zweiten oder dritten Lebensjahre) wird das Kind fähig, verschiedene Farben zu unterscheiden. Von den vier Hauptfarben Gelb, Rot, Grün und Blau werden Gelb und Rot zuerst empfunden und richtig benannt. Grün und Blau werden erst viele Monate später richtig benannt, vorher werden sie wahrscheinlich als Grau empfunden (Preyer).

Erst vom dritten Monat an scheint die Lichtperzeption des Kindes allmählich in eine Bildperzeption, d. h. ein wirkliches Sehen überzugehen.

Der Akkommodationsapparat kann schon im dritten Kindermonat oder früher un= willkürlich in Tätigkeit gesetzt werden. Eine willkürliche Akkommodation kann dagegen erst viel später (Ende des ersten oder Anfang des zweiten Lebensjahres) kon= statiert werden.

Wenn wir diese langsame Entwicklung des menschlichen Gesichtsinnes in Betracht ziehen, muss es Wunder nehmen, dass gewisse Tiere (z. B. Hühnchen, Schwein) schon in den ersten Stunden nach der Geburt allem Anschein nach sowohl wahre Gesichtswahrnehmungen wie Akkommodation besitzen. — Andererseits gibt es aber auch Säugetiere (wie die Hunde, Katzen, Kaninchen, Mäuse, Fledermäuse etc.), welche in den nächsten Tagen nach der Geburt vollständig blind sind, indem, wie erwähnt, ihre Augen= lider noch durch epitheliale Verklebung fest verschlossen sind.

Anomalien und Missbildungen des Auges.

In seltenen Fällen werden die Augenblasen (aus Mangel an Bildungsmaterial) gar nicht angelegt. In anderen Fällen legen sie sich zwar an, werden aber frühzeitig durch abnorme Verhältnisse (z. B. durch Druck eines zu engen Amnions oder durch ein Zu= wenig des Bildungsmaterials) in ihrer Entwicklung gehemmt und nachher mehr oder weniger vollständig zurückgebildet.

Wenn diese Rückbildung vollständig ist, oder wenn die Augenblasen gar nicht an= gelegt werden, entsteht der Anophthalmus congenitus.

Wenn die entwicklungshemmenden Faktoren später auftreten oder weniger be= deutend sind, können sie zu verschiedenen anderen Hemmungsmissbildungen (Mikro= ophthalmus, Colobom etc.) Anlass geben.

Das sog. typische Colobom stellt die gewöhnlichste Hemmungsmiss= bildung des Auges dar.

Nach v. Hippel (1909) ist die nächste Ursache zu dieser Missbildung darin zu suchen, dass das normalerweise in den Augenbecherspalt eindringende Mesenchym sich abnorm stark entwickelt und deshalb ein Hindernis für den Verschluss des Spaltes bildet. Dasselbe bewirkt auch eine Umbiegung der inneren, unpigmentierten Augenbecherschicht (vgl. Fig. 612 A), so dass diese teilweise die äussere Augenbecherschicht zu bilden kommt.

Da nun in der Folge die Chorioidea und die inneren Lagen der Sclera sich nur genau so weit, wie das Pigmentepithel reicht, entwickeln (vgl. Fig. 612 *A—C*), so wird die betreffende untere Partie der Bulbuswand nicht nur pigmentfrei, sondern auch abnorm dünn und abnorm dehnbar.

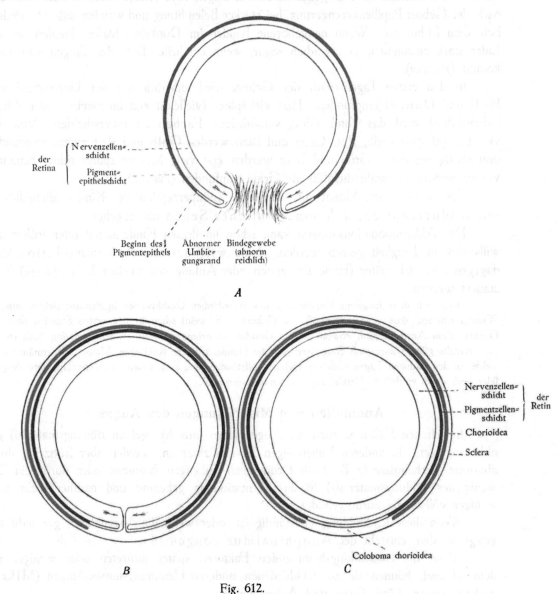

der Retina { Nervenzellen= schicht

Pigment= epithelschicht

Beginn des } Pigmentepithels   Abnormer Umbie= gungsrand   Bindegewebe (abnorm reichlich)

A

Nervenzellen= schicht } der Retin

Pigmentzellen= schicht

Chorioidea

Sclera

Coloboma chorioidea

B   *C*

Fig. 612.

Schematische Schnitte durch die Augenwand, die Vereinigung der Augenbecherränder nach Schwund des Hindernisses zeigend.

Der Augenbecherspalt kann in seltenen Fällen ganz ungeschlossen bleiben. Meistens schliesst er sich aber partiell. Je nach der Lage des offen gebliebenen Spaltteiles unter= scheiden wir verschiedene Arten des typischen Coloboms, nämlich: Colo= boma iridis (die gewöhnlichste Form, vgl. Fig. 613), Coloboma corporis ciliaris,

Coloboma retino=chorioidea, Coloboma papillae nervi optici und Coloboma nervi optici.

Sogar das Iriscolobom kann selbst partiell sein (sog. Nebenpupille).

Das relativ oft vorkommende typische Iriscolobom (Fig. 613) ist ohne Gefahr für das Auge. Da= gegen haben stärkere colobomatöse Augen ausgesprochene Neigung zu chronisch=entzündlichen Erkrankungen und Starbildung (v. HIPPEL).

Ausgesprochene Colobombildungen sind nicht selten mit mangelhaftem Wachstum des ganzen Auges (Mikrophthalmus) kombiniert. Das Auge kann aber auch, ohne in dieser oder anderer Weise sonst missgebildet zu sein, abnorm klein (bis zu erbsen= gross oder noch kleiner) bleiben. Solche Augen sind gewöhnlich ganz blind oder nur mit Lichtempfindung versehen. Zu inneren Erkrankungen sind sie stark disponiert.

Unter Umständen ist das Wachstum der Hauptpartie des Augenbechers normal, während die vordere Partie (die Irispartie) desselben im Wachstum zurückbleibt. Wenn dies allseitig geschieht, entsteht in ausgesprochenen Fällen Irismangel, Aniridia, in weniger ausgesprochenen Fällen abnorm grosse Pupille.

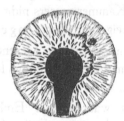

Fig. 613.

Typisches Iriscolobom. Nach SEGGEL. Aus E. SCHWALBE's Morphologie d. Missb., Bd. III, 1, Jena 1909.

Wenn die betreffende Wachstumshemmung einseitig ist, entsteht exzentrische Lage der Pupille sowie ovale oder unregelmässige Form der Pupille (sog. atypische Colobome).

Nach v. HIPPEL (1909) entstehen die atypischen Colobome wahrscheinlich dadurch, dass die normaler= weise zwischen der gefässhaltigen Linsenkapsel und dem, den Augenbecher umgebenden, Mesenchym vor= handenen Verbindungen an gewissen Stellen abnorm derb sind und dadurch hier das Vorwachsen des Augenbecherrandes verhindern. — In ähnlicher Weise kann vielleicht eine im ganzen Umfang bestehende, abnorm feste Verbindung zwischen der gefässhaltigen Linsenkapsel und dem Mesenchym am Rande des Augenbechers ein Wachstumshindernis für die Iris abgeben und Irismangel hervorrufen (v. HIPPEL).

In anderen Fällen kann eine Partie des Augenbecherrandes abnorm stark in die Länge ausgezogen werden und als gestielte Cyste in dem Unterlid aufgenommen werden (sog. Unterlidcyste). Diese Missbildung scheint immer mit Mikrophthalmus und Colobom kombiniert zu sein.

Die histologische Entwicklung der Retina und des Nervus opticus kann abnorm verlaufen. So z. B. werden die Ganglienzellen der Retina und die davon ausgehenden Nervenfasern der Retina und des Opticus bei Anencephalie und Hemi= cephalie nicht entwickelt. Gleichzeitig können aber trotzdem Stäbchen und Zapfen normal entwickelt sein (MANZ, K. und G. PETRÉN u. a.)

In der äusseren Schicht des Augenbechers entwickelt sich unter Umständen gar kein Pigment. Solcher totaler Pigmentmangel des Augenbechers ist meistens erblich und mit allgemeinem Pigmentmangel (Albinismus) der übrigen Körperteile kombiniert. —

48*

Die Iris hat dann eine zarte, graurote Farbe. Die Pupille erscheint rötlich, weil diffus durch die Sclera einfallendes Licht im Inneren des Auges reflektiert wird und durch die Pupille ins Auge des Beschauers gelangen kann.

Wenn die Pigmentierung der mesenchymatösen Irisschichten ungleichmässig wird, entsteht Heterochromie der Iris. So kann z. B. bei einem Individuum die binde= gewebige Irisschicht des einen Auges ganz unpigmentiert, diejenige des anderen dagegen stark pigmentiert sein. Das erstgenannte Auge erscheint dann blau, das letztgenannte braun.

Die Arteria hyaloidea kann nach der Geburt ganz oder teilweise persistieren.

Auch die Membrana pupillaris (Fig. 603) kann ganz oder teilweise persistieren. Meistens bestehen die persistierenden Membranpartien nur aus obliterierten Gefässen, die ein dehnbares Fadennetz bilden, das peripher vom freien Irisrand inseriert und die Bewegungen dieses Randes nicht viel stört.

Durch Fehlen oder mangelhafte Entwicklung des SCHLEMM'schen Gefässplexus kann (indem der normale Abfluss des Kammerwassers nicht zustande kommt) schon intrauterin eine abnorme intraoculäre Drucksteigerung (sog. angeborenes Glaukom) entstehen.

Die ein typisches Colobom hervorrufende Mesenchymleiste kann in gewissen Fällen auch die Ausbreitung der Linse im unteren Umfang behindern. Auf diese Weise ent= steht das sog. Linsencolobom.

Trübungen können schon während der Embryonalzeit sowohl in der Linse wie in der Hornhaut entstehen. In einigen Fällen hängen diese Trübungen wohl von Entwicklungsstörungen ab, in anderen Fällen scheinen sie Folgen intrauteriner Entzündungen zu sein.

Fetale Augenentzündungen existieren nämlich und können jeden Abschnitt des Auges befallen (SEEFELDER, 1908 u. a.). Als Missbildungsursachen sollen sie aber mit Vorsicht beurteilt werden, denn in vielen Fällen kann wahrscheinlich die Missbildung das Primäre, die Entzündung das Sekundäre sein.

Anomalien und Missbildungen der Augenlider.

In seltenen Fällen werden die Augenlider gar nicht gebildet (sog. Kryptoph= thalmus). Die den Augenbecher bedeckende Gesichtshaut differenziert sich dann nicht zur durchsichtigen Cornea, sondern bleibt hautähnlich. Trotzdem kann Lichtempfindung vorhanden sein (v. HIPPEL).

Die Augenlider können abnorm kurz bleiben, so dass ihre Ränder einander nicht erreichen.

Infolge von dem Druck amniotischer Stränge oder von Verwachsungen etc. können umschriebene Partien der Lider (meist der medialen Lidteile) defekt werden (sog. Lid= colobome).

Die epitheliale Verklebung der Lidränder kann noch nach der Geburt sonst geburtsreifer Kinder persistieren. In seltenen Fällen (nach Entzündungen?) können die Lidränder auch bindegewebig mit einander verwachsen.

Eine epitheliale Verklebung kann auch zwischen den Lidinnenseiten und dem Bulbus zustande kommen [1]).

Infolge mangelhafter oder ganz fehlender Entwicklung des Musculus levator palpebrae superioris oder Lähmung desselben, kann angeborene Ptosis (Senkung des Oberlides) entstehen.

Zwischen den medialen Partien der beiden Augenlider entwickelt sich oft eine halb= mondförmige Hautfalte, die, wenn sie gross ist, die eigentlichen medialen Lidwinkel, sowie die Karunkel und die Tränenpunkte deckt (sog. Epicanthus). Diese Haut= falte findet man nicht selten bei sehr jungen Kindern von Europäern. Bei diesen ver= schwindet sie aber normalerweise bald. Nur in anomalen Fällen persistiert sie bei der weissen Rasse zeitlebens. — Bei der mongolischen Rasse dagegen kommt der Epicanthus normal vor und bedingt hier das charakteristische Aussehen der Lidspalte.

In Ausnahmefällen werden keine Lidrandtalgdrüsen (MEIBOM'sche Drüsen) ausgebildet. Die betreffenden Anlagen bilden sich anstatt dessen zu einer hinteren Cilienreihe aus (sog. Distichiasis congenita). Diese Anomalie ist wahrschein= lich als eine Rückfallserscheinung (Atavismus) zu betrachten.

Anomalien und Missbildungen der Tränendrüse und der Tränen= ableitungswege.

Über Missbildungen des Tränendrüsenapparats ist nicht viel bekannt.

Unter Umständen können einzelne Drüsengänge abgeschnürt werden (sog. „sterile" KRAUSE'sche Drüsen) und wohl zu der Entstehung von Conjunctivalcysten An= lass geben (ASK, 1910).

Der ganze Tränennasengang kann (gewöhnlich nur einseitig) fehlen. Gewöhn= licher ist aber, dass nur die Tränenröhrchen nicht zur Entwicklung gekommen sind.

Bisweilen entwickeln sich die Tränenwege normal, nur brechen sie weder nach unten, noch nach oben durch.

Bei fehlender Einmündung des Ductus naso=lacrimalis in die Nasenhöhle kann als Folge hiervon nach der Geburt eine Tränensackfistel entstehen.

Die angeborenen Tränenfisteln entstehen wahrscheinlich entweder dadurch, dass Epithelsprossen des Ductus naso=lacrimalis die Gesichtsoberfläche erreichen oder dadurch, dass die primäre Anlage des Ductus naso=lacrimalis sich nie von dem Epithel der Gesichtshaut vollständig abschnürt (ASK, 1908).

Sowohl das obere wie das untere Punctum lacrimale kann fehlen. Andererseits können aber auch überzählige Tränenpunkte entstehen. Solche kommen fast ausschliesslich am Unterlid vor, was sich dadurch erklärt, dass das untere Tränen= röhrchen, wie oben erwähnt, eine längere Strecke in dem Lid verläuft als das obere (vgl. Fig. 606) und daher grosse Gelegenheit hat, überzählige Sprossen nach dem Lid= rande zu senden (ASK, 1908).

---

[1]) Eine solche Epithelverklebung kommt bei den Embryonen gewisser Tiere (z. B. Robben) normal vor (BROMAN und ASK, 1910).

Entwicklung des Ohres.

Phylogenese des Ohres.

Die erste Anlage des Ohres war aller Wahrscheinlichkeit nach ein auf der Körperoberfläche liegendes Organ, ein Hautsinnesorgan, welches sich erst in höheren Entwicklungsstadien in das unter= liegende Bindegewebe einsenkte und von der Haut abgeschnürt wurde. Die Ohranlage bildete dann eine unmittelbar unter der Haut gelegene, mit Flüssigkeit gefüllte Blase. Aus dieser ektodermalen Blase, welche ursprünglich sphärisch war (auf diesem Entwicklungsstadium persistiert das Gehörorgan bei vielen Wirbel= losen), ging durch ungleiches Wachstum, Faltenbildungen und Abschnürungen eine sehr komplizierte Bildung, das häutige Labyrinth, hervor. Hierbei wurden zuerst 1—3 Bogengänge [1]) gebildet, welche wahr= scheinlich nicht als Gehörorgan sondern als ein Gleichgewichts= oder Orientierungsorgan zu betrachten sind. Später bildete sich aus einem anderen Teil der Labyrinthblase ein Auswuchs aus, welcher als Gehörorgan fungierte. Dieser Auswuchs war zuerst kurz und flaschenähnlich (Lagena der niederen Wirbeltiere), wurde aber in höheren Entwicklungsstadien allmählich länger und dabei spiralig eingerollt (Schnecke der höheren Wirbeltiere).

Erst das Leben der Tiere auf dem Lande machte die feinere Ausbildung eines Gehörorgans nötig[2]). Gegen äussere Schädlichkeiten brauchte dieses wichtige und subtile Organ einen Schutz, und wurde darum von einer knorpelig=knöchernen Kapsel umgeben und zuletzt in das Kopfskelett mit einbezogen. Dieses Einbetten des Gehörorgans in der Tiefe des Craniums war indessen nicht ohne Nachteile, indem die durch die Luft fortgepflanzten Schallwellen das häutige Labyrinth nicht mehr ungeschwächt treffen konnten. Darum wurde bald die erste Schlundtasche in einen luftführenden Raum (Mittelohrraum oder Trommelhöhle) umgewandelt, welcher nach innen das häutige Labyrinth, nach aussen die Kopfoberfläche erreichte und durch Vermittelung von Trommelfell und Gehörknöchelchen die Schallwellen zum inneren Ohr leitete.

Bei noch tieferer Verlagerung des Labyrinthes wurde allmählich auch der Mittelohrraum mit seiner lateralen Wand, dem Trommelfell, von der eigentlichen Kopfoberfläche entfernt. Um diesen Übelstand zu kompensieren entstand aber gleichzeitig der äussere Gehörgang, welcher den Schall bis zum Trommelfell leitet. Hierzu kam nun in dem Säugetierstadium wieder eine neue Bildung, indem die die äussere Gehör= gangsöffnung umgebenden Gewebepartien sich zu einer trichterförmigen Ohrmuschel erhoben, welche die Aufgabe hatte, eine grössere Menge von Schallwellen zu sammeln und in den äusseren Gehörgang zu reflektieren.

Ehe noch die Ohrmuschel gebildet war, war die äussere Gehörgangsöffnung von sowohl zirkulären wie radiierenden Muskelfasern umgeben, welche die betreffende Öffnung zu verschliessen bezw. zu öffnen hatten. Bei der Ausbildung der Ohrmuschel wurden nun die zirkulären Muskelfasern zersplittert und nach aussen auf die Ohrmuschel disloziert und verloren hierbei jede praktische Bedeutung. Die radiieren= den Muskelfasern blieben dagegen grösstenteils auf der eigentlichen Kopfoberfläche liegen; sie verloren zwar ihre ursprüngliche Funktion, die äussere Ohröffnung zu dilatieren, bekamen aber anstatt dessen die neue Funktion, die Ohrmuschel nach verschiedenen Seiten hin zu bewegen. — Bei der Reduktion und der stärkeren Fixierung, welche die Ohrmuschel beim Menschen erfahren hat, ist indessen auch diese neue Funktion der ursprünglichen Dilatatoren reduziert und praktisch unwichtig geworden.

Ontogenese des Ohres.

Das innere Ohr.

Etwa Anfang der dritten Embryonalwoche entsteht in der hinteren Kopfgegend — jederseits vom Hinterhirnbläschen — eine Ektodermverdickung, welche sich bald in das

---

[1]) Von jetzt lebenden Wirbeltieren haben die Myxinoiden jederseits nur einen, die Petromy= zonten zwei und alle höher stehenden Wirbeltiere (von den Knorpelfischen an) drei Bogengänge.
[2]) Nur einzelne Fische scheinen Gehörsinn zu besitzen. Die meisten derselben sind vollständig taub.

Additional material from *Normale und abnorme Entwicklung des Menschen,*
ISBN 978-3-642-51221-6 (978-3-642-51221-6_OSFO4),
is available at http://extras.springer.com

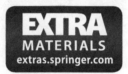

unterliegende Mesenchym einsenkt und so zu einem O h r g r ü b c h e n vertieft wird (Fig. 75, S. 130). Die Eingangsöffnung jedes Ohrgrübchens wird bald immer kleiner und obliteriert zuletzt (Mitte oder Ende der dritten Embryonalwoche), indem die Einstülpungsränder des Grübchens mit einander verwachsen. So entstehen aus den beiden Ohrgrübchen zwei O h r b l ä s c h e n (oder L a b y r i n t h b l ä s c h e n) (Fig. 557, S. 680), welche Ende der dritten Embryonalwoche (bei etwa 3 mm langen menschlichen Embryonen) noch durch je einen epithelialen Stiel mit dem Ektoderm verbunden sind, bald aber dieses Zeugnis ihrer Herkunft vollständig verlieren (bei etwa 4 mm langen Embryonen). Jedes Ohrbläschen, von einer wasserhellen Flüssigkeit (der E n d o l y m p h e) gefüllt, ist jetzt (Anfang der vierten Em= bryonalwoche) eiförmig und ohne Ausbuchtungen. Unmittelbar nach vorne von dem Bläschen liegt das G a n g l i o n a c u s t i c o = f a c i a l e (Fig. 557), dessen Zellenausläufer sich einerseits mit dem naheliegenden Nachhirn, andererseits mit gewissen Zellen des Ohrbläschens in Verbindung setzen. — Vom Ektoderm wird das Gehörbläschen durch eine relativ dicke Mesenchymschicht getrennt.

Erst Ende der vierten Embryonalwoche (bei 6,5—8 mm langen menschlichen Em= bryonen) wächst von der medialen, oberen Partie des Ohrbläschens ein nach oben blind endigender Gang, der D u c t u s e n d o l y m p h a t i c u s (Fig. 614, Taf. VII), aus.

Beim m e n s c h l i c h e n Embryo bildet sich dieser Gang also n i c h t aus dem Gehörbläschenstiel aus; da er indessen bei den meisten anderen bisher untersuchten Wirbeltierembryonen zu dem Gehör= bläschenstiel mehr oder weniger enge Beziehungen hat (R. KRAUSE, 1902), ist es wohl trotzdem möglich, dass auch der menschliche Ductus endolymphaticus jenem Gang, der bei den Selachiern zeitlebens die Labyrinthblase mit der Körperoberfläche verbindet, homolog ist.

Bald nach der Bildung des Ductus endolymphaticus, entstehen ebenfalls aus der o b e r e n Partie des Ohrbläschens die drei halbzirkelförmigen Kanäle (bei 10—15 mm langen Embryonen). Diese Bogengänge werden als abgeplattete, taschenförmige Aus= stülpungen (Fig. 625) mit halbzirkelförmigen Umrissen angelegt. Im Randteil jeder Tasche persistiert nun das Lumen. Dagegen geht dieses in der mittleren Taschenpartie bald ver= loren und zwar dadurch, dass die beiden Epithelwände sich hier fest auf einander legen und, wie es scheint, einer Art Druckatrophie anheimfallen. Die bei der Resorption der mittleren Taschenpartie entstandenen „Wundflächen" heilen dann zusammen und der Bogengang ist gebildet (vgl. Fig. 614—617, Taf. VII). Von den beiden Enden des Boganges, welche mit dem Labyrinthbläschen in Verbindung bleiben, ist das eine von Anfang an bauchig erweitert und bildet die sog. A m p u l l e (Fig. 623, Taf. VIII).

Die beiden vertikalen Bogengänge werden aus einer gemeinsamen, sagittal gestellten Tasche angelegt (R. KRAUSE), deren nach oben gerichteter halbkreisförmiger Randteil lateral vom Ductus endolymphaticus liegt (Fig. 614, Taf. VII).

An dieser Tasche legen sich die Wände an z w e i verschiedenen Stellen aufeinander und werden hier resorbiert. Die zwischen den beiden Resorptionsstellen persistierende Taschenpartie bildet das C r u s c o m m u n e (vgl. Fig. 614—619, Taf. VII) der beiden vertikalen Bogengänge. Diese Bogengänge stehen anfangs beide in der Sagittalebene. Bei der späteren Entwicklung der Labyrinthblase wird indessen der gemeinsame Schenkel immer mehr medialwärts verdrängt, so dass die beiden Gänge zuletzt einen lateral offenen, fast rechten Winkel bilden. Der vordere Bogengang steht jetzt vertikal, der hintere parallel zu der Crista petrosa superior des Schläfenbeines.

Etwas später als die vertikalen wird der h o r i z o n t a l e Bogengang als eine kleinere, gerade lateral= wärts gerichtete Tasche angelegt (Fig. 616, Taf. VII). Dieser Bogengang hat also von Anfang an seine definitive Lage. Zuletzt angelegt, bleibt er das ganze Leben hindurch der kleinste der drei Bogengänge.

Die obere Abteilung des Ohrbläschens, in welche die Bogengänge einmünden, bildet die Anlage des Utriculus. Diese wird schon früh durch eine nach innen vor= springende Falte von der unteren Bläschenpartie abgegrenzt (vgl. Fig. 618, Taf. VII).

Von diesem unteren Teil der Labyrinthblase, welcher die Anlage des Sacculus darstellt, beginnt schon Ende der fünften Embryonalwoche (bei etwa 12 mm langen Embryonen) der Schneckengang, Ductus cochlearis, auszuwachsen. Dieser bildet zuerst nur eine Lagena=ähnliche Ausbuchtung der Sacculuswand (Fig. 616, Taf. VII), verlängert sich aber bald zu einem langen, spiralig gebogenen Rohr, welches schon Ende des zweiten Embryonalmonats (bei etwa 2 cm langen Embryonen) $1\,^1/_2$ Windungen bildet (Fig. 618, Taf. VII). Das Längenwachstum des Ductus cochlearis setzt sich in der folgenden Embryonalzeit fort (vgl. Fig. 618 und 619), so dass derselbe zuletzt $2\,^1/_2$—3 Windungen bildet [1]).

In der letzten Entwicklungsperiode des Labyrinthbläschens sondern sich die jetzt beschriebenen Teile desselben immer mehr von einander. So wird der Schneckengang grösstenteils vom Sacculus abgeschnürt (vgl. Fig. 618 und 619, Taf. VII). Von der ursprünglich weiten Verbindung persistiert nur ein kurzes, feines Rohr, der Canalis reuniens (HENSEN). — Später wird der Sacculus auch vom Utriculus grösstenteils isoliert. Die diese Bläschenpartien trennende Falte wächst nämlich stark zu. Hierbei trifft sie gerade auf die Einmündungsstelle des Ductus endolymphaticus, dessen unteres Ende in zwei Schenkel gespalten wird. Der eine von diesen Schenkeln kommt jetzt vom Utriculus, der andere vom Sacculus. Sacculus und Utriculus kommunizieren also nicht mehr direkt, sondern nur unter Vermittelung von den beiden Wurzelschenkeln des Ductus endolymphaticus mit einander.

Ursprünglich waren die epithelialen Zellen des Labyrinthbläschens einander alle gleich (Fig. 557 B, S. 680). Während der oben beschriebenen Formentwicklung des häutigen Labyrinthes differenzieren sich aber diese Zellen nach zwei verschiedenen Richtungen hin (Fig. 625).

Diejenigen Zellen, welche von den oben erwähnten Ausläufern der Ganglienzellen getroffen werden, verlängern sich nämlich, bekommen auf der freien Oberfläche Haare und entwickeln sich zu perzipierenden Sinneszellen, während die anderen Zellen der Labyrinthblase sich entweder zu Stützzellen der Sinneszellen ausbilden oder sich mehr oder weniger stark abplatten und die indifferente Epithelwand der grösseren Partie des häutigen Labyrinthes bilden.

Wie oben erwähnt, lag das Ganglion acusticum ursprünglich an der vorderen Seite des Labyrinthbläschens (Fig. 557, S. 680). Dasselbe wird aber bei der Ver= grösserung des letztgenannten bald nach der medialen Seite desselben hin disloziert. Die peripheren Ausläufer der Ganglienzellen setzen sich jetzt mit Epithelzellen der medialen Bläschenwand in Verbindung, und diese Epithelzellen wandeln sich dann in Sinneszellen, Neuroepithelzellen um. Zuerst bilden diese nebst ihren Stützzellen eine einzige primäre Macula, welche die gemeinsame Anlage der definitiven Maculae und

---

[1]) Es gibt Säugetiere, deren entwickelter Schneckengang sowohl eine grössere (z. B. der Ochse mit $3\,^1/_2$ und das Schwein mit fast 4 Schneckenwindungen) wie eine kleinere Zahl (z. B. die Cetaceen mit nur $1\,^1/_2$) von Windungen besitzt. (WIEDERSHEIM.)

Cristae acusticae sowie des Corti'schen Organs darstellt. — Bei der Entstehung der drei Bogengänge werden nun drei kleinere Neuroepithelzellengruppen von der oberen Partie der primären Macula durch indifferente Epithelzellen isoliert und je in eine Ampulle hineingeschoben. So entstehen die drei Cristae „acusticae", deren Sinneszellen auf der freien Oberfläche relativ lange Haare bekommen.

In ähnlicher Weise wird eine untere Partie der primären Macula isoliert und in die medialwärts gerichtete Wand des Ductus cochlearis eingezogen. Hand in Hand mit der spiraligen Verlängerung des Schneckenganges verlängert sich auch diese Zellen= gruppe und bildet so das spiralförmig ausgezogene Corti'sche Organ, dessen Sinnes= zellen sich speziell für die Schallperzeption ausbilden.

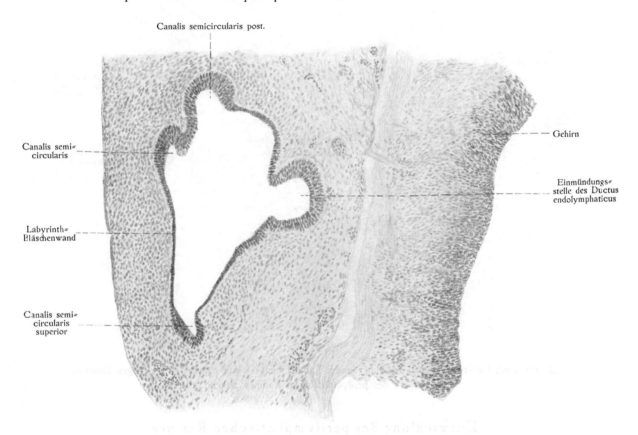

Fig. 625.
Schnitt durch das Labyrinthbläschen eines 11,7 mm langen Embryos. $\frac{100}{1}$.

Der mittlere Rest der primären Macula wird bei der Abschnürung des Utriculus vom Sacculus in zwei Teile gesondert, welche die beiden definitiven Maculae „acusticae", die Macula utriculi und die Macula sacculi, darstellen. Über die Entwicklung der diese Maculae deckenden Otolithmembranen und der Otolithen beim Menschen wissen wir noch nichts Bestimmtes.

Gleichzeitig mit der Teilung der primären Macula wird auch der ursprünglich überall einfache Nervus acusticus in entsprechend viele Zweige zerlegt (vgl. Fig. 620—624, Taf. VIII).

Das Ganglion acusticum bleibt nach seiner Trennung vom Ganglion faciale (= geniculi) längere Zeit ein einheitliches Ganglion. Bei der Ausbildung der Cochlea wird indessen die untere Ganglionpartie von der oberen isoliert und in der knöchernen Schnecke (als das sog. Ganglion spirale) eingeschlossen. (Fig. 623 und 624.) Die obere Partie des Ganglion acusticum bleibt dagegen ausserhalb des knöchernen Laby=rinthes liegen. Sie bildet die in der Tiefe des Meatus auditorius internus gelegene Intumescentia ganglioformis SCARPAE [1].

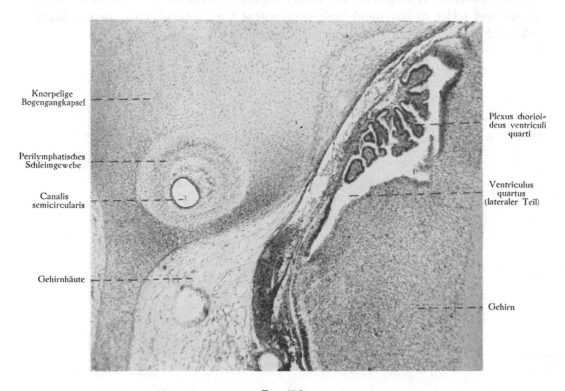

Fig. 626.
Schnitt durch Labyrinthbläschen mit umgebender Labyrinthkapsel von einem 5,5 cm langen Embryo, die Anlage des perilymphatischen Raumes zeigend. $\frac{50}{1}$.

Entwicklung des perilymphatischen Raumes.

Die die Labyrinthblase am nächsten umgebende Schicht der Blastemkapsel geht nicht in Vorknorpel und Knorpel über, sondern wandelt sich in perilymphatisches Schleimgewebe um (Fig. 626), welches allmählich immer mehr sich verflüssigt und so die perilymphatischen Räume bildet.

---

[1] Die von diesem Ganglion ausgehenden Nervenfasern, welche einerseits zu den Maculae und Cristae gehen und also das Orientierungsorgan innervieren und andererseits zum Rhombencephalon verlaufen, fassen wir bekanntlich unter dem Namen Nervus vestibularis zusammen. Die vom Ganglion spirale ausgehenden, das eigentliche Gehörorgan innervierenden Nervenfasern nennen wir Nervus cochlearis.

Bei dieser Verflüssigung des perilymphatischen Schleimgewebes persistieren indessen bindegewebige Elemente sowohl an der Aussenseite der Labyrinthblase (wo sie ein dünnes Häutchen, die Membrana propria, bilden) wie an der Innenseite der knorpe= ligen Labyrinthkapsel (wo sie ein relativ dickes Perichondrium bilden).

Zwischen diesem inneren Perichondrium und der Membrana propria des häutigen Labyrinthes gehen zuerst zahlreiche Bindegewebsbälkchen und Membranbildungen. Je mehr sich aber die Perilymphe durch die erwähnte Verflüssigung des perilymphatischen Gewebes ausbildet, desto spärlicher werden diese Mem= brane und Bälkchen, von denen nur einzelne beim Erwachsenen persistieren.

Mit dem Verschwinden der erwähnten Membran= und Balkenbildungen konfluieren die zahlreichen perilymphatischen Räume zu einem zusammenhängenden grösseren Raum, welcher das ganze häutige Labyrinth mehr oder weniger vollständig umgibt und sich durch einen engen von der Schnecke ausgehenden Gang, den Ductus perilym= phaticus, mit dem Subarachnoidalraum in Verbindung setzt.

Zuerst tritt die Bildung des perilymphatischen Raumes an den lateralen Seiten des Sacculus und des Utriculus auf. (Hier bleibt die Tiefe des perilymphatischen Raumes auch zeitlebens am grössten.) Später werden auch die übrigen Seiten des Sacculus und Utriculus (mit Ausnahme von denjenigen Stellen, wo Nervenfasern zu dem häutigen Labyrinth treten) von dem perilymphatischen Raum umflossen. Diese den Sacculus und den Utriculus gemeinsam umschliessende Partie des perilymphatischen Raumes nennen wir Vestibulum.

Von dem Vestibulum aus schreitet die Hohlraumbildung zuerst in die Bogen= gangkapsel ein. Hier werden die drei Bogengänge von dem perilymphatischen Raum je für sich allseitig umgeben.

In ganz anderer Weise verhält sich die Hohlraumbildung in der Schnecke. Der Ductus cochlearis wird nämlich nicht allseitig, sondern nur auf zwei Seiten vom perilymphatischen Raum umgeben.

Entwicklung der Schnecke.

Die Bildung dieser Hohlräume ist mit der Entwicklung der eigentlichen Schnecke eng verknüpft. Ich werde sie darum zusammen beschreiben. Als Ausgangspunkt nehme ich ein Stadium, worin der Ductus cochlearis sich schon in $2^1/_2$ Spiralwindungen gelegt hat (Fig. 627). In einem Frontalschnitt wird er also fünfmal getroffen. Die betreffenden Querschnitte desselben liegen — wie wir auf Fig. 627 sehen — recht weit von einander getrennt. Die knorpelige Kapsel umgibt den ganzen Ductus cochlearis ohne zwischen den verschiedenen Windungen desselben vollständige Scheidewände einzusenden. Die knorpelige Schneckenkapsel bildet — mit anderen Worten — eine zusammen= hängende Höhle, welche ausser dem Ductus cochlearis und den zu demselben gehenden Nerven und Gefässen eine recht grosse Menge Mesenchym einschliesst.

Dieses Mesenchym wandelt sich grösstenteils in faseriges Bindegewebe um. An der unteren[1]) Seite des ganzen Ductus cochlearis geht indessen das Mesenchym in Schleimgewebe über. Diese spiralförmige Schleimgewebepartie verflüssigt sich bald und gibt zur Entstehung eines perilymphatischen Raumes Anlass, welcher unter dem Namen

---

[1]) Ich denke mir hierbei (wie man bei der Beschreibung der Schnecke zu tun pflegt) die Schnecken= anlage mit der Spitze nach oben gerichtet.

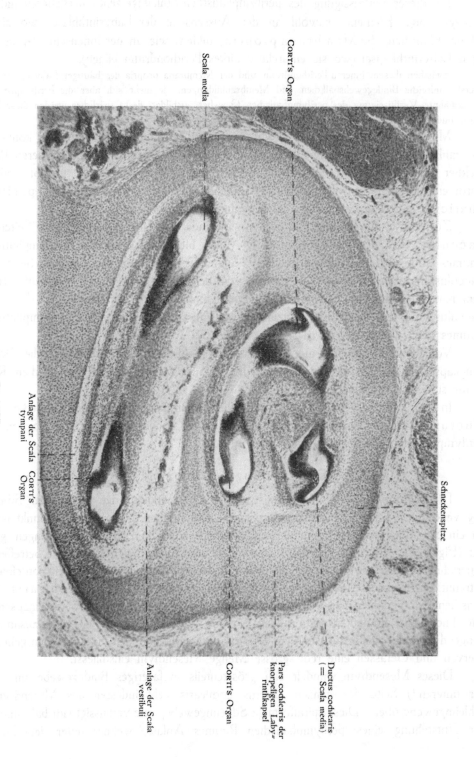

Fig. 627.

Schnitt durch die Gehörschnecke eines 5,5 cm langen Embryos. $\frac{50}{1}$.

Scala media

Corti's Organ

Anlage der Scala tympani

Corti's Organ

Schneckenspitze

Anlage der Scala vestibuli

Corti's Organ

Pars cochlearis der knorpeligen Laby-rinthkapsel

Ductus cochlearis (= Scala media)

Scala tympani[1]) bekannt ist. — Etwas später bildet sich an der oberen Seite des Ductus cochlearis in ähnlicher Weise ein zweiter perilymphatischer Raum, dessen basales Ende von Anfang an mit dem Vestibulum zusammenhängt. Dieser obere perilympha= tischer Raum der Schnecke wird darum Scala vestibuli genannt.

Die Bildung dieser beiden Scalae schreitet von der Schneckenbasis aus allmählich gegen die Schneckenspitze hin. An der letztgenannten Stelle konfluieren zuletzt die beiden (perilymphatischen) Scalae, welche sonst überall von einander getrennt sind. Durch diese Kommunikationsöffnung („Helicotrema") kommt also die Scala tympani sekundär mit dem Vestibulum in direkte Verbindung.

Zuerst sind die beiden perilymphatischen Scalae klein und schliessen fast nur den Ductus cochlearis (= die Scala media oder die endolymphatische Scala) zwischen sich ein. Später vergrössern sich ihre Querschnitte stärker als die des Ductus cochlearis. Dieser bleibt hierbei in der Nähe der knorpeligen Schneckenkapsel liegen und sein Querschnitt wird unter dem Drucke der perilymphatischen Scalae triangulär. Die letztgenannten dehnen sich besonders zentralwärts in der Schnecke stark aus und werden hier nur durch eine (Nerven und Gefässe einschliessende) Membran, die Lamina spiralis von einander getrennt. Peripherwärts bleiben sie durch den Ductus cochlearis getrennt.

Von den beiden Scheidewänden der drei Scalae ist die obere von Anfang an die schwächere. Sie bekommt nur sehr wenig faseriges Bindegewebe und wird zu der dünnen Membrana Reissneri ausgezogen. Die die Scala media und die Scala tympani trennende Scheidewand bekommt mehr faseriges Bindegewebe, und wird bedeutend dicker, sie bildet die periphere Partie der Lamina spiralis und ist die Trägerin des Corti'schen Organs (Fig. 627).

Ausbildung des knöchernen Labyrinthes.

Im fünften Embryonalmonat (bei 20—25 cm langen Embryonen) geht nun die knorpelige Labyrinthkapsel durch endochondrale Verknöcherung in spongiöse Knochen= substanz über. Ausserdem findet aber in den aus faserigem Bindegewebe bestehenden Aussenwänden des perilympathischen Raumes eine direkte Verknöcherung statt, welche zu der Entstehung des elfenbeinharten knöchernen Labyrinthes Anlass gibt.

Die Form des so gebildeten knöchernen Labyrinthes stimmt, im Grossen gesehen, mit derjenigen des häutigen Labyrinthes überein.

Von dieser Regel gibt es aber zwei Ausnahmen:

1. Sacculus und Utriculus werden zusammen mit der als Vestibulum be= zeichneten Partie des perilymphatischen Raumes von einer gemeinsamen Knochenkapsel umhüllt;
2. auch in der Schnecke ahmt die Form des knöchernen Labyrinthes nicht genau diejenige des häutigen Labyrinthes nach.

Das in der Schneckenachse gelegene, faserige Bindegewebe verknöchert zuerst und bildet den Modiolus. Von diesem aus geht die Verknöcherung peripherwärts zwischen

---

[1]) Weil derselbe nur durch die Membrana tympani secundaria von der Trommelhöhle (Tympanum) getrennt ist.

den Schneckenwindungen, welche allseitig von kompaktem Knochengewebe umgeben werden.
Ausserdem schreitet die Verknöcherung vom Modiolus aus in die Lamina spiralis
ein, jedoch ohne die Peripherie derselben zu erreichen. Durch diese unvollständige Ver=
knöcherung wird die Lamina spiralis in zwei Teile gesondert: Eine mediale, mit .dem
Modiolus zusammenhängende Lamina spiralis ossea und eine laterale, das
Corti'sche Organ tragende Lamina spiralis membranacea (= Membrana basilaris).
Mit Ausnahme von dieser Lamina spiralis membranacea und der Membrana Reissneri
tritt in dem faserigen Bindegewebe des Inneren der Schneckenanlage überall Ver=
knöcherung ein.

An denjenigen Stellen, wo der Ductus endolymphaticus und der Ductus
perilymphaticus liegen, wird natürlich die Labyrinthkapsel defekt oder — mit anderen
Worten — von entsprechend verlaufenden Kanälen durchsetzt. Der den Ductus
endolymphaticus einschliessende Kanal geht vom Vestibulum aus und wird darum
Aquaeductus vestibuli genannt. Der den Ductus perilymphaticus enthaltende
Kanal kommt von der Scala tympani cochleae und wird Aquaeductus cochleae
genannt.

Entwicklung des Mittelrohrraumes und der Tube.

In der Entwicklung des Mittelrohrraumes lassen sich nach Hammar (1902) drei
gut charakterisierte Perioden unterscheiden:

1. Eine Anlegungsperiode, während welcher die Anlage des Mittelohrraumes
sich aus der ersten Schlundtasche und der lateralen Partie des Schlunddaches heraus=
differenziert (vgl. Fig. 237 und 238, Taf. III und Fig. 232, S. 278). Diese Periode beginnt
Ende der dritten Embryonalwoche und erstreckt sich bis in die siebente Embryonal=
woche (Embryonen von 3 bis 18 mm N.=L.).

2. Eine Abtrennungsperiode, während welcher die gemeinsame Anlage des
Mittelohrraumes und der Tube durch eine oralwärts fortschreitende Einschnürung von
dem Schlunde grösstenteils getrennt wird und nur eine kleine Kommunikationsöffnung
in diesem behält. Diese Periode ist relativ sehr kurz und endet schon im Anfange des
dritten Embryonalmonats (Embryonen von etwa 18—24 mm N.=L.).

3. Eine Umformungsperiode, während welcher der ursprünglich kleine und
einfache Mittelohrraum sich mehr oder weniger unregelmässig vergrössert und hierbei
seine komplizierte definitive Form annimmt. Diese Periode dauert das ganze folgende
Embryonalleben und setzt sich auch im extrauterinen Leben fort.

I. Die Anlegungsperiode.

Die erste Anlage des Mittelohrraumes tritt als eine dorsale Verlängerung der ersten Schlundtasche
auf (vgl. Fig. 235, S. 284). Diese Verlängerung bildet sich bald zu einer spitz ausgezogenen, platten Tasche
um, deren dorso=lateralwärts aufsteigende Spitze, welche nach Hammar die Anlage der vorderen
Trommelfelltasche bildet, anfänglich mit dem Epithel der ersten Kiemenfurche zusammen=
hängt [1]. Dieser Zusammenhang zwischen Ekto= und Entoderm wird indessen bald (in der fünften Embryonal=
woche bei etwa 12 mm langen Embryonen) durch zwischenwucherndes Mesenchym aufgehoben (vgl. Fig. 237
und 238, Taf. III).

---

[1] Diese Taschenspitze ist es, welche bei gewissen Fischen (den Selachiern und manchen Ganoiden)
nach Durchbruch in die entsprechende Kiemenfurche das sogenannte Spritzloch bildet.

Bald nachher verliert die Trommelhöhlenanlage ihre aufgerichtete, flügelähnliche Stellung und wird durch die sich verdickende Basis cranii in eine horizontale Lage gedrängt. — In der siebenten Embryonal= woche (Embryonen von etwa 18 mm N.=L.) entsteht nach HAMMAR die hintere Trommelfelltasche, welche durch eine etwas früher gebildete Tensorfalte [1]) von der vorderen Trommelfelltasche geschieden wird. Abwärts von der Tensorfalte streckt sich der Hammergriff ein Stückchen in die laterale Trommelhöhlen= wand herab und buchtet diese teilweise in die Trommelhöhle hinein. Die übrigen Anlagen der Gehör= knöchelchen liegen dagegen noch vollständig ausserhalb der Trommelhöhlenanlage.

II. Die Abtrennungsperiode.

Bis zu dieser Zeit stand nicht nur die Tubenanlage, sondern auch die Anlage der eigentlichen Trommelhöhle durch eine gemeinsame lange, horizontale, spaltenförmige Öffnung mit dem Schlunde in direkter Verbindung. Bei etwa 20 mm langen Embryonen wird nun diese Kommunikationsöffnung absolut verkleinert und zwar durch eine oralwärts (von hinten nach vorn) an der Grenze zwischen der Trommel= höhlenanlage und dem Schlunde allmählich fortschreitende Einschnürung.

Durch diese Einschnürung (welche nach HAMMAR durch Wucherung des Gewebes des früheren zweiten Kiemenbogens hervorgerufen wird) verliert also die Trommelhöhlen= anlage ihre direkte breite Verbindung mit dem Schlunde, mit diesem kommunziert sie von jetzt ab nur unter Vermittlung von der Tuba=Anlage.

III. Die Umformungsperiode.

Das Lumen der Trommelhöhle wird in dieser Entwicklungsperiode zuerst — durch relativ starke Vergrösserung der angrenzenden Gewebepartien — absolut verkleinert, ja sogar fast vernichtet (bei etwa 5 cm langen Embryonen. HAMMAR). Bald vergrössert es sich aber wieder und zwar grösstenteils unter Vermittlung des sog. peritympanalen Gallertgewebes (vgl. Fig. 629).

Dieses Gewebe, welches etwa um die Mitte des Embryonallebens in dem die Trommelhöhle zunächst umgebenden Bindegewebe zur deutlichen Ausbildung kommt, erfährt in den letzten Embryonalmonaten eine Erweichung, wodurch mehrere mit Flüssig= keit erfüllte, submuköse Höhlen gebildet werden. Der Inhalt jeder solchen Höhle scheint, nachdem die Erweichung einen gewissen Grad erreicht hat, sehr schnell resorbiert werden zu können. Daraus erklärt sich, dass die Trommelhöhle, welche sich auf Kosten solcher ent= leerten Höhlen vergrössert, sich nicht allmählich, sondern „sprungweise" (HAMMAR) erweitert.

Bei dieser durch das peritympanale Gallertgewebe vorbereiteten Erweiterung der Trommelhöhle kommen die Gehörknöchelchen und andere Bildungen (Chorda tympani, Ligamente und Muskelsehnen), welche sich ursprünglich ausserhalb der Trommelhöhle befanden, zuletzt scheinbar frei in die Trommelhöhle zu liegen. Sie liegen aber in der Tat fortwährend ausserhalb der die Trommelhöhle auskleidenden Schleimhaut, welche sie umgibt und durch mesenterienähnliche Falten (z. B. die Amboss=Steigbügelfalte) mit der Trommelhöhlenwand verbindet.

Die meisten durch Erweiterung und Ausbuchtung der Trommelhöhlenschleimhaut entstandenen Schleimhauttaschen konfluieren schon während der Embryonalzeit, indem die sie trennenden Schleimhautfalten zugrunde gehen. Einzelne Taschenbildungen, welche festere Begrenzungen haben, persistieren dagegen als solche und bilden, wenn die Kom= munikationsöffnungen mit der Trommelhöhle klein sind, praktisch wichtige Stellen, wo

---

[1]) In dieser Falte bildet sich später die Sehne des Musculus tensor tympani aus.

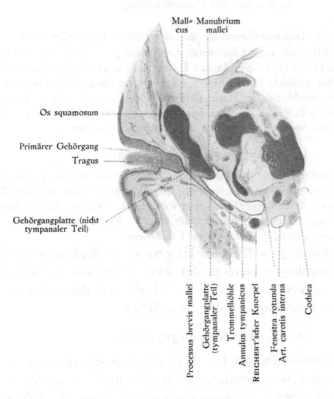

Fig. 628.

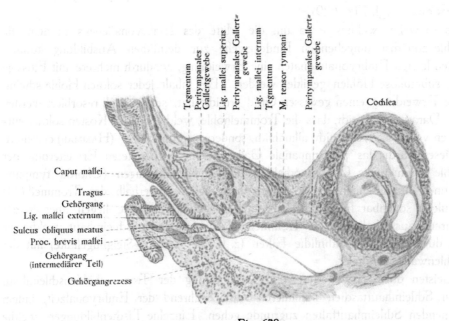

Fig. 629.

Fig. 628 und 629.

Frontalschnitte durch die Anlage des äusseren Gehörgangs und der Trommelhöhle. Fig. 628 eines 7 cm langen *(Sch.-St.-L.)* Embryos, $\frac{10}{1}$, Fig. 629 eines 19 cm langen *(Sch.-St.-L.)* Embryos, $\frac{5}{1}$. Nach HAMMAR: Archiv f. mikr. Anat., Bd. 59 (1902).

sich bei Otitis media langdauernde Eiterungen festhalten können. Als solche wichtige, konstante Schleimhauttaschen sind die sogenannte Gipfelbucht und die obere Trommelfellbucht (Prussak'scher Raum) zu nennen. Diese Taschen entstehen beide erst gegen das Ende des Embryonallebens.

Zu dieser Zeit vergrössert sich die eigentliche Trommelhöhle zwischen der Tensor=falte und der Amboss=Steigbügelfalte nach hinten und oben. So entsteht der Aditus ad antrum, von welchem aus das Antrum mastoideum bald (durch Erweiterung des Mittelohrraumes nach hinten und unten) gebildet wird.

Beim reifen Embryo haben sowohl die eigentliche Trommelhöhle wie der Aditus ad antrum und das Antrum mastoideum alle fast ihre definitive Grösse erreicht. Da=gegen sind zu dieser Zeit noch keine Cellulae mastoideae gebildet, was indessen selbstverständlich erscheint, wenn wir in Betracht ziehen, dass der diese Zellen (beim Erwachsenen) einschliessende Processus mastoideus noch nicht existiert (vgl. Fig. 590, S. 708). — Erst in den 2.—20. Lebensjahren kommt dieser Processus zur vollständigen Aus=bildung, und Hand in Hand hiermit entstehen die Cellulae mastoideae als nach unten gerichtete Fortsetzungen des Antrum mastoideum.

Unmittelbar nach der Abtrennung der eigentlichen Trommelhöhlenanlage von dem Schlunde ist die Tubaanlage ganz kurz und relativ weit. In der Umformungs=periode nimmt die Tube aber rasch relativ stark an Länge zu, und bildet nun (bei etwa 7 cm langen [N.=St.=L.] Embryonen) ein verhältnismässig schmales Rohr mit rundlichem Querschnitt (Hammar). Mit der Ausbildung des Tubenknorpels (welches bei etwa 15 cm langen [N.=St.=L.] Embryonen auftritt) bekommt die Tube allmählich das definitive spalt=förmige Lumen, das nur bei Schluckbewegungen erweitert und durchgängig wird.

Beim reifen Embryo ist die Tube noch recht kurz. Dies ist besonders der Fall mit dem kartilaginösen Teil, der nur etwa halb so lang ist wie die Pars ossea tubae. (Beim Erwachsenen ist — umgekehrt — die Pars cartilaginea etwa doppelt so lang wie die Pars ossea.) Dagegen ist die Tube des Neugeborenen ein wenig weiter als beim Erwachsenen. Das Ostium pharyngeum tubae liegt während der Embryonalzeit ursprüng=lich tiefer als der harte Gaumen, rückt aber in der späteren Entwicklung allmählich höher als dieser. Beim Neugeborenen liegt es in gleicher Höhe (vgl. Fig. 225, S. 254), bei vier Jahre alten Kindern etwa 4 mm und beim Erwachsenen etwa 10 mm höher als der harte Gaumen.

Der Mittelohrraum ist während der Embryonalzeit von einer gewöhnlich wasser=hellen gelblichen Flüssigkeit (Fruchtwasser?) erfüllt, welche nach der Geburt im allgemeinen erst nach mehrstündigem Atmen (Lesser) vollständig ausgetrieben und durch Luft ersetzt wird.

Entwicklung der Muskeln und Ligamente des Mittelohres.

Der Musculus tensor tympani wird schon am Ende des zweiten Embryonal=monats in Zusammenhang mit dem Musculus tensor veli palatini angelegt. Diese Muskeln gehören beide dem ersten Visceralbogen an und werden von dem Nerv dieses Bogens, dem N. trigeminus, innerviert.

Obwohl phylogenetisch älter, wird der Musculus stapedius beim menschlichen Embryo später als der M. tensor tympani angelegt. Er wird nämlich erst um die Mitte des dritten Embryonalmonats erkennbar. Gleich wie der Stapes gehört der M. stapedius dem zweiten Visceralbogen an, er wird auch von dem Nerv dieses Bogens, dem N. facialis, innerviert.

Unter den Ligamenten des Hammers entwickelt sich zuerst (Anfang des fünften Embryonalmonats) das Lig. mallei anterius. Seine Bildung fällt mit dem Eintreten der Resorption im MECKEL'schen Knorpel zusammen. Die resorbierten Knorpelzellen werden nämlich durch starke Fibrillenbündel ersetzt. Die übrigen Hammerligamente werden erst nach dem Anfange der Ossifikation erkennbar (BROMAN, 1899).

Entwicklung des äusseren Ohres.

Das äussere Ohr entwickelt sich aus der ersten Schlundfurche und aus den beiden diese Furche begrenzenden Bogen (vgl. Fig. 82—85, Taf. II).

Nicht die ganze Schlundfurche nimmt aber an der Bildung des äusseren Ohres teil. Sowohl die ventrale (an der ventralen Körperwand gelegene) wie die dorsale (ursprünglich mit der Wand des tubotympanalen Raumes verbundene) Partie der Furche verschwinden nämlich sehr früh. Die persistierende, intermediäre Partie vertieft sich und bildet die Ohrmuschelgrube (Fossa conchae).

Die Ohrmuschelgrube behält eine Zeitlang nach oben und nach unten den Charakter einer Furche, breitet sich aber bald in der Mitte aus und bildet hier die Anlage der Cavitas conchae. Der obere Abschnitt der persistierenden Furche bildet später die Cymba conchae (vgl. Fig. 85, Taf. II), der untere Abschnitt derselben ist die Anlage der Incisura intertragica (HAMMAR, 1902).

Aus der Anlage der Cavitas conchae wächst nach HAMMAR in der späteren Hälfte des zweiten Embryonalmonats (bei etwa 16—17 mm langen Embryonen) ein trichterförmiges, von Anfang an hohles Rohr (der primäre Gehörgang) einwärts (Fig. 232, S. 278). Die untere Wand dieses Rohres setzt sich Anfang des dritten Embryonalmonats in eine solide, epitheliale Platte, die Gehörgangplatte, nach innen fort. (Fig. 628.)

Diese Gehörgangplatte verlängert sich nach innen und unten, schiebt sich hierbei an der unteren Wand der Trommelhöhle entlang und wächst (in dem vierten und fünften Embryonalmonat) zu einer grossen, rundlichen Scheibe aus, welche die Anlage des Trommelfelles begrenzt.

Nur ein kleiner, an den primären Gehörgang stossender Teil der Gehörgangplatte wird von der eigentlichen Trommelhöhle nicht bedeckt, weshalb man einen grösseren tympanalen und einen kleineren nichttympanalen Teil der Platte unterscheiden kann.

Im siebenten Embryonalmonat spaltet sich die Gehörgangplatte in zwei Blätter. Indem nun diese Spalte der Gehörgangplatte mit dem Lumen des primären Gehörganges in Verbindung tritt, entsteht der sekundäre oder definitive Gehörgang (vgl. Fig. 628 und 629, S. 768).

Dieser besteht nach HAMMAR aus drei Teilen:

1. Einem aus dem primären Gehörgang entstandenen lateralen Teile, dessen Haut dicker und mit Haaren und Drüsen[1] versehen wird. Ausschliesslich in diesem Teile wird Knorpel im Boden des Gehörganges gebildet und nur aus diesem Teile entsteht also der knorpelige Gehörgang (VAN KAMPEN).

2. Einem kleineren intermediären Abschnitte, aus dem nichttympanalen Teile der Gehörgangplatte entstanden. Diese Gehörgangpartie begrenzt lateralwärts die Pars flaccida (Membrana SHRAPNELLI) des Trommelfelles.

---

[1] Dieselben entstehen im fünften Embryonalmonat (MINOT).

3. Einem medialen Abschnitte, aus dem tympanalen Teil der Gehörgangplatte entstanden und daher medialwärts von der Pars tensa des Trommelfelles begrenzt. (Diese Gehörgangpartie [Fig. 629, Gehör= gangrezess] hat bei der Geburt fast ihre definitiven Dimensionen erreicht [HAMMAR]).

Diesen beiden, aus der Gehörgangplatte hervorgegangenen Abschnitte des definitiven Gehörganges fehlen vollständig sowohl Haare wie Drüsen. Die Haut ist hier durch mehr oder weniger deutliche, ring= förmige Epidermisleisten charakterisiert. Der Boden dieser beiden Abschnitte bildet eine fibröse Platte, aus welcher durch direkte Verknöcherung der Boden des knöchernen Gehörganges (= das Os tym= panicum) hervorgeht.

Entwicklung des Trommelfells. Die Anlage des äusseren Gehörganges liegt ursprünglich recht weit ventralwärts von der Trommelhöhlenanlage. Indem aber die letzt= genannte ventralwärts verschoben wird, rückt sie der Gehörganganlage immer näher. Die ursprünglich dicke Mesenchymwand, welche diese beiden Anlagen trennte (vgl. Fig. 232, S. 278) und in welcher sich der Griff und der kurze Fortsatz (Proc. lateralis) des Hammers entwickeln, wird hierbei immer dünner und stellt die Anlage des Trommel= felles dar. Die Trommelfellanlage hat also nichts mit der Verschlussmembran der ersten Schlundspalte zu tun.

Eine freie laterale (= untere) Fläche erhält die Trommelfellanlage erst mit der Spaltung der Gehörgangplatte (also im siebenten Embryonalmonat, vgl. Fig. 628 und 629). Die mediale (= obere) Fläche derjenigen Trommelfellpartie, welche der eigentlichen Trommel= höhle gegenüber liegt — der Pars tensa — ist von Anfang an frei. Dagegen bekommt die Pars flaccida erst im zehnten Embryonalmonat (bei der Entstehung des sie begrenzenden PRUSSAK'schen Raumes) eine freie mediale Fläche (HAMMAR). Erst Ende der Embryonalzeit ist also das Trommelfell an beiden Seiten vollständig frei. Zu bemerken ist, dass es zu dieser Zeit schon fast seine definitive Grösse erreicht hat.

Nur in der Pars tensa des Trommelfelles bildet sich eine aus straffen, sowohl radiären wie zirku= lären Bindegewebsfasern bestehende Membrana propria. Eine solche fehlt der Pars flaccida.

Entwicklung des Gehörganges. In der Peripherie der Pars tensa des Trommelfelles entsteht im dritten Embryonalmonat durch direkte Verknöcherung der Annulus tympanicus. Die erste Anlage desselben ist wie oben (S. 626) er= wähnt, bei etwa 4 cm langen Embryonen als ein kleiner Deckknochen in dem durch MECKEL'schen Knorpel und Malleus gebildeten Winkel zu sehen (BROMAN, 1899). Von hier aus wächst der Knochen längs dem Rande des Trommelfelles allmählich ringförmig aus [1] (vgl. Fig. 502, S. 622 und Fig. 505, S. 627). Der Radius des (nach oben unvollständigen) Knochenringes ist Ende des dritten Embryonalmonats etwa viermal kleiner als bei der Geburt. Hand in Hand mit der Vergrösserung des Trommelfelles vergrössert sich auch der Annulus tympanicus und zwar in der Weise, dass die Knochenbildung allmählich peripherwärts fortschreitet unter gleichzeitiger Knochenresorption in den zentralwärts ge= richteten Partien. Zufolge dieser Knochenresorption ist der Annulus tympanicus bei der Geburt noch im Querschnitt recht dünn.

Nach der Geburt schreitet die Verknöcherung lateralwärts in den oben erwähnten fibrösen Boden des Gehörganges ein. Der Annulus tympanicus wandelt sich — mit anderen Worten — in das rinnenförmige Os tympanicum um. Von praktischem

---

[1] In atypischen Fällen kann die Verknöcherung des Annulus tympanicus von mehreren Punkten aus stattfinden (RAMBAUD und RENAULT, HAMMAR).

Interesse ist, dass die betreffende Knochenbildung nicht gleichmässig fortschreitet. An zwei einander gegenüber liegenden Stellen erfolgt die Knochenneubildung schneller. Die hierbei entstandenen Knochenspitzen wachsen sich entgegen und vereinigen sich endlich (gewöhnlich im zweiten Lebensjahre). So entsteht in dem knöchernen Gehörgangboden ein unregelmässiges Loch, welches gewöhnlich erst im fünften Lebensjahre durch Knochen= gewebe vollständig verschlossen [1]) wird (Bürkner).

Das so entstandene Os tympanicum bildet nicht nur die untere, sondern auch die vordere Wand des knöchernen Gehörganges. — Die obere bezw. die hintere Wand desselben werden ebenfalls erst im extrauterinen Leben gebildet. Die Wurzel des Jochbogens ist nämlich bei der Geburt noch nur sehr schwach entwickelt und der Warzenfortsatz existiert, wie erwähnt, zu dieser Zeit noch gar nicht (Fig. 590, S. 708).

Beim neugeborenen Kinde ist das spaltförmige Lumen der medialen Gehörgang= partie durch abgestossene Epithelzellen und das trichterförmige Lumen der lateralen Gehörgangpartie durch Vernix caseosa erfüllt. Das Trommelfell hat eine mehr horizontale Stellung als beim Erwachsenen. Dach und Boden der medialen (aus der Gehörgangplatte stammenden) Gehörgangpartie liegen einander darum noch sehr nahe, vordere und hintere Wand fehlen hier noch. — Die Länge des ganzen Gehörgangbodens beträgt bei der Geburt etwa 20, diejenige des ganzen Gehörgangdaches etwa 15 mm.

Nach Symington nimmt indessen während der ersten zwei Monate nach der Geburt die Länge des Gehörganges mit etwa 2 mm ab, was wahrscheinlich auf die gleich= zeitig stattfindende Eröffnung des Gehörganges und die dabei stattfindenden Lagever= schiebungen zurückzuführen ist. Zu dieser Zeit nimmt nämlich das Trommelfell eine mehr aufrechte Stellung an. Hierbei entfernen sich Boden und Dach der medialen Ge= hörgangpartie von einander, — so dass man beim zweimonatlichen Kind von einer vorderen bezw. hinteren Wand dieser Partie sprechen kann.

Entwicklung der Ohrmuschel. Die persistierende Partie der ersten Schlund= furche, die Fossa conchae, wird schon frühzeitig (bei 1—2 cm langen Embryonen) von sechs mehr oder weniger deutlich getrennten Höckern (den Ohrhöckern oder Aurikularhöckern) umgeben (vgl. Fig. 84, Taf. II). Von diesen gehören drei dem Mandibular= und drei dem Hyoidbogen an (Gradenigo, Schwalbe). Hinter den drei letztgenannten erhebt sich (ebenfalls aus dem Hyoidbogen [Gradenigo]) eine Falte, die sog. freie Ohrfalte (Schwalbe).

Aus dieser Ohrfalte und den Ohrhöckern geht nun die Ohrmuschel hervor (vgl. Fig. 85, Taf. II und Fig. 101, 103 und 105, S. 146). Den grössten Teil derselben bildet die Ohrfalte. Aus dieser entwickelt sich nach Schwalbe nicht nur die Helix descendens, sondern auch (obwohl in einem späteren Entwicklungsstadium) der Lobulus. Das Crus helicis und die Helix ascendens sollen aus den zwei oberen Mandibularhöckern hervorgehen. An der Stelle, wo sich Helix ascendens und Helix descendens verbinden, entsteht — im allgemeinen bald vorübergehend — eine Spitze, die Satyrspitze, welche dem sog. Faunenohr charakteristisch ist und als Entwicklungshemmung persistieren kann.

Weiter nach hinten und unten entsteht eine zweite Spitze, die sog. Darwin'sche Spitze, welcher die Spitze des gewöhnlichen Säugetierohres entspricht.

---

[1]) Als Bildungshemmung kann dieses Loch recht oft (in 19% der untersuchten Fälle) persistieren (Bürkner).

Auch diese Spitze verschwindet im allgemeinen während des intrauterinen Lebens (etwa im siebenten Embryonalmonat), kann aber ebenfalls unter Umständen persistieren.

Über das Schicksal der einzelnen Ohrhöcker herrscht grosse Meinungsverschiedenheit, was nicht Wunder nehmen darf, da die Höcker oft undeutlich abgegrenzt und darum schwer zu verfolgen sind. So viel scheint indessen sicher zu sein, dass der Tragus, das Crus helicis und die Helix ascendens vom Mandibularbogen stammen und dass die übrige, grössere Partie der Ohrmuschel vom Hyoidbogen herzuleiten ist.

Während es nun bei den meisten Säugetieren [1]) zu einer starken Vergrösserung der freien Ohrfalte kommt, erfährt diese beim Menschen eine mehr oder weniger starke Reduktion und rollt sich an ihrem freien Rande ein. Der hintere freie Rand des Helix descendens (mit der Darwin'schen Spitze, wenn sie persistiert) wird hierbei nach aussen und vorn umgeklappt.

Im vierten Monat des embryonalen Lebens treten zwischen Helix ascendens und hinterem Ohrrande einige transversale Falten auf, welche nach Schwalbe (1898) den longitudinalen Leisten mancher Säugetier= ohren (z. B. des Schweines, Rindes etc.) entsprechen. Beim Menschen verschwinden diese Falten schon im fünften Embryonalmonat.

Erst nach dieser Zeit entstehen die Faltenbildungen, welche die Fossa navi= cularis und die Fossa triangularis begrenzen.

Vielleicht ist die nächste Ursache zu der Faltung des menschlichen Ohres darin zu suchen, dass der Ohrknorpel stärker als die ihn umgebende Haut etc. wächst. Der Ohrknorpel wird hierbei gezwungen sich einzufalten und die oberflächlichen Gewebeschichten werden sekundär in die Faltenbildung miteinbezogen. Diese mechanische Theorie der Ohrfaltung wird u. a. durch die Tatsache gestützt, dass beim Erwachsenen Fett und Haare überall da fehlen, wo die Haut stark über den Ohrknorpel gespannt ist, was auf eine Druckatrophie hindeutet. Denn beim Embryo sind die Haare gleichmässig über die ganze Ohrmuschel verbreitet (Taratoff, 1887).

Entwicklung des Ohrknorpels. Die Anlage des Ohrknorpels stammt, wie oben erwähnt, aus den beiden oberen Visceralskelettbogen. Etwa Mitte des zweiten Embryonalmonats (oder etwas früher) werden nämlich die die Ohrmuschelgrube begren= zenden Partien der lateralen Teile der beiden Skelettbogen von diesen isoliert und als eine zusammenhängende Blastemmasse in die Ohrmuschelanlage hineingezogen (Broman, 1899). Diese Blastemmasse geht später in Vorknorpel und bald nachher in Knorpel (Anfang des dritten Embryonalmonats) über.

Die so entstandene einheitliche Knorpelplatte wird schon bei etwa 2 cm langen Embryonen durch einen Isthmus in Muschel= und Gehörgangsknorpel geschie= den (Münch, 1897). In dem letztgenannten entstehen durch Schwund von Knor= pelsubstanz die beiden sog. Santorini'schen Incisuren.

Entwicklung des Gehörsinns.

Der menschliche Embryo hat vor seiner Geburt keinerlei Schallempfindungen. Auch das neugeborene Kind ist vollständig taub (Kussmaul, 1859, Preyer, 1882). Als Ursache hierzu würde man in erster Linie die den Mittelohrraum erfüllende Flüssig=

---

[1]) Eine Ausnahme hiervon machen die Monotremen, Cetaceen, Sirenen, die meisten Pinnipedier, manche Edentaten und Insectivoren (z. B. der Maulwurf), deren Ohrmuscheln ganz rudimentär bleiben.

keit und die Undurchgängigkeit des äusseren Gehörganges betrachten können. Denn Ansammlung von Flüssigkeit im Mittelohr und Verstopfung des äusseren Gehörganges durch einen Ohrenschmalzpropf machen bekanntlich je für sich auch Erwachsene taub oder wenigstens schwerhörig. — Aber auch nach dem Wegbarwerden der schallzuleiten= den Teile des Ohres (einen Viertel=Tag bis mehrere Tage nach der Geburt) ist die Schallunterscheidung nicht vorhanden (Preyer) [1]. Noch am siebenten Tage pflegt sogar starkes Anrufen das Kind nicht zu erwecken.

Bald nachher (oder bei einigen Individuen etwas früher) beginnt das Kind den Schall undeutlich wahrzunehmen. Die Schallempfindlichkeit nimmt von nun ab stetig zu und schon in der fünften Woche ist sie so gross geworden, dass der Schlaf selten bei Tag eintritt, wenn man im Zimmer umhergeht oder spricht (Preyer).

Anomalien und Missbildungen des Ohres.

In seltenen Fällen wird die Ohrblase (ein= oder doppelseitig) entweder gar nicht angelegt oder mehr oder weniger stark in ihrer Entwicklung gehemmt. Wenn die in dieser Weise entstandenen Defekte die Schnecke betreffen, geben sie selbstverständlich zu unheilbarer, mehr oder weniger vollständiger Taubheit Anlass. Solche Missbildungen sind fast immer mit anderen Missbildungen des Gehörorgans (speziell der Bogengänge) kombiniert. Der Hörnerv fehlt ganz oder teilweise, oder er ist pathologisch verändert.

Werden Sacculus, Utriculus und die Bogengänge gar nicht oder nur mangelhaft entwickelt, so ist die Orientierungsfähigkeit des betreffenden Individuums be= schränkt und nur unter Vermittlung von anderen Orientierungsorganen (Auge etc.) möglich. Daraus erklärt sich, dass viele Taubstumme, wenn sie mit geschlossenen Augen tauchen, nicht beurteilen können, ob sie den Kopf nach oben oder nach unten haben.

Die Wände der Tuba auditiva können mit einander epithelial verkleben. Später können sie auch mit einander bindegewebig verwachsen, so dass die Tube ganz oder teilweise zugrunde geht und die Trommelhöhle von dem Schlunde definitiv abgeschnürt wird.

Unter Umständen bildet sich in der Umgebung der engen, embryonalen Trommel= höhle kein oder abnorm wenig Gallertgewebe. Die Trommelhöhle bleibt dann abnorm klein, und die Gehörknöchelchen bleiben grösstenteils in den Wänden der Trommelhöhle liegen.

Die Gehörknöchelchen können abnorme Form und Dimension annehmen. In sehr seltenen Fällen können sie ganz oder teilweise fehlen.

Das Trommelfell kann im Wachstum stehen bleiben. Auch kann dasselbe die ursprüngliche fast horizontale Lage beibehalten. Bei unvollständiger Ausbildung des äusseren Gehörganges bleibt das Trommelfell abnorm dick, oder, wie man dasselbe aus= drücken könnte, es fehlt als Membran vollständig.

Wenn keine Gehörgangplatte gebildet wird, kommt nur die äusserste Partie des Gehörganges zur Ausbildung. Unter Umständen bildet sich die Gehörgangplatte aus und bekommt auch ein Lumen, das letztgenannte setzt sich aber nicht mit dem Lumen des primären Gehörganges in Verbindung. Auf diese Weise entsteht eine partielle Atresie des äusseren Gehörganges.

---

[1] „Jede Mutter verliert viele tausend Worte, die sie ihrem Kinde zuspricht, zuflüstert, zusingt, ohne dass dieses nur ein einziges davon hört . . ." (Preyer).

Die Missbildungen des äusseren Gehörganges sind oft mit Missbildungen des Mittelohrs und der Ohrmuschel kombiniert. Nicht selten kommen beim Fehlen des äusseren Gehörganges Fistelbildungen vor, die oft unrichtig als rudimentäre Gehör= gänge aufgefasst worden sind.

Betreffs der Missbildungen der Ohrmuschel vgl. oben S. 218.

Die Entwicklung der Haut und ihrer Anhangsgebilde (Drüsen, Haare und Nägel).

Entwicklung der Haut.

Entwicklung der Oberhaut (Epidermis).

Die äussere, epitheliale Hülle des Körpers, die Oberhaut oder Epi= dermis, stammt von dem embryonalen Ektoderm her.

In frühen Embryonalstadien wird die Epidermisanlage gewöhnlich nur von zwei Zellschichten gebildet (vgl. Fig. 630), nämlich:

1. einer oberflächlichen Lage platter Zellen, dem sog. Periderm, und

2. einer tiefen Lage kubischer Zellen, dem sog. Stratum germinativum (Keimschicht).

Die anfangs linsenförmigen Peridermzellen werden allmählich ganz platt und, von der Hautoberfläche gesehen, sehr gross (MINOT). Gleichzeitig bilden sie eine horn= artige Hülle aus. Sie bilden jetzt eine Art harter Deckschicht des Körpers.

Hand in Hand damit, dass die Peridermzellen hornartig fest werden, büssen sie ihre Fortpflanzungsfähigkeit ein. In späteren Embryonalstadien werden die älteren Peridermzellen allmählich abgeblättert und stetig durch neue Peridermzellen (von dem Stratum germinativum stammend) ersetzt.

An gewissen Stellen des Embryonalkörpers (z. B. an den Eingängen von Nase, Mund und Urethra) können die Peridermzellen zwei bis mehrschichtig werden und sogar ganze Hügel bilden (vgl. Fig. 405, S. 477).

Die Zellen des Stratum germinativum, die Keimschichtzellen, sind an= fangs niedrig kubisch mit relativ grossem Kern (vgl. Fig. 630). Sie bleiben weich und fortpflanzungsfähig und erzeugen durch ihre wiederholten Mitosen alle neue Zellen der Epidermis (einschliesslich aller epithelialen Anhangsgebilde der Haut).

Im dritten Embryonalmonat wird die Epidermis allmählich zuerst dreischichtig und dann mehrschichtig.

Zwischen den beiden ersten Zellschichten, dem Periderm und der Keimschicht, tritt nämlich zu dieser Zeit ein Stratum intermedium (Fig. 631) auf, das anfangs nur eine einfache Schicht bildet, später aber zwei= bis mehrschichtig wird.

Die Zellen dieses Stratum intermedium sind polygonal und haben querovale Kerne. Sie stammen, wie schon oben angedeutet wurde, aus den Keimschichtzellen, die jetzt höher kubisch und zuletzt immer höher zylindrisch werden.

Die Kerne der zylindrisch gewordenen Keimschichtzellen sind längsoval und liegen alle in den oberen Partien der Zellen. Sie werden von Kernfärbungsmitteln sehr stark gefärbt und bilden eine ganz gleichmässige Reihe, die sich gewöhnlich stark gegen die untere kernlose Zone abhebt (Fig. 631).

Die früher glatten Unterflächen der Keimschichtzellen werden jetzt zackig und greifen mit ihren Zacken immer mehr in das darunterliegende Bindegewebe (die Leder=haut) ein.

Hierdurch wird die anfangs nur sehr lose Fixierung der Oberhaut an die Leder=haut immer fester.

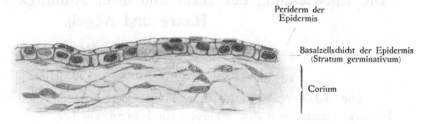

Fig. 630.

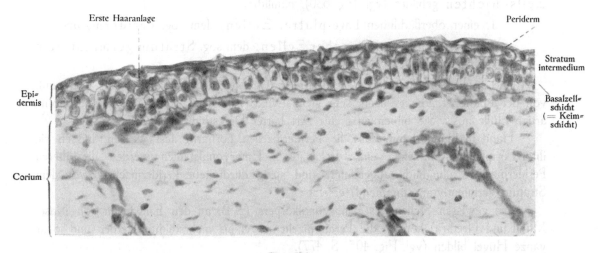

Fig. 631.

Fig. 630 und 631.

Schnitte durch die Haut. $\frac{500}{1}$. Fig. 630 von einem 25 mm langen Embryo, Fig. 631 von einem 17 cm langen Embryo.

Das Stratum intermedium bleibt bis zum Ende des vierten Embryonalmonats mit einigen Ausnahmen (z. B. in der Gegend des Mundes, der Nase etc.) einfach. Erst während des letzten Teiles des Fetallebens wird dasselbe zwei= bis mehrschichtig. Gleich=zeitig hiermit entstehen zwischen den Zellen stachelähnliche Zellbrücken, die dem Stratum intermedium ein charakteristisches Aussehen verleihen und ihm den Namen Stachelschicht verschafft haben.

Die betreffenden Zellstacheln werden von dem Exoplasma der Zellen gebildet. In dem Exoplasma werden sog. Epithelfasern (nur bei spezifischer Färbung sichtbar) differenziert, die in langen Zügen durch ganze Reihen von Stachelschichtzellen hindurchziehen (PINKUS, 1910).

Der Verhornungsprozess der Peridermzellen beginnt im Anfang des dritten Embryonalmonats und zwar an solchen Stellen, wo die betreffenden Zellen in mehreren Schichten angehäuft liegen (z. B. um den Mund, um die Nase, vor den Ohrmuscheln).

Die weitere Ausbreitung der ersten Verhornung ist bequem an solchen Embryonen zu studieren, die in toto mit Pikrinsublimat und Hämalaun nach der Methode von Zilliacus behandelt worden sind. Die ganz verhornten Epithelpartien werden nämlich hierbei gelb, die noch gar nicht verhornten blau= violett gefärbt.

Nach solchen Präparaten ergibt sich, dass der Verhornungsprozess zuerst im Gesicht vollständig wird. Gleichzeitig hiermit beginnt er an den Seiten des Rückens und des Bauches aufzutreten. Bei 5 cm langen Embryonen hat sich der Verhornungsprozess auf den ganzen Körper ausgebreitet (Cedercreutz, 1907).

Diese erste embryonale Verhornung zeichnet sich dadurch von dem späteren Verhornungsprozess aus, dass die verhornten Zellen kernhaltig bleiben und in ihrem Inneren weder Keratohyalin noch Eleidin ausscheiden.

Der definitive Verhornungsprozess ist vor allem dadurch gekennzeichnet, dass, gleichzeitig mit der beginnenden eigentlichen Verhornung (= Keratinbildung) in dem Exoplasma, Keratohyalinkörner in dem Endoplasma auftreten. In späteren Entwicklungsstadien der betreffenden Zellen wandeln sich die Keratohyalinkörner zuerst in die Eleidintropfen und später in eine wachsartige Substanz um.

Hierdurch wird die Hornschicht der Oberhaut in drei histologisch leicht unter= scheidbare Lagen gesondert, nämlich

1. ein tiefes Stratum granulosum (mit Kerato=hyalinkörnern),
2. ein mittleres Stratum lucidum (mit Eleidintropfen) und
3. ein oberflächliches Stratum corneum (mit wachsartiger Substanz).

Die Bildung des Stratum granulosum beginnt erst am Ende des dritten Em= bryonalmonats und zwar an solchen Stellen, wo die Oberhaut am dicksten ist.

Von nun ab beginnt die bisher glasig durchsichtige Haut des Embryos immer mehr undurchsichtig weiss zu erscheinen, was sich durch die starke Lichtbrechung der jetzt auftretenden Keratohyalinkörner erklärt (Unna).

Das Stratum lucidum erscheint als (im Schnitte) heller Streifen erst nach der Mitte des Em= bryonallebens. Die stark lichtbrechenden Eleidintropfen tragen zu der Undurchsichtigkeit der Haut bei.

In den untersten (der Lederhaut am nächsten liegenden) Epidermiszelllagen ent= stehen gewöhnlich erst nach der Geburt mehr oder weniger zahlreiche (je nach der Rassenfarbe) Pigmentkörner.

Sogar Negerkinder kommen hellfarbig zur Welt. Sie beginnen aber schon am ersten oder zweiten Tag zu dunkeln und werden nach etwa sechs Wochen fast gleich so dunkel wie die Erwachsenen (Falkenstein). Die Australnegerkinder werden noch früh= zeitiger dunkel gefärbt (Gunn). Die Kinder der Singalesen bekommen schon Ende des ersten Kindermonats ihre definitive dunkle Farbe.

Entwicklung der Lederhaut (Corium).

Das unterhalb der Epidermis liegende Mesenchym stellt die gemeinsame Anlage der eigentlichen Lederhaut (des Corium) und des Unterhautgewebes (der Tela sub= cutanea) dar.

Das betreffende Mesenchym wandelt sich in der oben (S. 589) beschriebenen Weise in lockeres Bindegewebe um.

Solange die Spannung der Haut noch nach allen Richtungen hin völlig gleich ist, bleiben die Bindegewebsfasern der Lederhautanlage unregelmässig gelagert.

Ende des dritten Embryonalmonats beginnen aber, durch ungleichmässiges Wachstum der verschiedenen Körperteile, in der Lederhautanlage Spannungen aufzutreten, die zu einer mehr gleichmässigen, fast parallelen Richtung der Bindegewebsbündel führen.

Mit dem Beginn dieser parallelen Anordnung der Bindegewebsbündel, entsteht auch eine gesetzmässige Spaltbarkeit der Haut (BURKARD, 1903).

Von Interesse ist, dass die Spaltrichtung einer gewissen Hautpartie in der Regel während der weiteren Entwicklung nicht dieselbe bleibt, sondern 2—3 Mal gesetzmässig wechselt [1]).

Erste Spaltrichtung. Vom Ende des dritten bis Anfang des fünften Embryonalmonats ziehen die Spaltlinien der Haut am Rumpf in Querlinien, an den Extremitäten dagegen in Längslinien (den Extremitäten entlang).

Zweite Spaltrichtung. Die parallele Anordnung der Bindegewebsbündel wird durch die Entwicklung der Haare gestört, indem die Bindegewebsbündel um die herabwachsenden Haaranlagen auseinanderweichen müssen. Infolge hiervon ordnen sich die Bindegewebsmaschen der Lederhaut (im fünften Embryonalmonat) plötzlich um, so dass die neue Spaltrichtung senkrecht zu der bisherigen zu stehen kommt.

Dritte Spaltrichtung. Diese zweite Spaltrichtung bleibt aber nicht lange bestehen. Schon am Ende des fünften oder Anfang des sechsten Embryonalmonats wandelt sie sich allmählich, bei dem weiteren Wachstum des Embryonalkörpers, in eine Spaltrichtung um, die etwa der ersten Spaltrichtung der Haut entspricht.

Vierte Spaltrichtung. Aus der dritten Spaltrichtung geht allmählich die schräge, definitive Spaltrichtung der Haut hervor.

Dieselbe ist als ein Produkt des ungleichen Wachstums der verschiedenen Körperteile zu betrachten.

So z. B. zieht das starke Wachstum der Extremitäten (speziell der unteren Extremitäten) die Haut so lang aus, dass auch die entferntere Rumpfhaut gegen die Extremitätenabgänge hin gezogen wird.

Daraus erklärt sich auch der Verlauf vieler Hautnerven z. B. der Nervi clunium superiores beim Erwachsenen[2]). Hervorzuheben ist, dass die Haut der Vorderseite des Rumpfes mehr gleichmässig als diejenige der Hinterseite dem Wachstum der inneren Teile derselben Region folgt.

Das Corium differenziert sich in

     a) eine oberflächliche, feinfaserige Lage mit sowohl parallel wie senkrecht zu der Hautoberfläche verlaufenden Fasern, und

     b) eine tiefe, grobfaserige Lage, dessen Bindegewebsbündeln meistens der Hautoberfläche parallel verlaufen.

Von der letztgenannten Lage beginnt sich im 3. Embryonalmonat die Tela subcutanea abzugrenzen.

Die Zellen der Lederhaut stellen zum grössten Teil gewöhnliche Bindegewebszellen dar. Teilweise wandeln sich aber diese in Pigmentzellen oder in Fettzellen um.

Grosse, relativ tief gelegene Pigmentzellen können schon im vierten Embryonalmonat im Corium auftreten. Später erscheinen kleinere Pigmentzellen, die eine mehr oberflächliche Lage haben.

---

[1]) Hiervon bildet die Haut der Hals- und Kopfregionen eine Ausnahme. In diesen Regionen scheinen die Spaltrichtungen der Haut sich während der Entwicklung nur sehr wenig zu verändern.

[2]) Die Nervenverbindung zwischen Rückenmark und Haut ist nämlich schon in sehr frühem Stadium vorhanden, und es kann angenommen werden, dass sie sich trotz allen vom Wachstum abhängigen Verschiebungen nicht mehr verändert (PINKUS, 1910).

Fettzellen beginnen schon im 4. Embryonalmonat im Corium und in der Tela subcutanea aufzutreten. Erst im 6. Embryonalmonat werden aber die subcutanen Fettzellenanhäufungen so gross, dass sie makroskopisch erkennbar sind.

Gemeinsame Formentwicklung der an einander grenzenden Schichten von Epidermis und Corium. Entstehung von Hautleisten und Hautfalten.

Die Unterfläche der Epidermis liegt zuerst glatt auf der Oberfläche des Corium an (Fig. 630) und ist mit dieser nur lose verbunden. Ende des dritten Embryonalmonats entstehen aber, wie oben erwähnt, an der Unterfläche der Epidermis zahlreiche kleine Zacken, die in entsprechenden Aushöhlungen des Corium, so zu sagen, verzahnt sind.

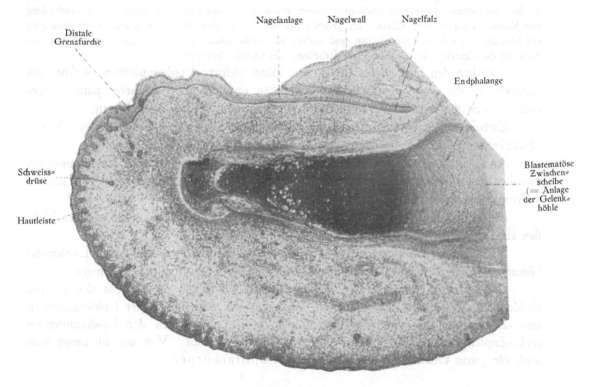

Fig. 632.
Längsschnitt durch ein Fingerende eines 16 cm langen Embryos, die Hautleisten zeigend. $\frac{60}{1}$.

Von nun ab bleiben die an einander grenzenden Schichten von Epidermis und Corium mit einander intim und fest verbunden. Diese Verbindung wird auch durch alle Verschiebungen im Laufe der normalen Entwicklung nie getrennt (PINKUS, 1910).

Auf den schon vorher angelegten sog. Tastballen (vgl. oben S. 145 und 150) der Finger= und Zehenspitzen beginnt Ende des dritten Embryonalmonats (bei etwa 9 cm langen Embryonen) eine aus abwechselnden hellen und dunklen Linien gebildete Streifung aufzutreten.

Diese Streifung wird aus (im Querschnitt dreieckigen) Epidermis=Leisten hervor= gerufen, die sich in das darunterliegende Corium einsenken.

Diese zuerst gebildeten Epidermisleisten werden auch Drüsenleisten (BLASCHKO) genannt. An ihrer unteren Kante kommen nämlich später (im 4. Embryonalmonat) die Schweissdrüsenanlagen (Fig. 632) in regelmässigen Abständen von einander hervor.

Nach der Bildung der Drüsenleisten bleibt die Epidermisoberfläche über denselben noch eine Zeitlang vollständig glatt. Mitte des fünften Embryonalmonats bildet sich aber über jeder Drüsenleiste eine entsprechend verlaufende Erhebung (Crista epidermidis superficialis [HEIDENHAIN]) an der Epidermisoberfläche.

Die Epidermisleistenbildung schreitet in der Folge im allgemeinen proximalwärts an den Handtellern und Fusssohlen fort, dabei von Anfang an die definitiven Leistenmuster ausbildend.

Die Anordnung der Epidermisleisten ist durch eine Reihe von mechanischen Verhältnissen bedingt, die bei verschiedenen Individuen gewöhnlich immer etwas verschieden sind und daher zu der Ausbildung verschiedener Leistenmuster führen. Im grossen gesehen stehen aber die Epidermisleisten meistens quer zur Richtung des Gliedes beim Greifen und Gehen und rechtwinklig zu den Richtungen des feinsten Gefühls für die Unterlage (was offenbar zur Erhöhung des Gefühls beiträgt).

Zwischen den Drüsenleisten entstehen später kleinere Epidermisleisten, welche sich ebenfalls in die obere Coriumschicht einsenken und den Drüsenleisten parallel verlaufen. Von diesen Zwischenleisten gehen keine Drüsenanlagen heraus.

Zwischen den erwähnten beiden Längsleistenarten entstehen dann feinere, seichtere Querleisten, welche die angrenzenden Längsleisten mit einander verbinden.

An den behaarten Körperteilen bilden sich Netzwerke von Epidermisleisten zwischen den Haaren. Die Haaranlagen liegen je inmitten eines Sternes von solchen flachen Epidermisleisten.

Die Bedeckung der Handteller und Fusssohlen mit Epidermisleisten ist etwa Mitte des Embryonallebens beendet.

Nach dieser Zeit entstehen von den Leisten aus niedrige, papillenförmige Epidermisbildungen (sog. „Retezapfen"), die ebenfalls in die obere Coriumlage eindringen.

Diese obere Coriumlage wird selbstverständlich wie ein Abguss der unteren Epidermisfläche gestaltet und Hand in Hand mit der Ausbildung der Epidermisleisten und -Zapfen an ihrer Oberfläche immer mehr uneben. Zwischen den Epidermisleisten und -Zapfen sendet sie jetzt sog. Coriumpapillen hinauf. Von nun ab nennt man auch die ganze Oberschicht des Corium den Papillarkörper.

Entwicklung der Haare.

Die ersten Haaranlagen treten im Gesicht auf und zwar in der Augenbrauengegend (bei etwa 2,7 cm langen Embryonen), an der Oberlippe und am Kinn (bei etwa 3 cm langen Embryonen).

Das allgemeine Lanugohaarkleid (vgl. Fig. 114, S. 152) beginnt erst viel später (bei etwa 10 cm langen Embryonen) angelegt zu werden. Die Lanugohaare werden einzeln angelegt. An vielen Körperstellen entstehen aber bald in unmittelbarer Nähe der ersten Haaranlagen je zwei neue, so dass sog. „Dreiergruppen" zustande kommen.

Alle Haare, grosse und kleine, frühe und späte, werden in gleicher Weise angelegt. Die Histogenese der verschiedenen Haare können wir daher gemeinsam behandeln.

Die erste deutliche Anlage eines Haares (vgl. Fig. 631, S. 776) ist derjenigen einer Schweissdrüse zur Verwechslung ähnlich. Sie besteht aus einer hügelförmigen Ansammlung von Epidermiszellen, die in das Corium einbuchtet.

Diese erste Haaranlage wird Haarkeim (STÖHR, 1903) genannt.

Der Haarkeim wächst in die Tiefe immer länger aus und bildet so einen Haarzapfen, der aus einer Aussenschicht von Zylinderzellen und aus einer Innenpartie von polygonalen Zellen besteht.

Bei seinem Längenwachstum stellt sich der Haarzapfen immer etwas schief zur Hautoberfläche ein (vgl. Fig. 607, S. 747).

An einer gewissen Seite des Haarzapfens bilden sich schon frühzeitig zwei flache Ausbuchtungen, eine obere (die Anlage der Haartalgdrüse) und eine untere (die Anlage des Haarbeetes oder Haarwulstes). Gleichzeitig wird das untere Ende des Haarzapfens zuerst abgeflacht und dann bald konkav eingebuchtet. Die Einbuchtung wird von besonders kernreichem Choriongewebe ausgefüllt, das allmählich Papillenform annimmt und die sog. Haarpapille bildet (vgl. Fig. 607).

Das die Haarpapille bildende, dichte, kernreiche Bindegewebe setzt sich in dünner Schicht um die Seiten des Haarzapfens herum fort, die Anlage des bindegewebigen Haarbalges bildend.

Der Haarzapfen verlängert sich, wird unten dicker und gleichzeitig immer tiefer ausgehöhlt. Von nun ab nennen wir die Haaranlage (mit STÖHR) Bulbuszapfen.

Hand in Hand mit der tieferen Aushöhlung des Bulbuszapfenendes wird die die betreffende Höhle ausfüllende Haarpapille immer höher.

Über die Spitze der Haarpapille vermehren sich die hohen Zylinderzellen des Bulbuszapfens stark und bilden eine konische Zellenmasse, deren Spitze nach oben gerichtet ist (Fig. 607, S. 747).

Diese in dem Innern des Bulbuszapfens sich differenzierende Zellenmasse stellt den sog. Haarkegel dar.

Die denselben seitlich umgebende Partie des Bulbuszapfens bildet die Anlage der äusseren Wurzelscheide des werdenden Haares.

Nur die innere Partie des Haarkegels stellt die eigentliche Haaranlage dar.

Die äussere Zellenschicht des Haarkegels wird zu der sog. inneren Wurzelscheide des werdenden Haares.

Haarkeim, Haarzapfen und Bulbuszapfen stellen also grösstenteils die Anlage des Haarfollikels und nur zum kleineren Teil die Anlage des eigentlichen Haares dar.

Die innere Wurzelscheide verhornt zu allererst und am stärksten. Die innerhalb derselben gebildete Haaranlage verhornt erst etwas später. Durch Neubildung am Follikelgrunde, wo die sog. Matrixzellen des Haares liegen, wächst das Haar in die Länge und wird gleichzeitig mit seiner Spitze immer mehr schief nach oben verschoben.

Zwischen den Matrixzellen des Haares entstehen verästelte Pigmentzellen, die weiterhin im Haar mit emporsteigen und später den anderen Haarzellen ebenfalls Pigmentkörnchen mitteilen (PINKUS).

Das verhornte Haar wird bald der inneren Wurzelscheide zu lang. Es perforiert dann das obere Ende dieser Scheide und dringt durch die äussere Wurzelscheide und die Epidermis (durch den sog. Follikeltrichter) weiter. Hierbei passiert das Haar durch eine Epidermispartie, die sich zu einer Art Haarkanal (vgl. Fig. 608, S. 748) präformiert hat, und bricht zuletzt an der Epidermisoberfläche durch.

Die Richtung der an der Hautoberfläche sichtbar gewordenen Haare ist von Anbeginn gesetzmässig angelegt und hängt wohl von der Wachstumsart der Haut und der darunterliegenden Gewebe ab (VOIGT, 1857).

Die grossen Haarausströmungslinien gehen im allgemeinen spiralig. Die Centren der Spiralgruppen sind die sog. Haarwirbel, die an bestimmten Stellen lokalisiert sind.

Diejenigen Haarwirbel, welche an Stellen geringsten Wachstums liegen, sind divergent (z. B. Scheitelwirbel, Augenwirbel, Ohrwirbel, Achsenhöhlenwirbel, Leistenwirbel); diejenigen, welche an Stellen starker Dehnung liegen sind dagegen konvergierend (z. B. Nasenwurzelwirbel, Nabelwirbel, Peniswirbel, Steisswirbel).

Die Haarverläufe stossen an solchen Orten, die während des Wachstums gedehnt werden, spitzwinklig in Strömen aneinander. — Bei senkrechtem Begegnen bilden die Haarverläufe Kreuze.

In der schon im Stadium des Haarzapfens aufgetretenen Talgdrüsenanlage (vgl. Fig. 607, S. 747) beginnt bald die spezifische Verfettung der zentralen Zellen. Die Drüse bekommt dann einen hohlen Ausführungsgang, der an der schmalsten Stelle des Haarfollikels (dem „Isthmus") in die äussere Wurzelscheide mündet.

An derselben Seite des Haares, wo Talgdrüse und Haarwulst liegen, tritt im Corium die Anlage des Musculus arrector pili in Gestalt ähnlicher Zellen auf.

Zur Zeit der Geburt scheinen die Haare schon vollzählig angelegt zu sein. Ja, an gewissen Stellen sind sie beim Neugeborenen sogar zahlreicher als beim Erwachsenen. Offenbar gehen also einige Haare zugrunde, ohne durch neue ersetzt zu werden.

Die ersten Haare haben nur kurze Lebensdauer. Teilweise werden sie schon vor der Geburt abgestossen (vgl. Fig. 608, S. 748). In der Regel nimmt aber gleichzeitig ein neues Haar den Platz des alten ein.

Dieser Haarwechsel findet in folgender Weise statt:

Zuerst hören die Zellen der inneren Haarwurzelscheide auf, sich zu vermehren, und werden vom nachwachsenden Haar mit emporgenommen.

Sodann hört die Haarmatrix auf, das Haar selbst zu bilden. Dieses verhornt sich jetzt bis an sein unteres Ende, das (unterhalb der inneren Wurzelscheide) zum „Haarkolben" anschwillt.

Das Haar steigt jetzt schnell empor. Die Haarmatrix und die Haarpapille steigen ebenfalls, obwohl langsamer und nicht so weit in die Höhe. Der hierbei nicht mehr vom Haare eingenommene Raum zwischen Haarkolben und Haarmatrix wird von einer weichen Epithelzellenmasse, dem sog. Wurzelzylinder, eingenommen.

Hat die Haarpapille ihren höchsten Stand erreicht, so wandelt sich der Wurzelzylinder zu einem neuen Haarzapfen um, in welchem zuerst eine neue innere Wurzelscheide und dann ein neues Haar entsteht.

Durch das Längenwachstum des neuen Haares werden Haarmatrix und Haarpapille wieder in die Tiefe gedrängt.

Die obere Haarspitze sucht sich gleichzeitig ihren Weg durch den alten Follikelkanal, von welchem jetzt das alte Haar wegfällt.

Erst in der zweiten Haargeneration beginnt der grosse Unterschied zwischen Kopf- und Körperhaar.

In späteren Entwicklungsperioden werden immer mehr Lanugohaare durch starke Haare ersetzt. Bei beiden Geschlechtern treten solche zu Beginn der Pubertät in dem Genitaltractus und in den Achselhöhlen auf, bei männlichen Individuen später ausserdem im Gesicht (Barthaare), sowie an gewissen Stellen des Rumpfes und der Extremitäten.

Entwicklung der Nägel.

Die hornigen Nägel beginnen erst im fünften Embryonalmonat gebildet zu werden. Schon im dritten Embryonalmonat fangen aber die Vorbereitungen der Nagelbildung an.

Bereits bei 3 cm langen Embryonen wird nämlich am Rücken jeder Endphalange das sog. primäre Nagelfeld mikroskopisch erkennbar, indem das Epithel hier 3—4=schichtig wird und die Keimschichtzellen kubisch sind (vgl. Fig. 475, S. 597).

Etwas später markiert sich das primäre Nagelfeld auch äusserlich (genau an dem Platz des werdenden Nagels) sowohl durch eine scharfe Umgrenzung (vgl. Fig. 107 B und 109 B, S. 147) wie durch ein glattes Aussehen und eine festere Anheftung an das Corium.

Die scharfe Umgrenzung wird proximal und an den Seiten durch eine Erhebung, den Nagelwall (Fig. 473, S. 594) hervorgerufen.

An der Grenze zwischen Nagelwall und Nagelfeld stülpt sich die Epidermis in das Corium ein, den sog. Nagelfalz (Fig. 473 und 632) bildend.

Ende des dritten Embryonalmonats entsteht aus den obersten Lagen des Stratum intermedium in der Mitte des Nagelfeldes eine derbere Schicht, die zahlreiche Keratohyalinkörner enthält und als Nagel=anlage imponiert.

Es ist dies aber keine wahre Nagelanlage, sondern eine verfrühte Verhornung von dem=selben Typus, wie man in späteren Entwicklungsstadien an der ganzen Körperoberfläche beobachten kann.

Der wahre Nagel selbst entsteht später, ohne Keratohyalinbildung, in einer tieferen Epidermisschicht und weiter proximal (am Eingang des proximalen Nagelfalzes) und lässt sich hierdurch leicht von dem erwähnten „falschen Nagel" unterscheiden.

Die wahre Nagelanlage (Fig. 632, S. 779) entsteht, wie erwähnt, erst am Anfang des fünften Embryonalmonats (bei etwa 17 cm langen Embryonen) und zwar als eine kleine Hornlamelle unterhalb der proximalen Grenzfurche zwischen Nagelwall und Nagelfeld.

Von hier aus breitet sich die Hornlamelle bald proximalwärts bis zum proximalen Nagelfalzrand und distalwärts bis zur distalen Grenze der sog. Lunula aus.

Die in diesem Entwicklungsstadium unterhalb der Nagelanlage liegende Epidermis=schicht nimmt überall an der Nagelbildung teil und wird daher als Nagelmatrix bezeichnet. Von dieser Nagelmatrix aus wird der Nagel vom ersten Beginn an gerade so gebildet und distalwärts verschoben wie später während des ganzen Lebens.

Der distale Rand des neugebildeten Nagels verschiebt sich zuerst innerhalb der Epidermis des Nagelfeldes distalwärts.

Die den Nagel deckenden Epidermisschichten (Periderm, Keratohyalin=schicht und blasige Zellenschicht), die gewöhnlich mit dem gemeinsamen Namen „Eponychium" bezeichnet werden, werden erst in späteren Entwicklungsstadien von dem Nagel abgeblättert. Auf diese Weise bekommt der Nagel seine definitive, ober=flächliche Lage (Fig. 473, S. 594).

Hervorzuheben ist aber, dass das Eponychium nicht vollständig zugrunde geht, sondern proximal zeitlebens als schmaler (1—3 mm breiter), dünner Saum bestehen bleibt, der mit dem Nagel stetig aus dem Falz hervorwächst.

Wenn der Nagel die vordere Hauptpartie des Nagelfeldes durchwachsen hat, beginnt sein Vorderrand erst frei zu werden. Derselbe ist anfangs sehr dünn. Erst nach der Geburt wird er allmählich stärker.

Die vor der „Lunula" gelegene Hauptpartie des Nagelbetts trägt zur Nagelbildung nicht das geringste bei, obgleich sie mit der Unterfläche des Nagels in Verbindung bleibt. Diese Nagelbettpartie bildet zu gleicher Zeit, wenn auch sonst an den Fingern und Zehen Epidermisleisten und =Zapfen entstehen, die Längsleisten des Nagelbettes mit ihren Zapfen aus.

Entwicklung der Schweissdrüsen.

Die Schweissdrüsen beginnen im vierten Embryonalmonat zu entstehen und zwar zu allererst an solchen Körperstellen (Handteller, Fusssohlen), die zeitlebens haar= los bleiben (GREFBERG, 1883, BLASCHKO, 1888).

Die jungen Schweissdrüsenanlagen sind, wie schon oben (S. 781) angedeutet wurde, den jungen Haaranlagen zur Verwechslung ähnlich. Gleich wie diese bestehen sie näm= lich aus soliden Epidermisknospen, die sich in das darunterliegende Corium einsenken.

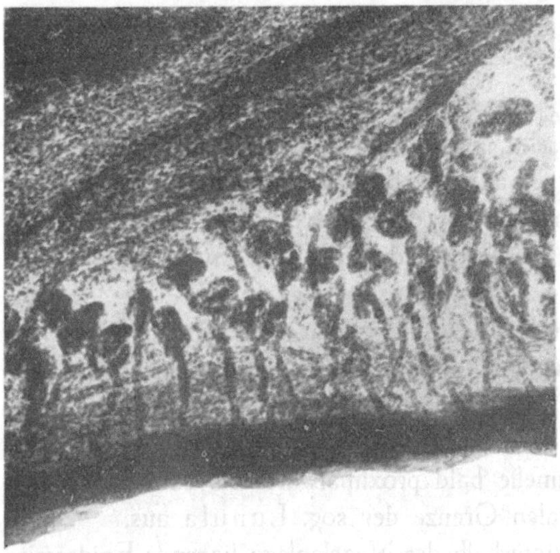

Diese Epidermisknospen verlängern sich allmählich zu soliden, flaschen= förmigen Epidermiszapfen (vgl. Fig. 632, S. 779), die sich dadurch von den Haarzapfen zu unterscheiden an= fangen, dass an ihren Enden keine Papillanlagen von dem Corium ge= bildet werden.

Von diesem Stadium ab lassen sich also die Drüsenzapfen auch an be= haarten Körperstellen diagnostizieren. Sie verlängern sich in den folgenden Ent= wicklungsstadien immer mehr und be= ginnen im sechsten Embryonalmonat, sich unten zu schlängeln (vgl. Fig. 633).

Bis zum siebenten Embryonalmonat bleiben sie ohne Lumen. Zu dieser Zeit

Fig. 633.
Längsschnitt durch die Haut der Fingervolarseite eines 35 cm langen Embryos, die Schweissdrüsen zeigend.

erzeugt aber eine beginnende Sekretion der Drüsenzapfenzellen hier und da Interzellular= spalten, die weiterhin zu einem gemeinsamen Hohlraum zusammenfliessen. Auf diese Weise (und also nicht, wie in den Talgdrüsen, durch Zugrundegehen der zentralen Zellen) entsteht das Lumen der Schweissdrüse.

Die dieses Lumen begrenzende Schweissdrüsenwand besteht anfangs überall aus zwei Epithelzellschichten.

Dieselben persistieren als solche zeitlebens in dem Ausführungsgang der Drüse.

In dem sezernierenden Drüsenteil aber flacht sich die äussere Epithelschicht ab und wandelt sich in eine Schicht glatter Muskulatur um (KOELLIKER, 1889).

Beim Menschen entstehen die meisten Schweissdrüsen direkt aus der Oberflächen= epidermis und also ohne Beziehung zu den angrenzenden Haaranlagen. Nur in den Augenlidrändern (vgl. Fig. 607, S. 747) und in den Achselhöhlen (DIEM, 1907) werden die Schweissdrüsen oft von dem Haarfollikelepithel aus angelegt. Vereinzelt kann dies aber auch an anderen Körperstellen vorkommen.

Was in diesem Falle beim Menschen Ausnahme ist, ist aber bei den meisten bisher untersuchten Säugern die Regel. Bei diesen entstehen die Schweissdrüsen aus dem Haarfollikelepithel und rücken erst nachträglich mit ihren Mündungen an die Oberfläche der Epidermis herauf.

Anzunehmen ist wohl auch, dass in der menschlichen Phylogenese die Schweissdrüsen (ebenso wie noch die Talgdrüsen) als Nebenorgane der Haare auftraten und sich erst sekundär von diesen isolierten (v. EGGELING, 1904).

In gewissen Körpergegenden verändern sich die Schweissdrüsen nach der Geburt, so dass sie beim Erwachsenen von dem gewöhnlichen Schweissdrüsentypus mehr oder weniger stark abweichen.

So z. B. bilden sich die grossen Axillardrüsen, die zum Teil verzweigt werden, aus einigen der gewöhnlichen Schweissdrüsen dieser Körpergegend aus und zwar bei Mädchen schon im neunten Lebensjahr, bei Knaben dagegen erst zur Zeit der Pubertät (LÜNEBURG, 1902).

Als ähnliche modifizierte Schweissdrüsen sind auch die Warzenhof=, die Inguinal= und die Scrotaldrüsen zu betrachten. Die Entwicklung dieser Drüsen= arten ist noch nicht genauer verfolgt worden.

Entwicklung der Milchdrüsen.

Die Milchdrüsen werden ebenfalls von den meisten Autoren als modifizierte Schweissdrüsen betrachtet.

Die Entstehung dieser Drüsen ist aber zu einer viel früheren Entwicklungsperiode verlegt, als diejenige der eigentlichen Schweissdrüsen.

Schon am Ende des ersten Embryonalmonats (bei etwa 6,5 mm langen Embryonen) entsteht ein breiter Streifen höheren Epithels, der zwischen oberer und unterer Extremität= anlage jeder Seite verläuft und als Milchstreifen (SCHWALBE) bezeichnet worden ist.

Dieser Milchstreifen kann sich nach oben bis über die Kiemenbogen, nach unten bis an den Schwanz fortsetzen.

In dem Milchstreifen entwickelt sich etwas später (bei 9 mm langen Embryonen) als leistenförmige Epithelverdickung die sog. Milchleiste, die beim Menschen gewöhn= lich nur in der Brustgegend deutlich wird, sich aber bei Säugetieren, welche mit zahlreichen Milchdrüsen versehen sind, von der Achselhöhle bis zur Inguinalgegend erstreckt und später in regelmässigen Zwischenräumen die eigentlichen Drüsenanlagen bildet, und zwar dies in etwa ähnlicher Weise wie mehrere Zahnanlagen aus einer Zahnleiste entstehen.

Bei Säugetieren mit reduzierter Zahl der Milchdrüsen kommt gewöhnlich entweder nur der thora= kale Teil (wie beim Menschen) oder nur der abdominale bezw. inguinale Teil der Milchleiste (wie beim Rind) zur Entwicklung.

Fast regelmässig scheinen auch beim menschlichen Embryo mehrere Drüsen= anlagen aus jeder Milchleiste zu entstehen (vgl. Fig. 634 A). Dieselben gehen aber

im dritten Embryonalmonat grösstenteils wieder zugrunde, und nur eine einzige Milch=
drüsenanlage entwickelt sich jederseits weiter.

Die Milchdrüsenanlage ist nach REIN (1882) zuerst hügelförmig, dann linsen=
förmig (Fig. 634 B) und dann zapfenförmig (Fig. 634 A, Milchdrüsenanlage).

Im vierten Embryonalmonat wird die zapfenförmige Milchdrüsenanlage durch be=
sonders starkes Wachstum ihrer unteren Partie kolbenförmig (Fig. 635).

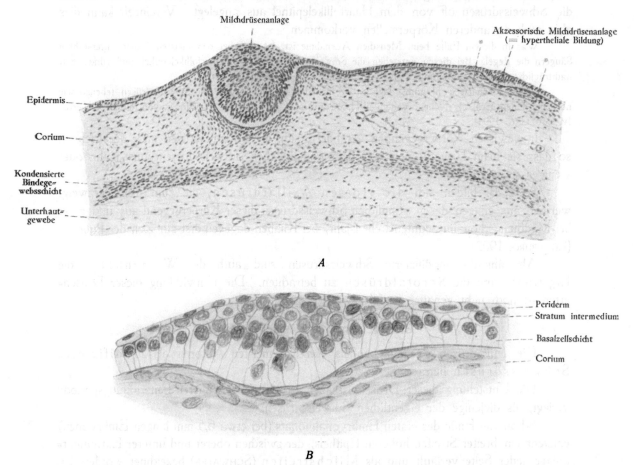

Fig. 634.

A Querschnitt durch die Brusthaut eines 25 mm langen Embryos in der Höhe der Milchdrüsenanlage, $\frac{100}{1}$,
B die Partie zwischen ** mit der akzessorischen Milchdrüsenanlage, stärker vergrössert, $\frac{500}{1}$.

Von der Peripherie des Epithelkolbens beginnen (im fünften Embryonalmonat)
einfache, solide Drüsenzapfen auszuwachsen (Fig. 636). Diese fangen im achten
Embryonalmonat an, hohl zu werden und sich zu verzweigen. Zu dieser Zeit verhornt
die innere Partie des Epithelkolbens (Fig. 637 H P) und wird durch Wegfall der zentralen
verhornten Zellen ausgehöhlt. Die auf diese Weise entstandene zentrale Höhle tritt
jetzt mit den eigentlichen Drüsenlumina in Verbindung.

Diese Höhle wird gewöhnlich im 8.—10. Embryonalmonat ausgekrempelt, so dass
ihr Epithel die Spitze der sich etwa gleichzeitig aufhebenden Brustwarze zu bedecken kommt.

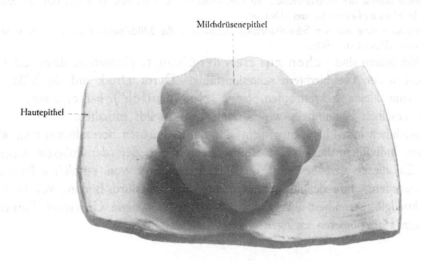

Fig. 635.

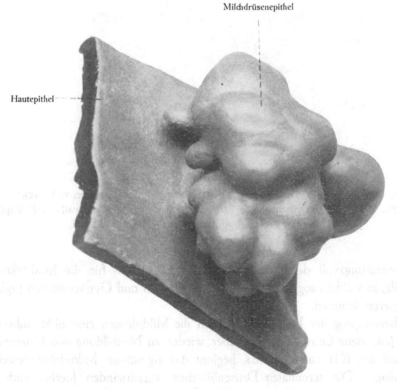

Fig. 636.

Fig. 635 und 636.

Rekonstruktionsmodelle der epithelialen Milchdrüsenanlagen. Von innen gesehen. Fig. 635 von einem 13 cm langen Embryo. Fig. 636 von einem 25 cm langen Embryo. $\frac{100}{1}$.

Die äussere Schicht der sezernierenden Milchdrüsenwände wandelt sich (wie diejenige der Schweiss=drüsenwände) in Muskelgewebe um (BENDA).

In Übereinstimmung mit den Schweissdrüsen sezernieren die Milchdrüsenschläuche auch ohne Zer=störung der Zellen (BERTKAU, 1907).

Die Milchdrüsen sind schon zur Zeit der Geburt, obgleich sie dann noch relativ klein sind, bei beiden Geschlechtern sekretionsfähig. Durch Druck auf die Milchdrüsen lassen sich dann kleine Sekrettropfen, (sog. „Hexenmilch") hervorpressen, die im wesentlichen dieselben Bestandteile wie normale Frauenmilch enthalten.

Bei männlichen Individuen entwickeln sich die Milchdrüsen normalerweise nie weiter. Bei weiblichen Individuen beginnen sie sich dagegen zur Zeit der Pubertät weiter zu entwickeln. Zu dieser Zeit beginnen die Milchdrüsengänge von reichlichen Fettmassen umgeben zu werden. Ihre definitive Entwicklung, die sich durch Bildung von Drüsen=bläschen kundgibt, erreichen aber die Milchdrüsen erst, wenn Gravidität, Partus und Stillen sie zum Funktionieren zwingen.

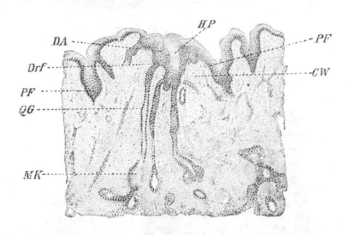

Fig. 637.

Schnitt durch die Milchdrüse eines 44,5 cm langen Fetus. Nach KNAPP (1904) aus v. WINCKEL's Handbuch d. Geburtsh., Bd. II, 1. *DA* Drüsenanlage, *Drf* Drüsenfeld, *CW* Cutiswall, *PF* Papillenfurche, *HP* Hornpropf, *QG* Ausführungsgang, *MK* Milchkanal.

Wie bedeutungsvoll der mechanische Reiz des Stillens für die Milchsekretion ist, beweisen Fälle, in welchen sogar „unberührte" Jungfrauen und Gynäcomasten (vgl. unten!) Milch produzieren konnten.

Nach Beendigung der Laktation erfahren die Milchdrüsen eine nicht unbeträchtliche Reduktion. Jede neue Gravidität führt aber wieder zu Neubildung von Drüsensubstanz.

Zur Zeit des Klimakteriums beginnt das eigentliche Milchdrüsengewebe stark einzuschrumpfen. Die terminalen Drüsenbläschen verschwinden hierbei nach ZACHER ganz, auch die Milchgänge obliterieren meist oder erfahren stellenweise eine cystische Entartung. An Stelle des geschwundenen Drüsengewebes tritt meist reichliches Fett=gewebe, so dass das Volum der Brust sich nicht verkleinert, sondern im Gegenteil zu=weilen — entsprechend der Fettbildung im übrigen Körper — sich vergrössert (BIZOZZERO und OTTOLENGHI, 1900).

Der Warzenhof markiert sich erst, wenn die Lanugohaare der Brusthaut her=
vorsprossen (bei etwa 15—20 cm langen Embryonen) und zwar zunächst nur dadurch,
dass derselbe haarlos bleibt. — An demselben beginnen im fünften Embryonalmonat die
Anlagen der Glandulae areolares (= modifizierte Schweissdrüsen) aufzutreten.

Abnorme Milchdrüsenentwicklung.

In sehr seltenen Fällen wird die Milchdrüse (ein= oder doppelseitig) gar nicht an=
gelegt (sog. Amastia oder Amazie[1]).

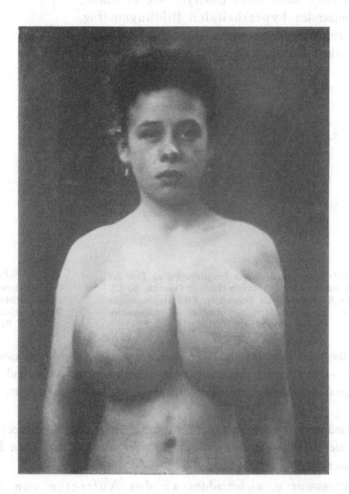

Fig. 683.

15 jähriges Mädchen (dessen Menstruationen noch nicht angefangen hatten) mit ausgesprochener Makro=
mastia. Nach einer Photographie in the Museum of the Royal College of Surgeons of England.
(Mit Genehmigung des Herrn Konservator C. Stewart hier reproduziert.)

Öfter kommt es vor, dass die Milchdrüsen eines weiblichen Individuums zeitlebens
auf dem puerilen Stadium verharren (sog. Mikromastia).

---

[1] Daraus Amazonen.

Umgekehrt können die Milchdrüsen zur Zeit der Pubertät abnorm stark an Grösse zunehmen (sog. Makromastia Fig. 638). Wenn dies bei einem männlichen Individuum der Fall ist, so bekommt dasselbe weibliche Brüste (sog. Gynecomastia), die sogar zum Stillen fähig sein können.

Die Ursache der Gynecomastie scheint nicht selten in Abnormitäten der Geschlechtsorgane (Hermaphroditismus, Hodenatrophie etc.) zu suchen sein.

Die in den letzten Fetalmonaten physiologisch vorkommende „Hohlwarze" kann unter Umständen zeitlebens persistieren (Fig. 639).

Von den beim menschlichen Embryo, wie es scheint, normal vorkommenden hyperthelialen Bildungen (Fig. 634) können einzelne oder mehrere (bis acht) persistieren und sich zu akzessorischen Milchdrüsen weiter-

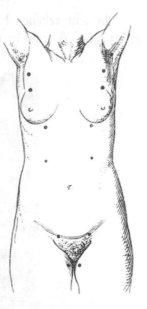

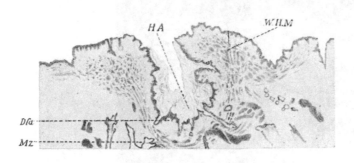

Fig. 639.

Schnitt durch die Hohlwarze einer 34jährigen Erstgebärenden am Ende der Gravidität. $\frac{3}{1}$. Nach KEHRER aus v. WINCKEL'S Handb. d. Geburtsh., Bd. I, 1. HA Auflagerung von Horngewebe; Dfd Drüsenfeld; WHM Hypertrophische Warzenhofmuskulatur; MZ Schmale Muskelzone unterhalb der verkümmerten Brustwarze.

Fig. 640.

Lage der bisher beobachteten überzähligen Milchdrüsen. Schema nach MERKEL: Handbuch d. topogr. Anat. Bd. 2 (1899).

entwickeln. Über die gewöhnliche Lage dieser überzähligen Milchdrüsen gibt die Fig. 640 Auskunft. — Bei weiblichen Individuen können sie sich während der Gravidität weiter ausbilden und zu bedeutenden, milchabsondernden Drüsen werden (sog. Hypermastia).

Auch bei männlichen Individuen kommen akzessorische Milchdrüsen vor (v. BARDELEBEN). Hier behalten sie aber das Aussehen von mehr oder weniger deutlichen Brustwarzen bei (sog. Hyperthelia).

Mit WIEDERSHEIM u. a. betrachten wir das Auftreten von überzähligen Milchdrüsen als eine atavistische Erscheinung.

Entwicklung des Gefühlsinns.

Die Sensibilität des Embryo tritt relativ spät auf und zwar viel später als die Motilität (PREYER, 1885). Ende des achten Embryonalmonats soll indessen die Reflexerregbarkeit (beim Kitzeln der Handinnenfläche, der Fusssohle oder der Nasenschleimhaut) etwa dieselbe wie bei reifen Neugeborenen sein (KUSSMAUL, GEUZMER).

Über die Entwicklung der sensiblen Nervenendungen inklusive der sog. Termi=
nalkörperchen wissen wir nicht vieles. So viel scheint indessen sicher zu sein, dass
die Terminalkörperchen alle aus dem Mesenchym entstehen und also nicht — wie
von einigen Autoren angenommen wurde — epidermoidaler Herkunft sind.

Die Anlagen der VATER'schen Körperchen sind nach W. KRAUSE (1860) schon
bei menschlichen Embryonen vom Ende des fünften Monats zu unterscheiden. Wahr=
scheinlich entstehen sie in der Weise, dass jede periphere Endpartie der betreffenden
Nervenfasern (welche Ausläufer der Spinalganglienzellen sind) nach und nach von
Lamellenkörperchen umhüllt wird (RAUBER, 1898). — Bei Neugeborenen sind die
Körperchen schon ganz denen der Erwachsenen ähnlich, nur kleiner und aus einer
geringeren Anzahl von Kapseln bestehend (HENLE u. KOELLIKER, 1844). Die äusseren
Kapseln entstehen nachher, wahrscheinlich durch Umlagerung. Erst nachdem die Kapseln
fast alle gebildet sind, beginnt die Interkapsularflüssigkeit sich zwischen denselben an=
zusammeln.

Die Tastkörperchen sind erst beim siebenmonatlichen Embryo in den Papillen=
spitzen der Vola manus nachweisbar (KRAUSE, 1860). Zu dieser Zeit bestehen sie aus
fast kugeligen Bläschen, welche Bindegewebshülle und schon einige von den charakteri=
stischen Querstreifen besitzen, und an welche die doppelkonturierten Nervenfasern
herantreten. Beim Neugeborenen sind diese Querstreifen zahlreicher, und die Tastkörper=
chen haben eine ellipsoidische Form angenommen. „Das neugeborene Kind besitzt bereits
ebensoviel Tastkörperchen und folglich Nervenendapparate an seinen viel kleineren Fingern
und Zehen, wie der Erwachsene. Es hat auch entsprechend feineren Raumsinn. Mithin
entstehen keine neuen Tastkörperchen (und wohl überhaupt keine neuen Terminal=
körperchen) nach der Geburt" (W. KRAUSE, 1902).

Die Anlagen der kugeligen Endkolben in der Conjunctiva bulbi sind schon bei sechsmonatlichen
Embryonen zu erkennen (W. KRAUSE, 1869).

Anomalien und Missbildungen der äusseren Körperbedeckungen.

Die Oberhaut und ihre Derivate ebenso wie die Lederhaut und das Unterhaut=
gewebe können sich unter Umständen abnorm entwickeln.

Die abnorme Entwicklung der Epidermis betrifft einerseits die Pigmentbildung in
den tieferen Lagen der Epidermis und andererseits die Bildung und Abschilferung der
Hornschicht.

Die Pigmentbildung in der Epidermis kann entweder mehr oder weniger voll=
ständig fehlen (Albinismus), oder aber abnorm reichlich sein (Melanismus).

Im letzteren Falle wird die Hautfarbe bedeutend dunkler, als sie der Rasse ent=
spricht. Dieser Zustand ist indessen bisher beim Menschen weniger aufgefallen, bei
Tieren sind dagegen mehrmals Fälle von ausgesprochenem Melanismus beobachtet worden.

Dagegen sind mehrere Fälle von Albinismus auch beim Menschen beschrieben
worden.

Der betreffende Pigmentmangel kann entweder vollständig (wahrer Pigment=
mangel) oder unvollständig (Pigmentarmut) sein und entweder den ganzen Körper
(Albinismus universalis) oder nur einzelne Partien derselben betreffen (Albinis=
mus partialis).

Wenn es sich um vollständigen Pigmentmangel der ganzen Haut handelt, so fehlt das Pigment auch in anderen festen Körperteilen. Solche Individuen, sog. Albinos, sind also, von der lebenswichtigen Blutfarbe und Gallenfarbe abgesehen, völlig pigmentlos. Die Haare sind weiss oder gelblichweiss, die Pupillen sind rot (Blutfarbe des Augen= hintergrundes), auch die Iris erscheint rot oder weisslich. Bei heller Beleuchtung kann das Licht auch durch das Irisgewebe hindurch= dringen, weshalb die Albinos mehr oder weniger „tagblind" sind.

Der Albinismus universalis et totalis tritt schon während der Embryonalzeit auf, indem die Pigmentbildung sowohl in dem Augenbecher wie in der Haut etc. ausbleibt. Eine direkte Ver= erbung dieser Abnormität ist nicht immer zu befürchten. Wenn in einer Familie schon ein Kind von Albinismus befallen ist, ist es aber sehr zu befürchten, dass später zu gebärende Kinder der= selben Familie auch albinotisch werden können.

Der partielle, angeborene Albinismus ist nicht mit postembryonaler Pigmentatrophie einzelner Haut= partien (gewöhnlich dem Verbreitungsgebiet eines sensiblen Nerven entsprechend) zu verwechseln.

Ichthyosis („Fischschuppenkrankheit"). Wenn die Hornschicht der Epidermis sich übermässig stark entwickelt und wenn die normale Abschilferung der kleinen, kaum merkbaren Epidermisschuppen aus= bleibt, so entsteht eine frappante Veränderung der Hautoberfläche.

Wenn diese Abnormität schon vor der Geburt auftritt, wird der Körper von einem (bis zu 5 mm) dicken, festen, gelblichweissen Hornschichtpanzer umgeben. Dieser wirkt auf die weitere Entwicklung des Fetus gewissermassen hemmend. So werden z. B. Finger und Zehen verkürzt und verkrümpt. Bei dem trotzdem fortgesetzten Wachstum des Fetus werden durch die Spannung der zu eng werdenden Haut die Hautduplikaturen der Körperöffnungen (Augenlider und Lippen) allmählich ausgeglichen (so dass sie zuletzt voll= ständig fehlen können). Zuletzt platzt der Hornpanzer an denjenigen Stellen, wo der Körper sich am stärksten aus= dehnte, und der Fetus kann sich jetzt eine Zeitlang wieder unbehindert vergrössern. In der Tiefe der Einrisse, welche den ursprünglich einheitlichen Panzer in kleinere Schilder und Platten zerlegen (Fig. 641), kann es dann wieder zu einer dünnen Hornschichtbildung kommen.

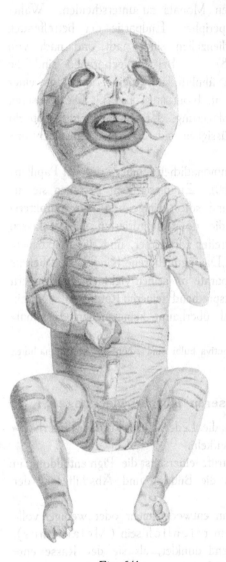

Fig. 641.

Angeborene Ichthyosis. Nach VROLIK: Tabulae ad illustrandam Embryogenesin hominis et mammalium tam naturalem quam abnormem. Amsterdam 1849.

Die in dieser Weise missgebildeten Kinder werden in der Regel 1—2 Monate zu früh geboren und bleiben nach der Geburt nur wenige Tage am Leben.

Meistens kommt aber die Ichthyosis erst nach der Geburt (im zweiten Monat bis zum zweiten Jahr) zum Vorschein und erreicht um die Pubertätszeit ihren Höhepunkt.

Durch übermässige Produktion von Hornzellenmassen werden schuppenähnliche, weisslich glänzende oder graugrünliche Hornplättchen gebildet, welche sich in den schlimmsten Fällen zu zentimeterhohen Hügelchen und Stacheln (daher wird diese Form Ichthyosis hystrix, Stachelschweinkrankheit, genannt) ausbilden können. Gesicht, Genitalien, Flachhände, Fuss= sohlen und die Beugeseiten der Extremitäten können von der sonst an allen Körperteilen verbreiteten Ichthyosis mehr oder weniger frei sein.

Die postembryonal auftretende Form der Ichthyosis übt auf die allgemeine Gesund= heit keinen Einfluss. Sie ist ausgesprochen erblich. In vielen Fällen hat man die Vererbung der Ichthyosis von Eltern auf Kinder durch mehrere Generationen nachweisen können.

Die Haarbildung des Körpers kann abnorm sein, indem sie entweder abnorm stark (Hypertrichosis) oder mangelhaft (Hypotrichosis) ist.

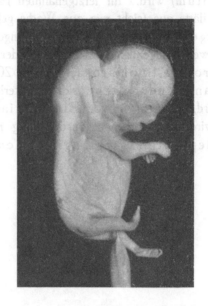

Fig. 642.

Embryo aus dem 3. Embryonalmonat mit Cutis laxa in der hinteren Halsgegend (eine Spina bifida cervicalis simulierend). Natürliche Grösse. — Museum anatomicum, Lund.

Die abnorme Behaarung kann entweder fast den ganzen Körper (Hypertrichosis universalis) oder nur einzelne Stellen desselben (Hypertrichosis partialis) betreffen.

Nach ECKER und BRANDT soll die Hypertrichosis in abnormer Persistenz und übermässigem Wachstum des fetalen Wollhaares nach der Geburt be= stehen. Am stärksten ist gewöhnlich (bei H. universalis) die abnorme Behaarung im Gesicht, was ein tierähnliches Aussehen (daher werden solche Individuen „Hunde= menschen" genannt) veranlassen kann, und über dem Kreuzbein.

Bei Hypertrichosis universalis bleiben die bei normalen Menschen völlig haarlosen Körperstellen (Handteller, Fusssohlen, Nagelphalangen, Präputium und Glans penis etc.) ebenfalls haarlos.

Die Hypertrichosis universalis, welche, wie oben (S. 273) erwähnt, merk= würdigerweise oft mit mangelhafter Zahnentwicklung verbunden ist, ist exquisit erblich.

Die Hypertrichosis partialis tritt mit Vorliebe an solchen Hautstellen auf, welche zeitweilig durch abnorme Ursachen einer gesteigerten Wachstumsreizung unter= lagen (RANKE, 1899) z. B. in der Sakralgegend oder Rückengegend über eine Spina bifida (vgl. oben S. 221).

Die Hypotrichosis congenita kann vorübergehend sein, indem die Haar= bildung nur abnorm verspätet ist, oder aber die Haarbildung bleibt zeit= lebens mangelhaft. In den Haarbälgen finden sich dann oft spiralig gewundene Härchen.

In seltenen Fällen kann die Bildung der Haare und Haarbälge vollständig fehlen (Atrichia). Diese Abnormität ist dann oft mit Defekt der Zähne und der Nägel kombiniert.

Auch die Lederhaut kann sich abnorm entwickeln, indem sie entweder abnorm schlaff und nachgiebig (Cutis laxa, vgl. Fig. 642) oder abnorm fest und lederartig (Scleroderma congenitum) wird. Im letztgenannten Falle zeichnet sich die Haut durch eine eigentümliche Glätte aus (sieht wie aus Wachs gebildet aus).

Das subkutane Fettgewebe kann sich schon bei jungen Individuen abnorm stark entwickeln und zwar entweder allgemein (Obesitas) oder nur an gewissen Körper= gegenden (sog. „Hypertrophia lipomatosa, vgl. Fig. 207, S. 236).

Wenn das subkutane Bindegewebe sich intrauterin abnorm stark entwickelt und ödematös infiltriert wird, sprechen wir von Elephantiasis congenita.

Unter Umständen wird die betreffende Anschwellung mit einer Ausdehnung der Blutgefässe kombiniert (Elephantiasis teleangiectatica).

LITERATUR.

Auf meine ursprüngliche Absicht, hier ein ausführliches Literaturverzeichnis zu geben, glaube ich verzichten zu können, nachdem die „Normaltafel zur Entwicklungsgeschichte des Menschen" von KEIBEL und ELZE (Jena, 1908) erschienen ist. In dieser „Normentafel", die wohl in allen öffentlichen naturwissenschaftlichen Bibliotheken der Welt zugänglich ist, ist nämlich die die Entwicklung (sowohl normale wie abnorme) des Menschen behandelnde Literatur in ausführlichster Weise zusammengestellt worden.

ERRATUM.

S. 42, Zeile 26 (von oben) steht „Bastarden immer unfruchtbar" . . ., soll heissen: Bastarden fast immer unter sich unfruchtbar . .

ALPHABETISCHES REGISTER.

A.

Abducens 724.
Abmagerung, physiologische 163.
Abnormitäten, erworbene 59.
— vererbte 59.
— angeborene 59.
Abortiveier 167.
Abortus (= Fehlgeburt) 90, 102.
Acephalie 209.
Achsenfaden des Spermiumschwan=
zes 16.
Achsenzylinderfortsatz 673.
Acranie 208, 707.
Acustico=facialis 724.
Adeciduata 107.
Aftergrube 353.
Agnathia 214.
Ähnlichkeit der Zwillinge 169.
Akromegalie 206.
Albinismus 791.
Alkoholvergiftung und Spermio=
genese 26.
Allantois 75.
— =gefässe 75.
— =gang 99, 113, 132.
— =reste 99.
Allantoiskreislauf 512.
Alveolarfortsätze 262.
Alveolenbildung 266, 267.
Alveolo=Labialfurche 262.
Amastia (Amazie) 789.
Amelia 128.
Ameloblasten 266.
Amniogene Missbildungen 73, 214,
225.
Amnion (innere Eihaut) 69, 75,
105.
— =höhlung 72.
— =flüssigkeit 72.

Amniongang 69.
Amnionmissbildungen 209.
Amphimixis 48.
Ampulla recti 353.
Amyelie 707.
Analatresie 225.
Analgrube 465.
Analöffnung 465.
Anencephalie 707.
Angeborene Luxationen 237, 647,
652.
Aniridia 755.
Ankyloblepharon 215.
Annulus tympanicus 626, 771.
Anophthalmia 216, 753.
Anosmatische Tiere 260.
Anthracosis pulmonum 316.
Anthropologie 1.
„Antrum cardiacum" 323.
Antrum mastoideum 769.
Akkommodation 753.
Albinismus 755.
Aorta 546.
Aortae descendentes, Schicksal der=
selben 543.
Aortenverschmelzung 540.
Aortenzweige, intersegmentale 512.
Aplacentalia 106.
Appendices epiploicae 352.
Appendix ventriculi laryngis 297.
— vermiformis 344, 359.
Aprosopie 214.
Aquaeductus cerebri (SYLVII) 688.
Arcus palato=pharyngei 248.
Area embryonalis (Embryonalplatte
oder Keimscheibe) 111, 128.
Armarterien 557.
Armskelett 632.
Arteria carotis comm. 554.

Arteria carotis externa 555.
— — interna 555.
— coeliaca 550.
Arteriae carotides primitivae 510.
— oesophageae 552.
Arteria epigastrica 554.
Arteriae umbilicales 98, 509, 540,
546.
Arteria femoralis 560.
— iliaca communis 560.
— intercostalis suprema 554.
— ischiadica 560.
— mammaria interna 554.
— mesenterica inferior 550.
— mesenterica superior 550.
— omphalo=mesenterica 552.
— ophthalmica 555.
— sacralis media 546, 552.
— saphena 561.
— spermatica interna 548.
— stapedia 555.
— subclavia 554, 557.
— vertebralis 555.
Arterienanomalien 572.
Arytänoidwülste 296.
Astomia 215.
Atlas 605, 613.
Atmungsorgane 294.
Atresia ani 224.
Atrichia 794.
Atrio=ventricularklappen 531.
Augenbecher 728.
— =bindehaut 744.
— =blase 728.
— =brauen 153.
— =entzündung, fetale 756.
— =haare 153.
— =kammer 742.
— =lider 143, 145, 743.

Augenlidkolobom 215, 216, 756.
— =lidmissbildungen 756.
— =linse 136, 738.
— =missbildungen 753.
— =muskeln 735.
Auge, Phylogenese desselben 726.
— Ontogenese 728.
Auricularanhänge 218.
Autosit 191.
Axillardrüsen 785.
Azoospermie 27.

B.

Bastardierung 42.
Bastardierungshindernis 42.
Bathrycephalie (Treppenkopf) 207.
Bauchblasenspalte 488.
Bauchbruch 222.
Bauchspalte 223.
Bauchspeicheldrüse 399.
Bauchstiel 75.
Befruchtung, abnorme 54.
— intracellulare 40, 43.
Befruchtung ausserhalb des weib=
lichen Tieres 40.
— innerhalb des weiblichen Tieres 40.
Befruchtungsfähigkeit der Sper=
mien 17.
Befruchtungsmembran 42.
Befruchtungsstelle 40.
Befruchtungszeit 81.
Beinarterien 560.
Beinentwicklung 138.
Beinskelett 638.
Bewegungsfähigkeit des Embryos
150, 151.
— der Spermien 17, 40.
Bildperzeption 753.
Bindegewebe 588.
Bindegewebsknochen 596.
Bisexuelle Entwicklungszeit 163.
Blasenmole 78, 168.
— partielle 78.
— totale 78.
Blasenspalte 224.
Blastemcranium 615.
Blastogenie 2, 65.
Blastomeren(=Furchungszellen) 66.
Blastula 69.
Blinddarmentwicklung 339.
Blutbildung in der Leber 516.
— in der Milz 518.

Blutbildung in dem Knochenmark
518.
Blutentwicklung 514.
Blutgefässe, Histogenese derselben
513.
— primitive 113, 114, 127, 509.
Blutkörperchen 514.
Blutmole (= Thrombenmole) 168.
Bogengänge des Labyrinthbläschens
759.
Brachialplexus 720.
Brachycephalie 144.
Branchialbogen 136.
Bronchialdivertikel 317.
Bronchialstenosen 318.
Bronchialverzweigung 306.
Bronchiectasien 318.
Bronchioli respiratorii 307.
Brunst 39.
Brustbeinspalte 221.
Brustentwicklung 164.
Brustkorbmissbildungen 648.
Bulla ethmoidalis 255.
Bursa infracardiaca 367.
Bursa omentalis 246, 369.

C.

Canaliculi lacrimales 744.
Canalis hyaloideus 741.
— inguinalis 485.
— neurentericus 112, 117.
Caput succedaneum 212.
Cardia 329.
Cartilagines arytaenoideae 300.
— cuneiformes 301.
Cartilago corniculata 301.
— cricoidea 298.
— epiglottica 301.
— thyreoidea 300.
Caruncula lacrimalis 749.
Cauda equina 679.
Cellulae mastoideae 769.
Centriolen 9, 11, 47, 50.
Centriolknöpfchen 11.
Centriolkörnchen 14.
Centriolring 11.
Centriolstäbchen 11.
Centrum tendineum diaphragmatis
585.
Cephalhämatom 211.
Cephalothoracopagus (= Janus)189.
Cerebellum 686.

Chiasma nervorum opticorum 693.
Chemotaxis der Spermien 41.
Choane definitive 249.
— primitive 247.
Chonchae nasales 253.
Chorda dorsalis 112, 120.
Chordaplatte 112, 120.
Chorda gubernaculi 484.
Chorioidea 742.
Chorion (= äussere Eihaut) 69,
75, 105.
— villi 77, 93.
— frondosum 78.
— laeve 78.
Chromatin 51.
Chromosomen der Geschlechts=
zellen 46, 52.
Chromosomzahl der Spermiden 46.
Cilien 747.
Cilienschweissdrüsen 748.
Cilientalgdrüsen 748.
Clava 681.
Clavicula 609, 633, 634.
Clinocephalie (Sattelkopf) 207.
Clitoris 474.
Cloake 463.
— ektodermale 463.
— entodermale 463.
Cloakenbucht 238, 241.
Cloakenmembran 238, 463.
Cölom intraembryonales 125, 241.
— extraembryonales 69, 75.
Cölomfunktion 243.
Cölomrezesse 244.
Colobom 753.
Columnae renales 430.
Commissura anterior 700.
— cerebri magna 700.
— habenularum 691.
— mollis 692.
— posterior 691.
Conjunctiva 744.
Conjunctivalcysten 757.
Conjunctivaldrüsen 750.
— Phylogenese 750.
— Ontogenese 752.
Corium 777.
Coriumpapillen 780.
Cornea 743.
Corona radiata 31, 66.
Corpora bigemina 690.
— quadrigemina 690.
— cavernosa penis 478.

Corpora mamillaria 692.
Corpus callosum 700.
— callosum, Mangel des 709.
— cavernosum urethrae 478.
— ciliare 733.
— luteum spurium 37.
— luteum verum 37.
— rubrum 37.
— striatum 696, 703.
CORTI's Organ 761, 765.
Cotyledonen 94.
Cranioschisis 707.
Craniopagus 185.
— parasiticus 193.
Craniumverknöcherung 623.
Crista lateralis vomeris 261.
Crura cerebelli 688.
Cumulus ovigerus 30, 34.
Curvatura major ventriculi 326.
— minor ventriculi 326.
Cutis laxa 794.
Cyclopenauge 217.
Cyclencephalie 711.
Cyclopie (= Monophthalmie) 215, 216, 712.
Cyclopennase 216.
Cystenniere 439.

D.

Darmanlage, entodermale 74, 238.
Darmatresien 353.
Darmdefekte 358.
Darmdrüsen 350.
Darmerweiterungen 358.
Darmlage 345.
Darmlänge 343.
— abnorme 359.
Darmmissbildungen 353.
Darmnabel 74, 130.
Darmöffnungen, abnorme 357.
Darmrohrentwicklung 130, 334, 340.
Darmstenosen 353.
Darmwandentwicklung, histologische 346.
Darmzotten 348.
Decidua 82.
— vera (=parietalis) 83.
— basalis (=serotina) 84, 86.
— capsularis (=reflexa) 84, 86.
Decidua compacta 84.
— spongiosa 84.

Deciduata 107.
Deciduaveränderungen 91.
— zellen 81, 91.
Degenerierende Einflüsse 64.
Dendriten 673.
Dentin 264.
Dermoidcysten 211, 218.
Descensus ovariorum 486.
— testiculorum et ovariorum 480.
— — 482.
— Phylogenese derselben 486.
Deviatio septi narium 261.
Dextrocardie 539.
Dicephalus 179.
— parasiticus 193.
Diencephalon 691.
Diprosopus (Doppelgesicht) 180.
Dipygus 190.
— parasiticus 195.
Distichiasis congenita 757.
Distomia 215.
Doppelbildungen freie 25, 169.
— zusammenhängende 173.
— Entstehungsursachen derselben 200.
— Anatomie derselben 198.
— Trennungsindikationen derselben 200.
— Lebensfähigkeit derselben 198.
Doppelnase 215.
Doppelmonstra, symmetrische 173.
— asymmetrische 191.
Doppelpenis 488.
Doppelzähne 275.
Doppelzunge 283.
Dorsalzweige der Aorta 553.
Dotter 35.
Dotterblase (=sack) 74, 99, 238.
Dotterblasengang (=stiel) 74, 135, 336, 359.
Dottersackkreislauf 75, 512.
Drillinge 197.
Drillingsmonstra 197.
Dritter Kreislauf der Zwillinge 171.
Drüsenleisten der Oberhaut 780.
Ductus cochlearis 760.
— deferens 460.
— endolymphaticus 759, 766.
— nasolacrimalis 744.
— nasopalatinus incisivus (STENONIS) 249.
— perilymphaticus 763, 766.
— thoracicus 569.

Ductus thyreoglossus 287, 288.
Dünndarmfalten 350.
Duodenalatresie, physiologische 346.
Duplicitas inferior 190.
— superior 175.
Dysostosis cleido=cranialis 652.

E.

Ectopia cordis 221, 586.
— vesicae 488.
Ectrodactylie 651.
Eier, abnorme 36.
— anisolecithale 35.
— centrolecithale 35.
— isolecithale 35.
— telolecithale 35.
Eierstockentwicklung 445.
Eierstockligamente 456.
Eierstockmissbildungen 496.
Eifurchung 65.
Eihüllen 105.
— mütterliche 105.
— embryonale 105.
Eikern 29, 32.
Eihäute, Entstehung der 69.
Ei=Implantation 82, 92.
— abnorme 89.
Eikammer 82.
Eileiterentwicklung 448, 456.
Einfluss von Krankheiten und In=toxikationen auf die Spermiogenese 25.
Einteilung der Missbildungen 6.
Entstehungszeit der Missbildungen 5.
Ektoblast (=Ektoderm) 69.
— =Knoten 67.
— =Bläschen 67.
— =Stiel 69.
Ektoderm 69.
Ektodermale Organe 128.
Ektopia testis 503.
Elephantiasis congenita 794.
Embryome 48, 200.
Embryonalanlage primitive 67, 111.
Embryonalblase 130.
Embryonaldarm 74, 130, 238.
Embryonalknoten 67.
Embryonalplatte(=schild) 111.
Embryotrophe (=Embryofutter) 85.
Eminentiae pyramidales 686.
Empfängnishügel des Eies 41.
Encephalocele 208, 210, 709.

Enddarm 464.
Endkolben 791.
Endstück des Spermiums 16, 17.
— Entstehung desselben 13.
Entoblast (= Entoderm) 69.
— =Knoten 67.
— =Bläschen 67, 74.
Entoderm 69.
Entodermale Organe 177.
Entstehungsursachen der Doppel=
    bildungen 25, 200.
Ependymzellen 673.
Epicanthus 216, 757.
Epidermis 775.
Epidermisleisten 779.
Epididymis 459.
Epigastrius 195.
Epiglottisanlage 297.
Epignathus (Gaumenparasit) 192.
Epiphyse 691.
Epiphysengrenzknorpel 595.
Epispadie 506.
Episternum 609, 649.
Epistropheus 605.
Eponychium 783.
Epoophoron 462.
Erbmasse, mütterliche 50.
— väterliche 50.
Erblichkeit 54.
— transformierte 63.
Ersatzknochen 592.
Ersatzzahnanlagen 264, 267.
Eventration 223, 361.
Exencephalie 210.
Exocölom 69, 75.
Exophthalmus 209.
Extrauteringravidität 90.
Extremitätarterien 557.
Extremitätenentwicklung 134, 138,
    145.
Extremitätenleiste (WOLFF'sche
    Leiste) 135.
Extremitätenmissbildungen 225.
Extremitätenskelett 631.
Extremitätmuskeln 664.
Extremitätvenen 566.

F.

Fascia penis 479.
Fastigium 687.
Fetale Inclusionen 48.
Fettgewebe 589, 779.

Fettschicht, subcutane 153, 160.
Fettzellen 589, 595.
Fetus 144.
— papyraceus 171.
Fibuladefekt 230.
Filum terminale 678.
Fischschuppenkrankheit 792.
Fissura abdominis 223.
— calcarina 699.
— chorioidea 699.
— hippocampi 699.
— parieto=occipitalis 699.
— sterni 221.
— SYLVII 697.
Fleischmole 168.
Flimmerepithelcysten 324.
Follikelzellen 30.
Fontanellen 630, 650.
Foramen coecum der Zunge 279.
— MAGENDII 668, 685.
Foramina LUSCHKAE 668, 685.
Fornices vaginae 453.
Formale Genese der Missbil=
    dungen 5.
Formentwicklung embryonale 111,
    128, 133—153.
— postembryonale 153.
Fornix 700.
— conjunctivae 744.
Fornixdrüsen 752.
Fossa recto=uterina 450, 457.
— vesico=uterina 450, 457.
— recto=vesicalis 474.
— SYLVII 696, 697.
Frenulum praeputii 478.
Fruchtbarkeit 38, 39.
Fruchtschmiere (Vernix caseosa)
    151.
Frühreife 39, 166, 205.
Fülle, erste 157.
— zweite 158.
— dritte 158.
Funktionswechsel 3.
Furchung 46.
Furchungshöhlen 67.
Fussentwicklung 150.
Fusszellen (SERTOLI'sche Zellen 10.

G.

Gallenblase 397.
Gallengänge 397.
Ganglion acusticum 760, 762.

Gaumen, definitiver 249.
— primärer 247.
Gaumenleisten 247.
Gaumenspalte 251.
Gefässentwicklung 509.
— abnorme 571.
Gefühlsinn 790.
Gehenlernen 162.
Gehirn 680.
Gehirnanlage, erste 118.
Gehirnblasen, primäre 667.
Gehirnbruch 709.
Gehirnbrücke 686.
Gehirnentwicklung 680.
Gehirnfurchen 668.
Gehirnnerven 722.
Gehirnsegmentierung 680.
Gehirnsubstanz, graue und weisse
    703.
Gehirnventrikel, primäre 667.
— definitive 668.
Gehörgang 770, 771.
Gehörknöchelchen 620, 628.
Gehörsinn 773.
Gelenkentwicklung 597.
Genitalfalten 474, 476.
Genitalhöcker (= Geschlechtshöcker)
    138, 464, 474.
Genitalia feminina externa 474.
— masculina externa 476.
Genitalstrang 449.
Genitalwülste 465.
Geruchsempfindung 260.
Geschlechtsdiagnose 145.
Geschlechtsdrüsenligamente 481, 484.
Geschlechtscharaktere, sekundäre
    164.
Geschlechtsdrüsen 441.
Geschlechtsdrüsenligamente 442, 481.
Geschlechtsreife 164.
— der Zwerge 203.
Geschlechtsorgane 441.
Geschlechtsteile, äussere 145.
Geschlechtszellen 7, 49.
Geschmacksempfindungen 282.
Geschmacksknospen 281.
Gesichtentwicklung 139, 151.
Gesichtsmissbildungen 212.
Gesichtsmuskeln 661.
Gesichtssinn 753.
Gesichtsspalte, schräge 214.
— mediane 215.
Gewichtsvermehrung 157, 158, 159.

Gewichtsverminderung physiologi=
sche 160.
Glandulae bulbo=urethrales (= Gl.
COWPERI) 471.
— sublinguales 276.
Glandula parotis 276.
— submaxillaris 276.
Glandulae vestibulares majores
(= Gl. BARTHOLINI) 470.
Glans clitoridis 474.
Glaskörper 740.
Glaskörpergefässe 741.
Glaucom, angeborenes 756.
Glossopharyngeus 725.
Graaf'sche Follikel 30.
Graviditätsdauer 102.
Grosshirnfissuren 699.
Grosshirnfurchen(=Sulci) 704.
Grosshirnhemisphären 695.
Grosshirnkerne 703.
Grosshirnkommissuren 700.
Gubernaculum testis 460, 484.
Gynecomastia 496, 790.
Gyrus dentatus 699, 700.

H.

Haarentwicklung 151, 780.
Haarmenschen 793.
— Zähne derselben 273.
Haarwechsel 782.
Haarwirbel 782.
Haftstiel (= Bauchstiel) 69.
Haftzotten 93.
Hals 137, 161.
Halscysten 219.
Halsfisteln 219.
Halsmissbildungen 219.
Halsstück des Spermiums 16.
Halsarterien 554.
Halsmuskeln 659.
Halsvenen 565.
Hämatopoetische Organe 516.
Hammerligamente 770.
Handentwicklung 138, 145.
Handfurchen 150.
HARDER'sche Drüse 751.
Harnapparat 415.
Harnblase 467.
Harnblasendivertikel 490.
Harnkanälchen 423, 433.
Harnrohrmissbildungen 508.
Hasenscharte 212.

HASSAL'sche Thymuskörperchen
291.
Hauptbronchien 305.
Hauptstück des Spermiumschwanzes
17.
Haustra coli 352.
Hautentwicklung 775.
Hautleisten 779.
Hautmissbildungen 791.
Hautnabel 74, 135.
Hemiacardius 172.
Hemicranie 208, 210, 707.
Hemmungsmissbildungen 6.
HENSEN'scher Knoten 111, 114.
Hermaphroditismus 7, 490.
Hermaphroditismus verus 490.
Hernia cerebri 650.
Hernien, angeborene 362.
Heterochromie der Iris 756.
Herzanlage 133, 519, 578.
Herz, Phylogenese desselben 535.
Herzentwicklung 519.
Herzganglien 715.
Herzkammerentwicklung 528.
Herzlageveränderungen 534.
Herzmissbildungen 537.
Herzvorhöfe 522.
Herzwachstum 533.
Herzwulst 131, 133.
„Hexenmilch" 788.
Hinterdarm 130, 241.
Hinterdarmorgane 241.
Hirnbrüche 210.
Hirnmantel 696.
Hirnschenkelfuss 688.
HIRSCHSPRUNG'sche Krankheit 358.
Histogenese 2.
Höckerzähne, „dütenförmige" 273.
Hodenentwicklung 443.
Hodenmissbildungen 503.
Hoden, überzählige 504.
Holoacardius 172.
— acephalus 173.
— acormus 173.
Hufeisengrosshirn 711.
Hufeisenniere 439.
Hüftbeinanlage 638.
Hüftgelenkluxation, angeborene 237,
652.
Hundemenschen 793.
Hydramnion (= Polyhydramnie) 72.
Hydrencephalie 710.
Hydrocephalie 207.

Hydromyelie 711.
Hymen 453.
Hymenanomalien 500.
Hyoidbogen 133.
Hyperdactylia 233.
Hypermastia 790.
Hyperphalangia 236.
Hyperthelia 790.
Hypertrichosis 793.
Hypertrophia lipomatosa 237, 794.
Hypoglossus 726.
Hypophyse 694.
Hypospadie 492, 505, 506.
— weibliche 502.
Hypothalamus, Pars mamillaris 692.
— — optica 693.

I.

Icterus neonatorum 160.
Ichthyosis 792.
Idiotie 709, 711.
Idiozom 9, 11.
Ileothoracopagus 178, 181.
Ileus 360.
Inguinaldrüsen 785.
Innerohr 758.
Interrenalorgan 406.
Immunität, erbliche 59.
Implantation des Eies 82.
Imprägnation 41.
Incisura fastigii 686.
Individualitätshypothese 53.
Individuelle Variation 49, 56.
— Verschiedenheiten 150.
Infektion, germinale 59, 61.
— placentare 61.
Insertio velamentosa des Nabel=
strangs 89, 100.
Insula REILI 696.
Intercostalarterien 553.
Intermenstruelle Periode 80.
Interstitielle Hodenzellen 445.
— Ovarialzellen 37.
Intervertebralscheibe 601.
Intervillöser Blutraum 85.
Interzellularsubstanz 587.
Iris 735.
Irismangel 755.
Ischiopagus 177.

J.

Janus parasiticus 193.
— symmetros 189.

Janus asymmetros 190.
Jugendalter 154, 158.

K.

Karunkelanlage 749.
Kastration 205.
— Folgen derselben 490.
Kaudalanhänge 225.
Kausale Genese der Missbildungen 5.
Kehlkopfentwicklung 296.
— abnorme 302.
Kehlkopf, Lageveränderung desselben 302.
Kehlkopfmuskulatur 301, 659.
Kehlkopfwachstum 301.
Keimblätter 67.
Keimepithelzellen, indifferente 9.
Keimscheibe (= Embryonalplatte) 128.
Keimstränge 445.
Kiefergelenk 630.
Kiemen 284.
Kiemenbogen 131, 135.
Kiemenfurchen 131, 283.
Kiementaschen 131, 283.
Kiemenbogenarterien 510, 540.
Kiemenbogenskelett 619.
Kindsbewegungen 151.
Kindesalter, bisexuelles 154, 158.
— neutrales 153, 157.
Kleinhirn 686.
Kleinhirnfurchen 687.
Kleinhirn=Hemisphären 687.
Kleinhirnkerne 688.
Kleinhirnschenkel 688.
Klimakterium (= Menopause, Katamenien) 38, 39.
Kloake 463.
— ektodermale 353, 463.
— entodermale 353, 463.
Kloakenbucht 238, 241.
Kloakenbuchtorgane 241.
Kloakenhaut (Kloakenmembran) 132, 238.
Kloakenhöcker 463.
Klumpfuss 652.
Kniegelenk 640.
Knochendefekte 651.
Knochengewebe 592.
Knochen, knorpelpräformierte 592.
Knochenkranium 623.
Knochenlabyrinth 765.

Knochenmarkhöhle, primäre 594.
— sekundäre 596.
Knochenresorption 595.
Knochenverbindungen 597.
Knochenwachstum 595.
Knorpelgewebe 590.
Komplikationen der Gehirnentwicklung 667.
Konjunktivalfalten (Fornices conjunctivae) 144.
Kopfarterien 554.
Kopfasymmetrie 220.
Kopfentwicklung 137, 139, 161, 166.
Kopfganglien 716.
Kopfhaare 153.
Kopfkappe des Spermiums 13, 15.
Kopfskelettentwicklung 615.
Kopfskelettmissbildungen 649.
Kopfsomiten 123.
Kopfvenen 565.
Korbbläschen 11.
Körperform 133.
— Missbildungen derselben 167.
Körperhaare 165, 166.
Körperhöhlen 578.
Körperproportionen 163.
— der Zwerge 203.
Krankheitsanlagen, erbliche 60.
Krankheitsdisposition 59.
Krankheitsursache 59.
Kreislauf im intervillösen Placentarraum 95.
Kreuzwirbel 606.
Kryptophthalmus 215, 756.
Kryptorchismus 503.

L.

Labia majora 474.
— minora 474.
Labyrinthbläschen 759.
Labyrinthkapsel 616.
Lacuna magna 478.
Lamina terminalis 693.
Lanugo (Wollhaare) 151, 780.
Larynxentwicklung 296.
— =knorpel 298.
— =schleimhaut 301.
Laryngocele ventricularis 303.
Larynxstenosen 303.
Lateralzweige der Aorta 547.
Leberatrophie 389.

„Leberbucht" 334.
Leberentwicklung 334, 381.
— histologische 394.
Lebergefässe 390.
Lebergeschwülste angeborene 399.
Lebergewicht 390.
Lebergrösse 389.
Leberlappen 382, 387.
Leberligamente 385.
Lebermissbildungen 397.
Leberwulst 135, 137, 145.
Lederhaut 777.
Leibeswandvenen 513, 561.
Leukocyten 518.
Libido sexualis 14, 81.
Lichtperzeption 753.
Lidbindehautdrüsen 752.
Lidkolobom 756.
Lidranddrüsen 747.
Lidrandhaare 747.
Lidrandmuskel 749.
Lidrandtalgdrüsen 749.
Lidrandverklebung 743.
Ligamenta longitudinalia 601.
— uteri rotunda 486.
Ligamentum hyo=thyreoideum post 623.
Linsenkapsel 740.
Linsenkern 740.
Linsenregeneration 740.
Linsentrübung 756.
Lippenbildung 262.
Lippenkiefergaumenspalte 214.
Lippenkieferspalte 212.
— mediane 214.
Lippenrinne 142.
Lippenspalte 212.
— mediane 214.
Liquor folliculi 30.
Lobus olfactorius 695.
— pyramidalis thyreoideae 287.
Lochia alba 108.
— rubra 108.
— serosa 108.
Lokalisation der Erbsubstanz 49.
Luftfüllung der Lungen 315.
Luftröhre 303.
Lumbalarterien 553.
Lumbosacralplexus 720.
Lungenanlagen, entodermale 305.
— mesodermale 308, 311.
Lungenalveolen 307.
Lungenarterien 314.

Lungenbasen 311.
Lungenbau zur Zeit der Geburt 315.
Lungenentwicklung 304.
— extrauterine 316.
Lungenform 308.
— abnorme 316.
Lungenformentwicklung 308.
Lungenfurchen 309.
— überzählige 316.
Lungengefässe 314.
Lungeninfundibula 307.
Lungenkrankheiten, angeborene 318.
Lungenläppchen 314.
Lungenlappen 306, 309.
Lungenmissbildungen 316.
Lungenpigment 316.
Lungenspitzen 311.
Lungenvenen 314.
Lungenwurzel 311.
Lutein 37.
Luteinzellen 37.
Luxationen, kongenitale 647.
Lymphdrüsenentwicklung 570.
Lymphgefässentwicklung 567.
Lymphocyten 518.

M.

Macula acustica 760.
Magenatresie 334.
Magen=Darmarterien 550.
— —, Wanderung derselben 551.
Magendivertikel 334.
Magendrehung 324.
Magendrüsen 330.
Magenentwicklung 324.
Magenform 329.
— abnorme 333.
Magenfundus 328.
Magenkapazität 330.
Magenmissbildungen 332.
Magenmuskulatur 331.
Magenschleimhautinseln im Oeso=
phagus 324.
Magensenkung (Gastroptose) 333.
Magenstellung 329.
Magenwand, histologische Aus=
bildung derselben 330.
Makrocephalie 207.
Makromastia 790.
Makrosmatische Tiere 260.

Mikrosmatische Tiere 260.
Makrostomia 214.
Mamma areolata 164.
— papillata 165.
Mandibularbogen 132.
Manövrierhypothese 53.
Markamnionhöhle 67.
MECKEL's Divertikel 359.
Meconium 344.
Medulla oblongata 681.
Medullarplatte 112, 114.
Medullarrinne 115.
Medullarrohr 120, 132, 666.
Medullarwülste 115.
Melanismus 791.
Membrana bucco=nasalis 247.
— bucco=pharyngea 127, 131.
— interdiscalis 601.
Meningocele 210, 221.
— spinalis 709.
Menopause (= Klimakterium) 38, 39.
Menstruation 39, 80, 81, 164.
Mesenchym (= Bindegewebsblastem) 75, 126, 587.
Mesencephalon 688.
Mesenterialrezesse 362.
Mesenterien 241.
Mesenterium commune 380.
Mesodermale Magenanlage 324.
— Organe 127.
Mesoblast (= Mesoderm) 69.
Mesocardien 243.
Mesoderm 120, 122.
Mesodermplatten 122.
Mesodermsegmente 122.
Mesodermale Organe 127.
Metencephalon 685.
Microcephalie 207, 649, 709.
Mikrognathia 214.
Mikrogyrie 709.
Mikromastia 789.
Mikromelia 202, 228.
Mikrophthalmia 216, 753.
Mikrosomia (Zwergwuchs) 202.
Mikrostomia 215.
Milchdrüsen, akzessorische 790.
Milchdrüsenentwicklung 164, 785.
— abnorme 789.
Milchstreifen 136, 785.
Milchzähne 162, 263, 267.
Milchzahnentwicklung 263.
Milzentwicklung 402.
Milzgewicht 404.

Milzgrösse 403.
Milzligamente 405.
Milzmissbildungen 405.
Missbildungslehre (Teratologie) 3.
Missbildungen, accidentelle 198.
— syngenetische 198.
— der Körperform 167.
Missbildungsursachen, innere 4.
— äussere 4.
Mitochondrien 9, 11, 16, 50, 51.
Mitteldarm 130, 238.
Mittelohrentwicklung 766.
Mittelohrmuskeln 769.
Mittelohrraum 769.
Monophthalmie (= Cyclopie) 216.
Monorchismus 503.
Moralische Krankheitsanlagen 64.
Morphogenese 2.
Morula 66.
Motorische Nervenwurzeln 719.
MÜLLER'sche Gänge 448, 458, 497.
Mundbucht 131, 238, 241.
Mundbuchtorgane 241.
Mundhöhle, definitive 249, 262.
— primitive 239.
Mundhöhlendrüsen, normale Ent=
wicklung derselben 276.
— abnorme Entwicklung der=
selben 277.
Mundöffnung 131, 135, 142.
Mund=Nasenhöhle 247.
Musculus cremaster 480.
Muskeldefekte 665.
Muskelentwicklung 653.
— abnorme 664.
Muskelzellen 653.
Muskulatur, glatte 655.
— quergestreifte 654, 655.
Mutterkuchen (Placenta) 86, 88, 103.
Myelencephalon 681.
Myelinscheide 679.
Myelocele 220, 709.
Myoblasten 126, 654.
Myosepta 654.
Myotom (= Muskelplatte) 126.

N.

Nabel 74, 160.
— =strang 74, 103.
— — Ausbildung desselben 96, 135.

Nabelbruch 75, 145, 222, 337, 361.
Nabelbruchreposition 341.
Nabelfalte 130.
— =furche 130.
Nabelstranginsertion 100, 151.
Nabelschnurdrehung 97.
— =knoten 98.
Nachgeburt 102.
Nachniere (Metanephros) 421.
Nackenbeuge 134.
Nackengrube 137.
Nagelanlagen 150.
Nagelentwicklung 783.
Nanosomia (Zwergwuchs) 202.
Nahrungsaufnahme des Neuge=
    borenen 159.
Nasenbeine 259.
Nasendefekte 259.
Nasendrüsen 253.
Nasenentwicklung 136, 139, 142,
    151, 167, 246.
— postembryonale 260.
Nasenfortsätze 139, 141, 246, 263.
Nasengrube 136, 141, 246.
Nasenrinne 136.
Nasenhöhlen 246.
Nasenhöhlenform 260.
Nasenknorpel 256.
Nasenmuscheln 253.
Nasennebenhöhlen 255.
Nasenscheidewand 251.
Nasenschiefheit 262.
Nasenverschlüsse 262.
Nasenwände, knöcherne 257.
— knorpelige 256.
Nebengekröse 581.
Nebenhodenmissbildungen 504.
— =verlagerungen 504.
Nebenlungen 317.
Nebenmesenterien 246.
Nebennierenentwicklung 406.
Nebennierengefässe 409.
Nebennierenmissbildungen 412.
Nebenplacenta 78.
Nebenschilddrüsen, mediane 287,
    289.
— laterale 289.
Negativer Druck der Brusthöhle
    316.
Nephrogener Gewebsstrang 417.
Nerven, periphere 717.
— Histogenese derselben 717.
Nervi splanchnici 714.

Nervus phrenicus 585.
Neuroblasten 673.
Neurogliazellen 673.
Neuromeren 680.
Neuron 673, 717.
Neuropori 120, 133.
Nickhaut 744.
Nierenbecken 430.
Nierenentwicklung 415, 421.
Nierenfunktion 436.
Nierengefässe 434.
Nierenlage 434.
Nierenlappen 430.
Nierenmark 432.
Nierenmissbildungen 437.
Nierenrinde 432.
Nucleus funiculi gracilis 681.
— pulposus 603.
— ruber 691.

O.

Oberhaut 775.
Oberkieferfortsatz 135, 141, 263.
Oberkieferknochen 258, 623, 630.
Oberlippe 263.
Obesitas 794.
Oculomotorius 723.
Odontoblasten 264.
Oesophagusanlage, entodermale318.
— mesodermale 321.
Oesophagusatresie 321.
Oesophagusdivertikel 322.
Oesophagusektasien 322.
Oesophagotrachealfistel 304, 321.
Oesophagusmissbildungen 321.
Oesophagusmuskulatur 321.
Oesophagusstenosen 322.
Oesophagusvacuolen 320.
Ohrbläschen 131, 135, 136, 759.
Ohrfisteln, angeborene 218.
Ohrgrübchen 759.
Ohrhöckerchen 136.
Ohrknorpel 619, 773.
Ohrmissbildungen 218, 774.
Ohrmuschel 139, 770, 772.
Ohröffnung 137.
Ohr, Ontogenese desselben 758.
— Phylogenese desselben 758.
Ohrverschiebung 145.
Olfactorius 723.
Oligohydramnie 73.
Oliven 683.

Omentum colicum HALLERI 381.
— majus 372.
— minus 369.
Ontogenie, normale 2.
— embryonale 2.
— postembryonale 2.
— abnorme 3.
— der Geschlechtszellen 8.
Oocyte 1.Ordnung (= Vorei) 30, 32.
— 2. Ordnung (= Eimutterzelle) 33.
Oogenese 29.
Oogonien 29.
Operationsindikationen der Doppel=
    monstra 200.
Opticus 723, 735.
Orbitalmuskeln 661.
Organentwicklung (Organogenie) 2,
    133.
Organon Jacobsoni 251, 256, 259,
    260.
Ossifikation, enchondrale 594.
— perichondrale 592.
Osteoblasten 592.
Osteoklasten 267.
Os tympanicum 771.
Ovarien 445.
— missgebildete 496.
— überzählige 496.
Ovulation 39.

P.

Paläontologie 1.
Pallium 696.
Pankreasentwicklung 336, 399.
— histologische 401.
Pankreasmissbildungen 401.
Papillae circumvallatae 280.
— filiformes 281.
— foliatae 281.
— fungiformes 281.
Papilla palatina 249.
Paradidymis 459.
Paraganglia intercarotica 716.
Paraphyse 698.
Parasiten 191.
— caudale 196.
— dorsale 195.
— ventrale 193.
Parathyreoideadrüsen 289, 292.
Parietalauge 692.
Paroophoron 463.
Parotis 276.

Parotis accessoria 277.
Pars pylorica ventriculi 329.
Parthenogenese, normale 47.
— fakultative 47.
— künstliche 46.
Partus 102.
— praematurus 102.
— serotinus 102.
Pedunculus cerebri 688.
Pelvis fissa 224.
Penismissbildungen 505, 508.
Penisvorhaut 478.
Perforatorium (Kopfkappe) des Spermiums 15, 50.
Pericardio=pleuro=peritonealhöhle 243.
Perichondrium 592.
Perilymphatischer Raum 762.
Periost 592.
Perinealmuskulatur 659.
Peritympanales Gallertgewebe 767.
Perivitelliner Spaltraum 35.
Perodactylie 230.
Pes equino=varus 229.
— valgus 230.
Phimosis 509.
Phocomelia 202, 228.
Phylogenie 1.
— der Geschlechtszellen 7.
Pigmentarmut 791.
Pigmentmangel 791.
Pigmentierung des Augenbechers 732.
— der Haut 777, 778.
Placenta, Bau und Sitz derselben 88, 103.
— accreta 89.
— apposita 107.
— capsularis 89.
— conjugata 107.
— fetalis 88.
— marginata 90.
— materna 88.
— materna, Entstehung derselben 86.
— praevia 89.
Placentalia 107.
Placentarkreislauf 75.
Placentarveränderungen, degenerative 102.
Placentation 106.
— der Wirbeltiere 105.
Plattfuss 652.
Plexus chorioideus 691, 702.

Plexus chorioideus ventriculi quarti 685.
Plica semilunaris 744.
Plicae septi nasi 253.
— vesico=umbilicales 469.
Polydactylia 233, 650.
Polyhydramnie 72.
Polyspermie, physiologische 43.
— experimentelle 42, 43.
Polzellen (= Polocyten) 32.
Pons 686.
Postmenstruelle Periode 81.
Postmortale Missgestaltungen 168.
Praemaxillare 630.
Praemenstruelle Periode 80.
Praeputium 478.
Präputium=Missbildungen 508.
Präspermiden 10.
Primärfollikel 30, 447.
Primär=Atresie 38.
Primärzotten der Eioberfläche 77.
Primitivrinne 114.
Primitivstreifen 111.
Primordialcranium (knorpliges) 616.
Primordialei (= Oogonie) 30.
Processus globulares 263.
— styloideus 621, 626.
— vaginalis peritonei 480, 482.
Progenie 2, 7.
Progressive Missbildungen 6.
Prosopothoracopagus 184.
Prostata 473.
Prostatamissbildungen 505.
Protoplasmaballen, abgeschnürte 13.
Protoplasmahülle des Spermium= kopfes 13.
— des Spermiumverbindungsstückes 16.
Pseudohermaphroditismus 491.
Pseudosanduhrmagen 333.
Ptosis 757.
Pubertät (= Geschlechtsreife) 14, 38, 165.
Pubertätshaare 38, 165, 783.
Pubertätszeit 14, 38, 165.
Puerperium 107.
Puncta lacrimalia 746.
Pupillarmembran 735.
Pygomelus 196.
Pygopagus 175.
— parasiticus 196.
Pylorusanlage 329.
Pylorusstenose 334.

Pupillarmembran, persistierende 756.
Pyramiden 682.
Pyramidenfaserkreuzung 683.
Pyramidenkerne 682.

R.

Rachenhaut, primäre 238.
Radiusdefekt 228.
Randsinus der Placenta 95.
„Ranulageschwülste" 279.
Raphe perinealis 476.
RATHKE'sche Tasche (=Hypophy= sensäckchen) 241.
Recessus opticus 693.
— pneumato=enterici 365.
Reduktion der Zahl der Eier 38.
Regeneration der Uterusschleimhaut post partum 108.
Regio olfactoria 259.
Regressive Missbildungen 6.
Reife (Pubertas) 14, 38, 158, 165.
Reifei 32, 34.
Reifungsperiode der Eier 31.
Reifungsteilungen 31, 32.
Reifungszeit der Spermiden bezw. Spermien 14.
Rektum 353.
Rete ovarii 447.
— testis 444, 459.
Retentio testis 503.
Retina 732.
Retroposition des Dickdarmes 381.
Rhachischisis 220, 707.
Rheotaxis der Spermien 41.
Rhinencephalon 695.
Rhombencephalon 680.
Richtungskörperchen (=Polzellen) 32.
Riechfeld 135, 246.
Riechgrube 135, 246.
Riechhirn 695.
Riechnerven 259.
Riechnervenreduktion 259.
Riechzellen 259.
Riesenspermien 18.
— Entstehung derselben 18.
Riesenwuchs 204.
— =ursachen 204.
— halbseitiger 206.
— partieller 206.
Riesenzähne 275.
Rindenfurchen des Grosshirns 706.
Rippenanlagen 599, 609.

Röntgenwirkung 4.
Rückenmark 672, 675.
— erste Anlage 118.
Rückenmarkstränge 678.
Rückenmuskeln 656.
Rudimentäre Organe 2, 3.
Rückbildung des Uterus post partum 107.
Rumpfmuskeln 656.
Rumpfnerven 719.

S.

Sacculus 760.
— prostaticus 505.
Sacralparasiten 197.
— teratomen 197.
Sacrum 614.
Samenblasendefekte 504.
Sanduhrmagen 333.
Säuglingsalter 157, 159.
Scaphocephalie (Kahnköpfigkeit) 206.
Schädeldachdefekte 207, 650.
Schädeldeformität 206.
Schaltknochen 650.
Scheidenmissbildungen 500.
Scheitelbeuge 129.
Schilddrüsendefekte 288.
Schilddrüsenentwicklung 286.
— abnorme 288.
Schizosoma reflexum 223.
Schlundtaschen 283.
Schlundtaschenderivate 284.
Schmelzbildung 265.
Schmelzoberhäutchen 266.
Schmelzorgane 264.
Schnecke 763.
Schwanz 137, 145, 225.
Schwanzdarm 138, 336, 359.
Schwanzknospe 120, 132.
Schwanzarterien 510.
Schwanzfaden des Spermium 16.
— Entstehung desselben 11, 13.
Schwanzknöpfchen 137.
Schwanzmanschette des Spermiums 13.
Schwanzpersistenz 225.
Schwanzwirbel 606, 614.
Schweissdrüsenentwicklung 784.
Schwimmfähigkeit der normalen Spermien 17.
— der abnormen Spermien 24.

Schwimmhaut 138.
Schwimmhautbildung 233.
Sclera 743.
Scleroderma congenitum 794.
Sclerotom 126, 599.
Sclerotomzellen 126.
Scrotaldrüsen 785.
Scrotum 480.
— praepeniale 506.
Sekundärfollikel (= GRAAF'sche Follikel) 30, 36, 448.
Sehnerv 735.
Sehorgan 726.
Semilunarklappen 530.
Sensible Nervenwurzeln 719.
Septa placentae 88.
— pleuro=peritonealia 583.
Septum aortico=pulmonale 530.
— atriorum 522.
— pellucidum 700.
— pericardiaco=peritoneale 578.
— pericardiaco=pleurale primitivum 578.
— transversum 381, 390, 578.
— urorectale 464.
— ventriculorum 528.
SERTOLI'sche Zellen 10.
Siamesische Zwillinge 182.
Siebbeinzellen 256.
Sinnesorgane 726.
Sinus cavernosus 565.
— cervicalis 136, 137.
— frontalis 255.
— maxillaris 255, 270.
— sphenoidalis 255.
— urogenitalis 451, 470, 492.
Situs inversus 332, 398.
Skelettentwicklung, abnorme 645.
Somatopleura 125.
Somiten 122.
Somitencölom 126.
Somiten=Zahl 123.
Somitenstiele 123.
Spaltbecken 224.
Spaltfass 230, 651.
Spalthand 230, 651.
Spaltrichtungen der Haut 778.
Speicheldrüsen 276.
— Mangel derselben 277.
— Verlagerung derselben 277.
Speichelcysten 279.
Speiseröhre 318.
Sperma 26.

Sperma, verschiedene Bestandteile desselben 26, 27.
Spermaflecken, Diagnose derselben 27.
Spermiden 10.
Spermiumkern 44.
Spermiumkopf 15.
— Entstehung desselben 13.
Spermiohistogenese 11.
Spermien, normale 14.
— abnorme 18.
— Bedeutung derselben 24.
— mit abnormem Schwanz 20, 22.
— mit abnormer Kopfform 22.
— 2—3 köpfige 20.
— Entstehung derselben 20.
— 2—4 schwänzige 18, 20.
— Entstehung derselben 19.
Spermienvarietäten 17, 22.
Spermiocyten 1. Ordnung 10.
— 2. Ordnung 10.
Spermiogenese 9.
— Dauer derselben 14.
Spermiogonien 10.
Spermiocytogenese 9.
Spermovium 56.
Spina bifida 220, 221, 707.
— bifida anterior 648.
— bifida occulta 221.
Spinalganglien 673.
Spinalnervenstämme 720.
— Entstehung derselben 719.
— Verzweigung derselben 720.
Spiralfaden der Spermiumanlage 13.
Spiralhülle des Spermiums 13, 16.
Splanchnopleura 125.
Spondylolisthesis 648.
Spontanamputation 226.
Stammlappen des Grosshirns 696.
Steinkind 90.
Steinmole 168.
Steissdrüse (= Ganglion LUSCHKAE) 715.
Sternalleiste 609.
Sternopagus 183.
Sternum 609, 611.
Stimmbänder 297.
Stimmwechsel 165.
Stirnnasenfortsatz 246.
Streckung, erste 156, 157.
— zweite 156, 158.
Stridor inspiratorius neonatorum 302.
Struma, angeborene 289.

Stützgewebe 587.
Stützzellen (= indifferente Keim=
epithelzellen 9.
Substantia nigra 691.
— perforata anterior 695.
— perforata posterior 690.
Sulci des Grosshirns 706.
Sulcus naso=lacrimalis 141.
Suprarenalorgan 406.
Sympathicusentwicklung 712.
Sympathische Kopfganglien 713,
716.
Sympathicus, Nebenorgane des=
selben 714.
Sympodia (Sirenenbildung) 231.
Syndactylia 233.
Synophthalmie 712.
Synotie 214.

T.

Taeniae coli 352.
Talgdrüsen 151.
„Tarsalknorpel" 749.
Tastballen 145, 150.
Tastkörperchen 791.
Tectum posterius 617, 625.
Tegmentum 690.
Telencephalon 693.
Teratogenetische Terminations=
periode 5.
Teratologie 3, 5.
Teratome 200.
— der Geschlechtsdrüsen 200.
Testes 443.
Thalamencephalon 692.
Thalamus 692.
Thoraco=abdominalmuskeln 657.
Thoracopagus 183.
— parasiticus 194.
Thymusentwicklung 290.
— abnorme 291.
Thymusinvolution 291.
Thymushypertrophie 292.
Thymusmangel 292.
„Thymustod" 292.
Thyreoideaanlage, mediane 286.
— laterale 287.
Thyreoptosis 289.
Tibiadefekt 229.
Tiere, ovipare 35.
— ovovivipare 35.

Tiere, vivipare 35.
Tonsilla pharyngea 286.
Tonsillen 285.
Tonsillenmissbildungen 286.
Torticollis 220.
Trachea 303.
— abnorme Enge derselben 304.
Trachealdrüsen 304.
Tracheallumen 304.
Trachealmissbildungen 304.
Trachealringe, knorpelige 303.
Tränenableitungswege 744.
Tränendrüse 751.
Tränendrüsen, akzessorische 752.
Tränenfisteln 757.
Tränennasenfurche 141.
Tränenpunkte, überzählige 757.
Tränensack 746.
Trigeminus 724.
Trochlearis 723.
Trommelfell 771.
Trommelfelltaschen 766.
Trommelhöhle 767.
Trophoblast 69, 76, 82.
— =cellen 67.
— =reste 95.
Trophotaxis 11.
Tropismus der auswachsenden Ner=
ven 718.
Tuba auditiva 767, 769.
Tubeneckenplacenta 89.
Tubargravidität 90.
Tuberculum cuneatum 682.
Tuberculum impar 279.

U.

Überzählige Körperteile 169.
Ulnadefekt 229.
Umbilicus (=Nabel) 74.
Umbilicalgefässe 75.
Unfruchtbarkeit der Bastarden 42,
795.
Unterhautgewebe 777.
Unterkiefer 629.
Unterlidcyste 755.
Unterlippe 263.
Unterzunge 283.
Urachusfistel 489.
Urdarmhöhle 67.
Urmund 117.
Ureier 8, 29.
Ureterentwicklung 422.

Urethra feminina 469.
Urethrallippen 476.
Urethralrinne 464, 476.
Urethralseptum 464.
Urniere, Schicksal desselben 459.
Urniere (= Mesonephros) 416.
— Rückbildung derselben 419.
Urnierenarterien 547.
Urnierenfalten (= Plicae pleuro=
peritoneales) 580.
Urnierenfunktion 421.
Urogenitalfalte 449.
Urogenitalöffnung 465.
Urogenitalrohr 464, 466.
Urogenitalsystem 414.
Uro=rektalfalten 353, 464.
Ursamenzellen 8, 9.
Ursegmente (Somiten) 122.
— =platte (= Muskelplatte) 126.
Utero=vagina masculina 505.
Uterus 452.
Uterushyperplasie 109.
— =trophie 109.
Uterusligamente 456.
Uterusmissbildungen 497.
Uterusschleimhaut 80.
Uterusveränderungen während und
nach der Gravidität 110.
Uterus=Verkleinerung 455.
Utriculus 760.
Uvea 735.

V.

Vacuolen im Spermiumkopf 16.
Vagina 452.
— masculina 459.
Vago=accessorius 726.
Valvula ilio=coecalis 350.
Valvula pylori 329.
Vasa omphalo=mesenterica 98.
VATER'sche Körperchen 791.
Vena azygos 564.
— capitis lateralis 565.
— cardinalis 561.
— cava inferior 561.
— — superior (dextra) 565.
— cava superior sinistra 565, 576.
— iliaca 563.
— umbilicalis (= sinistra) 98.
— suprarenalis 564.
— hemiazygos 564.
— spermatica interna 564.

Venenanomalien 576.
Ventralzweige der Aorta 548.
Ventriculus laryngis 297.
Verbindungsstück des Spermiums 16.
Verdauungsorgane 318.
Vererbung 2, 51, 54.
Vererbung von Krankheitsanlagen 60.
— — Missbildungen 61, 62.
— erworbener Eigenschaften 58.
— abnormer Eigenschaften 59.
Vererbungsträger 48, 49.
— des Spermiums 25, 50.
Verhornung der oberflächlichen Hautzellen 777.
Verknöcherung, intramembranöse 596.
— periostale 592.
Vermehrungsperiode der Oogonien 29.
Vermis cerebelli 687.
Vernix caseosa 151.
Versiegen der Spermienproduktion 25, 27.
Vertebra lumbo=sacralis 648.
Verwachsungen, sekundäre, in der Bauchhöhle, 362, 373.
Vesica duplex 489.
— bilocularis 489.
Vesicula prostatica 459.
— seminalis 461.
Vestibulum des Innerohres 763, 765.
Vierhügel 690.
Vierlinge etc. 197.
Vollreife 158.
Vomer 259, 623.
Vorderdarm 130, 241.
Vorderdarmorgane 241.
Vorei (= Oocyte I. Ordnung) 30.
Vorknorpel 590.
„Vormagen" 323.

Vorniere (= Pronephros) 416.
Vulva=Missbildungen 502.

W.

Wachstum 155.
Wachstumsperiode der Oogonien 30.
Wangen 153.
Warzenhof 789.
Warzenhofdrüsen 785.
Weisse Infarcte der Placenta 95.
Wirbelanlage 599.
Wirbelanomalien 647.
Wirbelfortsätze 605.
Wirbelgelenke 605.
Wirbelsäule 599.
Wirbelverknöcherung 612.
WOLFF'sche Gänge 459.

X.

Xiphopagus 182.

Z.

Zahnbein 264.
Zahncement 266.
Zahndislocation 274.
Zahndrehung 274.
Zahndurchbruch, normaler 267.
— abnormer 270.
Zahnentwicklung 263.
Zähne, definitive 268.
— rudimentäre 273.
— überzählige 272.
Zahnerosion 276.
Zahnfleisch 262.
Zahnform, abnorme 274.
Zahninversion 274.
Zahnkrone 265.
Zahnleiste 263.
Zahnmangel 273.

Zahnpapille 264.
Zahnpulpa 264.
Zahnreduktion 272.
Zahnretention 272, 273.
Zahnsack 266.
Zahnscherbchen 266.
Zahnstruktur abnorme 275.
Zahntransposition 274.
Zahnüberzahl 272.
Zahnverschmelzung 275.
Zahnverwachsung 275.
Zahnwurzel 265, 274.
Zentralnervensystem 665.
Zirbelfortsatz 691.
Zona pellucida (= radiata) 34, 66, 105.
ZUCKERKANDL's Organe 714.
Zungenbein 300, 619, 631.
Zungendrüsen 279.
Zungenentwicklung, normale 279.
— — abnorme 282.
Zungenmuskeln 659.
Zungenpapillen 280.
Zweck der Befruchtung 48.
Zwerchfell 583.
Zwerchfellshernien 362, 587.
Zwerchfellsdefekte 586.
Zwerchfellsmuskulatur 585.
Zwerchfellspfeiler 581.
Zwergspermien 18, 19.
— Entstehung derselben 18.
Zwergwuchs 202.
Zwergwuchsursachen 202.
Zwergzähne 275.
Zwischenkiefer 630.
Zwischenniere (= Nebennieren=rinde) 407.
Zwillinge „siamesische" 182.
— symmetrische (= eineiige) 169.
— asymmetrische (Acardii) 172.
— zweieige 169.
Zwillingszähne 275.